基礎医学	医
基礎看護学	基
成人看護学総論	成
消化管疾患	A
肝・胆・膵疾患	B
循環器疾患	C
内分泌・代謝疾患	D
腎・泌尿器疾患	E
免疫・アレルギー／膠原病	F
血液・造血器疾患	G
感染症	H
呼吸器疾患	I
脳・神経疾患	J
運動器疾患	K
眼疾患	L
耳鼻咽喉疾患	M
歯・口腔疾患	N
皮膚疾患	O
女性生殖器疾患	P
老年看護学	老
小児看護学	小
母性看護学	母
精神看護学	精
地域・在宅看護論	在
看護の統合と実践	統
健康支援と社会保障制度	社

《特典コンテンツについての注意事項》

- 本書付属のシリアルナンバー登録によって利用できる特典コンテンツ（以下，特典コンテンツ）は本書の一部ではなく，試験的なサービスとして本書購入者に特別に無料で公開しています．
- 特典コンテンツは，試験的なサービスであるため，予告なく内容や公開時期を変更する場合があります．
- 特典コンテンツを利用したこと，または利用できなかったことによって利用者に生じた一切の損害，不利益等に対して，当社はいかなる責任も負わないものとします．また，特典コンテンツ内の情報の正確さについては万全を期しておりますが，利用者が当の情報を用いて行う一切の行為について，何ら責任を負うものではありません．
- 特典コンテンツは，本書の販売期間中に公開を終了する場合があります．あらかじめWEBサイト等で最新の公開状況をご確認ください．
- 特典コンテンツは，著作権法その他の法令によって保護されており，すべての文章，画像，映像，音声等についての著作権等の権利は当社に帰属するものであり，利用者は当社の事前の承諾なく，複製，転載等の使用をすることはできません．
- 当社は，以下の各号に該当する場合には，利用者への事前の通知をすることなく，特典コンテンツの停止および中断を行うことがあります．
  (1) 特典コンテンツの保守または変更を行う場合
  (2) 当社の責によらない不可抗力に基づく事由またはそれが発生するおそれがあり，特典コンテンツの一部または全部の公開ができなくなった場合
  (3) その他，当社がやむを得ない事由により特典コンテンツの公開停止が必要であると判断した場合
- 当社は，当社の判断により，合理的な範囲で特典コンテンツの利用上の注意事項をいつでも変更することができるものとします．
- 特典コンテンツを利用するには，当社が提供する学習プラットフォーム『mediLink』（https://medilink-study.com/）での会員登録および『mediLink』の利用に必要なIDおよびパスワード（以下「ユーザーアカウント」といいます．）の取得が必要となります．
- 当該「ユーザーアカウント」の取得に伴う個人情報の取扱いに関しては，当社が定める『個人情報保護方針』ならびに『個人情報の取扱いについて』などの当社管理規定が適用されます．
- 当該「ユーザーアカウント」を取得した場合は『mediLink』の利用規約およびその他の『mediLink』で提供される様々なサービスで定める規約（以下総称して「個別規約等」といいます．）が適用されます．この場合，特典コンテンツも『mediLink』の一部を構成するものとし，特典コンテンツの利用者にも個別規約等が適用されることになります．
- QRコードは(株)デンソーウェーブの登録商標です．

（キリトリ）

【Select必修 購入者限定】
特典コンテンツ付 シリアルナンバー

＊特典内容＊

● 問題ごとの解説「クイック動画」

（キリトリ）

有効期限：2025 年 3 月末日

※動画はアプリ『mediLink』，もしくは Safari，Chrome などのブラウザで視聴できます．
※アプリ『mediLink』は iOS（12 以降），Android（6.0 以降）に対応しています．
（Windows(Surface 等)では利用できません．M1 搭載 Mac には対応予定です．2024 年 2 月現在）

転売・貸与等は禁止されています

本パッケージ中のシリアルナンバーの転売，貸与（レンタル，図書館等を含む）等は mediLink 利用規約で禁止されています．古書店やフリマサイト，オークション等で販売された書籍に付属するシリアルナンバーは有効でない場合があります．

特典コンテンツは試験的サービスで特別に無料で公開しております

本書付属のシリアルナンバー登録によって利用できる特典コンテンツ（以下，特典コンテンツ）は本書の一部ではなく，試験的なサービスとして本書購入者に特別に無料で公開しています．そのため，予告なく内容や公開時期を変更する場合があります．特典コンテンツを利用したこと，または利用できなかったことによって利用者に生じた一切の損害，不利益等に対して，当社はいかなる責任も負わないものとします．

（キリトリ）

（キリトリ）

※QRコードは（株）デンソーウェーブの登録商標です.

くわしくは公式WEBサイト『mediLink』
使い方ガイドをご覧ください.

http://medilink-info-data.medilink-study.com/qr_info_redirect.html

本パッケージ中のシリアルナンバー，および紙面QRコードに関するお問合せは『mediLink』公式サイト・専用フォームから

mediLinkお問い合わせ **検索**

https://accounts.medilink-study.com/front/contact

（キリトリ）

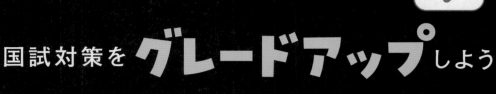

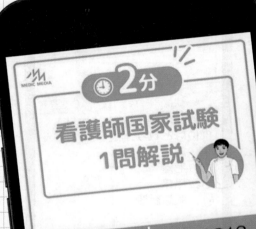

クイック

動画の流れ

【正答率】98.9％　【選択率】1：0.1％　2：

B-6／10

読み込むと......

まず解く

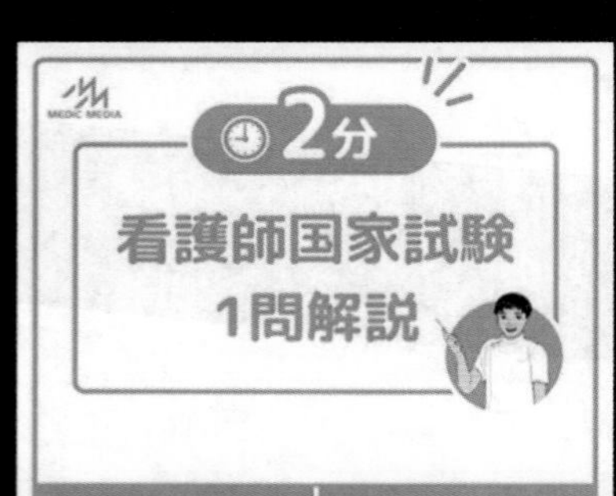

黄疸	103A012

黄疸で黄染を確認しやすい部位はどれか.

1．歯
2．毛髪
3．爪床
④．眼球結膜

個性豊かな先生たちが国試対策を強力サポート！

［必修・一般問題］

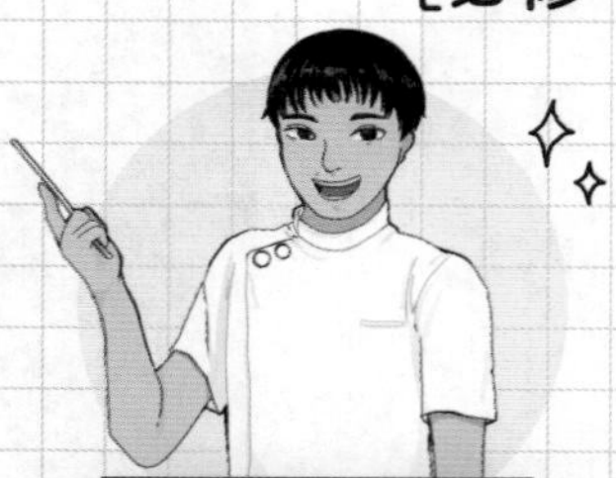

たばえもん先生

現役看護師．YouTubeチャンネル「たばえもんナース塾」では，国家試験対策動画だけでなく，実習やテスト対策など，看護学生に役立つコンテンツを多数発信．

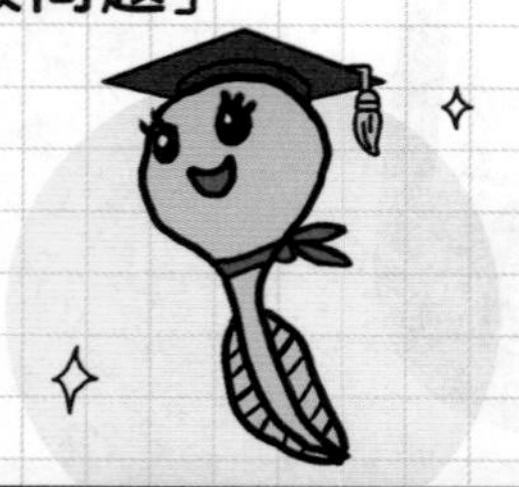

おたまじゃくし先生

（能間 国光先生）

国際医療福祉大学 福岡保健医療学部看護学科 助教．YouTubeでは「おたまじゃくし先生」として，学生が苦手意識をもちやすい解剖生理を中心に丁寧に解説した動画を発信．

［状況設定問題］

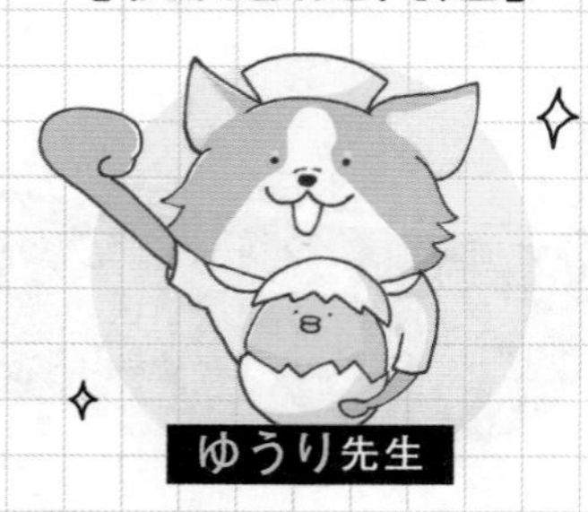

ゆうり先生

現役看護師．X（旧 Twitter）「ゆうり @ナースのたまご応援！（@yuri72123456）」やYouTubeチャンネル「ナースのたまご応援チャンネル」で，国家試験頻出テーマの解説動画や勉強法などについて発信．

※ゆうり先生の動画は，『クエスチョン・バンク看護師国家試験問題解説』のQRコードから視聴できます

動画

解説講義でインプット

103A012
黄疸で黄染を確認しやすい部位はどれか.
~~1. 歯~~
~~2. 毛髪~~
~~3. 爪床~~
④. 眼球結膜

黄疸とは血中ビリルビンの上昇により全身、特に眼球結膜が黄染する病態である

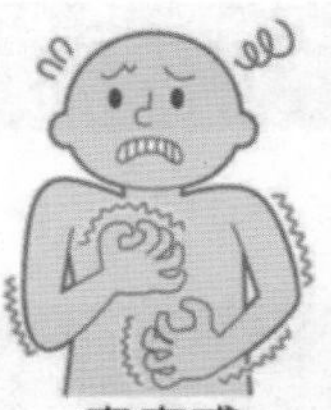

瘙痒感

もう一度チャレンジ

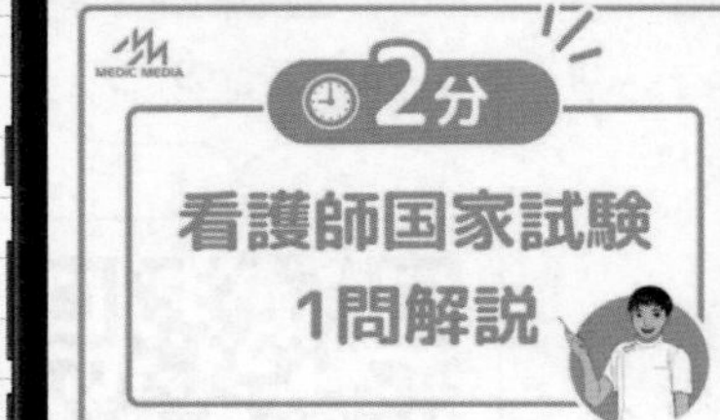

黄疸 | 103A012

黄疸で黄染を確認しやすい部位はどれか.
1. 歯
2. 毛髪
3. 爪床
4. 眼球結膜

ここがすごい

- 基本的に3分以内の短い動画で，手軽に見ることができます.
- 文字だけではわからない，イメージしにくい内容を先生たちの解説でサポートしています.
- 必修・一般問題は，まず問題を解く→解説動画でインプット→最後にもう一度問題にチャレンジという流れで，インプットとアウトプットがセットででき，知識が定着しやすいです.
- 状況設定問題は，問題を解く→解法の要点を学習→各選択肢について解説という流れで，正答に至る考え方を身につけることができます.

簡単！4STEPで medi

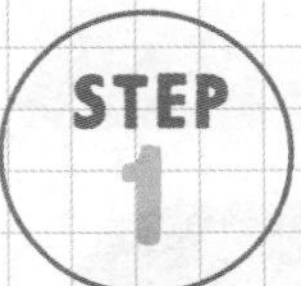

WEBサイト mediLink で無料会員登録

ブラウザで mediLink のページを開き，新規会員登録ページから会員登録をします．

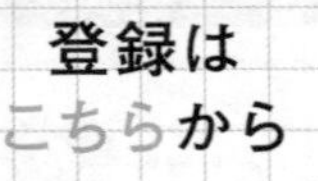

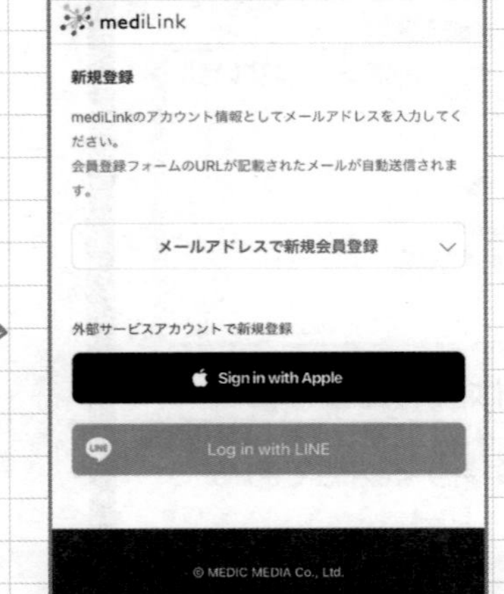

注意事項

次の方は新規登録せず，お持ちのアカウントでログインしてシリアルナンバーを登録！

▼『レビューブック』『看護がみえる』等，ほかの書籍で会員登録済みの方
▼ メディックメディア模試 など，ほかのコンテンツで mediLink 看護を使ったことがある方
▼ 学校で CS メディックメディア カスタマーサクセス（看護） をご利用の方

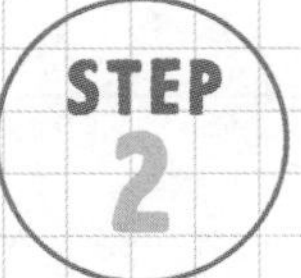

mediLink アプリをインストール

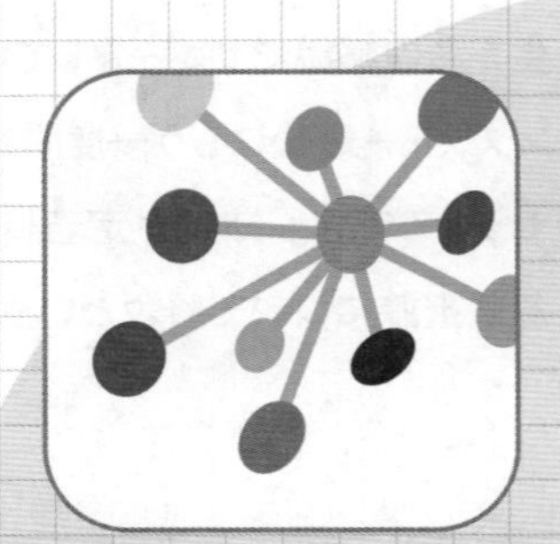

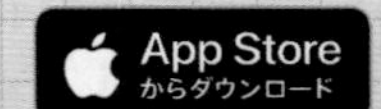

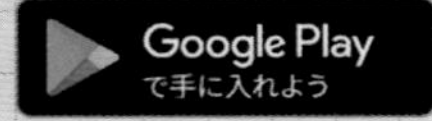

対応環境

iOS 12 以降 iPhone, iPad, および iPod touchに対応. iPadOSを含む.
Android 6.0 以降.
※Windows（Surface等）では利用できません．M1 搭載 Mac には対応予定です．

Linkアプリをはじめよう

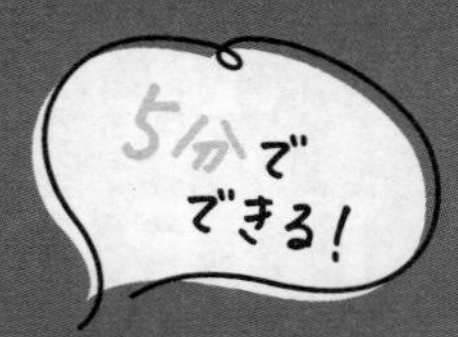
5分でできる!

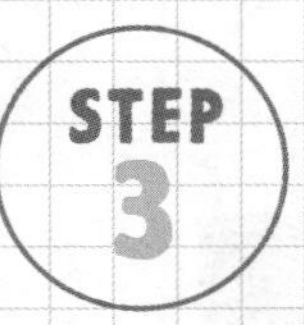
STEP 3

シリアルナンバー登録

・mediLink アプリの QR コードリーダーで，書籍シリアルナンバー上にある QR コードを読み込むと，自動で登録できます．
・QR コードを読み込めない時は，右上の「?」から直接手入力できます．

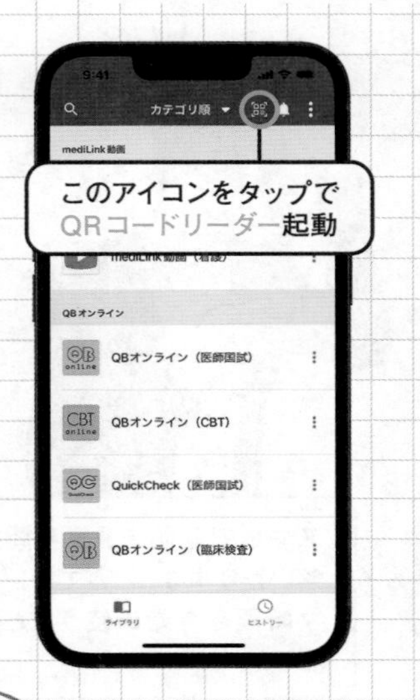

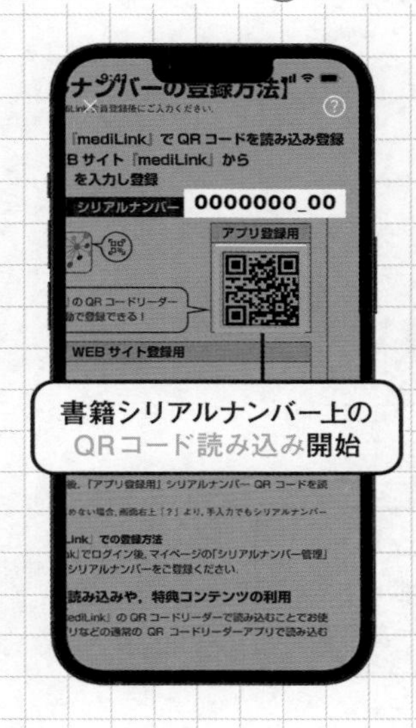
書籍シリアルナンバー上の
QRコード読み込み開始

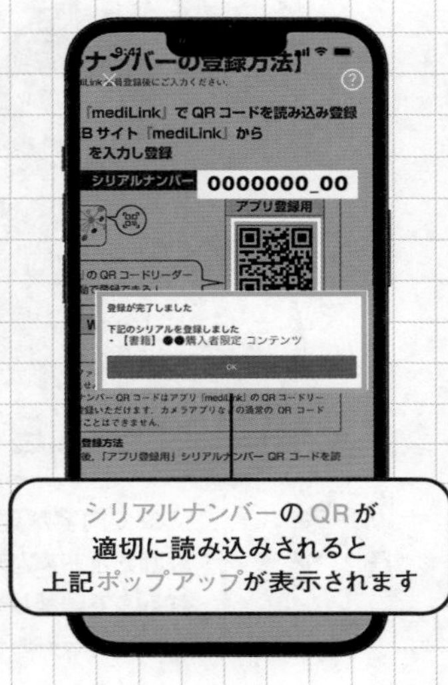
シリアルナンバーのQRが
適切に読み込みされると
上記ポップアップが表示されます

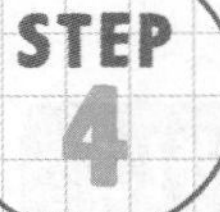
STEP 4

書籍のQRコードを読み込む

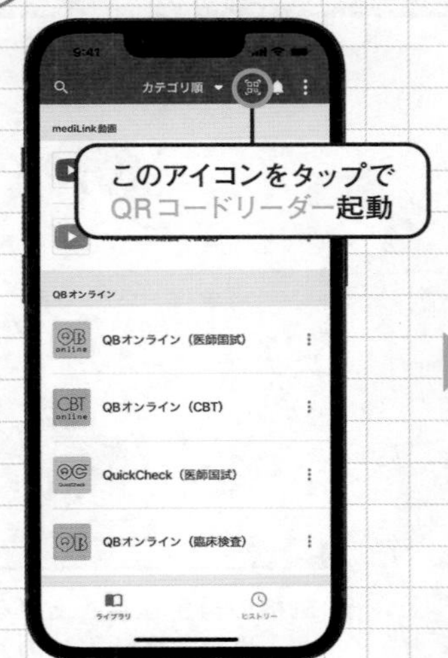
このアイコンをタップで
QRコードリーダー起動

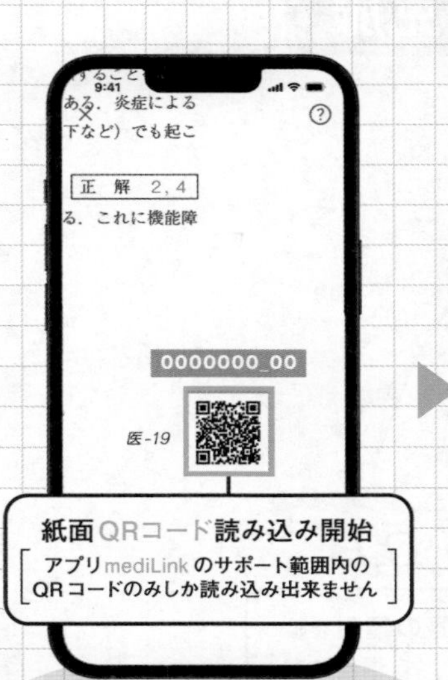
紙面QRコード読み込み開始
アプリmediLinkのサポート範囲内の
QRコードのみしか読み込み出来ません

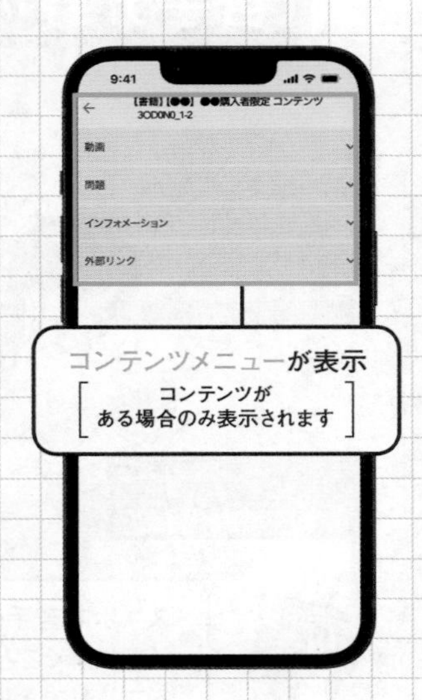

クイック動画が
利用できます!

活用の場が広がる

mediLinkアプリの使い方4選！

解説を読んでも分からないとき

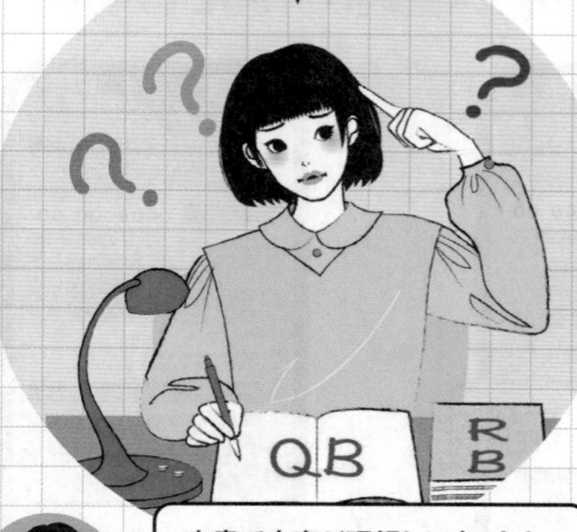

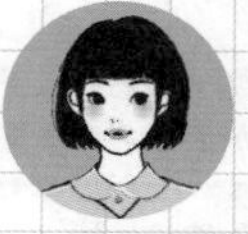

文章で内容が理解しにくいとき，動画だと音声と映像で説明してくれるので理解しやすかったです．

電車の中で

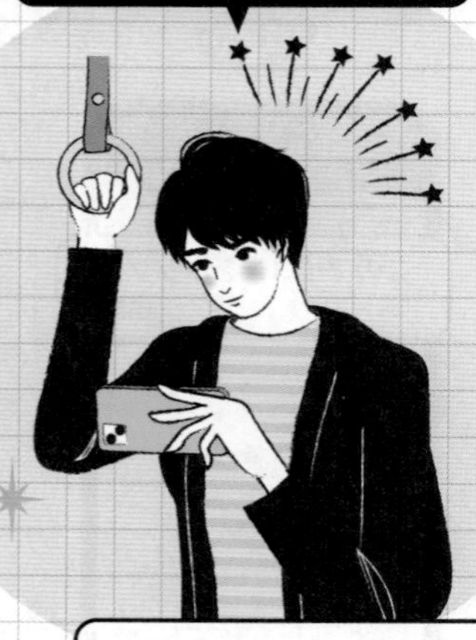

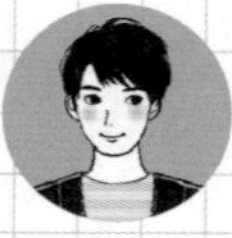

スマホで動画を見たり問題を解いたりすることができ，スキマ時間を有効に使うことできました．

苦手分野の克服

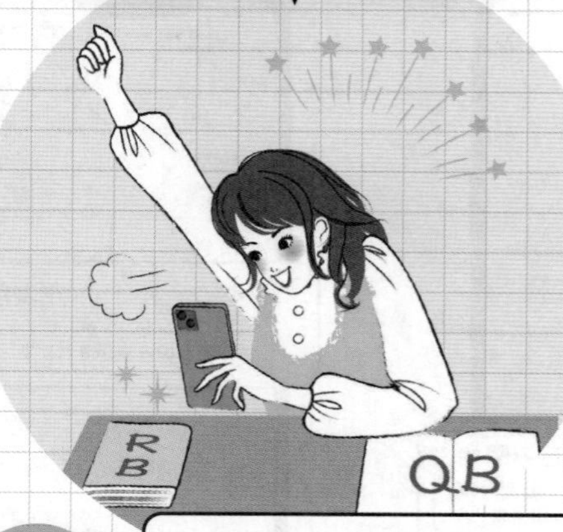

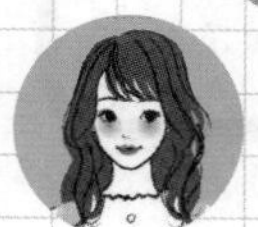

スマホで苦手分野の類題を繰り返し解くことで，自信をつけることができました．

模試・試験直前に

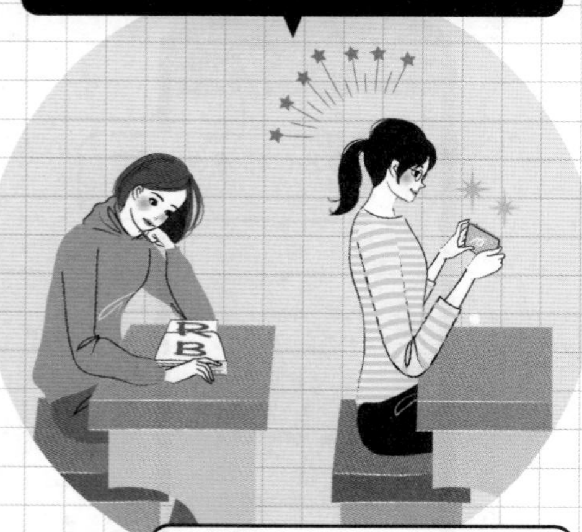

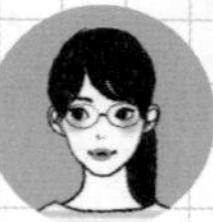

動画の再生速度を上げることで，模試・試験直前のおさらいが短時間でできました．

どんな使い方をしたか，SNSで投稿してね！

必修対策
Hissyuu taisaku
まるわかり
Maruwakari Guidebook
ガイドブック

↓動画でも紹介中↓
QRコードを読み込もう

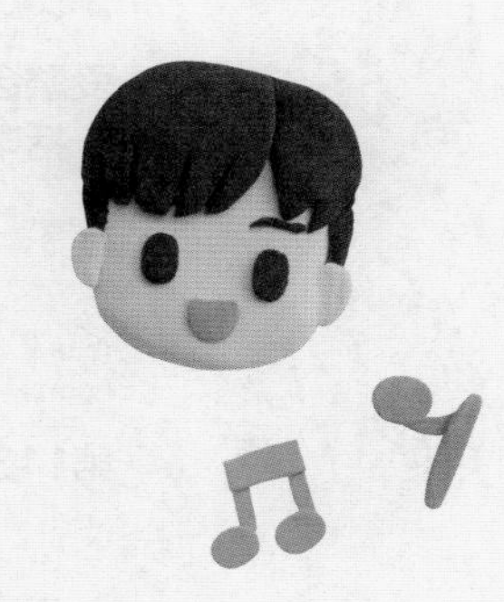
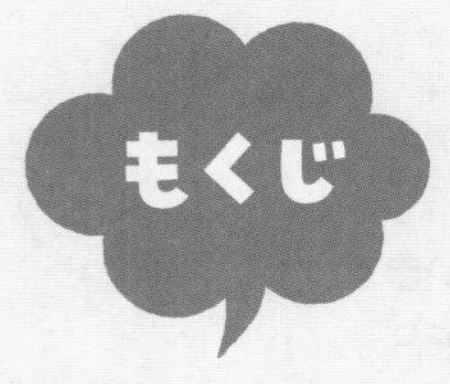

国試に関するスケジュール

8月

日程などの国試の詳細が発表される

官報(政府の公報誌)と厚生労働省のWEB サイトで発表されます.
この時期を過ぎれば,学校の先生や事務の方が把握しているので,
聞いてみるのもよいでしょう.

秋

出願

学校の事務で一括して申し込むのが一般的です.
多くの学校では,夏休み明けのガイダンスで
必要書類などの説明を受け,秋に手続きを行います.
★個人で申し込むときは,厚生労働省のWEBサイトから情報を入手しましょう.

1月

受験票が届く

受験会場や日程などが記載されています.
一括申込みの場合は,学校で先生から配布される場合が多いようです.

2月半ば

国試

第113回国試は令和6(2024)年2月11日(日)に行われました.

3月後半

合格発表・成績表と合格証書が届く

日時は,官報と,厚生労働省のWEBサイトに記載されています.
厚生労働省,地方厚生局,地方厚生支局,厚生労働省WEBサイトで
発表されます.発表から1～2日で成績表が郵送されてきます.
合格者には合格証書が同封されています! 就職先や進学先に
提示を求められる場合があるのでなくさないようにしましょう!

合格後

免許申請の手続き

合格したら,免許申請をする必要があります.
免許の申請は個人や就職先でまとめて行う場合が多いようです.
国試の申し込み時,学校で申請方法について説明され,
関連書類が配布されますので,書類をなくさないようにしましょう.

国試の勉強をはじめよう!

国試ってなに?

看護師になるために絶対に合格しないといけない試験です

看護師になるためには，看護師国家試験(国試)に合格しなければいけません．
看護師国家試験は毎年2月に行われ，必修問題，一般問題，状況設定問題の3種類の問題を合わせて，240問300点満点で出題されます．
合格基準は2つで，①必修問題：**40点**／50点(固定の絶対基準：8割)と②一般・状況設定問題：約**160点**／250点(毎年変動する相対基準)の両方を満たす必要があります．必修問題は絶対基準なので，たとえ一般・状況設定問題が満点でも，**必修問題で上記の基準を満たせないと不合格**になってしまうのです….

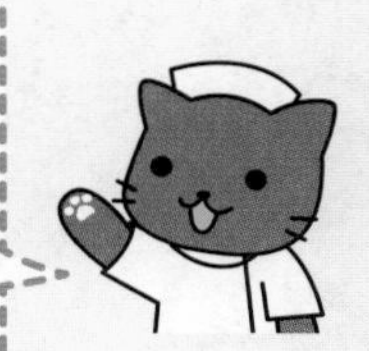

必修問題ってなに?

重要で，基本的な問題だけで構成されています

必修問題は，看護師として特に重要な基本的事項について問われる問題群であり，原則，**大部分の受験生が正解できる問題のみ**で構成されいています．
重要な知識を問うているために，8割という絶対基準が設けられているものと思われます．

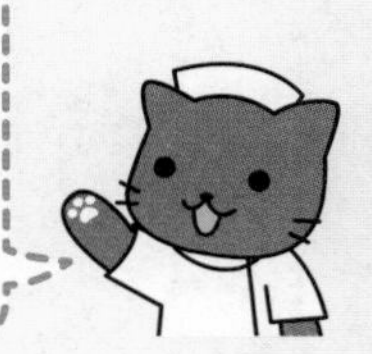

どうやって対策したらいいの?

「過去問徹底＋頻出項目は重点的に」が合格のカギです

必修問題の合格基準をクリアするためのポイントは2つ! ①**過去問解説を徹底的に理解すること**，②**頻出テーマをおさえること**です．
①については，厚生労働省の検討部会の報告書[1)]で，「必修問題においては**より積極的に既出問題を活用**」する方針が示されています．したがって，過去問の**解説を読み込んでその内容を理解**するのが，必修対策の王道といえるでしょう．
②については，本書の分類のなかで**「基礎看護学」**と**「健康支援と社会保障制度」**の2科目の対策が，必修問題の半数近くを占めます．特にこれらがバッチリでないと，必修問題のクリアはかなり厳しくなってしまうんです….

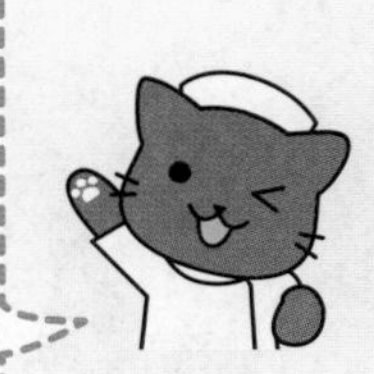

1)「令和2年度第5回 医道審議会保健師助産師看護師分科会　保健師助産師看護師国家試験制度改善検討部会 議事録」(厚生労働省医政局看護課)

もう少し詳しくみてみましょう

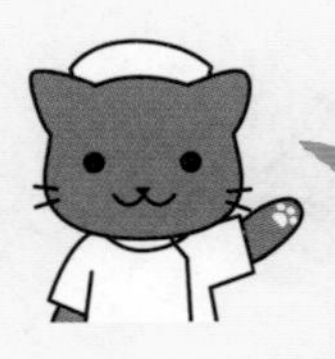

既出問題を活用している例はこちらです

第109回午前9番

死の三徴候に含まれるのはどれか.

1.筋の弛緩　2.角膜の混濁　3.呼吸の停止　4.呼名反応の消失

第103回午後10番

死の三徴候に含まれるのはどれか.

1.呼名反応の消失　2.対光反射の消失　3.肛門緊張の消失　4.深部腱反射の消失

第101回午前11番

死の三徴候に含まれるのはどれか.

1.体温の低下　2.心拍の停止　3.筋肉の硬直　4.角膜の混濁

答え：上から，3，2，2

本当に繰り返し出ている! 過去問の解説はおさえないとね…

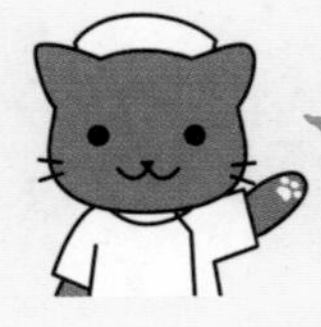

科目ごとの出題傾向はこちらです

▼ 第99～112回の平均配点

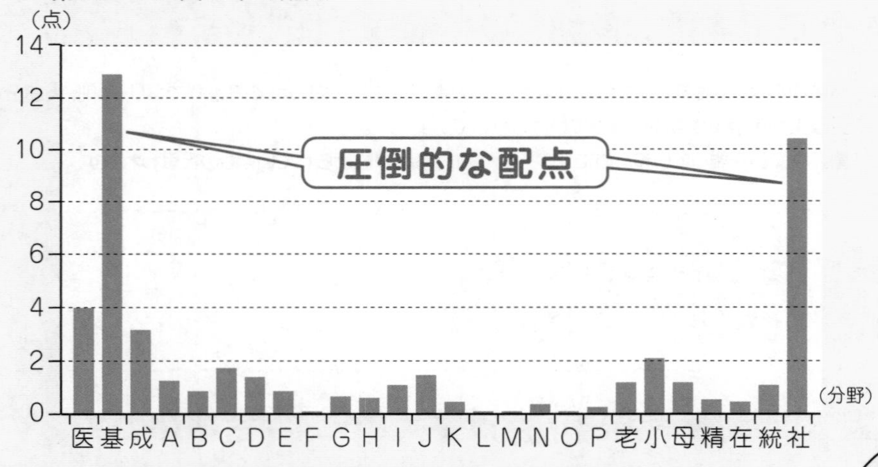

2科目を中心に，よく問われる項目をしっかりやればいいのね

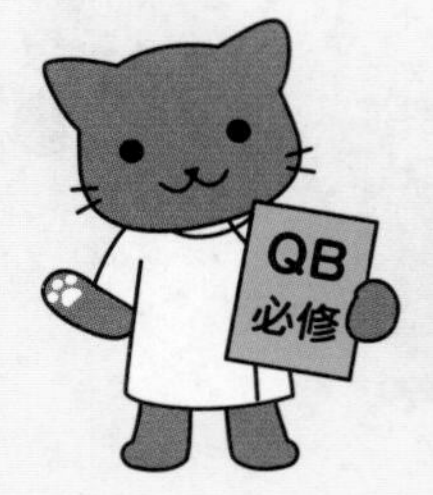

必修問題がどのようなものか，なんとなくわかりましたか?
基本的な内容を理解できていれば，確実に解ける問題ばかりですので，
さっそく本書で勉強を進めましょう.

メディックメディアの国家試験分析

メディックメディアでは，第93～112回までの計21回の国試で出題された計5,040問をテーマごとに振り分け，各テーマの出題状況を把握したうえで書籍の構成･編集を行っています．この軸となっているのが「**レビューブックコード**」という基準です．レビューブックコードとは，厚生労働省から提示されている看護師国家試験の出題基準や各種教科書など，さまざまな要素を踏まえて作成した小社オリジナルの基準で，メディックメディア看護書籍の骨組みといえるものです．

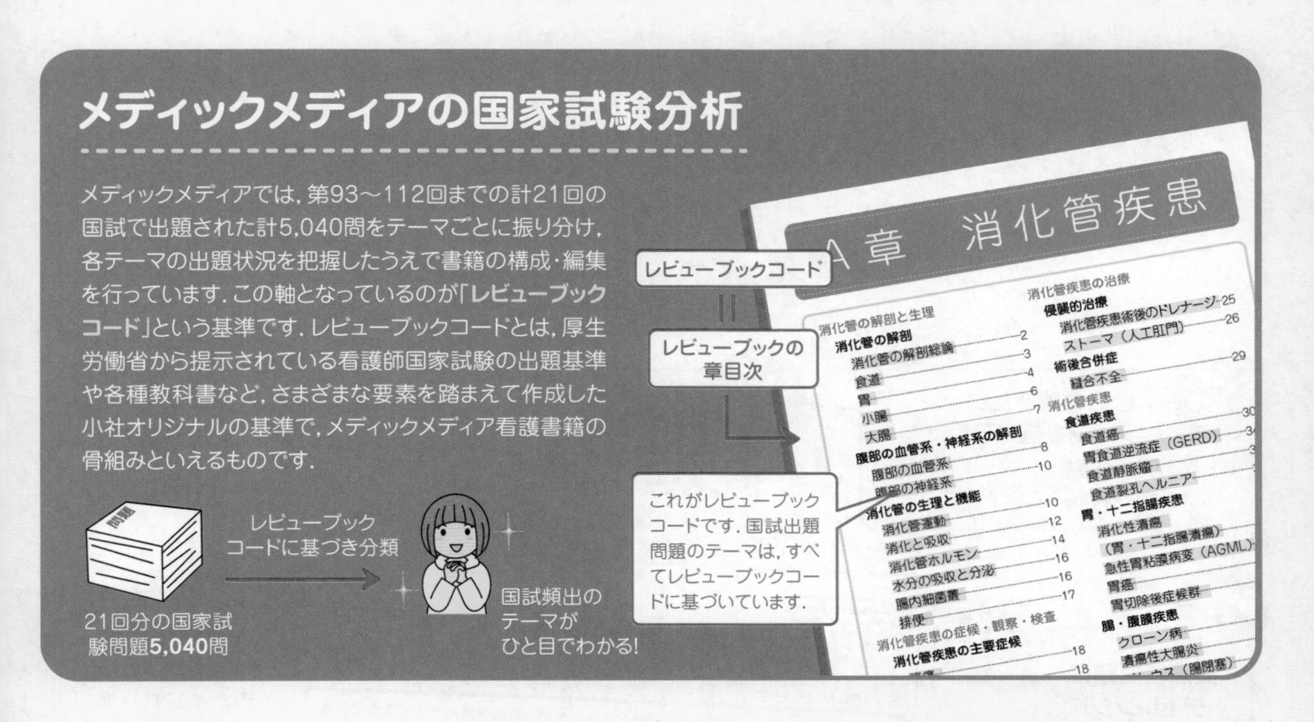

問題
21回分の国家試験問題**5,040**問
レビューブックコードに基づき分類
国試頻出のテーマがひと目でわかる!
レビューブックコード
レビューブックの章目次
これがレビューブックコードです．国試出題問題のテーマは，すべてレビューブックコードに基づいています．
A章　消化管疾患

必修問題の分析結果をみてみよう

◀**必修問題 頻出テーマランキング（93～112回）**

順位	出題数	章	レビューブックコード	参照ページ
1	17	社	保健師助産師看護師法	社-66
2	14	社	介護保険制度の概要	社-36
3	13	基	マズローの欲求段階説	基-4
3	13	基	輸液	基-112
3	13	社	医療保険制度の概要	社-29
6	12	小	運動・言語・心理社会的発達	小-10
7	11	成	心肺蘇生法	成-16
8	10	基	経腸栄養法（経鼻経管／胃瘻・腸瘻）	基-51
8	10	基	酸素療法	基-85
8	10	基	吸引	基-91
8	10	基	褥瘡	基-100
8	10	基	採血	基-117
8	10	C	不整脈	C-20
8	10	老	加齢による身体的機能の変化	老-3
8	10	社	世帯構造	社-6
16	9	基	浣腸	基-62
16	9	社	国民健康・栄養調査	社-24
18	8	基	医の倫理／看護の倫理	基-8
18	8	基	感染予防の原則	基-30
18	8	基	食事介助	基-46
18	8	社	人口構成	社-2
18	8	社	死因／死因別死亡統計	社-12
18	8	社	医療法	社-64

左の表は，上記の国家試験分析の結果に基づき算出した，必修問題の頻出テーマランキングです．
国試直前期にはこれらのテーマが頻出であることを意識し，苦手なテーマがあったら『レビューブック』など他書籍も確認して，必ず理解できるようにしておきましょう．

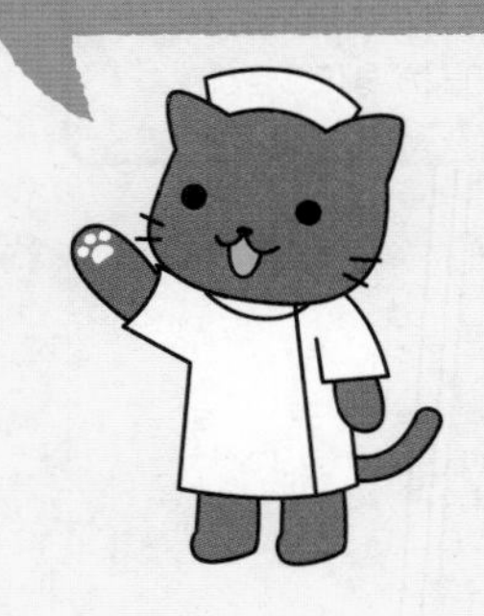

QB必修の進め方

▼「基本の5ステップ」って?

Step 1. 自分の解きたいテーマを選ぼう!
必修問題で重要なテーマや苦手科目など，まずは解いてみたいテーマでOK.

Step 2. 実際に問題にチャレンジ!
すぐ下に解説があるから，気になる人は付録の下敷きで隠すとgood!

Step 3. 答えを決めたら，正解・解説をチェック!
各選択肢の正解・誤りの根拠が詰まったていねいな解説なので，まずは全部読んでみて!

Step 4. 基本事項や補足事項で，さらにパワーアップ!
図表・イラストがいっぱいだから，ほかの問題でも役に立つ知識が身につきます.

Step 5. ほかの書籍もみてみよう!
「解説の内容がわかんない!」そんなときには，ほかの本もみてみよう!

正答率・選択
正答率で問題の難易度をチェックしましょう!
※一部の過去問題の正答率・選択率はデータが存在しないため，非掲載とさせていただいております.
※予想問題は弊社作成の問題のため，正答率・選択率はございません.

類題
ほかの問題でどのような形式や内容で問われたかを確認しよう. QRコードを読み込むと，アプリで解説内容が確認できます.

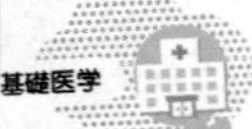

薬物相互作用 (RB-医26) (RB-医25)

110A17

カルシウム拮抗薬の血中濃度を上げる食品はどれか.
1．牛　乳　　2．納　豆
3．ブロッコリー　　4．グレープフルーツ

解法の要点

薬物（特に経口薬）と，対応する禁忌食品は，患者の内服管理のうえで重要である．食品との組み合わせにより，薬物の効果を打ち消す場合と，薬物の作用を増強する場合…ため，整理して覚えておこう.

解　説

×1　牛乳に含まれるカルシウムにより，ニューキノロン系抗菌薬やテトラサイクリン系薬などは吸収が妨げられ，効果が減弱する.
×2　納豆に含まれるビタミンKにより，ワルファリンなどの抗凝固薬の作用が減弱…
×3　ブロッコリーに含まれるビタミンKにより，ワルファリンなどの抗凝固薬の作…する.
○4　グレープフルーツに含まれる天然フラボノイド成分により，CYP3A4という酵素の働きが抑えられる．この酵素の働きが抑制されると，カルシウム（Ca）拮抗薬の分解が遅くなるため，血中濃度が上昇する．これにより，血圧が異常に下がってしまう危険性がある.

【正答率】93.9%　【選択率】1：1.5%　2：1.1%　3：3.5%　4：93.9%

正　解　4

▼ 薬物と食品の相互作用

① ビタミンKを多く含む食品（納豆，ほうれん草，青汁 等）の大量摂取によって，抗血栓薬のワルファリンの薬効は減弱する．ワルファリンはビタミンKサイクルを阻害することで血液凝固を防ぐ作用がある.
② グレープフルーツの摂取により代謝が阻害され，血中濃度が上昇するものがある（例：Ca拮抗薬）.
③ 牛乳等のCaを多く含む乳製品の摂取により吸収が妨げられるものがある（例：テトラサイクリン系薬）.
④ アルコール摂取により血管が拡張し，急激な血圧低下を起こすものがある（例：ニトログリセリン，Ca拮抗薬）.
⑤ 喫煙者は，肝臓での代謝が非喫煙者に比べて高まるため，薬効が減弱するものがある（例：ベンゾジアゼピン系薬）.

▼原文で掲載しているため内容が古く，解答等が現状にそぐわない場合がございます.

105P17
カルシウム拮抗薬の服用時に避けた方がよい食品はどれか.
1．納　豆　　2．牛　乳
3．わかめ　　4．グレープフルーツ
正　解　4

95A20
ワルファリンカリウム服用時に避けた方がよい食品はどれか.
1．緑　茶　　2．納　豆
3．チーズ　　4．グレープフルーツ
正　解　2

QRコードをCheck！
⇒本書に載っていない類題をアプリで確認しよう！

学習お役立ちツール

▼ 重要テーマがひと目で分かる! ! マーク

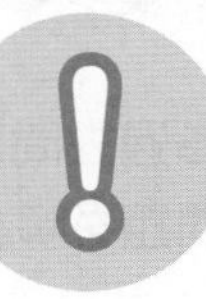

93〜112回国家試験のうち，必修問題で5回以上出題のあった頻出テーマかつ正答率70%以上のものに付いています．「重点的に解く」「模試や国試の直前に確認する」のように，!のついた問題は，必ずおさえておきましょう!

▼ 他書籍も一緒に使おう! 「参照ページ」

本書には，以下の書籍の参照ページがついています．
ほかの書籍を一緒に使えば，理解がぐーんと深まります．

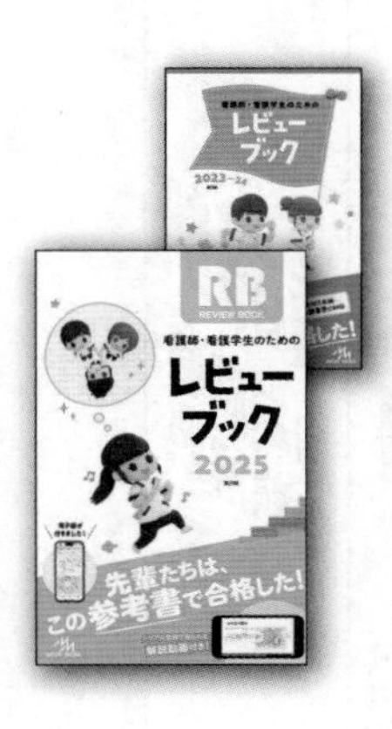

看護師・看護学生のためのレビューブック

(RB-A20)(RB-A20)

左(太字)が2025版，右(細字)が2023-2024版の参照ページ(この例ではA章20ページ)．

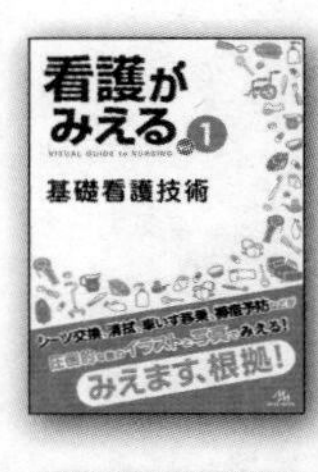

看護がみえる

(看みえ①)(看みえ②)
(看みえ③)(看みえ④)

vol.1基礎看護技術，vol.2臨床看護技術，vol.3フィジカルアセスメント，vol.4看護過程の展開(すべて第1版)の参照ページ．

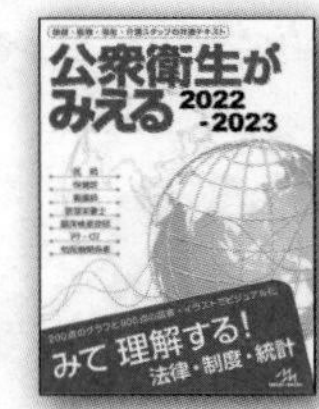

公衆衛生がみえる

(公みえ)

第5版(2022-2023)の参照ページ．

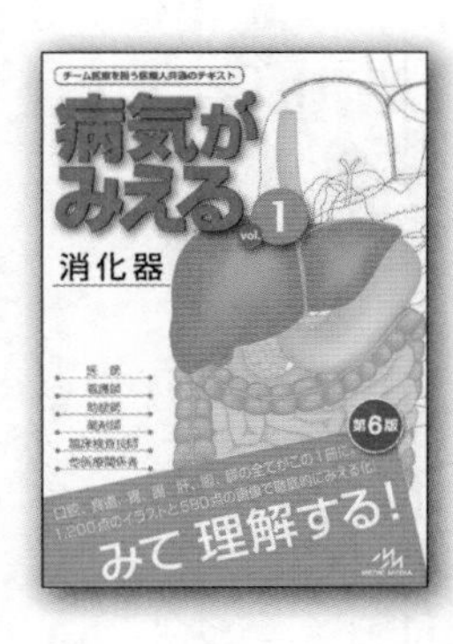

病気がみえる

(病みえ消12)

漢字はそれぞれ，
消：vol.1 (第6版)
循：vol.2 (第5版)
代：vol.3 (第5版)
呼：vol.4 (第3版)
血：vol.5 (第2版)
免：vol.6 (第2版)
神：vol.7 (第2版)
腎：vol.8 (第3版)
婦：vol.9 (第4版)
産：vol.10(第4版)
整：vol.11(第1版)
眼：vol.12(第1版)
耳：vol.13(第1版)
皮：vol.14(第1版)
小：vol.15(第1版)

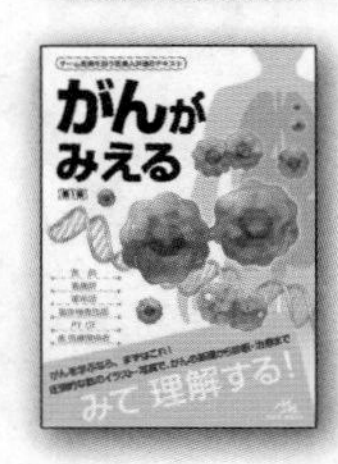

がんがみえる

(がんみえ)

第1版の参照ページ

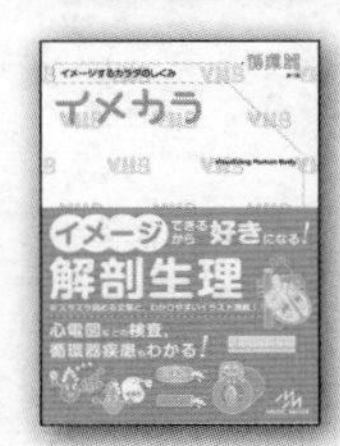

イメカラ イメージするカラダのしくみ

(イメカラ消12)

漢字はそれぞれ，
消：消化器　肝：肝・胆・膵
循：循環器　内：内分泌・代謝
腎：腎臓　免：免疫　血：血液
呼：呼吸器　(すべて第1版)

国民衛生の動向 (衛) 2023/2024年度版(厚生労働統計協会)の参照ページ．

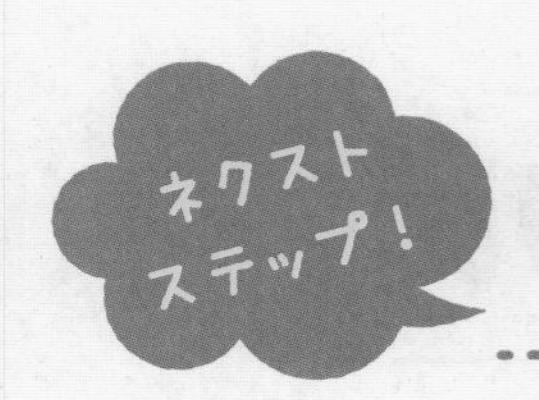

QB必修で自信をつけたら…

『クエスチョン・バンク 看護師国家試験問題解説』

豊富なイラストとわかりやすい解説で，看護学生から絶大な支持を得ている過去問題集．
本書で必修問題をカンペキにしたら，次はこの本で一般問題・状況設定問題を解こう！

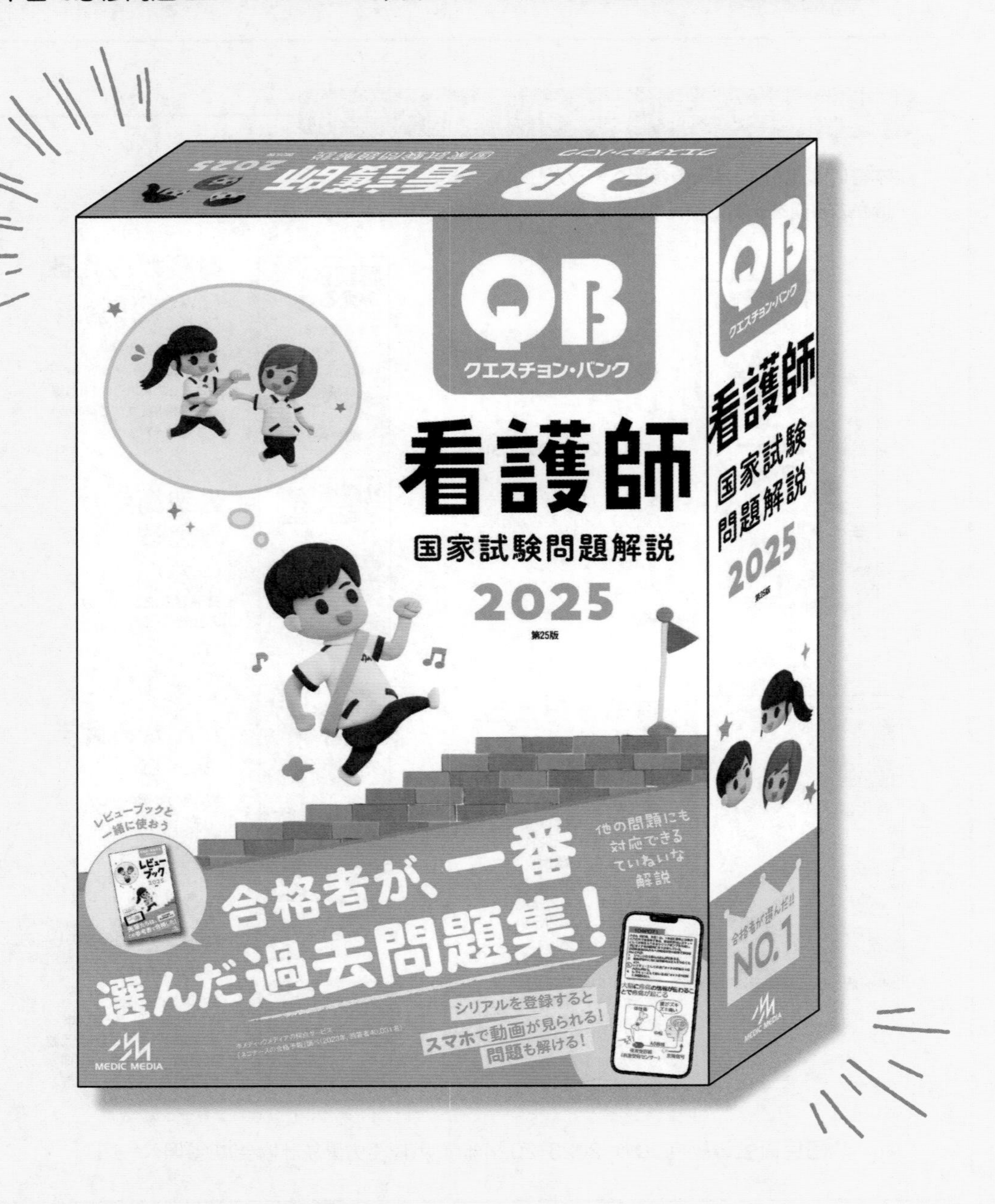

No.1

（基-24）

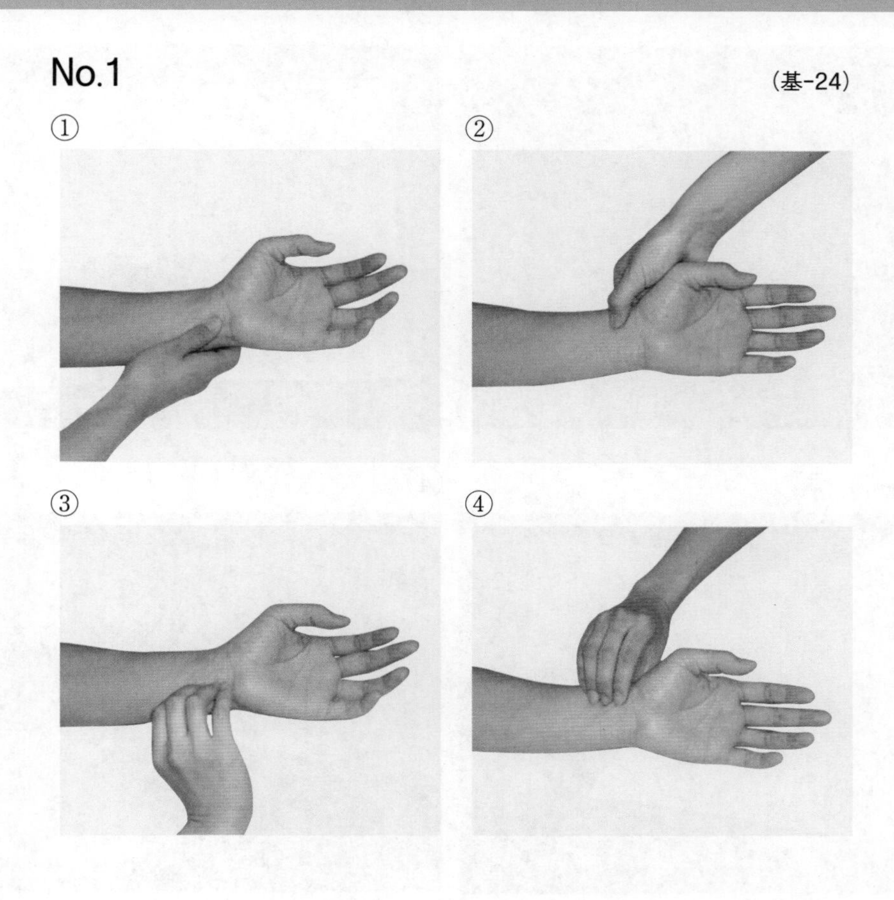

No.2

（基-38）

①

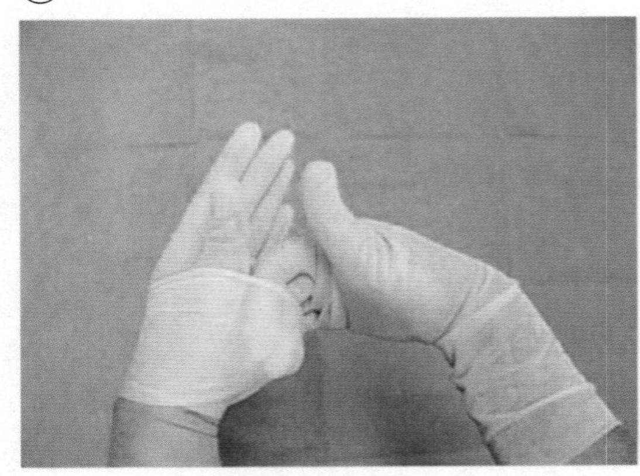

②

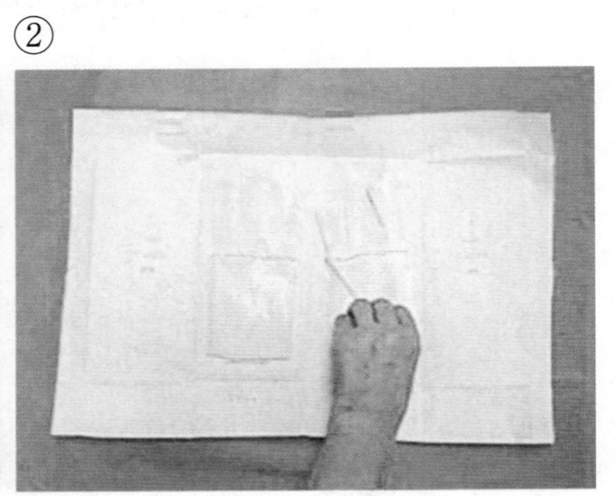

③

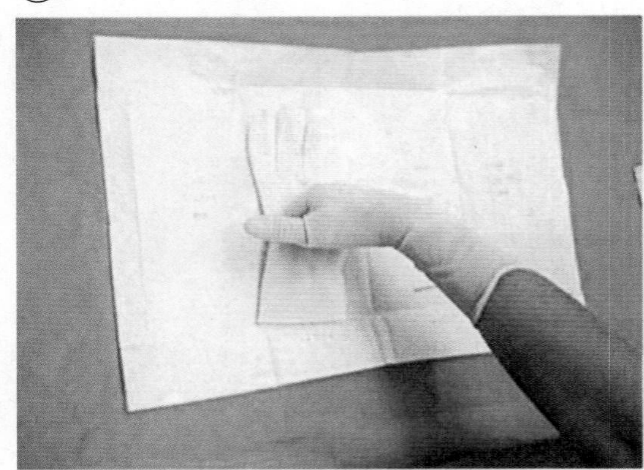

④

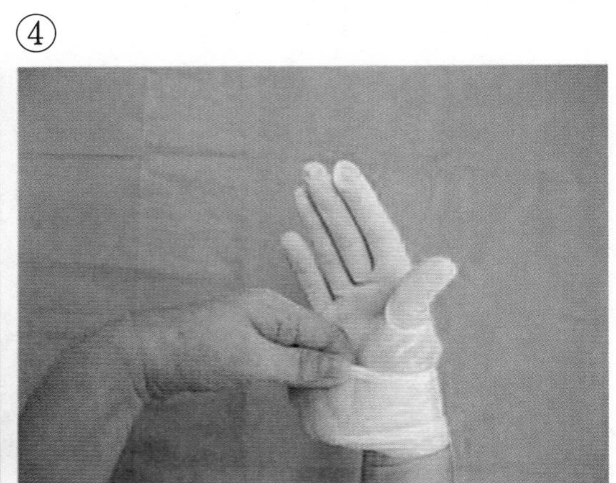

⑤

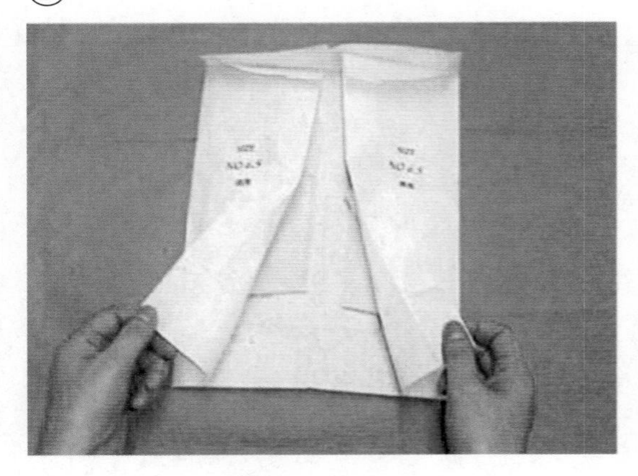

No.3

(基-69)

①

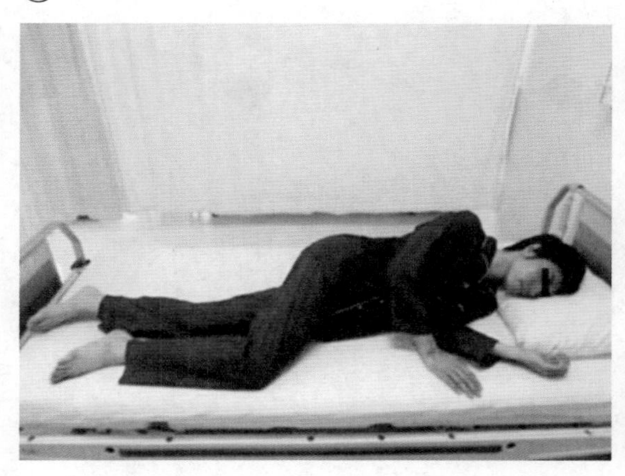

②

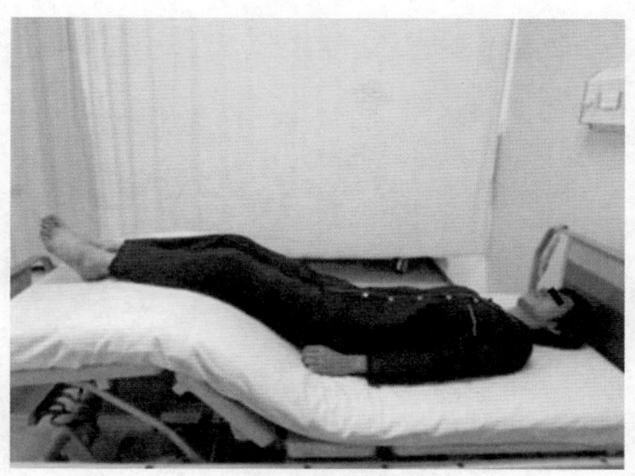

③

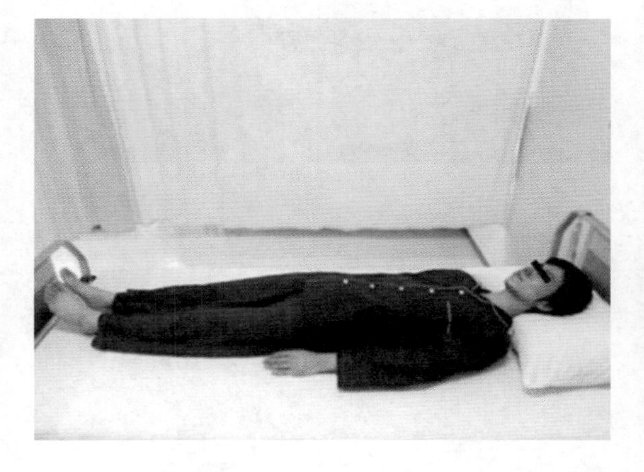

④

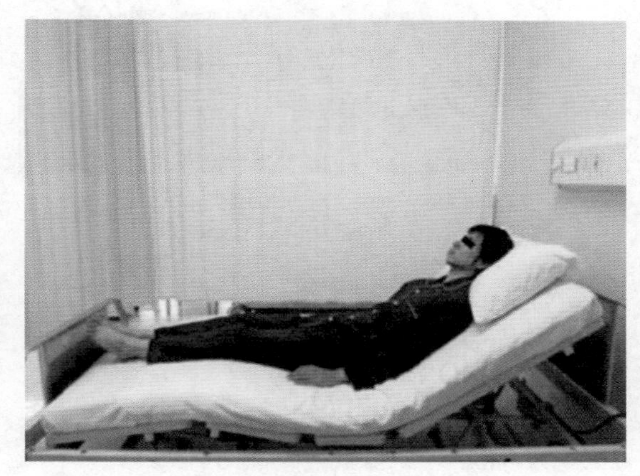

⑤

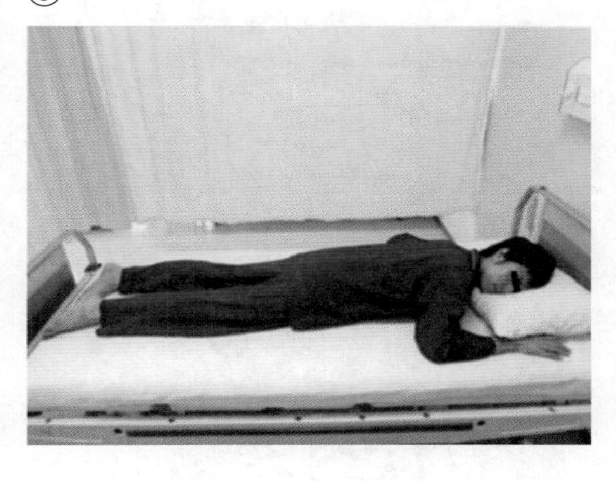

No.4

（基-74）

①

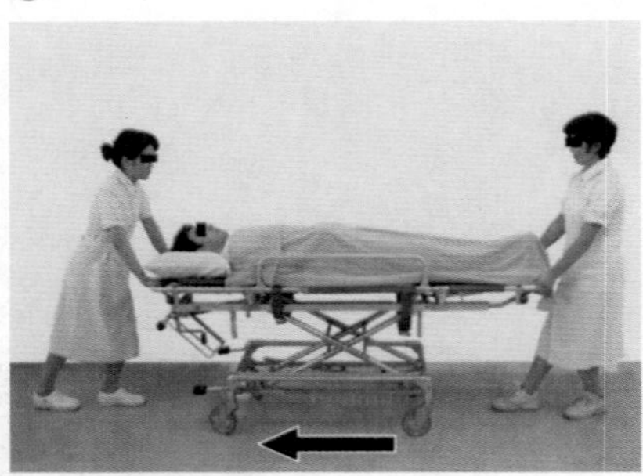

②

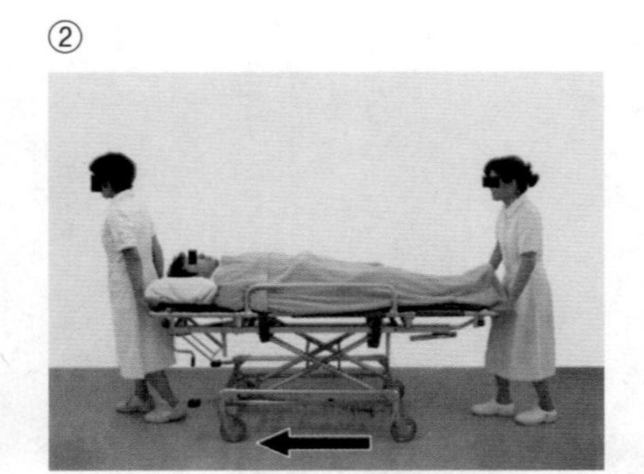

③

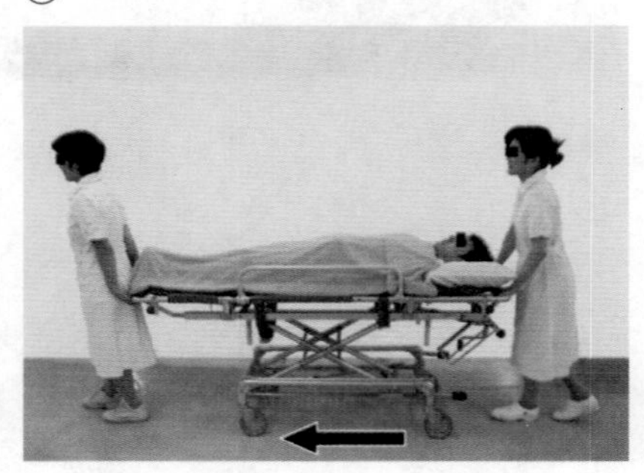

④

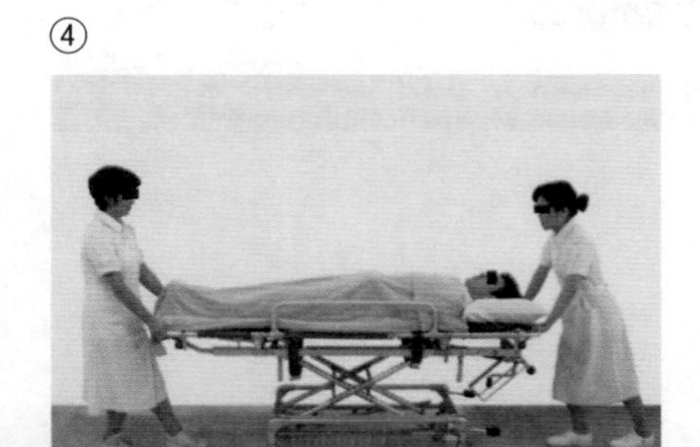

No.5

（基-75）

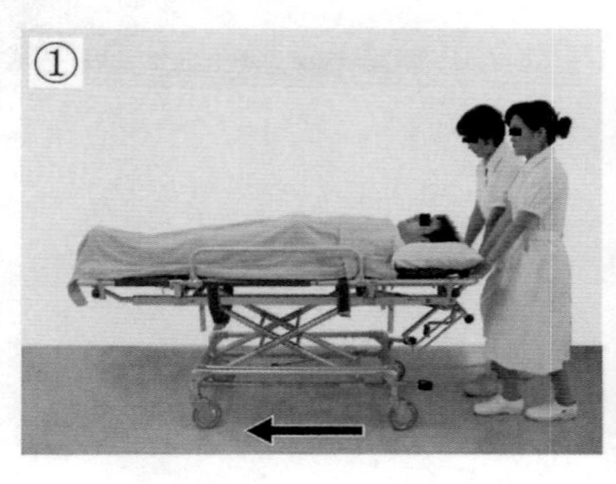

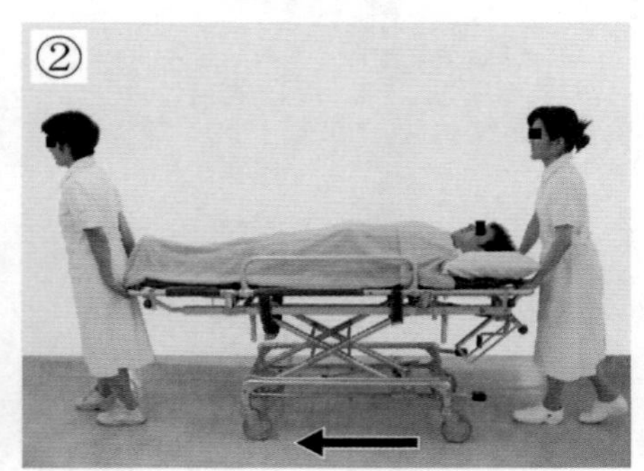

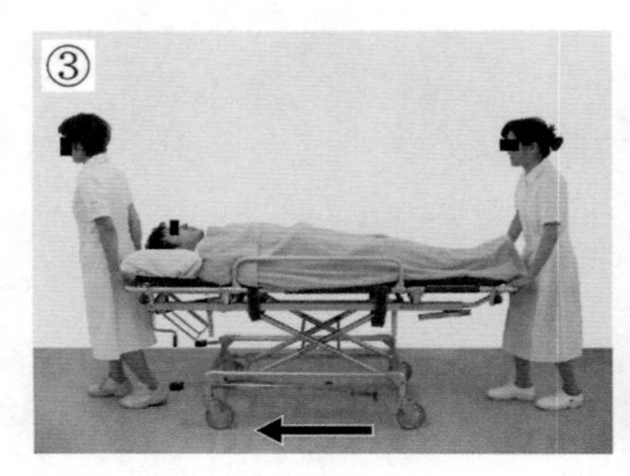

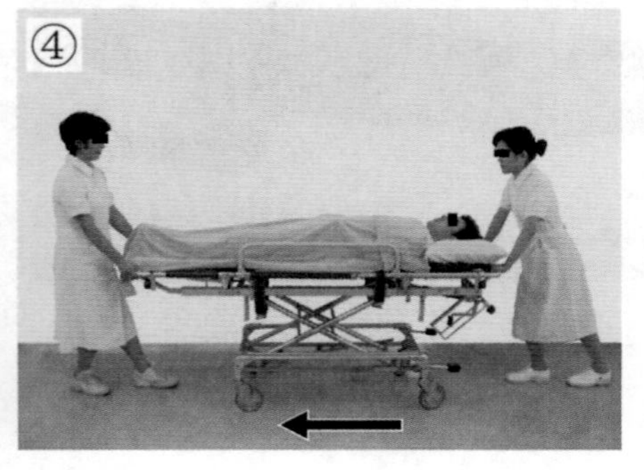

No.6

(基-90)

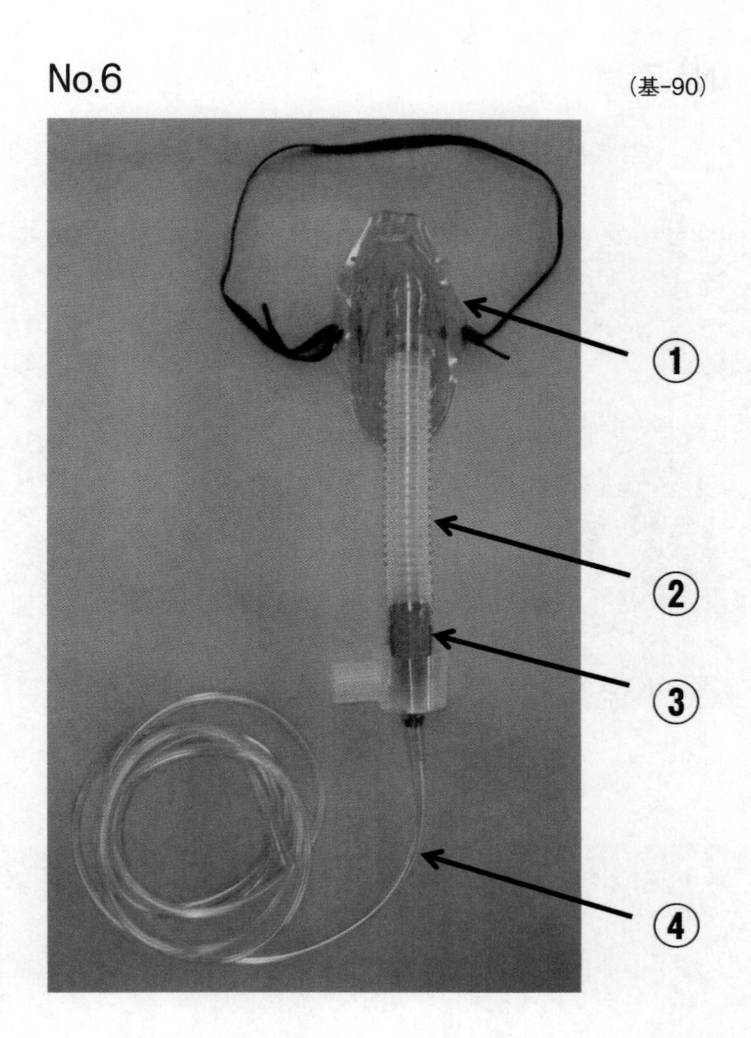

No.7

（基-105）

A

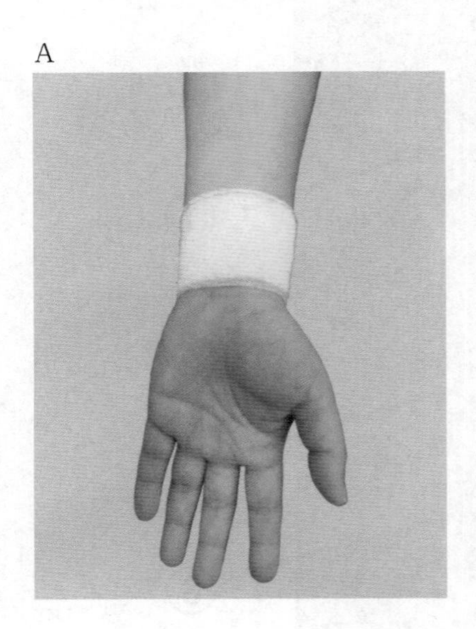

B

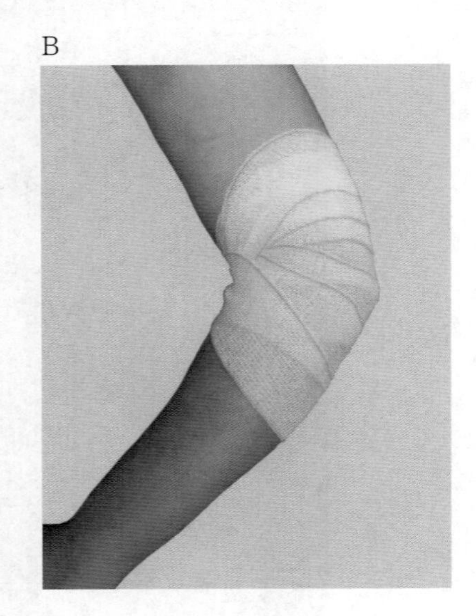

C

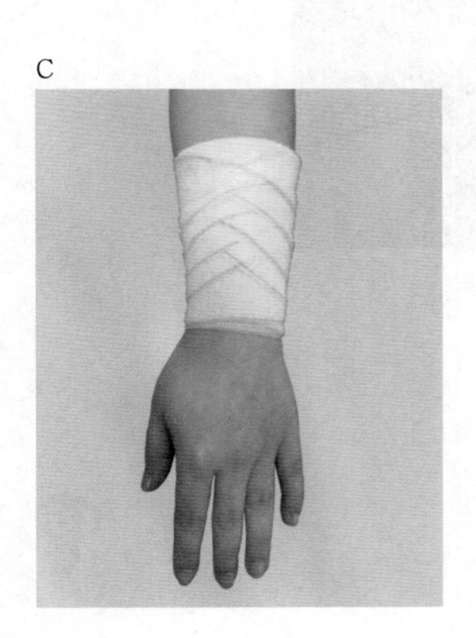

D

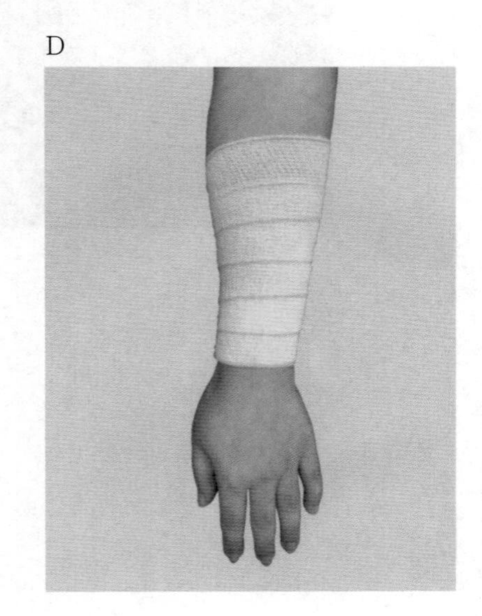

No.8

(基-120)

①

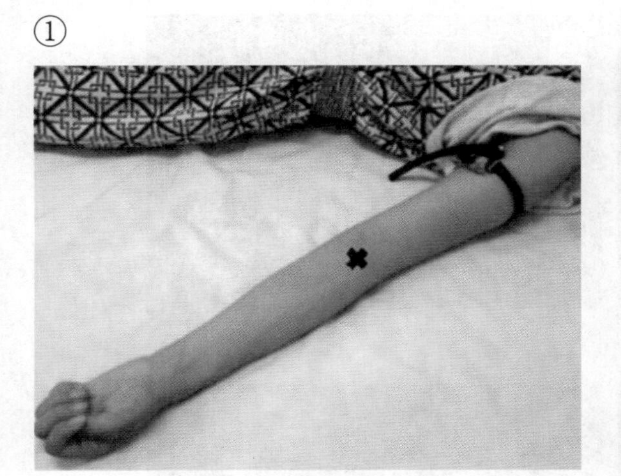

②

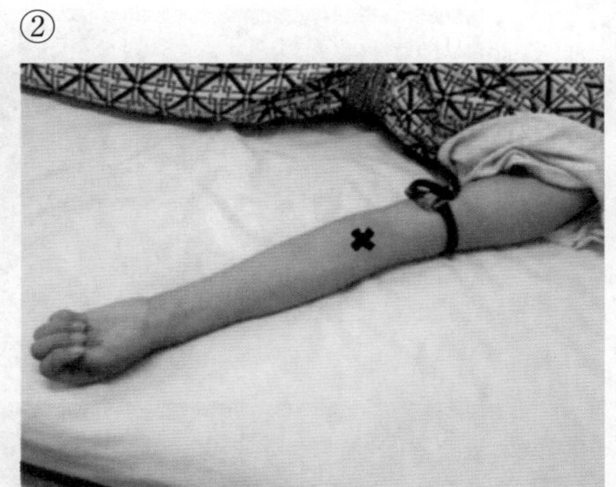

③

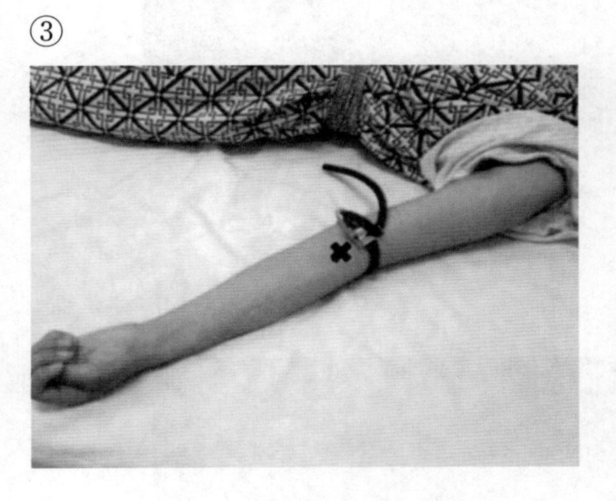

④

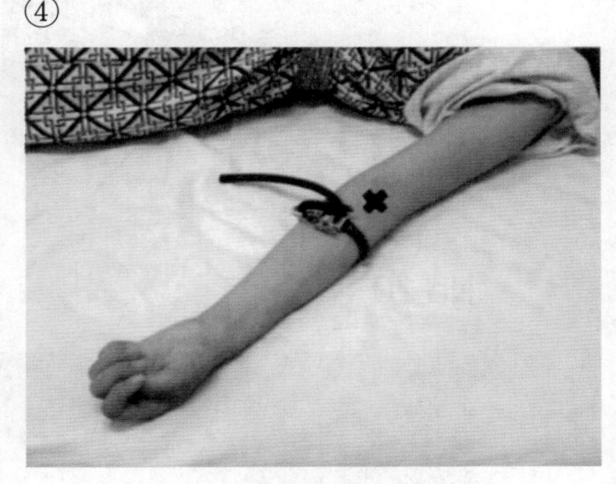

⑤

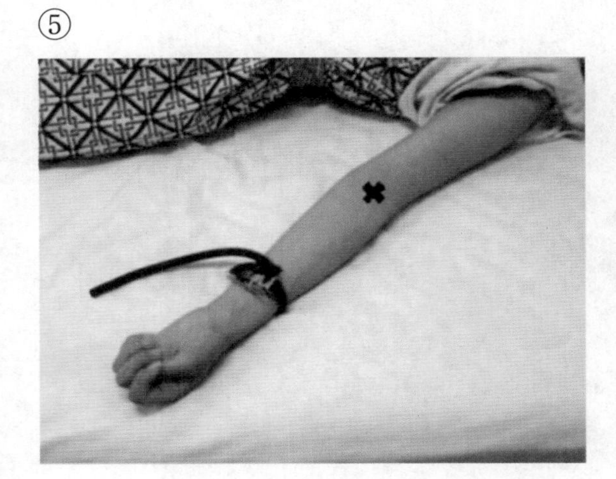

No.9

（成-21）

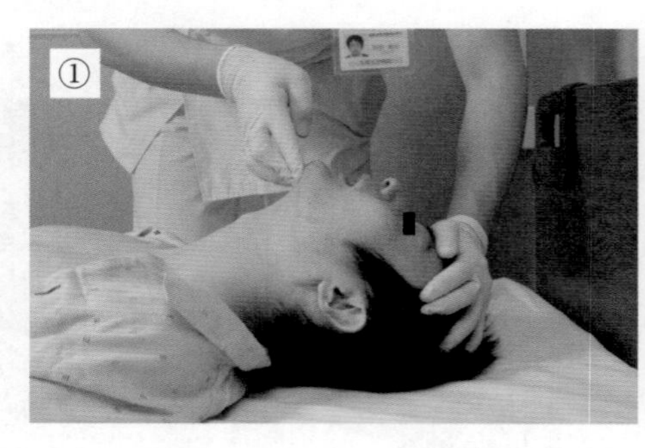

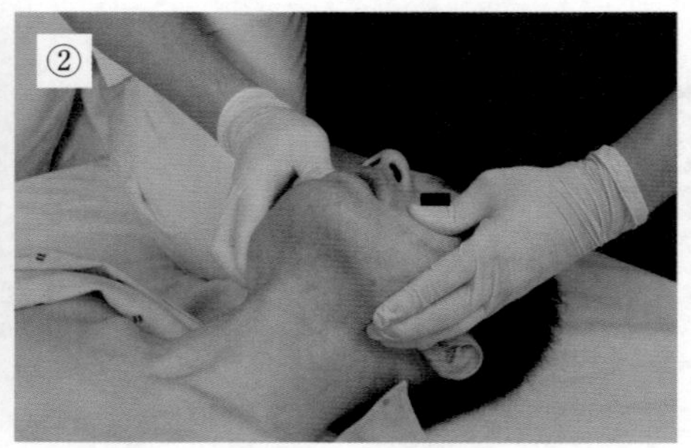

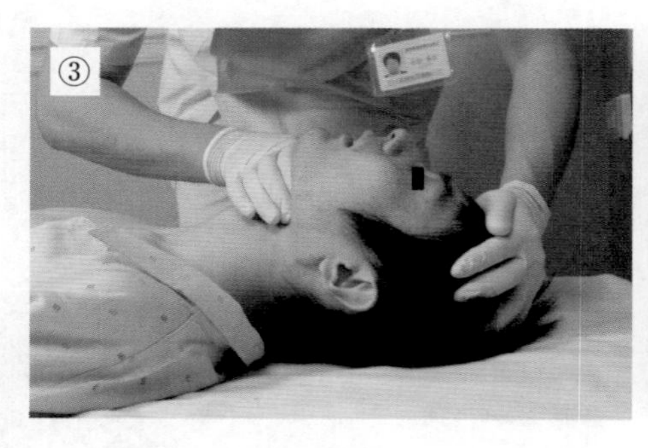

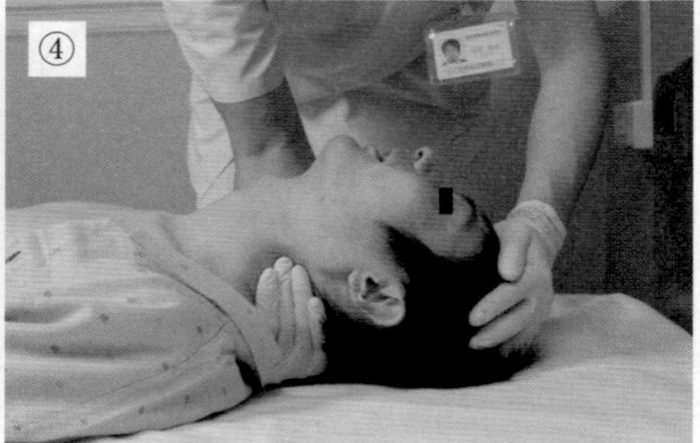

No.10

（A-14）

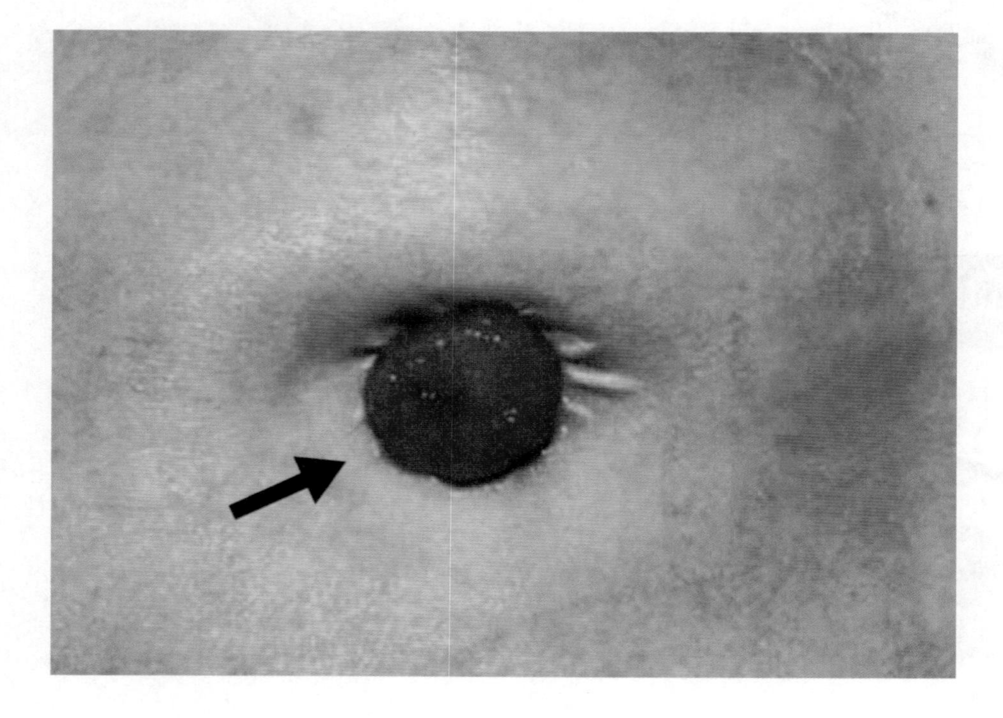

No.11

(C-25)

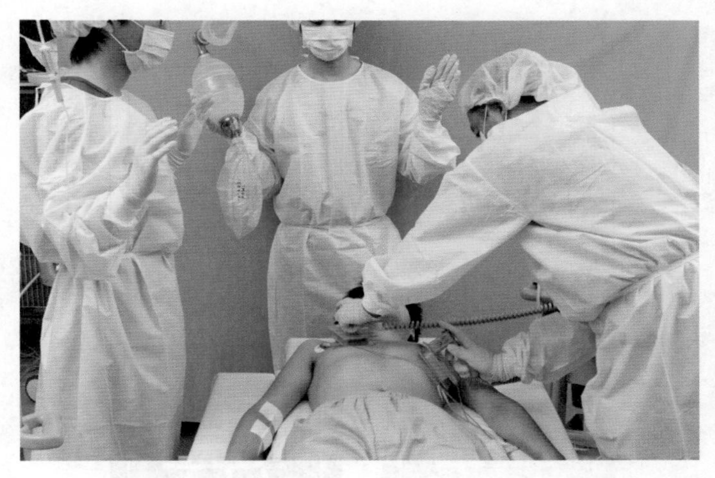

No.12

(K-11)

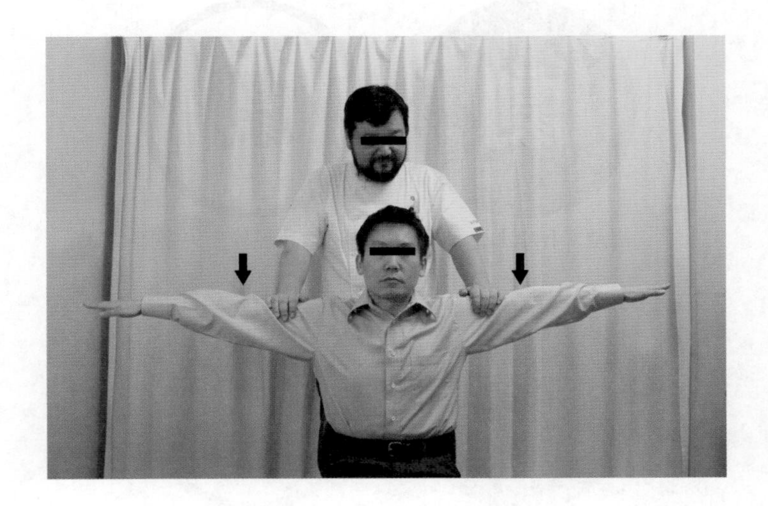

No.13

(社-72)

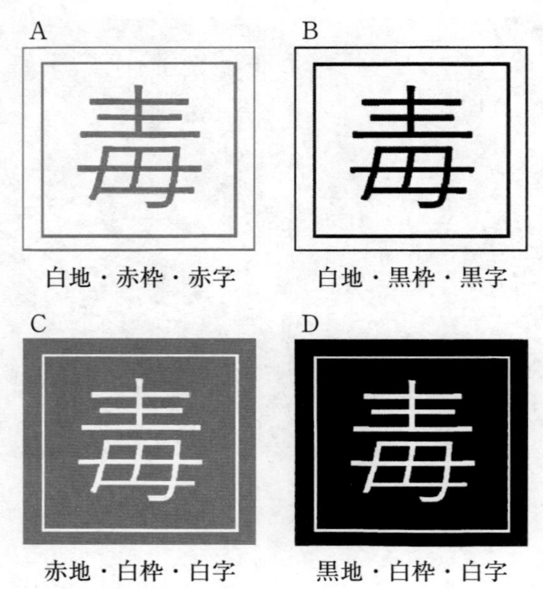

A　白地・赤枠・赤字
B　白地・黒枠・黒字
C　赤地・白枠・白字
D　黒地・白枠・白字

No.14

(社-73)

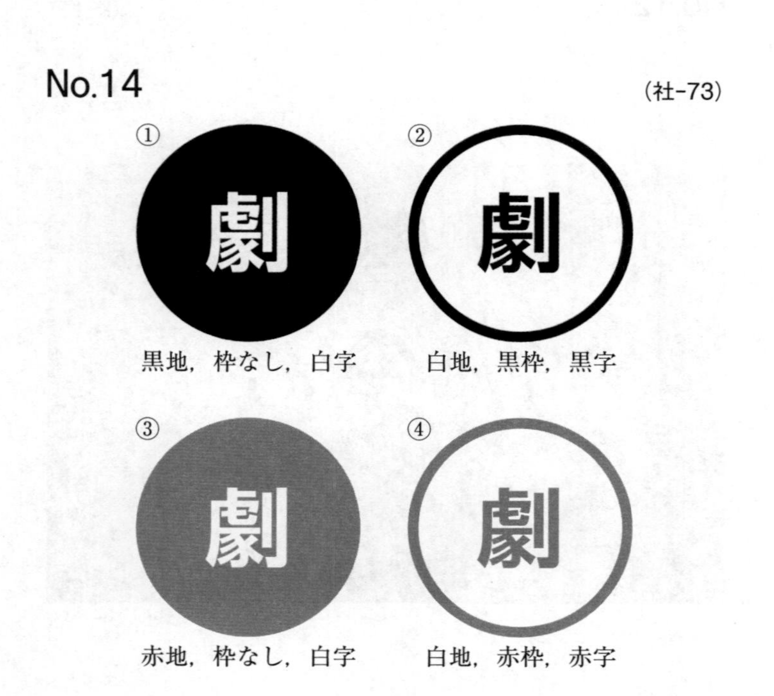

① 黒地，枠なし，白字
② 白地，黒枠，黒字
③ 赤地，枠なし，白字
④ 白地，赤枠，赤字

No.15

（過去問-14）

①

（災害現場用）

トリアージ タッグ

No.	氏 名 (Name)	年齢(Age)	性別(Sex) 男(M) 女(F)
住 所 (Address)		電 話 (Phone)	
トリアージ実施月日・時刻 月 日 AM PM 時 分		トリアージ実施者氏名	
搬送機関名		収容医療機関名	

トリアージ実施場所

トリアージ実施機関　医 師　救急救命士　そ の 他

傷 病 名

トリアージ区分　0　I　II　III

0

②

（災害現場用）

トリアージ タッグ

No.	氏 名 (Name)	年齢(Age)	性別(Sex) 男(M) 女(F)
住 所 (Address)		電 話 (Phone)	
トリアージ実施月日・時刻 月 日 AM PM 時 分		トリアージ実施者氏名	
搬送機関名		収容医療機関名	

トリアージ実施場所

トリアージ実施機関　医 師　救急救命士　そ の 他

傷 病 名

トリアージ区分　0　I　II　III

0

I

③

（災害現場用）

トリアージ タッグ

No.	氏 名 (Name)	年齢(Age)	性別(Sex) 男(M) 女(F)
住 所 (Address)		電 話 (Phone)	
トリアージ実施月日・時刻 月 日 AM PM 時 分		トリアージ実施者氏名	
搬送機関名		収容医療機関名	

トリアージ実施場所

トリアージ実施機関　医 師　救急救命士　そ の 他

傷 病 名

トリアージ区分　0　I　II　III

0

I

II

④

（災害現場用）

トリアージ タッグ

No.	氏 名 (Name)	年齢(Age)	性別(Sex) 男(M) 女(F)
住 所 (Address)		電 話 (Phone)	
トリアージ実施月日・時刻 月 日 AM PM 時 分		トリアージ実施者氏名	
搬送機関名		収容医療機関名	

トリアージ実施場所

トリアージ実施機関　医 師　救急救命士　そ の 他

傷 病 名

トリアージ区分　0　I　II　III

0

I

II

III

MEMO

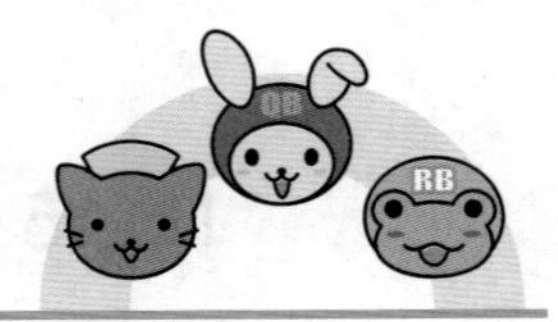

クエスチョン・バンク

Select 必修 2025

看護師国家試験問題集

第20版

MEDIC MEDIA

QB Select

はじめに

看護師国家試験では，一般問題，状況設定問題に加え，第93回国試（平成16年実施）から必修問題30問が導入されました．必修問題は，「看護師として特に基本的かつ重要な知識および技術」を問うもので，正答率8割が絶対基準として設けられています．第99回国試（平成22年実施）以降は問題数が50問に増加し，第112回国試（令和5年実施）からは令和5年版出題基準が適用されています．

必修問題は，“正答率8割の絶対基準”で合否判定されるため，不安に感じる方もいるかと思います．しかしながら，必修問題で問われるのは看護師として特に重要な基本的事項であり，過去に問われた知識が繰り返し出題されることに変わりはありません．したがって，過去問を中心にしっかり対策すれば乗り越えられるものでもあります．

本書は，看護師国家試験出題基準や過去の必修問題を徹底的に分析したうえで，過去に出題された930問＋最新113回の50問に129問の予想問題を加えた全1,109問を収録しています．各問題には，間違い選択肢も含め選択肢ごとに丁寧な解説を付け，わかりやすいイラストや表も豊富に盛り込んでおります．さらに，姉妹書『看護師・看護学生のためのレビューブック』『クエスチョン・バンク看護師国家試験問題解説』と章構成が同じであるため，併せて使用することで学習効率がぐんと上がります．

本書が，みなさまの看護師国家試験対策合格の一助となりますよう，心よりお祈り申し上げます．

令和6年4月吉日
編者一同

執筆者・監修者一覧（五十音順・敬称略）

會田　信子	信州大学 学術研究院医学保健学域保健学系 教授
荒井　邦明	金沢大学附属病院 消化器内科 講師
荒瀬　康司	虎の門病院健康管理センター 顧問，ロイヤルクリニック：東京女子医科大学嘱託
糸井　隆夫	東京医科大学 消化器内科 主任教授
今井　亮	文京学院大学 保健医療技術学部 看護学科 助教
岩佐　和夫	石川県立看護大学健康科学講座　教授
川村　大地	東京慈恵会医科大学 脳神経外科 助教
川村　雄大	消化管外科
木内　典裕	医療法人社団プライマリーケアクリニック 木内整形外科 理事長
菊地　由美	駒沢女子大学 看護学部 看護学科 准教授
黒河内　仙奈	神奈川県立保健福祉大学保健福祉学部看護学科　准教授
小山　友里江	北里大学看護学部 教授
榊原　久孝	一宮研伸大学看護学部 教授
佐藤　直	札幌医科大学 医療人育成センター
鈴木　隆司	公益財団法人がん研究会 有明病院　麻酔科（ペインクリニック）
鈴木　幸雄	コロンビア大学メディカルセンター 産婦人科 博士研究員
関口　敏彰	森ノ宮医療大学　看護学部　看護学科
大黒　理惠	秀明大学看護学部 准教授
髙橋　尚彦	大分大学 医学部 循環器内科・臨床検査診断学 教授
田久保　由美子	東京医療保健大学 千葉看護学部 准教授
竹内　正人	産科医
塚本　恭正	岩手医科大学看護学部　看護専門基礎講座 准教授
土井　賢	土井内科クリニック 糖尿病・内分泌内科 院長 東京医科歯科大学 糖尿病・内分泌・代謝内科 臨床教授
長尾　大志	島根大学医学部 地域医療教育学講座 教授
長坂　憲治	市立青梅総合医療センター　リウマチ膠原病科 診療局長
野田　龍也	奈良県立医科大学 公衆衛生学講座 准教授
原　美鈴	帝京平成大学 ヒューマンケア学部 看護学科
平川　美和子	帝京平成大学ヒューマンケア学部看護学科 教授
廣村　桂樹	群馬大学大学院医学系研究科 腎臓・リウマチ内科学 教授
古都　昌子	鳥取看護大学看護学部 教授
松村　成一	ロンドン医療センター 医局長 小児科専門医・指導医
三津山　信治	東邦大学医療センター佐倉病院　皮膚科　講師
山口　直子	NYU Grossman School of Medicine Leon H. Charney Division of Cardiology
山口　敏行	東京慈恵会医科大学 感染制御科 教授 ／ 東日本成人矯正医療センター 感染制御部門長
渡邉　亮一	自治医科大学看護学部 名誉教授

カバー・表紙 デザイン　坂根　舞（井上則人デザイン事務所）
カバー 粘土人形　菊地　賢太郎
カバー 写真　内藤　暁（カゼトヒカリスタジオ）

巻頭特集「mediLink アプリ」「必修対策まるわかりガイドブック」デザイン
坂根　舞（井上則人デザイン事務所）
巻頭特集「mediLink アプリ」 イラスト：高田　ケイコ

掲載問題一覧表（93～112回）

問題番号	頁
112回午前	
112A001	社-16
112A002	社-19
112A003	I-17
112A004	社-52
112A005	社-39
112A006	成-32
112A007	小-15
112A008	成-4
112A009	社-28
112A010	J-6
112A011	G-3
112A012	J-3
112A013	A-12
112A014	D-11
112A015	D-14
112A016	医-16
112A017	医-20
112A018	基-50
112A019	基-78
112A020	基-33
112A021	基-36
112A022	医-19
112A023	基-85
112A024	I-7
112A025	母-15
112回午後	
112P001	社-17
112P002	社-49
112P003	H-10
112P004	社-31
112P005	社-66
112P006	母-17
112P007	母-16
112P008	成-3
112P009	成-5
112P010	社-48
112P011	J-8
112P012	C-3
112P013	G-2
112P014	C-10
112P015	H-4
112P016	医-40
112P017	基-27
112P018	基-64
112P019	老-11
112P020	基-76
112P021	成-26
112P022	基-59
112P023	基-117
112P024	成-20
112P025	A-19
111回午前	
111A001	社-8
111A002	社-10
111A003	社-63
111A004	社-35
111A005	基-13
111A006	基-6
111A007	C-8
111A008	小-6
111A009	P-4
111A010	社-6
111A011	K-2
111A012	B-3
111A013	B-7
111A014	C-17
111A015	G-5
111A016	基-28
111A017	基-26
111A018	I-8
111A019	LMNO-9
111A020	基-41
111A021	基-117
111A022	基-93
111A023	基-106
111A024	成-19
111A025	社-58
111回午後	
111P001	社-5
111P002	成-6
111P003	成-13
111P004	社-39
111P005	社-67
111P006	精-3
111P007	成-4
111P008	成-2
111P009	社-18
111P010	在-7
111P011	C-6
111P012	D-2
111P013	J-5
111P014	成-25
111P015	医-6
111P016	G-7
111P017	J-15
111P018	C-16
111P019	A-9
111P020	基-83
111P021	医-32
111P022	基-111
111P023	基-113
111P024	基-102
111P025	基-43
110回午前	
110A001	社-2
110A002	社-22
110A003	社-60
110A004	社-38
110A005	社-68
110A006	母-18
110A007	社-26
110A008	成-4
110A009	社-7
110A010	社-46
110A011	J-2
110A012	A-7
110A013	成-34
110A014	B-8
110A015	I-5
110A016	成-32
110A017	医-23
110A018	基-19
110A019	E-3
110A020	基-77
110A021	基-32
110A022	基-52
110A023	基-112
110A024	基-94
110A025	成-20
110回午後	
110P001	社-9
110P002	社-25
110P003	社-33
110P004	基-13
110P005	社-70
110P006	母-10
110P007	LMNO-8
110P008	小-5
110P009	社-65
110P010	基-15
110P011	C-3
110P012	A-2
110P013	D-5
110P014	J-16
110P015	D-14
110P016	医-33
110P017	医-21
110P018	基-49
110P019	基-29
110P020	基-81
110P021	基-33
110P022	医-22
110P023	基-111
110P024	成-22
110P025	G-9
109回午前	
109A001	社-12
109A002	成-8
109A003	社-36
109A004	社-32
109A005	小-4
109A006	母-6
109A007	社-8
109A008	在-4
109A009	医-11
109A010	K-5
109A011	I-5
109A012	C-22
109A013	G-8
109A014	社-72
109A015	基-23
109A016	基-46
109A017	基-80
109A018	基-39
109A019	C-24
109A020	基-51
109A021	A-16
109A022	基-105
109A023	基-109
109A024	医-15
109A025	社-19
109回午後	
109P001	社-17
109P002	社-26
109P003	成-12
109P004	社-29
109P005	社-66
109P006	成-3
109P007	小-8
109P008	老-4
109P009	社-5
109P010	社-64
109P011	A-5
109P012	J-7
109P013	B-5
109P014	E-9
109P015	A-11
109P016	J-11
109P017	基-6
109P018	I-9
109P019	基-16
109P020	基-77
109P021	基-31
109P022	G-6
109P023	E-5
109P024	基-101
109P025	基-118
108回午前	
108A001	成-6
108A002	社-15
108A003	精-2
108A004	社-38
108A005	成-16
108A006	社-69
108A007	C-8
108A008	小-7
108A009	小-15
108A010	社-24
108A011	社-45
108A012	B-4
108A013	C-11
108A014	A-13
108A015	I-15
108A016	医-26
108A017	C-13
108A018	基-50
108A019	基-70
108A020	基-42
108A021	基-41
108A022	基-119
108A023	基-98
108A024	J-13
108A025	医-36
108回午後	
108P001	老-2
108P002	社-20
108P003	社-56
108P004	基-11
108P005	社-68
108P006	基-5
108P007	小-11
108P008	成-3
108P009	医-6
108P010	社-42
108P011	J-2
108P012	J-11
108P013	C-20
108P014	医-13
108P015	医-30
108P016	LMNO-5
108P017	基-17
108P018	基-64
108P019	基-84
108P020	基-44
108P021	基-122
108P022	統-6
108P023	基-95
108P024	J-4
108P025	E-10
107回午前	
107A001	社-17
107A002	社-23
107A003	社-63
107A004	社-45
107A005	基-3
107A006	母-20
107A007	小-15
107A008	老-4
107A009	社-64
107A010	J-7
107A011	B-3
107A012	医-9
107A013	J-21
107A014	医-18
107A015	B-8
107A016	基-62
107A017	社-75
107A018	基-29
107A019	I-10
107A020	基-72
107A021	基-54
107A022	D-15
107A023	基-88
107A024	基-102
107A025	社-25
107回午後	
107P001	社-28
107P002	社-49
107P003	社-61
107P004	社-56
107P005	基-9
107P006	成-33
107P007	P-5
107P008	在-4
107P009	在-5
107P010	K-8
107P011	医-12
107P012	A-17
107P013	精-6
107P014	H-5
107P015	医-34
107P016	医-42
107P017	基-48
107P018	基-61
107P019	基-31
107P020	医-41
107P021	医-28
107P022	基-117
107P023	成-15
107P024	基-100
107P025	基-4
106回午前	
106A001	社-18
106A002	H-7
106A003	社-33
106A004	社-37
106A005	社-69
106A006	小-3
106A007	小-6
106A008	老-4
106A009	社-65
106A010	統-4
106A011	C-7

必修問題　看護師国家試験出題基準

目標Ⅰ. 健康および看護における社会的・倫理的側面について基本的な知識を問う。

大項目	中項目	小項目	国試出題状況
1. 健康の定義と理解	A. 健康の定義	世界保健機関＜WHO＞の定義	107P1
		ウェルネスの概念	
	B. 健康に関する指標	総人口	110A1, 109P9, 104A1, 103追P1, 102A1
		年齢別人口	109P9, 108P1, 105A1, 104P7, 103追A1, 103追P1, 101P8, 100P1, 96A1, 94A1
		労働人口	111A1
		将来推計人口	111P1, 104A1
		世帯数	113A1, 110A9, 109A7, 105A8, 104P8, 103P6, 102P9, 100P8, 99A9
		婚姻，家族形態	113P9, 112A1, 109A7, 107P8, 101A9
		出生と死亡の動向	113A2, 113P10, 111A2, 110P1, 106P1, 104P1, 103A1, 102A21, 100A1, 98A1
		死因の概要	109A1, 108A2, 104P2, 103P1, 102A8, 101A23, 100A6, 99A1, 97A1, 96A3, 95A1
		平均余命，平均寿命，健康寿命	113P1, 112P1, 111P9, 109P1, 107A1, 105P1, 103A2, 102P1, 101A1, 97A2
	C. 受療状況	有訴者の状況	112A2, 109A25, 106A1, 93A3
		有病率，罹患率，受療率	110A2, 110A7, 103追P2
		外来受診の状況	110A2, 108P2, 104A2, 103追P2
		入院期間	107A2
2. 健康に影響する要因	A. 生活行動・習慣	食事と栄養	113P2, 112P2, 108A10, 107P2, 106P2, 103追A8, 101A2, 99P1, 98P1, 97A3
		排泄	105P10
		活動と運動，レクリエーション	110P2, 109A2, 108A10, 107A25, 105A2, 103追A8, 103P25, 100P2
		休息と睡眠	102A13, 95A2
		清潔と衣生活	
		ライフスタイル	108A10, 107A25
		ストレス	108A3, 105A25, 103追A3, 99A2
		喫煙，嗜好品	113A6, 112A3, 109P2, 105P2, 103追A3, 102A2, 101P1, 94A2, 93A2
	B. 生活環境	水質，大気，土壌	112P3, 110A3, 107P3, 106P3, 105P3, 103P2
		食品衛生	113A3, 104P3, 100P3, 99P3
		住環境	111A3, 107A3, 103追A4, 101P2
	C. 社会環境	職業と健康障害	111A3, 111P3, 109P3, 107A3, 105A3, 104A25, 102P2, 100A22, 99A4, 98A2, 97A4
		労働環境	113P3, 112A4, 108P3, 103追P3, 103A3
		ワーク・ライフ・バランス	107P4
3. 看護で活用する社会保障	A. 医療保険制度の基本	医療保険の種類	112P4, 104A3, 100A2, 99A3, 98P2, 95A3, 93A1
		国民医療費	110P3, 106A3, 103A4, 97A5, 96A4
		高齢者医療制度	111A4, 106P4
		給付の内容	109A4, 103追P4, 101A4, 96A2
	B. 介護保険制度の基本	保険者	108A4
		被保険者	109A3, 106A4, 101P3, 100P4, 93A4
		給付の内容	111P4, 105A4, 104P9, 102P3
		要介護・要支援の認定	112A5, 110A4, 104P4, 103P3, 99A10
		地域支援事業	113A4
4. 看護における倫理	A. 基本的人権の擁護	個人の尊厳	113P4, 105P4
		患者の権利	113A5, 110P4, 105A5, 99A5
		自己決定権と患者の意思	96A5, 93A5
		インフォームド・コンセント	111A5, 104A4, 102A4, 100A3

大項目	中項目	小項目	国試出題状況
4. 看護における倫理	A. 基本的人権の擁護	ノーマライゼーション	103A5, 98A3
		情報管理（個人情報の保護）	
	B. 倫理原則	自律尊重	
		善行	
		公正，正義	107P5
		誠実，忠誠	
		無危害	
	C. 看護師等の役割	説明責任＜アカウンタビリティ＞	
		倫理的配慮	106P5, 105A5
		権利擁護＜アドボカシー＞	108P4, 101A5
5. 看護に関わる基本的法律	A. 保健師助産師看護師法	保健師・助産師・看護師の定義	110A5
		保健師・助産師・看護師の業務	111P5, 105P5, 103追P5, 103P4, 103P8, 94A5
		保健師・助産師・看護師の義務（守秘義務，業務従事者届出の義務，臨床研修等を受ける努力義務）	113P5, 112P5, 109P5, 108A6, 108P5, 106A5, 103P8, 101P4, 100P5, 100A4, 99P4, 98P3, 95A4, 94A4
		養成制度	102A5
	B. 看護師等の人材確保の促進に関する法律	目的，基本方針	108P5, 103追A5
		ナースセンター	110P5, 99P5

目標Ⅱ. 看護の対象および看護活動の場と看護の機能について基本的な知識を問う。

大項目	中項目	小項目	国試出題状況
6. 人間の特性	A. 人間と欲求	基本的欲求	109P17, 108P6, 107P25, 104P5, 102P5, 100P6, 97A6, 96A6, 93A6
		社会的欲求	111A6, 109P17, 104P5, 103追A24, 101A6, 100P6, 96A6, 95A5
	B. 対象の特性	QOL	112A6, 107A5, 103追P6, 98A4, 94A6
		健康や疾病に対する意識	108A1, 107P6
		疾病・障害・死の受容	111P6, 110A13, 106P12, 101P5, 95A6
7. 人間のライフサイクル各期の特徴と生活	A. 胎児期	形態的発達と異常	111A7, 110P6, 108A7, 106P6, 102A6, 101P10, 101A7, 100A5, 99P11, 96A7, 94A7
	B. 新生児・乳児期	発達の原則	113P6, 103A6, 98A5
		身体の発育	112P6, 112P7, 109P7, 108P7, 107A6, 106A6, 106P21, 104P6, 103追P7, 103A6, 102P6, 99P6, 98P4, 95A7, 93A7
		運動能力の発達	110A6, 103A6, 100P7, 99A8
		栄養	112A25, 105P25
		親子関係	108A8, 102P8
	C. 幼児期	身体の発育	110P7, 106P21, 104P6, 103追A6, 103追P7, 102A7, 102P7, 95A8
		運動能力の発達	112A7, 99A8
		言語の発達	99P7, 94A8
		社会性の発達	111P7, 99A8
		基本的生活習慣の確立	99A8
	D. 学童期	運動能力の発達，体力の特徴	97A7
		社会性の発達	113A7, 112P8
		学習に基づく行動	
	E. 思春期	第二次性徴	113P7, 110P8, 109A5, 106A7, 103P5, 99P8, 97A8, 96A8
		アイデンティティの確立	109P6, 108A9, 107A7, 103P24, 101P7, 93A8
		親からの自立	107A7, 104A6
		異性への関心	
	F. 成人期	社会的責任と役割	112A8
		生殖機能の成熟と衰退	113A8, 111A9, 107P7, 105A7, 103A7, 97A9
		基礎代謝の変化	111P8, 106P8, 102A9

7. 人間のライフサイクル各期の特徴と生活	G. 老年期	身体的機能の変化	113P8, 109P8, 107A8, 106A8, 105P7, 103追P8, 101A8, 98P5, 97A10, 96A9
		認知能力の変化	105A16, 104A7, 103追A7
		心理社会的変化	110A8
8. 看護の対象としての患者と家族	A. 家族の機能	家族関係	103追P9, 94A9
		家族構成員	113A9, 112P9, 110A9, 109A7, 107P8
		疾病が患者・家族に与える心理・社会的影響	109A8
	B. 家族形態の変化	家族の多様性	
		構成員の変化	111A10, 110A9, 109A7, 101P9, 99A9
9. 主な看護活動の場と看護の機能	A. 看護活動の場と機能・役割	病院，診療所	113A10, 110P9, 109P10, 107A9, 105P8, 106A9, 102A10, 100A8, 99P9, 96A10
		助産所	
		訪問看護ステーション	112A9, 111P10, 107P9, 103追A25, 101A24, 94A10, 93A9
		介護保険施設	108P10, 106P9, 104A8, 100A7
		地域包括支援センター	108A11, 107A4, 105P9, 103P7
		市町村，保健所	112P10, 110A10, 105A9, 103A8, 100P9, 95A9
		学校	
		企業	
		チーム医療	110P10, 106P10, 105A10, 104A9, 104P10, 103追P10
		退院調整	

目標Ⅲ. 看護に必要な人体の構造と機能および健康障害と回復について基本的な知識を問う。

大項目	中項目	小項目	国試出題状況
10. 人体の構造と機能	A. 人体の基本的な構造と正常な機能	内部環境の恒常性	107A12, 96A2
		神経系	113A12, 112P11, 111P13, 110A6, 110A11, 109P12, 108P11, 107A10, 106A14, 106P11, 103追A13, 103追A14, 100P11, 97A14, 95A10
		運動系	113A11, 111A11, 109A10, 107P10, 105P11, 99A11, 96A13, 95A17, 94A18
		感覚器系	112A10
		循環器系	113P11, 112P12, 111P11, 110P11, 108A17, 106A11, 105P6, 103A24, 100P10, 95A11, 94A14, 93A11
		血液，体液	112A11, 112P13, 108P9, 106P17, 105A13, 104A10, 104A21, 104P14, 102P10, 101A10, 97A13, 96A11, 94A11
		免疫系	113A13, 109A24, 108A8, 104A10, 101P6, 97A11, 97A12
		呼吸器系	109A11, 99P10, 96A25
		消化器系	113P12, 110A12, 109P11, 107A11, 104P22, 103追P20, 103P9, 101A19, 100A9, 99A20, 94A12
		栄養と代謝系	112A17, 111A12, 109P13, 108A12, 106P8, 94A12
		泌尿器系	110A19, 110P12, 105P10, 103A10, 96A12
		体温調節	112A12, 108P24, 104P11, 94A21, 93A10, 93A21
		内分泌系	111P12, 110P13, 105A11, 105A15, 104P13, 103追A22, 103追P11, 103A7, 103P5, 100P11, 99A2, 99P14, 98A6
		性と生殖器系	103追A9, 99A6
		妊娠・分娩・産褥の経過	113P13, 109A6, 106A25, 105A6, 104A5, 104A11, 103追A9, 102A11, 100P12, 99P11, 98P6, 96A7, 96A14, 93A12
		遺伝	
	B. 人間の死	死の三徴候	109A9, 107P11, 103P10, 101A11, 99A12, 93A13
		死亡判定	
		脳死	113A14, 108A24, 105A12, 100A10, 98A7, 96A24
11. 徴候と疾患	A. 主要な症状と徴候	意識障害	112A24, 110A14, 107P23, 106P18, 104P12
		嚥下障害	113P14, 109A16, 103追P22, 102P15, 100A16
		言語障害	108P11

大項目	中項目	小項目	国試出題状況
11. 徴候と疾患	A. 主要な症状と徴候	ショック	111P14, 105P12, 103追P12, 103P11, 100P25, 96A18
		高体温，低体温	111P15, 104P13
		脱水	103追A10, 100P14, 95A12
		黄疸	111A13, 103A12, 102P11, 100P13, 95A13, 94A13
		頭痛	104A13
		咳嗽，喀痰	105P13
		吐血，喀血	110A15, 106A12, 97A15
		チアノーゼ	112P14, 108A13, 104P14, 102A12, 101P11, 99A13, 98P7
		呼吸困難	111P18, 109P18, 104A14, 103P12, 93A14
		胸痛	111A14, 106A13, 100A11
		不整脈	109A12, 108P13, 105A14, 104A12, 104P25, 98A9, 96A15, 95A14
		腹痛，腹部膨満	112P25, 102P22, 101A12, 97A16
		悪心，嘔吐	107A12, 103A13, 98A8, 94A15
		下痢	109P15, 107P12
		便秘	111P19, 103追P13, 99P13, 97A17, 93A15
		下血	112A13, 108A14, 106P13
		乏尿，無尿，頻尿，多尿	109P23, 106P14, 103追P17, 103P13, 101P12, 100P18, 98P8, 95A15
		浮腫	108P14, 105P14, 103追A11, 96A16
		貧血	111P16, 110P25, 109A13, 105P15, 104P15, 102P12, 100A12, 97A18, 96A17
		睡眠障害	
		感覚過敏・鈍麻	107A13, 102P13
		運動麻痺	110P14
		けいれん	111P17, 101P13
	B. 主要な疾患による健康障害	生活習慣病	113P15, 112A14, 112A15, 111P2, 109P14, 105A15, 104A15, 103追A2, 103追A8, 103A14, 102A22, 101P14, 99A15, 96A23, 95A16, 95A21, 95A25, 94A16, 93A16
		がん	110A16, 109A21, 107A14, 102A14, 101A13, 100P15
		感染症	113A15, 112P15, 111A25, 109A24, 108A15, 107P14, 106A2, 106P15, 106P22, 103追A18, 103P2, 103P15, 102A15, 102P14, 101P15, 100A13, 99P15, 98P9, 97A20, 96A19, 94A17, 93A17
		精神疾患	107P13, 106A15, 105A16, 103追A12, 102P23, 100P16, 95A18
		小児の疾患	109P14, 106P16, 101A7, 100A14, 96A20, 93A18
		高齢者の疾患	105A16, 103追A14, 103A23, 101A14, 100A23
	C. 基本的な臨床検査値の評価	血液学検査	111A15
		血液生化学検査	110P15, 108P25, 107A15
		免疫血清学検査	112A16
		尿検査	
12. 薬物の作用とその管理	A. 主な薬物の効果と副作用（有害事象）	抗感染症薬	113A16, 105P16, 103追P14, 99P16
		抗がん薬	108A16, 104P16, 103追P16, 101P16, 96A21
		強心薬，抗不整脈薬	107P21, 103P14, 99A14, 97A21, 94A19
		狭心症治療薬	108P15, 100P17, 98A10, 97A19, 96A23, 94A19
		抗血栓薬	113P16, 107P15
		降圧薬，昇圧薬	105P17, 103P19, 101A15
		利尿薬	110P16
		消化性潰瘍治療薬	
		下剤，止痢薬	
		抗アレルギー薬	
		免疫療法薬	
		副腎皮質ステロイド薬	108A25, 105A17, 102P24, 100A24, 95A19
		糖尿病治療薬	104A16, 99P21, 98P10, 95A25

大項目	中項目	小項目	国試出題状況
12. 薬物の作用とその管理	A. 主な薬物の効果と副作用（有害事象）	中枢神経作用薬	112P16, 107P20, 104P17, 103追P15, 101A16, 94A20, 93A20
		麻薬	106A16
		消炎鎮痛薬	103A15
	B. 薬物の管理	禁忌	113A17, 113P25, 108P16, 107P16, 104A17, 103追P17, 100P18, 99A17, 98A11, 97A22, 95A20, 93A19
		保存・管理方法	109A14, 107P17, 106A17, 103P16, 101P17, 99P17, 96A22, 94A20
		薬理効果に影響する要因	110A17, 110P22, 105P17, 102A23, 101A18

目標Ⅳ. 看護技術に関する基本的な知識を問う。

大項目	中項目	小項目	国試出題状況
13. 看護における基本技術	A. コミュニケーション	言語的コミュニケーション	109P19, 103追A14, 100A15, 94A22
		非言語的コミュニケーション	109P19, 104P18, 100A15
		面接技法	111A16, 107A18, 103追A15, 99A18
	B. 看護過程	情報収集，アセスメント	113P17, 113P18, 111A18, 110A18, 108P17, 103P17, 100P19, 99P19, 96A25, 93A22
		計画立案	108P17, 99P19, 93A22
		実施	108P17, 99P19, 93A22
		評価	108P17, 99P19, 93A22
	C. フィジカルアセスメント	バイタルサインの観察	112P17, 111A8, 111A17, 110P19, 109A15, 109P18, 105P6, 104P19, 103追A13, 101A17, 98P11, 97A23, 97A24, 96A24, 95A21, 94A21, 93A21
		意識レベルの評価	109P16, 108P12, 106P18, 103A11, 99P12
		呼吸状態の観察	113A18, 113A25, 107A19, 103追P18, 99P18
		腸蠕動音聴取	
		運動機能の観察	113A19, 104A18, 103A25, 99A19
14. 日常生活援助技術	A. 食事	食事の環境整備，食事介助	112A18, 110P18, 109A16, 108A18, 106A18, 103追P22
		誤嚥の予防	109A16, 107P17, 103追P22, 102P15, 100A16, 98A12
	B. 排泄	排泄の援助（床上，トイレ，ポータブルトイレ，おむつ）	113P20, 104A19, 101P19
		導尿	113P19, 107P18, 104P20, 102A16, 101P20, 98P12, 96A29, 95A26
		浣腸	112P18, 108P18, 107A16, 106P19, 103追P19, 103追A16, 102P16, 100P20, 95A22, 93A23
		摘便	
		失禁のケア	105A18, 102P25
	C. 活動と休息	体位，体位変換	106P20, 103P12, 102A24, 100P25
		移動，移送	113P21, 107A20, 103A17, 100P21, 98A13, 94A23
		ボディメカニクス	108A19, 104A20, 99A21, 96A26, 94A25
		廃用症候群の予防	112P19, 103追A17, 102P17, 101A20
		睡眠	
	D. 清潔	入浴，シャワー浴	112P20, 109P20, 103追A16
		清拭	112A19, 105P19
		口腔ケア	111A19, 105A19, 100A17
		洗髪	110P20, 105P18
		手浴，足浴	110A20, 106A19
		陰部洗浄	109A17, 103追P21
		整容	102A17
		寝衣交換	111P20, 108P19, 103P18, 101P21, 99P20, 95A23
15. 患者の安全・安楽を守る看護技術	A. 療養環境	病室環境	108A20, 106A20, 105A20, 103追A18
		共有スペース	111P25, 104P21
		居住スペース	113A20, 105A20
	B. 医療安全対策	転倒・転落の防止	111P21, 108P20, 103P19

大項目	中項目	小項目	国試出題状況
15. 患者の安全・安楽を守る看護技術	B. 医療安全対策	誤薬の防止	100A18, 96A27, 95A25
		患者誤認の防止	106P7
		誤嚥・窒息の防止	112P21, 109A16, 103追P22
		コミュニケーションエラーの防止	
	C. 感染防止対策	標準予防策<スタンダードプリコーション>	110P21, 109P21, 107P19, 105P20, 102A18, 101A25, 98P13, 96A28, 94A26
		感染経路別予防策	110P21
		手指衛生	110A21
		必要な防護用具（手袋, マスク, ガウン, ゴーグル）の選択・着脱	112A20, 110P21, 108A21, 107P19, 102A18, 95A26
		無菌操作	113A21, 112P22, 109A18, 102A19, 100A25, 95A26
		滅菌と消毒	112A21, 106A21, 102A15, 99P22, 98A14
		針刺し・切創の防止	
		感染性廃棄物の取り扱い	111A20, 108A21, 103A18, 97A25
16. 診療に伴う看護技術	A. 栄養法	経管・経腸栄養法	110A22, 109A20, 107A21, 105P21, 103追P23, 100P23, 97A26, 94A27, 93A25
		経静脈栄養法	108A21, 103P20, 95A27
	B. 薬物療法	与薬方法	113A22, 112A22, 111P22, 110P17, 109A23, 105A21, 105A22, 101P22, 100A19, 99A23, 98P14, 97A27, 96A27
		薬効・副作用（有害事象）の観察	105A22, 104A22, 103A19, 102P24, 99A17, 99A23, 94A28
	C. 輸液・輸血管理	刺入部位の観察	106A22, 95A27, 93A26
		点滴静脈内注射	111P23, 110P23, 107A22, 105P22, 103P21
		輸血	109P22, 95A28
	D. 採血	刺入部位	113P22, 108A22, 103A20, 102A25
		採血方法	112P23, 111A21, 109P25, 107P22, 105A23, 104A23, 103追P24, 101A21, 94A29, 93A27
		採血後の観察内容, 採血に関する有害事象	93A27
	E. 呼吸管理	酸素療法の原則	112A23, 103A21, 99P24, 97A28, 93A28
		酸素ボンベ	107A23, 104P24, 103追A23, 101A22, 95A29
		酸素流量計	104P24
		鼻腔カニューラ	
		酸素マスク	105A24
		ネブライザー	
		口腔内・鼻腔内吸引	110A24, 105P24
		気管内吸引	111A22, 106A23, 103追A20, 103P23, 99A24, 97A29, 93A29
		体位ドレナージ	104A24, 100A20, 94A30
	F. 救命救急処置	気道の確保	108A5, 104P12, 93A30
		人工呼吸	111A24, 108A5
		胸骨圧迫	112P24, 110A25, 108A5, 106P24, 101P24, 98P15, 97A30, 96A30
		直流除細動器	113A24, 109A19, 104P25
		自動体外式除細動器<AED>	113P23, 110P24, 102P20
		止血法	111A23, 95A30
		トリアージ	113A23, 108P22, 106P25, 103追A21, 102P21, 100A21, 99P25
	G. 皮膚・創傷の管理	創傷管理	108P23, 103追A22, 99A25
		褥瘡の予防・処置	113P24, 111P24, 109P24, 107A24, 107P24, 103追P25, 102A20, 101P25, 95A24, 94A24, 93A24

基礎医学

解剖生理学

病態生理学

薬理学

(RB-成88)…『レビューブック2025』の参照ページ
(RB-成88)…『レビューブック2023-24』の参照ページ

解剖生理学

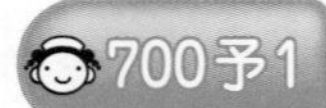

» DNAとタンパク質合成

タンパク質合成 (RB-医5) (RB-医5) (がんみえ24, 25)

700予1

遺伝情報が転写されてつくられるのはどれか.
1. DNA
2. mRNA（メッセンジャーRNA）
3. tRNA（トランスファーRNA）
4. rRNA（リボソームRNA）

□□□

解法の要点 遺伝に関する知識をしっかり再確認して解答しよう.

解説

×1 DNAの単位はヌクレオチドと呼ばれ，塩基，糖，リン酸でできている．塩基には，アデニン（A），グアニン（G），シトシン（C），チミン（T）の4種類があり，この4種類の並び方で遺伝情報を規定している.

○2 mRNA（メッセンジャーRNA）は，遺伝子の情報（塩基配列）を細胞核内で写し取った（転写）1本鎖RNAである．核外の細胞質に運ばれ，リボソーム上でタンパク質へと翻訳される.

×3 tRNA（トランスファーRNA）は，タンパク質を合成する翻訳の際に特定のアミノ酸をリボソーム内部へと導入するRNAである.

×4 rRNA（リボソームRNA）は，細胞内でタンパク質合成を行うリボソームを構成しているRNAである.

この問題には正答率はありません．（巻頭 p.12参照）

正　解　2

★mediLinkアプリのQRコードリーダーで各ページ下部のQRコードを読み込むと，無料で解説動画を見られます．なお，動画を見るにはmediLink会員登録と，書籍付属のシリアルナンバーを登録する必要があります．詳しくは本書冒頭の袋とじをチェック！

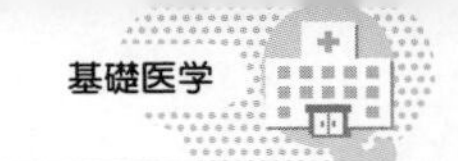

» 組織の解剖生理

筋組織 (RB-医8) (RB-医8) (病みえ整27)

105P11

不随意筋はどれか．

1．心　筋
2．僧帽筋
3．大殿筋
4．ヒラメ筋

解法の要点

選択肢の筋肉について，自分で動かせるかどうか考えてみよう．

解　説

○1　心筋は自分の意志では動かせない不随意筋である．内臓や血管壁の筋肉など不随意筋の多くは平滑筋であるが，心筋は横紋筋である．(RB-C2)(RB-C2)

×2
×3 ｝いずれも骨格筋であり，自分の意志で動かせる随意筋である．
×4

【正答率】97.4％　【選択率】1：97.4％　2：1.8％　3：0.3％　4：0.5％

正　解　1

基本事項

●**筋肉の神経支配**：不随意筋は，主に自律神経の支配を受けていて自分の意志では動かすことができない筋肉である．一方，随意筋は運動神経の支配を受けており，自分の意志で動かせる筋肉である．

●**筋肉の種類**：筋肉は横紋（筋細胞内にみられる筋原線維の規則的な配列）の有無によって，横紋がある横紋筋と，横紋がない平滑筋に分けられる．横紋筋には，骨格に付属し身体を動かすための骨格筋と心臓を動かすための心筋などがある．一方，平滑筋は内臓や血管などに存在している．骨格筋は自分の意思で動かすことができる随意筋であるが，心筋や平滑筋は不随意筋である（自らの意思で心臓や胃を動かすことはできない）．

▼ 筋組織の種類

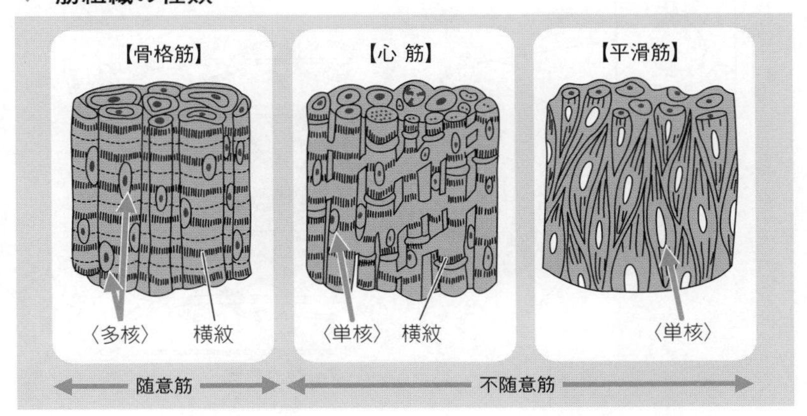

神経組織

(RB-医8)(RB-医8)(病みえ神10)

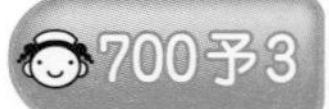

ほかの細胞からの情報を受け取り，神経細胞体に伝えるのはニューロンのどの部位か．

1．髄　鞘
2．樹状突起
3．グリア細胞
4．軸　索

□□□

解法の要点

ニューロンの構造と役割を知っていれば解ける問題である．神経細胞（ニューロン）とは，神経系を構成する最小の単位であり，神経組織はこのニューロンと支持細胞［神経膠（こう）（グリア）細胞］からなる．

解　説

×1　神経線維には，髄鞘（ずいしょう）（ミエリン鞘）をもつ有髄神経と髄鞘をもたない無髄神経がある．有髄神経には髄鞘が巻き付いており，電流が細胞外に漏れるのを防ぐ絶縁体としての役割がある．

○2　樹状突起には，他の細胞から受け取った情報を細胞体に伝える役割がある．

×3　神経組織の支持細胞であるグリア細胞には，神経細胞が正常に機能するように，物理的・代謝的な側面から支持・保護する役割がある．

×4　軸索は情報を神経細胞体から神経終末へ伝える役割がある．

この問題には正答率はありません．（巻頭 p.12参照）

正　解　2

基本事項

●**刺激とニューロン**：感覚受容器で受け取った刺激が中枢（脳，脊髄）に伝わる経路を，求心性（感覚）ニューロンという．中枢で処理・判断された後，指令が遠心性（運動）ニューロンを通って骨格筋に伝わり，運動を起こす．

▼ 神経細胞（有髄線維）

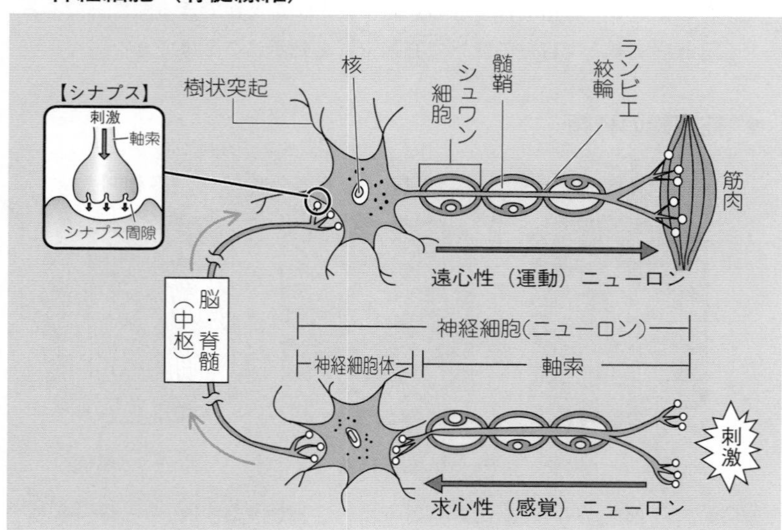

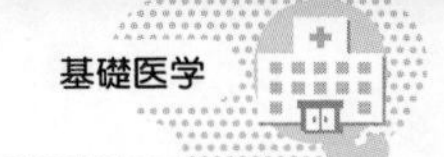

106P11

神経伝達物質はどれか.
1. アルブミン
2. フィブリン
3. アセチルコリン
4. エリスロポエチン

解法の要点

神経伝達物質とは，神経終末で放出され，次の神経細胞や筋細胞に結合して情報を伝達する物質である．選択肢の物質は，どれも基本的で重要なものであるが，それぞれの働きを考えていけば消去法でも解けるだろう．

解説

×1　アルブミンは血漿蛋白質である．血中の浸透圧を保つ役割があり，低栄養状態や肝機能障害によってこれが欠乏すると，浮腫の原因となる．(RB-医19, G6)(RB-医19, G6)

×2　フィブリンは血液凝固蛋白質である．血小板がつくった一次血栓の周りを強固に覆って二次血栓を形成する役割がある．(RB-G10)(RB-G10)

○3　アセチルコリンは，運動神経終末（神経筋接合部）や副交感神経終末で放出され，情報を伝達する神経伝達物質である．(RB-J11, K9)(RB-J11, K9)

×4　エリスロポエチンは腎臓から分泌される造血ホルモンで，赤血球産生を促進する．(RB-E7, G3, 25)(RB-E7, G3, 25)

【正答率】99.5％　【選択率】1：0.1％　2：0.1％　3：99.5％　4：0.4％

正　解　3

» 生命活動

ホメオスタシス (RB-医10) (RB-医10)

700予4

ホメオスタシスにおいて，中枢化学受容体が関与しているのはどれか.
1. 体　温
2. 体液の浸透圧
3. 酸塩基平衡
4. 呼吸運動の調整

解法の要点

ホメオスタシス（恒常性）にかかわる受容器にどのような働きがあるのかを理解しておこう．

解説

×1　体温調節に関与しているのは，視床下部の中枢温度受容器である．(RB-J6)(RB-J6)

×2　体液の浸透圧調節に関与しているのは，視床下部の浸透圧受容器である．

×3　酸塩基平衡には，肺や腎臓が関与している．(RB-医13)(RB-医13)

○4　呼吸運動の調節には，延髄の中枢化学受容体（化学受容器）と頸動脈小体の末梢化学受容体が関与している．

この問題には正答率はありません．(巻頭 p.12 参照)

正　解　4

基本事項

●**ホメオスタシス**：温度や光の変化といった外部刺激や，運動，摂食といった内部刺激があっても，体内環境を一定の状態に維持されることをいう．主に自律神経とホルモンのネガティブフィードバックによって働く．

★巻頭8ページには必修対策を始めるアナタにぴったりの基本情報を掲載．国試についてよく知らない人は一度読んでおきましょう！

体温調節 (RB-医11)(RB-医11)(病みえ小108)(看みえ③36〜38)

111P15

低体温から回復するための生体の反応はどれか.
1．発　汗
2．ふるえ
3．乳酸の蓄積
4．体表面への血流増加

解法の要点

体温が体温調節中枢で設定されるセットポイントよりも低い場合，自律性調節が働き産熱量増加，放熱量減少によって体温を上げようとする．患者の身体状況の把握には，そうした反応を観察することが重要である．(RB-医11)(RB-医11)

解　説

×1　高体温から回復するための反応である．エクリン汗腺から出た汗が皮膚表面で蒸発する際に生じる気化熱が，身体から熱を奪い体温を下げる．
○2　全身の骨格筋が不随意的に細かく収縮して熱を産生し，体温を上げる．
×3　低体温からの回復とは関連がない．乳酸の蓄積は，激しい運動をしたときの嫌気的解糖により生じる．体温低下時にはアドレナリンなどの分泌量が増加し，褐色脂肪組織で脂肪分解を促進して産熱量を増加させる．
×4　高体温から回復するための反応である．体表面への血流を増加させることで身体の熱を空気に伝導させて放散する（放熱）．低体温時の皮膚血管は収縮しており，体表面への血流を減少させることで放熱量を抑制している．

【正答率】95.4％　【選択率】1：0.8％　2：95.4％　3：0.5％　4：3.2％

正　解　2

体液と浸透圧 (RB-医12)(RB-医12)(病みえ腎72)

108P9

!

成人の体重に占める体液の割合で最も高いのはどれか.
1．血　漿　　2．間質液
3．細胞内液　　4．リンパ液

解法の要点

体内の水分（体液）は細胞内を満たす細胞内液と，細胞外にある細胞外液に大別される．細胞外液は，細胞の周りに存在する間質液（組織液）と循環している脈管内液（血漿）に分けられる．リンパ液は間質液に由来し，脈管（リンパ管）を流れる．

解　説

×1
×2
○3
成人では体重の約60％が水分（体液）である．そのうちの約2/3（体重の約40％）は細胞内液で，約1/3（体重の約20％）は細胞外液である．さらに，細胞外液の約1/4（体重の約5％）が血漿で，約3/4（体重の約15％）が間質液である．

×4　リンパ液も細胞外液であるが，量的にはわずかであり，血漿よりもはるかに少ない．

【正答率】82.7％　【選択率】1：11.0％　2：4.7％　3：82.7％　4：1.5％

正　解　3

類　題

▼原文で掲載しているため内容が古く，解答等が現状にそぐわない場合がございます．

102P10
健常な成人の体重における水分の割合に最も近いのはどれか.
1．20％
2．40％
3．60％
4．80％
正　解　3

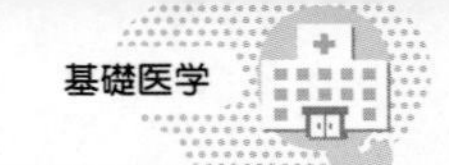

医

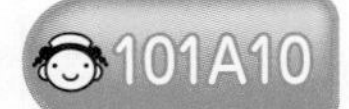

101A10

!

細胞外液に比べて細胞内液で濃度が高いのはどれか．	
1．カルシウム	2．ナトリウム
3．カリウム	4．クロール

解法の要点

細胞外液と細胞内液の電解質の濃度は異なっている．細胞外液と細胞内液の組成は臨床でも輸液などで必要となる知識であるため，しっかりと覚えておきたい．

解　説

×1　カルシウムイオン（Ca^{2+}）は，細胞外液のほうが濃度が高い．神経の興奮の抑制や筋肉の収縮，血液凝固などに関与する．(RB-D56)(RB-D56)

×2　ナトリウムイオン（Na^{+}）は，細胞外液のほうが濃度が高い．浸透圧の調節や神経・筋の制御などをしている．(RB-D54)(RB-D54)

○3　カリウムイオン（K^{+}）は細胞内液のほうが濃度が高い．カリウムイオンのほとんどは，細胞内に分布しており，神経の伝達，筋肉の収縮などを行う．(RB-D55)(RB-D55)

×4　クロール（塩素）イオン（Cl^{-}）は，細胞外液のほうが濃度が高い．身体の水分量などの調整を行う．

【正答率】80.5％

正　解　3

基本事項

▼ 細胞内液と細胞外液の組成

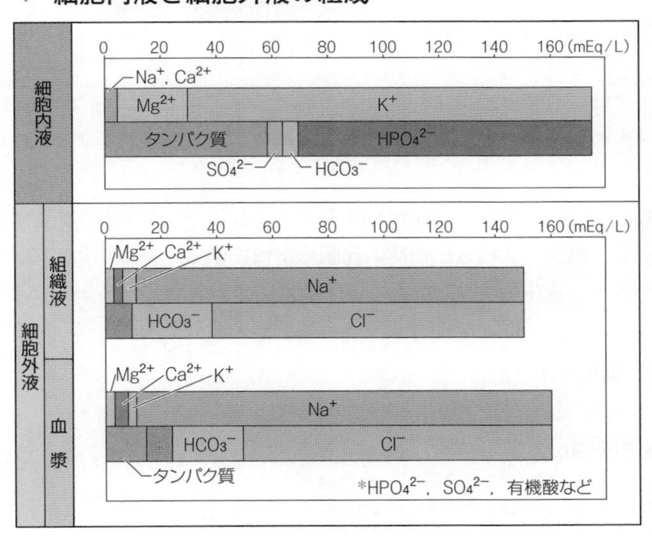

▼ 体液の分布

	細胞内液	細胞外液	
		組織間液	血　漿
概要	●細胞内に存在する．	●間質に存在する．	●血管内に存在する*．
分布比	8（体重の40%）	3（体重の15%）	1（体重の5%）
	2	1	

*血漿は血管内の他，リンパ管内にもリンパ液として存在する．

医療情報科学研究所 編：病気がみえるvol.8 腎・泌尿器．第3版，メディックメディア，2019，p.72より改変

104A21

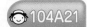

生理食塩水の塩化ナトリウム濃度はどれか.
1．0.9％
2．　5％
3．　9％
4．15％

解法の要点
生理食塩水は代表的な輸液製剤であり，血漿と同じ浸透圧（等張）である.

解　説
○1
×2
×3
×4
生理食塩水の塩化ナトリウム濃度は0.9％である.

【正答率】90.3％　【選択率】1：90.3％　2：7.3％　3：2.1％　4：0.4％

正　解　1

106P17

血漿と等張のブドウ糖溶液の濃度はどれか.
1．　5％
2．10％
3．20％
4．50％

解法の要点
血漿と等張とは，血漿と浸透圧が等しいという意味である．ブドウ糖溶液を輸液などで用いる際は，体内への刺激が少なくなるよう血漿と同程度の浸透圧のものが使われる．その濃度を思い出そう.

解　説
○1　血漿の浸透圧は約275～295mOsm/Lで，これは5％のブドウ糖溶液に相当している.
×2
×3
×4
いずれも，血漿より浸透圧が高い高張の溶液である．静脈に入れる点滴などの溶液の浸透圧が血漿浸透圧の3倍を超えると，浸透圧差が大きくなり静脈炎を引き起こす危険がある.

【正答率】82.4％　【選択率】1：82.4％　2：11.1％　3：3.3％　4：3.2％

正　解　1

QRコードをCheck！
⇒類題の解説をアプリで確認しよう！

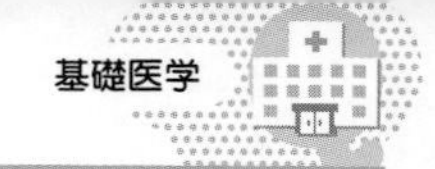

酸塩基平衡

(RB-医13) (RB-医13) (病みえ呼32, 腎102)

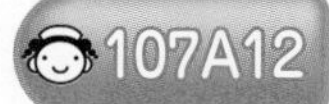

頻回の嘔吐で生じやすいのはどれか.

1. 血　尿
2. 低体温
3. 体重増加
4. アルカローシス

解法の要点

頻回の嘔吐(おうと)により，体内の水分や電解質が失われ脱水状態となることがある．また，胃液に含まれる胃酸も失われることを考えて正解を導こう．

解　説

×1　血尿とは血液が尿に混入している状態で，泌尿器系における結石，腫瘍，炎症などでみられる．頻回の嘔吐では，大量の胃液の喪失により体内の水分が減少して脱水状態となり，乏尿傾向となるが，血尿は通常みられない．(RB-E14)(RB-E14)

×2　低体温にはならない．たとえば嘔吐の原因が髄膜炎や急性腸炎などの炎症性疾患の場合，発熱がみられることがある．

×3　頻回の嘔吐では体内の水分が失われるので，そのぶん体重は減少する．

○4　pH1～2の強酸である胃酸が失われるので，血中pHがアルカリ性に傾き，代謝性アルカローシスとなる．

【正答率】98.6％　【選択率】1：0.2％　2：0.7％　3：0.5％　4：98.6％

正　解　4

基本事項

▼ pHに影響を及ぼす主な原因

	アシドーシス (pH＜7.35)			アルカローシス (pH＞7.45)	
代謝性	代謝性アシドーシス			代謝性アルカローシス	分　類
代謝性	腎機能低下	下痢	糖尿病，飢餓等による脂質分解の亢進	嘔吐(おうと)	要　因
代謝性	HCO_3^-調節機能の低下，酸排泄機能の低下	腸液の喪失	ケトン体の蓄積[1]	胃酸の喪失	病　態
代謝性	HCO_3^-が減少，H^+が増加	HCO_3^-が減少	H^+が増加	H^+が減少	酸・塩基
呼吸性	呼吸性アシドーシス			呼吸性アルカローシス	分　類
呼吸性	気管支喘息，慢性閉塞性肺疾患（COPD），呼吸筋麻痺　等			過換気症候群	要　因
呼吸性	呼吸機能低下			呼吸数が上昇	病　態
呼吸性	CO_2が増加（$PaCO_2$↑）			CO_2が減少（$PaCO_2$↓）	酸・塩基

1) ケトン体の蓄積による代謝性アシドーシスは，ケトアシドーシスとも呼ばれる．

▼ 生体におけるpHの正常と異常

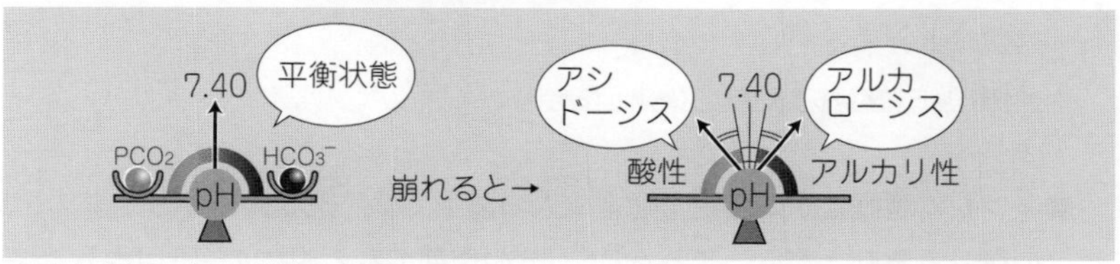

医療情報科学研究所 編：看護師・看護学生のためのなぜ?どうして? ⑤免疫／血液／感染症／呼吸器 2020-2021．第8版，メディックメディア，2019，p.318

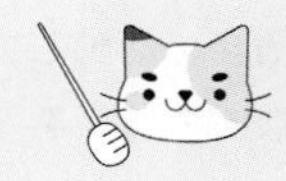

酸塩基平衡を動画で理解する！
複雑で難しい酸塩基平衡は動画でマスターしちゃいましょう！

サーカディアンリズムと睡眠 (RB-医15) (RB-医15)

102A13

サーカディアンリズムの周期はどれか.

1．約 8時間
2．約12時間
3．約24時間
4．約48時間

□□□

解法の要点

サーカディアンリズムとは，ラテン語に由来する「サーカ，circa＝約」と，「ディアン，dien＝日」とを合わせた用語で，つまり，「約1日の周期」という意味である.

解　説

×1
×2
○3
×4
サーカディアンリズム（概日周期）とは，生物がもっている生体内時計のことで，周期は約24時間である.

【正答率】96.5％

正　解　3

類　題

▼原文で掲載しているため内容が古く，解答等が現状にそぐわない場合がございます.

95A2
サーカディアンリズムの周期はどれか.
1．　90分
2．12時間
3．24時間
4．　28日
正　解　3

700予5

睡眠の身体への影響について正しいのはどれか.

1．眠りの深さは一定である.
2．脳波は一定である.
3．咳嗽反射は消失する.
4．心拍数は変動する.

□□□

解法の要点

睡眠時は覚醒時と生理的にどんな違いがあるか，学習しておこう.

解　説

×1　ノンレム睡眠という深い睡眠相とレム睡眠という比較的浅い睡眠相が存在する.
×2　睡眠相に応じて脳波にも変動が認められる.
×3　咳嗽(がいそう)反射は消失しない.
○4　ノンレム睡眠中は心拍数は減少するが，レム睡眠に入ると自律神経に乱れが生じ，心拍数は上昇する.

この問題には正答率はありません.（巻頭 p.12参照）

正　解　4

基本事項

●**ノンレム睡眠とレム睡眠**：通常成人の睡眠では，眠りにつくとまずノンレム睡眠に入り，その後レム睡眠となる．これを約90分の周期でひと晩に4～5回繰り返す．1回のレム睡眠とそれに先行するノンレム睡眠を合わせて睡眠周期と呼ぶ.

●**ノンレム睡眠**：ノンレム睡眠では，脳は休息するが，身体はある程度活動性を維持している.

●**レム睡眠**：レム睡眠では，骨格筋が弛緩する一方，脳は活発に活動している．そのため，夢をみる，眼球運動がある，自律神経機能が不安定になるなどの特徴を示す.

基本事項

▼ 睡眠周期

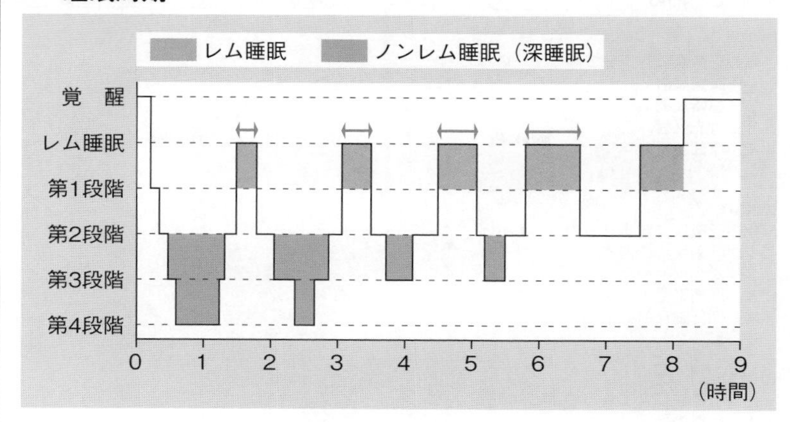

QRコードをCheck！

➡類題の解説をアプリで確認しよう！

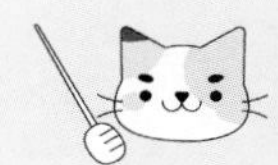

日光がない状態で過ごし続けるとどうなるのか…！衝撃の実験とサーカディアンリズムについて動画で確認してみよう.

人間の死

(RB-医16) (RB-医16) (病みえ神552)

109A9

死の三徴候に含まれるのはどれか.

1．筋の弛緩　　2．角膜の混濁
3．呼吸の停止　　4．呼名反応の消失

解法の要点

死の三徴候は頻出問題なので，きちんと覚えておこう．死の三徴候が一定時間持続した場合を死（心臓死）と定義する.

解　説

×1　死の三徴候に筋の弛緩・収縮は含まれない．死の三徴候とは関係ないが，死後2～3時間たつとみられる筋肉の収縮を死後硬直と呼ぶ．死後硬直は死後12時間頃に最も強くなり，2日目以後は弛緩してくる.

×2　角膜の混濁は死の三徴候ではない．早期死体現象のひとつで，死後12時間以降から始まる.

○3　自発呼吸の停止は，心臓の停止，瞳孔散大（対光反射の消失）とともに死の三徴候である.

×4　呼名反応の消失は死の三徴候ではない．急性アルコール中毒や脳梗塞など，脳自体の障害による意識障害でみられる.

【正答率】97.8％　【選択率】1：0.2％　2：1.7％　3：97.8％　4：0.2％

正　解　3

基本事項

●脳死判定基準：108A24【基本事項】(J-14) 参照.

★mediLinkアプリのQRコードリーダーで各ページ下部のQRコードを読み込むと，無料で解説動画を見られます．なお，動画を見るにはmediLink会員登録と，書籍付属のシリアルナンバーを登録する必要があります．詳しくは本書冒頭の袋とじをチェック！

類　題

▼原文で掲載しているため内容が古く，解答等が現状にそぐわない場合がございます．

107P11
死の三徴候に基づいて観察するのはどれか．
1．腹壁反射
2．輻輳反射
3．対光反射
4．深部腱反射
正　解　3

103P10
死の三徴候に含まれるのはどれか．
1．呼名反応の消失
2．対光反射の消失
3．肛門緊張の消失
4．深部腱反射の消失
正　解　2

101A11
死の三徴候に含まれるのはどれか．
1．体温の低下
2．心拍の停止
3．筋肉の硬直
4．角膜の混濁
正　解　2

99A12
死の三徴候に含まれるのはどれか．
1．呼名反応の消失
2．自発呼吸の消失
3．随意運動の消失
4．深部腱反射の消失
正　解　2

93A13
死の三徴候に含まれないのはどれか．
1．心停止
2．呼吸停止
3．瞳孔散大と対光反射の消失
4．体温低下
正　解　4

QRコードをCheck！

➡類題の解説をアプリで確認しよう！

★【類題】では，同じテーマ内で出題された類似している93～112回の過去問を掲載しています．どのように問われたのかを確認しましょう．なお，【類題】は国試原文で掲載しているため，内容が古い可能性がございます．

病態生理学

» 基本的な病変・病態

浮　腫

(RB-医18) (RB-医18) (病みえ腎82)

96A16

全身性浮腫で起こる変化はどれか．

1．食欲亢進
2．体重増加
3．色素沈着
4．眼球突出

解法の要点

浮腫とは，細胞外液（血漿，組織液）のうち，組織液が病的に増加した状態をいう．全身性浮腫と局所性浮腫に分類できる．

解　説

×1　食欲亢進と浮腫には関連がみられない．

○2　貯留した水分量に相応して体重が増加する．

×3　色素沈着と浮腫に直接の関係はない．色素沈着は，アジソン病や薬剤の副作用によりみられることがある．

×4　眼球突出は浮腫とは関係ない．甲状腺機能亢進症や眼窩内の炎症，腫瘍などにより起こるものである．(RB-D24)(RB-D22)

この問題には正答率はありません．（巻頭 p.12 参照）

正　解　2

108P14

浮腫の原因となるのはどれか．

1．膠質浸透圧の上昇
2．リンパ還流の不全
3．毛細血管内圧の低下
4．毛細血管透過性の低下

解法の要点

体液のうち，細胞組織と血管の間（間質）にある液体（組織液）が病的に増加した状態を浮腫という．原因となる病態はおさえておこう．

解　説

×1　血漿アルブミンの減少などで膠質浸透圧が低下すると，血管内に水分を引き留めておく作用が低下し，組織液が増加して浮腫となる．

○2　悪性腫瘍やリンパ節郭清などでリンパ還流の不全が起こると，リンパ管への水分移動が低下し，組織液が増加して浮腫となる．

×3　心不全などで毛細血管内圧が上昇すると，血漿の間質への流出が増加し浮腫となる．(RB-C44)(RB-C43)

×4　炎症などで毛細血管透過性が亢進すると，血漿の間質への流出が増加し浮腫となる．

【正答率】69.5％　【選択率】1：22.8％　2：69.5％　3：1.4％　4：6.3％

正　解　2

基本事項

●**血漿膠質浸透圧**：組織間の水分を血管内へ引き戻す力．この力のもとは，ほとんどがアルブミンである．

105P14

浮腫が生じやすいのはどれか.

1．甲状腺機能亢進症 hyperthyroidism
2．過剰な運動
3．低栄養
4．熱中症 heatillness

□□□

解法の要点

浮腫を生じる主な原因と病態については，しっかり覚えておこう.

解　説

×1　甲状腺機能亢進症のなかでもバセドウ病の場合には，限局性粘液水腫という浮腫が生じることがあるが，頻度は高くない. (RB-D22)(RB-D22)

×2　過剰な運動では，脱水，筋肉ポンプ作用などの要因により，浮腫は起こりにくい.

○3　低栄養状態では，血中アルブミン濃度の低下（低アルブミン血症）が生じ，血漿膠質浸透圧（こうしつ）が低下する．これにより水分を血管内に引き留めておけなくなり，浮腫が生じる.

×4　熱中症では，脱水状態となるため浮腫は起こりにくい.

【正答率】79.3％　【選択率】1：17.2％　2：2.6％　3：79.3％　4：0.8％

正　解　3

基本事項

▼ 浮腫の原因

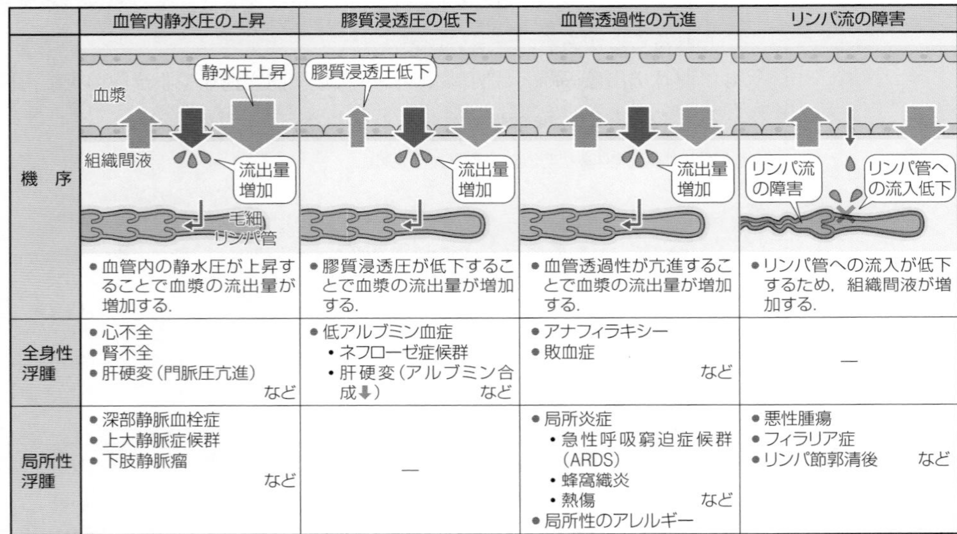

	血管内静水圧の上昇	膠質浸透圧の低下	血管透過性の亢進	リンパ流の障害
機　序	●血管内の静水圧が上昇することで血漿の流出量が増加する.	●膠質浸透圧が低下することで血漿の流出量が増加する.	●血管透過性が亢進することで血漿の流出量が増加する.	●リンパ管への流入が低下するため，組織間液が増加する.
全身性浮腫	●心不全 ●腎不全 ●肝硬変（門脈圧亢進） など	●低アルブミン血症 •ネフローゼ症候群 •肝硬変（アルブミン合成⬇） など	●アナフィラキシー ●敗血症 など	—
局所性浮腫	●深部静脈血栓症 ●上大静脈症候群 ●下肢静脈瘤 など	—	●局所炎症 •急性呼吸窮迫症候群（ARDS） •蜂窩織炎 •熱傷 など ●局所性のアレルギー	●悪性腫瘍 ●フィラリア症 ●リンパ節郭清後　など

医療情報科学研究所 編：病気がみえるvol.8 腎・泌尿器．第3版，メディックメディア，2019，p.83より改変

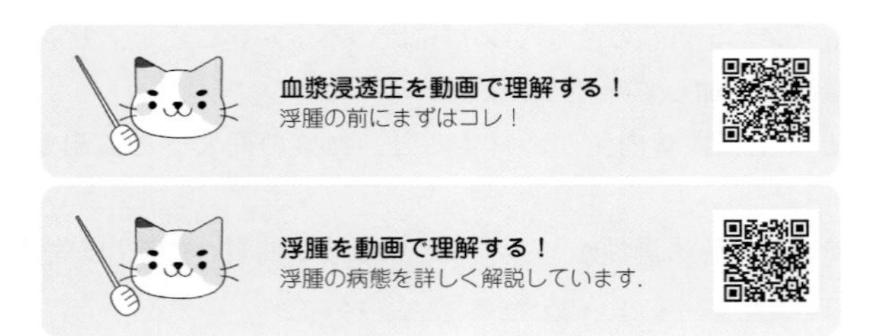

血漿浸透圧を動画で理解する！
浮腫の前にまずはコレ！
浮腫を動画で理解する！
浮腫の病態を詳しく解説しています.

炎　症

(RB-医20) (RB-医20) (病みえ免13)

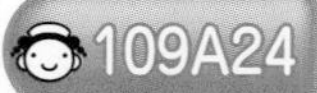

109A24

細菌感染による急性炎症で最初に反応する白血球はどれか.

1. 単　球
2. 好酸球
3. 好中球
4. 好塩基球
5. リンパ球

□□□

解法の要点

白血球は造血幹細胞から分化した細胞集団で，免疫の中心的な役割を果たす．白血球は形態および働きによって複数に分類される．白血球の名称だけではなく，免疫における役割と，病原体を排除するまでの流れを理解しておきたい． (RB-F3, 4)(RB-F3, 4)

解　説

×1　単球は末梢血白血球の0～10％を占める．感染などの炎症に応じて，ケモカインの働きにより組織内に移動するとマクロファージに分化する．マクロファージは活性化されると，好中球とともに外来異物の貪食(どんしょく)，消化，殺菌などの機能を発揮する．

×2　好酸球は末梢血白血球の1～5％を占める．細胞内に炎症に関与する顆粒を含んでおり，寄生虫に対する免疫反応が主な役割である．このほか，薬剤アレルギーや気管支喘息などでも増加する．

○3　好中球は末梢血白血球の40～70％を占め，細菌感染による炎症が生じると血管内より炎症巣に遊走し，細菌を素早く貪食して細胞内顆粒中の消化酵素で消化し，排除する．

×4　好塩基球は末梢血白血球の0～1％を占める．抗原の侵入に反応しヒスタミンを放出することで，Ⅰ型アレルギーを引き起こす． (RB-F9)(RB-F9)

×5　リンパ球は主に獲得免疫を担う細胞集団である．抗原特異的な免疫応答に関与し免疫システムを制御するT細胞，T細胞からの刺激や抗原刺激を受け抗体産生を担うB細胞，非特異的に反応するNK細胞に分類される．いずれもウイルスに対する免疫反応に関与する．

【正答率】79.1％　【選択率】1：10.6％　2：5.0％　3：79.1％　4：1.6％　5：3.8％

正　解　3

基本事項

▼ 急性炎症の経過

傷害された細胞からヒスタミン[1]，ロイコトリエン[2]等の化学伝達物質が放出される．

⬇

血管透過性が亢進し，血中から水分，血漿タンパク質，白血球等が血管壁を通り抜けて炎症部位へ運ばれる．

⬇

血液中の好中球が炎症部位に遊走し，侵入物を貪食して消化する．次いで単球（マクロファージ）等が反応し，死細胞を貪食する．

⬇

完全治癒，瘢痕(はんこん)治癒，膿瘍形成，器質化等を呈する．

1) マスト細胞などに存在し，血管を拡張させる作用や，血管の内皮細胞を収縮させることで細胞間隙を広げて血管透過性を亢進させる作用がある．

2) 細胞膜を構成するリン脂質から産生される．白血球の遊走を促進させる作用や血管透過性を亢進させる作用などがある．

112A16

炎症マーカーはどれか.
1．CA19-9
2．抗核抗体
3．C反応性蛋白質〈CRP〉
4．リウマトイド因子〈RF〉

解法の要点

血液検査では，体内で起きているさまざまな反応を測定することが可能である．血液中の細胞，電解質，酵素，蛋白質などは病態の把握や診断に役立つ．代表的な検査とその病的意義をおさえておきたい．

解　説

×1　CA19-9は腫瘍マーカーのひとつである．特に膵癌，胆嚢癌，胆管癌といった消化器癌の腫瘍マーカーとして用いられる．(RB-B45)(RB-B45)

×2　抗核抗体は核の構成成分を抗原とする自己抗体の総称である．全身性エリテマトーデス(SLE)，混合性結合組織病（MCTD），強皮症などの自己免疫疾患のマーカーとして用いられる．(RB-F18, 22)(RB-F18, 23)

○3　CRPはC反応性蛋白，C-reactive proteinの略である．蛋白質の一種で，体内で炎症が起きた場合に著しく増加する．

×4　RFはヒトIgGに対する自己抗体である．関節リウマチのマーカーとして用いられる．(RB-F15)(RB-F15)

【正答率】96.8％　【選択率】1：2.4％　2：0.5％　3：96.8％　4：0.3％

正　解　3

脱　水 (RB-医21) (RB-医21)

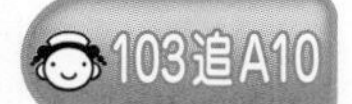

水欠乏性脱水症の初期の症状・徴候で正しいのはどれか.

1. 口　渇
2. めまい
3. 尿量増加
4. 血圧低下

□□□

解法の要点

脱水は水欠乏性脱水，Na欠乏性脱水，混合性脱水に分類される．水欠乏性脱水の特徴を把握しておくことが重要である．

解　説

○1　水欠乏性脱水（高張性脱水）は口渇が顕著なことが特徴であり，初期からみられる．

×2　めまいはNa欠乏性脱水（低張性脱水）の場合は初期からみられるが，水欠乏性脱水の初期ではみられない．

×3　水欠乏性脱水では初期から尿量減少がみられる．

×4　初期ではみられないが，水欠乏性脱水でも進行すると血圧低下や意識障害がみられる．

【正答率】83.7％

正　解　1

基本事項

●**脱水の分類**：脱水は水分とNaの喪失の程度により分類される．水分をより高度に失った高張性脱水（水欠乏性脱水または一次脱水），Naをより高度に失った低張性脱水（Na欠乏性脱水または二次脱水），水とNaを同程度に失った等張性脱水（混合性脱水）がある．

▼ 脱水の病態

	高張性脱水	低張性脱水
病　態	● 体液を喪失したうえでそれに見合った水分摂取がなかった場合に生じる. ● 喪失する体液の多くは低張液であり，Na欠乏よりも水欠乏が顕著になる. 水欠乏 細胞外液浸透圧⬆ 細胞内脱水	● 体液を喪失し，それよりさらに低張な水分を摂取した場合に生じる. ● 高度細胞外液量減少はバソプレシン分泌を促進し水を再吸収するため，水欠乏よりもNa欠乏が顕著になる. Na欠乏 細胞外液量⬇ 細胞内浮腫
原　因	● 下痢，嘔吐（おうと），発汗（特に飲水行動がとれない場合） ● 利尿薬過剰投与（特にバソプレシンV_2受容体拮抗薬） ● 尿崩症　等	● 下痢，嘔吐，発汗 ● 利尿薬過剰投与（特にサイアザイド系利尿薬）　等
症　状	● 口渇　● 倦怠感・脱力 ● 発熱　● 興奮・傾眠などの精神症状 ● けいれん　● 意識障害 ● 尿量減少	● 倦怠感・脱力　● 頭痛 ● 立ちくらみ，めまい　● 悪心（おしん）・嘔吐 ● けいれん　● 意識障害

医療情報科学研究所 編：病気がみえるvol.8 腎・泌尿器．第3版，メディックメディア，2019，p.81より改変

95A12

水欠乏性脱水で低下するのはどれか.

1．尿　量
2．尿比重
3．血漿浸透圧
4．血清ナトリウム値

解法の要点

脱水では，低張性脱水（Na欠乏性脱水または二次脱水），等張性脱水，高張性脱水（水欠乏性脱水または一次脱水）の違いを覚えておく．

解　説

○1
×2
×3
×4
水欠乏性脱水とは，水分をより高度に失った脱水のことである．水分喪失がナトリウム喪失を上回る状態であるため，血清ナトリウム値は上昇する．すると，血漿浸透圧が上昇し抗利尿ホルモンが分泌される．その結果，尿が濃縮され，尿量の減少と尿比重の上昇が起きる．

この問題には正答率はありません．（巻頭 p.12参照）

正　解　1

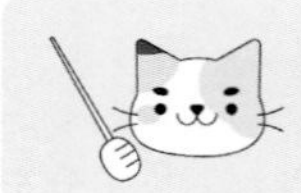
詳しくは動画で確認しよう！
YouTubeチャンネル「ネコかん」

腫　瘍

(RB-医21) (RB-医21) (がんみえ2～21, 178, 584)

107A14

良性腫瘍と比較して悪性腫瘍でみられる特徴はどれか.

1．被膜がある．
2．遠隔転移する．
3．周囲組織に浸潤しない．
4．増殖速度が緩やかである．

解法の要点

良性腫瘍と悪性腫瘍の一般的な特徴について理解しているかどうかに関する問題である．実際に悪性腫瘍がどのように進展するのか，イメージできていると正解にたどり着きやすい．

解　説

×1　悪性腫瘍は良性腫瘍に比べ周囲に浸潤し増殖しやすいという特徴があり，被膜を有さないことが多い．

○2　悪性腫瘍の多くは遠隔転移をすることで全身状態が悪化し，ヒトを死に至らしめる．逆に良性腫瘍は遠隔転移をすることはなく局所での増殖にとどまることが特徴である．

×3　悪性腫瘍では周囲組織に染み込むようにして増殖すること，すなわち浸潤することが特徴である．

×4　一般に悪性腫瘍は増殖スピードが速く，いくつかの腫瘍においては悪性の診断基準に用いられることもある．

【正答率】98.3％　【選択率】1：0.7％　2：98.3％　3：0.4％　4：0.5％

正　解　2

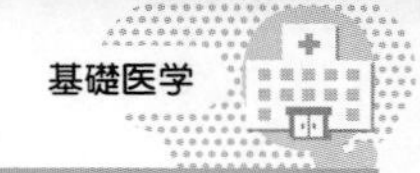

薬理学

≫ 薬理総論

薬物動態 (RB-医23) (RB-医23) (看みえ①244～249)

112A22

薬物の吸収速度が最も速いのはどれか.

1．経口投与　　2．筋肉内注射
3．静脈内注射　　4．直腸内投与

解法の要点

薬物が血液循環へ入るまでの過程を投与経路ごとに考えてみよう. (RB-医23, 基77)(RB-医23, 基75)

解　説

×1　経口投与された薬物は口腔から食道, 胃を経て小腸の粘膜から吸収され, 門脈を経由して肝臓に入り, 循環血液へ移行する. 摂取から吸収までの過程が長いため, 薬物血中濃度が上昇するまで時間がかかる.

×2　筋肉内注射では, 薬物は血管の豊富な筋肉組織に注入されるため, 比較的速く血管内に吸収される. 吸収速度は皮下注射や皮内注射より速いが静脈内注射より遅い.

○3　静脈内注射では静脈に注射針を挿入して薬物を直接投与するため, 最も速く薬物血中濃度が上昇する. 注射器1本分の薬液を注入する方法（急速投与）と点滴バッグを設置して少しずつ持続的に注入する方法（持続点滴投与）とがある.

×4　直腸内投与では薬物を肛門から直腸下部に挿入し, 直腸粘膜から吸収させる. 吸収された薬物は直腸静脈から肝臓を経由しないで体循環に入ることにより初回通過効果を回避できる. 吸収速度は静脈内投与より遅い.

【正答率】98.4％　【選択率】1：0.4％　2：0.3％　3：98.4％　4：0.8％

正　解　3

基本事項

▼ 体内薬物動態

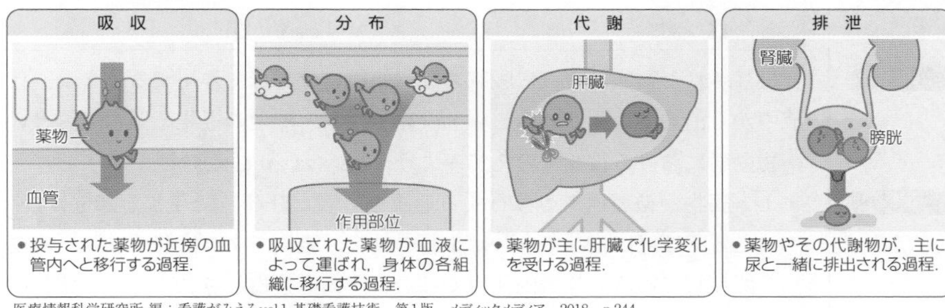

吸　収
薬物
血管
●投与された薬物が近傍の血管内へと移行する過程.
分　布
作用部位
●吸収された薬物が血液によって運ばれ, 身体の各組織に移行する過程.
代　謝
肝臓
●薬物が主に肝臓で化学変化を受ける過程.
排　泄
腎臓
膀胱
●薬物やその代謝物が, 主に尿と一緒に排出される過程.

医療情報科学研究所 編：看護がみえるvol.1 基礎看護技術, 第1版, メディックメディア, 2018, p.244

●投与直後の濃度が最も高く, その後徐々に低下する.

●徐々に濃度が上昇し, やがて濃度が一定（定常状態）になる.
静脈内注射以外（経口投与など）
●「吸収」で濃度が上昇し, 「分布」, 「代謝」, 「排泄」を経て徐々に低下する.
▼ 血中薬物濃度
投与後時間

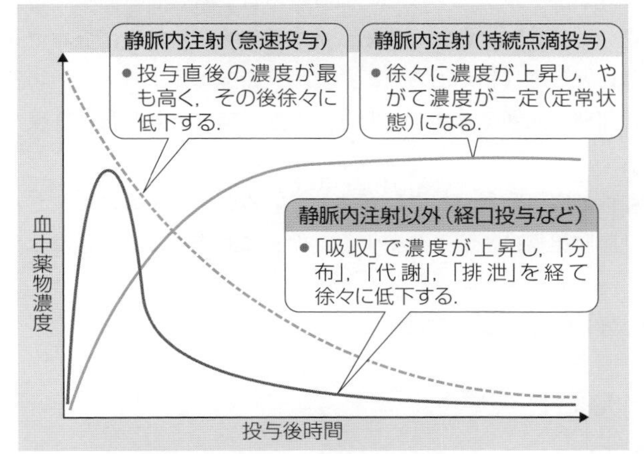

医療情報科学研究所 編：看護がみえるvol.1 基礎看護技術, 第1版, メディックメディア, 2018, p.249

類　題

▼原文で掲載しているため内容が古く，解答等が現状にそぐわない場合がございます．

105A22
薬剤の血中濃度の上昇が最も速い与薬方法はどれか．
1．坐　薬
2．経口薬
3．筋肉内注射
4．静脈内注射
正　解　4

99A23
薬物血中濃度の上昇が最も速いのはどれか．
1．皮内注射
2．皮下注射
3．筋肉内注射
4．静脈内注射
正　解　4

97A27
薬物の効果発現が最も速い与薬方法はどれか．
1．皮下注射
2．経口与薬
3．直腸内与薬
4．静脈内注射
正　解　4

94A28
注入された薬物の作用が最も速く発現するのはどれか．
1．皮内注射
2．皮下注射
3．筋肉内注射
4．静脈内注射
正　解　4

薬物動態で肝臓が関与するのはどれか．

1．吸　収　　2．分　布
3．代　謝　　4．蓄　積

解法の要点

投与された薬物は血液に吸収され，組織に分布して作用する．また，代謝や排泄を通して血液中から消失する．これら吸収・分布・代謝・排泄の過程を薬物動態という．肝臓の機能から薬物動態における役割を考えてみよう．(RB-医23, 24)(RB-医23, 24)

解　説

×1　薬物が循環血液へ移行する過程を吸収と呼び，関与する部位は投与経路により異なる．たとえば経口投与であれば小腸の粘膜，吸入であれば肺の粘膜，経皮投与であれば皮膚が関与している．静脈内注射では血管内に直接投与されるため，薬物は100％吸収される．

×2　血液に吸収された薬物が血流により各部位に運ばれ，血管壁を透過して組織へ移行する過程を分布と呼ぶ．アルブミンなどの血漿蛋白質と結合した薬物（結合型薬物）は血管壁を透過できない．結合していない薬物（遊離型薬物）が組織に分布できる．

○3　薬物は生体にとって異物であるため，薬物代謝酵素によって別の物質に変えられる．肝臓には薬物代謝酵素が多く存在しており，血液循環により薬物が肝臓を通過する際に一部が代謝される．

×4　薬物と親和性の高い物質が組織に存在しているとその組織に蓄積されやすい．たとえば脂溶性薬物は脂肪組織に蓄積されやすく，徐々に血液中に放出されるため薬物血中濃度が下がりにくい．

【正答率】87.9％　【選択率】1：7.1％　2：4.5％　3：87.9％　4：0.4％

正　解　3

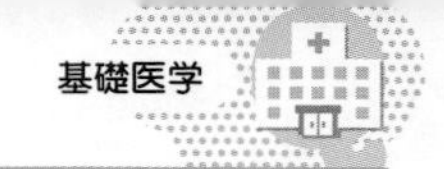

基本事項

▼ 薬物の投与経路

<table>
<tr><th colspan="2">投与経路</th><th colspan="2">特　徴</th></tr>
<tr><td colspan="2">経口投与</td><td colspan="2">●最も安全で簡易，経済的である.
●患者の協力が必要である.
●消化管から吸収され，肝臓にて初回通過効果を受ける.
●作用発現まで時間がかかる.</td></tr>
<tr><td rowspan="4">注　射</td><td>静脈内注射</td><td>●薬物が直接血管内に入るため吸収の過程がなく，薬効の発現が最も速い.</td><td rowspan="4">●感染の危険性があるため無菌操作が重要となる.</td></tr>
<tr><td>点滴静脈内注射</td><td>●大量の薬剤を長時間，一定の血中濃度を保ちながら投与できる.
●患者の行動を制限する.
●感染の危険性が大きくなる.</td></tr>
<tr><td>筋肉内注射</td><td>●吸収・作用発現は静脈内注射より緩やか.</td></tr>
<tr><td>皮下注射</td><td>●吸収・作用発現は筋肉内注射より緩やか.</td></tr>
<tr><td colspan="2">吸入投与</td><td colspan="2">●吸収速度が速い.
●気体や揮発性の薬物を投与できる.
●呼吸器疾患に有効である.</td></tr>
<tr><td colspan="2">直腸内投与
（坐薬）</td><td colspan="2">●吸収速度が速い.
●経口投与が難しい患者（嘔吐（おうと），意識障害 等）に投与できる.
●初回通過効果を一部回避できる.</td></tr>
<tr><td colspan="2">舌下投与</td><td colspan="2">●吸収速度が速い.
●ニトログリセリンの投与経路である.
●初回通過効果を一部回避できる.</td></tr>
<tr><td colspan="2">経皮投与</td><td colspan="2">●ゆっくりと持続的に吸収される（血中濃度が安定しやすい）.</td></tr>
</table>

●**代謝されやすい薬物の投与経路**：肝臓で代謝された薬物は一般的に不活性化するため，代謝されやすい薬物は内服ではなく，注射や舌下投与など別の投与経路が選択される.

補足事項

▼ 内服薬の種類

種　類	服用時間
起床時薬	起きてすぐ
食前薬	食事前30分以内
食間薬	食事の2～3時間後
食後薬	食事後30分以内
頓　用	症状が表れたとき

類　題

▼原文で掲載しているため内容が古く，解答等が現状にそぐわない場合がございます.

110P17
経口投与後の薬物が初回通過効果を受ける場所はどれか.
1．胃　　2．肝　臓
3．小　腸　　4．腎　臓
正　解　2

QRコードをCheck！

➡類題の解説をアプリで確認しよう！

薬物の有害事象 (RB-医25) (RB-医24)

110P22

薬物の有害な作用を予測するために収集する情報はどれか.

1. 居住地　　2. 家族構成
3. 運動障害の有無　　4. アレルギーの既往

解法の要点

患者の入院管理や薬物管理の際には，病歴以外の情報も聴取することは重要である．それぞれの項目について，関連する事柄を整理しておこう.

解　説

×1　居住地が問題となるのは，ある種の感染症（HTLV-1など）や，公害（水質汚濁など）などである.

×2　家族構成は，患者の家庭内での役割や治療において家族からのサポートを受けられるかどうかなどをアセスメントするために重要な情報となる.

×3　精神疾患治療薬には運動失調，振戦などの副作用が問題となることがあるため，運動障害の有無を参考にすることがある．この場合，あらかじめ判明している薬物の副作用を考慮した情報収集であるため，「薬物の有害な作用を予測するため」とは意味合いが異なる. (RB-医44)(RB-医44)

○4　アレルギーの既往歴の聴取は必須である．特定の薬物にアレルギーがある場合は，基本的にその薬剤は投与禁忌であるDon't.

【正答率】98.7％　【選択率】1：0.2％　2：0.1％　3：0.9％　4：98.7％

正　解　4

類　題

▼原文で掲載しているため内容が古く，解答等が現状にそぐわない場合がございます.

103A19
薬物の有害な作用を予測するために収集する情報はどれか.
1．身　長　　2．過敏症の有無　　3．1日水分摂取量　　4．運動障害の有無
正　解　2

104A22

血中濃度を確認する必要性が最も高い医薬品はどれか.

1. アスピリン　　2. フロセミド
3. テオフィリン　　4. インドメタシン

解法の要点

安全域が狭い薬物は，血中濃度を監視しながら投与量を適切にコントロールする必要がある.

解　説

×1　代表的な非ステロイド性抗炎症薬（NSAIDs）のひとつであるアスピリンは，安全域が広く一般用医薬品にもなっている．血中濃度確認の必要性は低い. (RB-医40, 49)(RB-医40, 49)

×2　フロセミドの血中濃度を確認する必要性は低い．ただしフロセミドは強力なループ利尿薬であり，低カリウム血症の副作用を起こしやすいため，血中の電解質バランスには注意が必要である. (RB-医38)(RB-医38)

○3　テオフィリンは喘息の治療および予防に用いるが，血中濃度の安全域が狭く，血中濃度が高値になると，悪心(おしん)や嘔吐(おうと)，けいれんや意識障害などの副作用が出現しやすくなるため，血中モニタリングが必要となる.

×4　NSAIDsのひとつであるインドメタシンは，血中濃度を確認する必要性は低い.

【正答率】69.0％　【選択率】1：18.2％　2：9.1％　3：69.0％　4：3.7％

正　解　3

QRコードをCheck！
➡類題の解説をアプリで確認しよう！

薬物相互作用 (RB-医26) (RB-医25)

110A17

カルシウム拮抗薬の血中濃度を上げる食品はどれか.

1. 牛　乳　　2. 納　豆
3. ブロッコリー　　4. グレープフルーツ

解法の要点

薬物（特に経口薬）と，対応する禁忌食品は，患者の内服管理のうえで重要である．薬物と食品との組み合わせにより，薬物の効果を打ち消す場合と，薬物の作用を増強する場合があるため，整理して覚えておこう．

解　説

×1　牛乳に含まれるカルシウムにより，ニューキノロン系抗菌薬やテトラサイクリン系抗菌薬などは吸収が妨げられ，効果が減弱する．

×2　納豆に含まれるビタミンKにより，ワルファリンなどの抗凝固薬の作用が減弱する．

×3　ブロッコリーに含まれるビタミンKにより，ワルファリンなどの抗凝固薬の作用が減弱する．

○4　グレープフルーツに含まれる天然フラボノイド成分により，CYP3A4という酵素の働きが抑えられる．この酵素の働きが抑制されると，カルシウム（Ca）拮抗薬の分解が遅くなるため，血中濃度が上昇する．これにより，血圧が異常に下がってしまう危険性がある．

【正答率】93.9％　【選択率】1：1.5％　2：1.1％　3：3.5％　4：93.9％

正　解　4

基本事項

▼ 薬物と食品の相互作用

① ビタミンKを多く含む食品（納豆，ほうれん草，青汁 等）の大量摂取によって，抗血栓薬のワルファリンの薬効は減弱する．ワルファリンはビタミンKサイクルを阻害することで血液凝固を防ぐ作用がある．
② グレープフルーツの摂取により代謝が阻害され，血中濃度が上昇するものがある（例：Ca拮抗薬）．
③ 牛乳等のCaを多く含む乳製品の摂取により吸収が妨げられるものがある（例：テトラサイクリン系薬）．
④ アルコール摂取により血管が拡張し，急激な血圧低下を起こすものがある（例：ニトログリセリン，Ca拮抗薬）．
⑤ 喫煙者は，肝臓での代謝が非喫煙者に比べて高まるため，薬効が減弱するものがある（例：ベンゾジアゼピン系薬）．

類　題

▼原文で掲載しているため内容が古く，解答等が現状にそぐわない場合がございます．

105P17
カルシウム拮抗薬の服用時に避けた方がよい食品はどれか.
1．納　豆　　2．牛　乳
3．わかめ　　4．グレープフルーツ
正　解　4

95A20
ワルファリンカリウム服用時に避けた方がよい食品はどれか.
1．緑　茶　　2．納　豆
3．チーズ　　4．グレープフルーツ
正　解　2

QRコードをCheck！

➡類題の解説をアプリで確認しよう！

薬物の作用と副作用

抗菌薬 (RB-医27) (RB-医27) (病みえ免174～191)

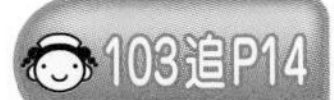

103追P14

ペニシリンの分類はどれか.

1．抗癌薬
2．抗菌薬
3．抗炎症薬
4．抗ウイルス薬

解法の要点

主要な薬の分類は覚えておこう.

解　説

×1　抗がん薬は，悪性腫瘍の増殖を抑えるための薬品で，シスプラチンなどがある．ブレオマイシンなどの抗腫瘍性抗菌薬もあるが，ペニシリンには抗がん作用はない．(RB-医31)(RB-医31)

○2　ペニシリンは微生物から生まれた抗菌作用を有する抗生剤，すなわち抗菌薬である.

×3　抗炎症薬は炎症を抑える薬品であり，大きくプレドニゾロンなどの副腎皮質ステロイド薬とアスピリンなどの非ステロイド性抗炎症薬（NSAIDs）に分けられる．(RB-医41, 49)(RB-医41, 49)

×4　細胞をもたないウイルスは宿主細胞に侵入し，各ウイルスによって違った増殖（遺伝子の転写など）をするため，多くの抗ウイルス薬が標的とするウイルスは限定されている．抗ウイルス薬にはオセルタミビルなどがある．(RB-医30)(RB-医30)

【正答率】84.1％

正　解　2

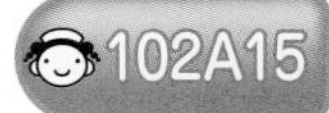

102A15

メチシリン耐性黄色ブドウ球菌〈MRSA〉に有効な薬はどれか.

1．バンコマイシン塩酸塩
2．セファゾリンナトリウム
3．ストレプトマイシン硫酸塩
4．ベンジルペニシリンカリウム

解法の要点

主要な抗菌薬については，対象として有効な細菌をおさえておこう.

解　説

○1　抗MRSA薬として最もよく使われる抗菌薬であり，グリコペプチド系に属する．注射薬と内服薬があり，内服薬はクロストリディオイデス（クロストリジウム）・ディフィシルによる腸炎（偽膜性腸炎など）に使われる．(RB-H16)(RB-H16)

×2　第一世代のセフェム系抗菌薬でメチシリン感受性の黄色ブドウ球菌（MSSA），レンサ球菌や大腸菌に抗菌力を有する．手術時の手術部位感染（SSI）予防にも使用される.

×3　アミノグリコシド系抗菌薬で抗結核菌作用を有する．結核治療の際，他の抗結核薬との併用で効果が期待される．アミノグリコシド系抗菌薬でMRSAに有効なのはアルベカシンのみである.

×4　ペニシリンGとして知られており，レンサ球菌による感染性心内膜炎では第一選択薬である．ただしペニシリナーゼを産生するMRSAなどの黄色ブドウ球菌には抗菌力がない.

【正答率】84.3％　【選択率】1：84.3％　2：1.6％　3：11.3％　4：2.8％

正　解　1

補足事項

●**アミノグリコシド系抗菌薬の副作用**：抗結核薬のストレプトマイシンなど，アミノグリコシド系抗菌薬の深刻な副作用として，第Ⅷ神経障害（内耳神経障害）や腎障害がある.

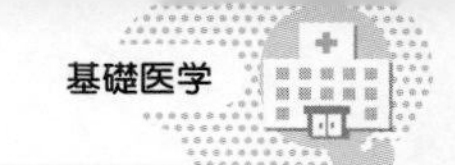

抗ウイルス薬 (RB-医30) (RB-医30) (病みえ免275)

700予6

抗ウイルス薬はどれか.

1．アシクロビル　　2．アムホテリシンB
3．ストレプトマイシン硫酸塩　　4．ペニシリン

解法の要点

代表的な抗菌薬，抗真菌薬，抗ウイルス薬については，それぞれ薬剤名を覚えておこう．

解　説

○1　アシクロビルは単純ヘルペスウイルスや水痘・帯状疱疹ウイルスにおいてウイルスDNA合成を阻害する抗ウイルス薬である．単純疱疹や水痘，帯状疱疹に使用される．

×2　アムホテリシンBはカンジダ属などに効果のある代表的な抗真菌薬である．(RB-医29)(RB-医29)

×3　ストレプトマイシンはグラム陰性菌に効果のある抗菌薬である．(RB-医28)(RB-医28)

×4　ペニシリンは肺炎球菌などのグラム陽性菌に効果のある抗菌薬である．(RB-医28)(RB-医28)

この問題には正答率はありません．(巻頭 p.12参照)

正　解　1

基本事項

▼ 主な抗ウイルス薬

分　類	主な薬剤	作用機序
抗HIV薬	ラミブジン	ウイルスが転写するのに必要な逆転写酵素を阻害する．
	ドルテグラビル	ウイルスが宿主のDNAに入り込むのを阻害する．
	ダルナビル	ウイルスが増殖するためのタンパク質合成に必要なプロテアーゼを阻害する．
抗サイトメガロウイルス薬	ガンシクロビル，ホスカルネット	DNA合成を阻害する．
抗ヘルペスウイルス薬	アシクロビル，バラシクロビル，ビダラビン	DNA合成を阻害する．
抗インフルエンザウイルス薬	ザナミビル（リレンザ®），オセルタミビル（タミフル®）	ウイルスの宿主細胞からの放出を阻害する．
抗B型肝炎ウイルス薬	インターフェロン，エンテカビル，テノホビル アラフェナミド	ウイルスのmRNAを分解するほか，タンパク質の働きを阻害する．
抗C型肝炎ウイルス薬	リバビリン，ソホスブビル，ソホスブビル／ベルパタスビル配合（エプクルーサ®）	RNA合成を阻害する．

補足事項

●ヒト免疫不全ウイルス（HIV）感染症の治療：HIV感染症には，抗HIV薬を2剤あるいは3剤以上組み合わせた多剤併用療法を行う．

●C型慢性肝炎の治療薬：以前はインターフェロンが用いられていたが，現在は直接型抗ウイルス薬（DAAs）を用いるのが主流となっている．

類　題

▼原文で掲載しているため内容が古く，解答等が現状にそぐわない場合がございます．

99P16
抗ウイルス薬はどれか．
1．ペニシリン　　2．アシクロビル　　3．エリスロマイシン　　4．アンホテリシンB
正　解　2
※本設問は「問題として適切であるが，必修問題としては妥当でないため」という理由で不正解の場合，採点対象から除外されている．

QRコードをCheck！

➡類題の解説をアプリで確認しよう！

抗がん薬 (RB-医31) (RB-医31) (がんみえ100, 109, 112)

103追P16

抗癌薬の有害な作用で起こりやすいのはどれか.
1. 嘔　吐
2. 失　禁
3. 高血糖
4. 光線過敏

解法の要点

頻度が高く，患者のQOLを損なう抗がん薬の副作用について聞かれている.

解　説

○1　多くの抗がん薬には悪心(おしん)・嘔吐(おうと)の副作用がある．予防をしない場合90％以上の患者に嘔吐がみられることもあり，予防的に制吐薬を投与する．特に悪心・嘔吐が強く出やすいものに，シクロホスファミドやシスプラチンなどがある.

×2　通常，抗がん薬で失禁は生じない.

×3　高血糖を引き起こす可能性がある抗がん薬は一部のみである.

×4　光線過敏症を引き起こす薬剤は何種類かあるが頻度は高くない.

【正答率】96.6％

正　解　1

108A16

骨髄抑制が出現するのはどれか.
1. 麻　薬
2. 利尿薬
3. 抗癌薬
4. 強心薬

解法の要点

骨髄抑制とは，骨髄機能の抑制により末梢血中の白血球，赤血球，血小板の数が減少することである．薬剤作用で骨髄の造血機能にダメージを与えるものを考えよう.

解　説

×1　麻薬は，主にがんの痛みの治療に使う薬剤である．主な副作用は便秘や悪心(おしん)・嘔吐(おうと)，眠気などである.

×2　利尿薬は，体内の過剰な水分を尿として排泄させる薬剤で，浮腫の改善などに用いる．主な副作用は電解質異常，脱力感，悪心，下痢，頭痛などである．(RB-医39)(RB-医39)

○3　抗がん薬は，がん細胞だけでなく，細胞分裂が活発な正常細胞にも作用する．骨髄中の造血細胞は，血球やリンパ球へ分化する過程で盛んに細胞分裂しており，抗がん薬が作用することで正常な造血が行えなくなるため，骨髄抑制が起こる.

×4　強心薬は，心筋収縮力を増強する強心作用により，心機能を回復させる薬剤である．主な副作用は悪心・嘔吐やめまい，頭痛などである．(RB-医35)(RB-医35)

【正答率】98.7％　【選択率】1：0.8％　2：0.4％　3：98.7％　4：0.1％

正　解　3

類　題

▼原文で掲載しているため内容が古く，解答等が現状にそぐわない場合がございます.

96A21
骨髄抑制が出現するのはどれか.
1．麻　薬　　2．利尿薬
3．抗癌薬　　4．インスリン製剤
正　解　3

104P16

抗癌薬の副作用（有害事象）である骨髄抑制を示しているのはどれか.

1．嘔　吐
2．下　痢
3．神経障害
4．白血球減少

□□□

解法の要点

抗がん薬の副作用（有害事象）のひとつである骨髄抑制とは，抗がん薬のもつ正常細胞の分化・増殖を障害するという副作用のために，骨髄中の幹細胞の血球産生機能が障害されることである．骨髄の機能と，その障害によって起こる症状を結び付けて考える必要がある．

解　説

×1　嘔吐（おうと）は，抗がん薬やその代謝物が消化管や化学受容器引金帯にある神経伝達物質の受容体を活性化することで，延髄にある嘔吐中枢が刺激されて生じる．骨髄抑制とは関係ない．(RB-A24)(RB-A23)

×2　抗がん薬によって引き起こされる下痢には，腸の粘膜障害による遅発性の下痢と，副交感神経が亢進することで腸蠕動（ぜんどう）が活発になり生じる早発性の下痢がある．骨髄抑制とは関係ない．

×3　抗がん薬投与により神経細胞への障害が起きるため，末梢神経障害が出現する．特にビンカアルカロイド系製剤やタキサン系製剤，白金製剤は神経障害を引き起こしやすいといわれている．骨髄抑制とは関係ない．

○4　骨髄抑制とは，抗がん薬により骨髄中の幹細胞の血球産生機能が障害され，血球数が正常より低下した状態である．これにより白血球も減少する．

【正答率】98.5％

正　解　4

基本事項

●**抗がん薬の選択**：抗がん薬は増殖の活発な細胞（骨髄，消化管上皮，毛根など）に影響を及ぼすため，できる限り有害作用を軽減し，有効性を保てるよう作用機序の異なる薬剤を併用する．しかし，そのなかで耐性をもつ細胞が出現してくることもある．

●**抗がん薬の副作用**：抗がん薬の一般的な副作用としては，悪心（おしん）・嘔吐，脱毛，骨髄抑制，口内炎，食欲不振・味覚障害，倦怠感，末梢神経障害，便秘・下痢などがある．

●**抗がん薬の主な副作用とその対処法**：700予44【基本事項】(成–30)参照.

類　題

▼原文で掲載しているため内容が古く，解答等が現状にそぐわない場合がございます.

101P16
抗癌薬による骨髄機能抑制症状はどれか.
1．嘔　吐
2．脱　毛
3．下　痢
4．歯肉出血
正　解　4

QRコードをCheck！

➡類題の解説をアプリで確認しよう！

強心薬 (RB-医35)(RB-医35)(病みえ循102)

94A19

ジギタリスの作用はどれか．

1．鎮痛作用	2．強心作用
3．抗菌作用	4．造血作用

解法の要点

ジギタリスがどのような状況下で使用されるものなのか理解しておこう．

解　説

×1　ジギタリスには鎮痛作用はない．鎮痛作用をもつのはモルヒネなどの麻薬性鎮痛薬，ペンタゾシンなどの非麻薬性鎮痛薬，アスピリンなどの非ステロイド性抗炎症薬（NSAIDs）などである．

○2　ジギタリスには，心筋収縮力を増強させる強心作用がある．そのほかにカテコールアミン，ホスホジエステラーゼ（PDE）Ⅲ阻害薬にも強心作用がある．

×3　ジギタリスに抗菌作用はない．抗菌作用をもつのは抗菌薬である．

×4　ジギタリスに造血作用はない．造血を目的とした代表的な薬剤には，鉄剤，ビタミン剤，エリスロポエチンなどがある．

この問題には正答率はありません．（巻頭 p.12参照）

正　解　2

107P21

ジギタリスの副作用（有害事象）はどれか．

1．難　聴
2．悪　心
3．易感染
4．低血糖

解法の要点

ジギタリス中毒の症状には，精神・神経症状，眼症状，不整脈，消化器症状がある．低カリウム血症，高齢者，腎機能障害はジギタリス中毒の危険因子である．

解　説

×1　難聴は抗菌薬のうちアミノグリコシド系薬などでみられる副作用である．ジギタリスの副作用としての精神・神経症状には，めまい，頭痛，失見当識，錯乱がある．(RB-医28)(RB-医28)

○2　ジギタリスの副作用としての消化器症状には，悪心（おしん）・嘔吐（おうと），食欲不振がある．

×3　易感染性は，副腎皮質ステロイド薬などで主にみられる副作用である．(RB-医41)(RB-医41)

×4　低血糖は，インスリンなどで主にみられる副作用である．(RB-医42)(RB-医42)

【正答率】96.9％　【選択率】1：2.3％　2：96.9％　3：0.5％　4：0.3％

正　解　2

基本事項

●**ジギタリス**：強心作用と房室結節の伝導抑制効果があり，心不全患者や頻脈性心房細動患者に使用が検討される．有効域（効果を維持する血中濃度）と中毒域が近いうえ，血中半減期が長く蓄積しやすいため，中毒症状の出現に注意が必要である．投与中は血中濃度のモニタリングを行う．

▼ ジギタリス中毒の主な症状

①消化器症状　：食欲不振，悪心・嘔吐，下痢
②不整脈
③眼症状
④精神・神経症状　：頭痛，めまい，失見当識，錯乱

補足事項

●**ジゴキシン**：ジギタリス製剤のひとつである．

類　題

▼原文で掲載しているため内容が古く，解答等が現状にそぐわない場合がございます．

103P14
ジゴキシンの主な有害な作用はどれか．
1．振　戦
2．不整脈
3．聴覚障害
4．満月様顔貌〈ムーンフェイス〉
正　解　2

99A14
ジギタリスの副作用はどれか．
1．難　聴
2．悪　心
3．易感染
4．満月様顔貌
正　解　2

97A21
ジギタリス中毒の症状はどれか．
1．脱　毛
2．難　聴
3．不整脈
4．呼吸抑制
正　解　3

101A15

昇圧作用があるのはどれか．
1．インスリン
2．ワルファリン
3．アドレナリン
4．ニトログリセリン

解法の要点

いずれも臨床現場で使用頻度の高い薬剤であるため，各薬剤の基本的な薬理効果は理解しておく必要がある．

解　説

×1　インスリンは血糖降下作用を有し，糖尿病患者に使用する．血圧には影響しない．
(RB-医42)(RB-医42)

×2　ワルファリンは抗凝固薬である．心房細動患者の心原性脳塞栓症予防や，深部静脈血栓症の治療に使用される．血圧には影響しない．(RB-医40)(RB-医40)

○3　アドレナリンはカテコールアミンのひとつであり，エピネフリンとも呼ばれる．強心作用を有し，血圧を上昇させるため，ショックなどの治療薬として用いられる．

×4　ニトログリセリンは血管拡張作用を有し，狭心症患者に使用する．血管拡張作用があるので，むしろ血圧を低下させる．(RB-医37)(RB-医37)

【正答率】97.0％

正　解　3

補足事項

●副腎皮質ステロイド薬の副作用：105A17【基本事項】(医-38) 参照．

QRコードをCheck！

⇒類題の解説をアプリで確認しよう！

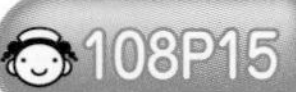

狭心症治療薬 (RB-医37) (RB-医37) (病みえ循137, 138)

108P15

狭心症発作時に舌下投与するのはどれか.
1．ヘパリン
2．ジゴキシン
3．アドレナリン
4．ニトログリセリン

解法の要点
循環器疾患で使われる薬の基本をおさえよう.

解　説
×1　ヘパリンは抗凝固薬であり，狭心症発作に対し舌下投与は行わない．緊急心臓カテーテル検査時に経静脈的に投与される．(RB-医40)(RB-医40)
×2　ジゴキシンは強心薬であり，心筋の酸素需要を増やすため心筋虚血を増悪させる．狭心症発作に対し舌下投与は行わない．(RB-医35)(RB-医35)
×3　アドレナリンは交感神経作動薬であり，心筋の酸素需要を増やすため心筋虚血を増悪させる．狭心症発作に対し舌下投与は行わない．(RB-医35)(RB-医35)
○4　ニトログリセリンは速効型の硝酸薬であり，冠動脈拡張作用を有する．内服すると肝臓で不活性化されるため，狭心症発作時に舌下投与される．

【正答率】99.1％　【選択率】1：0.1％　2：0.3％　3：0.5％　4：99.1％

正　解　4

類　題
▼原文で掲載しているため内容が古く，解答等が現状にそぐわない場合がございます.

97A19
狭心症発作時に使用するのはどれか.
1．アスピリン　2．テオフィリン　3．リン酸コデイン　4．ニトログリセリン
正　解　4

96A23
狭心症発作時の硝酸薬（ニトログリセリン）の適切な使用法はどれか.
1．内　服　2．舌　下　3．皮膚貼用　4．筋肉内注射
正　解　2

98A10

ニトログリセリンの作用はどれか.
1．昇　圧
2．造　血
3．血管拡張
4．免疫抑制

解法の要点
狭心症発作時には緊急対処としてニトログリセリンを用いる．ニトログリセリンの作用機序について理解しておこう.

解　説
×1　血管拡張作用によりむしろ血圧は低下することがある．低血圧はニトログリセリン服用時に注意するべき重要な副作用である.
×2　造血作用はない．造血を目的とした代表的な薬剤には，鉄剤，ビタミン剤，エリスロポエチンなどがある.
○3　冠動脈を直接拡張して冠血流量を増加させ，心筋血流を改善することで心筋虚血を改善する.
×4　免疫抑制作用はない．免疫抑制薬には副腎皮質ステロイド薬，代謝拮抗薬などがある.

この問題には正答率はありません．(巻頭 p.12参照)

正　解　3

100P17

ニトログリセリンの副作用はどれか．
1．多　尿
2．易感染
3．血圧の低下
4．消化管からの出血

解法の要点

ニトログリセリンの薬理作用は血管拡張である．狭心症患者の発作時に舌下錠やスプレーとして，また狭心症発作を抑制するために貼付(ちょうふ)薬として使用する．注射薬もあり不安定狭心症患者に点滴静脈内注射する．肺うっ血を改善させる目的で，急性心不全や慢性心不全の急性増悪時にも使用される．

解　説

×1　ニトログリセリンに利尿効果はない．まれに血圧低下によって腎血流が著しく低下し乏尿を起こすことがある．

×2　ニトログリセリンにより易感染(いかんせん)状態となることはない．

○3　血管拡張による血圧低下が生じやすい．頻度も高く最も注意するべき副作用である．

×4　ニトログリセリンにより消化管出血を起こすことはない．

【正答率】99.5％

正　解　3

QRコードをCheck！

➡類題の解説をアプリで確認しよう！

降圧薬

(RB-医38)(RB-医38)(病みえ循388, 389)

700予7

降圧薬の作用機序で正しいのはどれか．
1．交感神経の亢進
2．血管の拡張
3．心筋収縮力の増強
4．循環血液量の増加

解法の要点

血圧は心拍出量と末梢血管抵抗によって決定される．降圧薬はこれらの因子のいずれかに作用し，血圧を低下させる．

解　説

×1　交感神経が亢進すると，心拍出量の増加および血管収縮を引き起こすため血圧は上昇する．降圧薬の作用機序とは異なる．

○2　カルシウム拮抗薬，アンジオテンシン変換酵素（ACE）阻害薬，アンジオテンシンⅡ受容体拮抗薬（ARB）などは，動脈壁を弛緩させ血圧を低下させる．

×3　心筋収縮力の増強は心拍出量を増加させるため血圧を上昇させる．降圧薬の作用機序とは異なる．

×4　循環血液量の増加は心拍出量を増加させるため血圧を上昇させる．降圧薬の作用機序とは異なる．

この問題には正答率はありません．（巻頭 p.12参照）

正　解　2

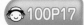

基本事項

▼ 血圧の変動要因

① **心拍出量**　：循環血液量，心拍数，心筋収縮力
② **末梢血管抵抗**：血管床の面積，動脈壁の弾性，血液の粘性
※血液の粘性が下がると，血管抵抗が低下し，血圧は下がる．

補足事項

▼ 主な降圧薬

分　類	主な薬剤	作用機序	副作用
利尿薬	ループ利尿薬 （フロセミド）	腎臓からのナトリウムおよび水の排泄を促進し，循環血液量を減少させる．	● 低カリウム血症 ● 貧血 ● ショック
	カリウム保持性利尿薬 （スピロノラクトン）		● 高カリウム血症 ● 腎機能低下 ● 女性化乳房
	サイアザイド系利尿薬 （ヒドロクロロチアジド）		● 低カリウム血症 ● 耐糖能低下 ● 高尿酸血症
交感神経抑制薬	β遮断薬	β受容体を遮断して心拍出量を低下させる．	● 低血圧 ● めまい ● 悪心（おしん）・嘔吐（おうと）
アンジオテンシン阻害薬	アンジオテンシン変換酵素（ACE）阻害薬	ACE を阻害してアンジオテンシンⅡの生成を抑制する．	● 貧血 ● 乾性咳嗽（がいそう） ● 腎機能低下 ● 高カリウム血症 ● 血管浮腫
	アンジオテンシンⅡ受容体拮抗薬（ARB）	アンジオテンシンⅡ受容体に結合し，アンジオテンシンⅡの作用を阻害する．	● 間質性肺炎 ● 腎機能低下 ● 高カリウム血症
血管拡張薬	カルシウム拮抗薬	血管平滑筋細胞内へのカルシウムイオンの流入を抑制し，血管を拡張させる．	● 肝機能低下 ● 徐脈 ● 反射性頻脈

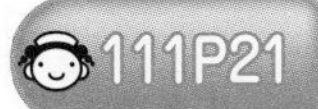

転倒・転落を起こすリスクを高める薬はどれか．
1．降圧薬　　2．抗凝固薬
3．気管支拡張薬　　4．副腎皮質ステロイド薬

解法の要点

薬効が強く出すぎることにより，どのような副作用・有害事象が生じ得るか理解しよう．

解　説

○1　降圧薬は，血管収縮の抑制や循環血液量の減少により血圧を低下させる薬剤であり，起立性低血圧によるふらつきや転倒・転落のリスクがある．(RB-医38)(RB-医38)

×2　抗凝固薬は，凝固阻害による抗血栓作用を有する薬剤であり，消化管出血や脳出血のリスクがある．(RB-医40)(RB-医40)

×3　気管支拡張薬は，酵素の阻害や，自律神経系を介した気道平滑筋の弛緩により気管支を広げる作用を有する薬剤であり，β_2刺激薬や抗コリン薬，テオフィリン製剤がある．それぞれの主なリスクとしては，β_2刺激薬では不整脈や頭痛，抗コリン薬では口渇や尿閉，テオフィリン製剤では意識障害などが挙げられる．

×4　副腎皮質ステロイド薬は，糖質コルチコイド作用として抗炎症作用や免疫抑制作用を有する薬剤であり，血糖値上昇や，易感染性，消化性潰瘍，精神症状などのリスクがある．(RB-医41)(RB-医41)

【正答率】99.4％　【選択率】1：99.4％　2：0.1％　3：0.2％　4：0.3％

正　解　1

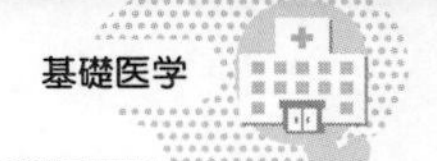

類　題

▼原文で掲載しているため内容が古く，解答等が現状にそぐわない場合がございます．

103P19
転倒・転落するリスクの高い薬はどれか．
1．去痰薬
2．降圧薬
3．抗菌薬
4．消化酵素薬
正　解　2

QRコードをCheck！
➡類題の解説をアプリで確認しよう！

利尿薬

(RB-医39) (RB-医39) (病みえ腎67～70)

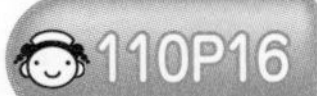
110P16

ループ利尿薬について正しいのはどれか．
1．作用発現が速い．
2．眠前の服用が望ましい．
3．抗不整脈薬として用いられる．
4．副作用〈有害事象〉に高カリウム血症がある．

解法の要点

ループ利尿薬は，腎臓の尿細管にあるNa^+-K^+-$2Cl^-$輸送体を阻害することにより，ナトリウムの排泄を促すもので，降圧薬としても用いられる．代表的な利尿薬のひとつであるため，作用機序や副作用などの特徴をおさえておきたい．

解　説

○1　ほかの利尿薬よりも作用の発現は速い．
×2　寝る前に服用すると夜間多尿となり，生活の質を下げることになるため，一般的には朝もしくは日中に内服とする
×3　不整脈を抑制する作用はない．むしろ，カリウムの低下により不整脈の誘発に注意する必要がある．
×4　ナトリウムとともに，カリウムも排泄する．

【正答率】65.2％　【選択率】1：65.2％　2：2.2％　3：19.0％　4：13.5％

正　解　1

基本事項

▼主な利尿薬

種　類		薬　剤	主な副作用
浸透圧利尿薬		D-マンニトール	急性腎不全
ループ利尿薬		フロセミド	低カリウム血症，貧血，ショック
サイアザイド系利尿薬		ヒドロクロロチアジド	低カリウム血症，耐糖能低下，高尿酸血症
カリウム保持性利尿薬	抗アルドステロン薬	スピロノラクトン	高カリウム血症，腎機能低下，女性化乳房
	ナトリウムイオンチャネル遮断薬	トリアムテレン	高カリウム血症

●**低カリウム血症に注意が必要な利尿薬**：ループ利尿薬とサイアザイド系利尿薬は，ナトリウムの再吸収抑制とともにカリウムを排出してしまうため，低カリウム血症に注意が必要である．

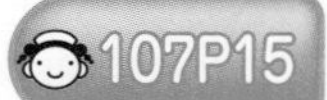

抗血栓薬 (RB-医40)(RB-医40)(病みえ循140)

107P15

出血傾向を考慮し手術前に投与の中止を検討するのはどれか.
1. アドレナリン
2. テオフィリン
3. ワルファリン
4. バンコマイシン

解法の要点
いずれも基本的な薬剤であるため，それぞれの効果と主な副作用を覚えておこう.

解説
×1 アドレナリンには血圧上昇作用や心拍数増加作用があり，血圧低下や心肺蘇生に用いられる．過量投与で血圧の過剰な上昇，動悸などの副作用が生じる．(RB-医35)(RB-医35)
×2 テオフィリンには気管支拡張作用と抗炎症作用があり，喘息に用いられる．過量投与で悪心(おしん)・嘔吐(おうと)，動悸などの副作用が生じる.
○3 ワルファリンには抗血栓作用があり，血栓を生じる疾患に対して用いられる．主な副作用として出血傾向がある.
×4 バンコマイシンは抗菌薬である．主な副作用として腎障害がある.

【正答率】99.3％ 【選択率】1：0.3％ 2：0.2％ 3：99.3％ 4：0.2％

正解 3

基本事項

▼ 抗血栓薬

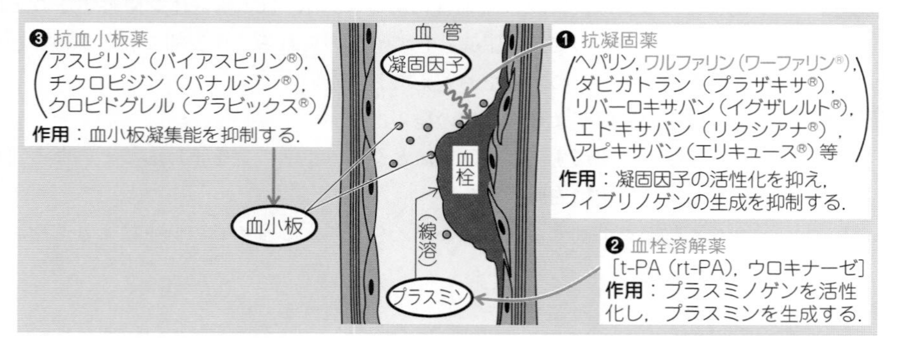

❸ 抗血小板薬
アスピリン（バイアスピリン®），チクロピジン（パナルジン®），クロピドグレル（プラビックス®）
作用：血小板凝集能を抑制する.
血管
凝固因子
血栓
血小板
線溶
プラスミン
❶ 抗凝固薬
ヘパリン，ワルファリン（ワーファリン®），ダビガトラン（プラザキサ®），リバーロキサバン（イグザレルト®），エドキサバン（リクシアナ®），アピキサバン（エリキュース®）等
作用：凝固因子の活性化を抑え，フィブリノゲンの生成を抑制する.
❷ 血栓溶解薬
［t-PA (rt-PA)，ウロキナーゼ］
作用：プラスミノゲンを活性化し，プラスミンを生成する.

類題

▼原文で掲載しているため内容が古く，解答等が現状にそぐわない場合がございます.

97A22
出血傾向のある患者に禁忌なのはどれか.
1. ペニシリン
2. インスリン
3. ワルファリン
4. プレドニゾロン
正解 3

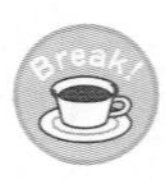

<抗凝固薬と止血>
患者さんの採血後，テープ固定を30分後に解除したのですが，数時間後，刺入部から出血がありました．実はワルファリンを内服中の患者さんであり，止血時間が足りなかったようです．採血の際には事前に抗血栓薬使用の有無を確認しましょう.

★mediLinkアプリのQRコードリーダーで各ページ下部のQRコードを読み込むと，無料で解説動画を見られます．なお，動画を見るにはmediLink会員登録と，書籍付属のシリアルナンバーを登録する必要があります．詳しくは本書冒頭の袋とじをチェック！

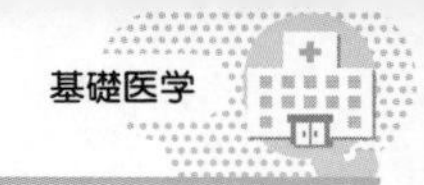

102A23

ワルファリンと拮抗作用があるのはどれか.
1. ビタミンA
2. ビタミンC
3. ビタミンD
4. ビタミンE
5. ビタミンK

解法の要点

ワルファリンは抗凝固薬であり，心房細動患者の心原性脳塞栓症予防に多く用いられる．本問は，ワルファリンの作用機序を知っていれば解ける．

解　説

×1
×2
×3
×4
} ワルファリンとの相互作用はない． (RB-D58)(RB-D58)

○5　血液凝固因子のなかでも第Ⅱ，第Ⅶ，第Ⅸ，第Ⅹ因子の4つは，肝臓での合成の際，ビタミンKを必要とする．ワルファリンはビタミンK拮抗作用によって抗凝固作用を示す．したがって，ビタミンKを多く含む納豆やクロレラはワルファリンの効果を減弱させる．

【正答率】98.5％

正　解　5

基本事項

▼ ワルファリンの使用に関する禁止事項

① ビタミンKの摂取
ビタミンKが多く含まれる食品（納豆，ほうれん草，青汁 等）は凝固系を亢進させ，薬効を抑制する（拮抗作用）.
② 妊婦への使用
催奇形性があり，出血により胎児死亡を起こすことがある.
③ 手術や出血を伴う検査
手術や検査後に大出血等の重篤な合併症を起こすことがある.

103A15

抗血小板作用と抗炎症作用があるのはどれか.
1. ヘパリン
2. アルブミン
3. アスピリン
4. ワルファリン

解法の要点

解　説

抗血小板薬と抗凝固薬について確認しておこう.

×1　ヘパリンは抗凝固薬のひとつである．アンチトロンビンを活性化させることで凝固系を抑制するが，抗血小板作用と抗炎症作用はない.

×2　アルブミンは成分輸血で使用される製剤のひとつである．抗血小板作用や抗炎症作用はない.

○3　アスピリンは消炎・解熱・鎮痛作用をもつ非ステロイド性抗炎症薬（NSAIDs）のひとつである．また，少量投与の場合は抗血小板作用も発揮する.

×4　ワルファリンは抗凝固薬のひとつであり，ビタミンKが関与する血液凝固因子の生成を阻害する．抗血小板作用，抗炎症作用のいずれもない.

【正答率】96.5％

正　解　3

基本事項

●**動脈血栓症**：動脈血栓症では血小板主体の血栓がみられる．そのため，虚血性心疾患や脳血管障害など動脈系の血栓性疾患の予防には抗血小板薬を用いる．

●**静脈血栓症**：静脈血栓症では血流のうっ滞や血液凝固の亢進により血栓ができやすい．そのため，静脈系の血栓性疾患の予防には抗凝固薬を用いる．

QRコードをCheck！

➡類題の解説をアプリで確認しよう！

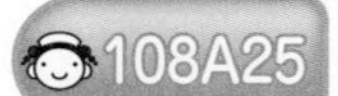

副腎皮質ステロイド薬 (RB-医41)(RB-医41)(病みえ免65, 皮63)

108A25

副腎皮質ステロイドの作用はどれか．

1．体重の減少　　2．血糖の低下

3．血圧の低下　　4．免疫の促進

5．炎症の抑制

解法の要点

副腎皮質ステロイド薬は，多様な生理活性を有する半面，副作用も多彩である．

解　説

×1　中心性肥満とともに体重は増加する．

×2　糖新生の亢進やインスリン抵抗性の亢進により血糖値は上昇し，ときにステロイド糖尿病を起こす．

×3　血圧は上昇する．

×4　強力な免疫抑制作用を有するため，ときに易感染(いかんせん)状態となる．

○5　免疫抑制作用により炎症を抑制する．この効果を期待して自己免疫疾患やアレルギー疾患の治療に用いられる．

【正答率】97.5％　【選択率】1：0.4％　2：0.3％　3：0.4％　4：1.4％　5：97.5％

正　解　5

類　題

▼原文で掲載しているため内容が古く，解答等が現状にそぐわない場合がございます．

100A24

副腎皮質ステロイドの作用はどれか．

1．炎症の抑制

2．食欲の抑制

3．免疫の促進

4．血糖の低下

5．血圧の低下

正　解　1

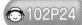

長期間の使用によって満月様顔貌〈ムーンフェイス〉になるのはどれか.

1．ヘパリン
2．インスリン
3．テオフィリン
4．プレドニゾロン
5．インドメタシン

□□□

解法の要点

満月様顔貌がみられる薬剤について問う問題．ステロイド（糖質コルチコイド）により満月様顔貌がみられることを知っていれば容易に正答に至る．

解　説

×1　ヘパリンは抗血栓薬であり，副作用に出血などがあるが，満月様顔貌にはならない．(RB-医40)(RB-医40)

×2　インスリンは糖尿病治療薬であり，副作用に低血糖などがあるが，満月様顔貌はみられない．(RB-医42)(RB-医42)

×3　テオフィリンは気管支拡張薬であり，副作用に悪心(おしん)・嘔吐(おうと)，頭痛，動悸などがあるが，満月様顔貌はみられない．

○4　プレドニゾロンは副腎皮質ステロイド薬であり，ステロイド高値により，満月様顔貌や中心性肥満，痤瘡(ざそう)などがみられる．

×5　インドメタシンは非ステロイド性抗炎症薬（NSAIDs）であり，副作用に消化性潰瘍や腎障害などがあるが，満月様顔貌はみられない．(RB-医49)(RB-医49)

【正答率】97.0％

正　解　4

基本事項

●**副腎皮質ステロイドの中断**：副作用が出現しても副腎皮質ステロイド薬の服薬を急に中止してはならない．ステロイド離脱症候群・副腎クリーゼが起こる可能性があるためである．まずは原疾患のコントロールを行い，副作用に対しては対症療法（例：血糖値上昇には血糖降下療法，感染症には抗菌薬の投与）を行う．副作用は副腎皮質ステロイド薬の減量に伴い改善することが多いが，それまでは注意深く観察する必要がある．

105A17

ステロイド薬の副作用（有害事象）はどれか.

1．便　秘
2．口内炎 stomatitis
3．低血圧
4．骨粗鬆症 osteoporosis

解法の要点

副腎皮質ステロイド薬は，主に抗炎症作用や免疫抑制作用を目的として用いられる．副作用（有害事象）は多岐にわたるうえ，よく問われるためしっかり覚えて，ほかの薬物の副作用と混同しないように気をつけよう．

解　説

×1　便秘は，モルヒネなどの麻薬性鎮痛薬などの代表的な副作用である．(RB-医48)

×2　副腎皮質ステロイド薬は免疫反応を抑制する作用が強いため，炎症反応である口内炎にはなりにくい．口内炎を引き起こす薬物としては，主に抗がん薬などが挙げられる．

×3　副腎皮質ステロイド薬では，低血圧ではなく高血圧が副作用としてみられる．低血圧を起こしやすい薬には，抗うつ薬，利尿薬などさまざまなものがある．

○4　骨粗鬆症は副腎皮質ステロイド薬の代表的な副作用である．

【正答率】92.7％　【選択率】1：2.1％　2：4.6％　3：0.5％　4：92.7％

正　解　4

基本事項

▼ 副腎皮質ステロイド薬の副作用

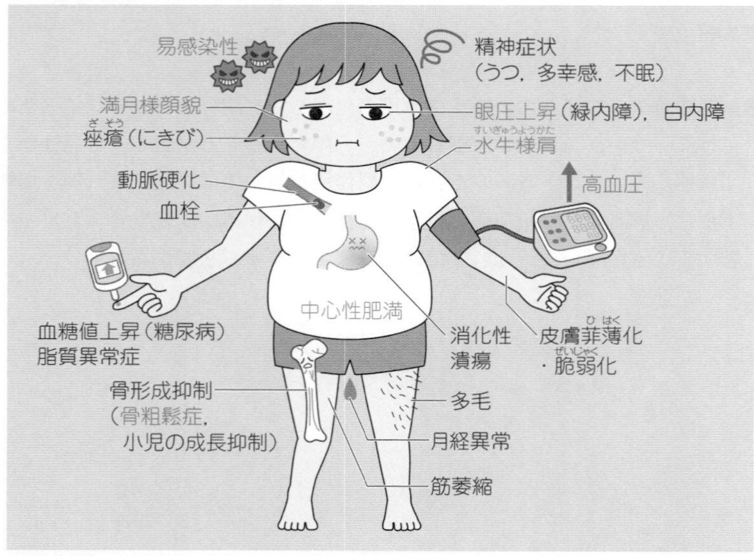

※満月様顔貌，中心性肥満，多毛などにより外見の変化が生じるが，投与量の減少とともに症状は軽減する．

類　題

▼原文で掲載しているため内容が古く，解答等が現状にそぐわない場合がございます．

95A19
副腎皮質ステロイド薬の長期投与による有害作用はどれか．
1．骨粗鬆症
2．血圧低下
3．聴力障害
4．低血糖
正　解　1

QRコードをCheck！

➡類題の解説をアプリで確認しよう！

糖尿病治療薬 (RB-医42) (RB-医42) (病みえ代46～67, 小325)

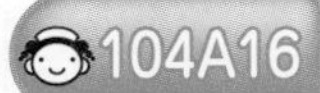

104A16

副作用（有害事象）として低血糖症状を起こす可能性があるのはどれか.

1．ジゴキシン　　2．インスリン
3．フェニトイン　　4．ワルファリン

解法の要点

薬の副作用には，治療目的の薬効が強く出すぎる場合と，薬が治療目的とは別の薬効をもっている場合がある．この問題では，血糖値の制御にかかわる薬はどれかを考える．

解　説

×1　ジギタリス製剤であるジゴキシンは，心筋の収縮力増強作用をもつ強心薬であり，血糖値を下げる働きはない．心房細動を合併する慢性心不全の治療に用いられる．また，治療濃度である低濃度では副交感神経活性化作用をもつため，頻脈の治療にも用いられる．

(RB-医35)(RB-医35)

○2　インスリンは筋，肝臓，脂肪細胞への糖の取り込みを促進することで血糖を低下させるホルモンである．作用が強すぎた場合には低血糖の副作用を起こす可能性がある．

×3　フェニトインはヒダントイン誘導体の抗てんかん薬である．運動失調や歯肉過形成，多毛，嗜眠傾向などの副作用は示すが，低血糖にはならない．

×4　ワルファリンはビタミンKの代謝を阻害して，ビタミンK依存性凝固因子の産生を抑制することで，血液を固まりにくくする抗凝固薬である．血糖値を下げる働きはない．

(RB-医40)(RB-医40)

【正答率】98.5％

正　解　2

精神疾患治療薬 (RB-医43) (RB-医43)

106A16

目的とする効果が安定して発現するまでに最も時間がかかる薬はどれか.

1．睡眠薬
2．鎮痛薬
3．抗うつ薬
4．抗血栓薬

解法の要点

それぞれの治療薬がどの程度の時間で薬効を示すかを，服薬の目的と併せて考えてみよう．

解　説

×1　睡眠薬は入眠のために使用するため，なるべく早く効果が出なければ意味がない．服用後，数十分程度で入眠効果が発現する．

×2　鎮痛薬は疼痛を抑制するために用いるが，たとえばオピオイドのレスキュー投与などでは，なるべく早く効果が出なければ意味がない．服用後，おおむね数十分～数時間以内に鎮痛効果が出る．

○3　抗うつ薬は，うつ病に対する治療薬であり効果が現れるまでに約2～4週はかかり，可能な限り8週間程度経過をみることが望ましいとされる．精神療法や社会療法と並行しながら継続して服薬していく薬物である．

×4　抗血栓薬は，血栓ができる緊急疾患（脳梗塞や肺塞栓）で用いるため，抗血小板薬，抗凝固薬などの種類により違いはあるが，数十分～数時間以内には効果が出る．

【正答率】96.6％　【選択率】1：1.3％　2：0.5％　3：96.6％　4：1.6％

正　解　3

オピオイド（麻薬性鎮痛薬）

(RB-医48)（RB-医48）（がんみえ206, 207）

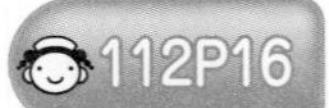

モルヒネの副作用（有害事象）はどれか．

1．出　血　　2．難　聴
3．便　秘　　4．骨髄抑制

解法の要点

モルヒネは，世界的にがんの痛みの基本薬とされ，長年使用されてきた薬剤である．効果の予測が容易であり，副作用対策もある程度確立されている．オピオイド鎮痛薬であるモルヒネは，主に中枢神経系（脊髄や脳など）に存在するオピオイド受容体と結合することで，痛みの伝達をブロックし鎮痛効果を発揮するが，呼吸抑制などの副作用も多いため，その特性についてしっかりおさえておく必要のある薬剤である．(RB-医48)(RB-医48)

解　説

×1　がんの軽度の痛みに対する鎮痛薬として使用する薬剤に，非ステロイド性抗炎症薬（NSAIDs）がある．NSAIDsの副作用として消化管潰瘍や，血小板機能障害による出血傾向が表れることがある．

×2　薬剤によっては内耳が傷害を受け，難聴が生じることがある．代表的なものとしてアミノグリコシド系抗菌薬，抗がん薬のシスプラチン，解熱消炎鎮痛薬のアスピリン，ループ利尿薬のフロセミドなどがある．

○3　便秘は，オピオイドの作用である消化酵素分泌抑制，消化管運動抑制，肛門括約筋緊張により便が消化管を通過する時間が延長（便が滞留）し，大腸での水分吸収が進行し便塊が硬くなることで起こる．

×4　骨髄抑制とは，がんの薬物療法や放射線療法による副作用で検査所見から発見できるものである．骨髄中の幹細胞の血球産生機能が障害され，血球数が正常より低下した状態を指す．

【正答率】96.6％　【選択率】1：0.2％　2：1.2％　3：96.6％　4：2.0％

正　解　3

基本事項

●**オピオイドの副作用**：代表的な副作用として，便秘，眠気，悪心（おしん）・嘔吐（おうと），呼吸抑制，排尿障害，せん妄，幻覚などがある．

▼ 主な強オピオイド

		モルヒネ	オキシコドン	フェンタニル
経口薬	徐放性製剤	モルヒネ徐放錠・徐放性カプセル・顆粒	オキシコドン徐放錠・徐放性カプセル	－
	速放性製剤	モルヒネ錠・末・内服液	オキシコドン散・内服液	フェンタニル口腔粘膜吸収剤（バッカル錠，舌下錠）
坐　薬		モルヒネ坐剤	－	－
注射薬		モルヒネ注射液	オキシコドン注射液	フェンタニル注射液
貼付（ちょうふ）薬		－	－	フェンタニル貼付剤（テープ剤，パッチ剤）

類　題

▼原文で掲載しているため内容が古く，解答等が現状にそぐわない場合がございます．

107P20
モルヒネの副作用（有害事象）はどれか．
1．出　血
2．便　秘
3．高血圧
4．粘膜障害
正　解　2

104P17
貼付剤として用いられる薬剤はどれか．
1．フェンタニル
2．リン酸コデイン
3．モルヒネ塩酸塩
4．オキシコドン塩酸塩
正　解　1

103追P15
モルヒネによる急性中毒の症状・徴候はどれか．
1．散　瞳
2．胸　痛
3．低血糖
4．呼吸抑制
正　解　4

101A16
麻薬性鎮痛薬の副作用はどれか．
1．心悸亢進
2．食欲の亢進
3．腸蠕動の抑制
4．骨髄機能の抑制
正　解　3

93A20
モルヒネの副作用はどれか．
1．骨髄抑制
2．呼吸抑制
3．聴力低下
4．満月様顔貌
正　解　2

QRコードをCheck！ 

➡類題の解説をアプリで確認しよう！

非ステロイド性抗炎症薬（NSAIDs）

(RB-医49)(RB-医49)(病みえ免66)(がんみえ206)

107P16

インドメタシン内服薬の禁忌はどれか.

1．痛　風 gout
2．膀胱炎 cystitis
3．消化性潰瘍 peptic ulcer
4．関節リウマチ rheumatoid arthritis

解法の要点

インドメタシンは非ステロイド性抗炎症薬（NSAIDs（エヌセイズ））に分類される．NSAIDsは，炎症物質であるプロスタグランジン類（PGs）の産生を抑制することで鎮痛・解熱・抗炎症作用といった効果を発揮するもので，さまざまな炎症性疾患の治療に用いられる．

解　説

×1　痛風の関節炎は，インドメタシン内服薬により治療する．(RB-D52)(RB-D52)

×2　膀胱炎は水分摂取による利尿と抗菌薬により治療するが，消炎・鎮痛目的でインドメタシン内服薬の適応がある．(RB-E55)(RB-E54)

○3　プロスタグランジン合成阻害作用や胃粘膜細胞への直接刺激作用により，胃粘膜を保護する機能が低下するため，消化性潰瘍が悪化するおそれがある．消化性潰瘍の患者にインドメタシン内服薬は禁忌であるDon't．(RB-A40)(RB-A39)

×4　関節リウマチでは，鎮痛目的でインドメタシン内服薬を使用する．(RB-F16)(RB-F16)

【正答率】79.3％　【選択率】1：8.0％　2：6.2％　3：79.3％　4：6.5％

正　解　3

基本事項

●**非ステロイド性抗炎症薬（NSAIDs）**：ステロイドの構造をもたない，鎮痛・解熱・抗炎症作用をもつ薬剤の総称．代表的なものにアスピリン，ジクロフェナク，インドメタシンなどがある．

▼ 非ステロイド性抗炎症薬（NSAIDs）の作用機序

NSAIDsはシクロオキシゲナーゼ（COX）を阻害し，プロスタグランジン類（PGs）等の産生を抑制することにより作用を発揮する．一般的なNSAIDsは，COX-1とCOX-2の両方を阻害することで作用を発揮するが，同時に胃粘膜保護や腎血流調節等にも影響を及ぼすため，消化性潰瘍等の副作用が出現する．

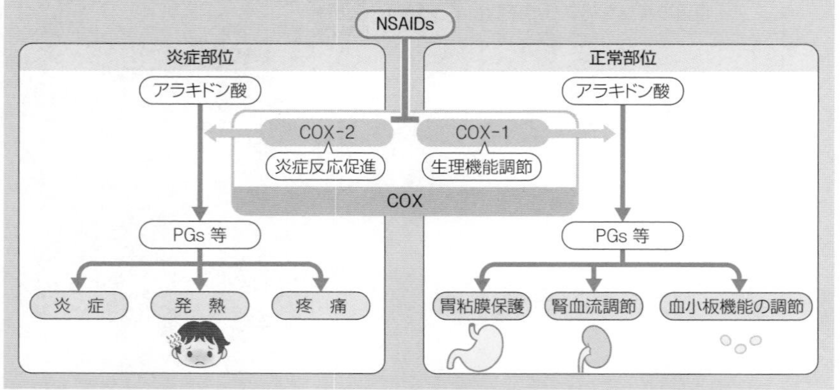

医療情報科学研究所 編：病気がみえるvol.6 免疫・膠原病・感染症．第2版，メディックメディア，2018，p.66より改変

補足事項

●**胃・十二指腸潰瘍**：胃・十二指腸潰瘍の原因は，ヘリコバクター・ピロリ感染とNSAIDsの服用が多くを占め，ストレスなども発症の要因となる．治療では，穿孔・出血などの合併症がある場合，まずそれらに対する治療を行う．NSAIDsを服用している場合は原則服用を中止し，ヘリコバクター・ピロリが陽性の場合には除菌療法を行う．陰性例ではプロトンポンプ阻害薬（PPI），H_2受容体拮抗薬（H_2RA）などの薬物療法を行う．

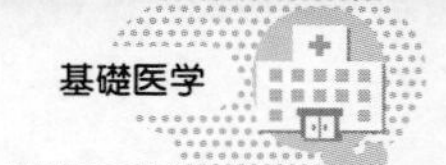

700予9

アスピリンについて正しいのはどれか.

1. ワルファリンカリウムに拮抗的に作用する.
2. 血液凝固因子の生成を阻害する.
3. 連用すると胃腸障害が起こることがある.
4. 小児のインフルエンザの解熱目的で使用される.

influenza

□□□

解法の要点

アスピリンは非ステロイド性抗炎症薬(NSAIDs)として開発されたが,近年,抗血小板薬として注目されている.

解説

×1 アスピリンはワルファリンの作用を助長する.ワルファリンと拮抗的に作用するのはビタミンKである.

×2 アスピリンは抗血小板薬である.抗血小板薬は抗血栓薬のひとつであり,ほかには抗凝固薬,血栓溶解薬がある.凝固因子の生成を阻害するのは抗凝固薬であり,ワルファリンやヘパリンなどがある. (RB-医40)(RB-医40)

○3 文章どおり.アスピリンの副作用として,胃腸障害,腎障害,肝障害,出血傾向などがある. (RB-医49)(RB-医49)

×4 インフルエンザや水痘の小児では,ライ症候群誘発の危険があるため,アスピリンの使用は禁忌であるDon't. (RB-I37)(RB-I37)

この問題には正答率はありません.(巻頭 p.12参照)

正 解 3

基本事項

●**アスピリン喘息**:NSAIDsの副作用のひとつである.アスピリンなどの酸性NSAIDsの投与によって誘発される,強度の喘息発作である.

NSAIDsは古代から利用されていた!?
作用機序から副作用まで解説!

MEMO

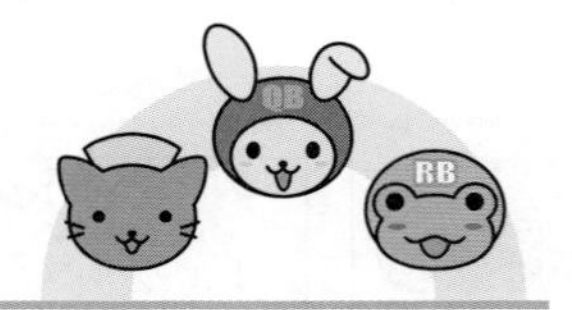

基礎看護学

基

(RB-成88)…『レビューブック2025』の参照ページ
(RB-成88)…『レビューブック2023-24』の参照ページ

看護の基本となる概念

» 看護の本質

看護の目的と機能 (RB-基2) (RB-基2) (看みえ④9, 10)

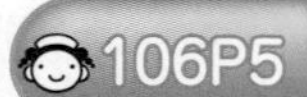

106P5

国際看護師協会〈ICN〉による看護師の倫理綱領における看護師の基本的責任はどれか.

1. 疾病の回復
2. 医師の補助
3. 苦痛の緩和
4. 薬剤の投与

□□□

解法の要点

国際看護師協会(ICN)による「看護師の倫理綱領」の前文に述べられている看護師の基本的責任は必ず覚えておこう.

解　説

×1 ×2 ○3 ×4 「看護師の倫理綱領」の前文に「看護師には4つの基本的責任がある. すなわち, 健康を増進し, 疾病を予防し, 健康を回復し, 苦痛を緩和することである. 看護のニーズはあらゆる人々に普遍的である.」と述べられている.

【正答率】68.4% 【選択率】1:11.5% 2:18.8% 3:68.4% 4:1.2%

正　解　3

看護理論 (RB-基4) (RB-基4) (看みえ④2, 25~35)

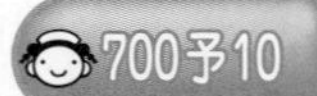

700予10

14の基本的ニーズについて述べられている「看護の基本となるもの」を著した人物はどれか.

1. ナイチンゲール,F.
2. ヘンダーソン,V. Henderson,V.
3. ペプロウ,H.E. Peplau,H.E.
4. オレム,D.E. Orem,D.E.

□□□

解法の要点

主な看護理論と理論家について学習しておこう.

解　説

×1　ナイチンゲール,F.は, 主な著書に「看護覚え書」があり, 看護とは,「患者の生命力の消耗を最小にするよう整える」ために療養・生活環境を整え, 患者の自然治癒力を引き出す役割が重要とした. また, 近代看護の祖と呼ばれ, 看護を科学的にとらえ, 統計学を用いて看護介入の成果を分析し, 実践に活かした.

○2　ヘンダーソン,V.は, 主な著書に「看護の基本となるもの」があり, 呼吸, 飲食, 排泄, 姿勢の保持・体位変換, 休息・睡眠をはじめとする14の基本的ニーズを挙げ, 看護がなすべきことは, これらの基本的ニーズについて支援を必要とする人を援助することだというニーズ論を展開した.

×3　ペプロウ,H.E.は, 主な著書に「人間関係の看護論」があり, 看護を患者と看護師の段階的・継続的な人間関係のプロセスであるとし, 人間関係の看護論を展開した. 患者−看護師関係の発達には, 方向づけ, 同一化, 開拓利用, 問題解決のプロセスがあるとした.

×4　オレム,D.E.は, 主な著書に「オレム看護論」があり, 人は元来セルフケアを遂行する能力をもち合わせているが, それができなくなったときに看護を必要とすると考えた.

この問題には正答率はありません. (巻頭 p.12参照)

正　解　2

» 看護の対象の理解

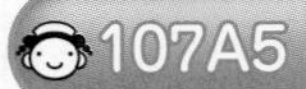

QOL (RB-基5) (RB-基5)

107A5

QOLを評価する項目で最も重要なのはどれか.

1. 高度医療の受療
2. 本人の満足感
3. 乳児死亡率
4. 生存期間

□□□

解法の要点

QOL（quality of life）とは，個人を主体としたその人自身の生命と生活の質のことであり，患者（対象者）中心の医療の根幹をなす概念である.

解　説

×1　高度医療の受療は，QOLのひとつの要素とはいえるが，最も重要な評価項目とはいえない.

○2　QOLは，自身の価値観に沿って，自己実現がどの程度達成されるかによって判断される．本人の満足感が最も重要となる.

×3　乳児死亡率とは，生後1年未満の乳児の死亡率である．QOLを評価する項目とはいえない．(RB-社21)(RB-社21)

×4　生存期間とは，ある個体が誕生してから死に至るまでの期間のことである．QOLのひとつの要素とはいえるが，最も重要な評価項目とはいえない.

【正答率】99.4％　【選択率】1：0.3％　2：99.4％　3：0.2％　4：0.1％

正　解　2

基本事項

●QOL（quality of life：クオリティ・オブ・ライフ）：生命の質，または生活の質と訳され，その人自身がもつ生活における充実感，満足感を示す．患者中心の医療の根幹をなす概念であり，特に終末期においては，残された時間のQOLを高め，その人らしい人生を全(まっと)うできるような援助が必要となる.

類　題

▼原文で掲載しているため内容が古く，解答等が現状にそぐわない場合がございます.

103追P6
QOLを評価する上で最も重要なのはどれか.
1. 本人の満足感
2. 在院日数の短縮
3. 生存期間の延長
4. 高度医療の受療

正　解　1

98A4
QOL（クオリティ・オブ・ライフ）を評価する上で最も重要なのはどれか.
1. 家族の意向
2. 本人の満足感
3. 生存期間の延長
4. 在院日数の短縮

正　解　2

94A6
患者のQOLを評価する上で最も重要なのはどれか.
1. 本人の満足感
2. 家族の意向の実現
3. 生存期間の延長
4. 在院日数の短縮

正　解　1

QRコードをCheck！

➡類題の解説をアプリで確認しよう！

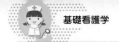

マズローの欲求段階説 (RB-基6) (RB-基6) (看みえ④129)

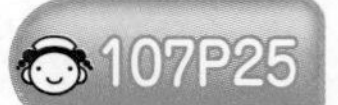

107P25

マズロー,A.H.の基本的欲求階層論で最高次の欲求はどれか.
Maslow, A. H.

1. 安全の欲求
2. 承認の欲求
3. 生理的欲求
4. 自己実現の欲求
5. 所属と愛の欲求

解法の要点

マズロー,A.H.の基本的欲求階層論は,5段階で構成されている.マズロー,A.H.は,人間が行動を引き起こすには一定の準備があり,より高位のニーズが充足されると満足するとした.

解　説

×1　第2段階の欲求で,苦痛や不安から解放されたいというのが「安全の欲求」である.

×2　第4段階の欲求で,他者から価値のある存在であると認められたい,尊敬されたいというのが「承認の欲求」である.

×3　第1段階の最低次の欲求で,人間が生きるうえで必要な基本的な食欲や睡眠欲などが「生理的欲求」である.

○4　第5段階の最高次の欲求で,自己の能力や可能性を発揮したいというのが「自己実現の欲求」である.

×5　第3段階の欲求で,友人や家族などの周囲の人々とかかわりたいというのが「所属と愛の欲求」である.

【正答率】97.0％　【選択率】1：0.3％　2：0.7％　3：1.7％　4：97.0％　5：0.3％

正　解　4

基本事項

▼ マズローの欲求段階説

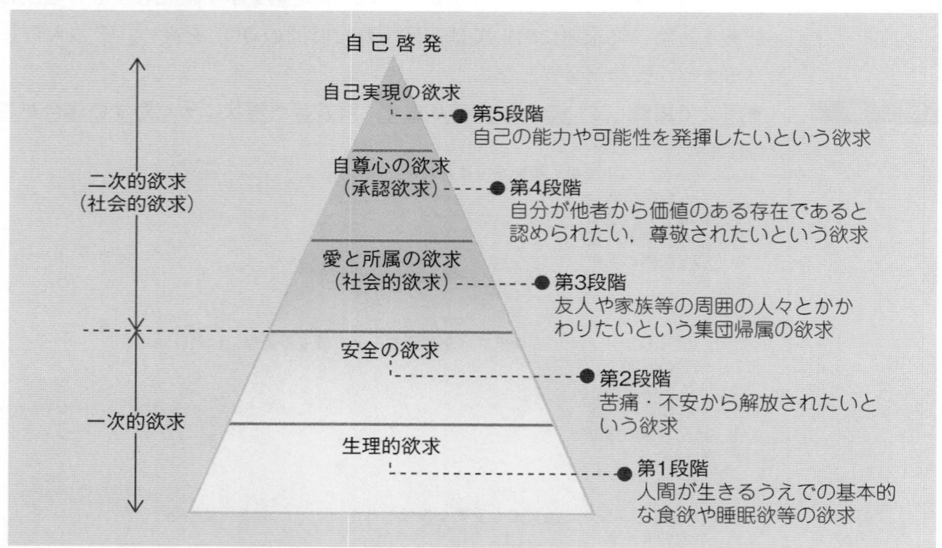

●**欲求の優先順位**：低位の欲求ほど生存に必要な欲求であり，高位になるほど心を満たしたいという精神的な欲求となっている．通常の場合，低位の欲求ほど優先順位が高くなるとされているが，看護援助の場合では患者の個別性に合わせて優先順位が変わることもある．たとえば下肢切断をしなければ死に至る可能性のある患者が，最期まで自分の足で歩きたいという意思をもって下肢温存を選択した場合は，安全の欲求より自己実現の欲求を優先した看護が必要となる．

類題

▼原文で掲載しているため内容が古く，解答等が現状にそぐわない場合がございます．

108P6
マズロー ,A.H. の基本的欲求の階層で，食事・排泄・睡眠の欲求はどれか．
1．安全の欲求
2．自己実現の欲求
3．承認の欲求
4．生理的欲求
正　解　4

102P5
マズロー ,A.H. の基本的欲求階層論で最も低次の欲求はどれか．
1．自己実現の欲求
2．所属と愛の欲求
3．生理的欲求
4．安全の欲求
正　解　3

100P6
マズロー ,A.H. の基本的欲求階層論で最も高次の欲求はどれか．
1．安全の欲求
2．生理的欲求
3．所属愛の欲求
4．自己実現の欲求
正　解　4

97A6
マズローの基本的欲求階層で最上位の欲求はどれか．
1．安　全
2．自　尊
3．所　属
4．自己実現
正　解　4

93A6

最優先で対応する患者の欲求はどれか．
1．帰属への欲求
2．自己実現の欲求
3．生理的な欲求
4．承認の欲求

解法の要点

マズローの欲求段階説のピラミッドをイメージすれば，解答に至れるであろう．

解　説

×1　帰属への欲求とは，友人や家族などの周囲の人々とかかわりたいという「愛と所属の欲求」である．マズローの欲求段階では，第3段階である．

×2　「自己実現の欲求」とは，自分の能力や可能性を発揮したいという欲求のことである．マズローの欲求段階では，最高次の第5段階である．

○3　「生理的な欲求」は，人間が生きるうえで基本的な，食欲や睡眠欲などの欲求である．人間の欲求のうち，生命の存続に密接に関連があり，最も優先して満たされるべき欲求である．

×4　「承認の欲求」は，自分が他者から価値のある存在であると認められたい，尊敬されたいということを求めるものである．マズローの欲求段階では，第4段階である．

この問題には正答率はありません．（巻頭 p.12 参照）

正　解　3

★mediLinkアプリのQRコードリーダーで各ページ下部のQRコードを読み込むと，無料で解説動画を見られます．なお，動画を見るにはmediLink会員登録と，書籍付属のシリアルナンバーを登録する必要があります．詳しくは本書冒頭の袋とじをチェック！

96A6

安全の欲求を充足するための行動はどれか.

1．名誉の獲得　　2．危険の回避
3．社会への貢献　　4．生きがいの追求

解法の要点

安全を維持するために，何をすべきかを考えれば解答に至れるであろう.

解　説

×1　名誉とは，優れている，価値があると他者から認められて得た尊厳であり，それを獲得する行動は，自分が集団から価値ある存在と認められ，尊敬されることを求める欲求である「自尊心の欲求」(欲求段階の第4段階）を充足するための行動である.

○2　「安全の欲求」(欲求段階の第2段階）は，生理的欲求と併せ人間が生きるための基本的な欲求である．危険から逃れ，生活するうえでの安全・安定への欲求であり，これは，危険を回避するという行動によって充足される.

×3　社会への貢献は,「愛と所属の欲求」(欲求段階の第3段階）を充足するための行動である.

×4　生きがいとは，生きていることの喜びや幸福感であり，それを追求することは,「自己実現の欲求」(欲求段階の第5段階）を充足するための行動である.

この問題には正答率はありません.（巻頭 p.12参照)

正　解　2

109P17

マズロー, A. H.の基本的欲求の階層構造で承認の欲求はどれか.

1．尊重されたい.　　2．休息をとりたい.
3．他人と関わりたい.　　4．自分の能力を発揮したい.

解法の要点

マズロー,A.H.の基本的欲求の階層構造は，5段階で構成されている．欲求の種類と概要についてしっかり理解しておこう.

解　説

○1　第4段階の欲求で，他者から価値のある存在であると認められたい，尊敬されたいという「承認欲求」である.

×2　第1段階の欲求で，人間が生きるうえで必要な，基本的な食欲，睡眠や排泄などの「生理的欲求」である.

×3　第3段階の欲求で，友人や家族などの周囲の人々とかかわりたいという「愛と所属の欲求」である.

×4　第5段階の最高次の欲求で，自己の能力や可能性を発揮したいという「自己実現の欲求」である.

【正答率】91.2％　【選択率】1：91.2％　2：0.7％　3：4.1％　4：4.0％

正　解　1

類　題

▼原文で掲載しているため内容が古く，解答等が現状にそぐわない場合がございます.

111A6
マズロー,A.H.の基本的欲求の階層で社会的欲求はどれか.
1．安全の欲求　　2．帰属の欲求　　3．承認の欲求　　4．睡眠の欲求
正　解　2, 3
※本設問は「複数の正解があるため」という理由から複数の選択肢が正解として採点されている.

104P5
社会的欲求はどれか.
1．安全の欲求　　2．帰属の欲求　　3．睡眠の欲求　　4．排泄の欲求
正　解　2

101A6
社会的欲求はどれか.
1．帰属の欲求　　2．安全の欲求　　3．睡眠の欲求　　4．食の欲求
正　解　1

103追A24

自己実現の欲求はどれか.
1．自分の能力を生かしたい.
2．集団に所属したい.
3．痛みを避けたい.
4．尊重されたい.
5．休みたい.

解法の要点

マズローの欲求段階説についての設問である．最も高位である第5段階の欲求が自己実現である．5つの段階，それぞれがどのような欲求であるか確認しておこう.

解　説

○1　自己の能力や可能性を発揮したいという欲求は，第5段階の「自己実現の欲求」である.
×2　集団帰属の欲求は，第3段階である「愛と所属の欲求」である.
×3　痛みを避けたいなど，苦痛・不安から解放されたいという欲求は，第2段階の「安全の欲求」にあたる.
×4　ひとりの個人として尊重されたい，他者から価値ある存在として認められたいという欲求は，第4段階の「自尊心の欲求」にあたる.
×5　人間が生きるうえでの基本的な食欲や睡眠欲などと同様の欲求と考えられ，第1段階の「生理的欲求」のひとつである．生理的欲求は，最優先して対応すべき欲求である.

【正答率】94.1％

正　解　1

かんごろ

かんごろ　マズローの欲求5段階とは？

まずい①　せいで②　安い③　アイス屋④
自損⑤　事故⑥

keyword

①まずい ⟶ マズローの欲求段階説
②せいで ⟶ 生理的(1段階)
③安い ⟶ 安全(2段階)
④アイス屋 ⟶ 愛情と所属(3段階)
⑤自損 ⟶ 自尊心(4段階)
⑥事故 ⟶ 自己実現(5段階)

医療情報科学研究所 編：看護師国家試験のためのゴロあわせ集 かんごろ．第6版，メディックメディア，2018，p.29

類　題

▼原文で掲載しているため内容が古く，解答等が現状にそぐわない場合がございます.

95A5
自分の可能性を最高に発揮したいと願う社会的欲求はどれか.
1．承　認
2．愛と帰属
3．自　尊
4．自己実現
正　解　4

QRコードをCheck！

➡類題の解説をアプリで確認しよう！

» 看護倫理

医の倫理／看護の倫理 (RB-基6) (RB-基6) (看みえ④5~7)

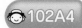

102A4

ヘルシンキ宣言で提唱されたのはどれか.
1. リビングウィル
2. ヘルスプロモーション
3. ノーマライゼーション
4. インフォームド・コンセント

□□□

解法の要点

1964年に世界医師会で採択されたヘルシンキ宣言について理解しておこう.

解　説

×1　意思決定能力を失った場合に希望する医療の内容を事前に意思表示しておくためのものであり，本人自身が作成するものである. (RB-成63)(RB-成62)

×2　人々が自らの健康をコントロールし，改善できるようにするためのプロセスである. オタワ憲章のなかで定義された. (RB-社25)(RB-社25)

×3　障害者や高齢者を特別視せず，一般社会のなかで普通の生活が送れるような条件を整え，すべての人がともに生活できる社会・環境をつくることを目指す概念である. (RB-社86)(RB-社86)

○4　ヘルシンキ宣言とは，人を対象とする医学研究を行う際の臨床実験の倫理原則を記したものであり，インフォームド・コンセントの重要性が述べられている.

【正答率】52.5%

正　解　4

102P4

!

倫理原則の「善行」はどれか.
1. 患者に身体的損傷を与えない.
2. 患者に利益をもたらす医療を提供する.
3. すべての人々に平等に医療を提供する.
4. 患者が自己決定し選択した内容を尊重する.

□□□

解法の要点

医療倫理原則には，自律尊重原則，善行原則，無危害原則，正義・公正原則，誠実・忠誠の原則がある. それぞれの内容を整理しておこう.

解　説

×1　患者に身体的損傷を与えないのは，無危害原則に当てはまる.

○2　患者に利益をもたらす医療を提供するのは，善行原則に当てはまる. 利益とは，医療者が考える患者にとっての利益ではなく，患者が考える最善の利益である.

×3　すべての人々に平等に医療を提供するのは正義・公正原則に当てはまる. 看護師は自分が受け持つ患者に対し，状況に応じて適切な配分で医療が提供されるように努めなければならない.

×4　患者が自己決定した内容を尊重するのは，自律尊重原則に当てはまる.

【正答率】76.8%　【選択率】1：4.9%　2：76.8%　3：13.3%　4：5.0%

正　解　2

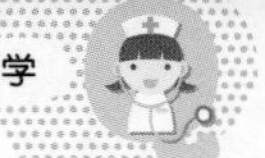

基本事項

▼ 医療倫理原則

原　則	概　要	例
自律尊重	患者が自己決定するために必要な情報を提供し，そのうえで患者が決定した内容を尊重すること．	医療者から十分な説明を聞き，納得したうえで，寿命が短くなっても喉頭を切除せずに自分の声で話すことを選んだ患者の意思を自律尊重の原則に基づき尊重し，それに従う．
善　行	患者が考える最善の利益を得られるように努めること．	転倒のリスクのある患者に対して，「多床室のベッドサイドで用を足したくない」という患者の考えに配慮し，善行原則に基づいて，トイレに近い病室への変更やトイレまでの移動の付き添いを行う．
無危害	患者に危害を加えないこと．また，患者に身体的・精神的・社会的な危害が生じるリスクを回避すること．	術後せん妄のある患者がトイレでの排泄を希望する場合，無危害原則に基づき，患者・家族の同意を得て，転倒予防のために夜間のみ離床センサーを使用し，トイレ歩行に付き添う．
正義・公正	すべての患者に対し，患者のニーズに従って，適正かつ公平なヘルスケア資源の配分を行うこと．	災害発生時は，正義・公正原則に基づき，負傷者の状況に応じて優先順位を考え，適切な配分で医療・看護を提供する．
誠実・忠誠	**誠実の原則**：患者に対し正直であること．	誠実の原則に基づき，治療のメリットとデメリットを正直に患者に説明する．
	忠誠の原則：患者と看護師の間の信頼関係に内在する義務に対して誠実であること．	患者から「誰にも言わないでほしい」と言われた内容は，忠誠の原則に基づき，治療や看護ケアの目的以外に他の人に漏らさない．

類　題

▼原文で掲載しているため内容が古く，解答等が現状にそぐわない場合がございます．

107P5
倫理原則の「正義」はどれか．
1．約束を守る．
2．害を回避する．
3．自己決定を尊重する．
4．公平な資源の配分を行う．
正　解　4
※本設問は「問題として適切であるが，必修問題としては妥当でないため」という理由で採点対象から除外されている．

700予11

日本看護協会による看護職の倫理綱領の条文に含まれるのはどれか．

1．患者の療養上の世話および診療の補助に努め，根拠に基づいた看護を提供する．
2．患者の意見を尊重し，思いの表出を支援することで，患者の権利が守られるよう努める．
3．病院の経営に積極的に参画し，経営利益を上げる努力をする．
4．常に，個人の責任として継続学習による能力の開発・維持・向上に努める．

解法の要点

日本看護協会は令和3（2021）年に「看護職の倫理綱領」を公表した．その条文に目を通しておこう．

解　説

×1
×2 } 看護師の役割としては適切だが，看護職の倫理綱領には規定されていない．

×3　看護職の倫理綱領には規定されていない．

○4　条文の8に記載されている．

この問題には正答率はありません．（巻頭 p.12参照）

正　解　4

基本事項

●**看護職の倫理綱領**：病院，地域，学校，教育・研究機関，行政機関など，あらゆる場で実践を行う看護職を対象とした行動指針であり，自己の実践を振り返る際の基盤を提供するものである．また，看護の実践について専門職として引き受ける責任の範囲を，社会に対して明示している．

▼ 看護職の倫理綱領の本文（抜粋）

1. 看護職は，人間の生命，人間としての尊厳及び権利を尊重する．
2. 看護職は，対象となる人々に平等に看護を提供する．
3. 看護職は，対象となる人々との間に信頼関係を築き，その信頼関係に基づいて看護を提供する．
4. 看護職は，人々の権利を尊重し，人々が自らの意向や価値観にそった選択ができるよう支援する．
5. 看護職は，対象となる人々の秘密を保持し，取得した個人情報は適正に取り扱う．
6. 看護職は，対象となる人々に不利益や危害が生じているときは，人々を保護し安全を確保する．
7. 看護職は，自己の責任と能力を的確に把握し，実施した看護について個人としての責任をもつ．
8. 看護職は，常に，個人の責任として継続学習による能力の開発・維持・向上に努める．
9. 看護職は，多職種で協働し，よりよい保健・医療・福祉を実現する．
10. 看護職は，より質の高い看護を行うために，自らの職務に関する行動基準を設定し，それに基づき行動する．
11. 看護職は，研究や実践を通して，専門的知識・技術の創造と開発に努め，看護学の発展に寄与する．
12. 看護職は，より質の高い看護を行うため，看護職自身のウェルビーイングの向上に努める．
13. 看護職は，常に品位を保持し，看護職に対する社会の人々の信頼を高めるよう努める．
14. 看護職は，人々の生命と健康をまもるため，さまざまな問題について，社会正義の考え方をもって社会と責任を共有する．
15. 看護職は，専門職組織に所属し，看護の質を高めるための活動に参画し，よりよい社会づくりに貢献する．
16. 看護職は，様々な災害支援の担い手と協働し，災害によって影響を受けたすべての人々の生命，健康，生活をまもることに最善を尽くす．

日本看護協会：看護職の倫理綱領．日本看護協会，2021，p.2～9より引用改変
https://www.nurse.or.jp/home/publication/pdf/rinri/code_of_ethics.pdf

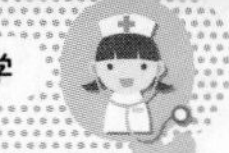

108P4

!

看護師が行う患者のアドボカシーで最も適切なのはどれか.
1. 多職種と情報を共有する.
2. 患者の意見を代弁する.
3. 患者に害を与えない.
4. 医師に指示を聞く.
□□□

解法の要点

看護倫理に関して，アドボカシー（advocacy）や「看護職の倫理綱領」[令和3（2021）年日本看護協会］などを理解し，看護師の責務について理解を深めよう.

解　説

×1　チーム医療を行ううえで重要なことであるが，患者のアドボカシーとして最も適切とはいえない.

○2　看護師が担うアドボカシーの役割としては，患者にとって何が最もよいことかを患者の立場から考え，患者の自己決定を支え，ときにはそれを代弁することなどがある.

×3　看護師が守るべき倫理原則のなかに，患者に身体的損傷を与えないという「無危害原則」があるが，患者のアドボカシーとして最も適切とはいえない.

×4　アドボカシーは，患者の権利を擁護することであるため，医師に指示を聞くというのは，患者のアドボカシーとして最も適切とはいえない.

【正答率】99.3％　【選択率】1：0.2％　2：99.3％　3：0.4％　4：0.1％

正　解　2

基本事項

●アドボカシー：患者の権利を擁護することをアドボカシーという．看護師は，患者の権利を擁護する役割を担い，権利擁護者になる必要がある．権利擁護者のことをアドボケイトまたはアドボケーターという.

類　題

▼原文で掲載しているため内容が古く，解答等が現状にそぐわない場合がございます.

101A5
看護師に求められるアドボケーターの役割はどれか.
1. 指示者
2. 責任者
3. 代弁者
4. 調整者
正　解　3

99A5
患者の権利主張を支援・代弁していくのはどれか.
1. アドボカシー
2. リビングウィル
3. パターナリズム
4. コンプライアンス
正　解　1

93A5
患者の自己決定を擁護する看護師の行動で誤っているのはどれか.
1. 患者が理解できない説明は省略する.
2. 患者の希望を尊重する.
3. 患者に説明し同意を得る.
4. 患者が質問する機会を作る.
正　解　1

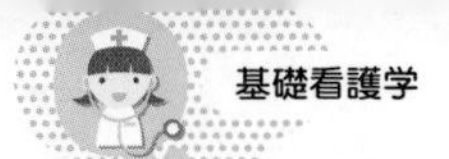

105A5

臨床研究を行うときに，研究対象者の立場を擁護するために審査を行う組織はどれか．

1．教育委員会
2．倫理委員会
3．医療事故調査委員会
4．院内感染対策委員会

□□□

解法の要点

研究対象者の立場を擁護するために審査を行う組織と，その組織が設置された経緯を理解しよう．

解　説

×1　教育委員会とは教育に関する事務を管理・執行するために，地方自治体に置かれる行政委員会である．臨床研究とは関係がない．

○2　倫理委員会（倫理審査委員会）とは，人を対象とする研究を行う場合，それが医の倫理に基づき，「人を対象とする生命科学・医学系研究に関する倫理指針」（文部科学省，厚生労働省，経済産業省）などに沿って適正に行われるよう，倫理に関する審議を行う委員会のことである．医療機関や研究機関などに設置されている．

×3　医療事故調査委員会とは医療事故が発生した際，その原因を明らかにするための調査（医療事故調査）を行う目的で設置される委員会のことである．

×4　院内感染対策委員会とは診療部門や看護部門，薬剤部門などの各部門の代表者により構成される，病院感染対策部門の委員会のことである．

【正答率】97.9％　【選択率】1：0.7％　2：97.9％　3：1.0％　4：0.5％

正　解　2

QRコードをCheck！

⇒類題の解説をアプリで確認しよう！

★mediLinkアプリのQRコードリーダーで各ページ下部のQRコードを読み込むと，無料で解説動画を見られます．なお，動画を見るにはmediLink会員登録と，書籍付属のシリアルナンバーを登録する必要があります．詳しくは本書冒頭の袋とじをチェック！

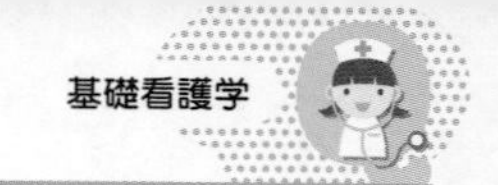

基

患者の権利と擁護 (RB-基9) (RB-基9) (がんみえ69)

110P4

患者の権利について適切なのはどれか.
1．患者は入院中に無断で外泊できる.
2．患者は治療後に治療費の金額を決定できる.
3．患者はセカンドオピニオンを受けることができる.
4．患者は自分と同じ疾患の患者の連絡先を入手できる.

□□□

解法の要点
患者の権利について明文化しているリスボン宣言などについて確認しておこう.

解　説

×1　患者は外泊を希望する権利はあるが，外泊には主治医の許可が必要であり，無断で行ってはならない.

×2　患者には治療開始前に治療費の説明を受ける権利や治療の選択を行う権利はあっても，治療後の治療費の金額を決定する権利はない.

○3　患者は医療機関を自由に選択し，変更する権利を有する．また，いかなる治療段階においてもほかの医師に意見（セカンドオピニオン）を求めることができる．これらの権利を選択の自由という.

×4　患者が自己の情報を請求する権利は有するが，他者の情報を本人の許可なく得る権利はもたない.

【正答率】98.9％　【選択率】1：0.1％　2：0.8％　3：98.9％　4：0.2％

正　解　3

インフォームド・コンセント (RB-基9) (RB-基9) (公みえ68) (がんみえ68)

111A5

患者の選択権の行使を最も促進するのはどれか.
1．父権主義
2．医師の裁量権
3．コンプライアンス
4．インフォームド・コンセント

□□□

解法の要点
患者と医療者の関係性を表す用語は多く存在する．それぞれの意味を正確に把握しよう.
(RB-基9)(RB-基9)

解　説

×1　父権主義とはパターナリズムともいわれ，医療の現場では，患者の利益が最大になるような決定をする権利と責任は医師側にあり，医師は自己の専門的判断を行うべきで，患者はすべて医師に委ねればよいという考え方を指す．医師と患者間の支配関係を表す言葉である.

×2　医師の裁量権とは，医師が患者を診療するにあたって，考えられるいろいろな方法のうちからある方法を選択することができるとするもので，実施方法や時期などについて，一定の範囲内で医師の裁量に基づいて決定できる権利をいう.

×3　コンプライアンスとは遵守の意味であり，医療現場では医師や看護師からの指示を患者が遵守するかどうかを示すものである.

○4　インフォームド・コンセントとは，患者が医療従事者から，十分な情報と選択肢について適切な説明を受けた後，示された選択肢のなかから医療行為を自発的･非強制的に受諾･同意することをいう.

【正答率】96.2％　【選択率】1：0.6％　2：0.2％　3：2.9％　4：96.2％

正　解　4

基本事項

●**ヘルシンキ宣言（1964年）**：人を対象とする医学研究を行う際の臨床実験の倫理原則を記したものである．この宣言を受けて，倫理委員会が設置されるようになった．またインフォームド・コンセント（説明と同意）の重要性が述べられている．

●**インフォームド・コンセント**：患者・家族が，病状や治療の方法や問題点などについて医療者から詳しい説明を受け，理解・納得したうえで治療を受けること．看護師は，患者が医師の説明を理解できていないようであれば，説明を補足したり，場合によっては再度説明をするよう医師に要請したりする必要がある．

▼ インフォームド・コンセントの例外

① 患者の同意を得る時間的余裕がない緊急時
（例：意識不明で身元不明の患者の救命，手術）
② 患者が幼児や精神障害者である等，自己の意思表明ができないとき
（ただし，家族等の代理人の同意は必要で，さらに，できるだけ本人の同意を得るように努めなければならない）
③ 法的に医師の届出義務となっているもの
[『感染症の予防及び感染症の患者に対する医療に関する法律（感染症法）』，『麻薬及び向精神薬取締法』等]

補足事項

●**インフォームド・アセント**：小児の場合，判断能力や責任能力が不十分であるため，保護者にインフォームド・コンセントを行い，承諾を得ることになる．小児の発達段階に応じて理解しやすいように説明し，それに対し小児が了解もしくは納得することをインフォームド・アセントという．

類　題

▼**原文で掲載しているため内容が古く，解答等が現状にそぐわない場合がございます．**

104A4
医療従事者による十分な説明に基づく患者の同意を示すのはどれか．
1．エンパワメント
2．コンプライアンス
3．リスクマネジメント
4．インフォームド・コンセント
正　解　4

100A3
インフォームドコンセントの説明で正しいのはどれか．
1．病歴を個室で聴取すること
2．処置の優先順位を判断すること
3．説明をしたうえで同意を得ること
4．障害者と健常者を区別しないこと
正　解　3

96A5
患者の自己決定に最も関与するのはどれか．
1．父権主義
2．医師の裁量権
3．コンプライアンス
4．インフォームド・コンセント
正　解　4

QRコードをCheck！

⇒類題の解説をアプリで確認しよう！

★【類題】では，同じテーマ内で出題された類似している93～112回の過去問を掲載しています．どのように問われたのかを確認しましょう．なお，【類題】は国試原文で掲載しているため，内容が古い可能性がございます．

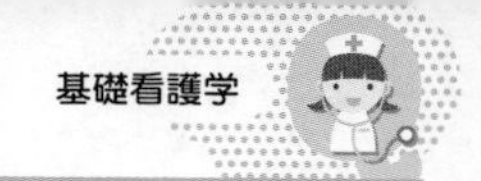

看護の展開

» チームアプローチ

多職種間の連携・協働 (RB-基11) (RB-基11)

110P10

チーム医療で適切なのはどれか.
1. 他施設との間で行うことはできない.
2. チームメンバー間で目標を共有する.
3. チームリーダーは看護師に固定する.
4. 経験年数が同等の者でチームを構成する.

□□□

解法の要点

チーム医療とは，多職種が対等に連携することで医療の質を高めるとともに，患者中心の医療を実現しようとするものである．どのような形態のチームがあり，どのように連携しているか確認しておこう．

解　説

×1　切れ目のない医療を提供するために必要である.

○2　チームを構成する専門職が，必要な情報を共有し，討議を通して意思決定された共通の目標をもってケアにあたることが求められる.

×3　チームリーダーの職種は固定されない．患者の抱える問題やチームを構成する専門職の役割により，最も適切な専門職がリーダーシップをとる.

×4　さまざまな職種や立場，経験年数の者がチームを構成することにより，多種多様な意見交換が可能になる.

【正答率】99.4％　【選択率】1：0.2％　2：99.4％　3：0.3％　4：0.1％

正　解　2

類　題

▼原文で掲載しているため内容が古く，解答等が現状にそぐわない場合がございます.

105A10
チーム医療で正しいのはどれか.
1. 国家資格を持つ者で構成される.
2. リーダーとなる職種を固定する.
3. 他施設との間で行うことはできない.
4. メンバー間で情報を共有して意思決定をする.

正　解　4

103追P10
チーム医療に重要なのはどれか.
1. 看護師主体で構成する.
2. 医師の指示を無条件で受け入れる.
3. チームメンバーの協力体制がある.
4. チームメンバーの能力が均一である.

正　解　3

QRコードをCheck！

➡類題の解説をアプリで確認しよう！

★（RB-○○）は『レビューブック2025』，（RB-○○）は『レビューブック2023-24』の参照ページです．『レビューブック』がすぐ開けるから効率よく勉強できます！

共通基本技術

コミュニケーション

コミュニケーション (RB-基12) (RB-基12) (看みえ①2〜5, ④73)

109P19

患者とのコミュニケーションで適切なのはどれか.
1. 否定的感情の表出を受けとめる.
2. 沈黙が生じた直後に会話を終える.
3. 看護師が伝えたいことに重点をおく.
4. 患者の表情よりも言語による表現を重視する.

□□□

解法の要点

コミュニケーションは，送り手と受け手の相互作用，相互関係によって成り立つものであることを理解しておこう．また，言葉以外の非言語的コミュニケーションも重要である．

解　説

○1　看護師は患者の否定的な感情の表出を助け，言語化できるように援助し，共感を示すことが大切である．

×2　沈黙は，会話の終わりを意味するとは限らない．患者が考えを整理する時間ととらえ，答えを急がず時間を十分にとることが大切である．

×3　看護師が伝えたいことより先に，患者の訴え（話したいこと）や知りたいことなどを確認しながら会話を進めることが大切である．

×4　コミュニケーションによる情報量は，言語的表現より表情などの非言語的表現のほうが多い．非言語的表現は意図的にコントロールすることが難しく本心が表れやすいため，患者理解に役立つ．

【正答率】99.6％　【選択率】1：99.6％　2：0.1％　3：0.1％　4：0.2％

正　解　1

類　題

▼原文で掲載しているため内容が古く，解答等が現状にそぐわない場合がございます．

104P18
患者とのコミュニケーションで適切なのはどれか.
1. 専門用語を用いて説明する.
2. 視線を合わせずに会話をする.
3. 沈黙が生じたら会話を終える.
4. 患者の非言語的な表現を活用する.

正　解　4

100A15
患者とのコミュニケーションで適切なのはどれか.
1. 否定的感情の表出を受けとめる.
2. 正確に伝えるために専門用語を多く使う.
3. 会話の量と信頼関係の深まりとは比例する.
4. 患者の表情よりも言語による表現を重視する.

正　解　1

★アプリで類題が解けます．類題演習BOXのQRコードをスマホで読み込んでみてくださいね．

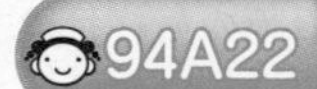

94A22

ベッドに臥床している患者との面接で適切なのはどれか.
1. 枕元に立って話す.
2. ベッドに腰掛けて話す.
3. ベッド脇の椅子に腰掛けて話す.
4. 足元に立って話す.

□□□

解法の要点

受容や共感の態度を持って，患者に接するのに適切な選択肢を考えよう.

解　説

×1　患者より視線が高くなってしまうので，患者に威圧感を与えてしまう.

×2　患者のベッドに腰をかけると，ベッドの水平性が維持されず，患者に不快感を与えることになる.

○3　患者に許可を得てからベッドサイドにある椅子に腰を掛けて話すことで，視線の高さが同じになり，かつ，患者に対して「今はあなたと話をするためにゆっくり時間をとるつもりでいます」という暗黙のメッセージを送ることができる.

×4　足元に立っていると，顔と顔が遠く離れており，ゆっくり話をするという姿勢を示すことができないため，患者は落ち着いて話をしようという気にならない.

この問題には正答率はありません.（巻頭 p.12参照）

正　解　3

QRコードをCheck！

➡類題の解説をアプリで確認しよう！

» 看護過程

看護過程

（RB-基13）（RB-基13）（看みえ④36～39）

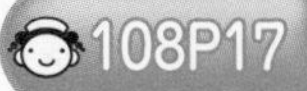

108P17

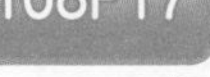

看護師が行う看護過程で適切なのはどれか.
1. 問題解決思考である.
2. 医師の指示の下で計画を立てる.
3. 看護師の価値に基づいてゴールを設定する.
4. アセスメント，計画立案，評価の3段階で構成される.

□□□

解法の要点

看護過程の各段階で行うべきこととポイントを理解しよう.

解　説

○1　問題解決思考とは，客観的･批判的に判断し（クリティカルシンキング），論理的に分析･考察したうえで問題解決していくことであり，看護過程において必要なプロセスである.

×2　看護過程は，看護を実践するうえでの思考過程であり，医師の指示のもとに計画立案されるものではない.

×3　看護過程における看護計画では，明確化された問題の解決・緩和を目指し，対象者とともに目標と行動計画を決める.看護師の価値に基づいて設定するものではない.

×4　看護過程は，アセスメント，看護診断，目標設定・計画，実施，評価の5段階で構成される.

【正答率】88.5％　【選択率】1：88.5％　2：4.2％　3：0.2％　4：7.1％

正　解　1

基本事項

●**看護過程**：看護師は看護過程の5段階を踏んで看護活動を計画的に実施し，看護の最終目標を達成する．

▼ 看護過程

アセスメント

- 情報を収集・分析し，対象者の全体像を把握する．得られた情報から，顕在化・潜在化している問題を明らかにする．
  ① 主観的情報：対象者・家族の訴え，要望 等（面接から収集）
  ② 客観的情報：徴候，症状，測定値 等（観察や測定から収集）
- 優先して収集したほうがよい情報は，主訴とそれにまつわる身体症状とその発生要因などである．
- 用紙やデータベースに記録する．

看護診断

- 得られた情報から，分析・データ解釈を行い，看護の視点から解決していくべき問題（看護問題）を明らかにする．解決すべき問題に優先順位をつける．
  ① 優先順位の決定　② 根本原因，関連事項の明確化

目標設定・計画

- 明確化された問題の解決を目指し，目標と看護計画を定める．
  ① 目標の設定　② 目標達成のための看護計画の立案
- 計画立案時に評価日をあらかじめ設定しておく．
- 他の医療スタッフと意見交換し，目標・計画を共有する．

実　施

- 目標達成を目指し，計画に基づいて援助を行う．
  ① 対象者へのインフォームド・コンセント（説明と同意）
  ② 看護の実施と対象者の反応の確認
  ③ 解決過程のモニタリング

評　価

- 実施された看護援助の結果について，評価を行う．
  ① 目標達成の評価
  ② 看護過程展開の評価：達成できなかった場合，どこに原因があったか．
  ③ 再計画：目標・計画を変更する必要はないか．
- 評価の結果を次のプロセスに活かす．

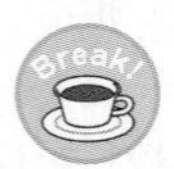

<看護過程のアセスメント>

アセスメントでは，まず徴候，症状，行動を把握します．そして，その情報のもつ意味，他の情報との関連性を検討するとともに，さらに必要な情報があればそれを調べて細かく検討し，最終的に看護診断を行います．初めは先輩のアセスメントの記録を読み，上手なアセスメントの方法を学んでいきましょう．

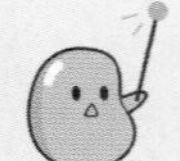

看護過程を動画で学ぼう！今まであいまいに理解していたアセスメントの考え方がスッキリわかる！

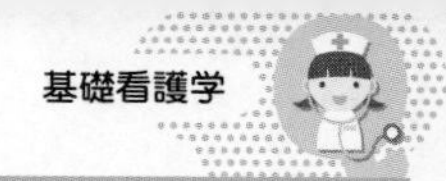

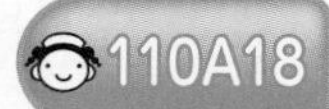

!

患者の主観的情報はどれか.

1. 苦悶様の顔貌
2. 息苦しさの訴え
3. 飲水量
4. 脈拍数

□□□

解法の要点

主観的情報と客観的情報の違いについて確認しておこう.

解 説

×1 患者の表情は看護師の観察によって得られる情報であるため，客観的情報である.

○2 息苦しさの訴えは対象者自身が発した訴えであるため，主観的情報である.

×3 飲水量は測定によって得られる情報であるため，客観的情報である.

×4 脈拍数は看護師の測定によって得られる情報であるため，客観的情報である.

【正答率】99.4％ 【選択率】1：0.3％ 2：99.4％ 3：0.3％ 4：0.1％

正 解 2

基本事項

▼ 主観的情報と客観的情報

主観的情報	患者や家族等が発した言葉．患者自身が書いたメモなども含む. 例：「急に胸がギューッと締め付けられるように苦しくなった」，「足がだるくってねぇ」等
客観的情報	看護師の観察によって得られた所見や，検査データ等，患者の状態を客観的に示したもの. 例：口唇にチアノーゼあり，両足を挙上して寝ていた 等

類 題

▼原文で掲載しているため内容が古く，解答等が現状にそぐわない場合がございます.

103P17
主観的情報はどれか.
1. 呼吸数
2. 飲水量
3. 苦悶様の顔貌
4. 息苦しさの訴え
正 解 4

100P19
主観的情報はどれか.
1. 腹部が痛いという患者の訴え
2. 体重60.5kgという栄養士の記録
3. 血圧126/72mmHgという自動血圧計の測定値
4. ドレーン刺入部の発赤という看護師の観察結果
正 解 1

93A22
主観的情報はどれか.
1. 心電図の所見
2. 苦悶様の顔貌
3. 痛みの訴え
4. 便の性状
正 解 3

99P19

看護過程における看護上の問題で正しいのはどれか.
1．問題の原因は1つにしぼる.
2．原因が不明な事象は問題でない.
3．危険性があることは問題になる.
4．優先度は問題解決まで変更しない.

解法の要点

看護過程における看護診断とは，得られたデータから分析を行い，看護として解決すべき問題（看護問題）を明らかにすることである．看護問題を決定する際の留意点を確認しておこう．

解　説

×1　看護上の問題は，得られた情報から分析・データ解釈を行い，どういった要因が関与しているか，問題を明確化したものである．問題の原因を1つに絞る必要はない．

×2　看護上の問題は，問題として明確化されていれば，原因が不明であっても看護援助の必要な事項は決定できる．

○3　実際にある健康問題，あるいは起こる可能性のある問題が明確化されたものが，看護上の問題である．

×4　実施された看護援助の結果については対象者とともに評価を行うが，その際，目標設定，計画に含まれる優先順位，目標達成時期なども併せて再計画する必要がないかどうか検討する．

【正答率】94.8％　【選択率】1：1.3％　2：2.4％　3：94.8％　4：1.5％

正　解　3

QRコードをCheck！
➡類題の解説をアプリで確認しよう！

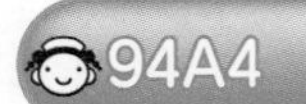

看護記録

(RB-基14) (RB-基14) (看みえ④16, 72, 155, 156)

94A4

看護記録の取り扱いで正しいのはどれか.
1．記載間違いは修正液を使って訂正する.
2．ケアの終了後直ちに記載する.
3．カンファレンスの資料としてコピーする.
4．法的に永久保存が必要である.

解法の要点

看護記録の取り扱いについておさえておこう．

解　説

×1　記録改ざんの疑いがかかるような訂正は避けるべきである．間違えた箇所には修正液の使用や塗りつぶしなどはせず，2本線を引き，署名をして訂正する．

○2　チームメンバーと対象者の情報を共有するためにも，記録はできるだけ速やかに記載することが望ましい．

×3　対象者のプライバシーを守るため，取り扱いに十分気をつけなくてはならない．コピーして配布資料にするのは不適切である．

×4　『医療法』および『医療法施行規則』により，病院は2年間の保存が義務づけられている（同法21条，同則20条など）．

この問題には正答率はありません．（巻頭 p.12参照）

正　解　2

700予14

看護記録に関する記述で正しいのはどれか．

1．必ず時系列に沿って記載しなければならない．
2．紙媒体で保存することが必須である．
3．アセスメントには看護師の感想が含まれてもよい．
4．患者の訴えは直接話法で記載する．

□□□

解法の要点

看護記録の記録方法や記録方式を確認しておこう．

解　説

×1　必ずしも時系列に沿っていなくともよいが，正確に簡潔に読みやすく書くことを心がける必要がある．また，施設によってはSOAPなどの記録方式を取り入れていることもある．

×2　平成11（1999）年より診療録の電子媒体による保存が認められており，電子カルテシステムも普及してきている．

×3　看護記録は，客観的な事実に基づいて記載する必要がある．看護師の個人的な感想は記載しない．

○4　患者が実際に発した言葉と自分（医療者）の考えが混在しないよう，患者の訴えは直接話法で記載する．

この問題には正答率はありません．（巻頭 p.12参照）

正　解　4

基本事項

●**直接話法**：ある人が発言したり記述したりした内容を，引用符（「　」）などを用いて，そのままの言い回しで伝える方法．（例：Aさんが「おなかが張っている」と訴えた）

●**間接話法**：ある人が発言したり記述したりした内容を，そのまま引用せずに，自分なりの表現を用いて伝える方法．（例：Aさんが腹部膨満を訴えた）

700予15

問題志向型方式〈POS〉のSOAP記録において「O」で表されるのはどれか．

1．患者の訴え
2．看護師の判断
3．検査データ
4．看護計画

□□□

解法の要点

主観的情報(S)と客観的情報(O)を記録し，これらの情報に対する分析や解釈をアセスメント(A)して，計画(P)を立てていく看護実践の記録方式をSOAPという．

解　説

×1　患者の訴えは主観的情報であり，「S」で表す．

×2　看護師の判断は情報に対する分析や解釈をアセスメントすることであり，「A」で表す．

○3　検査データは客観的情報であり，「O」で表す．

×4　看護計画は「P」で表す．

この問題には正答率はありません．（巻頭 p.12参照）

正　解　3

基本事項

●**問題志向型方式（POS）**：患者の問題点に焦点を合わせ，科学的・分析的に記録し，問題解決のために最善のケアを目指す情報処理システムのこと．POSの経過記録では，患者の問題点を整理するためにSOAPという記録方式を用いる．

▼ SOAP

S（subjective data）	主観的情報：患者や家族の訴え，要望 等
O（objective data）	客観的情報：診察・観察所見（徴候，症状，測定値 等）
A（assessment）	評価，考察
P（plan）	検査，治療，患者教育などの計画

クリニカルパス (RB-基16) (RB-基16) (公みえ118)

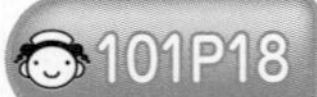

治療・ケアが疾患別に時系列で示されているのはどれか.

1. 熱型表
2. クリニカルパス
3. 問題志向型叙述記録
4. フォーカスチャーティング

□□□

解法の要点 記録に関する問題である. それぞれの目的と特徴を整理しておこう.

解　説

×1　熱型表は, 体温をグラフにプロットすることによって, 経時的に熱型をみるものである. 治療やケア, 疾患などを考慮して記入するものではない.

○2　クリニカルパスとは, 同じ疾患の患者が退院するまでにたどると考えられる臨床経過と, そこで提供すべき治療・看護を時系列に並べ, スケジュール表のようにまとめた標準計画をいう.

×3　問題志向型叙述記録とは, 患者のもっている医療上の問題を中心に, 科学的・論理的に問題解決を図ることを目的とした記録である. 通常, SOAP形式で記入する.

×4　フォーカスチャーティングは, 患者に起こった事実に焦点（フォーカス）を当て, それに関連する情報や看護行為とそれに対する患者の反応などを系統的に記載する経過記録である. Data, Action, ResponseのDAR形式で記入する.

【正答率】96.5％

正　解　2

基本事項

▼ クリニカルパスの利点と欠点

利　点	欠　点
① 在院日数の短縮化 ② 効率的な治療・看護の提供 ③ 入院中の患者の不安軽減 ④ 患者や家族の満足度向上	① 多数の疾患を抱えた患者には対応しにくい. ② パス逸脱時（バリアンス）の対処が難しい. ③ 患者の人間像がみえにくい.

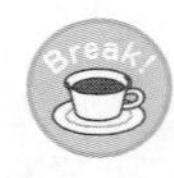

<電子カルテ>

電子カルテには, 指示の伝達ミスを防ぐ, 検査・手術時, カルテの移動の時間が短縮されるなどの利点があります. しかし電子カルテが導入されたばかりの頃, 患者さんから「看護師がパソコンに向かってばかりいて, 患者に背を向けている」という苦情がありました. 紙カルテも電子カルテも, 患者さんによりよい看護を行うためのツールです. 記録も大切ですが, もっと大事なのは患者さんと直接向き合うことです.

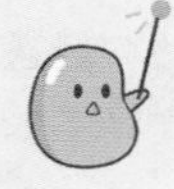

クリニカルパスや標準看護計画と看護過程の違いって何？動画で簡単に解説します！

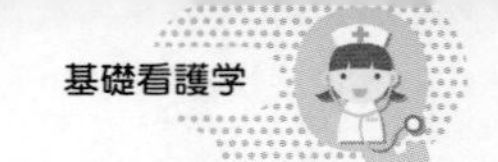

≫ 観察／バイタルサイン測定

脈　拍

(RB-基18) (RB-基18) (病みえ循40) (看みえ③52～59)

109A15

成人の橈骨動脈における脈拍の測定方法で正しいのはどれか.

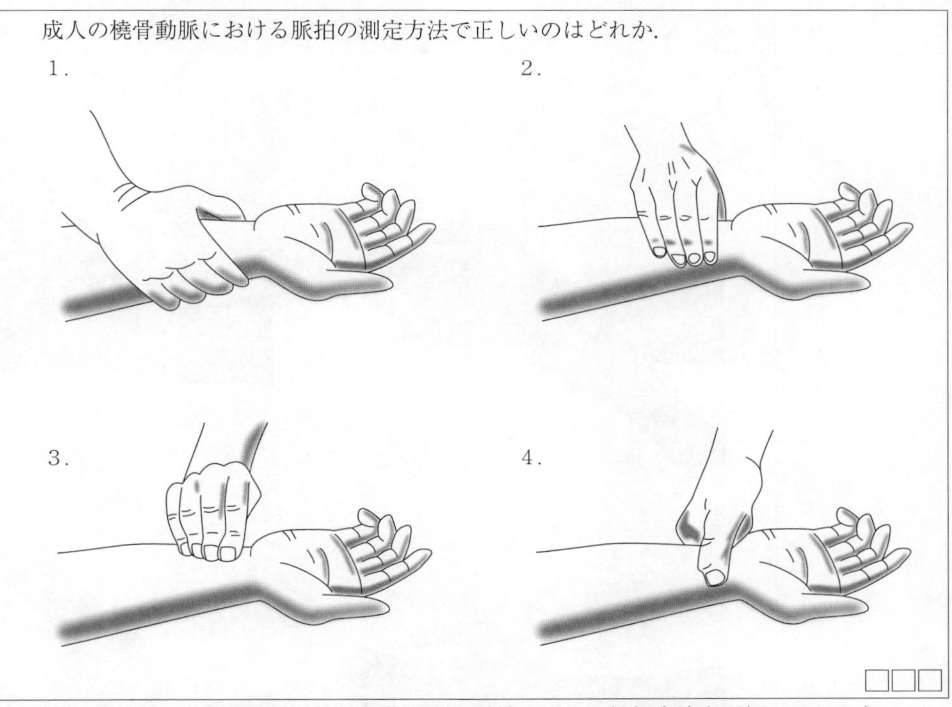

□□□

解法の要点

脈拍測定で用いられる動脈と触知部位など，脈拍の正しい触知方法を理解しておこう.

解　説

×1　脈拍測定は，第2，第3，第4指の3本を動脈の走行に沿って並べ，測定する.

○2　橈骨(とうこつ)動脈は手関節の母指付近で触知できる血管で，通常の脈拍測定に用いる．橈骨動脈は収縮期血圧が80mmHg以上ないと触れることができないため，脈拍だけではなく，緊急性の高い低血圧をアセスメントするときにも有用である.

×3　手関節の小指側付近で触知できる動脈は，尺骨動脈である.

×4　第1指を用いて測定すると，測定者自身の動脈の拍動を感じ，患者の脈と勘違いして測定する可能性がある.

【正答率】95.8％　【選択率】1：0.3％　2：95.8％　3：3.7％　4：0.2％

正　解　2

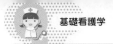

類　題

▼原文で掲載しているため内容が古く，解答等が現状にそぐわない場合がございます．

101A17
脈拍の測定方法の写真（口絵No.1）を別に示す．
正しいのはどれか．
1．①
2．②
3．③
4．④

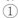
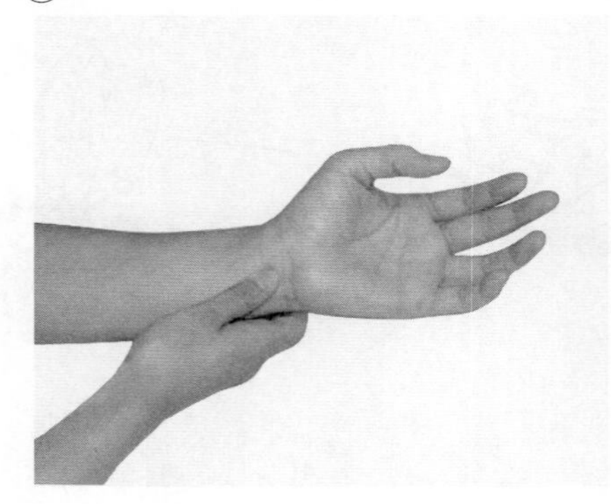

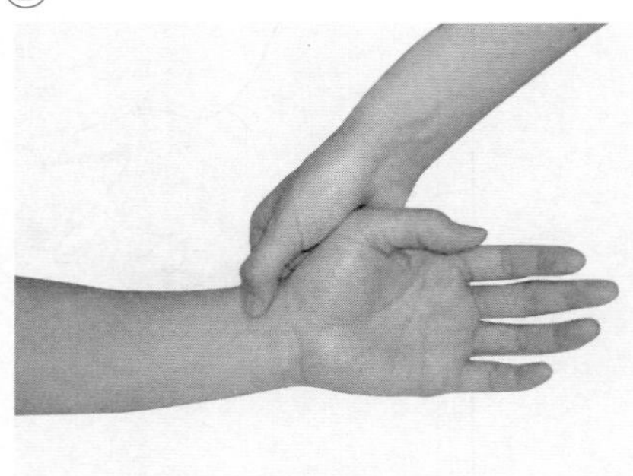

③
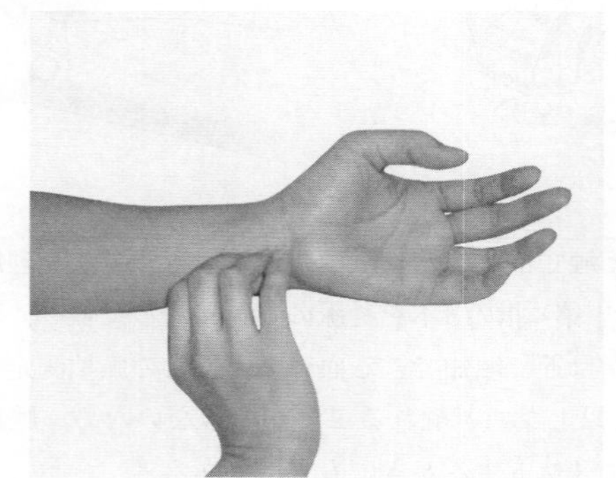

④
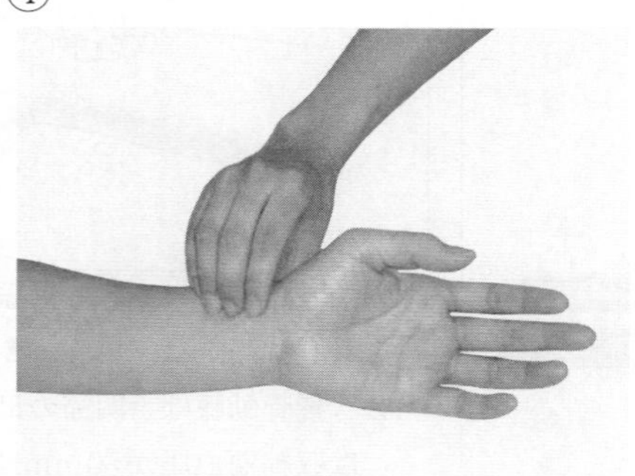

正　解　4

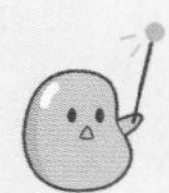
バイタルサイン測定の手技を流れで
見てみよう！動画はこちら→

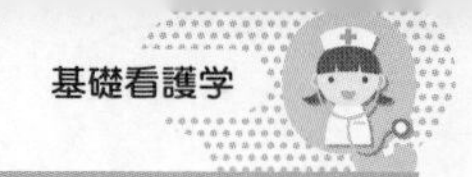

改104P19

成人の安静時における所見で異常なのはどれか．
1．体温36.2℃
2．呼吸数12/分
3．脈拍116/分
4．血圧118/74mmHg

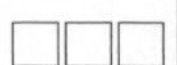

解法の要点

バイタルサインとは生命徴候のことであり，体温，脈拍，呼吸，血圧，意識レベルで評価する．年齢により基準値が異なる項目もあるが，基本的な知識として成人での基準値をおさえておこう．

解　説

×1　正常の体温は36.0～37.0℃であり，36.2℃は正常である．35℃未満は低体温である．

×2　正常の呼吸数は12～20回/分であり，12回/分は正常である．

○3　正常の脈拍数は60～100回/分である．100回/分を超えると頻脈であり，116回/分は異常である．

×4　正常血圧は収縮期血圧＜120mmHg，かつ拡張期血圧＜80mmHgである（日本高血圧学会 編：高血圧治療ガイドライン2019）．よって，118/74mmHgは正常である．

【正答率】97.5％

正　解　3

基本事項

▼ バイタルサインの基準値（成人）

血圧（mmHg）		呼吸数（回/分）	脈拍（回/分）	体温（腋窩温）（℃）
収縮期	拡張期			
＜120	＜80	12～20	60～100	36.0～37.0

QRコードをCheck！

➡類題の解説をアプリで確認しよう！

体温

(RB-基19) (RB-基19) (看みえ③36～51)

111A17

深部体温に最も近いのはどれか.

1．腋窩温
2．口腔温
3．鼓膜温
4．直腸温

解法の要点

深部体温（核心温）とは，体の内部温度である．体表（皮膚）の温度は外部環境の温度に影響されやすいが，核心温は比較的一定に保たれている．核心温に近い体温を測定するには，外部環境に触れにくい部位が適している．(RB-基19)(RB-基19)

解　説

×1　腋窩（えきか）温は外部環境の温度に影響されやすい．汗をかいていると実際より低く測定される．
×2　口腔温は，会話や飲食による影響を受けやすい．口を閉じて計測すると，外部の影響を受けにくくなる．
×3　鼓膜温は内頸動脈の血液の温度を反映し，外部環境の影響を受けにくい．しかし，体温計の挿入角度などの測定方法による影響を受けやすいため，直腸のほうがより核心温に近い体温を計測できる．
○4　直腸は外部環境の影響を受けにくく，最も核心温に近い体温を計測できる．

【正答率】96.1％　【選択率】1：1.9％　2：0.4％　3：1.7％　4：96.1％

正　解　4

類　題

▼原文で掲載しているため内容が古く，解答等が現状にそぐわない場合がございます．

98P11
体温測定部位で外部環境に最も影響されにくいのはどれか.
1．直　腸
2．口　腔
3．腋　窩
4．頸部皮膚
正　解　1

94A21
体温の測定値が最も低い部位はどれか.
1．鼓　膜
2．口　腔
3．腋　窩
4．直　腸
正　解　3

93A21
口腔温測定で正しいのはどれか.
1．水銀計では1分間測定する.
2．舌下中央付近で行う.
3．意識障害者に適している.
4．測定値は腋窩温より低い.
正　解　2

QRコードをCheck！

➡類題の解説をアプリで確認しよう！

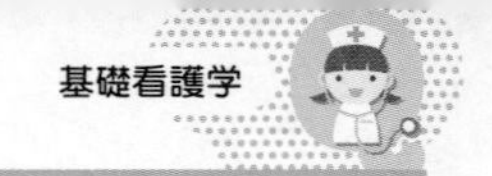

基

血圧 (RB-基20) (RB-基20) (病みえ循38) (看みえ③60～75)

112P17

上腕動脈で行う聴診法による血圧測定で適切なのはどれか．
1．成人では9～10cm幅のマンシェットを用いる．
2．マンシェットの下端と肘窩が重なるように巻く．
3．マンシェットの装着部位と心臓が同じ高さになるようにする．
4．マンシェットと腕の間に指が3，4本入る程度の強さで巻く．

□□□

解法の要点

血圧は測定方法により測定値が変動するため，正しい方法で測定する必要がある．また，聴診法による血圧測定は，臨床において日常的に行われる基本的な手技であるため，手順と留意点を併せて覚えておこう．

解説

×1　成人の腕に対して一般に14cm幅のマンシェットを選択する．(RB-基21)(RB-基20)

×2　肘窩(ちゅうか)に聴診器を当てるため，聴診器とマンシェットが重ならないよう，肘窩より2～3cm上にマンシェットの下端がくるように巻く．(RB-基21)(RB-基21)

◯3　文章どおり．マンシェットの装着部位が心臓より低いと静水圧(せいすいあつ)により値が高くなり，また心臓より高いと値が低くなるため，正しい値の測定ができない．

×4　指が1，2本入る程度の強さで巻く．緩すぎるとゴム嚢が通常よりも丸くふくらむことで圧迫面積が小さくなり，測定値が高くなるおそれがある．(RB-基21)(RB-基21)

【正答率】96.5％　【選択率】1：1.4％　2：1.1％　3：96.5％　4：1.1％

正　解　3

基本事項

▼ 触診法（収縮期血圧の測定）

① 橈骨(とうこつ)動脈（または肘窩(ちゅうか)上腕動脈）を触知し，70mmHgまで速やかに加圧する．
② 脈を触知しなくなるまで，10mmHgずつ加圧する．
③ 脈を触知しなくなった点から，20～30mmHg加圧する．
④ 1拍動につき2～4mmHgの速度で減圧する．
⑤ 脈が触れ始めた時点の圧を収縮期血圧とする．

▼ 聴診法（収縮期血圧と拡張期血圧の測定）

① 聴診器を肘窩上腕動脈の上に置く（マンシェットより末梢側）．
② 触診法で確認した収縮期血圧の20～30mmHg上まで加圧する．
③ 1拍動につき2～4mmHgの速度で減圧する．
④ コロトコフ音が聴こえ始めた時点の圧を収縮期血圧とする．
⑤ 1拍動につき2～4mmHgの速度で減圧を続ける．
⑥ コロトコフ音が聴こえなくなった時点の圧を拡張期血圧とする．

▼ 血圧測定時の状況と血圧の変化

条　件		測定値の変化
マンシェットの位置が心臓より	高い	低くなる
	低い	高くなる
たくし上げた袖で上腕が締め付けられている		低くなる
マンシェットを減圧する速度が速すぎる		低くなる
マンシェットの巻き方が	きつい	低くなる
	緩い	高くなる
マンシェットの幅が	広い	低くなる
	狭い	高くなる

類　題

▼原文で掲載しているため内容が古く，解答等が現状にそぐわない場合がございます．

97A23
成人の血圧測定に用いる上腕用マンシェットの幅はどれか．
1．20cm
2．14cm
3．9cm
4．5cm
正　解　2

QRコードをCheck！

⇒類題の解説をアプリで確認しよう！

フィジカルアセスメント

(RB-基22) (RB-基22) (看みえ③2, 120, 180, 185)

111A16

Open-ended question〈開かれた質問〉はどれか．
1．「頭は痛みませんか」
2．「昨夜は眠れましたか」
3．「気分は悪くありませんか」
4．「自宅ではどのように過ごしていましたか」

□□□

解法の要点

医療面接の質問方法には，open-ended question（開かれた質問）とclosed-ended question（閉じられた質問）がある．それぞれの質問の特徴を覚えよう．(RB-基22)(RB-基22)

解　説

×1
×2
×3
はい／いいえで答えられる質問は，閉じられた質問である．限定的な質問であり，事実を確認する際に有効な質問方法である．

○4　対象者が自由に話すことができる質問は，開かれた質問である．対象者が抱いている思いや，状況を知る際に有効な質問方法である．

【正答率】98.4％　【選択率】1：0.2％　2：0.2％　3：1.2％　4：98.4％

正　解　4

基本事項

▼ 質問法

① **開かれた質問**（open-ended question）
患者が症状や来院理由を自由に話せる．身体症状だけでなく，心理的･社会的情報も得られる．
例「今日はどのようなことでいらっしゃいましたか」

② **閉じられた質問**（closed-ended question）
回答の範囲が制限される質問や，はい／いいえで答えられるような質問のこと．病歴の不足部分を補う場合等に使用する．
例「朝食は食べましたか」,「吐き気はありますか」

●**医療面接の意義**：医療面接には，①患者理解のための情報収集，②医療者－患者のラポールの構築，③患者の教育・調整・動機づけがあり，その結果，患者の満足度が上がることもある．

●**医療面接の方法**：医療面接では，最初に「開かれた質問」を心がけ，次に「閉じられた質問」で細部を補うようにすると効率的に情報を収集しやすい．

類　題

▼原文で掲載しているため内容が古く，解答等が現状にそぐわない場合がございます．

107A18
面接時の質問方法で open-ended question〈開かれた質問〉はどれか．
1．「頭痛はありますか」
2．「昨晩は眠れましたか」
3．「朝食は何を食べましたか」
4．「退院後はどのように過ごしたいですか」
正　解　4

103追A15
Open-ended question〈開かれた質問〉はどれか．
1．「食欲はありますか」
2．「昨晩は眠れましたか」
3．「心配なことは何ですか」
4．「階段をのぼることはできますか」
正　解　3

99A18
Open-ended question〈開かれた質問〉はどれか．
1．「夕べは眠れましたか」
2．「薬はもう飲みましたか」
3．「傷は痛みませんでしたか」
4．「退院後は何をしたいですか」
正　解　4

110P19

フィジカルアセスメントにおいて触診で有無を判断するのはどれか．
1．腱反射
2．瞳孔反射
3．腸蠕動運動
4．リンパ節の腫脹

解法の要点

フィジカルアセスメントにおける触診とは，直接患者に触れ，情報を得る方法である．

解　説

×1　腱反射は骨格筋の腱をハンマーで叩打（こうだ）し反射を観察する．腱反射が亢進している場合は，上位運動ニューロンの障害を疑い，減弱または消失している場合には，反射弓の障害を疑う．(RB-J26)(RB-J26)

×2　瞳孔反射（対光反射）は，瞳孔に光を入れ，縮瞳を観察する．光を当てた側が縮瞳することを直接対光反射，光を当てていない側が縮瞳することを間接対光反射という．対光反射の求心路（入力系）は視神経であり，遠心路（出力系）は動眼神経である．(RB-J25)(RB-J25)

×3　腸蠕動（ぜんどう）運動は聴診で確認する．腸音が1分間聴取されない場合を減弱，5分間聴取されない場合を消失とする．減弱時は腸管癒着や腸捻転（ねんてん）による腸閉塞を疑う．腸管の運動麻痺が起きると腸音は消失する．

○4　リンパ節は局所の炎症や感染症によって腫脹する．片側ずつ円を描くように触診する．

【正答率】98.3％　【選択率】1：0.6％　2：0.1％　3：0.9％　4：98.3％

正　解　4

QRコードをCheck！

➡類題の解説をアプリで確認しよう！

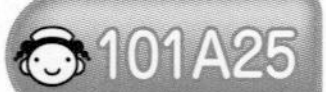

感染予防の技術

感染予防の原則 (RB-基24) (RB-基24) (看みえ①6)

101A25

スタンダードプリコーションで予防するのはどれか.

1. 誤　薬
2. 誤　嚥
3. 患者誤認
4. 院内感染
5. 転倒・転落

解法の要点

スタンダードプリコーションを直訳すると，標準予防策となる．統一された基本的な対策として汎用されている用語の意味，使用目的を思い出そう．(RB-基24, H9)(RB-基24, H9)

解　説

×1　誤薬は，うっかりミスなどのヒューマンエラー，同姓同名患者の識別の未熟さなどのシステムエラーによって起こる．誤薬の予防法としては，「6つのR（right＝正しい）」(正しい患者，薬剤名，目的，量，投与経路，時間）の確認などが挙げられる．(RB-基74)(RB-基72)

×2　誤嚥は，食べ物や異物を気管内に飲み込んでしまうことである．食事の際にうまく飲み込めない嚥下（えんげ）障害は，高齢者や嚥下に関与する反射に麻痺のある患者で問題となる．予防法としては，誤嚥を起こしにくい食事形態にすることや摂食訓練，呼吸訓練，日頃の口腔ケアなどが重要である．

×3　患者個別の氏名や血液型が記載された識別バンド装着，同姓同名者のリスト化や識別法のルール化，患者自らフルネームで名乗ってもらう，指差し呼称などの対策で，手術・輸血・点滴などの医療行為における患者誤認を防ぐ．

○4　感染対策の基本として，ヒトの身体から出る汗以外の湿性生体物質は感染性があるものとして対応（接触後の手洗い，触れる可能性がある場合の手袋，ガウンなどの個人防護具の着用，咳エチケットなど）することが，スタンダードプリコーションである．

×5　転倒や転落を起こしやすい病態（運動機能，精神状態）を正しく診断し，また向精神薬，催眠薬，降圧薬などの薬の影響などの有無を把握する．生活環境（ゆとりのある時間と空間）の見直し，福祉用具の活用，運動機能維持・強化のためのリハビリテーション，周囲の人（家族・介護者・看護師）の見守り，声かけ，介助などが予防に必要である．

【正答率】99.5％

正　解　4

補足事項

●**院内感染**：病院内において新たに感染症に罹患すること．しかし近年では在宅医療や老人保健施設など，感染の危険性のある医療現場は病院に限られなくなっており，院内感染という用語の代わりに医療関連感染（HAI：healthcare associated infection）という用語が用いられるようになりつつある．

類　題

▼原文で掲載しているため内容が古く，解答等が現状にそぐわない場合がございます.

96A28
スタンダードプリコーションで予防するのはどれか.
1. 誤　薬
2. 患者誤認
3. 院内感染
4. 転倒・転落

正　解　3

109P21

!

標準予防策〈スタンダードプリコーション〉で感染源として取り扱うのはどれか.
1. 汗
2. 爪
3. 唾 液
4. 頭 髪

□□□

解法の要点

基本となる感染対策の重要な概念をおさえておこう.

解 説

×1 スタンダードプリコーションの対象は, 汗を除くすべての湿性生体物質 (体液, 分泌物, 血液, 排泄物, 粘膜, 損傷した皮膚など) である.
×2 爪は湿性生体物質ではなく, 爪そのものに感染性はない.
○3 唾液は湿性生体物質であり, 感染性 (口腔内細菌, EBウイルスなど) がある.
×4 頭髪は湿性生体物質ではなく, 頭髪そのものに感染性はない.

【正答率】99.3% 【選択率】1:0.2% 2:0.4% 3:99.3% 4:0.1%

正 解 3

類 題

▼原文で掲載しているため内容が古く, 解答等が現状にそぐわない場合がございます.

107P19
標準予防策〈スタンダードプリコーション〉において, 創傷や感染のない患者への援助で使い捨て手袋が必要なのはどれか.
1. 手 浴
2. 洗 髪
3. 口腔ケア
4. 寝衣交換
正 解 3

105P20
スタンダードプリコーションの対象はどれか.
1. 汗
2. 爪
3. 唾 液
4. 頭 髪
正 解 3

98P13
スタンダードプリコーションで感染源とされるのはどれか.
1. 爪
2. 頭 髪
3. 血 液
4. 傷のない皮膚
正 解 3

94A26
スタンダードプリコーションの対象はどれか.
1. 頭 髪
2. 汗
3. 傷のない皮膚
4. 粘 膜
正 解 4

★mediLinkアプリのQRコードリーダーで各ページ下部のQRコードを読み込むと, 無料で解説動画を見られます. なお, 動画を見るにはmediLink会員登録と, 書籍付属のシリアルナンバーを登録する必要があります. 詳しくは本書冒頭の袋とじをチェック!

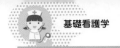

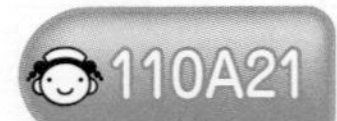
110A21

感染予防のための手指衛生で正しいのはどれか.
1. 石けんは十分に泡立てる.
2. 洗面器に溜めた水で洗う.
3. 水分を拭きとるタオルを共用にする.
4. 塗布したアルコール消毒液は紙で拭き取る.

解法の要点

標準予防策における手指衛生の方法について，基礎的な知識を問うている．効果的な手指衛生の方法を理解しておこう．

解　説

○1　泡立てることにより界面活性作用が促進され，洗浄効果が得られる．
×2　衛生的手洗いでは，洗浄効果として石けんと流水による手洗いか，速乾性擦式消毒（アルコール消毒）を行う．洗面器にためた水は清潔ではない．
×3　感染予防のため，タオルの共用はせず，使い捨てのペーパータオルを用いる．
×4　速乾性擦式消毒薬は，乾燥するまですり込むことで，消毒効果が現れる．

【正答率】99.5％　【選択率】1：99.5％　2：0.2％　3：0.1％　4：0.2％

正　解　1

基本事項

●**手洗い**：感染防止には，医療従事者の手指衛生の徹底が欠かせない．手洗いの際は，①石けん置きに菌が繁殖するため，固形石けんではなく液体石けんを使用し，注出口には触れない，②湿ったタオルは菌の温床となるため，使い捨てのペーパータオルを使用する，③洗い終えた際に蛇口を閉めるとき，素手で触らないなどの点に注意する．

▼ 手洗いの基本

感染症予防や病原体除去のため，処置の前後には手洗いを行う．
① **日常的手洗い**：通常業務の前後に行う．洗い残しの多い指先や指の付け根に注意．
② **衛生的手洗い**：無菌操作時や，感染性の強い病原体に感染する可能性のあるときなどに手指消毒を目的として行う．
③ **手術時手洗い**：手術前に行い，さらに滅菌ガウンや滅菌手袋を装着する．

▼ 手洗いの種類

	目　的	方　法
日常的手洗い	●汚れ・一過性微生物の除去	●流水・洗浄剤でこすり洗い（10～15秒）
衛生的手洗い	●一過性微生物の除去・殺菌	●流水・抗菌性石けん・洗浄剤含有の消毒薬でこすり洗い（少なくとも15秒以上） ●擦式消毒用アルコール製剤で手指消毒
手術時手洗い	●一過性微生物の除去・殺菌 ●常在菌を著しく減少させ，抑制効果を持続させる．	●流水・洗浄剤含有の消毒薬を使ってもみ洗い ●擦式消毒用アルコール製剤で手指から肘まで消毒

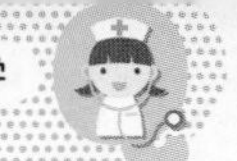

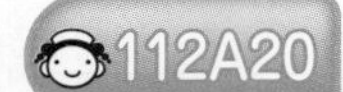

!

個人防護具の脱衣手順で最初に外すのはどれか.

1．手　袋
2．ガウン
3．サージカルマスク
4．フェイスシールド

解法の要点

標準予防策，感染経路別予防策としての個人防護具の使用方法やCDCガイドラインに基づく着脱順序をおさえておこう.

解　説

○1 ×2 ×3 ×4　個人防護具を脱ぐときの順序は，手袋→ゴーグルもしくはフェイスシールド→ガウン→マスクの順とされている．手袋は最も不潔になりやすく，ほかへの汚染を防ぐため，最初に外す．(RB-基27)(RB-基27)

【正答率】70.4％　【選択率】1：70.4％　2：20.9％　3：0.5％　4：8.3％

正　解　1

QRコードをCheck！

➡類題の解説をアプリで確認しよう！

感染経路別予防策

(RB-基27) (RB-基27) (看みえ①11)

110P21

空気感染を予防するための医療者の個人防護具で適切なのはどれか.

1．手　袋
2．N95マスク
3．シューズカバー
4．フェイスシールド

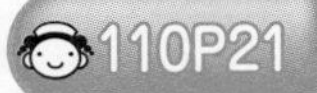

適切な個人防護具を選択することは,患者だけでなく医療者の身を守るためにも重要である.標準予防策に加えて感染経路別予防策［接触予防策，飛沫予防策，空気（飛沫核）予防策］で用いる個人防護具について理解しておこう.

解　説

×1　手袋は，標準予防策として湿性生体物質（体液，分泌物，血液，粘膜，損傷した皮膚など）に触れる処置やケアの際に用いる．また，接触予防策が必要となる病原体（多剤耐性菌，ノロウイルスなど）に感染している患者や感染の疑いがある患者の病室内では，手袋を装着し，ベッド柵などの環境に触れることによる感染を予防する.

○2　N95マスクは，0.3 μmの微粒子を95％以上除去することができるため，空気予防策として医療者や家族が着用する.

×3　シューズカバーは，感染経路別予防策として一律の規定はないが，個人防護具のひとつであり，履き物を汚染しないために用いる.

×4　フェイスシールドは，感染経路別予防策として一律の規定はないが，気管内吸引の実施時など血液，体液，分泌物，排泄物の飛沫から眼，鼻，口の粘膜を保護するために用いる.

【正答率】99.4％　【選択率】1：0.2％　2：99.4％　3：0.2％　4：0.2％

正　解　2

基本事項

▼ 感染経路別予防策

	接触予防策	飛沫予防策	空気（飛沫核）予防策
感染経路	●感染源に直接接触，あるいは患者に使用した物品や環境表面と間接接触する.	●病原体を含む飛沫を吸い込み，それが粘膜に付着する.	●病原微生物を含む直径5 μm以下の飛沫核が長時間空中を遊離して，空気の流れにより離れた場所まで飛散する.
病原体	●多剤耐性菌（MRSA, MDRP, VRE 等） ●ロタウイルス，ノロウイルス ●アデノウイルス ●単純ヘルペスウイルス ●クロストリディオイデス（クロストリジウム）・ディフィシル 等	●インフルエンザウイルス ●風疹ウイルス ●マイコプラズマ ●ムンプスウイルス ●溶血性レンサ球菌（溶連菌） ●百日咳菌 等	●結核菌 ●麻疹ウイルス ●水痘・帯状疱疹ウイルス 等
患者配置	●個室または集団隔離	●個室または集団隔離 ●複数床ではベッド間隔を1 m以上とし，カーテンで仕切る.	●個室 ●空調設備 ●空気感染隔離室 ●陰圧
個人防護具	●入室時はマスク，手袋，ガウンを着用. ●退出時に手袋，ガウン等を脱ぎ，手指衛生を行う.	●入室時はサージカルマスク，手袋，ガウン，ゴーグルを着用. ●退出時に手袋，ガウン等を脱ぎ，手指衛生を徹底する.	●入室時はN95マスク，手袋，ガウン，ゴーグルを着用. ●退出時に手袋，ガウン等を脱ぎ，手指衛生を徹底する.
物　品	●聴診器，体温計，血圧計を患者専用とする. ●ベッド柵等患者が触れるものは1日1回以上消毒を行う.	●標準予防策（スタンダードプリコーション）に準ずる.	
患者移送	●室外に出る場合は，十分な手指衛生と排菌部位の被覆を行う. ●使用した移送具は消毒し，リネン類は交換する.	●患者にサージカルマスクを着用させる.	●移送は必要最低限とする. ●移送が必要な場合，患者にはサージカルマスクを着用させ，医療者はN95マスクを着用して移送する.

類　題

▼原文で掲載しているため内容が古く，解答等が現状にそぐわない場合がございます.

103追A18
陽圧に保った個室隔離が最も必要な状態はどれか.
1．排菌状態
2．大量下血
3．免疫不全
4．低酸素血症
正　解　3

102A18
空気感染を防止するための防護用具はどれか.
1．ガウン
2．ゴーグル
3．N95マスク
4．外科用マスク
正　解　3

QRコードをCheck！

➡類題の解説をアプリで確認しよう！

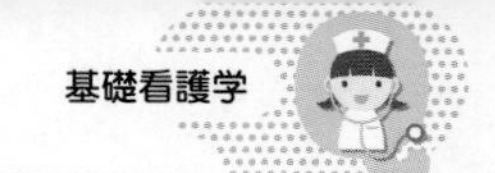

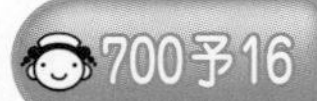

消毒／滅菌

(RB-基29) (RB-基29) (看みえ①25～29) (公みえ313)

700予16

感染予防について適切なのはどれか．

1．滅菌は芽胞に対する効果が低い．
2．衛生的手洗いは手術前の手洗いである．
3．消毒薬で死滅させることができる微生物の範囲は限られている．
4．皮膚の消毒は創部の外側から中心に向かって行う．

解法の要点

滅菌と消毒の違いや手洗いについて理解しておこう．

解　説

×1　滅菌とは，芽胞を含むすべての微生物を死滅させる処理方法のことをいう．

×2　手術前の手洗いは手術時手洗いである．

○3　消毒薬によって微生物の有効範囲は異なるため，標的とする微生物によって消毒薬を使い分ける．

×4　皮膚の消毒は，皮膚表面の菌が創部へ侵入することを防ぐため，創部の中心から外側に向かって弧(こ)を描くように行う．

この問題には正答率はありません．(巻頭 p.12参照)

正　解　3

99P22

消毒薬に最も抵抗性が強いのはどれか．

1．細菌芽胞
2．栄養型細菌
3．DNAウイルス
4．RNAウイルス

解法の要点

微生物の消毒薬抵抗性を問う問題であり，主な消毒薬の抗菌スペクトルも併せて記憶しておくとよい．

解　説

○1　芽胞は細菌内でつくられる，耐久性の高い物質であるため，消毒薬に対する抵抗性が強い．高水準消毒薬のグルタラールや，中水準消毒薬の次亜塩素酸ナトリウムなど，一部の消毒薬のみ効果を示す．

×2　栄養型細菌とは，増殖している状態で芽胞が形成されていない菌のことをいう．中水準以上の消毒薬（ポビドンヨードなど）で十分効果がある．

×3, ×4　B型肝炎ウイルス（HBV）などのDNAウイルスや，C型肝炎ウイルス（HCV）・ヒト免疫不全ウイルス（HIV）などのRNAウイルスは，中水準以上の消毒薬で消毒効果がある．

【正答率】85.5％

正　解　1

基本事項

●**消毒**：生存する微生物の数を減らすために用いられる処理方法のこと．

▼ 主な消毒薬

区　分	消毒薬	一般細菌	緑膿菌	結核菌	真菌[1]	芽胞	B型肝炎ウイルス	備　考
高水準	過酢酸	○	○	○	○	○	○	●人体に強い有毒作用がある． ●付着，蒸気の曝露(ばくろ)に注意する． ●適用後には十分なすすぎが必要．
	フタラール	○	○	○	○	○[2]	○	
	グルタラール	○	○	○	○	○	○	
中水準	次亜塩素酸ナトリウム	○	○	○	○	○	○	●金属腐食性を示す． ●塩素ガスの曝露に注意する．
	ポビドンヨード	○	○	○	○	×	○	●低毒性ではあるが，大量使用を避ける．
	アルコール	○	○	○	○	×	○	●引火性に注意する． ●粘膜や損傷皮膚には用いない．
低水準	第四級アンモニウム塩	○	○	×	○	×	×	●生体適用では濃度間違いがないようにする． ●含浸綿球（ガーゼ）は細菌汚染を受けやすい．
	両性界面活性剤	○	○	△	○	×	×	
	クロルヘキシジングルコン酸塩	○	○	×	○	×	×	
	オラネキシジングルコン酸塩	○	○	×	○	×	×	●眼や耳へは禁忌

1）糸状真菌を含まない．
2）バチルス属の芽胞を除いて有効．
○：有効，△：効果が得られにくいが，高濃度の場合や時間をかければ有効となる場合がある，×：無効

112A21

オートクレーブによる滅菌法はどれか．

1．酸化エチレンガス滅菌　　2．高圧蒸気滅菌
3．放射線滅菌　　4．乾熱滅菌

解法の要点

各滅菌法について，用いる器械，用具，適応，注意点などの基本的な理解を確認しよう．

(RB-基31)(RB-基31)

解　説

×1　有毒の酸化エチレンガス（エチレンオキサイドガス）を用いる方法で熱や湿度に弱く高圧蒸気滅菌ができない器材，複雑な構造の器材に適している．コストが高く，滅菌に時間がかかり，エアレーション（滅菌後，空気に曝(さら)し，残留したガスを除去する）が必要である．

○2　オートクレーブとは，高圧蒸気滅菌法で使われる装置，あるいは高圧蒸気滅菌法自体を指し，高温・高圧水蒸気に耐えられる器材に適している．安全，確実な方法でコストが低く，短時間で滅菌が可能である．

×3　ガンマ線，電子線などの放射線照射を用いた方法である．確実な滅菌効果があるとされるが，放射線を取り扱う技術を要する．

×4　乾熱滅菌器を用いる方法で，耐熱性はあるが耐水性のない器材に適している．

【正答率】97.9％　【選択率】1：1.5％　2：97.9％　3：0.2％　4：0.4％

正　解　2

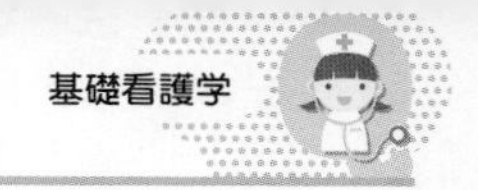

基

基本事項

●滅菌：芽胞を含むすべての微生物を死滅させる処理方法のこと．

▼ 主な滅菌法

滅菌法	適応器材	特　徴
高圧蒸気滅菌法（オートクレーブ）	●鋼製小物 ●リネン類 ●シリコン製品 ●ガラス製品　等	●高温・高圧水蒸気に耐えられる器材に適している． ●安全，確実な方法で，コストが低く，短時間で滅菌が可能なため，現在最も推奨される方法である．
エチレンオキサイドガス滅菌法	●プラスチック製品 ●ゴム製品 ●軟性内視鏡 ●紙 ●ラテックス製品　等	●熱や湿度に弱く高圧蒸気滅菌ができない器材，複雑な構造の器材に適している． ●有害ガスを用いることや，コストが高いこと，滅菌に時間がかかることもあり，ほかの滅菌法が行えない場合に用いる． ●滅菌後はエアレーション[1]が必要である．
過酸化水素低温ガスプラズマ滅菌法	●光学機器，電子機器 ●プラスチック製品 ●ガラス製品 ●鋼製小物　等	●低温，低湿度，短時間で滅菌が可能である．安全な方法だが，コストが高い． ●エチレンオキサイドガス滅菌法と異なり，滅菌後にエアレーションが不要であるため，すぐに使用できる．
乾熱滅菌法	●ガラス製品 ●鋼製小物 ●繊維製品　等	●耐熱性はあるが耐水性のない器材に適している． ●水を使用しないためさびの心配はないが，時間がかかり，高温による変形にも注意が必要となる．

1）換気することで，医療器材に残留した有害物質を離脱させる方法．

類　題

▼原文で掲載しているため内容が古く，解答等が現状にそぐわない場合がございます．

106A21
オートクレーブによる滅菌法はどれか．
1．乾熱滅菌
2．プラズマ滅菌
3．高圧蒸気滅菌
4．酸化エチレンガス滅菌
正　解　3

98A14
オートクレーブを使用するのはどれか．
1．乾熱滅菌
2．ろ過滅菌
3．ガス滅菌
4．高圧蒸気滅菌
正　解　4

QRコードをCheck！

➡類題の解説をアプリで確認しよう！

無菌操作

(RB-基32) (RB-基32) (看みえ①30～41)

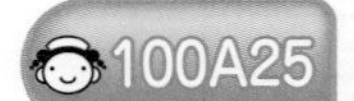

100A25

滅菌手袋の装着時の写真（口絵No.2）を次に示す．
手袋が不潔になるのはどれか．

①

②

③

④

⑤

1．①　　2．②　　3．③　　4．④　　5．⑤

解法の要点

無菌操作に関する問題である．滅菌手袋のどの部分を素手で触れずに滅菌状態を保ちたいのかを考えてみよう．

解　説

×1　滅菌手袋の内側は素手で触れる部分，外側は滅菌状態を保ちたいので素手で触れてはいけない部分である．滅菌手袋を装着した右手で手袋の外側になる部分に触れて手袋を装着しているため，手袋を不潔にすることなく装着できている．

×2　包装を広げた状態で素手で触れてよいのは手首の折り返し部分だけであり，正しい操作である．

×3　選択肢1に同じく，滅菌手袋を装着した右手で左手用の滅菌状態を保ちたい手袋外側に触れているため，正しい操作である．

○4　素手で触れてもよいのは手袋の内側部分だけである．写真は右手用の外側部分に素手で触れており，滅菌状態を保つことができていないため，不潔になる操作である．

×5　極力包装紙の内側に触れないように下部の端をつまんで開いているため，手袋の滅菌状態を保てている．

【正答率】92.4％　【選択率】1：2.2％　2：2.8％　3：1.4％　4：92.4％　5：1.2％

正　解　4

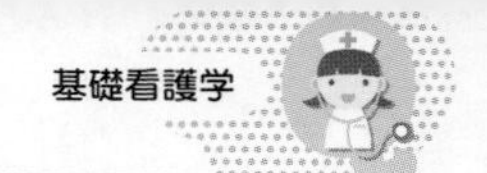

基本事項

▼ 滅菌手袋の装着方法

①
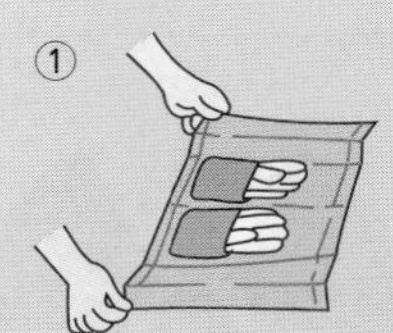
滅菌パックから内袋を取り出す．内袋の内側と中の手袋に触れないように注意しながら，端をつまみ，内袋の全体を開く．

②
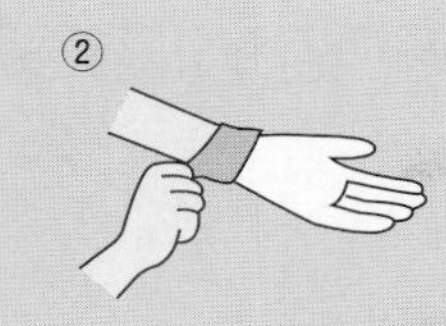
折り返しの部分の端をつかみ，折り返しのついたまま片方の手（利き手ではないほう）に手袋をはめる．

③
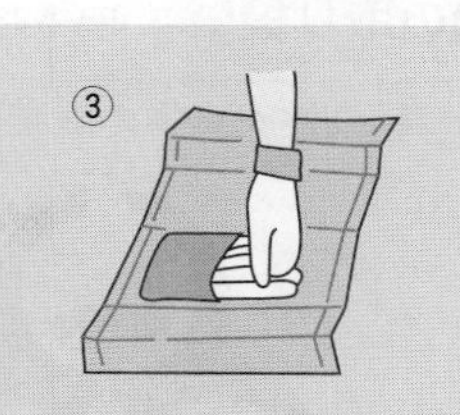
手袋をしたほうの手でもう一方の手袋の折り返しの内側の部分に指側から手を入れ，もう片方の手に手袋をかぶせる．

109A18

滅菌物の取り扱いで正しいのはどれか．

1．鉗子の先端は水平より高く保つ．
2．鑷子の先端を閉じた状態で取り出す．
3．滅菌パックはハサミを用いて開封する．
4．滅菌包みは布の内側の端を手でつまんで開く．

□□□

解法の要点

滅菌物の取り扱いに関する問題である．無菌操作の基本から，どこを清潔に保つ必要があるのかを理解して取り扱いを考えよう．

解説

×1 鉗子（かんし）は，薬剤の逆流による汚染を防ぐため，先端を常に持ち手より低い位置に保つことが必要である．

○2 鑷子（せっし）の先端を清潔に保つために，閉じた状態で取り出す必要がある．

×3 ハサミの切り口が不潔になるため，不適切である．

×4 滅菌パックの内側は清潔なので，パックの外側のみに触れ，内側には触れないようにする．

【正答率】91.4％ 【選択率】1：4.8％ 2：91.4％ 3：0.7％ 4：3.1％

正解 2

基本事項

▼ 無菌操作

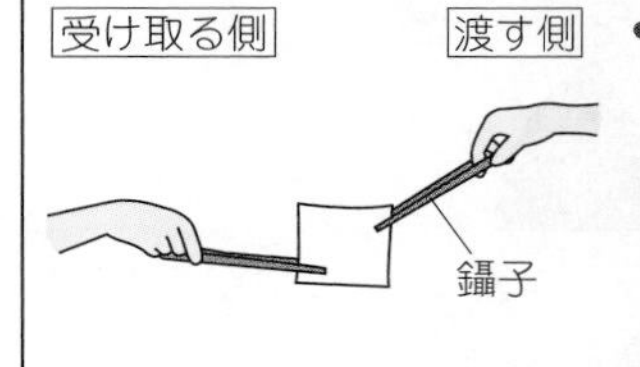

● 滅菌物を取り出した後，持ち上げた手は上下に動かさず水平に移動させる．鑷子（せっし）の先端は水平より上に向けないようにし，受け取る相手の鑷子に触れないようにする．また，常に相手の上にあるように渡す．綿球等小さなものは特に注意する．

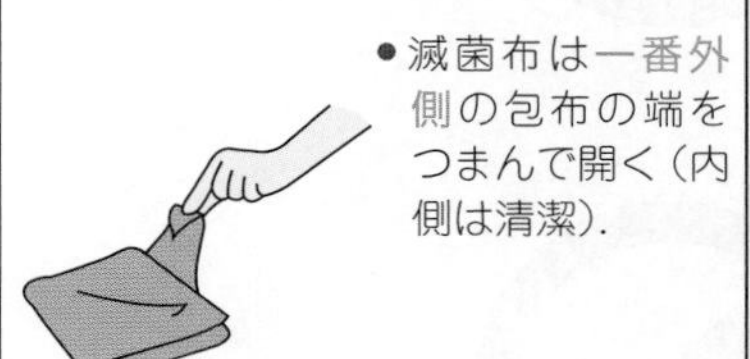

● 滅菌布は一番外側の包布の端をつまんで開く（内側は清潔）．

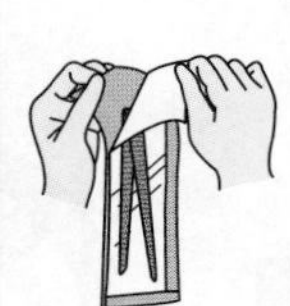

● 鑷子等の入った滅菌袋は持ち手側から開封し，袋の内側に触れないように開け口を折り返してから取り出す．鑷子は先端を閉じた状態で引き出す．

感染性廃棄物の取り扱い
(RB-基33)(RB-基33)(看みえ①10)

103A18

感染性廃棄物の廃棄容器に表示するのはどれか.

1.

2.
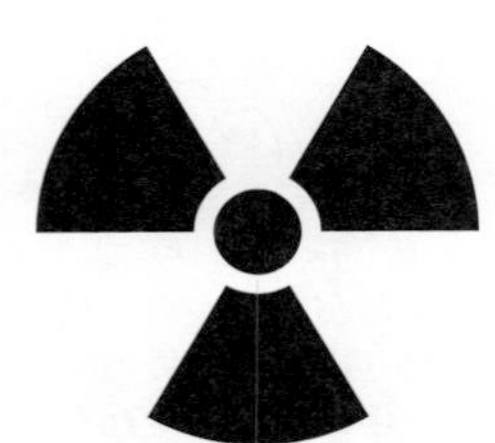

3.
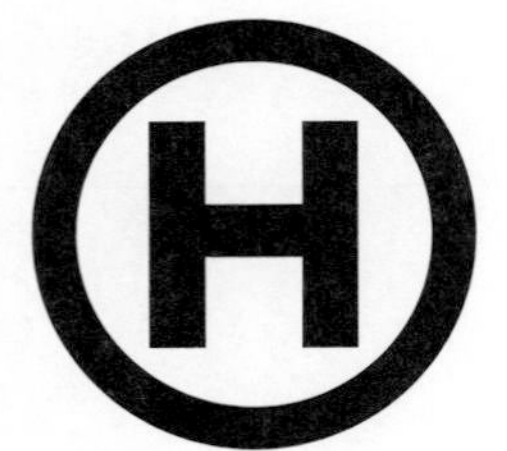

4.
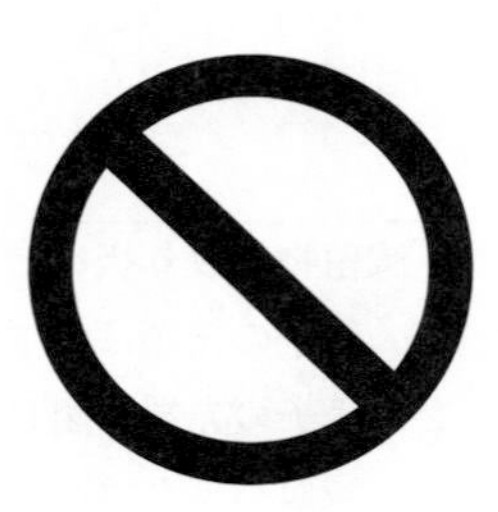

□□□

解法の要点

安全を守るための表示を理解している必要がある．医療現場や日常生活でみられる種々の表示を意識していれば，解ける問題である．

解　説

○1　バイオハザードマークである．感染性廃棄物（医療機関などで発生する廃棄物のうち，感染のおそれのある廃棄物）に表示される．

×2　放射能標識である．中心の円が原子核，周りの三つ葉のような形が，放射線の放出を表している．

×3　ヘリポートを示す．災害時や緊急時などに使用される救助用ヘリコプターの発着地点である．

×4　立ち入り禁止，通行禁止を示す．各種施設や工事現場などへの進入を禁止する．

【正答率】99.5％

正　解　1

類　題

▼原文で掲載しているため内容が古く，解答等が現状にそぐわない場合がございます．

97A25
感染性医療廃棄物の廃棄容器に表示するマークの形はどれか.

1.
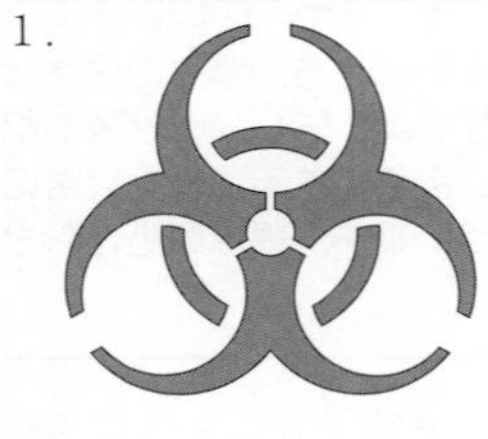

2.
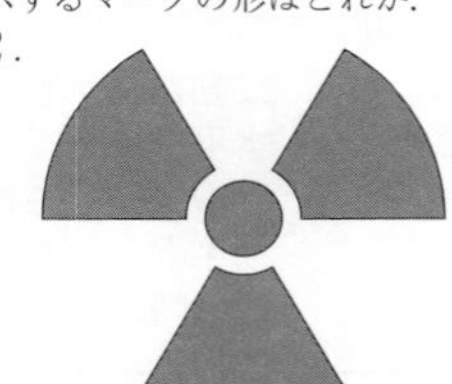

3.
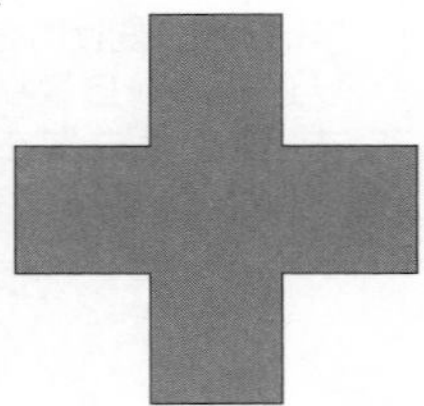

4.
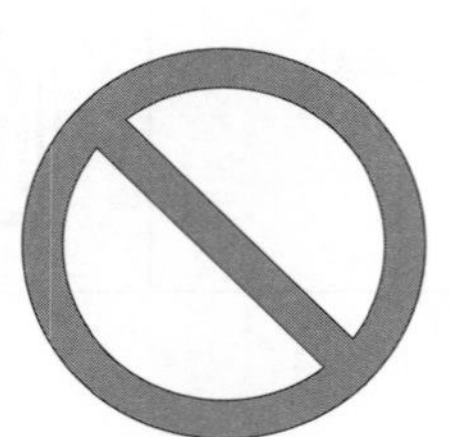

正　解　1

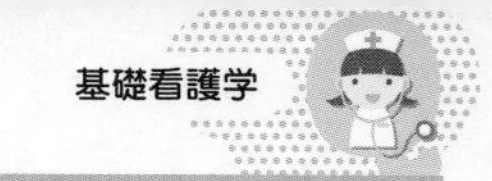

基

111A20

使用後の注射針を廃棄する容器のバイオハザードマークの色はどれか.

1．赤　2．黄
3．黒　4．橙

解法の要点

医療行為によって生じた廃棄物は，『廃棄物の処理及び清掃に関する法律』により，感染性廃棄物として取り扱うことが義務づけられている．バイオハザードマークの色ごとに，分別するための廃棄物の形状や種類を確認しておこう．

解　説

×1　赤色のバイオハザードマークが表示された容器には，血液や血清などの液状または泥状の物を廃棄する．

○2　黄色のバイオハザードマークが表示された容器には，注射針などの鋭利な物を廃棄する．

×3　黒色のバイオハザードマークは，感染性廃棄物の識別に用いない．

×4　橙色のバイオハザードマークが表示された容器には，血液が付着したガーゼや血液バッグなどの固形状の物を廃棄する．

【正答率】98.8％　【選択率】1：0.6％　2：98.8％　3：0.2％　4：0.5％

正　解　2

基本事項

▼ 感染性廃棄物の処理

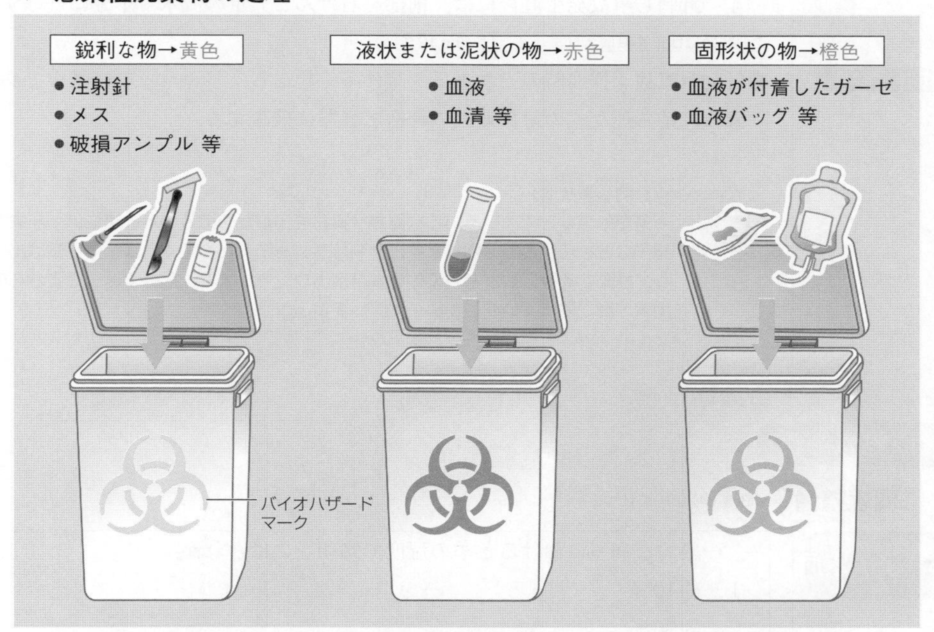

類　題

▼原文で掲載しているため内容が古く，解答等が現状にそぐわない場合がございます．

108A21
黄色のバイオハザードマークが表示された感染性廃棄物の廃棄容器に入れるのはどれか．
1．病理廃棄物
2．使用済み手袋
3．使用済み注射針
4．血液が付着したガーゼ
正　解　3

QRコードをCheck！

➡類題の解説をアプリで確認しよう！

針刺し事故 (RB-基34) (RB-基34) (看みえ②4)

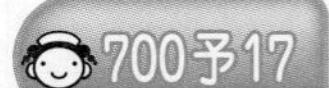

700予17

針刺し事故について正しいのはどれか.

1. 感染症検査で陰性だった患者の血液は，感染の可能性がない.
2. 穿刺した後の注射器にはリキャップを行う.
3. 針刺し事故の報告は不要である.
4. 発生直後には，針を刺した部位を石けんと流水で洗浄する.

□□□

解法の要点

医療従事者は，患者に使用した針を自分の皮膚に刺す針刺し事故の危険性を，常に念頭におく必要がある．患者が何らかの病原体をもっている場合，事故を起こした者が感染する可能性がある．肝炎ウイルスやヒト免疫不全ウイルス（HIV）などが問題となる.

解　説

×1　標準予防策（スタンダードプリコーション）の考え方に基づき，どんな患者の血液も，感染源となる細菌やウイルスを有している可能性があると考えて対応する．(RB-基24)(RB-基24)

×2　針刺し事故防止のため，リキャップは禁止されている.

×3　針刺し事故は医療事故のひとつであり，報告の必要がある．必要に応じて感染症の検査を受けなければならない.

○4　針刺し事故発生直後には，創部を石けんと大量の流水で十分に洗浄する.

この問題には正答率はありません．(巻頭 p.12参照)

正　解　4

基本事項

●**針刺し事故**：採血時のリキャップ時に多く起こる．リキャップは禁止であり，使用した針は直ちに持ち運び式の耐貫通性の針捨て容器に破棄する.

<針刺し事故防止>

緊急処置などで，いろいろな器械や資材を出した後の片づけの際には，手袋を必ず着用し，鑷子(せっし)や鉗子(かんし)などを使用して分別します．針刺し事故を防ぐためです．また，針類は出すときに必ずカウントし，廃棄する際に数が合っているか再度カウントします．病棟では，患者さんのベッド上や周辺に使用後の針が残っていないかよく確認しましょう.

基本的日常生活援助技術

≫ 環境の調整

環境整備 (RB-基34) (RB-基34) (看みえ①42〜45)

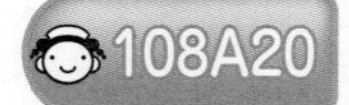

108A20

！

一般的な病室における冬季の湿度で適切なのはどれか.

1. 約10％
2. 約30％
3. 約50％
4. 約70％

□□□

解法の要点

室内の湿度が高すぎるとカビやダニが繁殖しやすく，湿度が低すぎるとウイルスがまん延しやすいため，適切な湿度を保つことは健康維持のために重要である．気温が低い冬季のほうが適切な湿度もやや低いことと併せて，数値をきちんと覚えておこう.

解　説

×1
×2
○3
×4　冬季の適切な湿度は40〜60％である．ちなみに夏季の適切な湿度は45〜65％であり，設問が夏季であっても正解となる.

【正答率】83.3％　【選択率】1：0.3％　2：9.3％　3：83.3％　4：7.2％

正　解　3

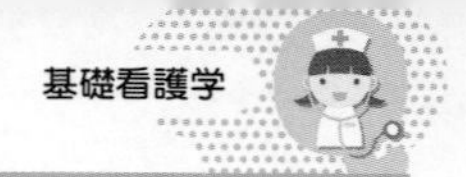

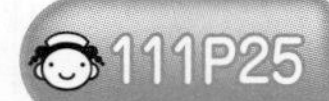

111P25

!

最も高い照度を必要とするのはどれか.

1．病　室

2．手術野

3．トイレ

4．病棟の廊下

□□□

解法の要点

選択肢のなかから作業時に最も明るく照らす必要がある場所を選べば解答できる．照度基準も併せて覚えておこう．(RB-基34)(RB-基34)

解　説

×1　病室の照度基準は100 ～ 200ルクスである.

○2　手術野は最も高い照度を必要とし，照度基準は10,000 ～ 100,000ルクスである.

×3　トイレの照度基準は200ルクスである.

×4　病棟の廊下の照度基準は200ルクスである.

【正答率】99.3％　【選択率】1：0.4％　2：99.3％　3：0.2％　4：0.1％

正　解　2

補足事項

▼ 好ましい病室環境

温　度	夏　季	24±2℃	冬　季	20±2℃
湿　度		45～65％		40～60％
気　流	0.5m/秒以下			
照　明	100 ～ 200ルクス			
音	昼間は50dB（デシベル）以下，夜間は40dB以下			
床面積	① 病院の病室および診療所の療養病床[1)]：患者1人につき6.4m²以上 ② ①以外の病室（診療所の一般病床など）：個室の場合は6.3m²以上，2人以上の場合は患者1人につき4.3m²以上			

1）病床のうち，長期療養を必要とする患者を入院させるためのもの

類　題

▼原文で掲載しているため内容が古く，解答等が現状にそぐわない場合がございます.

105A20
医療法施行規則に定められている療養病床に係る多床室の床面積は，患者1人につき［　］m²以上である.
［　］に入るのはどれか.
1．2.3
2．3.3
3．4.3
4．5.3
正　解　な　し
※本設問は，「選択肢に正解がないため」という理由で，採点対象から除外されている.

104P21
最も高い照度を必要とするのはどれか.
1．病　室
2．手術野
3．外来の廊下
4．ナースステーション
正　解　2

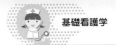

108P20

転倒・転落の危険性が高い成人の入院患者に看護師が行う対応で正しいのはどれか.
1．夜間はおむつを使用する.
2．履物はスリッパを使用する.
3．離床センサーの使用は控える.
4．端坐位時に足底が床につくベッドの高さにする.

解法の要点

転倒・転落を防ぐための対策はいろいろあるが，ADLを制限しないようにしながら転倒・転落を防ぐことが大切である．選択肢のそれぞれの対応について，転倒・転落防止対策として適切か，患者のADLを制限しないかの2つの視点から検討してみるとよい.

解　説

×1　患者の状態を考慮し，夜間も安全に排泄できる方法を検討することが望ましい．おむつの使用は，それ以外に代替策がないという十分なアセスメントのもとに行われる必要がある.

×2　スリッパは踵(かかと)が覆われていないため脱げやすく，また滑りやすいため適切な履き物とはいえない.

×3　離床センサーなどの見守り支援機器は，転倒・転落リスクの高い患者への対応策として用いられるが，安易な使用は身体拘束につながるおそれがあるため，倫理的な観点から検討が必要である．慎重にアセスメントしたうえで必要であると判断される場合に限り使用する.

○4　端座位時に足底が床に着くベッドの高さにしておくことは，立ち上がる際の転倒を防ぐ対策として適切である.

【正答率】98.4％　【選択率】1：0.3％　2：0.1％　3：1.2％　4：98.4％

正　解　4

基本事項

▼ 転倒・転落を起こしやすい要因

① 高齢者である.
② 麻痺がある.
③ 降圧薬や睡眠薬等，血圧に変動を及ぼす薬剤を服用している.
④ 視力障害や聴力障害がある.
⑤ 危険回避行動がとれない小児である.
⑥ 運動機能に制約がある.

QRコードをCheck！

➡類題の解説をアプリで確認しよう！

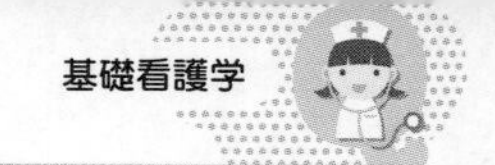

基

》食生活の援助

栄養状態のアセスメントと援助 (RB-基36) (RB-基36) (看みえ①106〜112, ④59)

99P1

日本人の体格指数（BMI）で「普通（正常）」はどれか.

1．17
2．22
3．27
4．32

□□□

解法の要点

BMIとは，体重(kg)÷身長$(m)^2$の値であり肥満の判定基準などになる.

解　説

×1　「肥満症診療ガイドライン2022」では，18.5未満を低体重としている.

○2　医学的に最も疾病の少ないBMIの数値22を基準とし，18.5〜25未満を普通体重としている.

×3　25〜30未満は肥満（1度）である.

×4　30〜35未満は肥満（2度）である.

【正答率】99.5％

正　解　2

日本人の食事摂取基準 (RB-基36) (RB-基36)

改101A2

日本人の食事摂取基準（2020年版）において，摂取量の減少を目指しているのはどれか.

1．カリウム
2．食物繊維
3．ナトリウム
4．カルシウム

□□□

解法の要点

「日本人の食事摂取基準（2020年版）」について，再度確認しておこう．また，各選択肢と疾病との関連を理解していれば解答は容易である.

解　説

×1　適度なカリウム摂取は血圧低下作用があり，高血圧予防につながる．望ましいと考えられる摂取量よりも現在の日本人の摂取量が少ないことから，目標量が設定されている.

×2　食物繊維の摂取不足は生活習慣病の発症に関連している．望ましいと考えられる摂取量よりも現在の日本人の摂取量が少ないことから，目標量が設定されている.

○3　食塩（ナトリウム）の過剰摂取は高血圧や胃癌のリスクを増加させる．望ましいと考えられる摂取量よりも現在の日本人の摂取量が多いことから，摂取制限が求められている．1人1日あたりの食塩摂取の目標量は，成人男性7.5g未満，成人女性6.5g未満である.

×4　日本人のカルシウム摂取量は少ないとされ，摂取不足の回避を目的に，骨量を維持するために必要な量として推定平均必要量および推奨量が設定されている.

【正答率】93.0％

正　解　3

98P1

脂質1gが体内で代謝されたときに生じるエネルギー量はどれか.

1. 4kcal
2. 9kcal
3. 14kcal
4. 19kcal

□□□

解法の要点

エネルギー産生栄養素（糖質，蛋白質，脂質）が，それぞれ生体内で燃焼したときに生じるエネルギー量を覚えておこう.

解　説

×1　1gあたりのエネルギー量が4kcalであるのは，蛋白質や糖質（炭水化物）である.

○2　脂質1gあたりのエネルギー量は9kcalである.

×3
×4 } 上記のいずれにも当てはまらない値である.

この問題には正答率はありません.（巻頭 p.12参照）

正　解　2

基本事項

▼ 栄養素1gあたりのエネルギー

栄養素	エネルギー
糖質	4kcal
蛋白質	4kcal
脂質	9kcal

食事介助

(RB-基38) (RB-基38) (病みえ耳374) (看みえ①111～122)

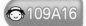

誤嚥しやすい患者の食事の援助で適切なのはどれか.

1. 食材は細かく刻む.
2. 水分の摂取を促す.
3. 粘りの強い食品を選ぶ.
4. 頸部を前屈した体位をとる.

□□□

解法の要点

誤嚥とは，食べ物や唾液，逆流した胃液などが気管に入ることである．誤嚥しやすい患者は嚥下（えんげ）機能が低下しており，喉頭蓋のわずかなすきまから誤嚥する．したがって，喉頭蓋のすきまからの流入を防ぐ援助はどれか，また嚥下機能が低下していても飲み込みやすい形態はどのようなものかを考えてみよう.

解　説

×1　細かく刻まれた食材は口の中で食塊を形成しにくいため，飲み込みにくいうえに小片を誤嚥するリスクが高い.

×2　水分のようにサラサラした液体は咽頭部を急速に流れ，誤嚥しやすいため水分の摂取を促すのは不適切である．そのため，増粘剤でとろみをつける必要がある.

×3　粘りの強い食品は口の中や咽頭に張り付くため飲み込みにくく，誤嚥しやすい患者の食事には不向きである.

○4　頸部を前屈すると，喉頭蓋が閉まりやすくなり，誤嚥を防ぐことができる.

【正答率】94.2％　【選択率】1：1.7％　2：0.9％　3：3.3％　4：94.2％

正　解　4

基本事項

▼ 誤嚥しにくい体位

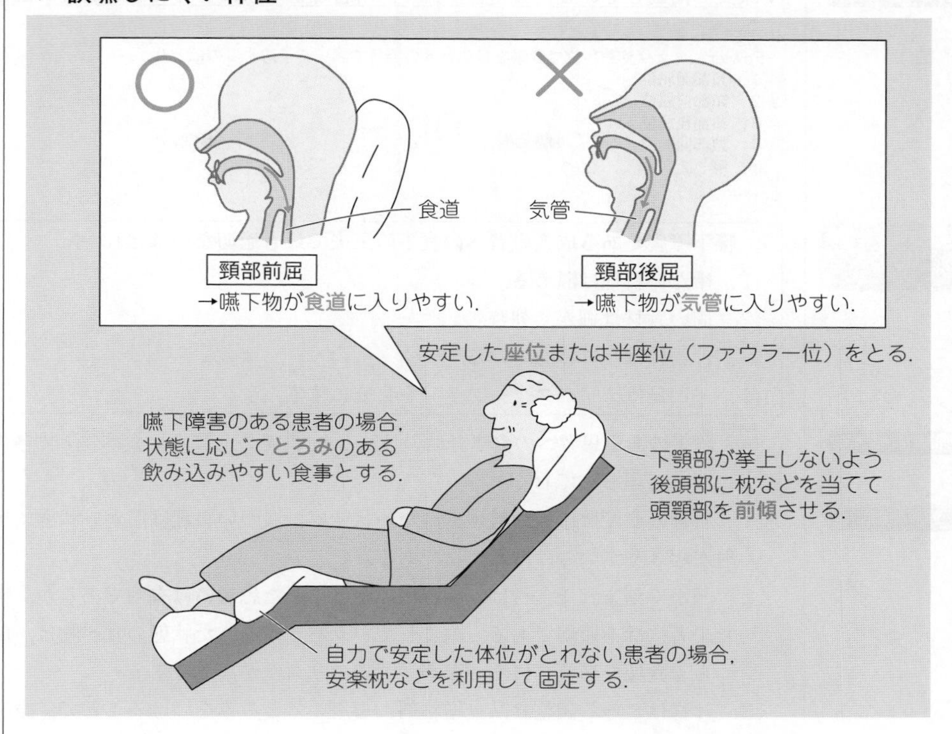

補足事項

▼ 嚥下運動

先行期		●食べ物を認識して量を決め，口に運ぶ.
準備期		●口に入った食べ物を嚥下しやすいように咀嚼（そしゃく）し，食塊を形成する.
口腔期	食塊	●口腔から咽頭へ食塊を随意的に移動させる.
咽頭期	❶ ❷ ❸ ❹ ❺	●食塊が舌によって後方へ押し出されると反射運動が起こり，❶軟口蓋が挙上して上咽頭を遮断し，食塊が鼻腔へ流れるのを防ぐ. ●この際，呼吸は停止し，❷舌骨，❸喉頭が挙上して，❹喉頭蓋が下方へ回転する. ●これにより気管が喉頭腔と隔絶され，❺食道入口部が開き，食塊が通過する.
食道期		●食塊は重力と蠕動（ぜんどう）運動によって食道内を運ばれ，弛緩した下部食道括約筋を通って胃の中へ不随意的に移動する.

類　題

▼原文で掲載しているため内容が古く，解答等が現状にそぐわない場合がございます．

107P17
Fowler〈ファウラー〉位で食事を摂るときの姿勢で誤嚥を予防するのはどれか．
1．頸部側屈位
2．頸部前屈位
3．頸部後屈位
4．頸部回旋位
正　解　2

103追P22

嚥下障害のある成人患者への食事の工夫で最も適切なのはどれか．
1．冷たい料理は温める．
2．固い食材は細かく刻む．
3．汁物にはとろみをつける．
4．一口量はティースプーン半分を目安にする．

解法の要点

嚥（えん）下（げ）障害のある患者への食事介助の技法として，嚥下しにくい食べ物と誤嚥を予防するための工夫について理解しておく．

解　説

×1　料理の温度は冷製の料理は冷たい状態で，温かい料理は温かい状態で提供する．嚥下反射が起きやすいのは冷たい物である．
×2　細かく刻まれた食材は，噛む機能が低下した患者には有効であるが，嚥下機能が低下した患者には不適切である．刻まれてバラバラになった状態の食べ物は，口の中でまとまりづらく食塊を形成しにくいため，誤嚥のリスクが高くなる．
○3　汁物はとろみ調整食品（増粘剤）を用いてとろみをつけることで，誤嚥を予防することができる．
×4　一口量はティースプーン1杯が適量である．

【正答率】97.9％

正　解　3

類　題

▼原文で掲載しているため内容が古く，解答等が現状にそぐわない場合がございます．

102P15
嚥下障害のある患者の食事介助で適切なのはどれか．
1．水分はとろみをつける．
2．頸部を伸展する．
3．一口量を多くする．
4．むせたときには水を飲ませる．
正　解　1

100A16
誤嚥を防ぐための食事介助で適切なのはどれか．
1．パサパサした食べ物を準備する．
2．患者の体位は，頸部を後屈させ下顎を挙上させる．
3．食物を口に運んだスプーンは上方へ抜き取る．
4．飲み込んだのを確認してから，次の食物を口に入れる．
正　解　4

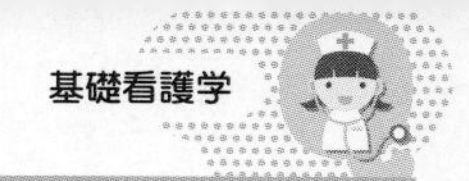

110P18

自力での摂取が困難な成人患者の食事介助で適切なのはどれか.
1．水分の少ない食べ物を準備する.
2．時間をかけずに次々と食物を口に入れる.
3．患者に食事内容が見える位置に食器を配置する.
4．患者の下顎が上がるよう高い位置からスプーンを操作する.

解法の要点

食事介助の基本を問う問題である．誤嚥することなくスムーズに飲み込めるようにするためにはどのように介助するとよいか考えてみよう.

解説

×1　水分の少ない食べ物は滑りが悪く飲み込みにくい．ある程度水分があって軟らかい食べ物がよい.

×2　誤嚥を防ぐためには，食べ物をよく咀嚼（そしゃく）すること，1回分をしっかり飲み込んでから次の食べ物を口腔内に入れることが大切である．時間をかけずに次々と食べ物を口に入れることは，そのどちらも妨げるため，誤嚥につながってしまう.

○3　患者が食事の時間であることを意識できるように，また目でも食事を楽しむことができ食欲が増進するように，患者に食事内容が見える位置に食器を設置するとよい.

×4　患者の下顎が上がる状態にすると咽頭部が直線的になり，喉頭蓋が閉まりにくく食べ物が気管に流れやすくなるため，誤嚥しやすくなる．少し下顎を引いた状態で摂取できるように介助する.

【正答率】99.6％　【選択率】1：0.1％　2：0.2％　3：99.6％　4：0.1％

正　解　3

基本事項

▼ 食事介助における注意点

① 適度に明るく，異臭のない環境となるよう配慮する.
② リラックスして食事ができるよう，ゆったりした衣服を選ぶ.
③ ベッド上で安静の必要がなければ，食堂に移動するなど，食事をとるときの環境を意識させることも食欲増進の要因となる.
④ 口腔内が乾燥したまま食べ物を摂取すると誤嚥の危険性が高くなるため，食前に含嗽（がんそう）やマッサージなどを行い，口腔内を湿潤に保つ.

類　題

▼原文で掲載しているため内容が古く，解答等が現状にそぐわない場合がございます.

106A18
自力での摂取が困難な臥床患者の食事介助で適切なのはどれか.
1．水分摂取の介助を控える.
2．仰臥位の姿勢を保持するよう介助する.
3．食事内容が見える位置に食器を配置する.
4．患者の下顎が上がるよう上方からスプーンで介助する.
正　解　3

700予19

片麻痺がある患者の食事介助について正しいのはどれか.

1．食べ物は麻痺側の口腔内へ入れる.
2．頸部は軽度後屈させる.
3．流動食とする.
4．座位時，麻痺側に安楽枕を入れる.

解法の要点
片麻痺がある患者の場合，誤嚥しないように注意する必要がある.

解　説
×1　麻痺側の口腔内に食べ物を入れると，患者は舌や顎の随意的な運動で食べ物を唾液と混ぜ合わせ，食塊にして咽頭に送り込むことが困難となるため，健側の口腔内へ入れる.
×2　頸部を後屈させると，誤嚥する危険性が高くなる．誤嚥防止のため，頸部はやや前屈させる.
×3　流動食は，誤嚥する可能性が高くなる．誤嚥しにくいゼリーやプリンのような半固形状にしたものや，増粘剤を混ぜて粘性を高めたものを提供する.
○4　麻痺側に傾いてしまうことがあるため，肘や膝などの下に安楽枕を入れて固定するとよい.

この問題には正答率はありません．(巻頭 p.12参照)

正　解　4

基本事項
●**片麻痺のある患者の食事介助**：片麻痺や安静度の制限があり，身体を起こして摂取できない嚥下(えんげ)障害の場合には，健側を下にした側臥位にする.

112A18

胃から食道への逆流を防ぐために，成人が食後30分から1時間程度とるとよい体位はどれか.

1．座　位　　2．仰臥位
3．右側臥位　　4．半側臥位

解法の要点
食後の胃内容物の逆流を防ぐためには，重力の影響を考慮して食道を胃よりも高くするとよい．どの体位なら食道を胃よりも高くすることができるか考えてみよう.

解　説
○1　座位（上半身を起こした姿勢）にすることで，胃内容物の食道への逆流を防ぐことができる．(RB-基38)(RB-基38)
×2　仰臥位では食道と胃の高さが水平になるため，胃内容物が逆流するおそれがある.
×3　右側臥位では胃底部や大彎(わん)が噴門部よりも高い位置にくるため，胃内容物が食道に逆流するおそれがある.
×4　半側臥位とは，仰臥位と側臥位の中間の体位である．半側臥位では食道と胃はほぼ同じ高さになるため逆流の防止にはならない.

【正答率】99.2％　【選択率】1：99.2％　2：0.2％　3：0.2％　4：0.5％

正　解　1

類　題
▼原文で掲載しているため内容が古く，解答等が現状にそぐわない場合がございます.

108A18
成人において胃食道逆流を防ぐために食後30分から1時間程度とるとよい体位はどれか.
1．左側臥位　2．半側臥位　3．仰臥位　4．坐　位
正　解　4

QRコードをCheck！
➡類題の解説をアプリで確認しよう！

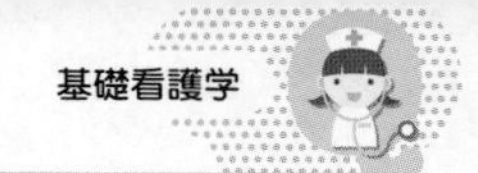

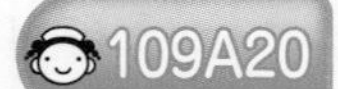

経腸栄養法（経鼻経管／胃瘻・腸瘻） (RB-基39) (RB-基38) (看みえ②232〜265)

基

109A20

!

経鼻経管栄養法を受ける成人患者の体位で適切なのはどれか.

1．砕石位
2．半坐位
3．腹臥位
4．Sims〈シムス〉位

□□□

解法の要点

経鼻経管栄養法はチューブを用いた食事であるということを踏まえて，誤嚥しにくく安楽な体位はどれか考えてみよう．選択肢がそれぞれどのような体位かを理解していれば解答できる.

(RB-基48)(RB-基47)

解　説

×1　砕石位（さいせきい）は，仰臥位で膝を曲げて大腿部を持ち上げ，開脚する体位である．泌尿器科や産婦人科の診察などで用いられる体位である.

○2　半座位（半坐位）は上体を45〜60度起こし，膝をやや屈曲した体位である．安定しており，胃食道からの逆流を防止できるため，経鼻経管栄養法に適している.

×3　腹臥位はうつ伏せ寝の状態であり，排痰（たん）促進などの目的で用いられる体位である.

×4　シムス位は腹臥位に近い側臥位であり，膣や直腸の診察に用いる体位である.

【正答率】99.3％　【選択率】1：0.2％　2：99.3％　3：0.2％　4：0.3％

正　解　2

補足事項

●経鼻胃管と挿入方法：110A22【基本事項】(基−52)参照.

類　題

▼原文で掲載しているため内容が古く，解答等が現状にそぐわない場合がございます.

105P21
経鼻経管栄養法の体位で適切なのはどれか.
1．Fowler〈ファウラー〉位　2．仰臥位
3．腹臥位　4．側臥位
正　解　1

97A26
成人の経鼻経管栄養法の体位で適切なのはどれか.
1．膝胸位　2．腹臥位
3．半坐位　4．シムス位
正　解　3

94A27
成人に経鼻胃管を挿入するときの最も適切な体位はどれか.
1．仰臥位　2．半坐位
3．側臥位　4．シムス位
正　解　2

104P22

!

成人の鼻孔から噴門までの長さで適切なのはどれか.

1．5〜15cm
2．25〜35cm
3．45〜55cm
4．65〜75cm

□□□

解法の要点

口腔から胃までの解剖をおさえておく．経管栄養法に関する必須の知識である.

解　説

×1
×2
○3
×4

成人の鼻孔から噴門までの長さは約50cmであり，これに5〜10cm足した長さが経鼻胃管の挿入における長さとされる.

【正答率】81.0％

正　解　3

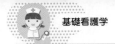

110A22

経鼻胃管の先端が胃内に留置されていることを確認する方法で正しいのはどれか．
1．腹部を打診する．
2．肺音の聴取を行う．
3．胃管に水を注入する．
4．胃管からの吸引物が胃内容物であることを確認する．

解法の要点

ここでの確認の目的は，胃管が誤って気管内に入っていないか，またその先端が胃まで到達しているかを確かめることである．この目的を確実に達成できる方法を選択しよう．

解　説

×1　腹部の打診でわかることは，その部位におけるガスや実質物の有無など，非常に限られる．胃管の先端が胃まで到達しているかを判断することはできない．

×2　肺音の聴取は呼吸状態を判断する目的で実施する．胃管の挿入について情報を得ることはできない．

×3　万一気管内に胃管の先端が入っていた場合は肺に水を注入することになってしまう．肺炎につながる非常に危険な行為であり，行ってはならない．胃管が胃内に入っているかについては，注射器で空気を10mL程度注入し，聴診器で気泡音を確認する．

○4　胃の内容物が吸引されれば胃管の先端が胃まで到達していることを確実に判断できる．胃液は酸性なのでpH試験紙を用いれば胃の内容物かどうかの鑑別も可能である．また，エックス線撮影によって確認する方法もある．

【正答率】97.1％　【選択率】1：0.1％　2：0.3％　3：2.5％　4：97.1％

正　解　4

基本事項

▼ 経鼻胃管と挿入方法

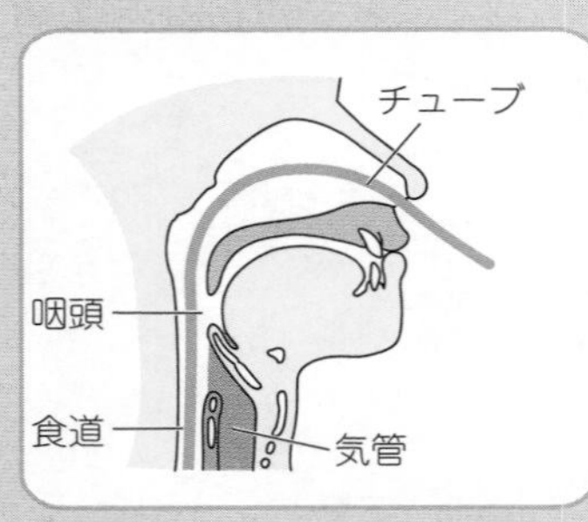

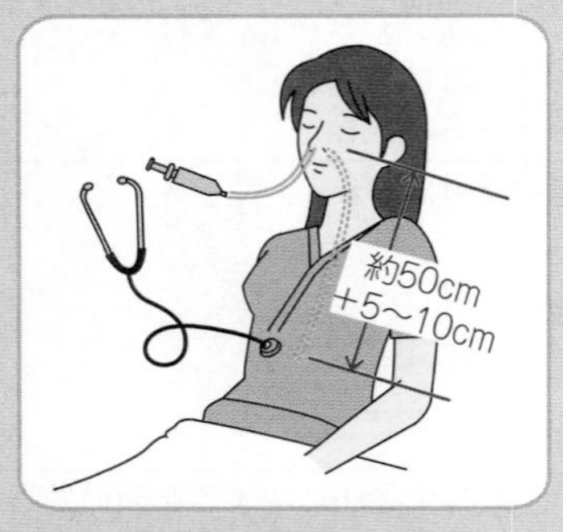

【挿入方法】
①患者の体位は座位，半座位（ファウラー位）とする．
②挿入するチューブの長さを決める．目安は鼻孔から噴門までの長さ（約50cm）に5～10cm足した長さ[1)]とする．
③チューブの先端に潤滑剤を塗布し，通りのよいほうの鼻腔から挿入する．
④チューブが咽頭部に達したら気管への誤挿入を防ぐため頸部前屈位とし，患者の嚥下（えんげ）に合わせてチューブを進める．
⑤途中で咳嗽（がいそう）がみられたら直ちに抜去する．また，咳嗽がない場合でも患者に開口させてチューブの咽頭通過を確認する．
⑥チューブが胃内に入っているか確認する（注射器で空気を10mL程度注入し，聴診器で音を確認する．また，内容液を吸引してpH5.5以下であることを確認する方法もあるが，内容液が吸引できないことも多い．制酸薬を使用中の場合や，内容液が吸引できない場合はエックス線でチューブの位置を確認する）．
⑦確認後，鼻翼を圧迫しないよう固定する．

1）チューブを胃内に確実に到達させるため．

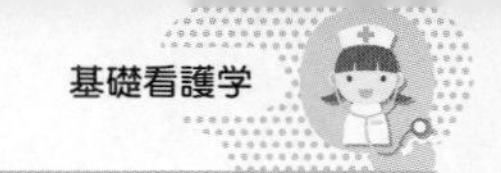

類　題

▼原文で掲載しているため内容が古く，解答等が現状にそぐわない場合がございます．

103追P23
経鼻胃管の先端が胃内に留置されていることを確認する方法はどれか．
1．挿入した経鼻胃管の長さの確認
2．口腔内の観察
3．胃液の吸引
4．水の注入
正　解　3

100P23
成人患者に経鼻的に経管栄養法を行う際のカテーテルの挿入で正しいのはどれか．
1．挿入時は，体位を仰臥位にする．
2．カテーテルの先端が咽頭部を通過するまでは，頸部を前屈位にする．
3．カテーテルの先端が咽頭部を通過した後は，頸部を後屈位にする．
4．挿入後は，カテーテルから胃内容物を吸引して挿入部位を確認する．
正　解　4

93A25
経鼻胃チューブが胃内に入っていることを確認する方法はどれか．
1．口腔内の観察
2．胃液の吸引
3．水の注入
4．挿入チューブの長さの確認
正　解　2

700予20

経鼻胃管を挿入する際に正しいのはどれか．
1．挿入時に患者の頸部を後屈する．
2．シリンジで送気し上腹部で気泡音が聴取されれば，適正な位置として，すぐに使用可能である．
3．成人男性では鼻孔から30cmの深さまで挿入する．
4．チューブ先端の位置を腹部エックス線写真で確認する．
□□□

解法の要点

気管へ誤挿入してしまうと，重度の誤嚥性肺炎など命にかかわる問題を引き起こしかねないため，経鼻胃管挿入の基本的知識を理解しておこう．

解　説

×1　頸部を後屈させると気管が口腔の直線上にくるため，チューブが気管に入りやすくなる．頸部はやや前屈した姿勢をとる．

×2　胃内で聴取される気泡音と，気管支誤挿入による肺内音を聴診で区別することは大変難しい．この操作だけで，位置確認を行うことは大変危険である．

×3　成人では鼻孔から胃までの長さが約50cmであり，それに5～10cm足した長さのチューブを挿入する．

○4　患者が発語できること，心窩部(しんかぶ)で気泡音が聴取されること，チューブで胃内容物を吸引できることなどを確認した後に，腹部エックス線写真によりチューブ先端の位置を最終確認する．

この問題には正答率はありません．(巻頭 p.12参照)

正　解　4

基本事項

●経鼻胃管と挿入方法：110A22【基本事項】(基-52)参照．

107A21

経腸栄養剤の副作用（有害事象）はどれか.
1．咳　嗽
2．脱　毛
3．下　痢
4．血　尿

解法の要点
経腸栄養剤の投与経路と，吸収される部位を確認しておこう.

解　説
×1　胃内の経腸栄養剤が食道に逆流し，気管に入って誤嚥を起こすと咳嗽がみられることがあるが，経腸栄養剤による副作用とはいえない.
×2　抗がん薬やインターフェロン製剤などの使用により，脱毛を生じることがある.
○3　経管栄養剤の投与により下痢が発生することがある．主な原因として，①栄養剤の浸透圧が体液より高いこと，②投与速度が速いこと，③温度が低いこと，④栄養剤容器内の細菌増殖などが挙げられる.
×4　抗がん薬や免疫抑制薬，抗菌薬などの使用による薬剤性の膀胱炎により，血尿を生じることがある.

【正答率】98.7％　【選択率】1：0.3％　2：0.6％　3：98.7％　4：0.4％

正　解　3

基本事項

▼ 経腸栄養法で下痢を起こす要因

①注入速度が速い.
②注入セットが汚れている.
③栄養剤の温度が低い（特に冬季).
④栄養剤が腐敗している．注入に時間がかかりすぎると，特に夏場等では注入中に腐敗する場合がある.
⑤栄養剤の濃度が高い.
⑥栄養剤が患者の状態に合わない．栄養剤にはいくつかの種類があり成分比率が異なるため，患者の状態に応じた使い分けが必要である.
⑦経鼻胃管の先端が深く入りすぎて十二指腸に達している.

QRコードをCheck！
➡類題の解説をアプリで確認しよう！

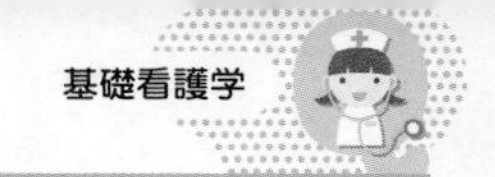

中心静脈栄養法 (RB-基41) (RB-基41) (看みえ②234～236)

700予21

中心静脈栄養法について正しいのはどれか.

1．主に尿量確保のために行われる.
2．肘正中皮静脈に挿入することが多い.
3．挿入時は特に無菌操作に気をつける.
4．低濃度のブドウ糖やアミノ酸を含む溶液である.

□□□

解法の要点

中心静脈栄養法の基本知識が問われている．目的や原理・原則をおさえておこう.

解　説

×1　中心静脈栄養法は栄養状態の維持のために行われる．経口摂取ができない場合や，術前の栄養状態の改善，消化管の安静が必要とされる場合に適応となる.

×2　肘正中皮静脈(ちゅうせいちゅうひ)は，主に静脈内注射のときに使用される．中心静脈栄養法では血流量が多くて血管が太い中心静脈，なかでも上大静脈や下大静脈を用いることが多い.

○3　中心静脈に通じるため，特に細菌感染に注意する必要がある.

×4　中心静脈栄養法は，高濃度のブドウ糖やアミノ酸などが配合された高カロリー輸液を行うことで，1日に必要な栄養素やエネルギーを補給する.

この問題には正答率はありません．(巻頭 p.12参照)

正　解　3

基本事項

●**中心静脈栄養法**：中心静脈栄養法では，高濃度，高浸透圧の液体を投与するため，水分出納(すいとう)，電解質バランスや血糖値の確認を定期的に行う.

●**中心静脈カテーテル挿入時の合併症**：空気塞栓(そくせん)や気胸，動脈穿刺(せんし)（血腫，血胸の原因），カテーテルの血管外逸脱などがある.

●**中心静脈栄養法での注意**：刺入(しにゅう)部の皮膚の発赤(ほっせき)，疼痛，腫脹(しゅちょう)などの感染徴候の有無に注意する.

▼ 中心静脈栄養法

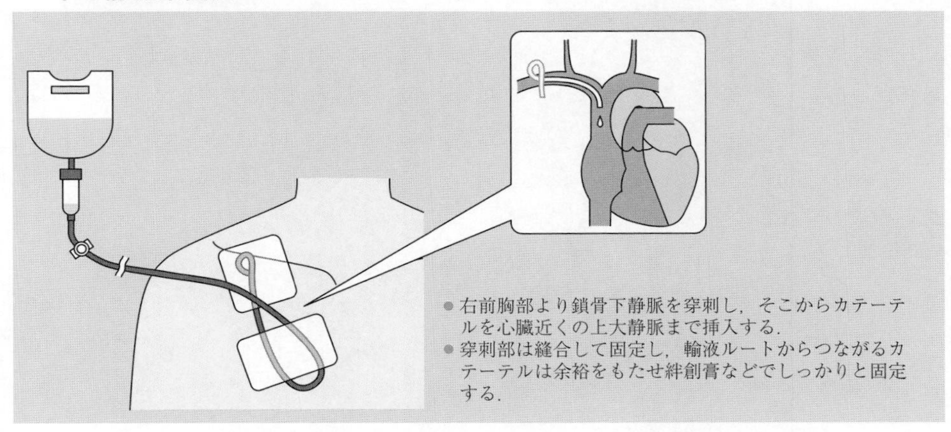

● 右前胸部より鎖骨下静脈を穿刺し，そこからカテーテルを心臓近くの上大静脈まで挿入する.
● 穿刺部は縫合して固定し，輸液ルートからつながるカテーテルは余裕をもたせ絆創膏などでしっかりと固定する.

» 排泄の援助

排泄援助 (RB-基43)（RB-基42)（看みえ①230～237）

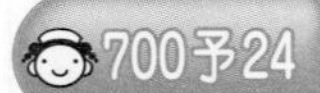

700予24

女性がベッド上で差し込み便器を使用して排尿を行う際の支援として，適切なのはどれか．

1．トイレットペーパーを陰部に当てる．
2．仰臥位とする．
3．掛け物はすべて外しておく．
4．膝を伸ばす．

□□□

解法の要点

排泄は患者のプライバシーに大きくかかわる行為であるため，細心の注意を払う必要がある．

解　説

○1　トイレットペーパーを陰部に当てることで，尿がペーパーにそって便器に導かれ，飛散することを防止できる．

×2　床上排泄時は上体を少し起こすことで姿勢が安定し，腹圧をかけやすくなる．仰臥位での床上排泄は，差し込み便器の挿入により腰部のみが挙上され不安定になる，腹圧をかけにくいなどの理由で望ましくない．

×3　羞恥心（しゅうちしん）へのケアや保温のため，下半身に掛け物をかけるなどの配慮が必要である．

×4　膝を伸ばしていると姿勢が不安定になり，腹圧がかけにくいなどの理由から排泄しづらい．床上排泄時は膝を曲げるよう声をかける．

この問題には正答率はありません．（巻頭 p.12参照）

正　解　1

★mediLinkアプリのQRコードリーダーで各ページ下部のQRコードを読み込むと，無料で解説動画を見られます．なお，動画を見るにはmediLink会員登録と，書籍付属のシリアルナンバーを登録する必要があります．詳しくは本書冒頭の袋とじをチェック！

104A19

女性患者の床上排泄で洋式便器をあてる位置を図に示す．
適切なのはどれか．

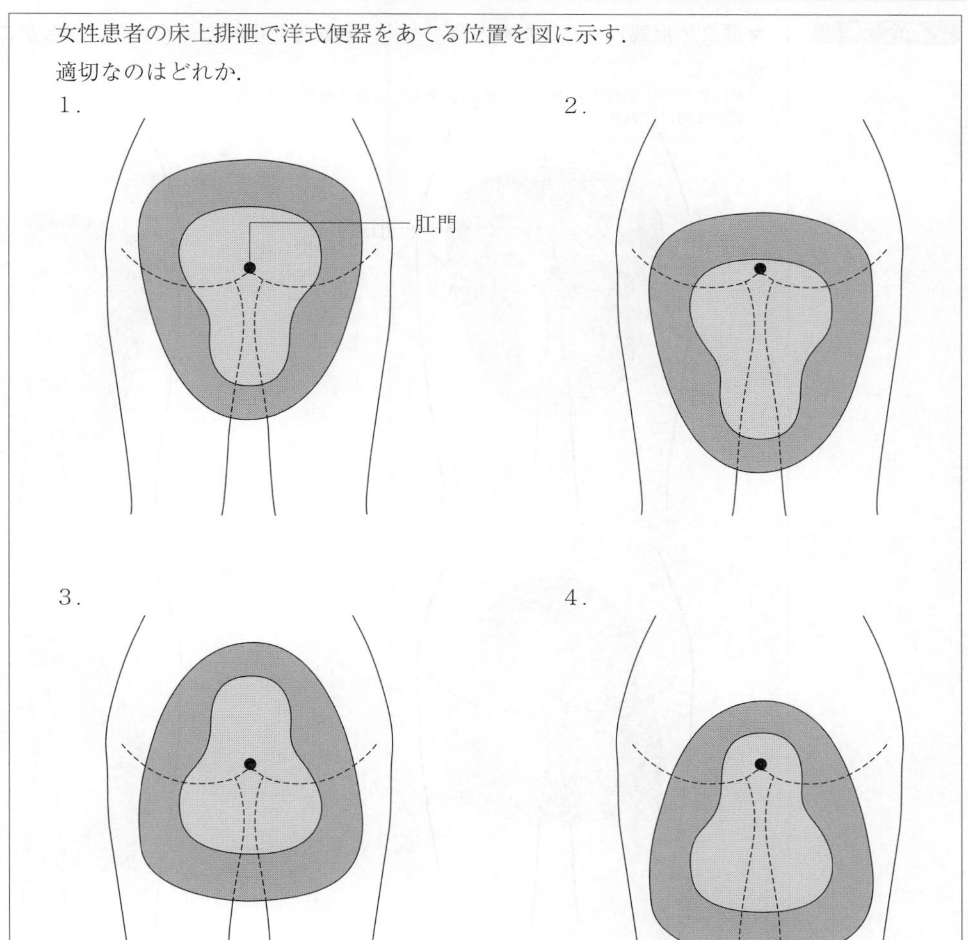

□□□

解法の要点

床上での排泄援助に関する問題である．どの向きに便器を当てると殿部が安定した状態で排泄ができるか，肛門部に対してどのあたりに便器の受け口があると排泄物を漏れなく収容できるか，以上2点を踏まえて考えてみよう．

解　説

○1　便器の幅が広い方が腰側にくる向きで，肛門部が受け口の中心にくるように当てるとよい．

×2　便器の向きは正しいが，位置が適切でない．肛門部が受け口の端にあり，また殿部全体が便器に乗っておらず不安定なため，便器が外れたり排泄物が漏れたりするおそれがある．

×3　便器の向きが逆である．便器の幅が狭い方が腰側にあると左右に傾きやすいうえに，幅の狭い側のほうが高いため，腰にも負担がかかる．

×4　便器の向き，肛門部に対する受け口の位置ともに不適切である．

この問題には正答率はありません．（巻頭 p.12参照）

正　解　1

類　題

▼原文で掲載しているため内容が古く，解答等が現状にそぐわない場合がございます．

101P19
女性患者の床上排泄において洋式便器をあてる位置を図に示す．
適切なのはどれか．

1．
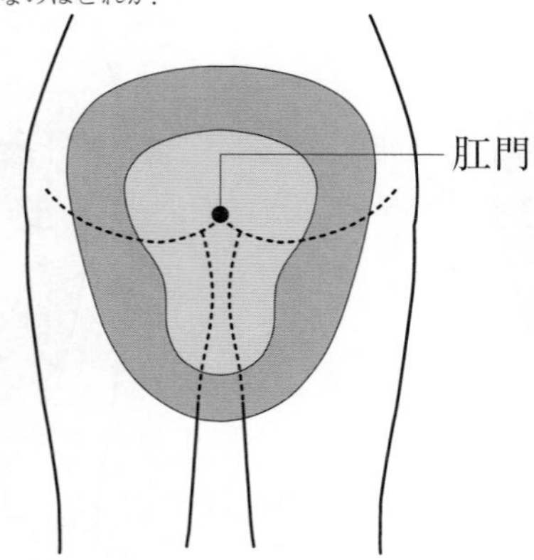

2．
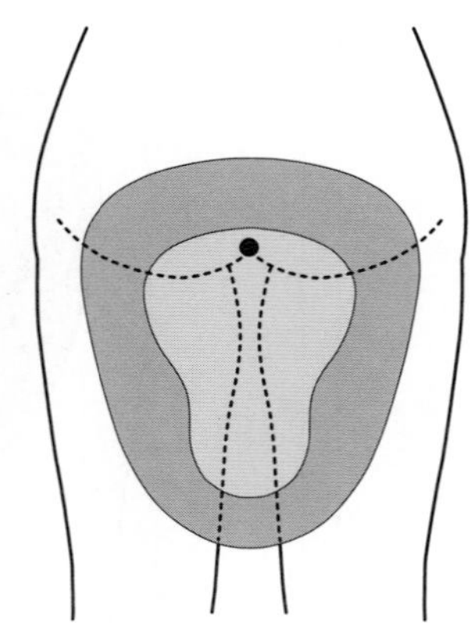

3．
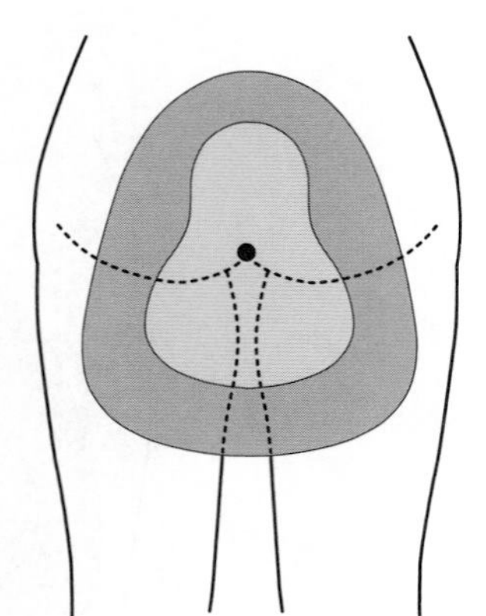

4．
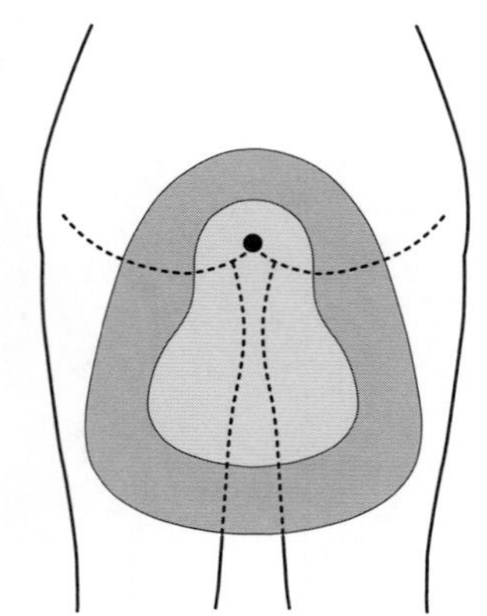

正　解　1

<床上排泄>
床上排泄は，男性の場合，ベッド上で尿びんを用いれば簡単だと思われがちですが，慣れないとなかなか難しいものです．膀胱は張っていて排尿したいのに，どうしてもできず，導尿しなければならないこともあります．観察項目として膀胱の張りにも気をつけましょう．

QRコードをCheck！

➡類題の解説をアプリで確認しよう！

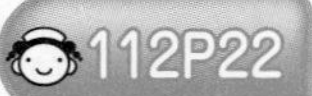

基

導　尿

(RB-基44) (RB-基43) (看みえ②267〜296)

112P22

看護師が行う処置で滅菌手袋を使用すべきなのはどれか.
1．筋肉内注射
2．口腔内吸引
3．ストーマパウチの交換
4．尿道カテーテルの挿入

解法の要点

滅菌手袋は，滅菌物の取り扱い時や無菌操作が必要な際に装着する．滅菌手袋を装着する必要のある医療処置と，着脱の方法などを理解しておこう．

解　説

×1　筋肉内注射の実施時は, 標準予防策としてゴム手袋を装着して患者の身体に接触するが, 無菌操作は必要ない.

×2　口腔内吸引時は，標準予防策としてゴム手袋を装着するが，無菌操作は必要ない.

×3　ストーマパウチ交換時は，標準予防策としてゴム手袋を装着するが，無菌操作は必要ない.

○4　尿道カテーテルの挿入時は，尿道粘膜からの感染を防ぐため，無菌操作で行う．(RB-基45) (RB-基44)

【正答率】98.0％ 【選択率】1：0.5％ 2：0.8％ 3：0.7％ 4：98.0％

正　解　4

類　題

▼原文で掲載しているため内容が古く，解答等が現状にそぐわない場合がございます.

95A26
滅菌手袋を使用しなければならないのはどれか.
1．口腔ケア
2．陰部洗浄
3．ストーマ装具の交換
4．導　尿
正　解　4

96A29

膀胱留置カテーテルの固定用バルーンに入れるのはどれか.
1．水道水
2．エタノール
3．滅菌蒸留水
4．滅菌グリセリン

解法の要点

膀胱留置カテーテル挿入中のバルーン破裂の可能性や抜去時の抜水について考慮し，危険性が低いものを選択する．

解　説

×1　水道水は滅菌されておらず破裂時に感染する危険性がある.

×2　膀胱粘膜にエタノールが触れるとショックを起こす可能性がある.

○3　固定用バルーンには滅菌蒸留水を用いる.

×4　グリセリンは粘性が高く，抜去時にバルーン内のグリセリンを抜くのが困難となる可能性がある.

この問題には正答率はありません．(巻頭 p.12参照)

正　解　3

基本事項

●**導尿法**：カテーテルを通じて，尿を体外に排泄させる方法をいう．膀胱に尿が貯留しているのに排尿できない状態（尿閉）や，尿が出にくい状態（排尿困難）に対して適応となる．

●**導尿法の手技**：患者を仰臥位にし，外尿道口周囲を消毒した後，無菌操作にてカテーテルを挿入する．

基本事項

●膀胱内のカテーテル留置：バルーンに滅菌蒸留水を注入した後，カテーテルを軽く引き，抜けないことを確認する．確認後は再びカテーテルを1～2cm奥へ挿入する．

▼ 膀胱留置カテーテルの固定

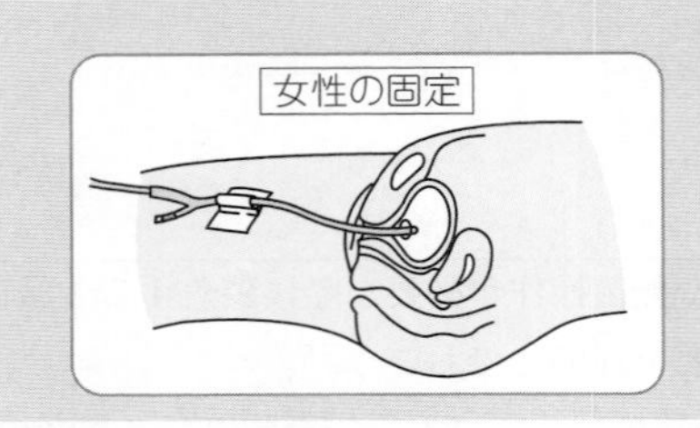

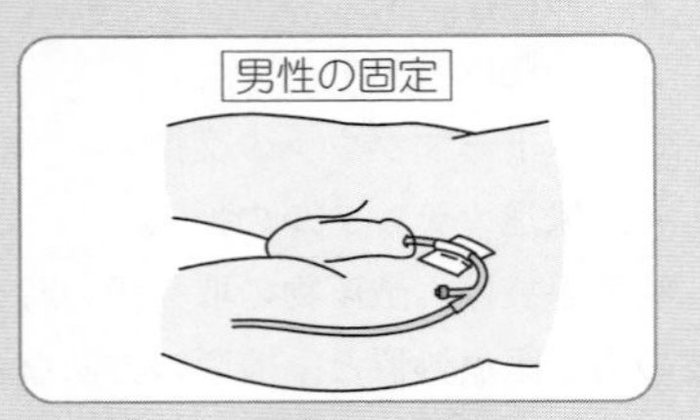

補足事項

●導尿時の観察ポイント：カテーテルを膀胱内に留置する場合は，特に以下の点を観察し，異常の早期発見に努める．尿道損傷が疑われる血尿，感染が疑われる発熱などが観察された場合は，すぐに医師に報告する．

▼ 導尿時の観察ポイント

- 排尿量，色，性状，臭気，比重
- 浮遊物の有無
- バイタルサイン

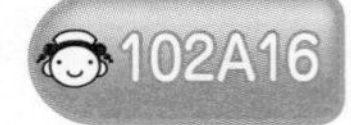

成人女性に一時的な導尿を行う際に，カテーテルを挿入する長さはどれか．

1．1～3cm
2．5～7cm
3．9～11cm
4．18～20cm

解法の要点

女性の尿道と膀胱の解剖学的な知識を想起して，安全な導尿の技術について考えればよい．

解説

×1 ○2 ×3 ×4　導尿カテーテルの長さは，尿道長＋2～3cm（膀胱に達する長さ）が適切である．成人女性の尿道長は3～4cmであるため，5～7cmが妥当である．これ以上挿入しすぎると膀胱内壁を傷つけるおそれがある．

【正答率】98.5％

正解 2

基本事項

▼ 導尿のカテーテルの長さ

	女性	男性
尿道の長さ	3～4cm	16～20cm
一時的導尿のカテーテルの長さ	5～7cm	18～20cm
持続的導尿のカテーテルの長さ	7～9cm	20～23cm

類題

▼原文で掲載しているため内容が古く，解答等が現状にそぐわない場合がございます．

98P12
成人女性に導尿を行う際のカテーテル挿入の長さはどれか．
1．1～3cm
2．4～6cm
3．7～10cm
4．11～14cm
正解 2

基

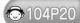

104P20

成人男性の間欠的導尿においてカテーテルを挿入する長さで適切なのはどれか.

1. 6 ~ 8cm
2. 12 ~ 14cm
3. 18 ~ 20cm
4. 24 ~ 26cm

解法の要点

導尿とは外尿道口から膀胱内にカテーテルを挿入し，尿を体外に排出させる方法である．目的によって一時的（間欠的）導尿と持続的導尿に分けられる．カテーテル挿入による膀胱や尿道の粘膜損傷を防ぐために，解剖生理を理解して実施するようにしよう．

解　説

×1, ×2　男性の尿道の長さより短く，カテーテルが膀胱内に到達しない．

○3　男性の尿道の長さは約16～20cmであり，カテーテルを挿入する長さとして適切である．

×4　男性の尿道の長さに対して長く，膀胱壁などを傷つけるおそれがある．

【正答率】90.1％　【選択率】1：1.8％　2：8.0％　3：90.1％　4：0.1％

正　解　3

類　題

▼原文で掲載しているため内容が古く，解答等が現状にそぐわない場合がございます．

101P20
成人男性に対して一時的な導尿をする際に，カテーテルを挿入する長さはどれか．
1. 4 ~ 6cm
2. 8 ~ 10cm
3. 18 ~ 20cm
4. 28 ~ 30cm

正　解　3

107P18

男性に導尿を行う際，カテーテル挿入を開始するときの腹壁に対する挿入角度で最も適切なのはどれか．

1. 30 ~ 40度
2. 80 ~ 90度
3. 120 ~ 130度
4. 160 ~ 170度

解法の要点

男性と女性では尿道の構造が異なるため，カテーテル挿入時の挿入角度は異なる．女性の尿道は短く直線的であるのに対し，男性の尿道は長く2か所の屈曲があるため，カテーテルを挿入する際はこれらの構造を考慮して挿入する必要がある．

解　説

×1, ○2, ×3, ×4　男性の場合は，尿道がまっすぐになるよう陰茎を90度の角度に持ち，潤滑剤を付けたカテーテルを挿入する．少し抵抗を感じたら陰茎を下腿側にやや傾けて挿入する．挿入するカテーテルの長さは20cm程度である．

【正答率】95.6％　【選択率】1：2.4％　2：95.6％　3：1.6％　4：0.5％

正　解　2

QRコードをCheck！

➡類題の解説をアプリで確認しよう！

浣 腸 (RB-基47) (RB-基46) (看みえ②300〜307)

107A16

排便を促す目的のために浣腸液として使用されるのはどれか.

1．バリウム
2．ヒマシ油
3．グリセリン
4．エタノール

解法の要点

いずれも臨床でよく用いられる液性薬剤である．それぞれの用途における代表的な薬剤であり，効果・効能および使用上の注意点とセットで確実に覚えておきたい．

解 説

×1　バリウムは消化管造影に使用される造影剤の一種であり，排便を目的で使用するものではない．

×2　伝統的に下剤として用いられるが，浣腸液としてではなく，少量を水に浮かべて経口摂取する．便秘症，食中毒における腸管内容物の排除，消化管検査時または手術前後における腸管内容物の排除などの目的で用いられる．

○3　グリセリンは腸管粘膜を刺激して蠕動運動を促進するだけでなく，油性のため潤滑剤としての効果もある代表的な浣腸液である．

×4　エタノールは広く消毒液として用いられる．粘膜への使用は禁忌である．

【正答率】98.0％　【選択率】1：0.3％　2：1.4％　3：98.0％　4：0.3％

正 解 3

103追P19

成人患者に浣腸を行うときの患者の体位で適切なのはどれか.

1．坐 位
2．仰臥位
3．右側臥位
4．左側臥位

解法の要点

浣腸の基本技術について，解剖学的な根拠と併せて理解しておく．

解 説

×1
×2 } 肛門部の位置の確認には側臥位が適している．

×3　左腹部にある下行結腸が直腸より上になり，注入液が到達しない．

○4　注入液を直腸から容易に流し，左腹部にある下行結腸に到達させるために，体位を左側臥位にする．

【正答率】96.8％

正 解 4

基本事項

●**浣腸時の体位**：側臥位は肛門の位置が確認しやすく，また左側臥位は解剖学的に右側臥位よりも浣腸液がスムーズに流入しやすい．そのため，浣腸は原則として左側臥位で行う．

▼ 浣腸時の体位

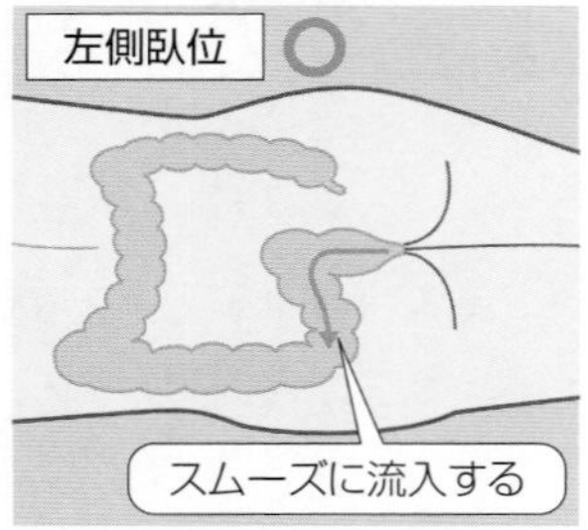

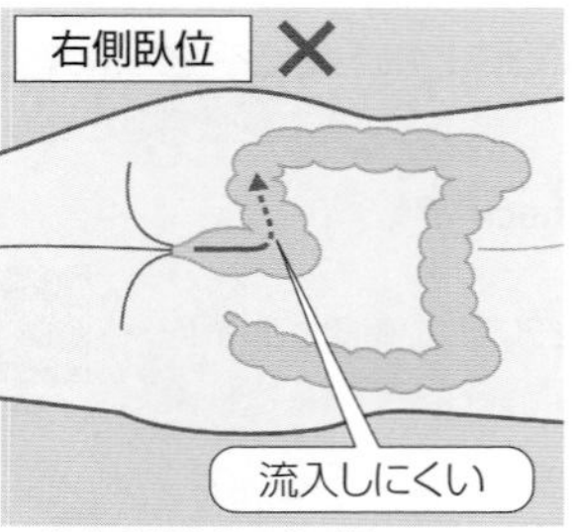

医療情報科学研究所 編：看護がみえるvol.2 臨床看護技術．第1版，メディックメディア，2018，p303より改変

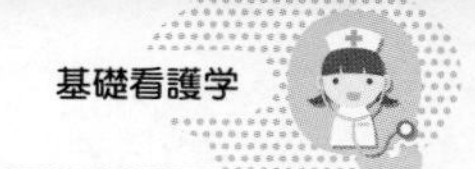

類　題

▼原文で掲載しているため内容が古く，解答等が現状にそぐわない場合がございます．

100P20
成人患者に浣腸を行うときに，患者の体位で適切なのはどれか．
1．坐　位
2．仰臥位
3．右側臥位
4．左側臥位
正　解　4

95A22
浣腸施行に適しているのはどれか．
1．腹臥位
2．右側臥位
3．左側臥位
4．ファウラー位
正　解　3

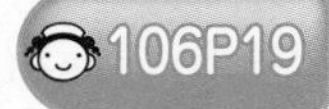
106P19

グリセリン浣腸を実施する際，腸管穿孔の危険性が最も高い体位はどれか．
1．立　位
2．仰臥位
3．腹臥位
4．左側臥位

解法の要点

グリセリン浣腸を実施する際に発生のおそれがある腸管穿孔は，グリセリン浣腸のチューブが直腸前壁に当たって腸管粘膜を損傷することで起こる．肛門から直腸前壁までの長さが最も短いときに接触の危険性が高くなると考えられるため，どの体位だと直腸前壁までの長さが短くなるかを考えて選択しよう．

解　説

○1　立位では，腹圧がかかり，直腸前壁の角度が鋭くなるため，チューブが直腸前壁に当たりやすくなる．よって立位でのグリセリン浣腸で腸管穿孔を起こす危険性が最も高い．

×2, ×3　グリセリン浣腸に最も適した体位ではないが，直腸前壁までの長さは臥位であれば変化はないので，腸管穿孔の危険性が最も高い体位ではない．

×4　左側臥位は，腸管の走行どおりに浣腸液を流すことができるため浣腸に最も適した体位である．ただし，チューブを深く挿入しすぎると腸管穿孔を起こすおそれがある．そのため挿入する長さには十分に注意する．

【正答率】99.4％　【選択率】1：99.4％　2：0.1％　3：0.4％　4：0.1％

正　解　1

類　題

▼原文で掲載しているため内容が古く，解答等が現状にそぐわない場合がございます．

102P16
グリセリン浣腸を実施する際，腸管穿孔の危険性が最も高い体位はどれか．
1．立　位
2．側臥位
3．仰臥位
4．シムス位
正　解　1

112P18

グリセリン浣腸を準備する際の浣腸液の温度で適切なのはどれか.

1．20℃　2．30℃
3．40℃　4．50℃

解法の要点

浣腸では，直腸内に直接薬液を注入する．最も直腸温に近く，腸粘膜に刺激の少ない温度を選択しよう．(RB-基47)(RB-基46)

解説

×1 ×2 直腸温より冷たい薬液が直腸内に流入することで腸粘膜を刺激して血管収縮を起こし，血圧の上昇や寒気，腹痛を引き起こすおそれがある．

○3 直腸温は腋窩(えきか)温より0.8℃程度高い36.8～37.8℃である．浣腸液は，それよりやや高めの40℃程度に温めて使用する．(RB-基19, 47)(RB-基19, 46)

×4 直腸温より著しく高い温度では腸粘膜に炎症を起こすおそれがあり，不適切である．

【正答率】95.0％ 【選択率】1：0.3％ 2：2.8％ 3：95.0％ 4：1.8％

正解 3

類題

▼原文で掲載しているため内容が古く，解答等が現状にそぐわない場合がございます.

103A16
注入時の浣腸液の温度で適切なのはどれか.
1．32～33℃　2．36～37℃
3．40～41℃　4．44～45℃
正解 3

108P18

成人のグリセリン浣腸で肛門に挿入するチューブの深さはどれか.

1．2cm　2．5cm
3．12cm　4．15cm

解法の要点

グリセリン浣腸に関する問題はしばしば出題されている．肛門から挿入するチューブの深さは必ず覚えておこう．

解説

×1 肛門から2cmの深さでは浅すぎる．グリセリン液を注入した際に肛門から漏れ出てしまい直腸内に行き渡らないため，十分な薬効が得られない．

○2 肛門から挿入するチューブの深さは5～6cm程度が適切である．

×3 ×4 6cmを超えて深くチューブを挿入すると，チューブの先端が直腸壁に当たることで直腸粘膜の損傷や穿孔を起こすおそれがあるDon't.

【正答率】97.0％ 【選択率】1：0.5％ 2：97.0％ 3：2.2％ 4：0.3％

正解 2

基本事項

▼ 浣腸を行う際のポイント

- 浣腸液の温度は直腸温よりやや高い40～41℃とする.
- カテーテルは挿入が深すぎると腸粘膜を損傷するリスクがあるため，5～6cm程度挿入する（年齢，体格により調節する）.
- 浣腸時の体位は肛門部を見えやすくするために左側臥位とし，腸の走行に沿って無理なく浣腸液を注入できるようにする．直腸穿孔の危険があるため，立位では行わないDon't.
- 浣腸時は患者に口呼吸をするよう促し，緊張を和らげてカテーテルが挿入しやすいようにする.
- 個人差はあるが浣腸液が結腸に到達するまでの3～5分程度，排便を我慢してもらう．重症患者，衰弱している患者，高血圧の患者は，必要以上に我慢させると体力の消耗，血圧の変動を招くため注意し，無理をさせない.

類題

▼原文で掲載しているため内容が古く，解答等が現状にそぐわない場合がございます.

93A23
成人のグリセリン浣腸で正しいのはどれか.
1．液の温度は45～46℃とする.　2．患者の体位は右側臥位とする.
3．カテーテルは6～10cm挿入する.　4．注入後すぐに排便を促す.
正解 3

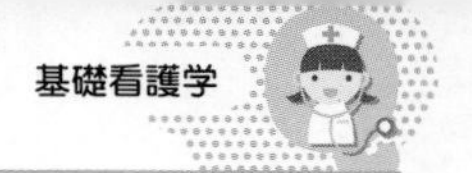

基

QRコードをCheck！

➡類題の解説をアプリで確認しよう！

≫ 活動・休息の援助

基本的な体位 (RB-基48)(RB-基47)(看みえ①80, 81)

700予25

良肢位で正しいのはどれか.

1．手関節：背屈50 ～ 60度
2．肘関節：屈曲90度
3．股関節：外転30 ～ 40度
4．膝関節：屈曲 0 ～ 5度

解法の要点

良肢位とは，四肢の固定に際し関節がその位置で動かなくなっても機能障害が最も少ない肢位のことで，各関節で異なる.

解説

×1 手関節の良肢位は背屈10 ～ 20度である.
○2 肘関節の良肢位は屈曲90度である.
×3 股関節の良肢位は屈曲10 ～ 30度，外転0 ～ 10度，外旋0 ～ 10度である.
×4 膝関節の良肢位は屈曲10度である.

この問題には正答率はありません.(巻頭 p.12参照)

正解 2

基本事項

▼ 各関節の良肢位

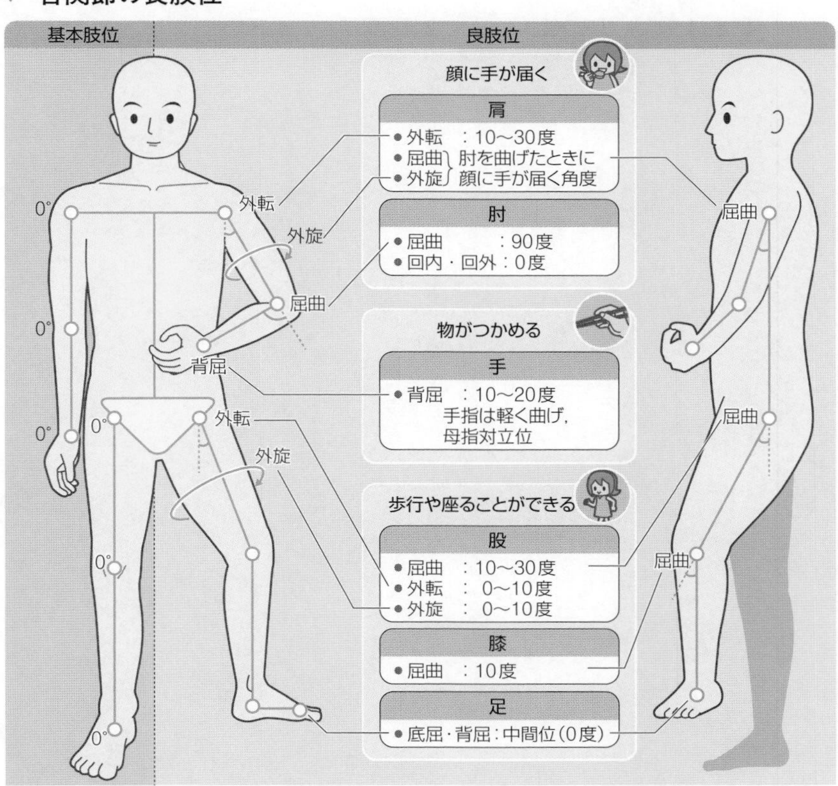

医療情報科学研究所 編：看護がみえるvol.1 基礎看護技術．第1版，メディックメディア，2018，p.80より改変

106P20

体位を図に示す．

Sims〈シムス〉位はどれか．

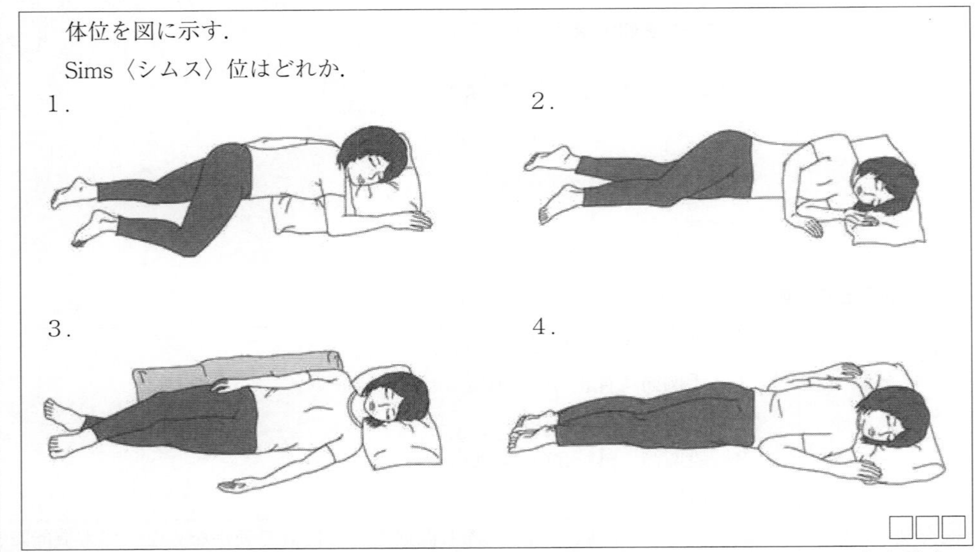

□□□

解法の要点

名称から体位を問う問題である．各体位の名称とそれぞれの特徴，およびどのような場合に適しているかをきちんと整理して覚えておこう．

解　説

○1　うつ伏せに近い側臥位のことをシムス位（半腹臥位）という．肘や膝を軽く折り曲げ腹臥位にならないように身体を支える．抱き枕などを使用するケースもある．膣や直腸の診察，処置時に用いる．

×2　左側臥位である．

×3　安楽枕を使用した半左側臥位である．

×4　腹臥位である．

【正答率】93.8％　【選択率】1：93.8％　2：5.0％　3：0.8％　4：0.4％

正　解　1

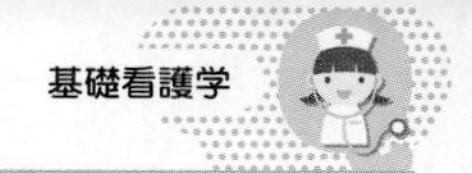

基本事項

▼ 診察や手術で用いる主な体位

体位名称		肢　位	適　応
	膝胸位	ベッド面（床）に胸，膝部を着け，殿部を持ち上げた姿勢．	肛門の診察や産褥体操のひとつとして用いる．
	砕石位（さいせき）	仰臥位より膝部を曲げ，大腿部を開脚挙上した体位．横隔膜運動の著しい減少により，最も肺活量を低下させる（－18%）．	陰部，前立腺等の泌尿器科的，さらには産科的・婦人科的な診察等に用いる． ダグラス窩穿刺（かせんし）の際の体位である．
	半腹臥位（シムス位）	左・右側臥位をやや腹臥位に近づけ，上側の股関節と膝関節を強く屈曲し，下側の膝関節を軽く屈曲する．この体位では，下腹部の緊張を和らげることができる．	腟や直腸の診察，処置時に用いる．
	骨盤高位（トレンデレンブルグ位）	仰臥位で，腹部や下肢よりも頭部を低くした体位．	分娩時の臍帯脱出の防止等に用いる．
	ジャックナイフ位	腹臥位で腰の部分を折って腰を一番高くした体位．呼吸，循環（特に下大静脈圧迫による静脈還流の減少）等に注意が必要である．最も低血圧を起こしやすい．	肛門部や仙骨部の手術時に用いる．

補足事項

▼ 基本的な体位

	体位	特徴・安楽枕の挿入位置
仰臥位	●顔を上に向け背部がベッドに着いている状態．仰向け．	●支持基底面が広く重心が低いので安定している． ●安楽枕は肩と膝の下に入れる．足底にも当てる．
側臥位	●横向きで，左右どちらかの側面がベッドに着いている状態．	●下側は圧迫されるので循環障害等に注意する必要がある． ●安楽枕は上側の下肢全体を支えるように入れる．下側の腓骨頭部の下や背部，前胸部にも入れ，安定させる．
30度側臥位	●背部・殿部に枕を入れ，ベッドに対して身体を30度傾けた状態．	●仰臥位や側臥位の長時間保持による褥瘡を予防するために用いられる． ●側臥位より支持基底面が広く，腸骨部や大転子部への圧迫も少ない．
腹臥位	●胸腹部を下にして，顔を横に向けた状態．うつ伏せ．	●排痰を促進する目的等で用いられる．背部に圧迫がないため，背部の手術後にも用いられる． ●安楽枕は腹部と足関節の下に入れる．
半座位（ファウラー位）	●上体を起こして45～60度の角度にして，膝をやや屈曲した状態． ●20～30度起こした状態をセミファウラー位という．	●腹座下方に腹水を集めて行う腹腔穿刺や，胸腔穿刺等の処置時や呼吸困難時の体位として用いる． ●経管栄養による胃食道逆流を防止するためにも用いられる． ●安楽枕は肩から上肢全体を支えるように入れる．足底にも当てる．

医療情報科学研究所 編：看護がみえるvol.1 基礎看護技術．第1版，メディックメディア，2018，p.81より改変

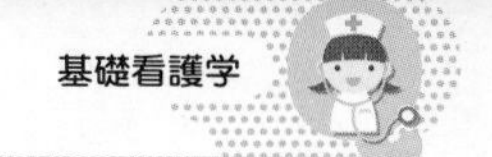

類 題

▼原文で掲載しているため内容が古く，解答等が現状にそぐわない場合がございます．

102A24

体位の写真（口絵No.3）を別に示す．
Fowler〈ファウラー〉位はどれか．

1．①
2．②
3．③
4．④
5．⑤

①

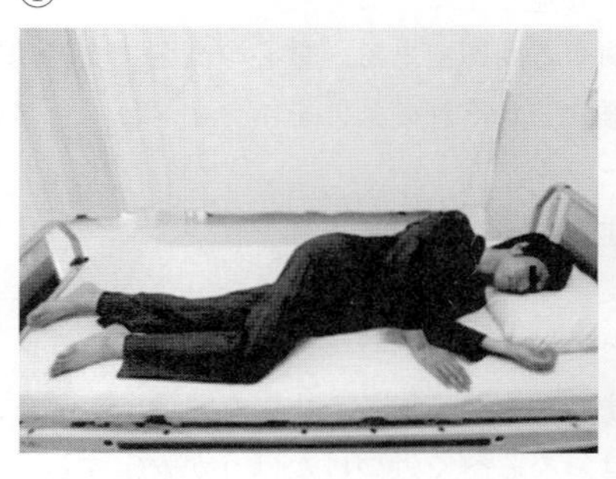

②

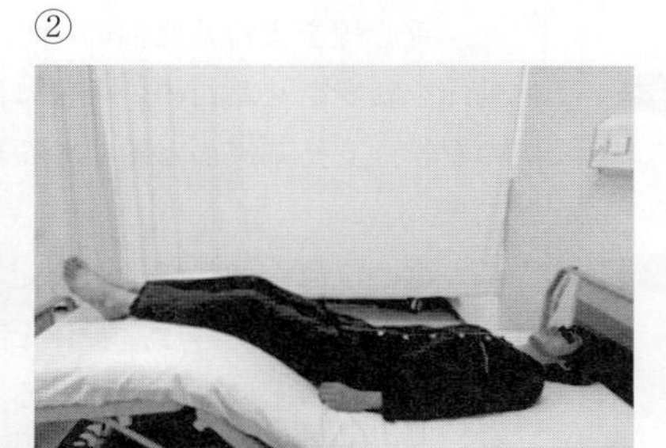

③

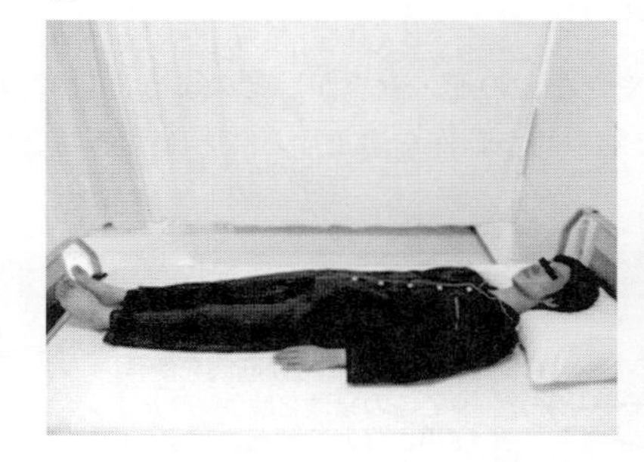

④

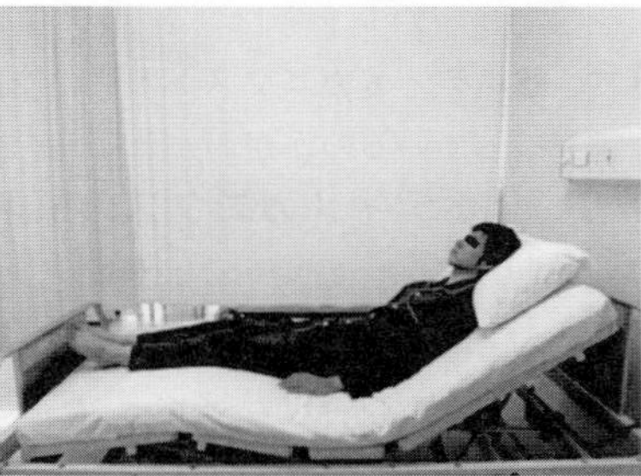

⑤

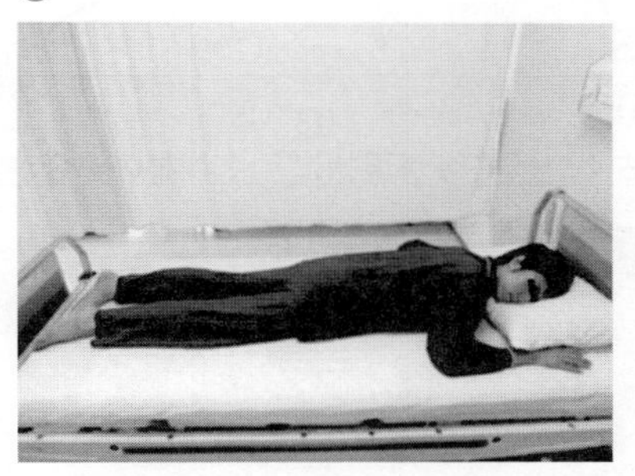

正　解　4

QRコードをCheck！

➡類題の解説をアプリで確認しよう！

ボディメカニクス

(RB-基51) (RB-基50) (看みえ①69, 70)

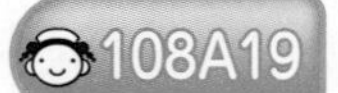

108A19

動作を安定させるために行うのはどれか.
1. 重心位置を低くする.
2. 足を閉じた姿勢にする.
3. 底が滑らかな素材の靴を履く.
4. 重心線を支持基底面の中心より遠くする.

解法の要点

動作を安定させるための条件に関する問題である. 重心の高さ, 支持基底面の広さ, 摩擦抵抗の有無, 支持基底面と重心の距離, それぞれの条件をボディメカニクスの観点から確認しておこう.

解　説

○1　重心位置が低いほうが安定する.
×2　足を閉じた姿勢は, 身体を支える支持基底面が狭くなり不安定になりやすい. 足を少し開いて支持基底面を広くとると安定する.
×3　底が滑らかな素材は滑りやすく, 姿勢を崩しやすいため危険である.
×4　重心線と支持基底面の中心は, なるべく近づけたほうが安定する.

【正答率】99.4％　【選択率】1：99.4％　2：0.1％　3：0.3％　4：0.2％

正　解　1

基本事項

●ボディメカニクス：人間の筋肉や骨などの形・働きが, どのように日常の動作や姿勢に関係しているのかがわかれば, 安全で効率的な動作を追求することができるという考え方のこと.

▼ ボディメカニクスの原則

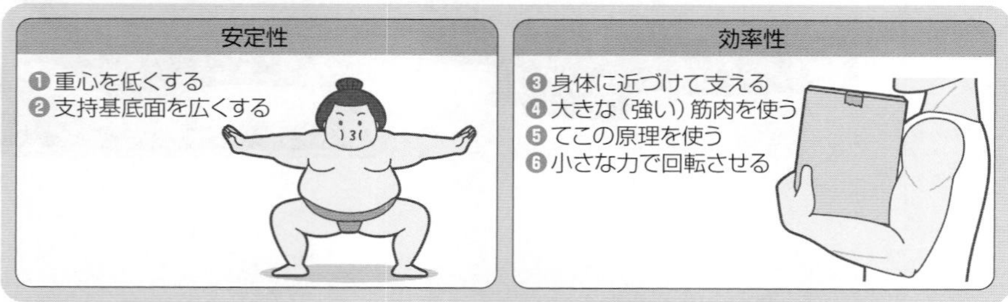
安定性
❶重心を低くする
❷支持基底面を広くする
効率性
❸身体に近づけて支える
❹大きな（強い）筋肉を使う
❺てこの原理を使う
❻小さな力で回転させる

医療情報科学研究所 編：看護がみえるvol.1 基礎看護技術. 第1版, メディックメディア, 2018, p.69より改変

類　題

▼原文で掲載しているため内容が古く, 解答等が現状にそぐわない場合がございます.

99A21
看護師のボディメカニクスで正しいのはどれか.
1. 立位では基底面を広くとる.
2. 動作時の重心は高い位置におく.
3. 重心線は基底面の利き腕側におく.
4. 足と床との間の摩擦力を小さくする.

正　解　1

類題

▼原文で掲載しているため内容が古く，解答等が現状にそぐわない場合がございます．

96A26
立位を最も安定させる足の位置はどれか．

1．
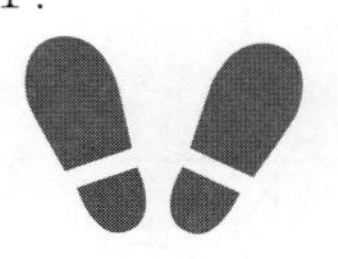

2．
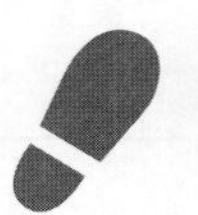
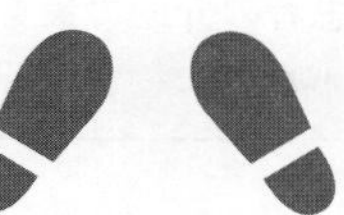

3．
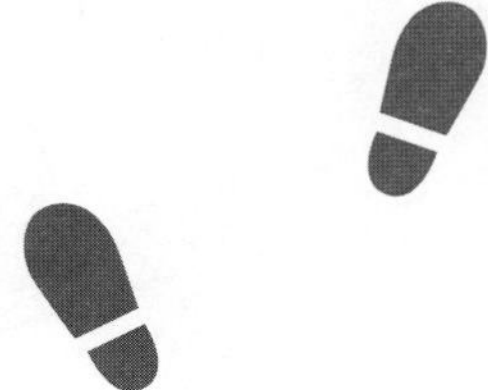

4．
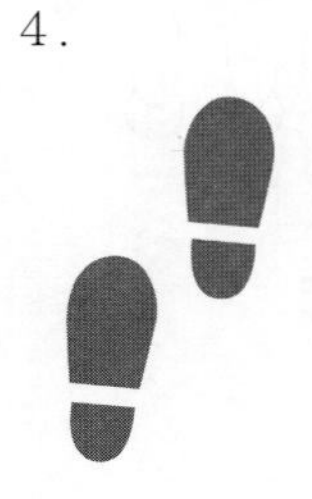

正　解　3

94A25
体位変換時の看護師のボディメカニクスで正しいのはどれか．
1．大きな筋群を使う．
2．基底面を狭くする．
3．患者との間に距離をとる．
4．重心を高くする．
正　解　1

104A20

シーツ交換時にシーツを引っ張る動作でボディメカニクスを応用した姿勢はどれか．
1．両足を前後に開き，両膝を伸ばす．
2．両足を前後に開き，両膝を曲げる．
3．両足をそろえ，両膝を伸ばす．
4．両足をそろえ，両膝を曲げる．

解法の要点

ボディメカニクス技術には，作業姿勢と作業域，作業面の確保が重要であり，作業姿勢では，動作に応じた安定したよい姿勢が求められる．

解説

×1　両足を前後に開いたことで支持基底面は広いが，両膝が伸びていると重心が高くなり，姿勢が不安定になりやすい．

○2　安定したよい作業姿勢をとるためには，支持基底面を広くとり，重心を低くすることが大切である．

×3　両足をそろえ両膝が伸びている姿勢は，支持基底面が狭いことに加えて，重心が高いことにより，姿勢が不安定になりやすい．

×4　両膝を曲げたことで重心は低くなるが，支持基底面が狭いため，姿勢が不安定になりやすい．

【正答率】99.5％

正　解　2

QRコードをCheck！

➡類題の解説をアプリで確認しよう！

患者の移動・移送 (RB-基52) (RB-基51)

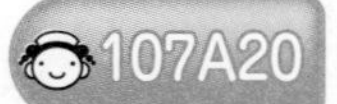

患者をベッドから車椅子へ移乗介助するときの車椅子の配置を図に示す．
左片麻痺のある患者の介助で最も適切なのはどれか．

1．

ベッド
車椅子

2．

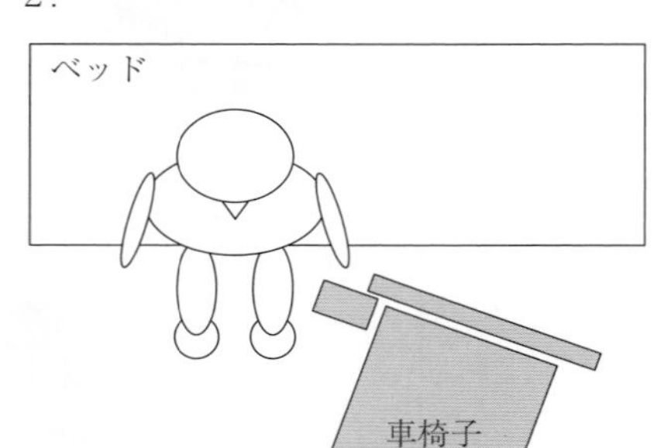

3．

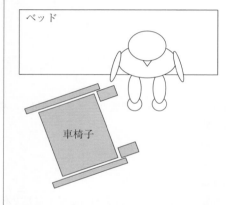

4．

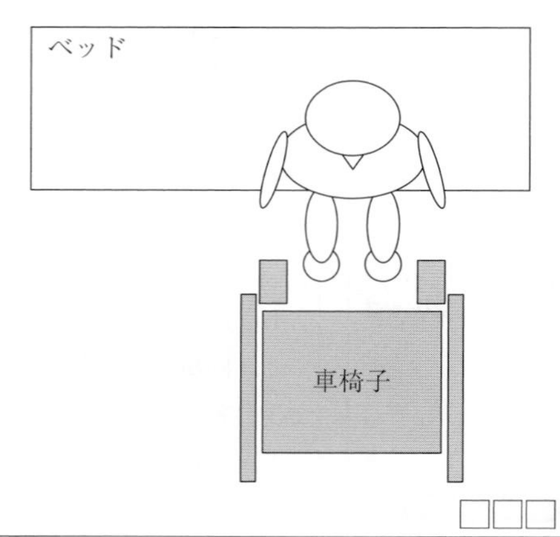

解法の要点

片麻痺患者の移乗介助では，患者の健側を有効活用できるような車椅子配置とするのが適切である．実習をイメージして解答しよう．

解説

×1　患者の健側である右側に車椅子があることはいいが，端座位の患者に対し90度の角度で設置すると健側上腕で車椅子の肘かけにつかまりにくい．

×2　患者の麻痺側に車椅子があり，健側を活かしにくい．

○3　健側を軸に最短距離で移動ができるよう，健側45度の位置に車椅子を置くのが望ましく，この配置が選択肢の中では最も適切といえる．

×4　正面の場合，患者は180度向きを変えなければならず，回転半径が大きくなるため移乗しにくい．

【正答率】94.8％　【選択率】1：1.2％　2：3.5％　3：94.8％　4：0.5％

正　解　3

基本事項

●**片麻痺がある患者の移乗介助**：車椅子を45度の角度で置くのは，患者から見て遠い側のアームレスト（これを健側の手でつかんで移乗する）を患者に近づけるためである．

●**片麻痺のない患者の移乗介助**：車椅子はベッドに対して約30度の角度で置く．そのほうが患者の移動距離が短くて済み，介助スペースを広くとれる．

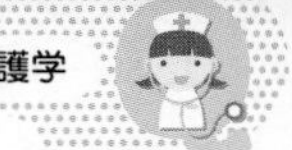

基本事項

▼ 車椅子への移乗（片麻痺の場合）

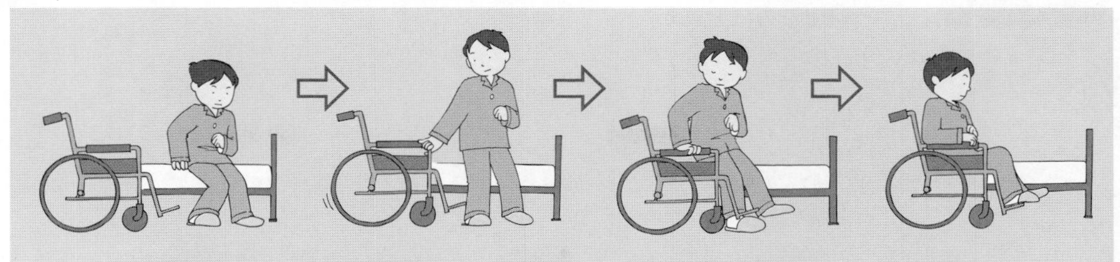

1. ベッドの端に座り，健側の手のほうにブレーキをかけた車椅子を置く．
2. 健側の手で車椅子の肘掛けをしっかりとつかみ，バランスをとりながら立つ．
3. 健側の足を軸にして車椅子に背中を向けるように回転する．
4. 座席に静かに座る．

100P21 !

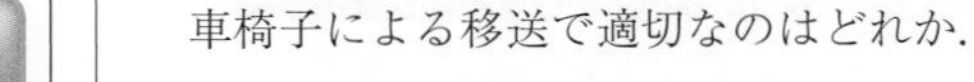

車椅子による移送で適切なのはどれか．

1．エレベーターを利用するときは，エレベーターの中で方向転換する．
2．移乗する前にフットレスト〈足のせ台〉を上げる．
3．急な下り坂では前向きに車椅子を進める．
4．段差は勢いをつけて乗り越える．

□□□

解法の要点

この質問で問われているのは，安全性である．安全な移乗・移送方法についてイメージしながら解答しよう．

解　説

×1　原則として，エレベーター内では方向転換はしない．
○2　フットレストを上げてから移乗することで，フットレストにつまずく危険性がなくなる．
×3　急な下り坂では，前向きに進むと，車椅子から転落するおそれがあり危険であるため，後ろ向きで進む．
×4　段差はティッピングレバーを踏み，前輪を浮かせて乗り越える．

【正答率】96.5％

正　解　2

基本事項

▼ 車椅子での移乗・移送

① 乗り降りの際は，ブレーキをかける．
② 段差を上がるときは，ティッピングレバーを踏み，前輪を浮かせる．
③ 下り坂を下るときは，振り向きながら下る．

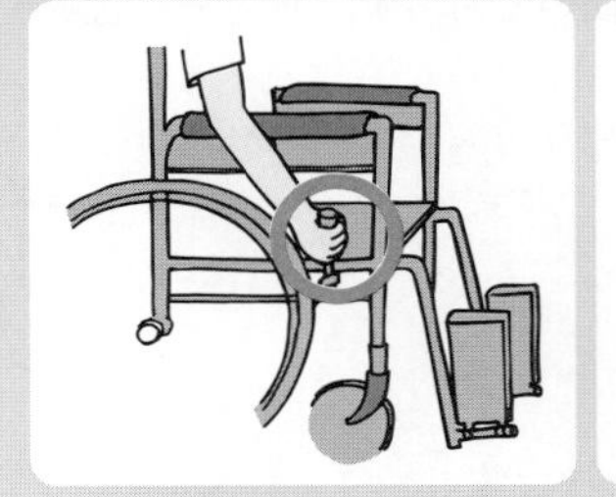

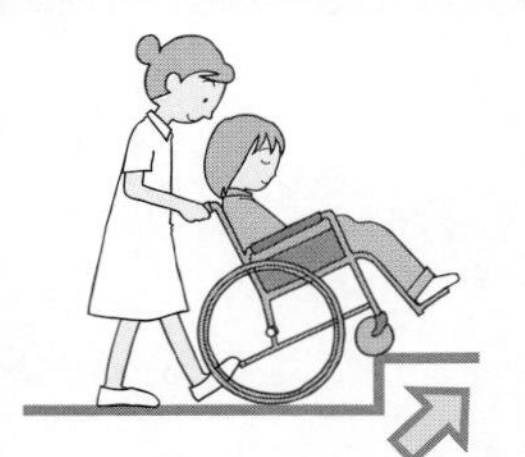

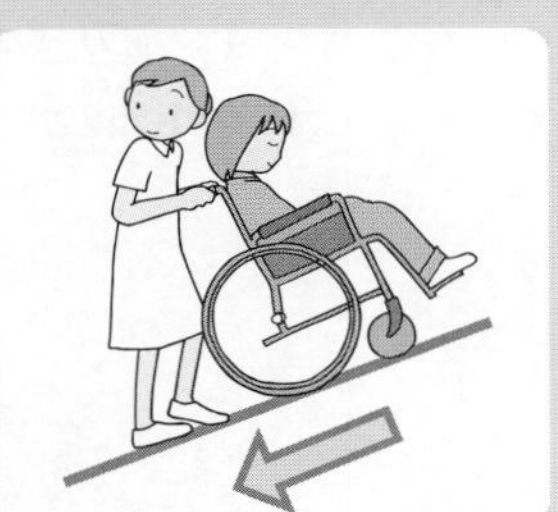

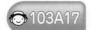

水平移動時の移送方法の写真（口絵No.4）を次に示す.
適切なのはどれか.

1．①
2．②
3．③
4．④

①
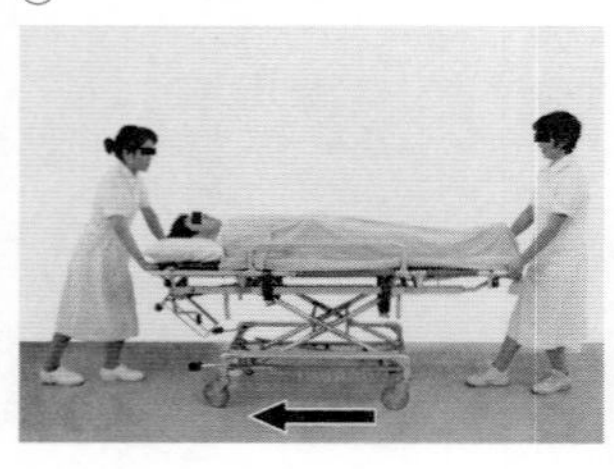

②
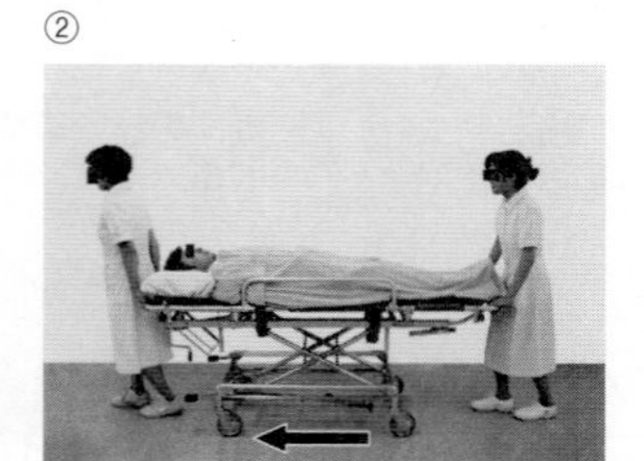

③
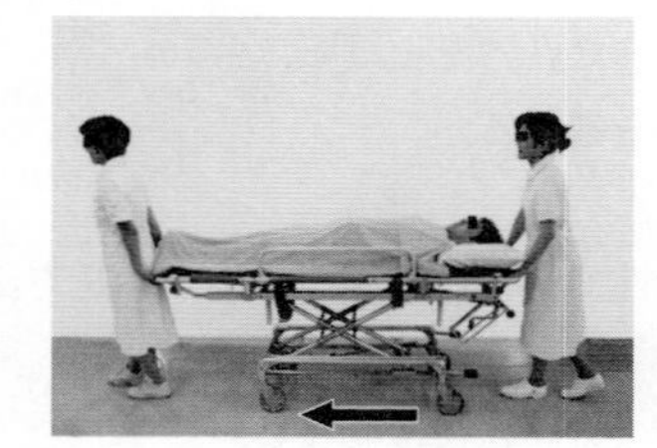

④
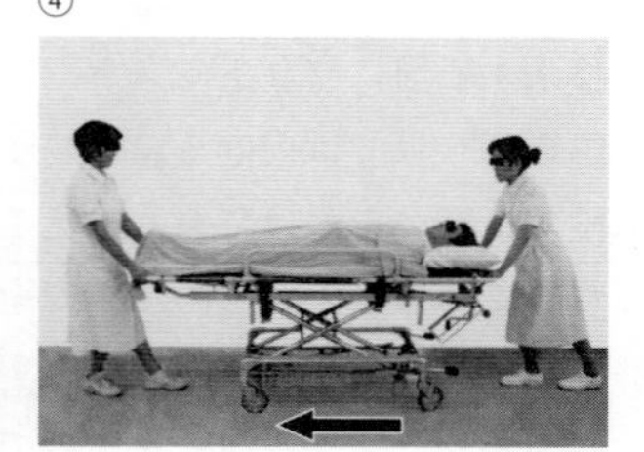

解法の要点

ストレッチャーの移送時は，前方の看護師が周囲にぶつからないよう安全確認し，後方の看護師が患者の容体を確認する．また，患者の視野が広がるような方向で移送することが望ましい．

解　説

×1　前方の看護師が進行方向を向いておらず，衝突する危険性がある．また，患者の頭側を進行方向に向けて移送しているが，一般的には足側を進行方向に向けて移送する．

×2　患者の頭側を進行方向に向けて移送しているが，一般的には足側を進行方向に向けて移送する．

○3　前方の看護師が進行方向を向いており，かつ，患者の足側が前方にあるため正しい．

×4　前方（足側）の看護師が進行方向を向いておらず，衝突する危険性がある．

【正答率】95.0％

正　解　3

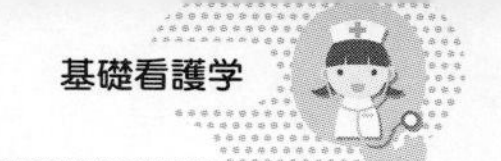

類　題

▼原文で掲載しているため内容が古く，解答等が現状にそぐわない場合がございます．

98A13
ストレッチャーによる患者の移動の写真（口絵No.5）を別に示す．
適切なのはどれか．
1．①
2．②
3．③
4．④

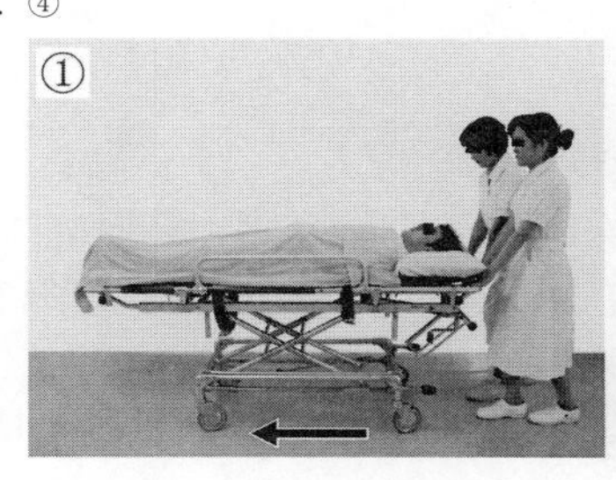

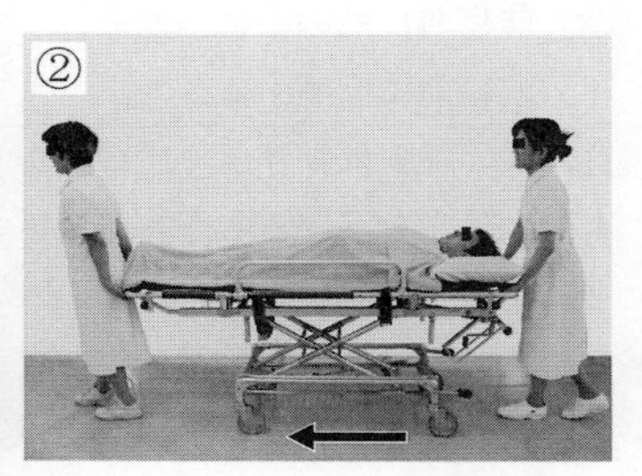

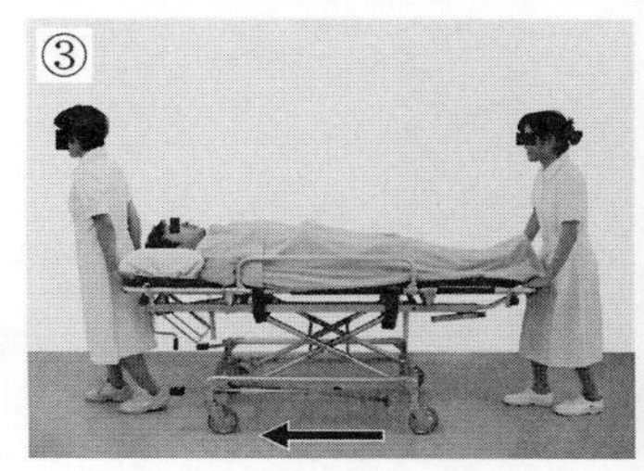

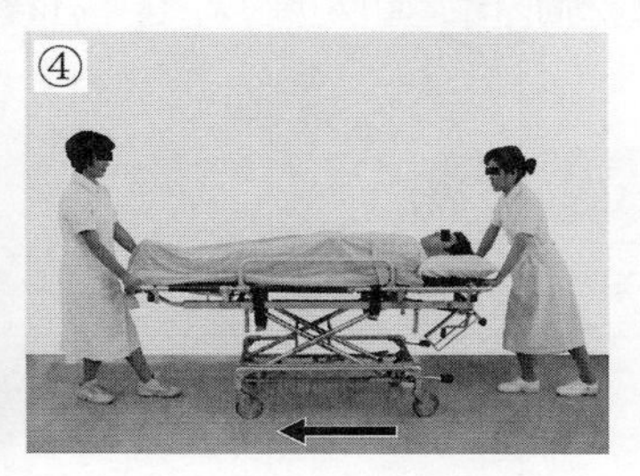

正　解　2

94A23

ストレッチャーによる移送で患者の頭部側を先行させるのはどれか．

1．平坦な廊下	2．上り坂
3．曲がり角	4．段差のある所

解法の要点

移送時の進行方向は足側からが原則である．あえて頭部を先行させるのはどのような場合だろうか．患者の安楽と安全を考えてみよう．

解　説

×1　患者の視野が広がるように，足側から先行して送する．

○2　上り坂で足側を前にして進むと頭部が低くなるため，重力の関係でうっ血状態になり気分不快を生じることがある．また不安感も強い．よって，頭部を先行させ頭部を下げないようにする．

×3
×4 ｝患者の視野が広がるように，足側から先行して移送する．

この問題には正答率はありません．（巻頭 p.12参照）

正　解　2

基本事項

▼ ストレッチャーでの移送

- 患者の視野が広がるよう，患者の足側を進行方向に向けて移送する．
- 2人で移送する際は，前方（足側）の看護師は進行方向を向いて安全を確認し，後方（頭側）の看護師は患者の状態を観察しながら移送する．
- 上り坂では頭側を先に，下り坂では足側を先にし，頭部が低くならないようにする．

QRコードをCheck！

➡類題の解説をアプリで確認しよう！

睡眠の援助 (RB-基55) (RB-基54)

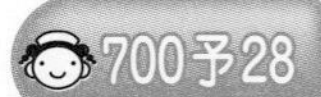

快適な睡眠を促進するのはどれか.

1．日中は太陽の光を浴びる.
2．毎日2時間の昼寝をする.
3．就寝前に熱い湯につかる.
4．就寝前に飲酒する.

解法の要点

質のよい睡眠に結び付く生活習慣を知っておこう.

解説

○1　太陽光を浴びると昼夜のリズムをつくることができ，安眠につながる.

×2　20～30分程度の短い昼寝が有効である. 2時間では長すぎて夜の不眠につながる.

×3　熱い湯につかると交感神経が刺激され，入眠が妨げられる.

×4　飲酒しての睡眠は，寝つきはよいが，質のよい睡眠がとれるとはいえない.

この問題には正答率はありません.（巻頭 p.12参照）

正解　1

» 清潔・衣生活の援助

入浴 (RB-基56) (RB-基55) (看みえ①143～151)

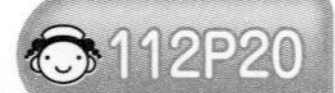

入浴の援助で正しいのはどれか.

1．入浴前後は水分制限をする.
2．入浴時の湯温は45℃とする.
3．脱衣室と浴室の温度差を小さくする.
4．浴室に入り，始めに浴槽に浸かるように促す.

解法の要点

入浴によって，温熱刺激や静水圧(せいすいあつ)による循環動態の変化が起こりやすくなる. 患者の身体に起きる反応と，対応についておさえておこう. (RB-基56)(RB-基55)

解説

×1　入浴することにより発汗・不感蒸泄の増加が起こり，体水分量は減少する. そのため，入浴前後に水分摂取を行い，脱水症状を起こさないように備えることが重要である.

×2　45℃の温熱刺激により大きく循環動態が変化し，血圧や心拍数の上昇が起きる. また，43℃以上の場合，温受容器ではなく侵害受容器が活性化されるため，熱いというよりも痛いと感じる温度となり危険である.

○3　急激に室温の低い場所に移動すると，末梢血管が収縮し血圧が上昇する. 入浴前に脱衣室や浴室を暖め，室温の差を小さくすることで，ヒートショックを予防することができる.

×4　身体が冷えた状態のまま浴槽に浸かることで末梢血管が収縮し，血圧が上昇する. シャワーやかけ湯を行い，身体を十分に温めることで末梢血管の顕著な収縮を防ぐことができ，血圧の変動も小さくすることができる.

【正答率】99.0%　【選択率】1：0.4%　2：0.2%　3：99.0%　4：0.3%

正解　3

基本事項

▼ 入浴時の回避事項とその根拠

① 食後の入浴	：消化管血流量の減少による消化不良を招くおそれ.
② 浴槽からの急激な立ち上がり	：脳血流量の減少による立ちくらみや転倒のおそれ.
③ 脱衣室と浴室の大きな温度差	：末梢血管の収縮・拡張により血圧が急激に変動し，心疾患や脳血管疾患を引き起こすおそれ. 特に冬場は注意が必要である.
④ 長時間の入浴	：疲労や脱水症状を起こすおそれ.

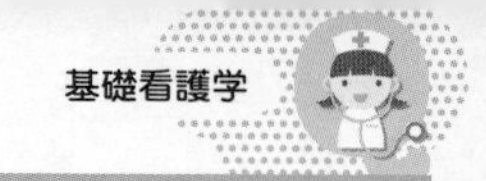

基本事項

●**入浴時の温度**：42℃以上の高温で入浴すると，交感神経が刺激され，心拍数や血圧の上昇を招く．40℃程度のぬるめの湯では，副交感神経の働きが高まり，身体の回復が促進される．リラクセーション効果も得られる．

類　題

▼原文で掲載しているため内容が古く，解答等が現状にそぐわない場合がございます．

103追A16
冬期の入浴の援助で適切なのはどれか．
1．食後30分以内の入浴を促す．
2．脱衣室の室温は22～26℃に調節する．
3．浴槽の湯を43～44℃に調節する．
4．浴槽の湯に30分以上入る．
正　解　2

109P20

入浴の温熱作用はどれか．
1．筋緊張が増す．
2．末梢血管が拡張する．
3．慢性疼痛が増強する．
4．循環血液量が減少する．
□□□

解法の要点

温熱作用を引き出すためには微温浴（38～40℃）が適切である．温水によって身体が温まり副交感神経が優位になることで，身体にどのような変化が生じるか考えてみよう．

解　説

×1　温かさにより筋緊張は緩和される．
○2　末梢血管が拡張して皮膚血流量が増加し，指先まで温まる．
×3　温めることで痛みの閾値（いきち）が上がって感じにくくなり，慢性疼痛は軽減する．
×4　末梢血管が拡張するため，循環血液量は増加する．

【正答率】98.4％　【選択率】1：0.4％　2：98.4％　3：0.5％　4：0.8％

正　解　2

110A20

足浴に使用する湯の温度で最も適切なのはどれか．
1．26～28℃
2．32～34℃
3．38～40℃
4．44～46℃
□□□

解法の要点

足浴において，直接足を湯に入れることを念頭におき，入浴時の湯温を手がかりに検討するとよい．温熱刺激やリラクセーション効果が適切に得られる温度を確認しておこう．

解　説

×1　30℃以下の温度は冷たく感じ，皮膚温上昇やリラクセーションの効果は得られない．
×2　32～34℃ではぬるく，皮膚温上昇やリラクセーションなどの効果が十分に得られないだけでなく，すぐに冷めてしまう．
○3　足浴に適した湯温は38～40℃程度である．
×4　この温度の湯に直接足をつけると熱傷のおそれがある．

【正答率】96.6％　【選択率】1：0.1％　2：0.7％　3：96.6％　4：2.6％

正　解　3

類　題

▼原文で掲載しているため内容が古く，解答等が現状にそぐわない場合がございます．

106A19
足浴の効果で最も期待されるのはどれか．
1．食欲増進
2．睡眠の促進
3．筋緊張の亢進
4．皮膚温の低下
正　解　2

QRコードをCheck！

➡類題の解説をアプリで確認しよう！

全身清拭 (RB-基57)(RB-基56)(看みえ①152〜163)

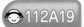

全身清拭時に皮膚に触れるタオルの温度で適切なのはどれか.

1．20〜22℃　　2．30〜32℃
3．40〜42℃　　4．50〜52℃

解法の要点

心地よさを感じるタオルの温度で清拭を行うことが重要である．準備する湯の温度と皮膚に触れるタオルの温度は違うため，それぞれの温度について把握しておこう．(RB-基57)(RB-基56)

解　説

×1　温度が低くなりやすい四肢末端であっても体温は31〜33℃であることや，30℃以下の温度では冷受容器が活性化することにより，20〜22℃のタオルが触れると冷たく感じる．

×2　皮膚温と同等の温度である．温かさも冷たさも感じることはなく，不快感はないが，心地よさを感じることにもつながらない．

○3　皮膚温よりも数度高い．清拭時に温かいと感じ，不快感を与えない温度である．

×4　43℃以上の温度の場合，温受容器ではなく侵害受容器が活性化されるため，熱いというよりも痛いと感じる温度となり危険である．

【正答率】91.8％　【選択率】1：0.1％　2：0.3％　3：91.8％　4：7.8％

正　解　3

基本事項

▼ 清拭の基本

温度確認

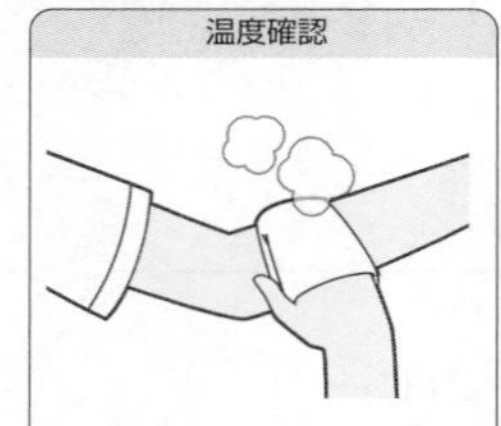

- 絞ったウォッシュクロスの温度は前腕の内側[1]に当てて確認する.

1) なぜなら 温度に敏感な部分だからです.

- 熱い場合は，絞ったウォッシュクロスを広げたり，手であおいだりすることで温度を下げる.

できるだけ密着させる

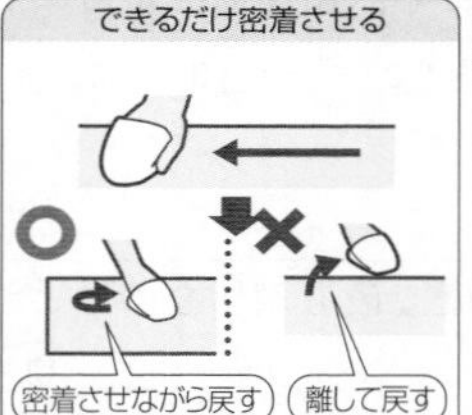

- 絞ったウォッシュクロスは，できるだけ患者の肌から離さずに[2]拭く.

2) なぜなら 肌から離すと，ウォッシュクロスの表面温度が下がりやすくなるためです.

ウォッシュクロスの端がはみ出ないようにする

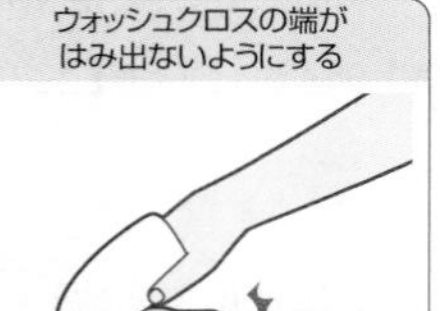

- 端がはみ出さないように[3]折りたたむか，手に巻き付けて用いる.

3) なぜなら はみ出たウォッシュクロスの端は空気によって冷やされ，そこが患者に触れると，冷感を与えるためです.

拭く方向

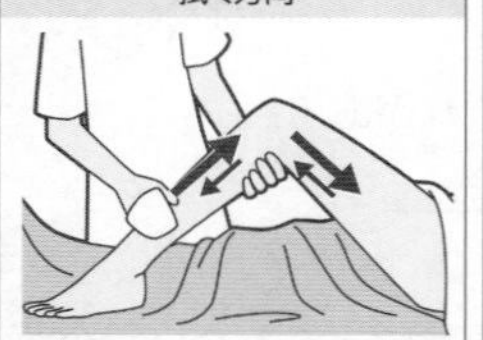

- 筋肉の走行に沿って拭く[4]

4) なぜなら 筋肉が刺激され，廃用性萎縮を予防することができるためです.

- 力加減は中枢に向かって強めで拭き，末梢方向に戻るときに弱めると患者が気持ちよいと感じる場合が多い．患者に力加減を確認し，皮膚の状態や好みに応じて調整する.

遠い側から拭く

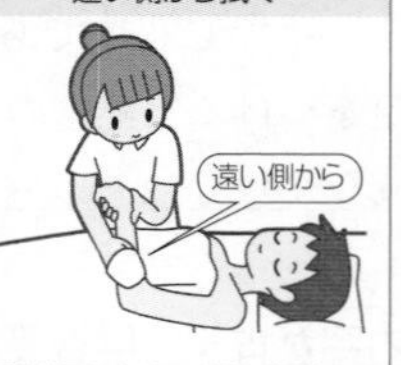

- 看護師から遠い側から拭いていく[5].

5) なぜなら 近い側から拭くと，遠い側を拭く際に清拭した身体の上で操作することになり，再汚染のリスクがあるためです.

アセスメントも同時に行う

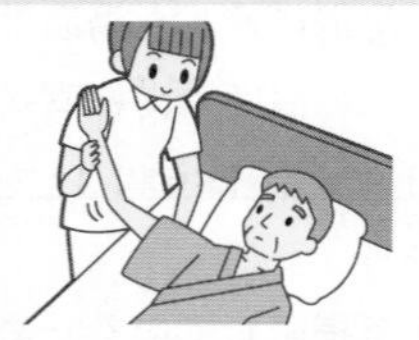

- 必要に応じて皮膚の状態や，関節可動域，筋力の評価も行う.

医療情報科学研究所 編：看護がみえるvol.1 基礎看護技術．第1版，メディックメディア，2018．p.152より改変

類　題

▼原文で掲載しているため内容が古く，解答等が現状にそぐわない場合がございます．

105P19
全身清拭時，洗面器に準備する湯の温度で適切なのはどれか．
1．20 ～ 25℃　2．30 ～ 35℃　3．40 ～ 45℃　4．50 ～ 55℃
正　解　4

QRコードをCheck！

➡類題の解説をアプリで確認しよう！

口腔ケア

(RB-基58)(RB-N6)(病みえ耳373, 374)(看みえ①126)

105A19

口腔ケアで適切なのはどれか．
1．歯肉出血がある場合は実施しない．
2．含嗽ができない患者には禁忌である．
3．経口摂取の有無に関係なく実施する．
4．総義歯の場合は義歯を入れた状態で実施する．

□□□

解法の要点

口腔ケアの適応や実践法を問う問題である．口腔ケアの効果として，口腔内感染予防，歯肉および粘膜の炎症抑制，誤嚥性肺炎予防などが期待できる．

解　説

×1　歯肉出血の原因は，主に口腔衛生不良によるプラーク（歯垢）の付着である．これにより歯肉に炎症が生じ，出血が起こりやすくなる．したがって，出血がある場合に口腔ケアを行わないとむしろ歯肉の炎症が悪化する．

×2　含嗽ができない場合でも，スポンジブラシ，ガーゼなどで口腔粘膜の清掃を行い，粘膜を清潔に保つ必要がある．

○3　経口摂取ができない場合は唾液の分泌が少なく，口腔内で細菌の増殖を起こしやすい．したがって，その場合でも口腔ケアは行うべきである．

×4　義歯を入れた状態だと，口腔粘膜の清掃ができなくなる．また義歯を維持するクラスプという金属のバネの部分があると歯の清掃の障害になるため，義歯は外して口腔ケアを行うべきである．

【正答率】99.0％　【選択率】1：0.0％　2：0.2％　3：99.0％　4：0.8％

正　解　3

基本事項

●口腔ケア：口腔ケアの目的は，①誤嚥性肺炎の発症・進行の予防，②う蝕(しょく)・歯周疾患などの口腔疾患の発症・進行の予防，③口腔内の乾燥防止，④気分転換などがある．誤嚥性肺炎や口腔疾患の症状の原因となるのは食物そのものでなく口腔内細菌である．歯だけでなく歯肉，舌その他の口腔粘膜にも停滞するため，清潔にする必要がある．口腔ケアが不要なケースはほとんどない．義歯を装用している，歯肉出血があるなどの場合も口腔ケアは行う．

類　題

▼原文で掲載しているため内容が古く，解答等が現状にそぐわない場合がございます．

100A17
口腔ケアで適切なのはどれか．
1．歯肉出血があっても実施する．
2．含嗽のできない患者には禁忌である．
3．総義歯の場合，義歯の洗浄のみでよい．
4．経口摂取をしていない患者には不要である．
正　解　1

QRコードをCheck！

➡類題の解説をアプリで確認しよう！

陰部洗浄

(RB-基59) (RB-基57) (看みえ①175～183)

女性の陰部洗浄方法で最も適切なのはどれか.

1．滅菌手袋を装着する.
2．43℃の温湯をかける.
3．外尿道口から肛門に向かって洗う.
4．ドライヤーで乾燥させる.

□□□

解法の要点

陰部洗浄の基本技術について，手技とその根拠を覚えておく.

解　説

×1　感染予防のために粘膜に直接触れないよう手袋を着用して行うが，滅菌である必要はない.

×2　湯温は38～40℃とする.

○3　女性では，尿路感染を起こさないように前から後ろに向かって（尿道口から肛門の方向へ）洗浄する.

×4　乾いたガーゼなどで陰部の水分を拭き取る．ドライヤーで乾燥させる必要はない.

【正答率】94.6％

正　解　3

基本事項

▼ 陰部洗浄の注意点

① 感染予防のため，粘膜に直接触れないよう手袋，エプロンを着用して行う.
② プライバシー保護と保温のため，不必要な露出は避ける.
③ 湯温は38～40℃とし，最初に鼠径(そけい)部に湯をかけて温度に慣れてもらってから陰部にかける.
④ 女性では尿道口→膣口→肛門へ，男性では尿道口→陰茎→陰嚢→肛門へと洗浄する．粘膜や皮膚を傷つけないよう，石けんを泡立てたガーゼを用いて汚れを浮かすようにして優しく洗う.
⑤ 陰部，周囲の皮膚の観察も併せて行う.

類　題

▼原文で掲載しているため内容が古く，解答等が現状にそぐわない場合がございます.

109A17
陰部洗浄に使用する湯の温度で最も適切なのはどれか.
1．30～31℃
2．34～35℃
3．38～39℃
4．42～43℃
正　解　3

QRコードをCheck！

⇒類題の解説をアプリで確認しよう！

洗髪 (RB-基59) (RB-基57) (看みえ①184〜194)

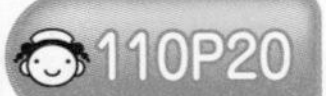

110P20

患者の洗髪の介助方法で適切なのはどれか.
1. 30℃の湯をかける.
2. 脱脂綿で耳栓をする.
3. 指の腹を使って洗う.
4. 強い振動を加えて洗う.

解法の要点

洗髪の介助において，基本的な洗髪の手順を確認するとともに，どうすれば患者が快適かを考えてみよう.

解説

×1　30℃の湯では温度が低く，患者は冷たいと感じて不快である.

×2　耳栓には，吸水性の高い脱脂綿でなく撥水性の高い青梅綿を用いる．患者が好まなければ耳栓をしなくてもよい.

○3　指の腹を使って頭皮をマッサージするように洗う．毛根の汚れが除去されるうえに，頭皮の血流が促進される.

×4　頭部を強く振動させるとめまいや悪心(おしん)の原因となる．片手で頭部を支えて安定させ，大きく揺らさないように洗う.

【正答率】99.5％ 【選択率】1：0.1％ 2：0.3％ 3：99.5％ 4：0.1％

正　解　3

類題

▼原文で掲載しているため内容が古く，解答等が現状にそぐわない場合がございます.

105P18
患者の洗髪の介助方法で適切なのはどれか.
1. 脱脂綿で耳栓をする.
2. 43〜44℃の湯をかける.
3. 指の腹を使って洗う.
4. 強い振動を加えて洗う.
正　解　3

QRコードをCheck！

➡類題の解説をアプリで確認しよう！

爪ケア

(RB-基60) (RB-基57) (看みえ①208, 209)

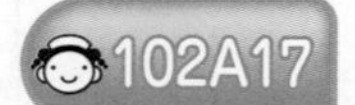

102A17

爪の切り方の模式図を示す.
爪のケアとして適切な切り方はどれか.

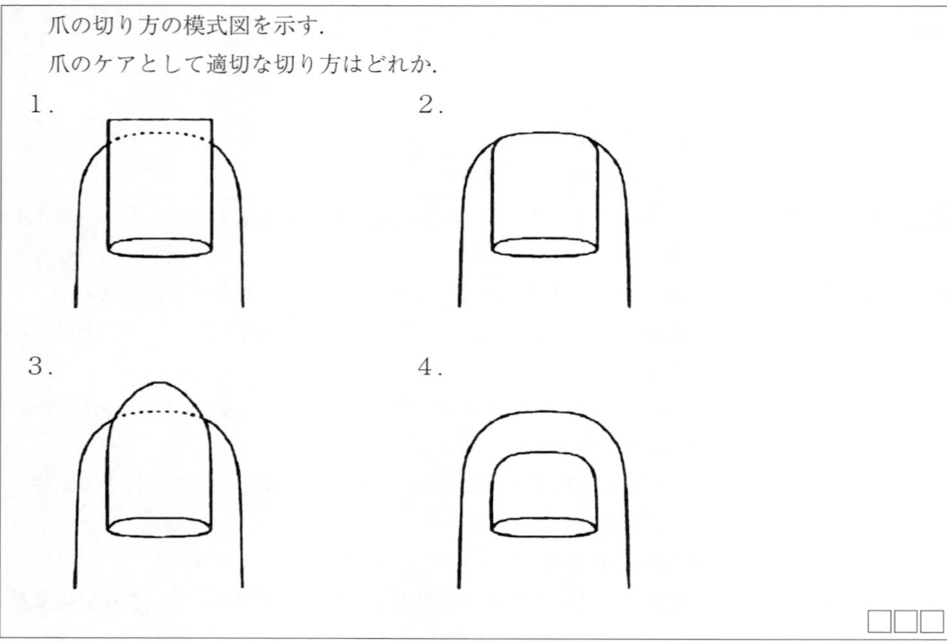

解法の要点

爪の特性と爪の切り方についての基本的な知識を把握しておこう.

解説

×1　爪の先が指先のカーブよりも長く，爪の両端が尖っているので危険である.

○2　爪の先を指先の緩いカーブに沿って切り，爪の両端をわずかに下げ気味にする切り方(スクエアオフ)であり，適切である.

×3　爪の先が丸いカーブを描くように切るバイアス切りの例であるが，このような切り方は，縦に入っている爪の線維を斜め方向に切ってしまうことになり，そこから爪が内側に巻き込まれて，陥入爪が発生することがあるので，適切ではない.

×4　深爪である．傷をつくり，感染を起こす原因にもなるので，不適切である.

【正答率】94.0％　【選択率】1：3.4％　2：94.0％　3：1.3％　4：1.3％

正　解　2

寝衣 (RB-基60) (RB-基58)

700予29

寝衣交換について，正しいのはどれか．

1．古い寝衣は外側に丸め込むようにして取り除く．
2．右上肢に麻痺がある患者の場合，左腕から脱いで，右腕から着る．
3．左前身頃の上に右前身頃を重ねる．
4．寝衣にできる小さなしわは気にしなくてもよい．

解法の要点

寝衣交換の基本的な内容を確認しておこう．

解説

×1　皮膚の落屑（らくせつ）や体毛，ごみなどが飛散するのを防ぐため，内側に丸め込むようにしながら取り除く．

○2　麻痺などで動作が制限される場合は，健側から脱ぎ，患側から着るのが基本である．

×3　左前あわせ（右前身頃が上）やひもの縦結びは死者に行うため，患者が不快になることがあり，好ましくない．

×4　しわが褥瘡（じょくそう）の原因となることがあるため，寝衣やシーツにしわができないよう注意して行う．

この問題には正答率はありません．（巻頭 p.12 参照）

正　解　2

基本事項

▼ 寝衣交換のポイント

① 障害がある場合は健側から脱がせ，患側から着せる．
② 点滴をしている場合は，点滴をしていない側から脱がせ，点滴をしている側から着せる．
③ 点滴ボトルが心臓より下にあると，ルート内の血液が逆流する危険がある．そうならないように注意する．
④ 和式寝衣は，着脱が容易ではあるものの活動しにくく，回復期の患者には不向きである．着用させる場合は，左側の前身頃を上（右前）にして重ね，ひもが縦結びにならないよう注意する．

111P20

！

左片麻痺患者の上衣の交換で適切なのはどれか．

1．左腕から脱がせ，左腕から着せる．
2．左腕から脱がせ，右腕から着せる．
3．右腕から脱がせ，左腕から着せる．
4．右腕から脱がせ，右腕から着せる．

解法の要点

片麻痺のある患者が負担なくスムーズに着替えるために，どのようにすると麻痺側を容易に通せるか考えてみよう．また，麻痺だけでなく，輸液をしている場合や固定をしている場合も同様に考えるとよい．(RB-基60)(RB-基58)

解説

×1　麻痺側から脱がせ，麻痺側から着せることになる．麻痺側の着衣時には衣服が自由に動くため負担なく着られるが，脱衣時には衣服が自由に動かず，麻痺側に負担がかかるため，適切ではない．

×2　麻痺側から脱がせ，健側から着せることになる．麻痺側の脱衣時，着衣時ともに衣服が自由に動かず，麻痺側に負担がかかるため，適切ではない．

○3　健側から脱がせ，麻痺側から着せることになるため，適切である．衣服が自由に動くときに麻痺側の脱衣，着衣ができるため，負担なく着替えることができる．

×4　健側から脱がせ，健側から着せることになる．麻痺側の脱衣時には衣服が自由に動くため負担なく着られるが，着衣時には衣服が自由に動かず，麻痺側に負担がかかるため，適切ではない．

【正答率】98.9％　【選択率】1：0.2％　2：0.6％　3：98.9％　4：0.3％

正　解　3

基本事項

●**寝衣交換のポイント**：700予29【基本事項】(基-83)参照.

補足事項

●**持続点滴をしている患者の寝衣交換**：点滴ボトルを通すときに寝衣を自由に動かせるようにしておくと，点滴ボトルを患者よりも先に寝衣に通すことができる．また点滴ボトルを刺入部よりも高い位置に維持できるので，逆血や点滴ルートが引っ張られることの防止にもなる.

類　題

▼原文で掲載しているため内容が古く，解答等が現状にそぐわない場合がございます.

108P19
右前腕に持続点滴をしている患者の寝衣交換で適切なのはどれか.
1．左袖から脱ぎ，右袖から着る.
2．左袖から脱ぎ，左袖から着る.
3．右袖から脱ぎ，左袖から着る.
4．右袖から脱ぎ，右袖から着る.
正　解　1

103P18
右片麻痺患者の寝衣交換で適切なのはどれか.
1．左から脱がせ，右から着せる.
2．左から脱がせ，左から着せる.
3．右から脱がせ，左から着せる.
4．右から脱がせ，右から着せる.
正　解　1

101P21
左上肢に拘縮のある患者の寝衣交換で正しいのはどれか.
1．脱がせるときも着せるときも右手から行う.
2．脱がせるときは右手から行い，着せるときは左手から行う.
3．脱がせるときも着せるときも左手から行う.
4．脱がせるときは左手から行い，着せるときは右手から行う.
正　解　2

99P20
右片麻痺患者の着衣交換で正しいのはどれか.
1．右から脱がせ，右から着せる.
2．右から脱がせ，左から着せる.
3．左から脱がせ，右から着せる.
4．左から脱がせ，左から着せる.
正　解　3

95A23
右片麻痺患者の寝衣交換で正しいのはどれか.
1．右から脱がせ，右から着せる.
2．右から脱がせ，左から着せる.
3．左から脱がせ，右から着せる.
4．左から脱がせ，左から着せる.
正　解　3

QRコードをCheck！

➡類題の解説をアプリで確認しよう！

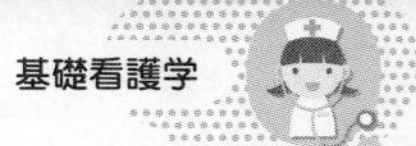

診察・治療に伴う技術

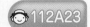

呼吸・循環の調整

酸素療法

（RB-基61）（RB-基59）（看みえ②202～212）

112A23 !

室内空気下での呼吸で，成人の一般的な酸素療法の適応の基準はどれか．

1．動脈血酸素分圧〈PaO_2〉 60 Torr以上
2．動脈血酸素分圧〈PaO_2〉 60 Torr未満
3．動脈血二酸化炭素分圧〈$PaCO_2$〉 60 Torr以上
4．動脈血二酸化炭素分圧〈$PaCO_2$〉 60 Torr未満

□□□

解法の要点

呼吸は酸素化と換気に分けて考える．酸素療法の適応とされる基準値は動脈血酸素分圧［PaO_2（酸素化の指標）］である．動脈血二酸化炭素分圧［$PaCO_2$（換気の指標）］との違いを覚えておこう．

解　説

×1
○2 ｝酸素療法の適応を考える際に確認するのはPaO_2である．これは酸素化の指標であり，基準値は80～100 Torrである（年齢により異なる）．PaO_2 60 Torr未満の場合は呼吸不全（血液中の酸素が不足して機能不全を引き起こした状態）であり，酸素療法の適応となる．

×3
×4 ｝$PaCO_2$は換気の指標であり，基準値は35～45 Torrである．換気障害などによって上昇した場合，補助換気［挿管人工呼吸管理や非侵襲的陽圧換気（NPPV）］の適応となる．

【正答率】83.5％　【選択率】1：8.6％　2：83.5％　3：5.1％　4：2.8％

正　解　2

104P24

!

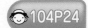

医療用酸素ボンベと酸素流量計とを図に示す．

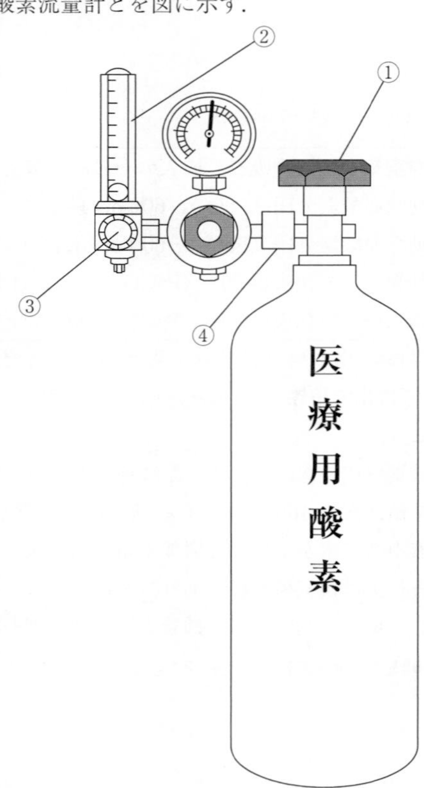

酸素の流量を調節するのはどれか．

1．①
2．②
3．③
4．④

解法の要点

酸素療法で使用される酸素の供給源は，病室や手術室では中央配管式，車椅子やストレッチャーなどでの移動時には酸素ボンベを用いる．酸素ボンベと酸素流量計の取り扱いについておさえておこう．

解　説

×1　酸素ボンベの開閉バルブを示している．酸素ボンベ内は高圧なため，酸素調節器（酸素圧力計，酸素流量計）を介して酸素の流量を調節する必要がある．

×2　酸素流量計を示している．浮子（フロート）の高さ（ボール型の場合は浮子の中央の高さ）で目盛りを読み，指示された投与流量に合わせる．浮子は③の流量調節ツマミにより調整される．

○3　酸素流量計の流量調節ツマミを示している．酸素ボンベから供給された酸素の流量はこのツマミを回すことで調節でき，必要な酸素量を投与できる．

×4　酸素調節器と酸素ボンベを接続する部位である．

【正答率】88.8％　【選択率】1：5.1％　2：5.0％　3：88.8％　4：1.1％

正　解　3

基本事項

▼ 流量計の浮子の読み方

- 流量計は垂直にし，浮子がボール型の場合にはその中心を読む．流量計の目盛りは目の高さと目盛りとが水平になる位置で読む．
- 流量計の浮子がくさび型，コマ型のものは，上縁で流量の目盛りを読む．基本的に断面積が最大となるところを読むが，機種によっては（top of ball）と記され，浮子の上縁で読むものもあるため，注意が必要である．

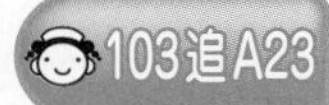
103追A23

酸素ボンベ内に残っている酸素の量を確認できるのはどれか．

1．圧力計の示す値
2．酸素ボンベの重量
3．酸素流量計の目盛
4．バルブを開けた時の噴出音

解法の要点

酸素ボンベを扱ううえで必要な基礎知識が問われている問題である．

解説

○1　酸素ボンベは一般に酸素を高圧で充填したもので，圧力計にて酸素量を確認できる．

×2　液体の状態でボンベに充填されている二酸化炭素や亜酸化窒素の量はボンベの重量から求めるが，気体の状態でボンベに充填されている酸素や窒素の量は圧力計の示す値から求める．

×3　酸素流量計は，投与する酸素流量を設定するものである．

×4　バルブを開けたときの噴出音は残量にかかわらず，酸素が残っていれば噴出音はする．したがって，残量を明確に確認することはできない．

【正答率】77.5％

正　解　1

類　題

▼原文で掲載しているため内容が古く，解答等が現状にそぐわない場合がございます．

95A29
酸素ボンベ内の残量を確認する方法はどれか．
1．バルブを開けた時の噴出音
2．圧力計の示す値
3．加湿ビン内の気泡の量
4．酸素流量計の目盛
正　解　2

99P24

酸素投与時の加湿に用いるのはどれか．

1．滅菌精製水
2．生理食塩液
3．ポビドンヨード
4．5％ブドウ糖液

解法の要点

その液体の性質を考え，加湿したらどうなるかを考えて解答しよう．

解説

○1　不純物のない滅菌精製水を用いて加湿する．

×2　食塩の結晶で機器が故障するおそれがある．

×3　ポビドンヨードは粘性の高い消毒液であり，適切ではない．(RB-基30)(RB-基30)

×4　ブドウ糖の結晶で機器が故障するおそれがある．

【正答率】92.7％　【選択率】1：92.7％　2：5.6％　3：0.8％　4：0.9％

正　解　1

103A21

酸素吸入中に使用を禁止するのはどれか.

1. 携帯電話
2. ライター
3. 電動歯ブラシ
4. 磁気ネックレス

□□□

解法の要点

酸素吸入を行う際に，必ず理解しておかなければならない注意点のひとつである．酸素がどのような特徴をもっているか考えてみよう．

解　説

×1　酸素は電波の影響は受けないため，携帯電話を使用しても差し支えない．

○2　酸素は支燃性（ほかの物の燃焼を助ける性質）の高い気体である．酸素吸入中にライターを使用すると発火・爆発のおそれがあるため，火気は厳禁である．

×3　電動歯ブラシのような高熱を発しない電気機器は使用しても差し支えない．

×4　磁気は酸素に影響しないため，磁気ネックレスを使用しても差し支えない．

【正答率】99.0％

正　解　2

類　題

▼原文で掲載しているため内容が古く，解答等が現状にそぐわない場合がございます．

97A28
酸素吸入中に禁止するのはどれか.
1. 食堂での食事
2. ライターの使用
3. 携帯電話の使用
4. エレベーターでの移動
正　解　2

93A28
酸素吸入中に禁止するのはどれか.
1. ライターの使用
2. トイレへの歩行
3. 友人との面会
4. 食堂での食事
正　解　1

107A23

充填された酸素ボンベの保管方法で正しいのはどれか.

1. 横に倒して保管する.
2. 保管場所は火気厳禁とする.
3. バルブを開放して保管する.
4. 日当たりの良い場所で保管する.

□□□

解法の要点

酸素そのものが持つ性質・特徴とともに，酸素ボンベの管理方法や取り扱いについておさえておこう．

解　説

×1　地震などに備え，専用のボンベスタンドかカートに載せて，ロープかチェーンで転倒を防止する．この方法では横に倒して保管する必要はない．ただし，転倒防止の道具がない場合には，酸素ボンベを横に倒して転がらないように固定しておく．

○2　酸素には支燃性（ほかの物の燃焼を助ける性質）があり，ボンベ内の圧縮酸素が急に火気に触れると，爆発・発火のおそれがある．保管場所の周囲2メートル以内では火気の使用を禁じ，引火性・発火性の物を置かないようにする．

×3　バルブを開放すると酸素が漏れる可能性があるため，バルブは閉めて保管する．

×4　酸素ボンベは直射日光を避け，温度が40℃以下の場所で保管する．

【正答率】99.1％　【選択率】1：0.5％　2：99.1％　3：0.3％　4：0.1％

正　解　2

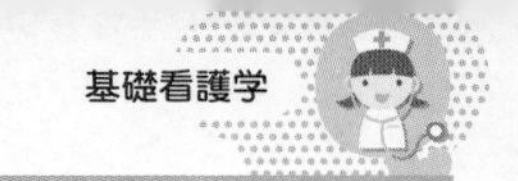

基本事項

●酸素ボンベ：酸素用高圧ガス容器ともいい，酸素が高圧ガスとして充填（じゅうてん）されている．

▼ 酸素ボンベを使用する際の注意点

① 40℃以下に保つ．
② 直射日光に当てない．
③ 使用しないときにはバルブを閉める．
④ 火気のそばに置かない．
⑤ 倒れやすいのでボンベ台やカートに載せるか，チェーンなどによる転倒防止処置を行う．

補足事項

●ボンベの交換時期：残量とその人の吸入量でおおよそ予測することができるので，使用可能時間を考えて新しいボンベに交換する．酸素ボンベにはガス容量が150～7,000L入りのものがある．

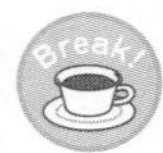

<酸素と除細動器>
酸素やエタノールは火気に近づけないよう注意が必要です．爆発や火災のリスクがあるため，除細動器の併用禁忌には，高濃度酸素が挙げられています．

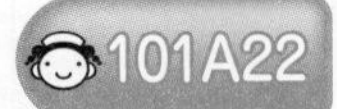

101A22

日本の法令で定められている酸素ボンベの色はどれか．

1．赤　　2．黄
3．緑　　4．黒

解法の要点

解　説

気体用のボンベは『容器保安規則』により，内容物ごとに本体の色が定められている．

×1　赤色は水素ボンベの色である．
×2　黄色は塩素ボンベの色である．
×3　緑色は二酸化炭素ボンベの色である．
○4　酸素ボンベの色は黒色である．

【正答率】93.0％

正　解　4

基本事項

●酸素ボンベの色：日本では上半分（1/2以上の面積）を黒色で塗色するとともに，酸素であることを示す白色と緑色のラベルを貼ることが義務づけられている．手術室などでの麻酔時は他の医療用ガスと間違えないよう注意する．

かんごろ

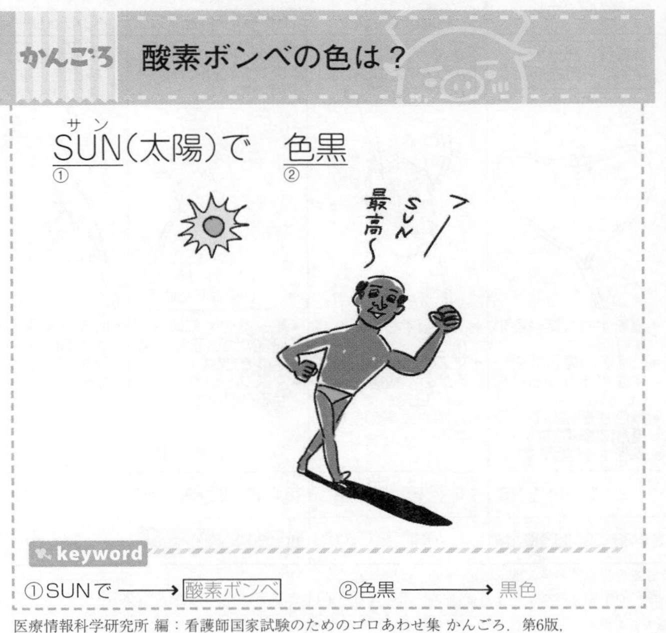
かんごろ　酸素ボンベの色は？
SUN（太陽）で　色黒
サン
①
②
最高〜
SUN〜
keyword
①SUNで ⟶ 酸素ボンベ
②色黒 ⟶ 黒色

医療情報科学研究所 編：看護師国家試験のためのゴロあわせ集 かんごろ．第6版，メディックメディア，2018，p.39

105A24

ベンチュリーマスクの写真（口絵No.6）を次に示す．
酸素流量の設定と併せて吸入酸素濃度を調節するのはどれか．

1．①　　2．②
3．③　　4．④

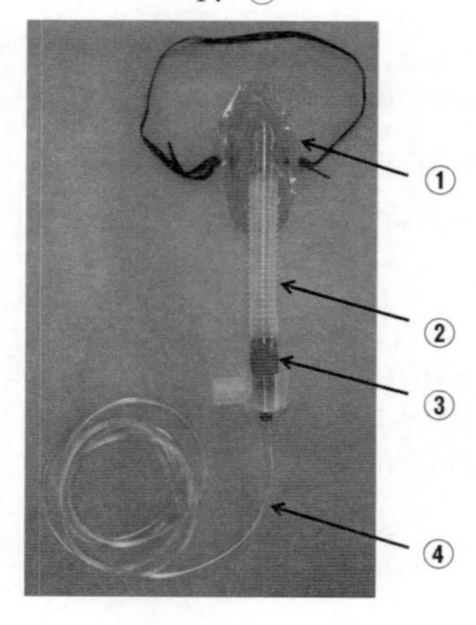

解法の要点

ベンチュリーマスクの吸入酸素濃度の調節方法を理解しよう．

解　説

×1
×2
○3
×4

③はダイリューター（酸素濃度調節管）であり，吸入酸素濃度別に6色に分けられている．ダイリューターを選択し，指定された酸素流量に合わせることで，吸入酸素濃度が一定に保たれる．

【正答率】93.0％　【選択率】1：4.0％　2：1.3％　3：93.0％　4：1.7％

正　解　3

基本事項

▼ 酸素投与器具の特徴

分　類	低流量システム			高流量システム
器　具	鼻カニューレ	マスク		
		簡易酸素マスク	リザーバー付きマスク	ベンチュリーマスク
器具の特徴	鼻腔挿入部分から酸素が供給される． ●装着中も会話や食事が可能． ●口呼吸の場合は良好な酸素化が得られない． ●鼻腔が閉塞している場合には適さない． ●鼻腔が乾燥しやすい．	酸素が逃げにくいよう，マスクの孔は小さくなっている． ●口呼吸でも酸素投与が可能． ●マスクが顔に密着するため不快感や閉塞感が生じる． ●会話や食事の妨げとなる．	吸気時には閉じ，呼気時に開く弁が付いている． リザーバーに酸素をためる． ●高濃度の酸素吸入が可能だが，正確な設定はできない． ●マスクと顔を密着させる必要がある．	余分な酸素ガスの排出を促すためマスクの孔が大きい． 設定酸素濃度に合わせて，ダイリュータと呼ばれるコマを変える． ●吸入酸素濃度を比較的正確に設定できる． ●流量が多いため，音が大きい．
酸素流量（L/分）	1　2　3　4　5　6	5　6　7　8	6　7　8　9　10	2 ～12
酸素濃度の目安(%)[1]	24　28　32　36　40　44	40　50　60	60　70　80　90　90～	24～50（成人の場合）

1) 人工呼吸器装着時以外の吸入酸素濃度（F_IO_2）は想定値.
医療情報科学研究所 編：看護がみえるvol.2 臨床看護技術．第1版，メディックメディア，2018，p.210より改変

基

QRコードをCheck！

➡類題の解説をアプリで確認しよう！

吸　引

(RB-基63)(RB-基61)(看みえ②174～201)

700予30

次の図の中で，吸引時のカテーテルの挿入の仕方として正しいのはどれか．

※ カテーテルは，指で閉塞すると吸引圧がかからなくなる型のものとする．

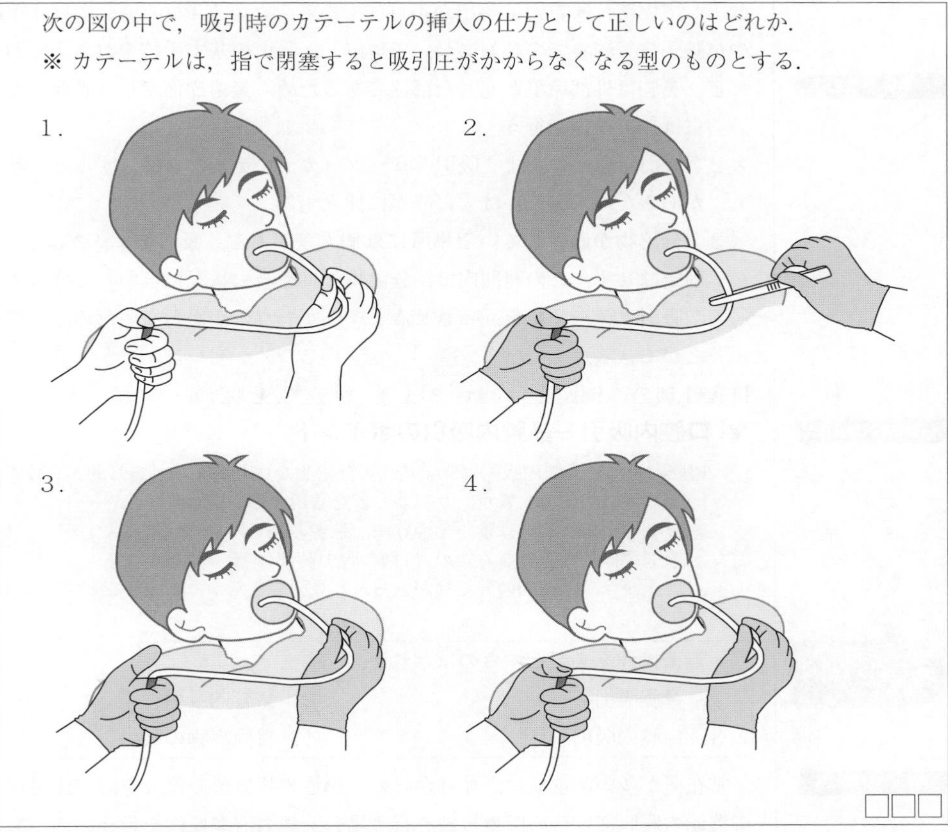

解法の要点

カテーテル挿入時の注意点についておさえておこう．

解　説

×1　体液に接触するのを防ぐため手袋を着用する．

×2　鑷子(せっし)ではカテーテルを挿入する際の調節が難しく，また，吸引時にカテーテルを回転させるなどの細かな手技に適していないため，手で行うべきである．

×3　カテーテルを閉じていないため，吸引圧がかかっている．この状態で口腔内に挿入すると，粘膜を損傷する可能性がある．

○4　正しい．

この問題には正答率はありません．(巻頭 p.12参照)

正　解　4

105P24

鼻腔内の吸引で正しいのはどれか.
1．無菌操作で行う.
2．吸引圧をかけた状態で吸引チューブを挿入する.
3．鼻翼から一定の距離で固定して吸引する.
4．吸引チューブを回転させながら吸引する.

解法の要点

鼻腔内吸引は主に①鼻腔内や気道内に分泌物が多い，②分泌物の粘稠(ねんちゅう)度が高い，③喀出力が低下している，④自力で喀出が不可能である，という4つの場合に行う援助技術である．口腔や鼻腔から気管までの解剖について理解し，吸引の基本手技をおさえておこう.

解説

×1　鼻腔は外部環境と通じた部位であるため，無菌操作で行う必要はない．一方，気管内吸引は無菌操作で行う.

×2　吸引圧をかけたまま吸引チューブ（カテーテル）を挿入すると，粘膜を損傷する危険性があるため，圧をかけずに静かに挿入する.

×3　分泌物が貯留している場所には個人差がある．吸引チューブは15～20cm挿入するが固定はせず，この範囲内で，分泌物の量や吸引状況に合わせて挿入の長さを決める.

○4　吸引カテーテルを回転させると，圧が一点にかからないため，鼻腔粘膜の損傷を防ぐことができる.

【正答率】85.5％　【選択率】1：3.6％　2：1.7％　3：9.3％　4：85.5％

正　解　4

基本事項

▼ 口腔内吸引・鼻腔内吸引のポイント

口腔内吸引・鼻腔内吸引は，気道内の分泌物を取り除くことを目的として実施する.
① 実施者は必ずディスポーザブル手袋を着用する.
② カテーテル挿入時は陰圧をかけず，患者の吸気に合わせて挿入する.
③ 吸引中は無呼吸となるため，1回の吸引時間は10秒以内とする.
④ 終了後は，気道内の分泌物がきちんと吸引できたか，呼吸音などで確認する.

102A19

無菌操作を必要とするのはどれか.
1．鼻腔吸引　　2．気管内吸引
3．口腔内吸引　　4．胃内容物の吸引

解法の要点

常在菌が多い部位には，体外からの一過性の病原菌の侵入を防ぐ作用が本来ある．生体の防御機能の弱い部位への医療行為を行う場合，極力清潔操作を行う必要がある.

解説

×1　鼻腔には表皮ブドウ球菌や黄色ブドウ球菌など多くの常在菌が存在するため，無菌操作を必要としない．鼻腔粘膜を傷つけないようなるべく清潔操作を心がける.

○2　気管内吸引は無菌操作で実施する．特に，気管挿管，気管切開をしている場合，チューブも単回使用として，人工呼吸器関連肺炎を防ぐ必要がある.

×3　口腔内にはレンサ球菌など500近くの細菌が存在するため，無菌操作を必要としない．口腔内の常在菌を気管に誤嚥させないよう，また周囲の環境を汚染させないように注意する.

×4　胃酸は強力な酸で多くの菌を殺菌しているため無菌操作を必要としない．チューブを挿入する際には口腔，食道を経由して，胃に到達することになる．誤って気管に挿入しないよう，また強引に挿入して粘膜を傷つけないよう，患者に嚥下(えんげ)をしてもらいながら挿入する.

【正答率】97.5％

正　解　2

類　題

▼原文で掲載しているため内容が古く，解答等が現状にそぐわない場合がございます．

93A29
気管内吸引で正しいのはどれか．
1．1回の吸引時間は30～40秒とする．
2．吸引圧は500～600mmHgとする．
3．無菌操作で実施する．
4．吸引後に体位ドレナージを行う．
正　解　3

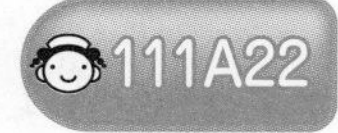

111A22

1回の気管内吸引を30秒以上実施した場合に生じるのはどれか．

1．嘔　吐
2．感　染
3．低酸素血症
4．気道粘膜の損傷

解法の要点

1回の気管内吸引に要する時間は，10秒以内とする．長時間の吸引による影響について考えてみよう．(RB-基63)(RB-基61)

解　説

×1　口腔内吸引では，口蓋垂や咽頭へのカテーテル刺激によって嘔吐（おうと）を誘発することがあるが，気管内吸引の吸引時間は影響しない．

×2　咽頭部に貯留した分泌物が気管内に流れ込むと感染（肺炎など）を生じるおそれがあるため，気管内吸引の前に咽頭部の吸引を行う必要があるが，気管内吸引の吸引時間は影響しない．

○3　気管内吸引では分泌物のほか，気管内の酸素なども吸引される．そのため，長時間の吸引は低酸素血症を生じる危険がある．

×4　吸引圧が高いと気道粘膜の損傷を生じる危険があるため，気管内吸引の吸引圧は150mmHg（20kPa）以下に設定する．気管内吸引の吸引時間は影響しない．

【正答率】97.7%　【選択率】1：0.2%　2：0.9%　3：97.7%　4：1.2%

正　解　3

類　題

▼原文で掲載しているため内容が古く，解答等が現状にそぐわない場合がございます．

103P23
気管内吸引の時間が長いと低下しやすいのはどれか．
1．血　圧
2．体　温
3．血　糖
4．動脈血酸素飽和度〈SaO_2〉
正　解　4

99A24
気管吸引の時間が長いと生じやすいのはどれか．
1．低酸素
2．低体温
3．乏　尿
4．浮　腫
正　解　1

97A29
気管内吸引時に起こしやすい合併症はどれか．
1．気　胸
2．皮下気腫
3．肺塞栓症
4．低酸素血症
正　解　4

106A23

成人患者の気管内の一時的吸引における吸引圧で正しいのはどれか.

1. −100 〜 −150mmHg
2. −200 〜 −250mmHg
3. −300 〜 −350mmHg
4. −400 〜 −450mmHg

解法の要点

安全に吸引を行うための吸引圧や，吸引カテーテルの取り扱いについて覚えておこう.

解説

○1
×2
×3
×4
気道粘膜の損傷や低酸素状態，肺胞の虚脱などを防ぐため，気管内吸引をする際の吸引圧（陰圧の強さ）は最大で20kPa（150mmHg）とする.

【正答率】92.8％ 【選択率】1：92.8％ 2：6.6％ 3：0.4％ 4：0.2％

正解 1

110A24

1回の鼻腔内吸引時間の目安で適切なのはどれか.

1. 10 〜 15秒
2. 20 〜 25秒
3. 30 〜 35秒
4. 40 〜 45秒

解法の要点

鼻腔内吸引時間については，自身で息止めをすることにより解答が導けるだろう．深呼吸はせず通常の呼吸を繰り返してみてほしい．その後，息止めをする．何秒が限界だっただろうか．また，吸引時の痛みによって交感神経は緊張し，酸素消費量が増える．そのため吸引処置を受ける患者は，さらに短い時間で苦しくなることを忘れないでほしい.

解説

○1 カテーテルの挿入中は吸引の陰圧を止め，粘膜損傷を予防する．挿入したら吸引カテーテルに陰圧をかけ，回転させながら引き戻すが，10秒以上の陰圧はかけない.

×2
×3
×4
吸引の時間が長いと経皮的動脈血酸素飽和度（SpO_2）が低下する．酸素吸入を行っている場合は酸素投与を継続し，SpO_2を測定しながら吸引する.

【正答率】99.2％ 【選択率】1：99.2％ 2：0.5％ 3：0.2％ 4：0.2％

正解 1

類題

▼原文で掲載しているため内容が古く，解答等が現状にそぐわない場合がございます.

103追A20
1回の気管内吸引時間で適切なのはどれか.
1. 10 〜 15秒以内
2. 20 〜 25秒以内
3. 30 〜 35秒以内
4. 40 〜 45秒以内
正解 1

QRコードをCheck！
➡類題の解説をアプリで確認しよう！

罨 法

(RB-基65) (RB-基63) (看みえ①284〜305)

108P23

!

温罨法の作用で正しいのはどれか.

1．平滑筋が緊張する.
2．局所の血管が収縮する.
3．還流血流量が減少する.
4．痛覚神経の興奮を鎮静する.

□□□

解法の要点

温罨法(あんぽう)がもたらす温熱刺激が生体に与える影響を，血液循環や神経伝達などの視点から理解しよう.

解　説

×1　平滑筋は血管や内臓壁などに存在する不随意筋であり，温熱刺激により弛緩する.
×2　温罨法には局所の血管を拡張させる作用がある.
×3　温罨法により血流の増加が促され，還流血液量は増加する.
○4　温熱刺激により，痛覚神経の興奮が鎮静され鎮痛作用をもたらす.

【正答率】89.2％　【選択率】1：3.5％　2：1.3％　3：6.0％　4：89.2％

正　解　4

類　題

▼原文で掲載しているため内容が古く，解答等が現状にそぐわない場合がございます.

102P19
温罨法の作用で正しいのはどれか.
1．平滑筋が緊張する.
2．局所の血管が収縮する.
3．知覚神経の興奮を鎮静する.
4．細胞の新陳代謝を抑制する.
正　解　3

700予32

冷罨法の効果で正しいのはどれか.

1．組織の代謝を促進する.
2．血管を拡張させる.
3．血液温度を下げる.
4．疼痛感覚の閾値を下げる.

□□□

解法の要点

冷罨法の機序について理解しておこう.

解　説

×1　組織の代謝を促進するのは温罨法である．冷罨法では代謝は低下する.
×2　寒冷刺激により血管は収縮し，血流が低下する.
○3　腋窩(えきか)，鼠径部(そけいぶ)，頸部に冷罨法を行うことで，体表近くを通っている動脈中の血液温度を下げることができる.
×4　寒冷刺激により疼痛感覚の閾値(いきち)は上がる．これによって疼痛感覚が鈍り，疼痛が緩和される.

この問題には正答率はありません.（巻頭 p.12 参照）

正　解　3

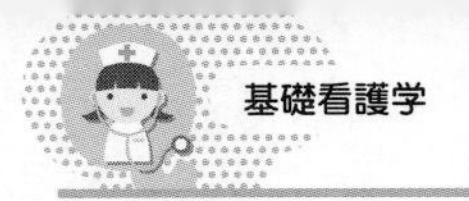

101P23

ゴム製湯たんぽを使った温罨法で正しいのはどれか.
1．入れる湯の温度は70℃とする.
2．湯を1/3程度入れる.
3．湯たんぽ内の空気を抜いて栓をする.
4．湯たんぽは身体から2～3cm離しておく.

解法の要点

高温の湯を使用するため安全に，かつ効率的に保温する方法を考える.

解　説

×1　湯の温度は，ゴム製60℃，プラスチック製70～80℃が適当である．それより高温だと，ゴムなどが劣化する可能性がある.
×2　湯の容量は1/2～2/3程度である.
○3　空気は熱伝導が悪く，温かさが伝わりにくくなるため，抜く必要がある.
×4　低温熱傷を避けるため，皮膚から10cm以上離す.

【正答率】86.5％

正　解　3

類　題

▼原文で掲載しているため内容が古く，解答等が現状にそぐわない場合がございます.

105P23
ゴム製湯たんぽに入れる湯の温度で適切なのはどれか.
1．40℃程度
2．60℃程度
3．80℃程度
4．100℃程度
正　解　2

99P23
湯たんぽによる温罨法で適切なのはどれか.
1．湯の温度は90℃以上とする.
2．湯を湯たんぽの口まで入れる.
3．ビニール製のカバーを用いる.
4．皮膚面から10cm程度離して使用する.
正　解　4

103P22

湿性罨法はどれか.
1．氷　枕
2．冷パップ
3．湯たんぽ
4．電気あんか

解法の要点

それぞれの方法が，乾性（乾いた性質）のものであるか，湿性（湿った性質）のものであるかを考える.

解　説

×1　氷枕は，ゴム製の容器に氷と水を入れて空気を抜き，留め金で密閉してつくる．使用時には氷枕についている水分を拭き取り，カバーを付ける．これは乾性冷罨法（あんぽう）である.
○2　パップ剤とは，水溶性高分子を主たる基剤構成成分とし，水分の配合量が多いことを特徴とする外用薬である．冷パップは湿性冷罨法である.
×3　湯たんぽは，ゴム製もしくは金属製の容器に湯を入れて栓をし，周囲についた湯を拭き取り，カバーを付けて使用する．これは乾性温罨法である.
×4　電気あんかは，熱源に電気を用いた暖房器具であり，乾性温罨法である.

【正答率】84.0％

正　解　2

106P23

氷枕の作り方で適切なのはどれか．
1．氷を隙間なく入れる．
2．濡れたタオルで覆う．
3．内部の空気は残しておく．
4．水漏れがないことを確認する．

解法の要点

効果的に寒冷刺激を与えつつ，必要以上に冷却しない方法について考えよう．

解　説

×1　氷枕の1/2～2/3くらい氷を入れ，氷のすきまを埋めるために水をコップ1杯ほど入れる．
×2　濡れたタオルはシーツなどを濡らして不快感を与えてしまうため，適切ではない．氷枕を直接当てると，過度な寒冷刺激により凍傷や感覚麻痺を起こすおそれがあるため，専用カバー（もしくはタオル）をかける．
×3　氷枕の内部に空気があると，熱伝導が妨げられ，寒冷刺激は効果的に伝わらない．
○4　水漏れがあると首や背部を冷やしてしまい，不快感を与えてしまう．氷枕を閉じるときは口をしっかり合わせ，2本の留め金で留めて水漏れを防ぐ．

【正答率】98.9％　【選択率】1：0.2％　2：0.5％　3：0.4％　4：98.9％

正　解　4

基本事項

▼ 罨法(あんぽう)の目的と種類

	目　的	種類と注意点
温罨法	●慢性疼痛の緩和 ●冷えの改善・保温 ●急性炎症消退後の治癒促進 ●排便・排ガスの促進 ●筋緊張・拘縮の緩和	【種　類】 ●湿性温罨法：温湿布，温パップ，部分温浴（手浴，足浴） ●乾性温罨法：湯たんぽ，電気あんか，電気毛布 等 【注意点】 ＜温罨法全般＞ ●麻痺がある患者は健側で使用する． ＜湯たんぽ＞ ●破損部位がないかを確認する． ●金属製70～80℃，ゴム製60℃程度にする． ●ゴム製の場合，空気があると熱が伝わりにくいため空気を抜いてから栓をする． ●低温熱傷を防ぐため，必ず布製カバーをかけ，皮膚面から10cm以上離す．
温罨法・冷罨法共通	●安楽・鎮静	
冷罨法	●解熱（うつ熱に対する） ●止血 ●急性疼痛の緩和 ●急性炎症の抑制	【種　類】 ●湿性冷罨法：冷湿布，冷パップ 等 ●乾性冷罨法：氷枕，氷嚢(のう) 等 【注意点】 ＜冷罨法全般＞ ●解熱を期待する場合は，表在性で太い動脈が走る頸部，腋窩(えきか)，鼠径部(そけい)に使用する． ●血液循環を悪化させるため，必要部位以外に当たらないようにする． ＜氷枕，氷嚢＞ ●破損部位がないかを確認する． ●空気が入っていると冷たさが伝わりにくいため，空気を抜いてから口を留める． ●凍傷，感覚麻痺予防のため，カバーをかける．

QRコードをCheck！

➡類題の解説をアプリで確認しよう！

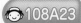

創傷管理

創傷の治癒過程／創傷管理 (RB-基67) (RB-基65) (病みえ皮25) (看みえ①306～318)

108A23

感染を伴わない創傷の治癒を促進させる方法で適切なのはどれか.
1．乾　燥
2．消　毒
3．洗　浄
4．ガーゼ保護

解法の要点
治癒過程を妨げないための基本的な創傷管理についてはよく理解しておこう.

解　説
×1　創面を乾燥させると，創傷治癒を促進させる各種の細胞増殖因子を含んだ滲出液が乾燥し，創表面の表皮細胞の遊走が妨げられ，創傷治癒が遅延する．創傷治癒を促進させるためには，創面は適度な湿潤環境に保つことが重要である.
×2　すべての消毒薬には細胞毒性があるため，創傷治癒に必要な細胞までも死滅させてしまい，創傷治癒が遅延する．感染を伴わない創傷では消毒の必要はない.
○3　創傷の清潔を保ち，創傷治癒を促進させるために，生理食塩水や蒸留水，または水道水を用いて洗浄することが推奨されている.
×4　創面にガーゼを当てると，創傷治癒を促進させる各種の細胞増殖因子を含んだ滲出液が吸収され，創面が乾燥してしまい，創傷治癒が遅延する．創傷治癒を促進させるためには，創面を適度な湿潤環境に保つことができるドレッシング材で覆うことが推奨されている.

【正答率】67.3％　【選択率】1：4.8％　2：2.2％　3：67.3％　4：25.7％

正　解　3

類　題
▼原文で掲載しているため内容が古く，解答等が現状にそぐわない場合がございます.

103A22
創傷部位の創面の管理について正しいのはどれか.
1．洗浄する.　2．加圧する.
3．乾燥させる.　4．マッサージする.
正　解　1

99A25

ドレッシング材で密閉してよい創の状態はどれか.
1．壊死組織の存在
2．鮮紅色の肉芽の形成
3．創周囲の発赤・熱感
4．大量の膿性分泌物の付着

解法の要点
ドレッシング材で密閉する目的は，感染を起こさずに湿潤を保ち，創の治癒を促すことである．各選択肢がどのような創の状況にあるのか確かめていけばよい.

解　説
×1　壊死(えし)組織が存在する場合，まずはその壊死組織を除去する必要があり，密閉には向かない.
○2　鮮紅色の肉芽は順調に創が回復している証拠であり，ドレッシング材で密閉することで適度な湿潤環境を保ちつつ感染を予防することができる.
×3　創周囲の発赤・熱感があることから炎症期にあると考えられる．出血を生じやすく，密閉しないほうがよい.
×4　膿性分泌物が付着していることから，この創は感染した状態にあると考えられ，密閉してはいけない.

【正答率】86.1％　【選択率】1：3.0％　2：86.1％　3：7.3％　4：3.6％

正　解　2

基本事項

▼ 創傷の治癒過程

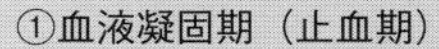

①血液凝固期（止血期）

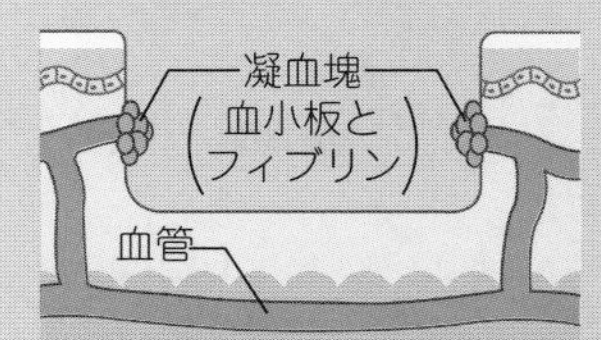

・出血した血液が凝固し，
創部を一時的に閉鎖する．

②炎症期

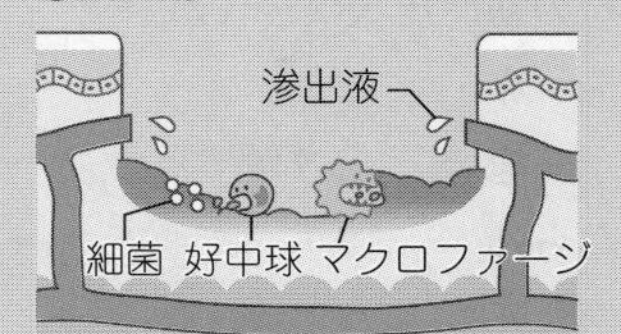
滲出液
細菌
好中球
マクロファージ

・血管透過性の亢進による滲出液（しんしゅつ）の創への貯留，好中球やマクロファージの遊走がみられる．

③増殖期

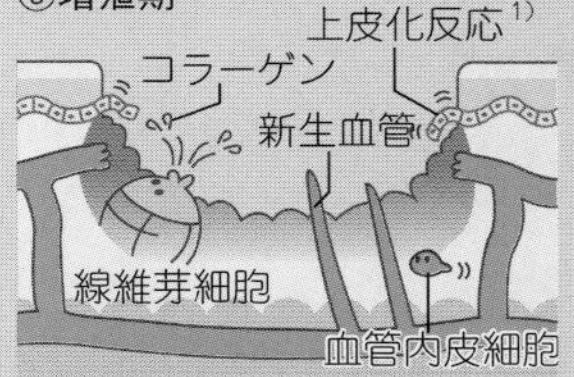
上皮化反応1)
コラーゲン
新生血管
線維芽細胞
血管内皮細胞

・線維芽細胞によるコラーゲンの生成．
・血管内皮細胞による毛細血管の新生が起こり，肉芽組織が欠損部を埋め，創を収縮させる．

④成熟期

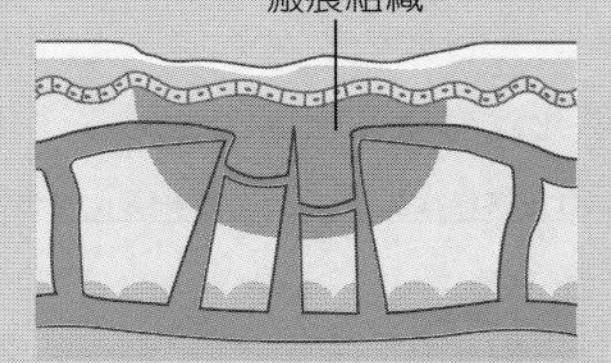

・線維芽細胞や毛細血管が減少．
・膠原（こうげん）線維の再構築が行われ，肉芽組織が成熟し，安定した瘢痕（はんこん）組織へと変化する．

1）上皮化反応：基底細胞（上皮細胞）が遊走して創面を覆う反応．

●**創傷治癒が遅延する因子**：局所的因子と全身的因子に分けられる．局所的因子としては，創部の感染，異物の存在，血行障害，局所にかかる張力や振動がある．全身的因子としては低栄養（血清アルブミン低値），低酸素，ビタミン（A，B，C）欠乏，微量元素（鉄，銅，亜鉛）欠乏などがある．

QRコードをCheck！

➡類題の解説をアプリで確認しよう！

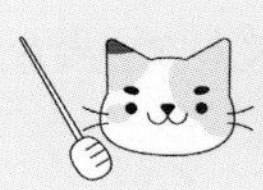

複雑な創傷治癒の過程は，動画で
学習しちゃいましょう！

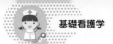

褥 瘡

(RB-基68)(RB-基66)(病みえ皮376〜388)(看みえ①324〜334)

94A24

褥瘡の初期症状はどれか.
1. 発 赤
2. 水 疱
3. びらん
4. 壊 死

解法の要点

褥瘡（じょくそう）の発症メカニズムはおさえておこう.

解 説

○1 まず軽い炎症反応により血管の拡張が生じ，発赤がみられる.
×2 水疱は機械的な刺激が慢性的に持続する場合に生じる.
×3 びらんは水疱が破れることで生じる.
×4 壊死（えし）は褥瘡の終末像である.

この問題には正答率はありません.（巻頭 p.12参照）

正 解 1

基本事項

●**褥瘡**：皮膚や皮下組織などが長時間圧迫されることにより局所的に血流障害となり，虚血性の壊死が生じて発生する難治性の皮膚潰瘍である．壊死組織があれば細菌培地となるため，デブリードマン（壊死組織の除去）を行う.

●**NPUAP分類**：111P24【基本事項】(基-103) 参照.

補足事項

▼ 褥瘡の発生要因

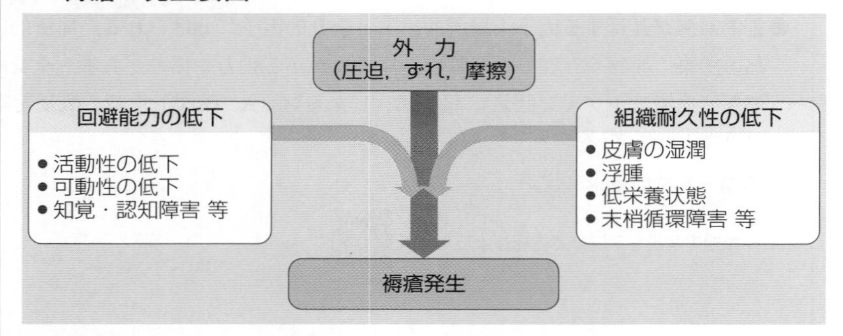

類 題

▼原文で掲載しているため内容が古く，解答等が現状にそぐわない場合がございます.

107P24
褥瘡の皮膚症状はどれか.
1. 乾 燥
2. 水 疱
3. 白 斑
4. 発 疹
正 解 な し
※本設問は「選択肢が不適切であるため」という理由で採点対象から除外されている．また，正答も発表されていない.

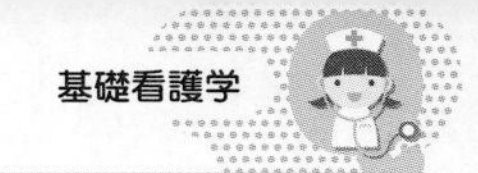

109P24

仰臥位における褥瘡の好発部位はどれか．
1．踵骨部
2．内顆部
3．膝関節部
4．大転子部

解法の要点

褥瘡の好発部位は繰り返し出題されている．さまざまな体位での褥瘡好発部位について，十分に理解し覚えておこう．

解説

○1　踵骨部は，仰臥位での褥瘡好発部位である．
×2　内顆部は，側臥位での褥瘡好発部位である．
×3　膝関節部は，側臥位と腹臥位での褥瘡好発部位である．
×4　大転子部は，側臥位での褥瘡好発部位である．

【正答率】96.8％　【選択率】1：96.8％　2：0.3％　3：0.2％　4：2.8％

正　解　1

基本事項

▼ 褥瘡の好発部位

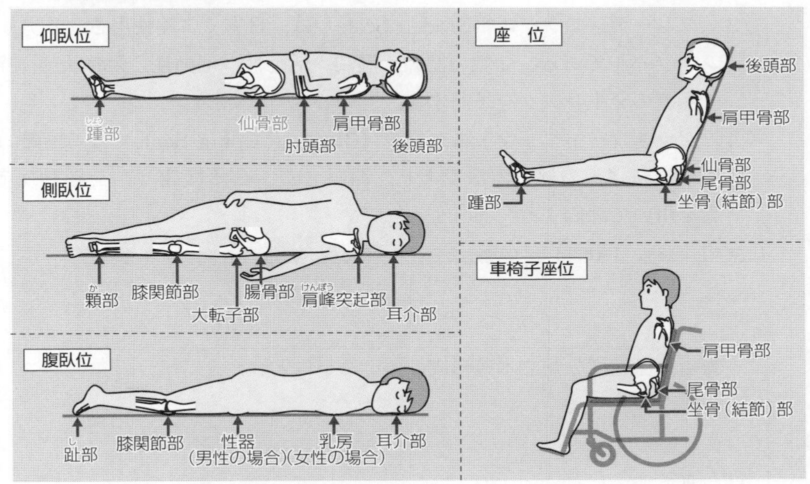

医療情報科学研究所 編：看護がみえるvol.1 基礎看護技術．第1版，メディックメディア，2018，p.324より改変

類　題

▼原文で掲載しているため内容が古く，解答等が現状にそぐわない場合がございます．

102A20
仰臥位での褥瘡好発部位はどれか．
1．仙骨部
2．内顆部
3．腸骨稜部
4．大転子部
正　解　1

93A24
仰臥位安静の患者の褥瘡好発部位はどれか．
1．仙骨部
2．内踝部
3．腸骨部
4．大転子部
正　解　1

★巻頭12ページでは『QB必修』の使い方をご紹介！　解き始める前に一度読んでおこう！

107A24

褥瘡発生の予測に用いるのはどれか．
1．ブリストルスケール
2．Borg〈ボルグ〉スケール
3．Braden〈ブレーデン〉スケール
4．グラスゴー・コーマ・スケール

解法の要点

褥瘡（じょくそう）は，1度発生すると治癒させせることが難しく，進行すれば生命の危機をもたらす疾患である．治療も長期間にわたることが多く，予防にまさる治療なしといわれている．個々の患者の持つ褥瘡の発生リスクを予測し，予防環境を整え，具体的な予防支援を行うことが重要である．

解　説

×1　ブリストルスケール（Bristol Stool Form Scale）は，イギリスのブリストル大学のヒートン教授が提唱した大便の性状分類であり，便の形状を客観的に7段階で評価する指標である．

×2　ボルグスケール（Borg Scale）は，スウェーデンの心理学者グンナー・ボルグが考案した運動中の自覚的強度を測る指標であり，運動負荷試験や運動療法の現場で活用されている．

○3　ブレーデンスケール（Braden Scale）は，日本でよく使用される褥瘡のリスクアセスメントツールである．知覚の認知，湿潤，活動性，可動性，栄養状態，摩擦とずれの6項目で褥瘡の発生リスクを予測する．

×4　グラスゴー・コーマ・スケール（Glasgow Coma Scale）は，国際的に広く利用されている意識障害の評価方法であり，開眼（E），言語機能（V），運動反応（M）の3つの要素を用いて評価する．(RB-J13)(RB-J13)

【正答率】98.3％　【選択率】1：0.5％　2：0.7％　3：98.3％　4：0.5％

正　解　3

111P24

褥瘡の深達度分類で水疱形成のステージはどれか．
1．Ⅰ
2．Ⅱ
3．Ⅲ
4．Ⅳ

解法の要点

褥瘡（じょくそう）の深達度によるNPUAP／EPUAPの分類はよく出題されている．ステージⅠ～Ⅳの定義をしっかり理解し，記憶しておく必要がある．(RB-基70)(RB-基68)

解　説

×1　ステージⅠは，皮膚損傷がなく，指などで押しても蒼白にならず，圧迫を解除しても消退しない発赤の状態である．

○2　ステージⅡは，真皮までの損傷である．水疱蓋が破れておらず，血清または漿液で満たされた水疱が認められる状態も含む．

×3　ステージⅢは，皮膚組織が全層損傷しており，皮下脂肪組織まで露出しているが，筋・腱組織，骨は露出していない程度の損傷である．

×4　ステージⅣは，筋・腱組織，骨の露出を伴う損傷である．

【正答率】90.4％　【選択率】1：4.8％　2：90.4％　3：4.6％　4：0.2％

正　解　2

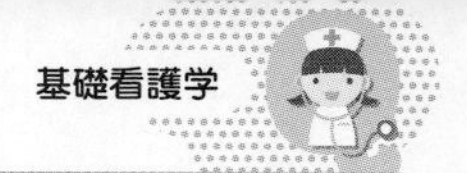

基本事項

▼ NPUAP分類

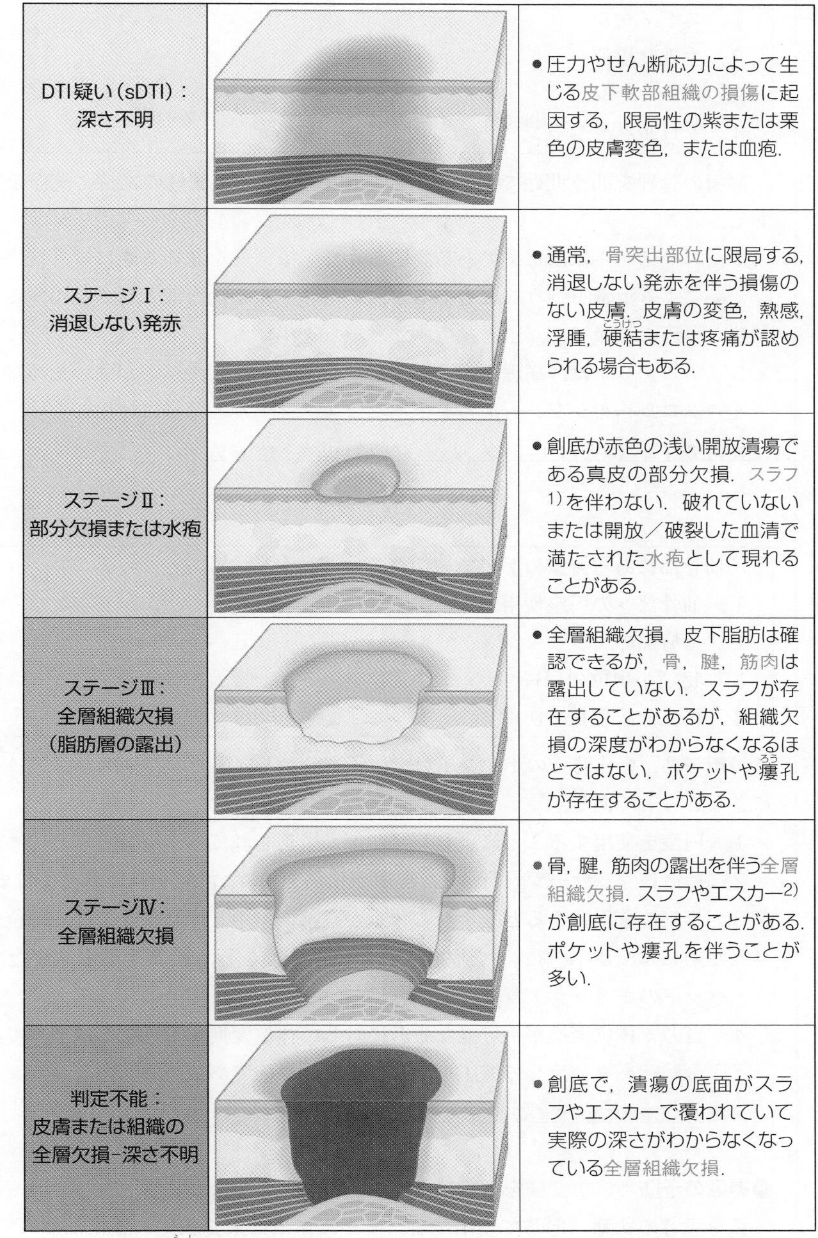

DTI疑い（sDTI）：深さ不明	●圧力やせん断応力によって生じる皮下軟部組織の損傷に起因する，限局性の紫または栗色の皮膚変色，または血疱.
ステージⅠ：消退しない発赤	●通常，骨突出部位に限局する，消退しない発赤を伴う損傷のない皮膚．皮膚の変色，熱感，浮腫，硬結（こうけつ）または疼痛が認められる場合もある.
ステージⅡ：部分欠損または水疱	●創底が赤色の浅い開放潰瘍である真皮の部分欠損．スラフ[1]を伴わない．破れていないまたは開放／破裂した血清で満たされた水疱として現れることがある.
ステージⅢ：全層組織欠損（脂肪層の露出）	●全層組織欠損．皮下脂肪は確認できるが，骨，腱，筋肉は露出していない．スラフが存在することがあるが，組織欠損の深度がわからなくなるほどではない．ポケットや瘻（ろう）孔が存在することがある.
ステージⅣ：全層組織欠損	●骨，腱，筋肉の露出を伴う全層組織欠損．スラフやエスカー[2]が創底に存在することがある．ポケットや瘻孔を伴うことが多い.
判定不能：皮膚または組織の全層欠損-深さ不明	●創底で，潰瘍の底面がスラフやエスカーで覆われていて実際の深さがわからなくなっている全層組織欠損.

1）軟らかく黄色調の壊死（えし）組織

2）硬く乾燥した黒色調の壊死組織

医療情報科学研究所 編：看護がみえるvol.1 基礎看護技術．第1版，メディックメディア，2018，p.333より改変

類　題

▼原文で掲載しているため内容が古く，解答等が現状にそぐわない場合がございます.

103追P25

深達度による褥瘡分類で，組織欠損が皮下組織にまで及ぶのはどれか.

1．ステージⅠ
2．ステージⅡ
3．ステージⅢ
4．ステージⅣ

正　解　3

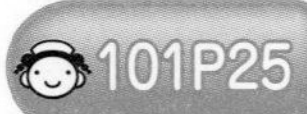

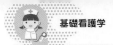

101P25 !

褥瘡の洗浄液で適切なのはどれか.
1．エタノール
2．生理食塩液
3．ホルマリン
4．クロルヘキシジン
□□□

解法の要点

褥瘡(じょくそう)の管理を問う問題である．創傷管理では，創の湿潤性の維持と洗浄を行うことが重要である．

解　説

×1　エタノールは消毒薬である．明らかな感染徴候を認める際には，洗浄前にポビドンヨードによる消毒を行うこともあるが，エタノールを洗浄液として使用することはない．
○2　褥瘡の洗浄では，生理食塩水か水道水を用いる．
×3　ホルマリンは，病理組織の固定に使用される．組織障害が強いため禁忌であるDon't.
×4　クロルヘキシジンも消毒薬である．エタノールと同様に使用しない．

【正答率】89.7％　【選択率】1：3.7％　2：89.7％　3：0.9％　4：5.8％

正　解　2

95A24

仙骨部にある褥瘡のケアで適切なのはどれか.
1．仙骨部への円座使用
2．褥瘡部のマッサージ
3．45度半坐位の保持
4．体圧分散寝具の使用
□□□

解法の要点

褥瘡(じょくそう)予防，悪化防止のポイントは，体圧を分散し，局所の持続的な圧迫による循環障害を起こさないことである．

解　説

×1　円座を使用することにより，接触部が圧迫されて血流不良となるため適切でない．
×2　褥瘡にマッサージを行うと，皮膚が損傷を受け，治癒を遅延させてしまうため行わない．
×3　半座位を保持すると上半身の体重が殿部に集中してしまう．同一部位への圧迫を避けるためには，30度側臥位を取り入れた体位変換を行う必要がある．また，仰臥位の場合のベッドのギャッジアップは30度以下とする．
○4　自力で体位変換が不可能な患者に対して体位変換を行うことは基本であるが，さらに体圧分散寝具を使用して減圧を図ることが効果的である．

この問題には正答率はありません．(巻頭 p.12参照)

正　解　4

基本事項

●**褥瘡の予防**：体位変換を行うほか，エアマットレスなどの体圧分散寝具や局所的褥瘡予防用具を患者の状態に応じて使用する．また，褥瘡は栄養状態の悪化によっても発生するため，十分なエネルギーと蛋白質が必要となる．
●**30度側臥位**：殿部筋肉で身体を支えられるため，体圧を効果的に分散し，褥瘡予防に有効といわれている．ただし，体格によってはより適した体位となるように調整する必要がある．

QRコードをCheck！
➡類題の解説をアプリで確認しよう！

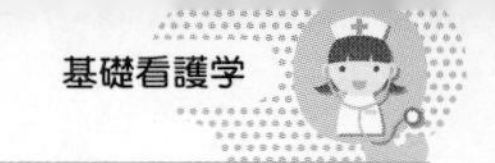

包帯法 (RB-基72) (RB-基70) (看みえ①337～340)

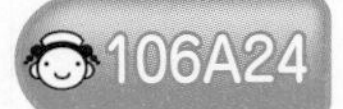

106A24

包帯法の原則として適切なのはどれか.

1．患部を強く圧迫する.
2．屈伸可能な関節は固定する.
3．中枢から末梢に向けて巻く.
4．使用部位によって包帯を使い分ける.

解法の要点 包帯法の目的には，被覆・保護，圧迫，支持，牽引などがある．基本的な巻き方，注意点を覚えておこう．

解　説

×1　リンパ浮腫の軽減など，圧迫の目的で包帯法を行う際は，基本的には患部は圧迫しない．患部の圧迫を避けるため，包帯の巻き始めや巻き終わり，結び目が患部の上にこないようにする．

×2　包帯は関節の動きを妨げないようにして巻く．

×3　静脈の還流を補助するため，包帯は末梢から中枢に向かって巻く．

○4　使用する部位によって，包帯の材質，形状，幅などは適切なものを選択する．

【正答率】89.5％　【選択率】1：1.2％　2：5.9％　3：3.3％　4：89.5％

正　解　4

109A22

包帯の巻き方（口絵No.7）を次に示す．

A

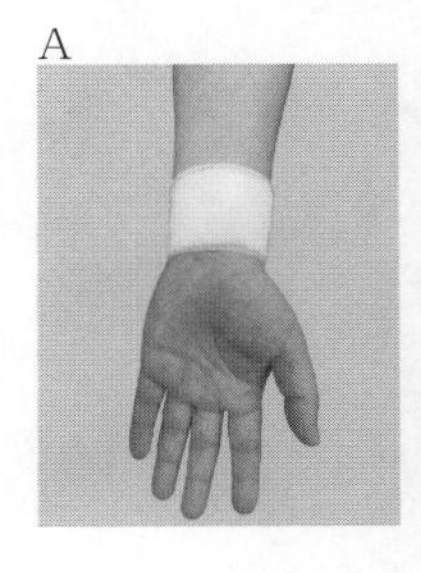

B

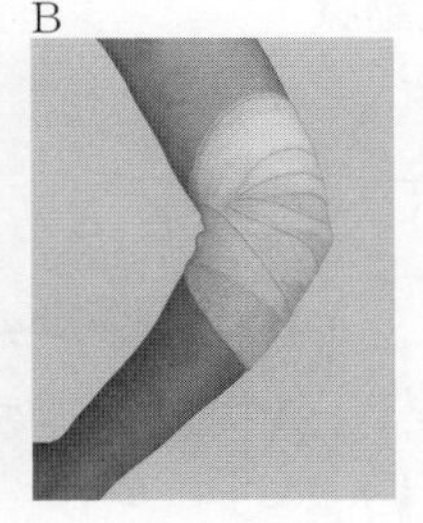

C

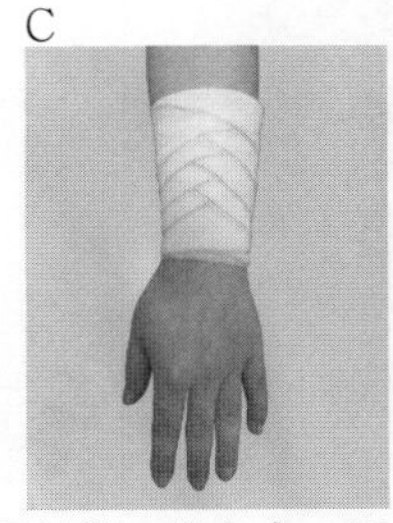

D

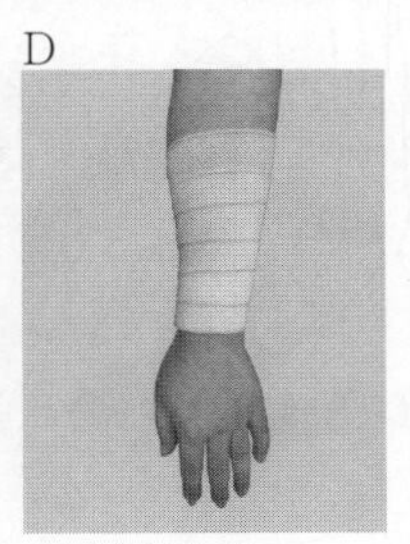

環行帯の巻き方で正しいのはどれか.

1．A　　2．B
3．C　　4．D

解法の要点 包帯の巻き方にはさまざまな種類がある．包帯法について，よく理解し覚えておこう．

解　説

○1　同じ位置に重ねて巻く包帯法を環行帯という．

×2　関節部位を屈側で交差させながら交互に巻く包帯法を亀甲（きっこう）帯という．

×3　包帯を半分程度重ね，ひと巻きごとに折り返して巻く包帯法を折転（せってん）帯という．

×4　先に巻いた包帯に1/3～1/2が重なるように螺旋（らせん）状に巻く包帯法を，螺旋帯という．

【正答率】62.4％　【選択率】1：62.4％　2：3.0％　3：6.2％　4：28.4％

正　解　1

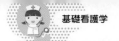

止血法

(RB-基73) (RB-基71)

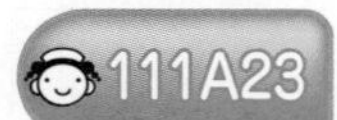

111A23

上腕出血時の間接圧迫止血の部位はどれか．

1．腋窩動脈
2．尺骨動脈
3．大腿動脈
4．橈骨動脈

□□□

解法の要点

外傷などにより出血している場合，失血を防ぐために止血処置を行う必要がある．止血方法として基本的で重要な処置が圧迫止血法である．圧迫止血法には，創部を直接圧迫する直接圧迫法と，出血部位より心臓に近い中枢側の動脈を圧迫し，末梢側の血流を遮断して止血する間接圧迫法がある．間接圧迫法は，基本的には四肢の出血に対して行い，動脈性の出血や直接圧迫法では止血困難な例で行われる．(RB-基73)(RB-基71)

解　説

○1　上腕より中枢側の動脈は腋窩動脈である．
×2　尺骨動脈は，上腕より末梢側の動脈である．
×3　大腿動脈は下肢の動脈であり，上腕より中枢側の動脈ではない．
×4　橈骨動脈は，上腕より末梢側の動脈である．

【正答率】94.3％　【選択率】1：94.3％　2：0.7％　3：0.4％　4：4.6％

正　解　1

基本事項

▼ 止血圧迫部位と圧迫動脈

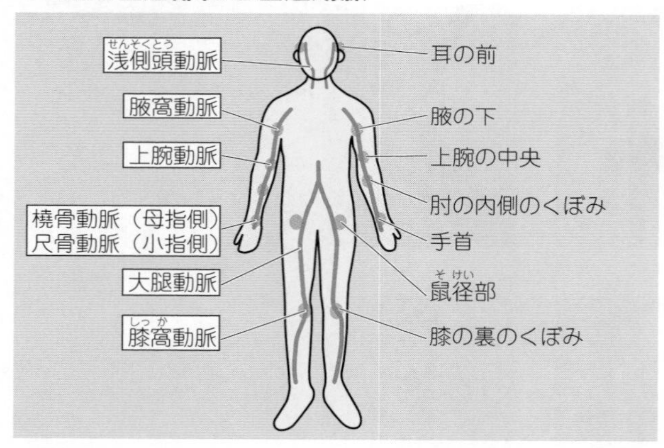

●**止血法の分類**：止血法には，一時的止血法と永久的止血法がある．一時的止血法は，以下のように分類される．

▼ 一時的止血法

方法	内容
直接圧迫法	●出血部位を明らかにした後，手指やガーゼ等で出血部位を圧迫する方法
間接圧迫法	●直接圧迫法では止血できない場合，また動脈性出血が持続する際に，出血部位よりも中枢側の動脈を圧迫する方法 ●圧迫部位を心臓よりも高く保つ． 前腕の出血　下肢の出血
止血帯法	●出血している部分より心臓に近い部分を幅の広い(3cm以上)タオル等で固く結び，棒を結び目に差し込んで回転させ固定する． ●止血開始時間は明確に記録する．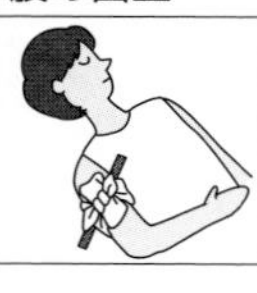

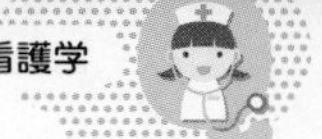

類　題

▼原文で掲載しているため内容が古く，解答等が現状にそぐわない場合がございます．

95A30
前腕の動脈性外出血の止血で正しいのはどれか．
1．出血部より末梢側を圧迫する．
2．圧迫部位を心臓より高く保つ．
3．直接圧迫は2～3分行う．
4．止血帯は90分以上連続して使用する．
正　解　2

QRコードをCheck！

➡類題の解説をアプリで確認しよう！

》与　薬

与薬方法

(RB-基74)(RB-基72)(看みえ①244)

700予33

薬剤の投与について適切なのはどれか．
1．緊急時は口頭指示による注射も行う．
2．手書きの与薬指示書が読み取れない場合は，他の看護師に確認する．
3．静脈内注射は，内服薬に比べて効果の発現が遅い．
4．検査のために常用薬を休薬する場合，検査直前に患者へ休薬を確認する．

解法の要点

誤薬は患者の生命を危険に曝(さら)す可能性が高いため，特に注意が必要である．選択肢で示した状況に自分がおかれた場合を想定して解答しよう．

解　説

○1　通常は必ず文面を介して確認するが，やむを得ない場合は口頭指示となることもある．その際には必ず復唱し，投与前に薬剤のアンプルを医師と確認するなどして，確実に与薬を行う必要がある．

×2　与薬に限らず，医師による手書きの指示が不明瞭である場合は，必ず医師本人に確認しなければならない．思い込みや推測での薬剤投与は医療事故に直結する．

×3　内服薬は消化管で吸収された後に肝臓で代謝される一方，静脈内注射は血管内に直接投与するため，作用が強く出やすく効果の発現も速い．そのぶん，誤薬があった場合の副作用の発現は速く，重篤となることも多いため，注意が必要である．

×4　検査直前の確認では，休薬せずに検査を実施してしまうことは防げるが，誤薬は防ぐことが難しい．休薬が決まった段階で患者に説明するとともに，本来内服しているタイミングなどに合わせて休薬を確認し，誤薬を防止する．

この問題には正答率はありません．(巻頭 p.12参照)

正　解　1

★mediLinkアプリのQRコードリーダーで各ページ下部のQRコードを読み込むと，無料で解説動画を見られます．なお，動画を見るにはmediLink会員登録と，書籍付属のシリアルナンバーを登録する必要があります．詳しくは本書冒頭の袋とじをチェック！

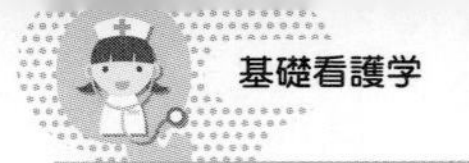

基本事項

▼ 誤薬防止の6つのR（Right＝正しい）

①Right patient：正しい患者
②Right drug：正しい薬剤名
③Right purpose：正しい目的
④Right dose：正しい量
⑤Right route：正しい投与経路
⑥Right time：正しい時間

<薬剤投与>
　薬を投与する際，指示は医師が出しますが，最終の投与責任は看護師にあります．量や経路に疑問がある場合はそのままにせず，必ず確認しましょう．

経口与薬

(RB-基75) (RB-基73) (看みえ①253～260)

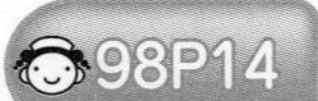

服薬の指示で食間はどれか．

1．食事中
2．食後30分
3．食前30分
4．食後120分

解法の要点

薬剤ごとに適切な服用時間がある．服用時間について整理しておこう．

解説

×1　食間とは食事中ではなく，食事と食事の中間（食後2～3時間くらい）のことである．
×2　食後30分は「食後」である．食後には，胃腸障害を起こしやすい薬剤や消化吸収を助ける薬剤などを服用する．
×3　食前30分は「食前」である．食前には，胃液分泌促進薬や制吐薬などを服用する．
○4　食間とは食事と食事の中間である．食間には，胃や腸壁に直接作用させたい薬剤などを服用する．

この問題には正答率はありません．（巻頭 p.12参照）

正解　4

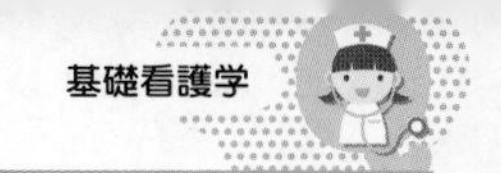

基

注射（皮内・皮下・筋肉内・静脈内）

(RB-基75) (RB-基73) (看みえ②30〜63)

103追P24

注射針の太さの単位はどれか.

1．ゲージ
2．アンプル
3．フレンチ
4．バイアル

□□□

解法の要点

医療器具，医薬品の単位に関する知識を問われている問題である.

解　説

○1　ゲージは，注射針の太さの規格を表す単位である.

×2　アンプルは，筒状で先端を熔封したガラスやプラスチック製の容器の個数を表す単位である.

×3　フレンチは，フレンチ式カテーテルの太さ（外径）の単位である. (RB-基44)(RB-基43)

×4　バイアルは，ガラスやプラスチック製のびんの個数を表す単位である．びんにはゴム栓とアルミなどのキャップが付いている.

【正答率】92.6％

正　解　1

109A23

皮下注射で適切なのはどれか.

1．注射部位を伸展する.
2．注射針は18〜20Gを使用する.
3．針の刺入角度は45〜90度にする.
4．皮下脂肪が5mm以上の部位を選択する.

□□□

解法の要点

注射には皮内注射，皮下注射，筋肉内注射，静脈内注射がある．注射部位の深さによって針の刺入角度は異なる．4つの注射について整理しよう.

解　説

×1　皮下注射では，皮下組織と筋肉組織の区別をつけやすくするために，注射部位の皮膚をつまむ．静脈内注射では血管を固定するために，注射部位を伸展する.

×2　皮下注射では23〜25Gの細い針を使用する．18〜20Gの注射針は輸血投与時に用いる.

×3　皮下注射の針の刺入角度は10〜30度である．筋肉内注射の針の刺入角度が45〜90度である.

○4　皮下注射は，神経や血管の分布が少なく，皮下組織が5mm以上の厚い場所を選択する．上腕伸側がよく用いられる.

【正答率】74.0％　【選択率】1：17.7％　2：6.5％　3：1.8％　4：74.0％

正　解　4

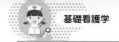

基本事項

▼ 注射の種類

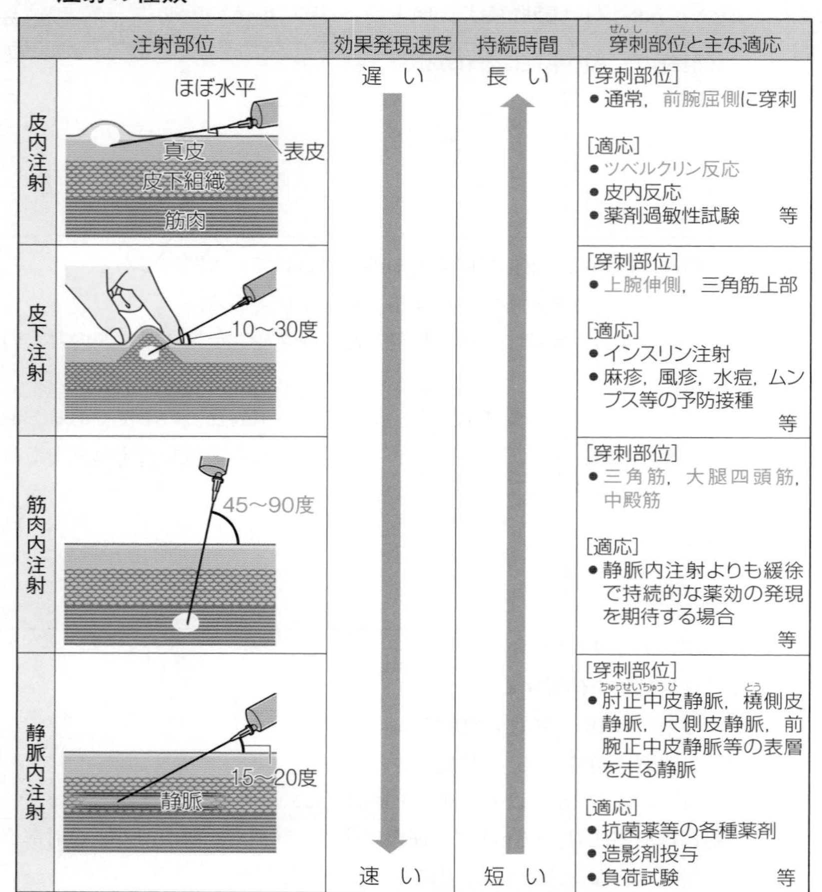

注射部位	効果発現速度	持続時間	穿刺（せんし）部位と主な適応
皮内注射（ほぼ水平／真皮／表皮／皮下組織／筋肉）	遅い	長い	[穿刺部位] ● 通常，前腕屈側に穿刺 [適応] ● ツベルクリン反応 ● 皮内反応 ● 薬剤過敏性試験　等
皮下注射（10〜30度）	↓	↑	[穿刺部位] ● 上腕伸側，三角筋上部 [適応] ● インスリン注射 ● 麻疹，風疹，水痘，ムンプス等の予防接種　等
筋肉内注射（45〜90度）	↓	↑	[穿刺部位] ● 三角筋，大腿四頭筋，中殿筋 [適応] ● 静脈内注射よりも緩徐で持続的な薬効の発現を期待する場合　等
静脈内注射（15〜20度／静脈）	速い	短い	[穿刺部位] ● 肘正中皮静脈（ちゅうせいちゅうひ），橈（とう）側皮静脈，尺側皮静脈，前腕正中皮静脈等の表層を走る静脈 [適応] ● 抗菌薬等の各種薬剤 ● 造影剤投与 ● 負荷試験　等

●**筋肉内注射の穿刺（せんし）部位**：筋肉が厚く，大血管や神経の分布が少ない部位を選択する．一般的に三角筋または中殿筋が選択される．

▼ 注射針の適応サイズ

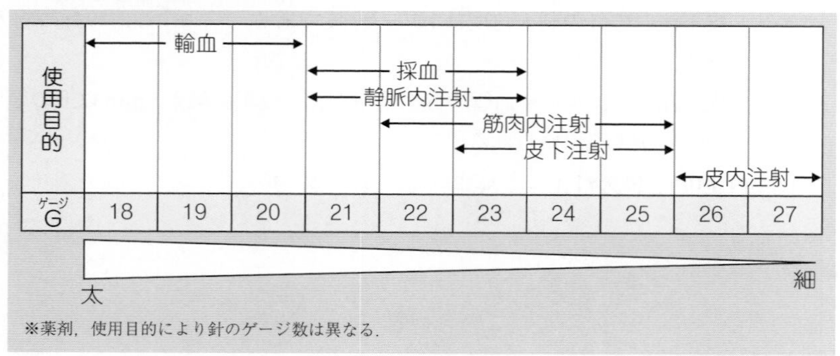

使用目的
輸血
採血
静脈内注射
筋肉内注射
皮下注射
皮内注射
ゲージ G
18
19
20
21
22
23
24
25
26
27
太
細
※薬剤，使用目的により針のゲージ数は異なる．

基準値早見表

（凡例）項目名：赤血球数（RBC）　基準値：♂：400-550 万 /μL　♀：350-500 万 /μL

血液

参考 1

項目名	基準値	説明
赤血球数（RBC）	♂：400-550 万 /μL ♀：350-500 万 /μL	血液中に含まれる赤血球の数．貧血・多血症の指標となる．
白血球数（WBC）	3,500-9,000/μL	血液中に含まれる白血球の数．炎症や血液疾患の診断に用いる．
血色素測定（ヘモグロビン：Hb）	♂：14-18 g/dL ♀：12-16 g/dL	赤血球内に多量に含まれる物質．貧血・多血症の指標となる．
ヘマトクリット値（Ht）	♂：40-50 % ♀：35-45 %	血液に占める赤血球の容積の割合．貧血・多血症の指標となる．
血小板数	15-35 万 /μL	血液中に含まれる血小板の数．出血傾向の指標となる．

電解質・金属

参考 2

項目名	基準値	説明
ナトリウム（Na）	138-145 mmol/L	体液の浸透圧や pH の調節を担う電解質．水代謝異常の診断に用いる．
カリウム（K）	3.6-4.8 mmol/L	筋収縮や神経伝達を担う電解質．K 代謝異常の診断に用いる．
クロール（Cl）	101-108 mmol/L	体液の浸透圧の調節を担う電解質．酸塩基平衡障害の指標となる．
カルシウム（Ca）	8.8-10.1 mg/dL	細胞機能を維持するはたらきをもつ．Ca 代謝異常の診断に用いる．
無機リン（Pi）	2.7-4.6 mg/dL	Ca 代謝と関係する．リン代謝異常の診断に用いる．
鉄（Fe）	40-188 μg /dL	Hb の合成に利用される物質．貧血の原因疾患の鑑別に用いる．

肝機能

参考 2

項目名	基準値	説明
アスパラギン酸アミノトランスフェラーゼ（AST）	13-30 U/L	肝臓などに存在する酵素．肝疾患などの指標となる．
アラニンアミノトランスフェラーゼ（ALT）	♂：10-42 U/L ♀：7-23 U/L	主に肝細胞に存在する酵素．肝疾患の指標となる．
総ビリルビン（TB）	0.4-1.5 mg/dL	間接ビリルビンと直接ビリルビンの総量．黄疸の診断に用いる．
直接ビリルビン（D-Bil）	≦ 0.4 mg/dL	間接ビリルビンが肝臓で抱合された物質．肝機能の指標となる．
間接ビリルビン（I-Bil）	≦ 0.8 mg/dL	老化した赤血球の破壊の際に生じる物質．ビリルビンの産生量を示す．
γ- グルタミルトランスフェラーゼ（γ -GT）	♂：13-64 U/L ♀：9-32 U/L	肝臓，腎臓，膵臓などに分布する物質．胆汁排泄障害などの指標となる．

糖

参考 2

項目名	基準値	説明
グルコース（Glu）	73-109 mg/dL（空腹時）	血中に存在する糖で細胞のエネルギー源となる．糖代謝能の指標となる．
HbA1c	4.9 ～ 6.0 %	1 ～ 2 か月の平均的な血糖値を表す．糖尿病の診断などに用いる．

炎症反応

参考 1

項目名	基準値	説明
C 反応性蛋白（CRP）	≦ 0.1 mg/dL	血漿中に存在する蛋白質．炎症や組織破壊病変の指標となる．

動脈血ガス分析

参考 2

項目名	基準値	説明
pH	7.35-7.45	体内の酸と塩基のバランスを表す指標．酸塩基平衡の指標となる．
PaO_2（動脈血酸素分圧）	80-100 Torr	動脈血中の O_2 分圧．呼吸状態の指標となる．
$PaCO_2$（動脈血二酸化炭素分圧）	35-45 Torr	動脈血中の CO_2 分圧．呼吸状態と酸塩基平衡の指標となる．
HCO_3^-［炭酸水素イオン（重炭酸イオン）］	24（22-26）mEq/L	pH の調節に関与する．酸塩基平衡異常の診断に用いる．

栄養

参考 1，2

項目名	基準値	説明
総蛋白（TP）	6.6-8.1 g/dL	主に肝臓で合成される．主に栄養状態の指標となる．
アルブミン（Alb）	4.1-5.1 g/dL	水分や電解質の運搬を担う蛋白質．栄養状態などの指標となる．
総コレステロール（TC）	142-248 mg/dL	肝臓で合成される脂質．脂質代謝異常の指標となる．
トリグリセリド（TG）	♂：40-234 mg/dL ♀：30-117 mg/dL	コレステロールの運搬を担うリポ蛋白の主成分．
HDL- コレステロール（HDL-C）	♂：38-90 mg/dL ♀：48-103 mg/dL	コレステロールを末梢組織から肝臓へ運搬するリポ蛋白．
LDL- コレステロール（LDL-C）	65-163 mg/dL	コレステロールを動脈壁の細胞に運搬するリポ蛋白．

腎機能

参考 2

項目名	基準値	説明
血中尿素窒素（BUN）	8-20 mg/dL	蛋白質代謝の過程で生成される最終産物．腎機能の指標となる．
クレアチニン（Cr）	♂：0.65-1.07 mg/dL ♀：0.46-0.79 mg/dL	筋細胞膜破壊後に血中に遊出する物質．糸球体の濾過機能の指標となる．
尿酸（UA）	♂：3.7-7.8 mg/dL ♀：2.6-5.5 mg/dL	プリン体代謝の最終産物．腎機能などの指標となる．
推算糸球体濾過量（eGFR）	90 mL/ 分 /1.73 m^2 以上	年齢や性別を考慮に入れて推算された糸球体濾過量．

その他

参考 2，3

項目名	基準値	説明
クレアチンキナーゼ（CK）	♂：59-248 U/L ♀：41-153 U/L	筋肉内に存在する酵素．心疾患（心筋由来）や筋疾患（骨格筋由来）の診断に用いる．
アミラーゼ	44-132 U/L	膵臓，唾液線から分泌される消化酵素．
アルカリホスファターゼ（ALP）	106-322U/L（JSCC） 38-113U/L（IFCC）	骨に作用する分解酵素．骨代謝などの指標となる．
血漿アンモニア窒素	12-66μg/dL	蛋白質が代謝される際に発生する物質．肝機能の指標となる．

※参考：

1　日本臨床検査医学会：学生用共通基準範囲．2011（https://www.jslm.org/committees/standard/ref_2011.html）（2023 年 8 月閲覧）
2　日本臨床検査標準協議会 基準範囲共用化委員会 編：日本における主要な臨床検査項目の共用基準範囲 - 解説と利用の手引き -．2022/10/01 版
3　金井正光 監：臨床検査法提要 35 版．金原出版株式会社，2020，p.508，566

答えが見えるのが気になる場合は，この下敷きで解説部分を隠して解きましょう．

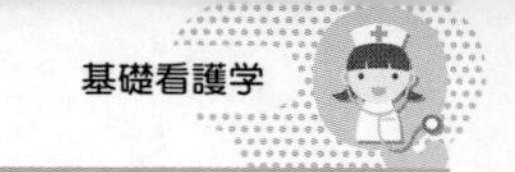

類　題

▼原文で掲載しているため内容が古く，解答等が現状にそぐわない場合がございます．

111P22
注射針の刺入角度が45～90度の注射法はどれか．
1．皮下注射
2．皮内注射
3．筋肉内注射
4．静脈内注射
正　解　3

105A21
注射針を皮膚に対して45～90度の角度で刺入するのはどれか．
1．皮内注射
2．皮下注射
3．筋肉内注射
4．静脈内注射
正　解　3

101P22
注射針を皮膚に対して45～90度の角度で刺入する注射法はどれか．
1．皮下注射
2．皮内注射
3．筋肉内注射
4．静脈内注射
正　解　3

100A19
注射部位の皮膚をつまみ上げて実施するのはどれか．
1．皮内注射
2．皮下注射
3．筋肉内注射
4．静脈内注射
正　解　2

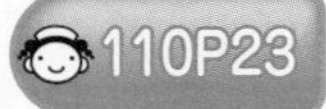

成人の持続点滴静脈内注射のために選択される部位で最も適切なのはどれか．
1．足　背
2．鼠　径
3．前腕内側
4．肘関節付近

解法の要点

持続点滴静脈内注射の際は，針の固定が容易で，太く弾力のある血管を選択する．麻痺側，利き手などを避けることが推奨されている．

解　説

×1　足背の末梢血管は細いため血管外漏出を起こしやすい．布団による摩擦の影響も受けやすく，第一選択ではない．

×2　鼠径（そけい）部は陰部からの汚染を受ける可能性が高い．また，可動性があり留置針の固定が難しい．不十分な固定によって血管内の針先が動き血管内膜の損傷（機械的静脈炎）を起こしやすいため，鼠径部の静脈内注射は適切ではない．

○3　前腕内側は留置針の固定が容易で，刺入部を観察しやすい．また，衣類や布団による摩擦が少なく持続点滴静脈内注射部位に適している．

×4　肘関節付近は可動性があり留置針の固定が難しい．そのため血管外漏出や機械的静脈炎を起こしやすく，第一選択ではない．なお，正中神経が走行しているため尺側への穿刺（せんし）は避ける．

【正答率】82.9％　【選択率】1：1.0％　2：0.6％　3：82.9％　4：15.5％

正　解　3

QRコードをCheck！

➡類題の解説をアプリで確認しよう！

輸　液

(RB-基78)(RB-基76)(看みえ②64, 85～87)

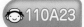

!

輸液ポンプを使用する目的はどれか.

1．感染の防止
2．薬液の温度管理
3．薬物の効果判定
4．薬液の注入速度の調整

□□□

解法の要点

輸液ポンプには，流量と予定量の表示画面がある．また，気泡混入アラームや閉塞警報アラームなどがある．このような機能を考えてみると解答のヒントになるだろう．

解　説

×1　輸液ポンプを感染防止目的で使用することはない．感染防止に重要なことは静脈留置針および輸液ラインの定期的な交換，刺入部の観察である．刺入部に発赤，熱感，腫脹，疼痛がないことを観察する．

×2　輸液ポンプに温度管理をする機能はない．薬剤保管時は光，温度，湿度に注意する．薬剤は添付文書に従い保管する．

×3　輸液ポンプに薬物の効果を判定する機能はない．薬物の効果はエックス線検査，コンピュータ断層撮影（CT）検査，磁気共鳴画像診断（MRI）検査，エコー（超音波）検査などの画像検査や血液検査によって判定する．

○4　輸液中は体動や手の向きなどによって滴下の速さが変わることがある．そのため，輸液投与量を正確に保つ必要がある場合には，輸液ポンプを使用する．輸液ポンプの流量と予定量は医師の指示に基づき設定する．

【正答率】97.3％　【選択率】1：0.2％　2：0.1％　3：2.3％　4：97.3％

正　解　4

類　題

▼原文で掲載しているため内容が古く，解答等が現状にそぐわない場合がございます．

103追A19
輸液ポンプを使用する目的はどれか.
1．異物の除去
2．感染の防止
3．薬物の効果判定
4．薬液の注入速度の調整
正　解　4

98A15
輸液ポンプ使用の主目的はどれか.
1．異物の除去
2．感染の防止
3．輸液速度の調整
4．薬物の効果判定
正　解　3

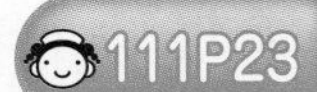

111P23

点滴静脈内注射で輸液ポンプを使用する際に設定する項目はどれか.

1．薬剤名
2．終了時間
3．投与月日
4．1時間あたりの流量

解法の要点

輸液ポンプの使用目的を考えよう．与薬や輸液の際に確認する6R（正しい患者・薬剤名・目的・量・投与経路・時間）と，輸液ポンプの設定項目について整理しよう．(RB-基78)(RB-基76)

解説

×1　輸液ポンプに薬剤名を設定する項目はない.
×2　輸液ポンプに終了時間を設定する項目はない.
×3　輸液ポンプに投与月日を設定する項目はない.
○4　輸液ポンプの使用目的のひとつに注入速度を正確に保つことがある．医師の指示に基づき，流量と予定量を設定する.

【正答率】96.8％　【選択率】1：0.7％　2：2.3％　3：0.3％　4：96.8％

正解　4

基本事項

●**輸液ポンプ使用時の注意点**：輸液ポンプを使用すると，あらかじめ設定した1時間あたりの流量で，持続的に薬剤を投与できる．使用の際は，①ポンプの性能を理解する，②専用回路を用いる，③定期的な点検・回路交換を行う，④汚れをこまめに拭き取る，⑤バッテリーを十分に充電しておく，⑥点滴スタンド使用時には転倒に注意する，といった点に留意する.

▼ **輸液ポンプ**

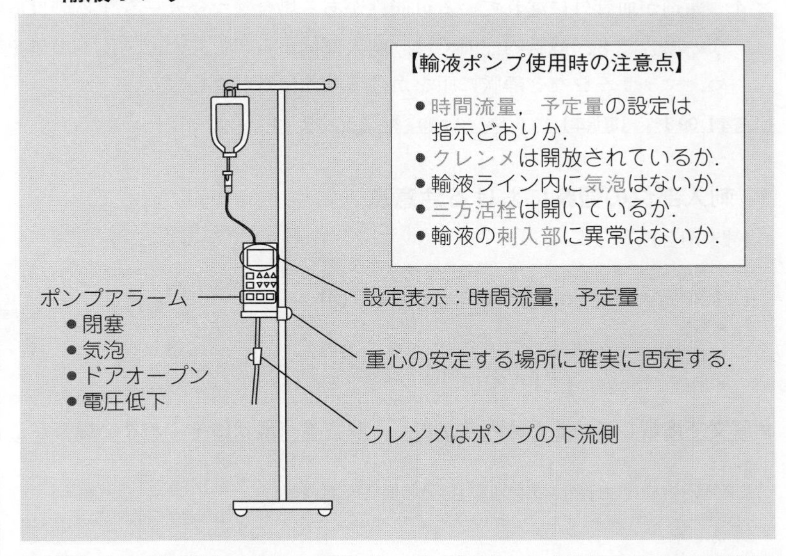
【輸液ポンプ使用時の注意点】
● 時間流量，予定量の設定は指示どおりか.
● クレンメは開放されているか.
● 輸液ライン内に気泡はないか.
● 三方活栓は開いているか.
● 輸液の刺入部に異常はないか.
ポンプアラーム
● 閉塞
● 気泡
● ドアオープン
● 電圧低下
設定表示：時間流量，予定量
重心の安定する場所に確実に固定する.
クレンメはポンプの下流側

補足事項

●**輸液ポンプ使用時の事故**：輸液ポンプは臨床でよく使用される医療機器であるが，予定量や流量の設定間違い，機器にチューブが正しく装着されないことによる薬剤の過量投与など，機器に関連した事故も起きている．事故防止に有効なポンプの開発も進んでいるが，どんなに優れたポンプであっても使用するのは人間である．一人ひとりが，輸液ポンプの機能と，それを使用するメリット，デメリットを十分に理解して取り扱う必要がある.

類　題

▼原文で掲載しているため内容が古く，解答等が現状にそぐわない場合がございます．

104P23
輸液ポンプに設定する項目はどれか．
1．流　量
2．開始時刻
3．薬剤の濃度
4．薬剤の処方内容
正　解　1

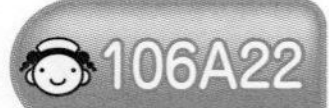

106A22

点滴静脈内注射中の刺入部位の腫脹を確認したときに，最初に実施するのはどれか．
1．体位を変える．
2．注入を中止する．
3．刺入部位を挙上する．
4．周囲のマッサージを行う．

解法の要点

点滴静脈内注射の刺入部位が腫脹しているときに考えられることは何か，腫脹する原因について考えてみよう．

解　説

×1　点滴部位に応じた適切な体位をとることは重要だが，本問とは関連がない．
○2　点滴静脈内注射中に刺入部位に腫脹や発赤，痛みを伴う場合，薬剤の血管外漏出や静脈炎が疑われる．そのため，直ちに輸液を中止する必要がある．
×3　注入を直ちに中止した後に，炎症に対する処置として患部の冷却と挙上を行うこともあるが，最初に実施すべきことではない．
×4　薬剤が血管外に漏れている可能性がある場合，マッサージするのは危険である．腫脹がない場合でも，静脈内注射では，刺入部位から出血したり，皮下出血を起こしたりするため，マッサージなど静脈に圧をかける動作は行わない．

【正答率】99.3％　【選択率】1：0.3％　2：99.3％　3：0.4％　4：0.0％

正　解　2

基本事項

▼ 刺入部位の観察における注意点

【観察項目】
● 発赤　● 熱感　● 腫脹　● 疼痛

【上記の症状がみられた場合に考えられる要因】
● 細菌感染
● 輸液による静脈炎
● 輸液の血管外漏出
} 直ちに輸液を中止し，針を抜去する．

類　題

▼原文で掲載しているため内容が古く，解答等が現状にそぐわない場合がございます．

103P21
点滴静脈内注射の血管外漏出で注意すべき初期症状はどれか．
1．疼　痛
2．水　疱
3．潰　瘍
4．皮膚壊死
正　解　1

93A26
点滴静脈内注射の刺入部位が発赤腫脹しているときの適切な処置はどれか．
1．マッサージをする．
2．温罨法をする．
3．注入を中止する．
4．体位を換える．
正　解　3

95A28

下図の三方活栓で，薬液の流れはどれか．

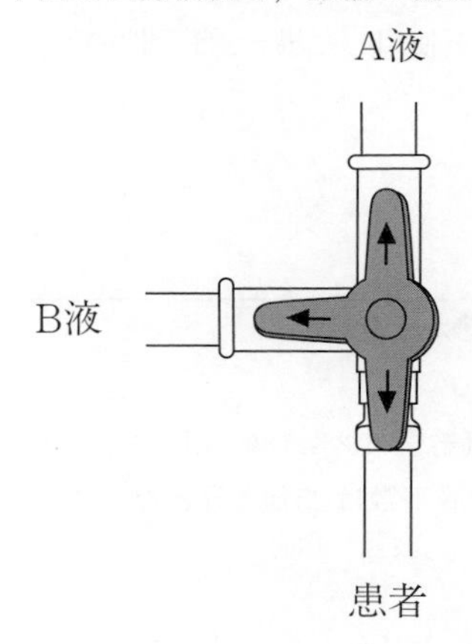

1．A液のみ注入
2．B液のみ注入
3．A液，B液ともに注入
4．A液，B液ともに中断

解法の要点

三方活栓の基本的な仕組みを理解しておこう．

解　説

×1
×2
○3
×4
A液，B液とも患者側に向けてラインが開放されている．

この問題には正答率はありません．（巻頭 p.12参照）

正　解　3

105P22

成人用輸液セット1mL当たりの滴下数はどれか．

1．20滴
2．40滴
3．60滴
4．80滴

解法の要点

輸液セット1mLあたりの滴下数は，輸液速度の計算や残量の計算に必要な知識である．成人用輸液セットと小児用輸液セットでは1mLあたりの滴下数が異なるため注意する．

解　説

○1
×2
×3
×4
成人用輸液セットは，1mLあたり20滴である．60滴は小児用輸液セットの1mLあたりの滴下数である．この値も覚えておく必要がある．

【正答率】96.5％　【選択率】1：96.5％　2：1.0％　3：2.5％　4：0.0％

正　解　1

102P18 ❗

点滴静脈内注射1,800mL/日を行う.
一般用輸液セット（20滴≒1mL）を使用した場合，1分間の滴下数はどれか.

1．19滴
2．25滴
3．50滴
4．75滴

解法の要点
点滴静脈内注射の滴下数の計算式を覚えておこう.

解　説
×1
○2
×3
×4
1分間の滴下数＝1,800mL（点滴総量）×20滴/mL（輸液セットの設定）/1,440分（滴下時間）で計算すると，1分間の滴下数は25滴/分となる.

【正答率】93.5％

正　解　2

基本事項

▼ 滴下数の計算式

$$1分間の滴下数 = \frac{点滴総量（mL）\times 輸液セットの設定（滴/mL）}{滴下時間（分）}$$

96A27

250mg/5mLと表記された注射薬を200mg与薬するのに必要な薬液量はどれか.

1．1mL
2．2mL
3．3mL
4．4mL

解法の要点
単純な比例計算の問題である.

解　説
×1
×2
×3
○4
200mgは250mgの何割かを算出する．計算式は，200×5/250＝4で，4mLである.

この問題には正答率はありません.（巻頭 p.12参照）

正　解　4

100P24 ❗

輸液ポンプを50mL/時に設定し，500mLの輸液を午前10時から開始した.
終了予定時刻はどれか.

1．午後2時
2．午後4時
3．午後6時
4．午後8時

解法の要点
50mL/時の速度で行った場合，500mLを輸液するのに何時間かかるかを計算すればよい.

解　説
×1　4時間で輸液できるのは200mLである.
×2　6時間で輸液できるのは300mLである.
×3　8時間で輸液できるのは400mLである.
○4　500mLを50mL/時で輸液すると，終了するまでに10時間かかる．午前10時に開始すれば午後8時までかかる.

【正答率】96.0％

正　解　4

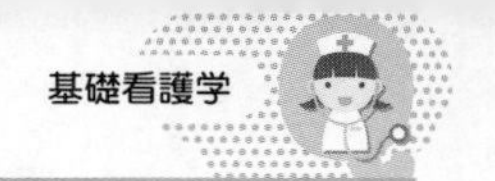

QRコードをCheck！

➡類題の解説をアプリで確認しよう！

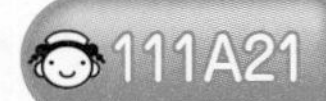

》検体検査

採　血

(RB-基79)(RB-基77)(看みえ②2～19)

111A21

成人の静脈血採血で適切なのはどれか．
1．採血部位から2，3cm中枢側に駆血帯を巻く．
2．血管の走行に合わせ60度の角度で刺入する．
3．採血後は刺入部位を圧迫しながら抜針する．
4．刺入部位は5分以上圧迫し，止血する．

解法の要点

採血は，針の太さや刺入する角度，止血時間，駆血時間など数値による確認事項が多い．静脈血採血の手順を整理し，各手技の目的や留意点を確認しよう．(RB-基79)(RB-基77)

解　説

×1　駆血帯は採血（穿刺（せんし））部位の7～10cm中枢側に巻く．
×2　静脈血採血の刺入角度は30度以下になるように穿刺する．深部の血管以外は通常20度以下の角度で穿刺が可能である．
×3　刺入部を圧迫しながら抜針すると，痛みが増すので避ける．抜針後，速やかに圧迫して止血する．
○4　静脈採血後は肘を曲げずに5分以上，圧迫して止血する．

【正答率】73.7％　【選択率】1：7.6％　2：0.5％　3：18.2％　4：73.7％

正　解　4

基本事項

▼ 採血を行う際のポイント

①駆血時間が長いと血液成分が変化して検査値に影響するため，駆血時間は1分以内とする．
②静脈が怒張しない場合は血管を拡張させるため温罨法（あんぽう）を用いる．
③通常は21～23Gの針を用いる．針の太さは年齢，体格に応じて選択する．細い針では溶血を起こしやすくなる．
④駆血帯を外し，血流を確保してから針を抜く．
⑤採血後は穿刺部をもむと血管壁から血液が漏れ，内出血を起こしやすいため，もまずに5分程度圧迫止血する．

類　題

▼原文で掲載しているため内容が古く，解答等が現状にそぐわない場合がございます．

112P23
静脈血採血の穿刺時の皮膚に対する針の適切な刺入角度はどれか．
1．15～20度
2．35～40度
3．55～60度
4．75～80度
正　解　1

107P22
静脈血採血の方法で正しいのはどれか．
1．駆血帯を巻いている時間は2分以内とする．
2．針の刃面を下に向けて血管内に刺入する．
3．静脈内に針を刺入したら強く内筒を引く．
4．針を抜いてから1分程度の圧迫止血を行う．
正　解　なし
※本設問は「選択肢が不適切であるため」という理由で採点対象から除外されている．

類　題

▼原文で掲載しているため内容が古く，解答等が現状にそぐわない場合がございます．

104A23
静脈血採血の穿刺時の皮膚に対する針の適切な刺入角度はどれか．
1．10 ～ 30度
2．35 ～ 40度
3．55 ～ 60度
4．75 ～ 80度
正　解　1

93A27
採血で正しいのはどれか．
1．駆血帯は強く巻くほど良い．
2．血管が怒張しない場合は冷罨法を行う．
3．抜針は駆血帯をはずしてから行う．
4．抜針後は採血部位をよくもむ．
正　解　3

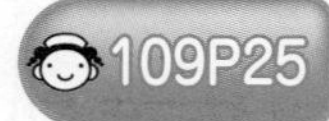

109P25

成人の静脈血採血で通常用いられる注射針の太さはどれか．
1．14G
2．18G
3．22G
4．26G

解法の要点

注射針の太さはゲージ（G）で表す．ゲージの数値が小さいほど針は太く，大きいほど針は細い．

解　説

×1　静脈留置針として14Gの太い針を使用することがあるが，通常用いられる太さではない．
×2　18Gの太い針は輸血時に使用する．
○3　静脈血採血には21 ～ 23Gの針を使用する．注射針が細いと溶血を起こしやすくなるため注意する．
×4　26Gの細い針は皮内注射に使用する．

【正答率】92.5％　【選択率】1：0.2％　2：6.2％　3：92.5％　4：1.1％

正　解　3

類　題

▼原文で掲載しているため内容が古く，解答等が現状にそぐわない場合がございます．

101A21
成人に血液検査のための静脈血採血をする際，最も適した注射針はどれか．
1．16G
2．18G
3．22G
4．27G
正　解　3

94A29
成人の静脈血の検査用採血に最も適した注射針はどれか．
1．16G
2．18G
3．22G
4．27G
正　解　3

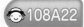

成人の採血検査で最も用いられるのはどれか.

1．外頸静脈
2．大腿静脈
3．大伏在静脈
4．肘正中皮静脈

□□□

解法の要点

静脈採血を行う場合には，弾力性があり，太くまっすぐな血管が適している．また，神経損傷の可能性があるため，深部にある血管は避け，表在性の静脈を選択する．

解　説

×1　外頸静脈は頸部の浅層を下行する細い静脈であり，頭部表層からの静脈を受けて鎖骨下静脈に注ぐ．血管が細く駆血も不可能であり，採血には適していない．

×2　大腿静脈は大腿動脈に並行して大腿の前面を上行する深静脈である．深部にあるため採血には適していない．

×3　大伏在静脈は足背の静脈網から始まり，内果の前方を通って下腿と大腿の内側面を上行する皮静脈である．採血の穿刺部位は通常上腕または前腕が選択され，適切な部位がない場合には手背や足背の静脈から行う．大伏在静脈からの採血も実施されるが，最も用いられるとはいえない．

○4　肘正中皮静脈は，上腕肘窩の中央付近に位置する表在性の血管であり，採血に最も用いられる．深層に上腕動脈や正中神経が通っているため，深く穿刺しないよう注意する．ほかにも橈骨側静脈，尺側皮静脈が採血の穿刺部位として適している．

【正答率】99.2％　【選択率】1：0.2％　2：0.1％　3：0.4％　4：99.2％

正　解　4

基本事項

●**採血の穿刺部位**：一般的に，採血の穿刺部位は上肢の肘正中皮静脈や橈側（とうそくひ）皮静脈が多いが，上肢の尺側皮静脈，手背静脈網，下肢の大伏在静脈，足背静脈網の場合もある．小児・乳幼児では肘静脈，大腿静脈，外頸静脈が用いられる．

類　題

▼原文で掲載しているため内容が古く，解答等が現状にそぐわない場合がございます．

103A20
一般検査時の採血に最も用いられる静脈はどれか．
1．上腕静脈
2．大腿静脈
3．大伏在静脈
4．肘正中皮静脈
正　解　4

102A25

!

肘正中皮静脈からの採血における駆血部位の写真（口絵No.8）を次に示す.
正しいのはどれか.
ただし，×は刺入部である.

①

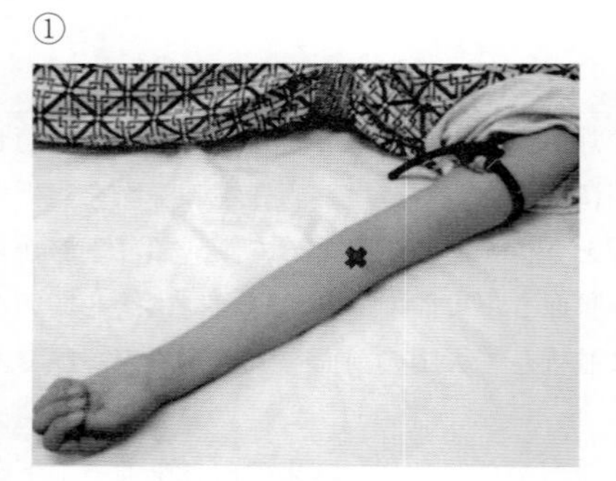

②

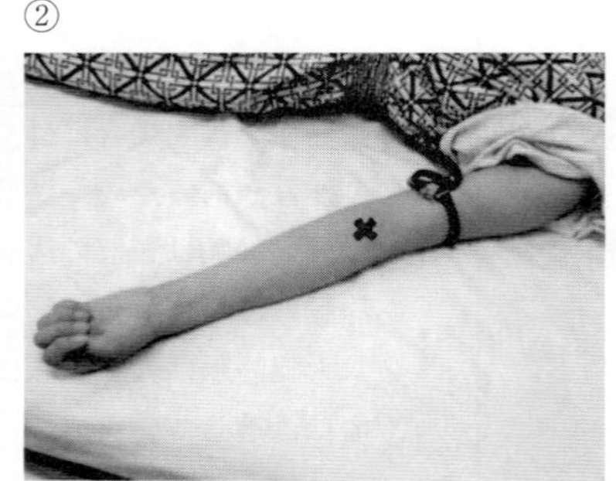

③

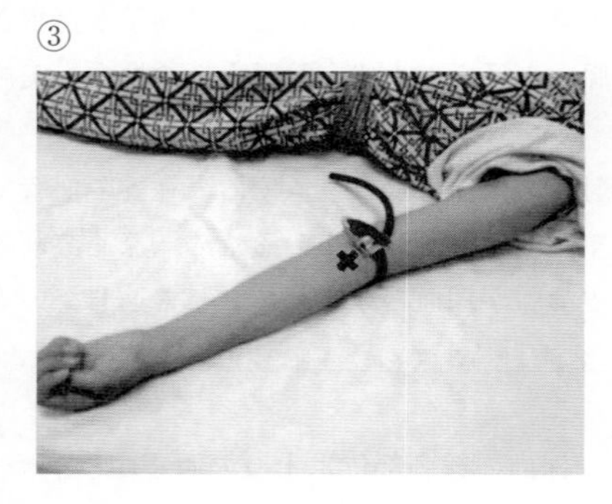

④

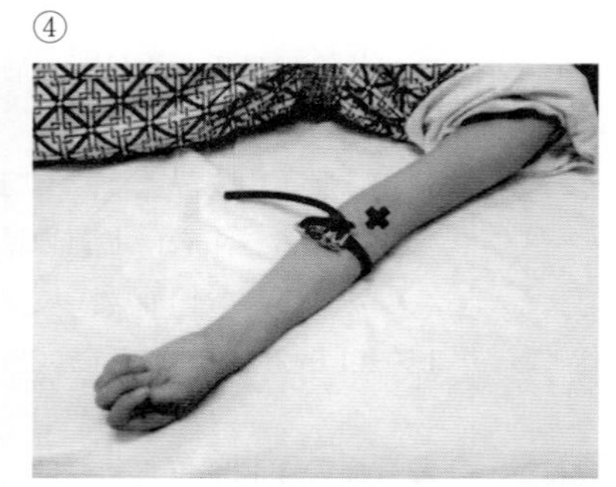

⑤

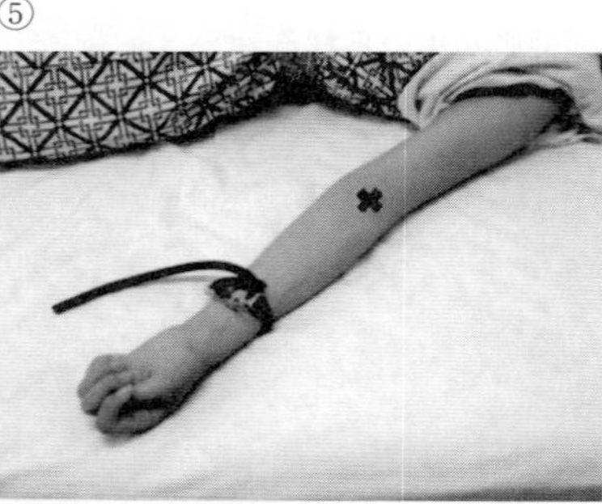

1．①　　2．②　　3．③　　4．④　　5．⑤

解法の要点

採血の基本技術について想起し，駆血帯を巻く位置に留意できれば，解答できる.

解　説

×1
○2
×3
×4
×5

（1～5）刺入部の約7～10cm中枢側に駆血帯で巻くのが適切である.

【正答率】94.5％

正　解　2

QRコードをCheck！

➡類題の解説をアプリで確認しよう！

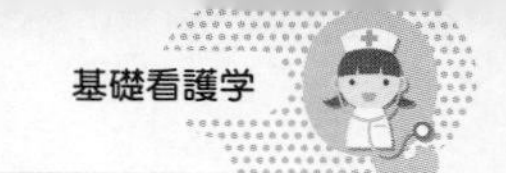

血糖測定

(RB-基80) (RB-基78) (看みえ②167～173)

105A23

患者が自己採血で簡単に測定できるのはどれか.

1. 血　糖
2. カリウム
3. カルシウム
4. アルブミン

□□□

解法の要点

患者が自己採血で行える検査は限られている. 選択肢のうち, 自分で測定してそのつど対応を考える必要がある検査値はどれかを考えてみよう.

解　説

○1
×2
×3
×4
糖尿病の指標である血糖は, 自分で簡単に計測することができる. 血糖自己測定 (self-monitoring of blood glucose：SMBG) という.

【正答率】99.0％　【選択率】1：99.0％　2：0.2％　3：0.2％　4：0.7％

正　解　1

» 生体検査

動脈血酸素飽和度

(RB-基82) (RB-基80) (看みえ②203)

97A13

血液中の総ヘモグロビンに対する酸素化ヘモグロビンの割合を表すのはどれか.

1. 酸素飽和度
2. 動脈血酸素分圧
3. ヘマトクリット値
4. ヘモグロビン濃度

□□□

解法の要点

血液中の酸素は, 赤血球の中のヘモグロビンに結合した状態 (酸素化ヘモグロビン) と血漿成分に溶け込んだ状態の2つの形で存在する.

解　説

○1　酸素化ヘモグロビンの割合のことを酸素飽和度と呼ぶ.
×2　血液の血漿成分に溶け込んだ状態の酸素の濃度を示す.
×3　血液中の赤血球成分の体積の割合のことで, 貧血の指標である.
×4　ヘモグロビンは赤血球の中にあって酸素運搬の働きをしている. ヘマトクリット値と同様に貧血の指標である.

この問題には正答率はありません. (巻頭 p.12参照)

正　解　1

» 診察・検査・処置の介助

中心静脈カテーテル

(RB-基83)(RB-基81)(看みえ②122〜137)

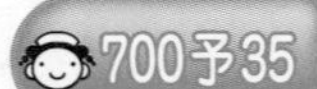
700予35

中心静脈カテーテルについて正しいのはどれか．
1．カテーテル挿入時は滅菌ガウンを着用する．
2．肘正中皮静脈に挿入することが多い．
3．挿入後は超音波検査で挿入位置を確認する．
4．穿刺部は不透明な絆創膏で固定する．

解法の要点

中心静脈カテーテルは，高カロリー輸液や抗がん薬を静脈投与するために挿入されるカテーテルである．挿入時の注意事項と合併症を確認しておこう．

解　説

○1　カテーテル挿入は無菌操作で行うため，看護師は医師が滅菌ガウンと滅菌手袋を着用できるよう介助する．

×2　中心静脈カテーテルでは，血流量が多く血管が太い鎖骨下静脈，内頸静脈，大腿静脈などの血管を使用する．

×3　超音波ガイド下にカテーテルを挿入することはあるが，挿入後はカテーテルの位置や気胸の有無の確認のために胸部エックス線撮影を行う．

×4　穿刺(せんし)部は透明なドレッシング材で保護し，発赤(ほっせき)，腫脹(しゅちょう)，熱感，疼痛などの感染徴候の有無を確認する．

この問題には正答率はありません．（巻頭 p.12参照）

正　解　1

基本事項

●**中心静脈で投与する薬剤**：中心静脈は末梢静脈と比べて，血液量が多く血流も速いため，投与した薬剤がすぐに希釈される．よって末梢静脈から投与できない高濃度・高浸透圧の薬剤を投与することができる．

108P21

中心静脈から投与しなければならないのはどれか．
1．脂肪乳剤
2．生理食塩液
3．5％ブドウ糖液
4．高カロリー輸液

解法の要点

中心静脈は末梢静脈に比べて血管が太く，血液流量も多いため，薬剤を投与してもすぐに希釈される．よって血管外漏出が問題となる薬剤や高濃度の薬剤などを投与することができる．

解　説

×1
×2
×3
（×1〜×3）ほぼ血漿と等しい浸透圧濃度であるため，末梢静脈からの投与が可能である．

○4　高カロリー輸液は血漿よりも浸透圧が高く，末梢静脈から投与すると，血流が少ないために十分に希釈されない．血管障害を引き起こす可能性があるため，中心静脈から投与する．

【正答率】96.1％　【選択率】1：1.7％　2：0.7％　3：1.6％　4：96.1％

正　解　4

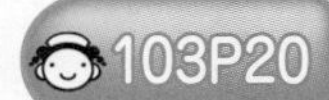

基

103P20

鎖骨下静脈へ中心静脈カテーテルを挿入する際に起こりやすい合併症はどれか.

1．肺　炎
pneumonia

2．気　胸
pneumothorax

3．嗄　声

4．無気肺
atelectasis

□□□

解法の要点

中心静脈カテーテルは，中心静脈栄養などを行うために挿入する．鎖骨下静脈周辺の解剖とともにカテーテル挿入の際の合併症を理解しておこう．

解　説

×1　肺炎は，術後の呼吸器合併症のひとつである．

○2　鎖骨下静脈へ中心静脈カテーテルを挿入する際の合併症として，空気塞栓や気胸，動脈誤穿刺（せんし）（血腫，血胸の原因），カテーテルの血管外逸脱などがある．

×3　嗄声（させい）（声がかすれること）は，人工呼吸器の抜管後などに起こる合併症である．

×4　無気肺は，術後の呼吸器合併症のひとつである．

【正答率】92.5％

正　解　2

類　題

▼原文で掲載しているため内容が古く，解答等が現状にそぐわない場合がございます．

95A27
鎖骨下静脈へ中心静脈カテーテルを挿入する際に起こりやすい合併症はどれか.
1．肺　炎
2．気　胸
3．嘔　吐
4．無気肺
正　解　2

QRコードをCheck ！

➡類題の解説をアプリで確認しよう！

MEMO

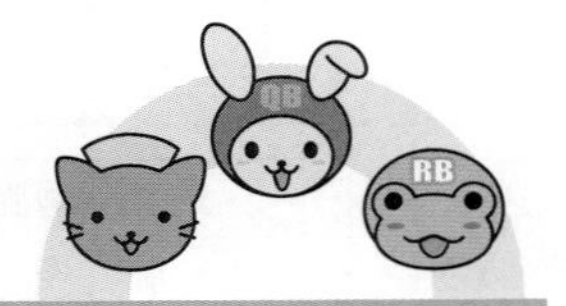

成人看護学総論

(RB-成88)…『レビューブック2025』の参照ページ
(RB-成88)…『レビューブック2023-24』の参照ページ

成人の健康と生活

成人の特徴と生活

成人の特徴 (RB-成2) (RB-成2)

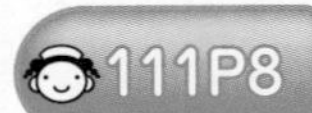

111P8

次の時期のうち基礎代謝量が最も多いのはどれか.

1. 青年期
2. 壮年期
3. 向老期
4. 老年期

□□□

解法の要点

基礎代謝量とは心拍や呼吸・体温の維持など生命の維持に必要なエネルギー代謝量のことである. 性・年齢による基礎代謝量の変化をおさえておこう.

解　説

○1　基礎代謝量は成長に合わせて増え，青年期が最も多い時期となる. (RB-基37)(RB-基37)

×2　壮年期以降，年齢が上がるにつれ基礎代謝量は減少していく.

×3　向老期では，基礎代謝量は緩やかに減少していく.

×4　老年期は筋肉量も減少し，基礎代謝量も減少する.

【正答率】99.5％　【選択率】1：99.5％　2：0.4％　3：0.1％　4：0.1％

正　解　1

類　題

▼原文で掲載しているため内容が古く，解答等が現状にそぐわない場合がございます.

106P8
基礎代謝量が最も多い時期はどれか.
1. 青年期
2. 壮年期
3. 向老期
4. 老年期
正　解　1

102A9
成人期において基礎代謝量が最も多い時期はどれか.
1. 青年期
2. 壮年前期
3. 壮年後期
4. 向老期
正　解　1

QRコードをCheck！

➡類題の解説をアプリで確認しよう！

★mediLinkアプリのQRコードリーダーで各ページ下部のQRコードを読み込むと，無料で解説動画を見られます. なお，動画を見るにはmediLink会員登録と，書籍付属のシリアルナンバーを登録する必要があります. 詳しくは本書冒頭の袋とじをチェック！

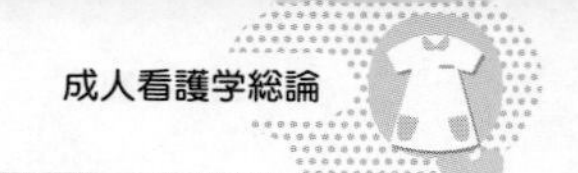

成

ライフサイクルにおける発達と危機 (RB-成3)(RB-成3)

112P8

!

エリクソンが提唱する発達理論において,学童期に達成すべき心理社会的課題はどれか.
Erikson,E.H.

1．親密 対 孤立
2．自律性 対 恥・疑惑
3．勤勉性 対 劣等感
4．自我同一性〈アイデンティティ〉の確立 対 自我同一性〈アイデンティティ〉の拡散

□□□

解法の要点

エリクソン,E.H.の発達理論は頻出である．ライフサイクルの8つの段階と，発達危機，得られる強さを覚えておこう．(RB-成3)(RB-成3)

解　説

×1　親密（性）対 孤立は成人期の特徴である．
×2　自律性 対 恥・疑惑は幼児初期の特徴である．
○3　勤勉性 対 劣等感は学童期の特徴であり，正解である．
×4　自我同一性（アイデンティティ）の確立（同一性）対 自我同一性の拡散（同一性混乱）は青年期の特徴である．

【正答率】96.9％　【選択率】1：0.4％　2：1.6％　3：96.9％　4：1.1％

正　解　3

基本事項

▼ エリクソンの発達課題と発達危機

発達段階	発達課題と発達危機	得られる強さ
乳児期	基本的信頼←→不信	希望
幼児初期	自律性←→恥・疑惑	意志
幼児期	自主性←→罪悪感	目的
学童期	勤勉性←→劣等感	適格
青年期	同一性←→同一性混乱	忠誠
成人期	親密性←→孤立	愛
壮年期	生殖性←→自己陶酔・停滞	世話
老年期	統合性←→絶望	英知

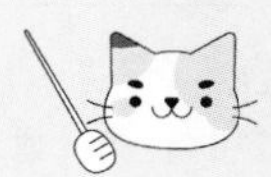

エリクソンの発達課題を動画で理解する！
文字だけで理解しづらい発達課題．動画でイメージしながら覚えよう！

類　題

▼原文で掲載しているため内容が古く，解答等が現状にそぐわない場合がございます．

109P6
エリクソン,E.H.の発達理論で青年期に生じる葛藤はどれか.
1．生殖性 対 停　滞
2．勤勉性 対 劣等感
3．自主性 対 罪悪感
4．同一性 対 同一性混乱
正　解　4

108P8
エリクソン,E.H.の乳児期の心理・社会的発達段階で正しいのはどれか.
1．親　密　　2．同一性　　3．自主性　　4．基本的信頼
正　解　4

103P24
思春期に特徴的にみられるのはどれか.
1．愛着行動
2．分離不安
3．自己同一性の確立
4．基本的信頼関係の確立
正　解　3

112A8

ハヴィガースト,R.J.が提唱する成人期の発達課題はどれか.
Havighurst,R.J.

1．経済的に自立する.　2．身体的衰退を自覚する.
3．正，不正の区別がつく.　4．読み，書き，計算ができる.

解法の要点

発達課題と発達危機は学説によって少しずつ表現が異なるが，ライフサイクルの段階とともにそれぞれの発達課題の特徴をおさえておこう.

解説

○1　成人期は，職業をもち，経済的に自立する時期であり，正解である．本問に記載されている成人期は，ハヴィガーストの発達段階では壮年期，中年期にあたり，20歳代から60歳代半ばを指す.
×2　老年期の発達課題であり，肉体的な力と健康の衰退に適応するのはこの時期である.
×3　乳幼児期の特徴である．正・不正，善・悪などの事柄が知的に理解され，情意的な経験として身に付いていくのはこの時期である.
×4　児童期の特徴であり，基本的な学習技能を獲得するのはこの時期である.

【正答率】98.5％　【選択率】1：98.5％　2：0.8％　3：0.5％　4：0.2％

正　解　1

基本事項

▼ ハヴィガーストの発達課題

時期	発達課題
乳幼児期	●歩行，食事，話すこと，排泄，性差，家族の人間関係の学習 ●生理的安定の達成　●善悪の区別と良心の発達 ●社会的・物理的現実についての概念の形成 等
児童期	●読み，書き，計算の基本的技能の学習 ●遊びを通じた身体的技能，友人関係の学習 等
青年期	●自身の身体的変化の受容と身体の効果的な使用 ●両親を含む大人からの情緒的な独立の達成 等
壮年期	●職業生活の開始　●配偶者の選択　●夫婦生活の学習　●育児 ●家庭の管理　●市民的責任の負担　●社会集団の選択 等
中年期	●市民的・社会的責任の遂行　●両親の老いへの適応　●余暇の充実 ●中年期の生理的変化への適応と受容　●配偶者との信頼関係の構築 ●経済力の安定　●10歳代の子どもに対する大人への成長の援助 等
老年期	●肉体的な力と健康の衰退への適応　●引退や収入の減少への適応 ●死への準備と受容　●同世代の人との親密な関係の構築 ●社会的役割の柔軟な受容と適応 等

類題

▼原文で掲載しているため内容が古く，解答等が現状にそぐわない場合がございます.

111P7
ハヴィガースト,R.J.の発達課題で善悪の区別を学習するのはどれか.
1．乳幼児期　2．児童期　3．青年期　4．中年期
正　解　1
※本設問は「問題として適切であるが，必修問題としては妥当ではないため」という理由で不正解の場合，採点対象から除外されている.

110A8
ハヴィガースト,R.J.が提唱する老年期の発達課題はどれか.
1．子どもを育てる.
2．退職と収入の減少に適応する.
3．社会的責任をともなう行動を望んでなしとげる.
4．男性あるいは女性としての社会的役割を獲得する.
正　解　2

QRコードをCheck！
➡類題の解説をアプリで確認しよう！

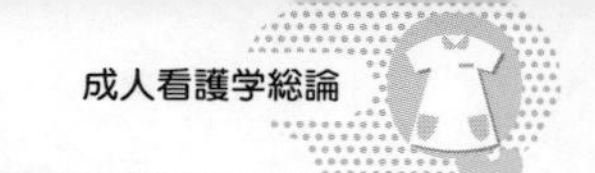

成

家族形態と機能 (RB-成5) (RB-成4)

112P9

家族成員の最少人数はどれか.

1．4　人
2．3　人
3．2　人
4．1　人

□□□

解法の要点

家族の定義は法律や学問分野によってさまざまである．家族が社会システムの最小単位であることをイメージして考えてみよう.

解　説

×1
×2
○3
×4

フリードマン,M.（Friedman,M.）は,「家族とは, 絆を共有し, 情緒的な親密さによって互いに結び付いた, しかも, 家族であると自覚している, 2人以上の成員」と定義づけている.

【正答率】69.9％　【選択率】1：0.9％　2：2.6％　3：69.9％　4：26.7％

正　解　3

103追P9

患者を支えるための望ましい家族関係はどれか.

1．依　存
2．干　渉
3．協　力
4．従　属

□□□

解法の要点

家族はそれぞれの役割を遂行することで発達し, 人生を充実させることができる．家族内に療養中の人がいる場合に望ましい家族関係について考えてみよう.

解　説

×1　依存とは, 他者に頼っている状態であり, 頼られている者には過度に負担をかける.
×2　干渉とは, 他者のことに立ち入って自分の意思に従わせようとすることであり, 干渉される側の意思が反映されないおそれがある.
○3　家族がお互いにできることを行い, 支え合うことで困難に対応できる.
×4　従属とはある者につき従っている状態であり, 従っている側の意思が反映されないおそれがある.

【正答率】99.4％　【選択率】1：0.2％　2：0.0％　3：99.4％　4：0.4％

正　解　3

類　題

▼原文で掲載しているため内容が古く, 解答等が現状にそぐわない場合がございます.

94A9
患者を支えるための望ましい家族関係はどれか.
1．従　属　　2．協　力　　3．依　存　　4．干　渉
正　解　2

QRコードをCheck！

➡類題の解説をアプリで確認しよう！

≫成人における健康の保持・増進と疾病の予防

予防医学 (RB-成6)(RB-成6)(公みえ4)

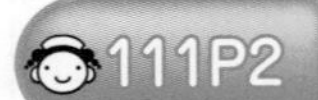

111P2

生活習慣病の三次予防はどれか.
1. 健康診断
2. 早期治療
3. 体力づくり
4. 社会復帰のためのリハビリテーション

□□□

解法の要点

予防医学には一次予防，二次予防，三次予防の対策があり，健康増進と疾病予防のために用いられる．各進行段階における概念と目的，具体例を整理しておこう．(RB-成6)(RB-成6)

解　説

×1　健康診断は，早期発見・早期治療にあたり，二次予防である.
×2　早期治療は，早期発見・早期治療にあたり，二次予防である.
×3　体力づくりは，健康の増進・疾病の予防にあたり，一次予防である.
○4　社会復帰のためのリハビリテーションは，悪化防止と社会復帰支援にあたり，三次予防である.

【正答率】99.0％　【選択率】1：0.2％　2：0.4％　3：0.4％　4：99.0％

正　解　4

基本事項

▼ 一次予防・二次予防・三次予防の概念

	一次予防	二次予防	三次予防
概　念	健康の増進・疾病の予防	早期発見・早期治療	悪化防止と社会復帰支援
具体例	① 健康増進 健康相談，健康教育，食生活，環境の整備 ② 特異的予防 予防接種，個人衛生	① 早期発見 健康診断 ② 早期治療 適切な治療，合併症の予防	① 機能障害防止 合併症・後遺症予防 ② リハビリテーション 機能回復訓練，作業療法，職業訓練，職場復帰後の適正配置
目　的	罹患率の低下	死亡率の低下，生存期間の延長	ADL・QOLの向上や社会復帰

類　題

▼原文で掲載しているため内容が古く，解答等が現状にそぐわない場合がございます.

108A1
疾病や障害に対する二次予防はどれか.
1. 早期治療
2. 予防接種
3. 生活習慣の改善
4. リハビリテーション

正　解　1

104A15
生活習慣病の一次予防はどれか.
1. 早期治療
2. 検診の受診
3. 適切な食生活
4. 社会復帰を目指したリハビリテーション

正　解　3

QRコードをCheck！

➡類題の解説をアプリで確認しよう！

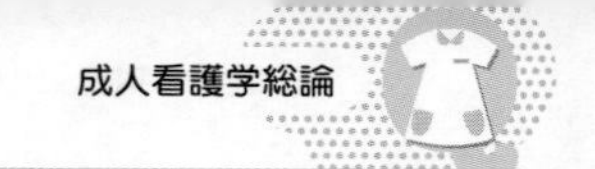

» 生活習慣に関連する健康問題

生活習慣病 (RB-成8) (RB-成8) (公みえ 182～194) (がんみえ 260, 273) (衛 81～85)

97A3

生活習慣病はどれか.

1．髄膜炎
2．虚血性心疾患
3．関節リウマチ
4．アルツハイマー病

□□□

解法の要点

生活習慣病とは,「食習慣, 運動習慣, 休養, 喫煙, 飲酒などの生活習慣が, その発症・進行に関与する疾患群」である. 疾患の発症や進行に, 生活習慣が関与するかどうかを考えることが手がかりとなる.

解　説

×1　髄膜炎は, さまざまな細菌やウイルスの感染によって髄膜に起こる炎症である. 生活習慣に起因した疾患ではない. (RB-J55)(RB-J55)

○2　高血圧, 糖尿病, 脂質異常症, 喫煙が虚血性心疾患の大きな危険因子である. そのほか危険因子として, 肥満, 高尿酸血症, 家族歴, 加齢, 運動不足など好ましくない生活習慣, 精神的および身体的ストレスなどがある. 虚血性心疾患は発症や進行に生活習慣が関与する疾患である. (RB-C50)(RB-C49)

×3　関節リウマチは, 自己免疫によって関節の内部にある滑膜に炎症が起こり, 進行すると骨破壊が生じて関節の変形を起こす疾患である. 生活習慣に起因した疾患ではない. (RB-F13)(RB-F13)

×4　アルツハイマー病は, 脳全体が萎縮するために起こる疾患である. (RB-J42)(RB-J42)

この問題には正答率はありません. (巻頭 p.12 参照)

正　解　2

基本事項

▼ 主な生活習慣病の危険因子

疾　患	危険因子
2型糖尿病	家族歴, 肥満, 糖質・脂質過剰摂取, 運動不足, 薬剤の副作用
高血圧	食塩の過剰摂取, 家族歴, 肥満, 飲酒 等
虚血性心疾患	高血圧, 喫煙, 肥満, 糖尿病, 脂質異常症, 家族歴, 加齢, ストレス, 高尿酸血症, 運動不足, 長時間労働
慢性閉塞性肺疾患(COPD)	喫煙, 受動喫煙, 粉じんや化学物質への職業的曝露, 加齢, 呼吸器の感染症, 低出生体重児, 遺伝的素因
肺　癌	喫煙, 受動喫煙, 有害化学物質への職業的曝露, 大気汚染［特に微小粒子状物質 (PM2.5) による汚染］
肝硬変 (アルコール性)	長期間の過剰な飲酒
痛　風	飲酒, プリン体過剰摂取, 高尿酸血症, 糖尿病, 脂質異常症, 肥満
骨粗鬆症	閉経, 加齢, 運動不足, 喫煙, やせ, 無月経症, 偏食, 過度の飲酒, 副腎皮質ステロイド投与, 日光照射不足, 糖尿病, 胃切除, 遺伝的素因 等

109A2

!

運動習慣が身体機能にもたらす効果はどれか.
1. 肺活量の減少
2. 耐糖能の低下
3. 免疫力の向上
4. 中性脂肪の増加

□□□

解法の要点

運動習慣には，生活習慣病の発症予防や加齢に伴う生活機能低下の予防，気分転換やストレス解消といった一次予防としての効果がある.

解　説

×1　肺活量とは，安静時の呼吸による1回換気量に，予備吸気量と予備呼気量を加えた量である. 運動習慣により呼吸筋が活性化するため肺活量は増大する. (RB-I22)(RB-I22)

×2　耐糖能とは，血糖値が上昇する際，血糖値を一定の範囲内に維持調節する能力である. 運動習慣は，エネルギー消費量や骨格筋量を増大させ血糖値を低下させる効果がある.

○3　階段を降りる，普通の速さで歩くなど長時間持続可能な運動・労働といった中強度の身体活動・運動習慣は，上気道感染症に罹患しにくくなるなど免疫力向上の効果がある.

×4　運動習慣によって身体活動量が増加したり有酸素性運動が日常化したりすると，エネルギー消費量が増加し，内臓脂肪と皮下脂肪がエネルギー源として利用されるため，トリグリセリド（中性脂肪）は減少する.

【正答率】98.1％　【選択率】1：0.2％　2：1.5％　3：98.1％　4：0.2％

正　解　3

基本事項

▼ 運動の効果

呼吸機能	最大換気量や肺活量の増加，酸素取り込み効率の上昇
循環機能	心機能の発達（1回拍出量の増加），高血圧の改善
代謝機能	基礎代謝量の増加，糖代謝能の改善（血糖値の低下），肥満の予防と改善
運動機能	筋肉量や骨量の増加と維持
その他	ストレスの軽減，免疫力の強化 等

類　題

▼原文で掲載しているため内容が古く，解答等が現状にそぐわない場合がございます.

105A2
運動習慣が身体機能に与える影響で正しいのはどれか.
1. 筋肉量の減少
2. 体脂肪率の増加
3. 最大換気量の減少
4. 基礎代謝量の増加
正　解　4

100P2
運動習慣が身体機能に与える影響で正しいのはどれか.
1. 体脂肪率の増加
2. 最大換気量の減少
3. 基礎代謝量の増加
4. 1回心拍出量の減少
正　解　3

★93～112回の必修問題で5回以上問われた頻出テーマかつ正答率70％以上のものに!を付けています. 模試の前や国試の直前期には，!のテーマの問題から解いてみよう！

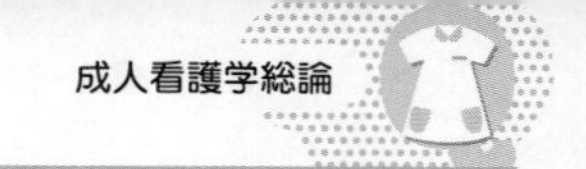

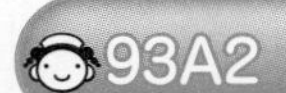

93A2

喫煙者に起こりやすい健康障害で**誤っている**のはどれか.

1．肺　癌
2．鉄欠乏性貧血
3．慢性気管支炎
4．冠動脈疾患

□□□

成

解法の要点

喫煙は，能動・受動を問わず，生活習慣病の発症要因である．

解　説

○1　肺癌は喫煙によって発生リスクが高まる．(RB-I58)(RB-I58)

×2　喫煙により鉄欠乏性貧血がみられることはない．鉄欠乏性貧血の原因としては，月経，悪性腫瘍，慢性消化管出血などがある．(RB-G26)(RB-G26)

○3　喫煙は慢性気管支炎や肺気腫などの発症リスクを高め，慢性閉塞性肺疾患（COPD）の主な原因である．(RB-I55)(RB-I55)

○4　喫煙は血流障害を起こすため，冠動脈疾患の危険因子となる．(RB-C51)(RB-C51)

この問題には正答率はありません．（巻頭 p.12 参照）

正　解　2

基本事項

●**喫煙による健康への影響**：喫煙によって，①虚血性心疾患，②慢性閉塞性肺疾患（COPD），③肺癌，④慢性気管支炎，⑤喉頭癌，⑥消化性潰瘍（胃・十二指腸潰瘍）などの発症リスクが高まる．

▼ 喫煙による影響

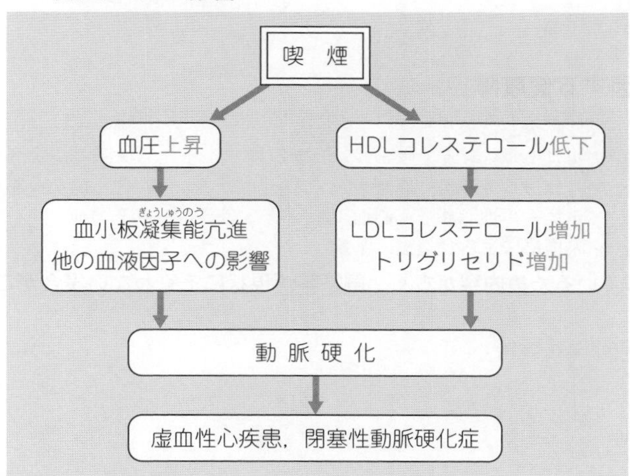

補足事項

●**主な生活習慣病の危険因子**：97A3【基本事項】（成-7）参照.

★（RB-○○）は『レビューブック2025』，(RB-○○）は『レビューブック2023-24』の参照ページです．『レビューブック』がすぐ開けるから効率よく勉強できます！

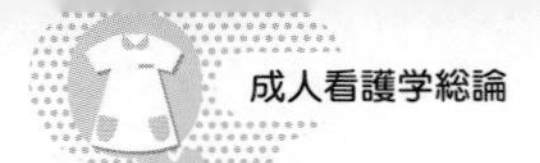

102A2

飲酒に起因する健康障害はどれか.

1. 肝硬変
cirrhosis
2. 膠原病
collagen disease
3. Ménière〈メニエール〉病
Ménière's disease
4. Parkinson〈パーキンソン〉病
Parkinson's disease

解法の要点

飲酒が生体（健康）に及ぼす影響について理解しておこう.

解　説

○1　アルコールの過剰摂取を繰り返せば，肝臓の脂肪化，壊死，炎症，線維化などを起こす．血液検査上はAST，ALTの上昇，あるいはγ-GTの上昇などがみられる．大量飲酒によりアルコール性肝炎などがみられ，最終的には肝硬変になり得る．(RB-B33)(RB-B33)

×2　膠原病の発症には自己免疫が関与している．男性に比べ女性でみられやすい．特に飲酒との関係性はみられていない．(RB-F11)(RB-F11)

×3　メニエール病はめまい，繰り返す耳鳴り，難聴を生じる疾患である．内耳の循環障害が関与すると考えられており，特に飲酒との関連があるとは考えられていない．(RB-M14)(RB-M15)

×4　パーキンソン病は運動の制御が障害されてスムーズな運動ができなくなる疾患で，原因は不明である．中脳の黒質の神経細胞の変性・脱落などがみられる．飲酒との関連性は特にない．(RB-J50)(RB-J50)

【正答率】99.5％

正　解　1

基本事項

▼ 飲酒に起因する健康障害

①膵　臓……慢性膵炎，糖尿病
②中枢神経…アルコール依存症，ウェルニッケ脳症
③肝　臓……アルコール性肝炎，肝硬変
④心　臓……アルコール性心筋症，高血圧
⑤胃　腸……粘膜損傷による食道癌，下痢
⑥肺…………クレブシエラ肺炎
⑦末梢神経…多発神経炎
⑧代　謝……脂質異常症
⑨その他

類　題

▼原文で掲載しているため内容が古く，解答等が現状にそぐわない場合がございます.

94A2
飲酒に起因する健康障害はどれか.
1. 肝硬変
2. 白血病
3. 膠原病
4. メニエール病
正　解　1

QRコードをCheck！

➡類題の解説をアプリで確認しよう！

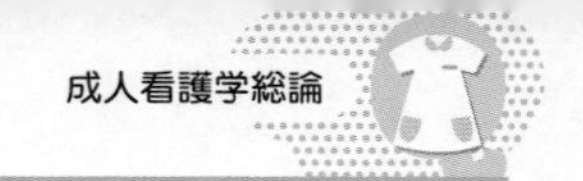

成

≫ 職業に関連する健康問題

業務上疾病総論

(RB-成11) (RB-成11) (公みえ373) (衛314～319)

700予38

日本の令和4（2022）年における業務上疾病で発生件数が最も多いのはどれか.

1．振動障害 vibration disease
2．病原体による疾病
3．騒音による耳の疾病
4．負傷に起因する疾病

□□□

解法の要点

業務上疾病についてはしばしば出題されるため，ポイントをおさえて学習しよう.

解　説

×1
○2
×3
×4

令和4（2022）年業務上疾病発生状況等調査（厚生労働省）によれば，業務上疾病で発生件数が最も多いのは病原体による疾病で94.4％を占め，そのうち，新型コロナウイルスの罹患によるものが94.3％である．なお，病原体による疾病を除くと負傷による疾病が多く，令和2（2020）年までの調査では，最多だった.

この問題には正答率はありません．（巻頭 p.12参照）

正　解　2

基本事項

▼ 業務上疾病の発生状況

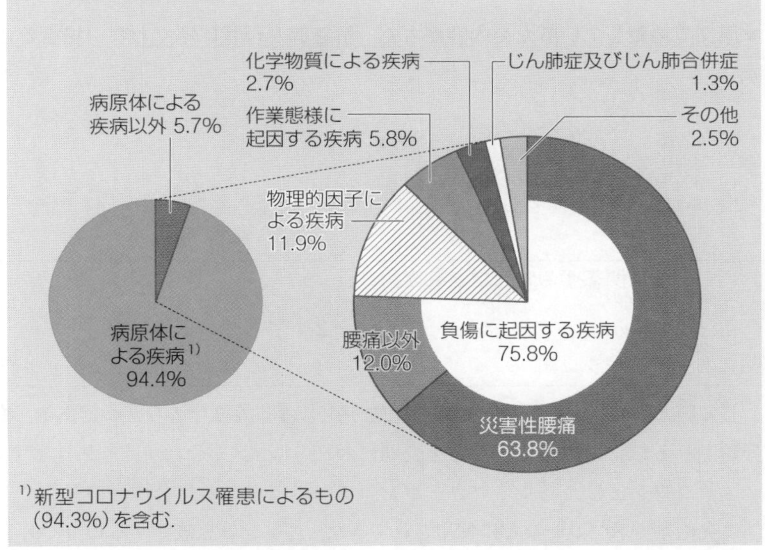

厚生労働省：令和4年業務上疾病発生状況等調査

類　題

▼原文で掲載しているため内容が古く，解答等が現状にそぐわない場合がございます.

105A3
日本の平成25年（2013年）における業務上疾病で発生件数が最も多いのはどれか.
1．振動障害　　2．騒音による耳の疾患
3．負傷に起因する疾病　　4．じん肺症及びじん肺合併症
正　解　3

99A4
我が国の平成19年における業務上疾病で最も多いのはどれか.
1．災害性腰痛　　2．病原体による疾病
3．化学物質による疾病　　4．じん肺およびじん肺合併症
正　解　1

QRコードをCheck！

⇒類題の解説をアプリで確認しよう！

じん肺と石綿（アスベスト） (RB-成12) (RB-成11) (公みえ375〜378) (がんみえ273)

102P2

炭坑従事者に起こりやすい職業性疾患はどれか.

1. 潜函病 dysbarism
2. じん肺 pneumoconiosis
3. 中皮腫 mesothelioma
4. 白ろう病 white finger disease

□□□

解法の要点

炭坑従事者に起こりやすい職業性疾患は，炭素の粉じんを吸入することによって起こる疾患である.

解　説

×1　潜函病（潜水病，減圧症）は，水中で浮上した場合などに，急激な減圧によって血管内に窒素の気泡が発生し，空気塞栓症を起こすことをいう.

○2　粉じんを吸入することによって，肺に線維増殖性変化を生じる疾病である.

×3　長さ5～100 μmの繊維状の石綿粉じんを吸入することにより石綿（いしわた）（アスベスト）肺を発症する．その続発症として悪性中皮腫（胸膜～腹膜）を発症する.

×4　携行型削岩機やチェーンソーなど，強い振動を伴う工具の使用で手足の血管が収縮することにより起こる血管性運動神経障害である. (RB-成14)(RB-成14)

【正答率】64.5％

正　解　2

類　題

▼原文で掲載しているため内容が古く，解答等が現状にそぐわない場合がございます.

97A4
職業性疾病はどれか.
1．骨　折
2．じん肺
3．高血圧症
4．パーキンソン病
正　解　2

109P3

じん肺に関係する物質はどれか.
pneumoconiosis

1. フロン
2. アスベスト
3. ダイオキシン類
4. ホルムアルデヒド

□□□

解法の要点

じん肺（ばい）とは，肺が線維化して呼吸困難が生じる肺線維症のひとつである．微細な無機粉じんに分類される鉱物由来の粒子などを長期にわたり吸入し,それが肺胞に沈着することで発症する.

解　説

×1　フロンとは，フルオロカーボン（フッ素と炭素の化合物）の総称で，発泡スチロールの発泡剤やスプレーなどに使用されてきた，オゾン層を破壊する物質である. (RB-社105)(RB-社105)

○2　アスベスト（石綿（いしわた））とは,耐火材や断熱材などに利用されてきた天然の繊維状の鉱物で,大量に吸入することでじん肺や悪性中皮腫を発症させる物質である.

×3　ダイオキシン類とは，ポリ塩化ジベンゾ-パラ-ジオキシンとポリ塩化ジベンゾフランなどの総称である．ごみ焼却など炭素・酸素・水素・塩素を含む物質が熱せられる過程で発生する物質で，大気中の粒子が地上に落下し土壌や水を汚染する. (RB-社108)(RB-社108)

×4　ホルムアルデヒドとは，木質建材に多く使用されている接着剤や塗料の原料で，粘膜を刺激するため目がチカチカする，鼻水，咳などの症状を引き起こすシックハウス症候群の原因物質と考えられている. (RB-社111)(RB-社111)

【正答率】90.4％　【選択率】1：1.5％　2：90.4％　3：5.5％　4：2.7％

正　解　2

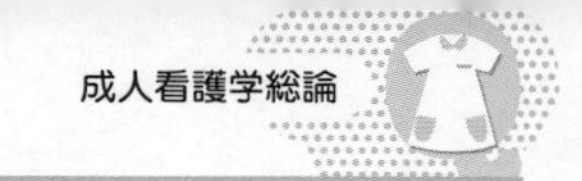

基本事項

●石綿（アスベスト）によって発症する代表的な疾病：肺が線維化する肺線維症［じん肺（ぱい），いわゆる石綿肺（アスベスト肺）］，悪性の腫瘍である悪性中皮腫，肺癌などがある．

●じん肺：炭素などの無機粉じんを吸い込むことで，肺に生じた線維増殖性変化を主体とする疾病である．じん肺は炭鉱従事者に起こりやすい．

類　題

▼原文で掲載しているため内容が古く，解答等が現状にそぐわない場合がございます．

98A2
アスベストが原因となる職業性疾病はどれか．
1．皮膚炎　　2．腰痛症
3．中皮腫　　4．胃潰瘍
正　解　3

QRコードをCheck！

➡類題の解説をアプリで確認しよう！

情報機器作業による健康問題 (RB-成12) (RB-成12) (公みえ389)

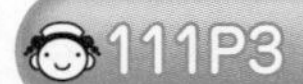

111P3

職業性疾病のうち情報機器〈VDT〉作業による健康障害はどれか．

1．じん肺
2．視力障害
3．振動障害
4．皮膚障害

解法の要点

職業性疾病とは，特定の職業や業務に従事することによって，かかる確率が高くなる疾病のことで，『労働基準法』では業務上疾病と呼ぶ．どのような作業によって何の障害が起こりやすいのか整理しておこう．

解　説

×1　じん肺（ぱい）は粉じんの吸入により拘束性換気障害が生じる病態で，情報機器作業は関係しない．(RB-成12, I53)(RB-成11, I53)

○2　情報機器（VDT：visual display terminals）を長時間使用する作業により，視力障害が生じる．(RB-成12)(RB-成14)

×3　振動障害はチェーンソーや削岩機などの振動で発生するため，情報機器作業は関係しない．(RB-成14)(RB-成14)

×4　皮膚障害は電離放射線を扱う作業で生じ，情報機器作業は関係しない．(RB-成14)(RB-成14)

【正答率】99.0％　【選択率】1：0.2％　2：99.0％　3：0.7％　4：0.1％

正　解　2

基本事項

●情報機器作業：パソコンやタブレット端末などを使用して，データ入力・検索・照合，文章・画像の作成，プログラミング，監視などを行う作業である．神経，筋肉，精神神経的な疲労がある．

●VDT（visual display terminals）症候群：長時間の連続した情報機器作業によって，眼や肩など身体面や精神面に生じる症候群をいう．

▼ VDT症候群

視覚系症状：ドライアイ，眼の痛み，眼精疲労，視力低下 等
筋骨格系症状：肩こり，首・肩・腕・背中の痛み（頸肩腕（けいけんわん）症候群），手指のしびれ 等
精神神経系症状：いらいら，不安感，抑うつ気分，睡眠障害 等

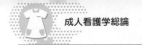

類　題

▼原文で掲載しているため内容が古く，解答等が現状にそぐわない場合がございます．

100A22
VDT作業による健康障害はどれか．
1．難　聴　　2．じん肺　　3．熱中症
4．振動障害　　5．視力障害
正　解　5

QRコードをCheck！

➡類題の解説をアプリで確認しよう！

その他の業務上疾病

(RB-成14)(RB-成14)(公みえ379～387)

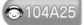

振動が原因となる職業性疾病はどれか．

1．中皮腫
mesothelioma

2．熱中症
heat illness

3．高山病
altitude sickness

4．白ろう病
white finger disease

解法の要点

職業性疾病の知識を問われている問題である．

解　説

×1　中皮腫は，長期にわたり石綿（いしわた）（アスベスト）を吸い込むことによって発生する疾患である．

×2　熱中症は，暑熱環境における身体適応の障害によって起こる状態の総称で，Ⅰ度～Ⅲ度に分類される．

×3　高山病は，高地にて気圧が低くなり低酸素状態になったことで頭痛や悪心（おしん）などが生じる状態をいう．

○4　白ろう病は，チェーンソーなどの手持ち動力工具による振動が原因で発生する局所振動障害の症状のひとつで，末梢循環障害を指す．(RB-成14)(RB-成14)

【正答率】99.0％

正　解　4

基本事項

▼ 振動障害

	局所振動障害	全身振動（低周波成分が多い）障害
発生要因	●チェーンソーや削岩機（さくがんき）等手持ち動力工具による中･高周波数（特に100～150 Hz）の振動で発生する． ●作業時間･作業姿勢･体質が誘因となる． ※作業機械の重量も重要である．	●トラクター，フォークリフト等の運転に伴う全身振動で生じる．
症状	①末梢循環障害…レイノー現象（白ろう病） ②末梢神経障害…しびれ，痛み ③運動機能障害…変形性関節症，関節炎 ※レイノー現象は特に寒冷で誘発されやすい．	●周波数が20 Hz以上のものは頭部に強い振動感覚を起こし，頭痛，めまい，悪心などをもたらす． ●振幅の増加で視機能低下，長期曝露（ばくろ）で自律神経障害，内臓下垂を生じる．

医療情報科学研究所 編：公衆衛生がみえる2022-2023．第5版，メディックメディア，2022，p.383より引用改変

補足事項

●レイノー現象：手指や足趾（し）の細動脈の発作性収縮による末梢循環不全から，皮膚の色が正常から白→紫→赤と3相に変化する現象をいう．

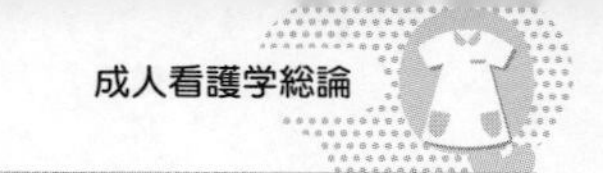

急性・重症患者の看護

救急救命

救急救命時の看護 (RB-成14) (RB-成14)

107P23

呼びかけに反応はないが正常な呼吸がみられる傷病者に対して，まず行うべき対応はどれか．

1．下肢を挙上する．
2．胸骨圧迫を行う．
3．回復体位をとる．
4．自動体外式除細動器〈AED〉を装着する．

解法の要点

一次救命処置における基本的な対応の理解が重要である．

解　説

×1　意識障害のある患者は，頭蓋内病変（脳出血など）がある場合がある．下肢挙上は頭蓋内圧亢進を起こす可能性があり，まず行うべき対応ではない．

×2　正常な呼吸がある場合に，胸骨圧迫を行うことはない．

○3　回復体位は，救急医療などの現場において，意識はないが，正常な呼吸と循環が維持されている傷病者にとらせる体位である．

×4　正常な呼吸がある患者に対してAEDを装着することはない．

【正答率】79.9％　【選択率】1：7.5％　2：9.4％　3：79.9％　4：3.2％

正　解　3

補足事項

●**心停止後の脳障害**：脳は約3～5分間の血流停止で重大な障害を受ける．心停止に対する蘇生法は，速やかに開始しなければ効果はほとんどないとされる．

▼ **カーラーの救命曲線**

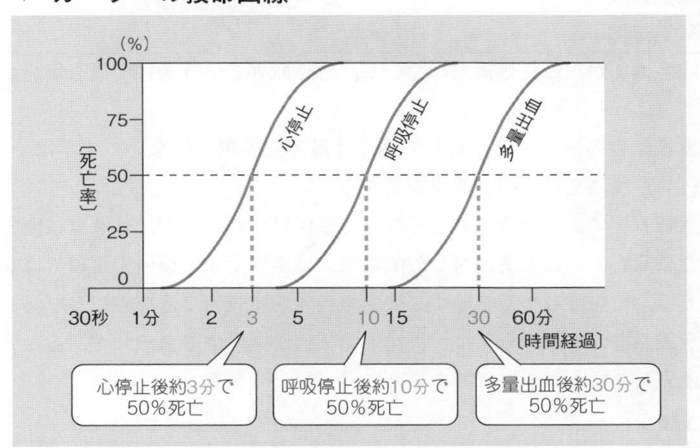

類　題

▼原文で掲載しているため内容が古く，解答等が現状にそぐわない場合がございます．

93A30
意識障害者の救命救急処置で最優先するのはどれか．
1．保　温
2．輸　液
3．導　尿
4．気道確保
正　解　4

94A15

臥床患者の嘔吐直後の対応で適切なのはどれか.
1．側臥位にする.
2．胸部を叩打する.
3．下肢を挙上する.
4．腹部をマッサージする.

□□□

解法の要点

嘔吐(おうと)する患者の処置の注意ポイントは誤嚥の防止である.

解　説

○1　吐物が気管に入り誤嚥してしまわないよう，嘔吐直後は側臥位とする．急な嘔吐の場合は顔を横に向ける方法も有効である.
×2　胸部叩打(こうだ)を行っても誤嚥を防止することはできない.
×3　下肢を挙上しても，意味はない．誤嚥の予防のために，まずは側臥位をとらせる.
×4　腹部をマッサージすると胃内圧を上げ，嘔吐を誘発するため危険である.

この問題には正答率はありません．（巻頭 p.12参照）

正　解　1

QRコードをCheck！

➡類題の解説をアプリで確認しよう！

心肺蘇生法

(RB-成15) (RB-成15) (病みえ小90, 91) (看みえ②312～329)

104P12

!

意識障害がある患者への救命救急処置で最も優先されるのはどれか.
1．保　温
2．輸　液
3．酸素吸入
4．気道確保

□□□

解法の要点

選択肢すべてが誤った処置ではないが，意識障害という条件で最も優先される選択肢について考えてみよう.

解　説

×1　意識障害のある患者に対して保温は最優先事項ではない．まずは一次救命処置（BLS）を行い，反応や呼吸の有無を確認する.
×2　意識障害のある患者に対して静脈路確保は行われるが，輸液は最優先事項ではない.
×3　意識障害のある患者に対して酸素吸入は重要だが，最優先事項ではない．意識障害の患者では，自発呼吸が不十分で，酸素を自発的に吸入できないことがある.
○4　意識障害がある場合には舌根沈下で気道が閉塞するおそれがあるため，選択肢の中で最も優先して行うべき処置である.

【正答率】99.5％

正　解　4

類　題

▼原文で掲載しているため内容が古く，解答等が現状にそぐわない場合がございます.

108A5
呼びかけに反応のない患者に対し，医療従事者が行う一次救命処置〈BLS〉で最も優先するのはどれか.
1．気道確保
2．胸骨圧迫
3．人工呼吸
4．除細動
正　解　なし
※本設問は「設問が不十分で正解が得られないため」という理由で採点対象から除外されている.

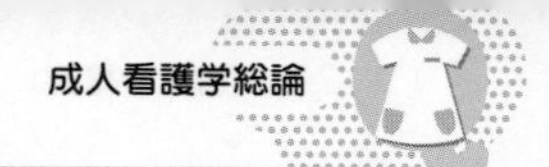

成

改96A30

一次救命処置はどれか．

1．気管挿管　　2．酸素吸入

3．静脈路の確保　　4．胸骨圧迫

解法の要点

一次救命処置（BLS：basic life support）には，病院外での救急救命時に，医療従事者以外の一般の人でも行える市民用BLSと，病院などの医療施設内で医療従事者が行う医療用BLSがある．

解　説

×1
×2
×3　二次救命処置（ALS：advanced life support）である．ALSはBLSの延長上にあり，病院で行われる，より高度な救命処置である．医療従事者による蘇生チームが，医療器具や薬剤などを用いて系統的な心肺蘇生を行う．

○4　胸骨圧迫は一次救命処置である．

この問題には正答率はありません．（巻頭 p.12 参照）

正　解　4

基本事項

▼ 医療用BLSアルゴリズム

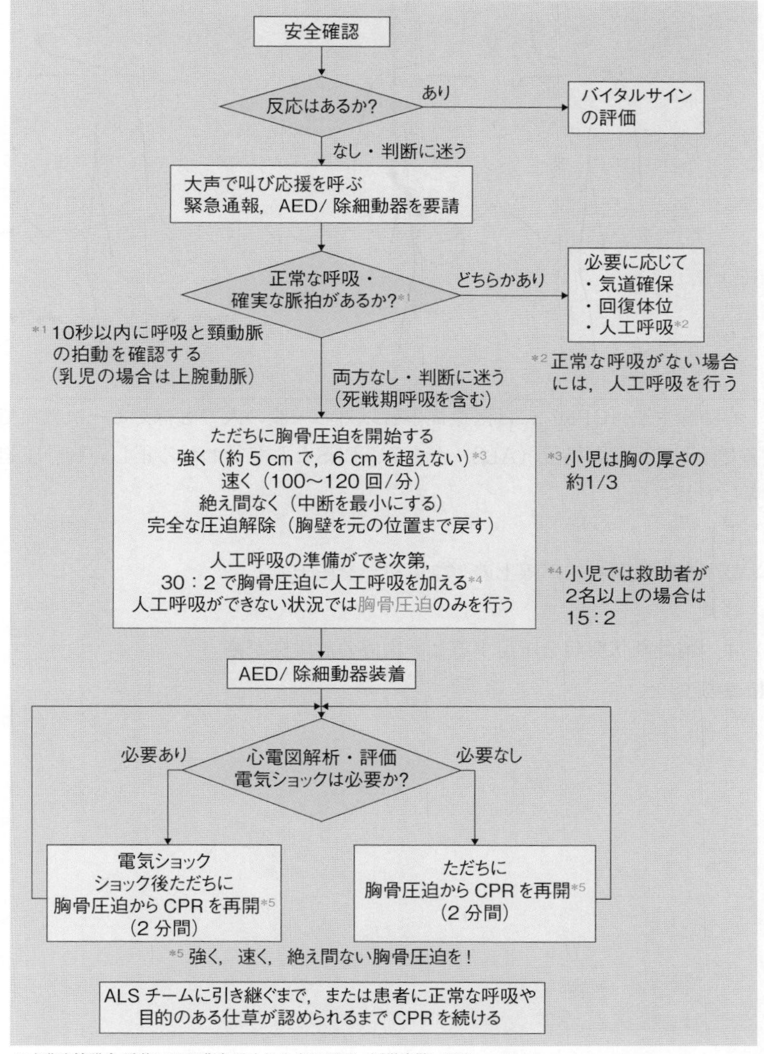

日本蘇生協議会 監修：JRC蘇生ガイドライン2020．医学書院，2021，p.51

101P24

成人の一次救命処置における圧迫部位を図に示す．
正しいのはどれか．

1．
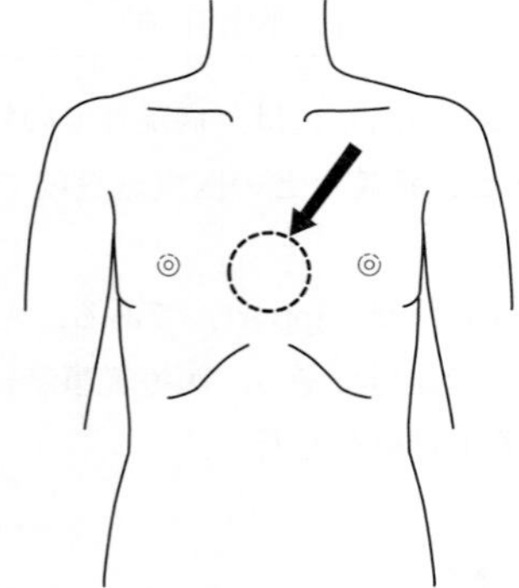

2．
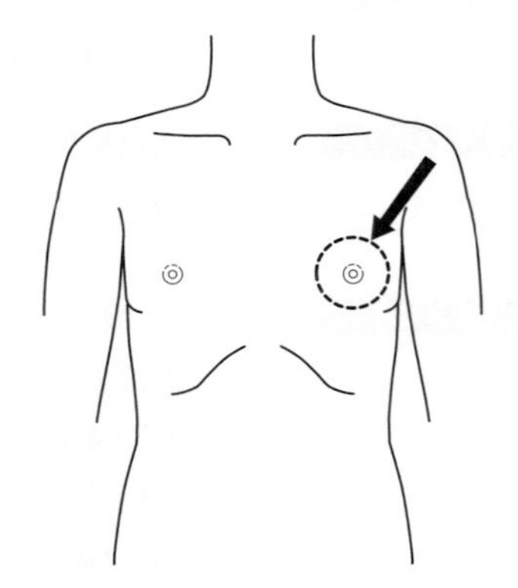

3．
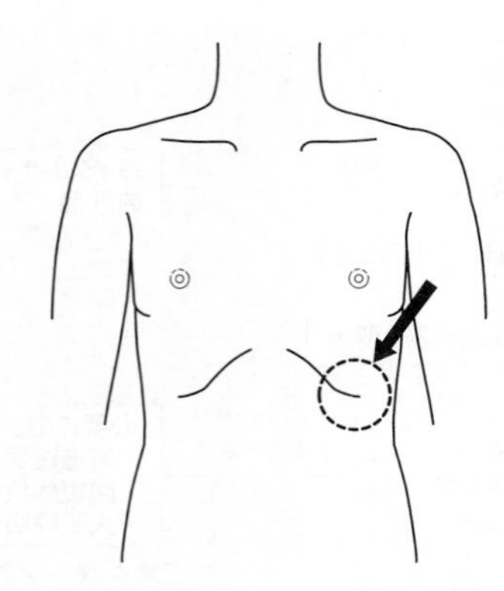

4．
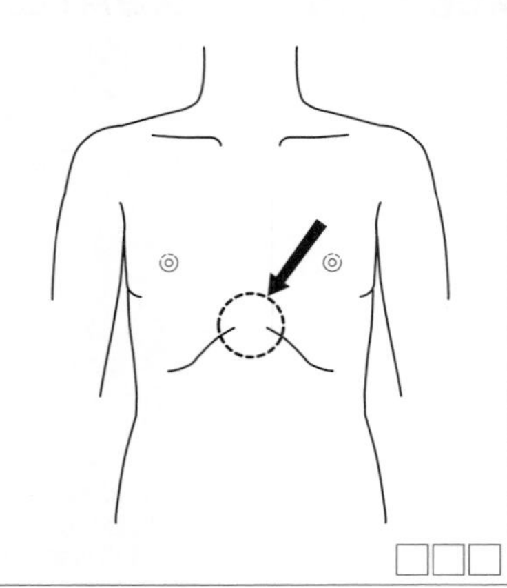

解法の要点

心肺蘇生法（CPR）には医療従事者以外の一般の人でも行える一次救命処置（BLS）と，病院で行う二次救命処置（ALS）がある．BLSとして行われる正しい胸骨圧迫の方法について理解しておこう．

解　説

○1
×2　左右乳頭を結ぶ線上の胸骨中央部を圧迫する．
×3

×4　胸骨剣状突起を圧迫すると肝損傷の危険性が高い．

【正答率】98.0％

正　解　1

★mediLinkアプリのQRコードリーダーで各ページ下部のQRコードを読み込むと，無料で解説動画を見られます．なお，動画を見るにはmediLink会員登録と，書籍付属のシリアルナンバーを登録する必要があります．詳しくは本書冒頭の袋とじをチェック！

類　題

▼原文で掲載しているため内容が古く，解答等が現状にそぐわない場合がございます.

97A30
胸骨圧迫心臓マッサージで手を置く位置はどれか.

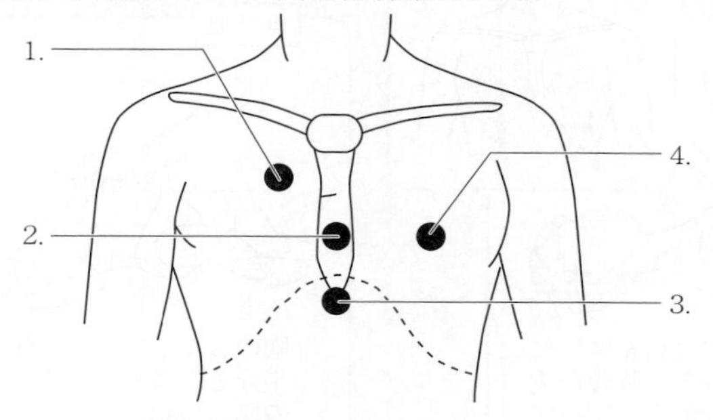

正　解　2

111A24

成人に対する一次救命処置〈BLS〉において，胸骨圧迫と人工呼吸の回数比は（　　）：2である.
（　　）に入るのはどれか.
1．5
2．10
3．30
4．50

解法の要点

特殊な医療器具や薬剤を必要としない心肺蘇生法（CPR）である一次救命処置（BLS）のガイドラインは，アメリカ心臓協会（AHA）により5年ごとに改訂される．最新である2020年版ガイドラインの内容を把握することは，医療従事者にとって必須である．(RB-成16)(RB-成16)

解　説

×1
×2
○3
×4
成人におけるBLSの胸骨圧迫と人工呼吸の回数比は，30：2である．圧迫の速さは100～120回/分，圧迫の深さは5～6cm，圧迫ごとに胸郭の位置を元に戻すこと，絶え間なく胸骨圧迫を行うことが重要である．また，対象が小児・乳児で救助者が2人の場合は，胸骨圧迫と人工呼吸の回数比が15：2となる.

【正答率】97.6％　【選択率】1：0.3％　2：1.0％　3：97.6％　4：1.1％

正　解　3

基本事項

●医療用BLSアルゴリズム：改96A30【基本事項】(成-17) 参照.

▼ 心肺蘇生法（CPR）の年齢別分類

	乳　児	小　児	成　人
脈拍を触知する場所	上腕動脈	頸動脈または大腿動脈	頸動脈
胸骨圧迫方法	●救助者が1人のときは2本指圧迫法 ●救助者が2人のときは胸郭包み込み両母指圧迫法	両手または片手	片方の手のひらの付け根（手掌(しゅしょう)基部）にもう一方の手を重ねて肘関節を伸展させ直下に押す（体重をかける）.
圧迫する深さ	胸の厚みの約1/3		約5cm
胸骨圧迫：人工呼吸	30：2（救助者が2人の場合，15：2）		30：2
圧迫する速さ	100～120回／分		

基本事項

▼ 胸骨圧迫の位置と深さ

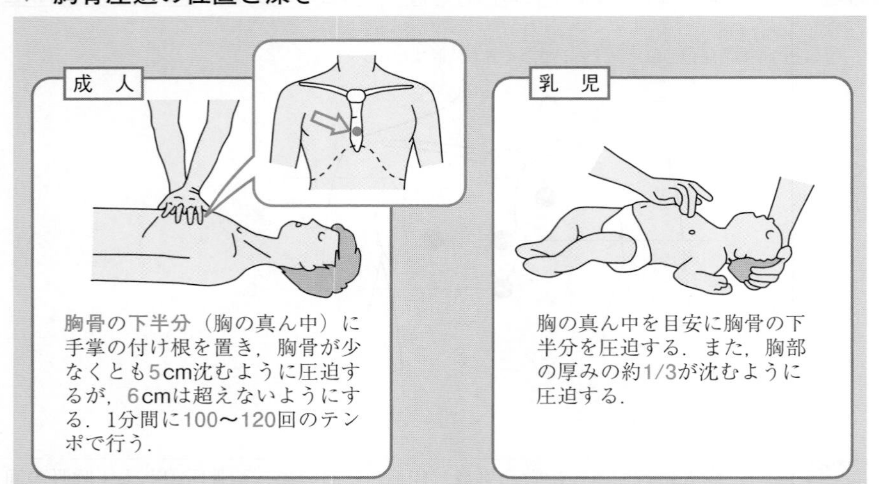

成　人
胸骨の下半分（胸の真ん中）に手掌の付け根を置き，胸骨が少なくとも5cm沈むように圧迫するが，6cmは超えないようにする．1分間に100〜120回のテンポで行う．
乳　児
胸の真ん中を目安に胸骨の下半分を圧迫する．また，胸部の厚みの約1/3が沈むように圧迫する．

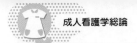

●**人工呼吸時の感染対策**：人工呼吸はできるだけ感染防護具を使用して行う．感染防護具には，人工呼吸用フェイスシールドやポケットマスク，バッグ・バルブ・マスクなどがある．

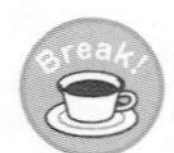

<一次救命処置（BLS）>

道端で胸骨圧迫を行うときは，眼鏡を外して行ったほうがいいかもしれません．たいていの人であれば，3分間で息が上がってしまいます．救急隊待ちのときは「早く到着してほしい…」と思います．私が夏に行ったときは汗びっしょりになり，眼鏡が落ちて曲がりました．

類　題

▼原文で掲載しているため内容が古く，解答等が現状にそぐわない場合がございます．

112P24
成人の一次救命処置〈BLS〉における胸骨圧迫の速さ（回数）で正しいのはどれか．
1．40〜60回/分
2．70〜90回/分
3．100〜120回/分
4．130〜150回/分
正　解　3

110A25
成人の心肺蘇生時の胸骨圧迫の深さの目安はどれか．
1．2cm
2．5cm
3．8cm
4．11cm
正　解　2

106P24
一次救命処置時の成人への胸骨圧迫の深さで適切なのはどれか．
1．2〜3cm
2．5〜6cm
3．8〜9cm
4．11〜12cm
正　解　2

★QB必修は『レビューブック』や『クエスチョン・バンク看護師』と目次構成が同じで勉強しやすい！　対応する項目がひとめでわかるので，一緒に使うのがオススメです！

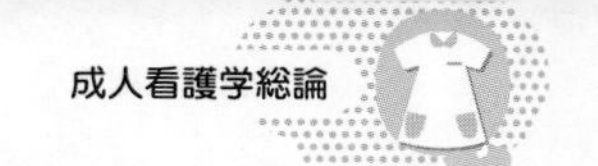

成

700予39

首の損傷が疑われる患者に行う気道確保の方法として最も適切なのはどれか（口絵No.9）.

1．①　　2．②　　3．③　　4．④

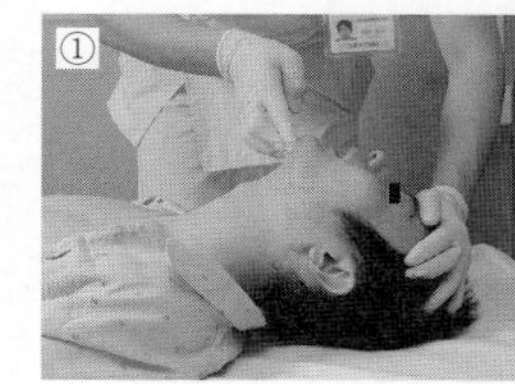

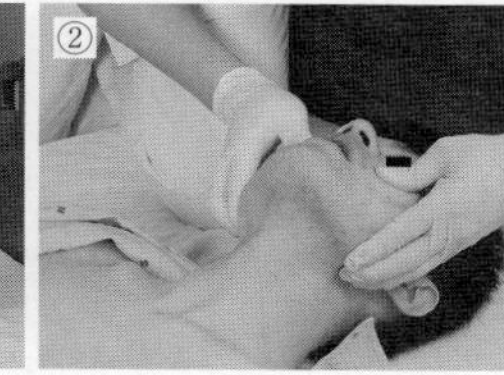

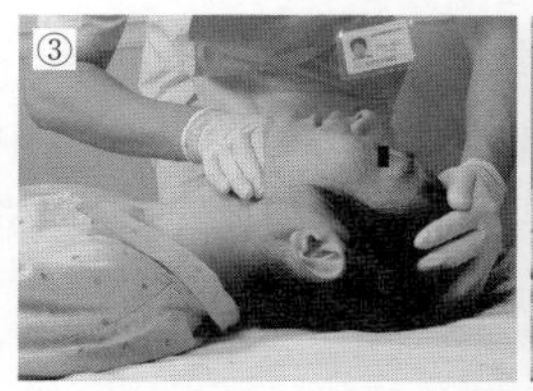

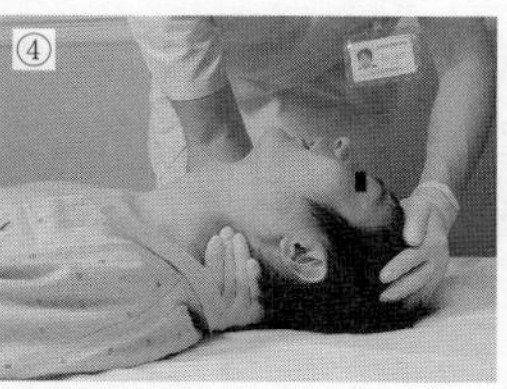

□□□

解法の要点

気道確保には2つの方法がある．それぞれどのような状態で優先されるかおさえておこう．

解　説

×1　気道確保の基本の頭部後屈顎先挙上法である．訓練を受けた場合に限り，必要に応じて下顎挙上法を行う．

○2　頭部や顔面に外傷があり，頸椎損傷が疑われる場合は，下顎挙上法が用いられる．

×3　顎先の持ち方が悪く，軟部組織を圧迫し，かえって気道を閉塞しかねない．挙上の際は顎先の骨の部分を指先で持ち上げる．

×4　気道確保の方法として適切ではない．また，頸椎の損傷が疑われるため，首を持つことでの悪化のおそれもある．

この問題には正答率はありません．（巻頭 p.12参照）

正　解　2

基本事項

▼ 頭部後屈顎先挙上法

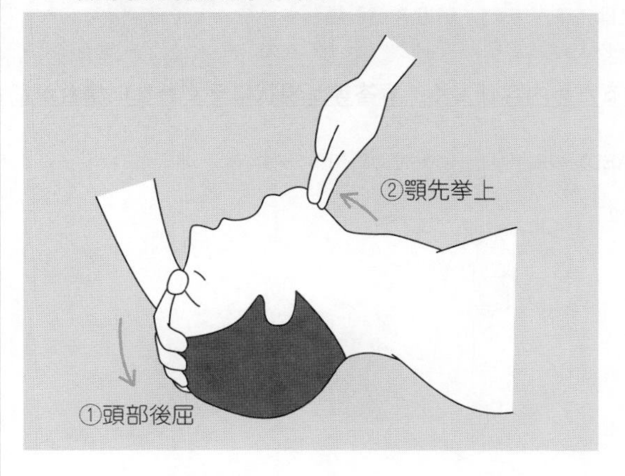

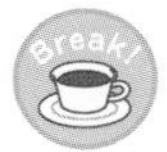

<人工呼吸>

人工呼吸の練習で，お風呂の湯船に顔をつけて口をすぼめて息を吐き出す練習方法があります．1秒で吹き込むというのは意外と難しいのですが，心のなかで「1，2」とゆっくり数えながら吹き込むと，うまくいきます．病院ではアンビューバッグなどの物品がそろっていますが，病院の外では何もありません．イメージトレーニングが大切です．

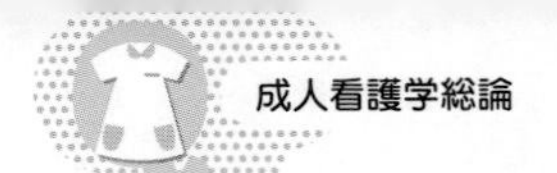

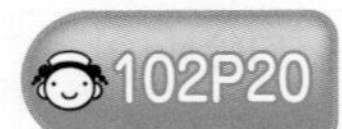

102P20

AEDの使用方法で正しいのはどれか.
1．電極パッドは水で濡(ぬ)らしてから貼る.
2．電極パッドは心臓をはさむ位置に貼る.
3．通電時は四肢を押さえる.
4．通電直後は患者に触れない.

□□□

解法の要点

AEDの使用方法や除細動時の注意は，実習などで習熟していると思うが，出題されやすいのでしっかり確認しておこう.

解　説

×1　電極パッドにはあらかじめゼリーが塗布してあるため,水で濡らしたりせずに肌に貼る.
○2　通常，右前胸部と左側胸部（心臓の電気軸方向）に装着する.
×3　感電する可能性があるので，通電時には患者に触れてはいけない.
×4　一瞬の通電が終われば感電の危険はない．直ちに胸骨圧迫を開始する.

【正答率】77.5％

正　解　2

基本事項

●**AEDの使用者**：AEDは応急の対応が必要とされた際，医師以外の者にも使用が認められている．適応疾患は，心室細動や無脈性心室頻拍などの致死性不整脈である.

▼ AEDの使用上の注意点

- 電極パッドは，表示のとおりに正しく装着する.
- 衣服をはだけて胸部に直接電極パッドを貼り付ける．通常は右パッドを右前胸部，左パッドを左側胸部（心臓の電気軸方向）に装着する．体毛が多くパッドが付かないときは体毛を除去する.
- 経皮的貼付(ちょうふ)薬が貼付されている場合は，熱傷を起こしたり，通電効果を弱めたりする可能性があるため除去する.
- 患者の胸が濡れている場合は，水気を拭き取ってから，電極パッドを装着する.
- 植込み型除細動器（ICD）やペースメーカーを使用している患者では，パッドをそれらの機器の直上を避けてずらして貼ることが望ましいが，このために除細動の実施が遅れないよう注意する.
- 除細動を行う際は，すべての人が患者から離れていることを確認する.
- 一度使用したら必ず充電する.

類　題

▼原文で掲載しているため内容が古く，解答等が現状にそぐわない場合がございます.

110P24
自動体外式除細動器〈AED〉の電極パッドの貼付位置を図に示す.
適切なのはどれか.

1.
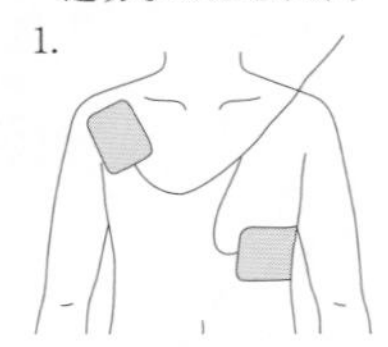

2.
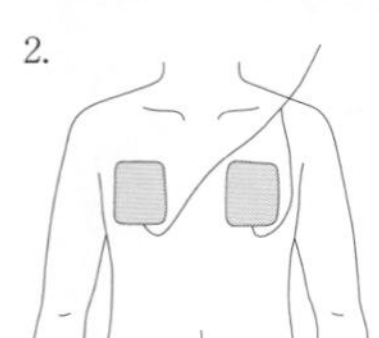

3.
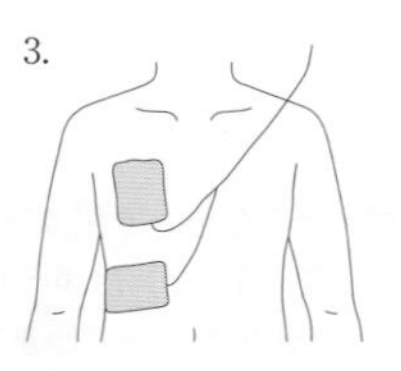

4.
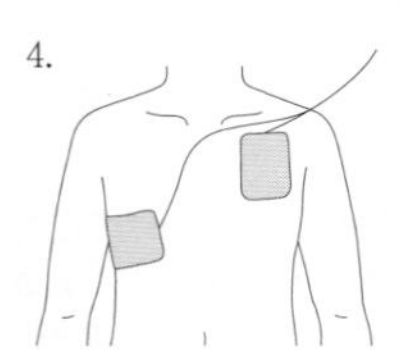

正　解　1

98P15
AEDの機能はどれか.
1．止　血　　2．除細動　　3．気道確保　　4．静脈確保
正　解　2

QRコードをCheck！

➡類題の解説をアプリで確認しよう！

成

≫ショック

ショック総論 (RB-成21)(RB-成21)(病みえ循36)

103追P12

ショックはどれか.

1．顔面が蒼白になる.
2．皮膚温が低下する.
3．心拍数が増加する.
4．血圧が維持されない.

解法の要点

ショックとは，全身の急性循環不全である．原因によって循環血液量減少性，心原性，心外閉塞･拘束性，血液分布異常性（敗血症性，アナフィラキシー，神経原性）の4つに大別できる．本問の選択肢はどれもショックでみられる症状ではあるが，正解選択肢以外はすべての種類に共通した症状ではない．ショックの病態分類におけるそれらの徴候やバイタルサインの変化を理解しているかどうかが問われている．

解　説

×1　ショックは典型的には交感神経系の緊張により顔面蒼白となるが，敗血症におけるショックの場合，初期では末梢血管が拡張する（ウォームショック）ため顔面蒼白にはならない.

×2　循環血液量減少性，心原性，心外閉塞・拘束性ショックでは末梢血管が収縮し，皮膚温が低下するが，敗血症性ショックの場合，初期は末梢血管が拡張し皮膚は温かくなる.

×3　ショックの場合，典型的には頻脈となることが多い．すなわち心拍数が増加することが多い．ただし，神経原性ショックでは徐脈が引き起こされ，心拍数が減少する.

○4　ショックとは全身の急性循環不全を指す．そのため，血圧は維持できずに低下する.

【正答率】65.6％　【選択率】1：27.1％　2：1.2％　3：6.1％　4：65.6％

正　解　4

基本事項

▼ ショックの分類

<table>
<tr><th colspan="3">分　類</th><th>原　因</th><th>本　態</th><th>血　圧</th><th>心拍数</th><th>心拍出量</th><th>中心静脈圧</th><th>末梢血管抵抗</th></tr>
<tr><td colspan="3">循環血液量減少性</td><td>大量出血，脱水，熱傷 等</td><td>循環血液量↓</td><td>↓</td><td>↑</td><td>↓</td><td>↓</td><td>↑</td></tr>
<tr><td colspan="3">心原性</td><td>急性心筋梗塞，致死性不整脈，心不全 等</td><td>心室収縮力低下による心拍出量↓</td><td rowspan="2">↓</td><td rowspan="2">↑[1]</td><td rowspan="2">↓</td><td rowspan="2">↑</td><td rowspan="2">↑</td></tr>
<tr><td colspan="3">心外閉塞・拘束性</td><td>心タンポナーデ，緊張性気胸 等</td><td>心室の充満不全による心拍出量↓</td></tr>
<tr><td rowspan="5">血液分布異常性</td><td rowspan="2">敗血症性</td><td>ウォームショック（初期）</td><td rowspan="2">細菌感染 等</td><td>サイトカインによる血管抵抗↓</td><td>↓</td><td>↑</td><td>↑</td><td>→or↓</td><td>↓</td></tr>
<tr><td>コールドショック</td><td>血管内皮細胞の破壊</td><td>↓</td><td>↑</td><td>↓</td><td>↑or↓</td><td>↑</td></tr>
<tr><td colspan="2">アナフィラキシー</td><td>薬剤，造影剤，食物アレルギー 等</td><td>Ⅰ型アレルギーによる血管拡張・透過性↑</td><td>↓</td><td>↑</td><td>→</td><td>↓</td><td>↓</td></tr>
<tr><td colspan="2" rowspan="2">神経原性</td><td>高位脊髄損傷，高位脊髄麻酔</td><td>交感神経遮断による血管拡張</td><td rowspan="2">↓</td><td rowspan="2">↓</td><td rowspan="2">→or↓</td><td rowspan="2">↓</td><td rowspan="2">↓</td></tr>
<tr><td>疼痛，精神的衝撃 等</td><td>迷走神経反射による血管拡張</td></tr>
</table>

1）房室ブロックに伴う心原性ショックでは，徐脈を呈する.

補足事項

●ショックを起こした患者の体位：脳・心臓への血流量を確保するため，仰臥位で水平位を保つようにする．下肢を挙上して静脈血還流の増加を図ることもある．

類　題

▼原文で掲載しているため内容が古く，解答等が現状にそぐわない場合がございます．

100P25
ショックを起こした患者に最も適切な体位はどれか．
1．腹臥位　　2．頭部挙上　　3．下肢挙上　　4．左側臥位
正　解　3

QRコードをCheck！
➡類題の解説をアプリで確認しよう！

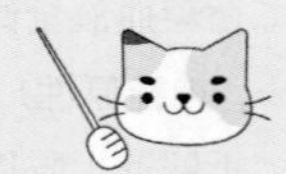

ショックってそもそも何・・・？
ショックの基礎から発展的な内容まで
動画で学習しておこう！

循環血液量減少性ショック (RB-成23) (RB-成23)

96A18

出血性ショックで起こるのはどれか．
1．体温の上昇
2．尿量の増加
3．血圧の低下
4．皮膚の紅潮

解法の要点

出血，体液喪失が原因で起こる循環不全を循環血液量減少性ショックという．出血性ショックは循環血液量減少性ショックのひとつである．

解　説

×1　末梢の血流が減少するため，皮膚は冷たくなる．
×2　腎臓の血流も減少するため，尿量は減少する．
○3　循環血液量の減少で血圧は維持できなくなる．
×4　血流減少で皮膚は蒼白になる．

この問題には正答率はありません．(巻頭 p.12参照)

正　解　3

心原性ショック (RB-成24) (RB-成24) (病みえ循36)

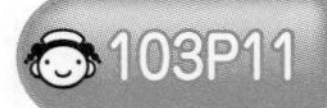

心原性ショックで直ちに現れる徴候はどれか．
1．血圧の上昇
2．体温の上昇
3．尿量の増加
4．脈拍数の増加

解法の要点

ショックの分類，メカニズム，原因，症状を整理し理解することが重要である．

解　説

×1　心ポンプ機能の低下に伴い心拍出量が減少しているため，血圧は低下する．
×2　循環不全により体温は低下する．
×3　心原性ショックでは腎血流量が低下し，乏尿となる．
○4　心拍出量が減少するため，多くの場合で代償として頻脈が生じる．

【正答率】86.5％

正　解　4

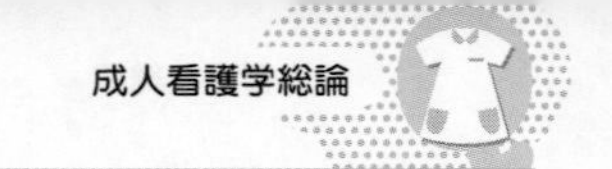

敗血症性ショック (RB-成25) (RB-成25) (病みえ免162)

111P14

細菌感染で起こるショックはどれか.

1．心原性ショック　2．敗血症性ショック
3．アナフィラキシーショック　4．循環血液量減少性ショック

解法の要点

ショックとは，全身性の急性循環不全により各臓器への酸素供給量が低下し，生命維持の危機に陥った状態である．通常，どのショックでも血圧は低下する．原因によりショックの発症機序や臨床症状が異なるため，原因別に整理しておきたい．

解　説

×1　心原性ショックの多くは心臓のポンプ機能低下により生じ，急性心筋梗塞や心筋炎，心臓弁膜症，不整脈などで認められる．(RB-成24)(RB-成24)

○2　細菌毒素により炎症性サイトカインが惹起(じゃっき)・放出され，末梢血管が拡張し顔面や皮膚は温かく紅潮する（ウォームショック）．さらに進行すると，末梢血管収縮を生じ皮膚は冷たく蒼白となる（コールドショック）．こうした，急性循環不全による重度の細胞障害および代謝異常を，敗血症性ショックと呼ぶ．(RB-成25)(RB-成25)

×3　過度な血管拡張が生じ，血圧低下，各臓器灌流(かんりゅう)血液量の低下をきたすショックを血液分布異常性ショックと呼ぶ．原因として薬剤などによるアレルギー反応，感染症，中枢神経の外傷などがあり，それぞれアナフィラキシーショック，敗血症性ショック，神経原性ショックに分類される．(RB-成26)(RB-成26)

×4　循環血液量減少性ショックでは体内・体外への出血や脱水などにより，有効循環血漿量が減少することで心拍出量が低下する．通常，発症初期には，低血圧を代償しようと心拍数上昇や末梢冷感が生じる．(RB-成23)(RB-成23)

【正答率】94.4％　【選択率】1：1.0％　2：94.4％　3：4.1％　4：0.5％

正　解　2

アナフィラキシーショック (RB-成26) (RB-成26) (病みえ免48, 49)

105P12

特定の抗原となる物質によって生じるアレルギー反応で引き起こされるショックはどれか.

1．心原性ショック　2．出血性ショック
3．神経原性ショック　4．アナフィラキシーショック

解法の要点

ショックの分類と原因を理解しておこう.

解　説

×1　心原性ショックは心機能不全により心拍出量が減少し，末梢循環不全となることで起こるショックである.

×2　出血性ショックは，血液の喪失により循環血液量が減少し，末梢循環不全となることで起こるショックである.

×3　神経原性ショックは，脊髄損傷などで交感神経系が抑制，遮断されることにより，血管への神経支配が失われ末梢血管が弛緩し，血圧が低下するために起こるショックである.

○4　アレルゲン（特異抗原）の身体への侵入により，全身にⅠ型アレルギー症状が起こることをアナフィラキシーと呼ぶ．これによって血管透過性の亢進などが生じ，血圧低下をはじめとするショック症状が起きた病態をアナフィラキシーショックと呼ぶ．(RB-F9)(RB-F9)

【正答率】99.7％　【選択率】1：0.2％　2：0.0％　3：0.2％　4：99.7％

正　解　4

基本事項

▼ アナフィラキシーの原因となる物質の例

種　類	具体例
食　物	小麦，卵，牛乳，ソバ，ピーナッツ，甲殻類，果物
薬　剤	造影剤，抗菌薬，非ステロイド性抗炎症薬，麻酔薬，抗がん薬，ワクチン，血液製剤
生物毒	ハチ毒，ヘビ毒，クラゲ毒
その他	ラテックス

» その他の異物・外傷・主要病態

気道の異物 (RB-成29) (RB-成30) (病みえ呼334, 耳336, 337, 小95)

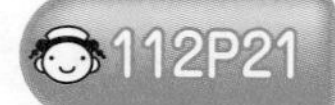

成人の気道の異物除去を目的とするのはどれか．

1．胸骨圧迫
2．人工呼吸
3．頭部後屈顎先挙上法
4．腹部圧迫法〈Heimlich〈ハイムリック〉法〉

解法の要点

親指と人差し指で喉をつかむしぐさ（窒息のサイン）を認めた場合には，気道異物を疑う．問われているのはその際に重要な手技であるため，実習などを通してしっかり覚えている必要がある．(RB-成30)(RB-成31)

解　説

×1　胸骨圧迫は異物除去を目的に行わない．心肺停止時に行う心肺蘇生法の手技で，血液を全身に循環させる目的がある．(RB-成16, 17)(RB-成16, 17)

×2　人工呼吸は異物除去を目的に行わない．心肺蘇生法における換気を目的とした手技で，通常，気道の異物を除去してから行う．(RB-成16)(RB-成16)

×3　頭部後屈あご先挙上法は異物除去を目的に行わない．気管挿管前および救急人工呼吸手技の一環として行われる用手的手技であり，気道の開通を回復させる目的がある．(RB-成17, 19)(RB-成17, 19)

○4　腹部圧迫法（腹部突き上げ法）は，傷病者を背部から抱きかかえるように腕を回し，腹部を圧迫することにより気道の異物を除去する手技である．

【正答率】91.8％　【選択率】1：0.4％　2：0.5％　3：7.3％　4：91.8％

正　解　4

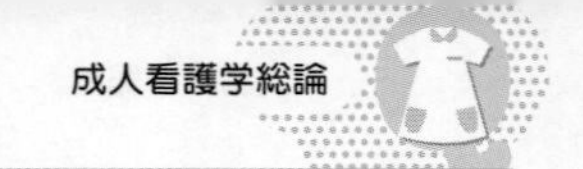

成

熱中症 (RB-成36) (RB-成37) (病みえ小98) (公みえ381)

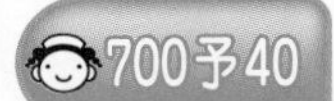
700予40

Ⅰ度の熱中症(heat illness)の症状で正しいのはどれか.

1. 虚脱感
2. 大量の発汗
3. 腎機能障害
4. 血液凝固異常

解法の要点

熱中症とは，暑熱環境における身体適応の障害によって起こる状態の総称である (日本救急医学会). 各分類における症状を確認しておこう.

解　説

×1　虚脱感が起こるのはⅡ度の熱中症である.

○2　Ⅰ度の熱中症では大量の発汗のほか，めまいや立ちくらみ，筋肉痛がみられる.

×3　腎機能障害がみられるのはⅢ度の熱中症である.

×4　血液凝固異常が起こるのはⅢ度の熱中症である.

この問題には正答率はありません. (巻頭 p.12参照)

正　解　2

基本事項

▼ 日本救急医学会熱中症分類2015

新分類	症 状	重症度	治 療	臨床症状からの分類
Ⅰ度(応急処置と見守り)	めまい，立ちくらみ，生あくび，大量の発汗，筋肉痛，筋肉の硬直(こむら返り) 意識障害を認めない(JCS=0)		通常は現場で対応可能 →冷所での安静，体表冷却，経口的に水分とNaの補給	熱けいれん 熱失神
Ⅱ度(医療機関へ)	頭痛，嘔吐，倦怠感，虚脱感，集中力や判断力の低下(JCS≦1)		医療機関での診察が必要 →体温管理，安静，十分な水分とNaの補給(経口摂取が困難なときには点滴にて)	熱疲労
Ⅲ度(入院加療)	下記の3つのうちいずれかを含む (1)中枢神経症状(意識障害JCS≧2，小脳症状，けいれん発作) (2)肝・腎機能障害(入院経過観察，入院加療が必要な程度の肝または腎障害) (3)血液凝固異常[急性期DIC[1]診断基準(日本救急医学会)にてDICと診断]		入院加療(場合により集中加療)が必要 →体温管理(体表冷却に加え体内冷却，血管内冷却などを追加)，呼吸・循環管理，DIC治療	熱射病

Ⅰ度の症状が徐々に改善している場合のみ，現場での応急処置と見守りでOK

Ⅱ度の症状が出現したり，Ⅰ度に改善がみられない場合，すぐ病院へ搬送する(周囲の人が判断)

↓

Ⅲ度か否かは救急隊員や，病院到着後の診察・検査により診断される

1) DIC：disseminated intravascular coagulationの略. 播種性血管内凝固症候群.

一般社団法人日本救急医学会 熱中症に関する委員会：熱中症診療ガイドライン2015. 2015, p.7

周術期の看護

≫ 周術期の看護

ドレナージ (RB-成44) (RB-成44) (がんみえ321)

101A19

腹腔ドレーンの排液バッグをベッド柵にかけた図を示す.
正しいのはどれか.

1.

2.

3.

4.

□□□

解法の要点

解　説

ドレーン管理の基本についておさえておこう.

×1　排液バッグがドレーン挿入部よりも上にあり，自然落差の方向にドレナージできない．また，排液の逆流による逆行性感染のリスクがあり，不適切である.

◯2　排液バッグがドレーン挿入部より下にあり，自然落差の方向でドレナージできる位置である.

×3　排液バッグが自然落差の方向にあるが，ドレーンルートがベッド柵に巻かれているため，患者の体動によりドレーンがねじれたり，圧迫されたりしやすく危険である.

×4　ドレーンは自然落差の方向にあるが，排液バッグが床に接着しており，排液バッグの排出口が清潔に保てないことで感染が生じやすく危険である.

【正答率】98.5％

正　解　2

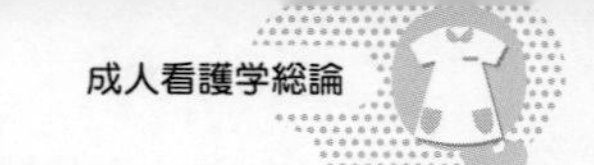

疾患・障害への適応と社会復帰への看護

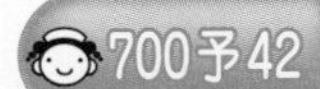

慢性疾患看護

セルフケアの支援 (RB-成47) (RB-成47)

700予42

健康教育におけるエンパワメント・アプローチについて正しいのはどれか

1. よりよい健康管理行動や意思決定は，専門家である医師主導で行うことである．
2. 看護師が患者の健康管理の目標を設定する．
3. 患者が自ら意思決定できるように，看護師は資源や情報を提供する．
4. 看護師は目標を達成した際に報酬を用意し，患者の健康管理行動を援助する． □□□

解法の要点

健康教育におけるエンパワメントとは，よりよい健康管理行動や意思決定を，患者自らできるようにすることである．エンパワメント・アプローチとは，エンパワメントの考えに基づき潜在的な身体的・心理的・社会的能力を引き出すことができる支援方法をいう．看護師はそのなかでどのような役割を担うかを考えよう．

解　説

×1　患者自身が意思決定し健康管理行動ができるように，医療者は，主導権・決定権を患者に委譲することが原則である．

×2　自由意思で選択したことは実現しやすく維持しやすい．そのため，よりよい健康管理行動のための目標も患者自身が決定できるように支援する．

○3　病気や治療の目的など，専門的な知識や資源，情報を十分に与え，患者本人が意思決定を行えるように支援することが医療者の役割である．

×4　他者評価や外部からの報酬は励みになるが，健康管理行動の継続をもたらす強化因子とはならない．患者にとって意味があることなど，内的動機づけが行動変容や継続性をもたらす．よって患者にとっての内的動機づけとなることを発見し支えることが重要である．

この問題には正答率はありません．(巻頭 p.12参照)

正　解　3

がん看護

がんと主な治療

診断と告知 (RB-成51) (RB-成51) (がんみえ68, 214)

700予43

がん(cancer)の転移を患者に告知する際，看護師の役割として正しいのはどれか．

1. 告知を受けるよう説得する．
2. 患者が感情を抑えられるよう配慮する．
3. 告知後，必ず完治すると励ます．
4. 告知後，患者の理解度を把握し，必要に応じて追加の説明を行う． □□□

解法の要点

診断と告知における看護師の役割は，患者の自己決定権を尊重し，患者が自己決定できるよう支援することである．(成-51)(成-51)

解　説

×1　看護師が告知を受けるよう患者を説得するのは，患者の自己決定権を尊重していない．あくまで患者が自己決定できるよう支援すべきである．

×2　患者が感情を表出できるよう配慮すべきである．

×3　告知直後の患者は動揺や混乱の状態にあることが考えられ，安易に励ますべきではない．また，医学的根拠が明確でないことを患者に伝えることで，信頼関係が破綻しかねない．

○4　患者の理解度や疑問点を患者とともに整理し，患者の必要に応じて説明を追加したり，医師による説明の場を設定することが看護師の役割として重要である．

この問題には正答率はありません．(巻頭 p.12参照)

正　解　4

基本事項

▼ がん告知における留意点

① 本人に伝えることを原則とする．
② 説明をする場所に配慮する．患者が十分に感情を表出でき，プライバシーを保てる空間が望ましい．
③ 初対面から一貫して真実を述べることを心がけ，わかる範囲の情報をそのつど伝えていく．
④ 正直に正確に説明することは必要であるが，患者の状態を考慮せず，ただ一方的に事実を話し，後は患者側でうまく対処していくように，といった姿勢は決してとるべきではない．
⑤ 医師と看護師の協力体制は，がん告知の場面でもきわめて重要である．
⑥ 焦って一度の説明ですべての内容を話してしまおうと思わずに，必要があれば，段階的に何度も面接を行う．
⑦ 常に患者の立場になって考えること，判断を押しつけないことが重要である．

化学（薬物）療法 (RB-成52)（RB-成51)（がんみえ100, 166～177）

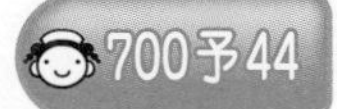
700予44

抗がん薬の有害反応に対する看護で正しいのはどれか．

1．規則正しい食事　　2．運　動
3．マスクの着用　　4．口腔内のマッサージ

解法の要点

解　説

抗がん薬の代表的な有害反応（副作用）とそれに対する看護を覚えておこう．

×1　多くの抗がん薬には悪心（おしん）・嘔吐（おうと）の副作用がある．対処として食事の時間にこだわらず，好きなときに食べられるものを食べるよう勧める．

×2　抗がん薬の副作用として倦怠感が出現することがある．無理に身体を動かさず安静を保つよう促す．

○3　副作用の骨髄抑制は白血球減少を引き起こすため易感染状態になりやすい．手洗い・含嗽（がんそう）やマスクの着用などの感染予防行動を心がけるよう促す．

×4　副作用によって口内炎が起こったり，骨髄抑制による血小板減少のため歯肉出血を起こしたりすることがあるため，刺激となる口腔内マッサージは行わない．代わりに歯ブラシの変更や適切な含嗽薬の使用などの口腔ケアを勧める．

この問題には正答率はありません．（巻頭 p.12参照）　　正　解　3

基本事項

●**骨髄抑制**：抗がん薬により骨髄中の幹細胞の血球産生機能が障害され，血球数が正常より減少した状態を指す．これにより赤血球や白血球，血小板などのすべての血球が減少する汎血球減少が起こる．

▼ 抗がん薬の主な副作用とその対処法

副作用	対処法
悪心・嘔吐	補液，好きなときに食べられるものを食べる，悪心・嘔吐を誘発しない環境づくり，リラクセーション法，治療前に投与する制吐薬の増量，その他薬剤の追加 等
脱　毛	脱毛前の頭髪の処理，帽子・スカーフ・かつらの使用，刺激の少ないシャンプーの使用
骨髄抑制	易感染：免疫細胞の刺激因子の投与，手洗い・含嗽・マスクの着用等の感染予防行動，体温モニタリング，個室隔離 易出血：転倒予防，採血時の止血確認，排便コントロール
口内炎	食事形態の工夫，歯ブラシの変更等の口腔ケア，適切な含嗽薬による消毒，疼痛緩和
食欲不振・味覚障害	食事献立の工夫，口腔ケア，口腔内保湿（口腔内保湿ジェル，唾液スプレー 等）
倦怠感	心理的介入，安静，日常生活の工夫
末梢神経障害	薬物療法，障害部位の保温，転倒・熱傷等の予防
便秘・下痢	薬物療法，排便習慣の調節，十分な補液

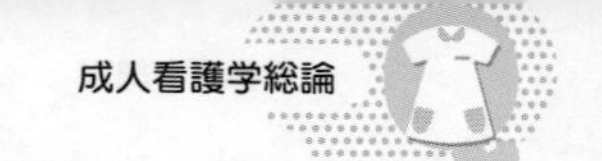

放射線療法 (RB-成53) (RB-成53) (がんみえ76～98)

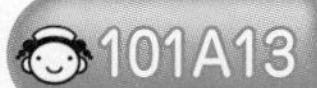
101A13

医療で用いる放射線量の単位はどれか.

1．Gy
2．IU
3．mEq
4．μg

□□□

解法の要点

医療において，放射線を用いた検査，治療を行うことが多い．放射線の単位など基本的な知識は記憶しておきたい．

解　説

○1　Gy（グレイ）は，吸収されたエネルギーの量を表す．放射線療法の照射量を決める際などに用いられる．

×2　IU（国際単位）は，ビタミン，ホルモン，酵素などの生理的効力を表す単位である．

×3　mEq（ミリイクイバレント）は，ミリ当量と呼ばれる単位である．1mEq＝1mmol/イオン価数で計算でき，電解質の濃度などで用いられる．

×4　μg（マイクログラム）は，mgの1,000分の1，gの100万分の1を表す重量である．

【正答率】86.5％

正　解　1

基本事項

▼ 主な放射線の単位

ベクレル（Bq）	放射性物質の，放射線を出す能力を表す単位.
グレイ（Gy）	（人体などの）物質が吸収する線量の単位．病巣にどれだけの放射線を照射するかの指標となる.
シーベルト（Sv）	人体への影響を表し，どれだけ健康被害があるかを評価するために使う単位．放射線防護のために用いられる.

★巻頭8ページには必修対策を始めるアナタにぴったりの基本情報を掲載．国試についてよく知らない人は一度読んでおきましょう！

» 緩和ケア

緩和ケア総論 (RB-成55)(RB-成55)(公みえ100)(がんみえ202)

112A6

緩和ケアの目標で正しいのはどれか.

1．疾病の治癒
2．余命の延長
3．QOLの向上
4．在院日数の短縮

□□□

解法の要点

緩和ケアの理念や定義をおさえておこう.

解説

×1　緩和ケアは，生命を脅(おびや)かす病に関する問題に直面している患者の痛みや，その他の苦痛を緩和するための治療やケアを優先する，苦痛へのアプローチである.

×2　緩和ケアは，延命を目的とする治療と並行して提供するものであるが，その目的は患者と家族のQOLの維持・向上であり，余命の延長ではない.

○3　緩和ケアの定義にあるように患者と家族のQOLの維持・向上を目指すものである.
(RB-成55)(RB-成55)

×4　在院日数の短縮は医療制度改革による医療費適正化の総合的推進のための取り組みであり，緩和ケアの目標にはあたらない.

【正答率】97.2％　【選択率】1：0.7％　2：2.0％　3：97.2％　4：0.2％

正　解　3

基本事項

▼ 緩和ケアの要件（WHO）

①痛みやその他の苦痛な症状を緩和する.
②生を肯定し，死の過程を正常なものとして尊重する.
③死を早めることも，遅らせることもしない.
④患者ケアにおいて心理社会的側面とスピリチュアルな側面を一体化させる.
⑤患者が可能な限り前向きに生活できるように支援体制を提供する.
⑥患者の療養中から死別後まで家族が対処できるように支援体制を提供する.
⑦患者・家族の必要性に対してチームで対応する.
⑧QOLの向上を心がけ，疾病経過に好ましい影響を与えることを目指す.
⑨治療期間を含め早期から実践する.

類題

▼原文で掲載しているため内容が古く，解答等が現状にそぐわない場合がございます.

110A16
緩和ケアの説明で適切なのはどれか.
1．入院が原則である.
2．家族もケアの対象である.
3．創の治癒を目的としている.
4．患者の意識が混濁した時点から開始する.
正　解　2

★mediLinkアプリのQRコードリーダーで各ページ下部のQRコードを読み込むと，無料で解説動画を見られます．なお，動画を見るにはmediLink会員登録と，書籍付属のシリアルナンバーを登録する必要があります．詳しくは本書冒頭の袋とじをチェック！

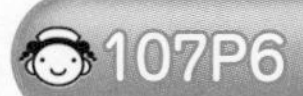

スピリチュアルな苦痛はどれか.

1．手術後の創部痛がある.　　2．社会的役割を遂行できない.
3．治療の副作用に心配がある.　　4．人生の価値を見失い苦悩する.

□□□

成

解法の要点

スピリチュアルな苦痛（スピリチュアルペイン）は，トータルペイン（全人的苦痛）のひとつである．それぞれの選択肢がどのような苦痛にあたるか，考えてみよう．

解　説

×1　手術後の創部痛は身体の痛みである．身体的苦痛としては，痛みや倦怠感，呼吸困難感などの症状や日常生活活動の支障が挙げられる．

×2　社会的役割を遂行できないのは，社会的苦痛である．社会的苦痛として，家庭内の問題や経済上の問題，人間関係，仕事上の問題などが挙げられる．

×3　治療の副作用に対する心配は，精神的苦痛である．精神的苦痛として，不安やいらだち，うつ状態，孤独感などが挙げられる．

○4　人生の価値を見失う苦悩とは，スピリチュアルペインである．スピリチュアルペインとして，人生の意味への問い，罪の意識，死の恐怖，価値体系の変化，死生観に対する悩みなどが挙げられる．

【正答率】94.8％　【選択率】1：0.9％　2：2.6％　3：1.7％　4：94.8％

正　解　4

基本事項

▼ トータルペイン（全人的苦痛）

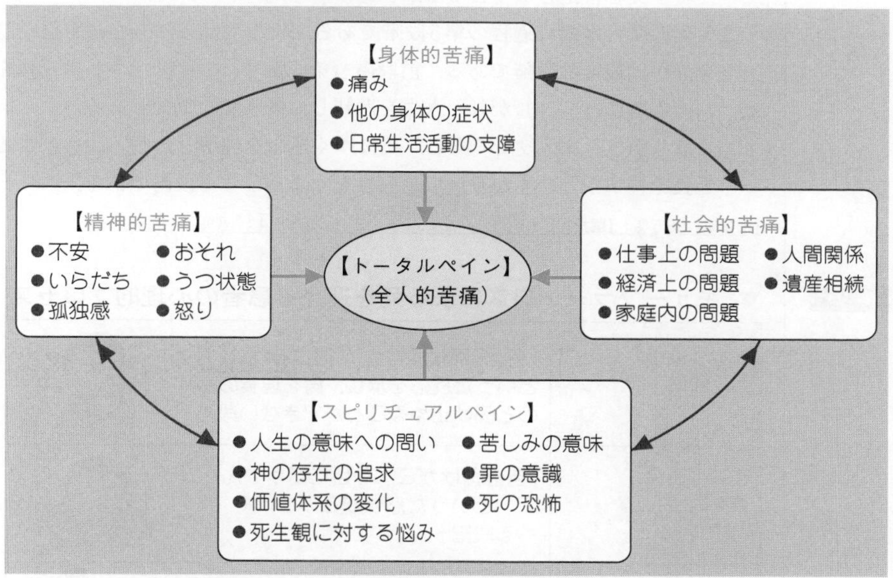

淀川キリスト教病院 編：緩和ケアマニュアル．第5版，最新医学社，2007，p.39より作成

QRコードをCheck！

➡類題の解説をアプリで確認しよう！

終末期看護

» 終末期看護

終末期にある患者・家族の看護 (RB-成61) (RB-成60) (がんみえ214, 215)

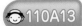

キューブラー・ロス,E.による死にゆく人の心理過程で第5段階はどれか.
Kübler-Ross,E.

1. 怒　り
2. 否　認
3. 死の受容
4. 取り引き

□□□

解法の要点

米国の精神科医であるキューブラー・ロス,E.は，死にゆく人の心理の変化を「死の受容過程」として5段階で提唱した．各過程とその変遷を理解することは，終末期（エンド・オブ・ライフ期）を迎える患者の看護・家族のケアに重要である．

解　説

×1　怒りは第2段階である．死にゆく運命が否定できないと理解できたものの「なぜ自分だけが」,「どうして死ななければいけないのか」など，強い怒りを覚える．

×2　否認は第1段階である．死にゆく運命に衝撃を受け，理解しようとするものの感情的にその事実を否定しようとする．

○3　死の受容は最終過程の第5段階である．死を受け入れ，心に平穏が訪れ，人生の終わりを静かに迎える段階である．前段階（第4段階）の「抑うつ」は，死を回避できないと悟り，絶望に打ちひしがれ，人生を悲観し，憂うつな気分となる．

×4　取り引きは第3段階である．死にゆく運命を理解したが，改心による死の回避や死期の延長を神仏などにすがり，取り引きをしようとする段階である．

【正答率】98.5％　【選択率】1：0.2％　2：0.5％　3：98.5％　4：0.8％

正　解　3

基本事項

▼ キューブラー・ロスによる死を迎える患者の心理的プロセス

段階		内容
第1段階	否　認	「何かの間違いだ」,「信じられない」といった反応を示し，病を現実のものと受け止めることができない段階
第2段階	怒　り	「自分だけがこんな目に遭うなんて」といった怒りがこみ上げてくる段階
第3段階	取り引き	「病気を治してくれたら，二度と悪いことはしない」等と，神や人と何らかの取り引きをしようとする段階
第4段階	抑うつ	「もうだめだ」,「生きていても仕方ない」と抑うつ状態になる段階
第5段階	受　容	自らのおかれた状況を理解し，それを受け入れることができる段階

補足事項

●**終末期の看護**：終末期においては，患者は身体的な苦痛だけでなく，精神的，社会的，スピリチュアルな痛みを含めたトータルペインをもつことを理解して，援助していく必要がある．

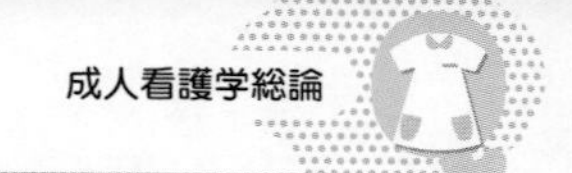

類　題

▼原文で掲載しているため内容が古く，解答等が現状にそぐわない場合がございます．

106P12
キューブラー・ロス,E.による死にゆく人の心理過程で第2段階はどれか.
1．死ぬことへの諦め　　2．延命のための取り引き
3．死を認めようとしない否認　　4．死ななければならないことへの怒り
正　解　4

95A6
キューブラ・ロスによる死にゆく人の心理過程で第1段階はどれか.
1．死なねばならないことへの怒り　　2．延命のための取り引き
3．死を認めようとしない否認　　4．死の恐怖や不安による抑うつ
正　解　3

QRコードをCheck！
➡類題の解説をアプリで確認しよう！

終末期の意思決定

(RB-成63) (RB-成62) (公みえ105) (がんみえ216)

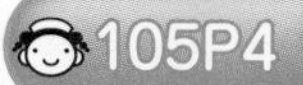

105P4

終末期に自分がどのような医療を受けたいかをあらかじめ文書で示しておくのはどれか.

1．アドヒアランス
2．リビングウィル
3．セカンドオピニオン
4．インフォームド・コンセント

□□□

解法の要点

終末期にある患者の意思を尊重するための知識を問われている．英語を日本語に訳してみると，意味を覚えやすくなるかもしれない．

解　説

×1　アドヒアランスとは，医療者からの治療的な指示やセルフケア方法の助言をもとに，患者が主体的・積極的に行動することである．

○2　リビングウィルとは，疾病の終末期に自分の意思を表明できない事態となった場合に備えて，患者自身の希望を事前に指示しておく書類のことである．

×3　セカンドオピニオンとは，治療を納得して受けられるように診断や治療方法について，現在の担当医とは違う医師に，第2の意見を聞くことである．

×4　インフォームド・コンセントとは，対象者が医療従事者から十分な情報の提供と選択肢についての適切な説明を受けたうえで，示された選択肢のなかから医療行為を自発的・非強制的に選択し，決定することをいう．

【正答率】98.0％　【選択率】1：1.3％　2：98.0％　3：0.3％　4：0.3％

正　解　2

基本事項

●**アドバンス・ディレクティブ**：自らが判断能力を失ったときにどのような治療を選択するのか，あらかじめ自分の意向を示しておくこと．

●**リビングウィル**：アドバンス・ディレクティブの内容を文章で示したもの．

補足事項

●**終末期医療**：「人生の最終段階における医療・ケアの決定プロセスに関するガイドライン」において,「医師等の医療従事者から適切な情報の提供と説明がなされ, それに基づいて医療・ケアを受ける本人が多専門職種の医療・介護従事者から構成される医療・ケアチームと十分な話し合いを行い，本人による意思決定を基本としたうえで，人生の最終段階における医療・ケアを進めることが最も重要な原則である」とされている．

<死ぬ場所>

あるがん専門病院のアンケートでは，ほとんどの患者さんが自宅での最期を望まれたようです．しかし，最期のときを病院で迎える方が増えているというのが現状です．患者さんが最期のときをどこで迎えるにしても，看護師は，患者さんの尊厳を守るよう行動していきたいものです．

MEMO

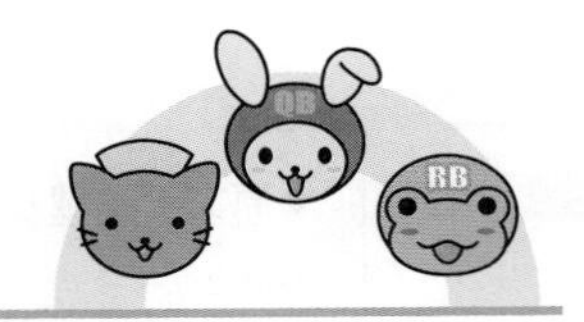

A章　消化管疾患

(RB-成88)…『レビューブック2025』の参照ページ
(RB-成88)…『レビューブック2023-24』の参照ページ

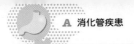

消化管の解剖と生理

» 消化管の解剖

消化管の解剖総論

(RB-A2) (RB-A2) (病みえ消2〜4) (がんみえ294, 295) (イメカラ消2, 6, 16)

110P12

後腹膜器官はどれか.

1．胃
2．肝 臓
3．空 腸
4．腎 臓

解法の要点

後腹膜器官とは，後腹壁の壁側腹膜より後方に位置する臓器である.

解 説

×1
×2 } 腹腔内に収納されている腹腔内臓器である.
×3

○4 後腹膜器官は，十二指腸，膵臓，腎臓，副腎，尿管，腹部大動脈，下大静脈，交感神経幹である.

【正答率】95.2％ 【選択率】1：0.7％ 2：1.7％ 3：2.4％ 4：95.2％

正 解 4

基本事項

▼ 腹腔臓器・腹膜後器官

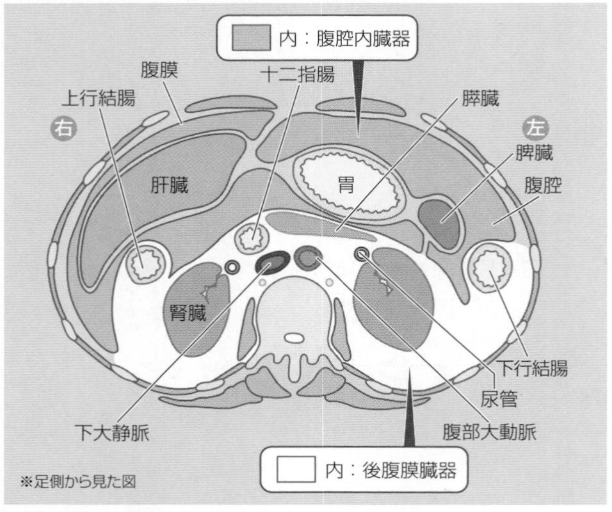

医療情報科学研究所 編：病気がみえる vol.1 消化器．第6版，メディックメディア，2020，p.4より改変

食　道

(RB-A4)(RB-A4)(病みえ消44～46)(がんみえ297)(イメカラ消46)

700予46

漿膜を欠くものはどれか.

1. 胃
2. 食　道
3. 胆　囊
4. 横行結腸

□□□

解法の要点

消化器の解剖生理に関する問題である. 併せて, 国試にもたびたび出題される食道の解剖についてもおさえておこう.

解　説

×1
○2
×3
×4

漿膜を欠くものは食道であり, 漿膜がないため癌が周囲臓器へ転移しやすい. 胃, 胆囊, 横行直腸は, 漿膜を含む構造で成り立っている.

この問題には正答率はありません. (巻頭 p.12参照)

正　解　2

基本事項

▼ 食道の解剖

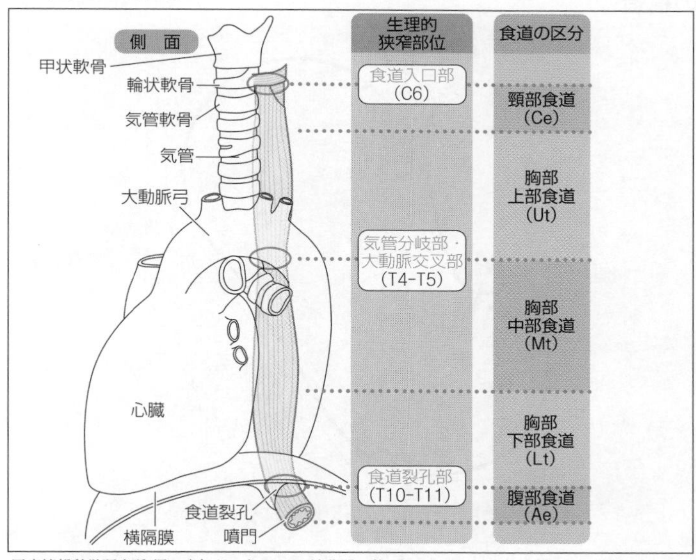

医療情報科学研究所 編：病気がみえる vol.1 消化器. 第6版, メディックメディア, 2020, p.44より改変

補足事項

●**消化管の上皮組織**：口腔から食道までと肛門管は強い刺激にさらされているため, 頑丈な重層扁平上皮で覆われている. それ以外の消化管は単層円柱上皮で覆われている.

★mediLinkアプリのQRコードリーダーで各ページ下部のQRコードを読み込むと, 無料で解説動画を見られます. なお, 動画を見るにはmediLink会員登録と, 書籍付属のシリアルナンバーを登録する必要があります. 詳しくは本書冒頭の袋とじをチェック!

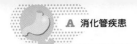

胃 (RB-A5) (RB-A5) (病みえ消86〜88) (がんみえ309) (イメカラ消56, 60, 64)

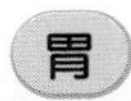
700予47

胃酸を分泌している細胞はどれか.

1. 主細胞
2. 副細胞
3. 壁細胞
4. G細胞

解法の要点

それぞれの細胞が何を分泌しているのかという基本をおさえたうえで，胃の構造および分泌物の働きもきちんと把握しておこう.

解　説

×1
×2
○3
×4
主細胞からはペプシノーゲンが，副細胞からは粘液が，壁細胞からは胃酸（塩酸）が，G細胞からはガストリンが分泌される.

この問題には正答率はありません.（巻頭p.12参照）

正　解　3

基本事項

▼ 胃の構造

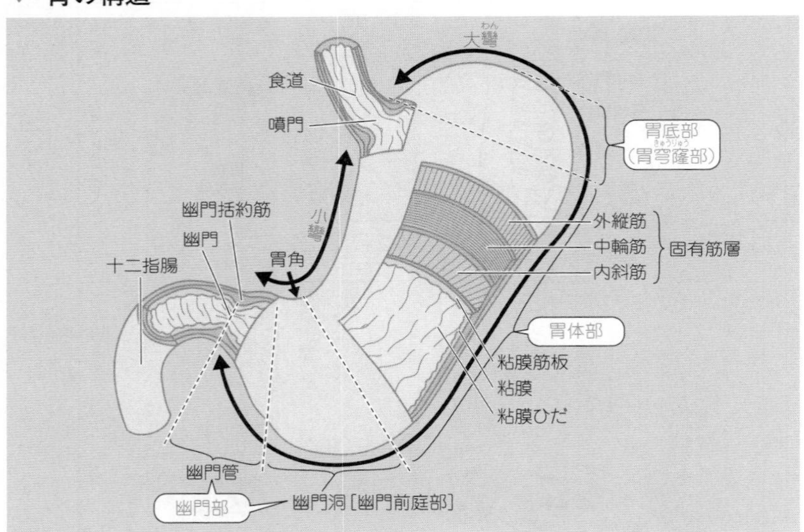

医療情報科学研究所 編：病気がみえる vol.1 消化器．第6版，メディックメディア，2020，p.86より改変

●**胃の壁構造**：胃壁は内側より粘膜層，粘膜下層，固有筋層，漿膜（腹膜）からなる.

●**胃の各部位の名称と胃癌の好発部位**：胃は噴門から胃底部，胃体部，幽門部に分けられる.胃癌が最も好発する部位は胃角〜幽門前庭部であり，次いで胃体部である.

▼ 主な消化管壁の層構造

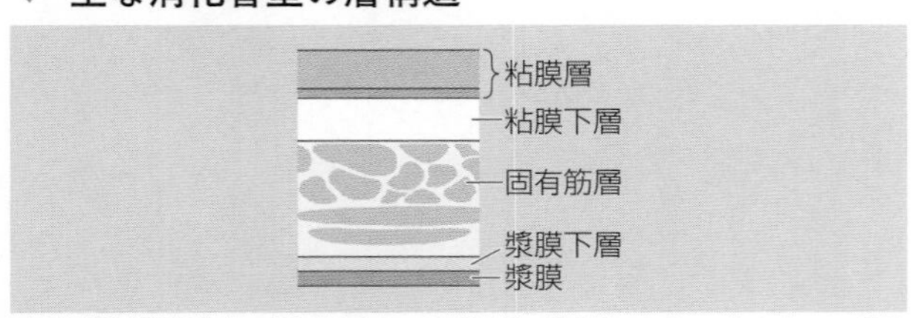

医療情報科学研究所 編：病気がみえる vol.1 消化器．第6版，メディックメディア，2020，p.3より改変

» 消化管の生理と機能

消化と吸収 (RB-A12) (RB-A12) (病みえ消10〜13) (イメカラ消18, 20)

109P11

大腸で吸収されるのはどれか．

1．脂　質
2．水　分
3．糖　質
4．蛋白質

解法の要点

消化と吸収に関する基本的知識が問われている．栄養素を吸収部位別に整理しておこう．

解　説

×1　脂質は胆汁（肝臓から分泌される）に含まれる胆汁酸とレシチンによって乳化され，膵リパーゼにより分解されて小腸で吸収される．

○2　水分は小腸で80〜90％が吸収され，残りの10〜20％が大腸で吸収される．

×3　糖質は唾液，膵液，腸液に含まれる酵素によって分解され，小腸で吸収される．

×4　蛋白質は胃液，膵液，腸液に含まれる酵素によって分解され，小腸で吸収される．

【正答率】88.4％　【選択率】1：6.1％　2：88.4％　3：2.1％　4：3.4％

正　解　2

基本事項

▼ 消化・吸収の流れ

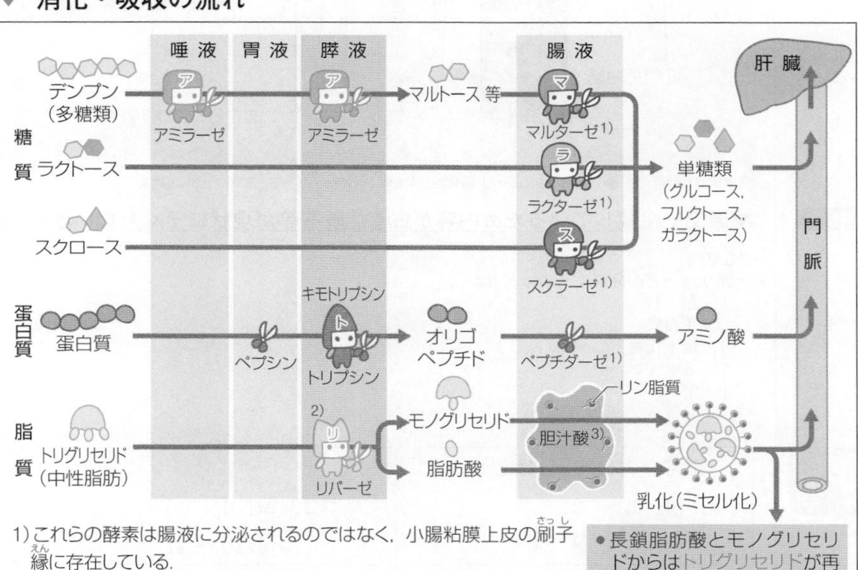

1) これらの酵素は腸液に分泌されるのではなく，小腸粘膜上皮の刷子縁に存在している．

2) トリグリセリドは2回乳化される．まずは十二指腸で膵リパーゼの作用を受けやすくするため，胆汁酸やレシチンによって乳化される．

3) 胆汁酸は乳化（ミセル化）を行った後，そのほとんどが回腸末端で吸収され再利用される（腸肝循環）．

● 長鎖脂肪酸とモノグリセリドからはトリグリセリドが再合成され，カイロミクロンを形成し，リンパ管に入る．

医療情報科学研究所 編：病気がみえる vol.1 消化器．第6版，メディックメディア，2020，p.12より改変

食べられたものたちの運命はいかに…！
実況のノリで消化吸収を解説してみた

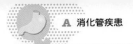

基本事項

▼ 各栄養素とその吸収部位

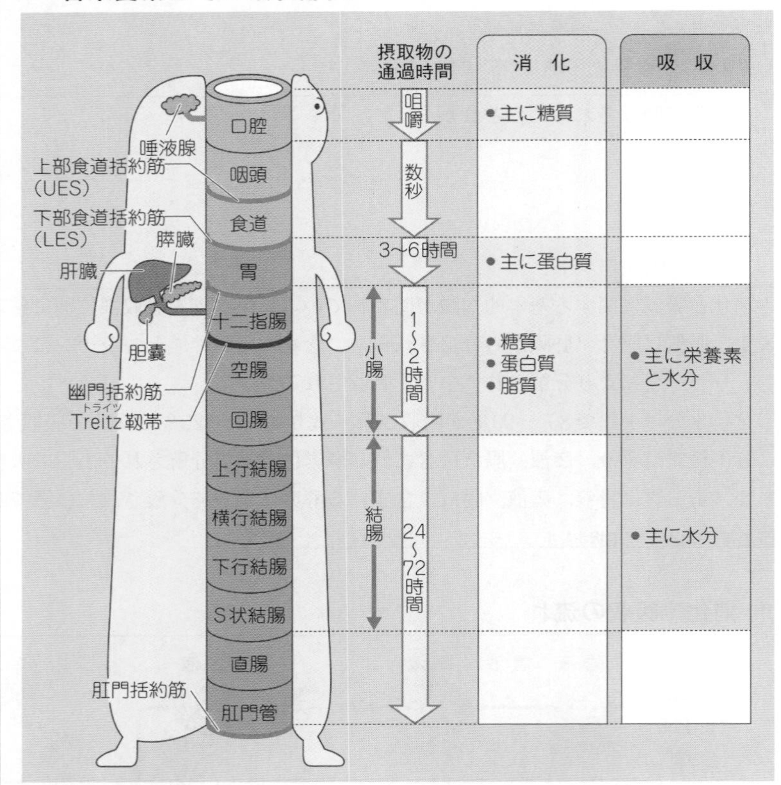

医療情報科学研究所 編：病気がみえるvol.1 消化器. 第6版, メディックメディア, 2020, p.10より改変

類　題

▼原文で掲載しているため内容が古く，解答等が現状にそぐわない場合がございます．

100A9
膵リパーゼが分解するのはどれか．
1．脂　肪
2．蛋白質
3．炭水化物
4．ビタミン
正　解　1

103P9

正常な胃液のpHはどれか．

1．pH 1～ 2　　2．pH 4～ 5
3．pH 7～ 8　　4．pH10～11

解法の要点

正常な胃液は酸性なのかアルカリ性なのか，pH（水素イオン濃度指数）で示すとどの程度の値となるのか，しっかり覚えておこう．(RB-A13)(RB-A13)

解　説

○1
×2
×3
×4

正常な胃液は塩酸により強酸性を示し，pHは1～2程度の値である．一般的にpH7を中性，7より小さいと酸性，7より大きいとアルカリ性という．

【正答率】59.5％

正　解　1

QRコードをCheck！

➡類題の解説をアプリで確認しよう！

消化管ホルモン

(RB-A15) (RB-A15) (病みえ消13) (イメカラ消28)

110A12

胃から分泌される消化管ホルモンはどれか.
1. ガストリン
2. セクレチン
3. 胃抑制ペプチド
4. コレシストキニン

A

解法の要点

胃や十二指腸，小腸からはいくつかの消化管ホルモンが分泌され，胃酸や膵液，胆汁の分泌や消化管運動に関与している．消化管ホルモンが分泌される場所とその作用についてはよく出題される．本問では，そのなかで胃から分泌される消化管ホルモンを問うている．

解　説

○1　ガストリンは胃幽門前庭部のG細胞と十二指腸上部のG細胞から分泌され，胃酸・ペプシノーゲンの分泌促進や胃運動促進の作用がある．

×2　セクレチンは十二指腸のS細胞から分泌され，胃酸分泌抑制や炭酸水素イオン分泌促進の作用がある．

×3　グルコース依存性インスリン分泌刺激ポリペプチド［胃抑制ペプチド（GIP)］は十二指腸と上部小腸から分泌され，インスリン分泌促進，胃液分泌抑制の作用がある．

×4　コレシストキニン（CCK）は十二指腸と上部小腸から分泌され，胆嚢収縮，膵酵素分泌促進の作用がある．

【正答率】93.5％　【選択率】1：93.5％　2：2.7％　3：2.7％　4：1.1％

正　解　1

基本事項

▼ 消化管ホルモンとその作用

	消化管ホルモン	分泌部位	主な作用
ガストリンファミリー	ガストリン	胃幽門前庭部G細胞，十二指腸上部G細胞	● 胃酸分泌↑，ペプシノーゲン分泌↑ ● 胃運動↑ ● 胃壁細胞増殖作用 ● 膵酵素分泌↑
	コレシストキニン（CCK）	十二指腸	● 胆嚢収縮作用 ● 膵酵素分泌↑
セクレチンファミリー	セクレチン	十二指腸S細胞	● ガストリン分泌↓ ● 胃酸分泌↓，胃運動↓ ● 膵臓より炭酸水素イオン（重炭酸イオン）(HCO_3^-) 分泌↑
	インクレチン（GIP，GLP-1）	十二指腸，小腸	● インスリン分泌↑ ● 胃内容物排出抑制作用
	血管作動性腸管ペプチド（VIP）	上部小腸	● 胃酸分泌↓ ● 血管拡張，心拍出量↑
その他	ソマトスタチン	ランゲルハンス島（膵島）δ細胞，胃，十二指腸	● 成長ホルモン（GH）分泌↓ ● 消化管ホルモン（ガストリン，セクレチン 等）分泌↓

消化管疾患の症候・観察・検査

消化管疾患の主要症候

嚥下障害

(RB-A19) (RB-M12) (病みえ消48, 耳368～375) (看みえ③85) (がんみえ192)

98A12

誤嚥で発症するのはどれか.

1．肺　炎
2．胃　炎
3．肝　炎
4．膵　炎

□□□

解法の要点

誤嚥とは，本来胃内に嚥下（えんげ）すべき口腔内容物を誤って気道のほうに嚥下してしまうことをいう.

解　説

○1　誤嚥ではしばしば，誤嚥性肺炎を引き起こす．特に寝たきり，高齢者，意識障害者などでは誤嚥性肺炎を引き起こしやすいので注意が必要である．(RB-I43)(RB-I43)

×2
×3　誤嚥では通常みられない.
×4

この問題には正答率はありません.（巻頭 p.12参照）

正　解　1

腹　痛

(RB-A20) (RB-A19) (病みえ消16～18) (看みえ③173) (イメカラ消134)

97A16

空腹時の腹痛を特徴とする疾患はどれか.

1．虫垂炎
2．胆石症
3．イレウス
4．十二指腸潰瘍

□□□

解法の要点

腹痛のなかには食事摂取に関係する痛みがあり，食後に腹痛を起こすタイプと空腹時に起こすタイプに分けられる．疾患と腹痛の起きる時期を結び付けて覚えよう．(RB-A40)(RB-A39)

解　説

×1　痛みの時期は食事摂取に関係なく持続的である.

×2　脂肪性の高い食事摂取後に胆嚢の強い収縮が起こり，胆石が胆嚢頸部に嵌頓（かんとん）することにより胆石発作や急性胆嚢炎を起こす.

×3　術後・腹膜炎（麻痺性イレウス）や腸管のねじれ（腸閉塞）による腹痛は食事摂取と無関係である.

○4　十二指腸潰瘍は胃酸過多により起こり，通常空腹時に痛みを強く感じる．食事をすると逆に症状が緩和される.

この問題には正答率はありません.（巻頭 p.12参照）

正　解　4

便　秘

(RB-A21)(RB-A20)(病みえ消20, 21)(イメカラ消136)

111P19

大腸の狭窄による便秘はどれか.

1．器質性便秘　　2．痙攣型便秘

3．弛緩型便秘　　4．直腸性便秘

解法の要点

便秘の種類とその基本知識を問うものである．便秘は日常的に遭遇することが多いが，なかには緊急を要するものもある．それぞれの機序や症状の特徴を把握しておくことは臨床現場でも非常に重要である．治療とともにしっかりと整理しておこう．便秘の分類は，平成29（2017）年の「慢性便秘症診療ガイドライン」で改定された．今回は，改定前の分類からの出題であったが，改定後は器質性便秘と機能性便秘に分類されている．(RB-A21)(RB-A20)

解　説

○1　便秘は大きく器質性便秘と機能性便秘の2つに分類される．前者は腸管の腫瘍，腸管同士の癒着や捻転（ねんてん），腸管外からの圧迫といった器質的原因によって狭窄，通過障害が起きているものを指す．緊急を要するものもあり，安易な下剤投与は危険である．後者はさらに選択肢2～4の3つに分類される．

×2　精神的ストレスなど副交感神経の過度な興奮によって腸管が過緊張し，腸管内容の有効な輸送が障害されるタイプの便秘である．便秘と下痢を繰り返したり，ウサギの糞のようなコロコロとした便がみられたりする．

×3　腸管の蠕動（ぜんどう）運動低下によって腸管内容が停滞し，その間に大腸への水分の吸収が進むことで硬便となり，腸管内容停滞がいっそう助長されてしまうタイプの便秘である．食物繊維摂取不足や長期臥床の高齢者などに起きやすい．

×4　直腸に便が到達し貯留しているにもかかわらず，排便反射が起こらないために直腸内に便が停滞してしまうタイプの便秘である．長期臥床の高齢者や排便を我慢する習慣のある人にみられる．直腸癌を原因とする器質性便秘との鑑別が大切である．

【正答率】85.3％　【選択率】1：85.3％　2：4.6％　3：2.0％　4：8.1％

正　解　1

基本事項

▼ 機能性便秘の分類

症状分類	排便回数減少型		排便困難型	
病態分類	大腸通過遅延型	大腸通過正常型		機能性便排出障害
イメージ・病態	●大腸が便を輸送する能力が低下しているために排便回数や排便量が減少する.	●大腸が便を輸送する能力は正常であるものの，排便の回数・量が減少する.	●排便の回数・量は減少しないものの，硬便となり排便困難感を生じる.	●直腸にある便を十分量かつ快適に排出できない便排出障害であり，排便困難感や残便感を生じる.
原　因	●特発性（原因不明） ●内分泌疾患などの全身性疾患 ●抗パーキンソン病薬などの薬剤	●食事量の減少（食物繊維の摂取不足など）	●過敏性腸症候群の便秘型	●腹腔内圧低下 ●骨盤底筋群の協調運動低下

医療情報科学研究所 編：看護がみえる vol.2 臨床看護技術．第1版，メディックメディア，2018，p.299より改変

補足事項

●**機能性便秘の分類**：従来，機能性便秘の分類は弛緩性便秘，痙攣性便秘，直腸性便秘に分けられていたが，「慢性便秘症診療ガイドライン2017」以降は，大腸通過遅延型，大腸通過正常型，機能性便排出障害に分類されるようになった．

103追P13

弛緩性便秘を予防するための指導で適切なのはどれか.
1. 適度な運動
2. 努責の禁止
3. 腹部の冷罨法
4. 低残渣食の摂取

解法の要点

弛緩性便秘は女性や高齢者，長期臥床者に多くみられる．便秘を悪化させる要因を考えてみると，解答のヒントになるだろう．

解　説

○1　弛緩性便秘は運動不足や腹筋力の低下している人に多くみられる．可能な範囲での適度な運動をすることが望ましい．

×2　過度な努責は肛門に負荷をかけるため望ましくないが，弛緩性便秘の予防に際して指導されるべき事項ではない．

×3　腹部の冷罨(あんぽう)法によって冷やすのではなく，腹部か腰部を温める温罨法によって，腸管運動の活発化を促し，便秘の改善を期待することができる．

×4　低残渣(ざんさ)食はイレウス（腸閉塞），潰瘍性大腸炎などに対して消化管の負担を軽減するために，あるいは腹部手術前などで腸管内容を少なくしておきたい場合に用いられる食事である．弛緩性便秘の場合は，反対に食物繊維を多く含む食事が推奨される．

【正答率】91.9％

正　解　1

類　題

▼原文で掲載しているため内容が古く，解答等が現状にそぐわない場合がございます．

99P13
弛緩性便秘の患者に対する食事指導で適切なのはどれか．
1．水分摂取の制限
2．脂肪の多い食品の摂取の制限
3．塩分の多い食品の摂取の推奨
4．食物残渣の多い食品の摂取の推奨
正　解　4

97A17
弛緩性便秘予防の指導で適切なのはどれか．
1．適度な運動
2．努責の禁止
3．腹部の冷罨法
4．低残渣食品の摂取
正　解　1

93A15
弛緩性便秘の原因はどれか．
1．飲　酒
2．不　眠
3．ビタミンC服用
4．運動不足
正　解　4

QRコードをCheck！
➡類題の解説をアプリで確認しよう！

下 痢

(RB-A22) (RB-A21) (病みえ消19) (イメカラ消138)

109P15

下痢によって生じやすい電解質異常はどれか.
1. 低カリウム血症
2. 高カルシウム血症
3. 高ナトリウム血症
4. 低マグネシウム血症

解法の要点

下痢や嘔吐では消化管液が排出されることで，水分だけでなくその中に含まれる電解質も喪失する．それによって引き起こされる血清学的変化はどれかを考える．

解 説

○1 下痢による代表的な電解質異常である．カリウムは消化管液に含まれるので，下痢によりカリウムが喪失する． (RB-D55)(RB-D55)

×2 カルシウム濃度に影響はない．高カルシウム血症は，副甲状腺機能亢進症やがんの骨転移，ビタミンDの過剰投与などでみられる．

×3 下痢による水分喪失で高ナトリウム血症になることもあるが，低カリウム血症のほうがよくみられる．

×4 マグネシウム低下がみられることもあるが，低カリウム血症のほうが生じやすい．低マグネシウム血症は，飢餓などのマグネシウム摂取不足，副甲状腺機能低下症などでみられる．

【正答率】80.6％ 【選択率】1：80.6％ 2：1.1％ 3：9.3％ 4：9.0％

正 解 1

基本事項

▼ 下痢のメカニズム

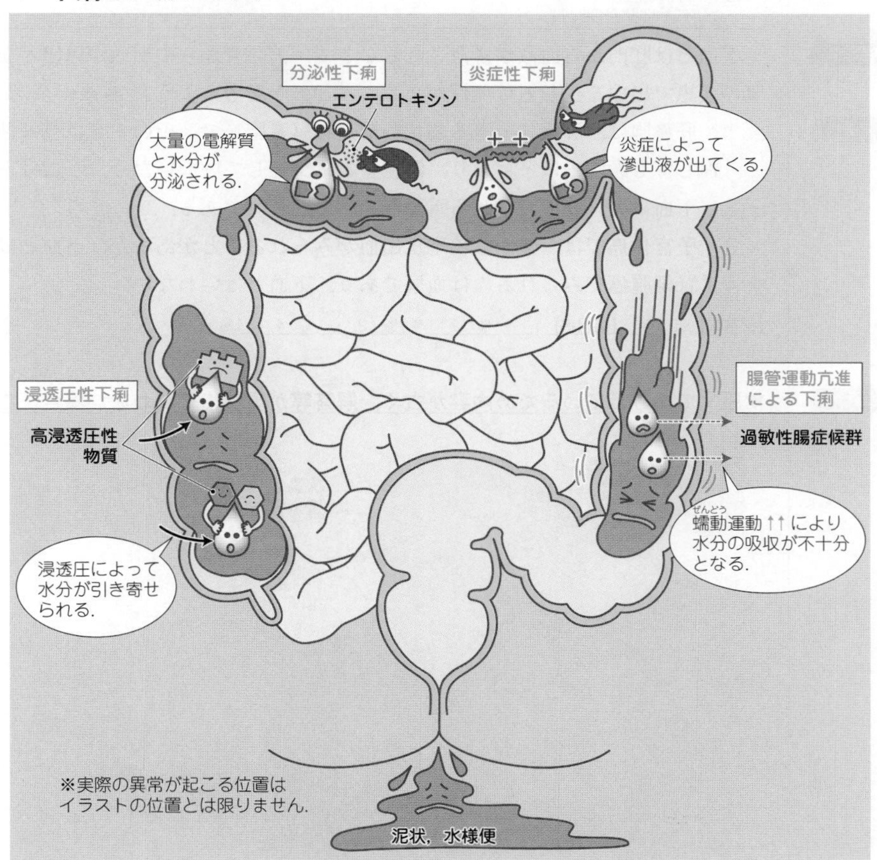

医療情報科学研究所 編：イメカラ（イメージするカラダのしくみ）消化器．第1版．メディックメディア．2013．p.139

基本事項

▼ 下痢に対する看護のポイント

① 安　静
腸蠕動の鎮静を図るため，心身の安静が必要である．ストレスは，消化管運動異常（下痢）を発症・増悪させると考えられているため避ける．また，必要以上の体動や腹圧，強いマッサージによる腹部への直接刺激は避ける．

② 腹部の保温
消化管の循環血液量を増加させ，腸管からの水分吸収を促す．また，リラックス効果も期待できる．ただし炎症所見がある場合は，炎症を増悪させるおそれがあるため行わない．

③ 肛門周囲の清潔
便，消化液による化学的刺激，頻回の排便による物理的刺激により，肛門周囲の皮膚は変調を起こしやすくなっているので，清潔に保つ．

④ 口腔内の清潔
脱水症，絶食により唾液の分泌は減少し，口腔内の自浄作用が低下する．口腔内感染・二次感染やう蝕(しょく)予防のほか，口臭防止，爽快感のためのケアを行う．

下　血

(RB-A24) (RB-A23) (病みえ消22) (がんみえ17, 332) (イメカラ消140)

112A13

下血がみられる疾患はどれか．

1．肝嚢胞
liver cyst

2．大腸癌
colon cancer

3．子宮体癌
uterine corpus cancer

4．腎細胞癌
renal cell carcinoma

□□□

解法の要点

下血とは肛門から血液が排泄されることで，消化管からの出血が原因となって起こる．消化管の疾患で出血を生じる可能性があるのはどれかを考えよう．(RB-A24)(RB-A23)

解　説

×1　肝嚢胞は，肝臓にできる袋状の構造物（嚢胞）で，その中身は漿液性の液体である．出血しても嚢胞内にとどまり，消化管とは交通していないため，下血はみられない．

○2　下血は大腸癌でみられる重要な症状のひとつである．

×3　子宮体癌では，腟からの不正出血がみられることがあるが，下血とはいわない．

×4　腎細胞癌でみられるのは血尿であり，下血とはいわない．

【正答率】99.1％　【選択率】1：0.1％　2：99.1％　3：0.7％　4：0.1％

正　解　2

類　題

▼原文で掲載しているため内容が古く，解答等が現状にそぐわない場合がございます．

106P13
下血がみられる疾患はどれか．
1．肝嚢胞　　2．大腸癌
3．卵巣癌　　4．腎盂腎炎
正　解　2

108A14

鮮紅色の下血が見られた時の出血部位で正しいのはどれか.

1. 胃　　2. 食　道
3. 直　腸　　4. 十二指腸

解法の要点

下血の色から出血部位を想定させる問題である. 下血にはタール便（黒色）と血便（鮮紅色）があり, 本問は鮮紅色の下血の出血部位を問うている.

解　説

×1
×2
○3
×4
結腸, 特に直腸からの出血は, ヘモグロビンの鉄が酸化されず, 血液そのままの色を維持するため, 鮮紅色となる. 一般的に食道, 胃, 十二指腸からの出血は, ヘモグロビンの鉄が胃酸で酸化され, タール便（黒色）となる.

【正答率】94.9％　【選択率】1：0.6％　2：2.8％　3：94.9％　4：1.7％

正　解　3

QRコードをCheck！

➡類題の解説をアプリで確認しよう！

悪心／嘔吐

(RB-A24)（RB-A23)（病みえ消18)（イメカラ消132)

103A13

頻回の嘔吐で起こりやすいのはどれか.

1. 脱　水　　2. 貧　血
3. 発　熱　　4. 血　尿

解法の要点

嘔吐（おうと）を繰り返すと身体にどのような影響があるかをイメージして解答しよう. (RB-医21)(RB-医21)

解　説

○1　嘔吐を頻回に繰り返すと体内の水分喪失を招きしばしば脱水がみられる. また嘔吐では胃酸を大量に体外に排出するため, 代謝性アルカローシスが生じることも覚えておく.

×2　嘔吐では吐血などを合併しなければ通常貧血はみられない. 逆に嘔吐によって水分が減り血液が濃縮することがしばしばみられる.

×3　頻回の嘔吐は発熱の直接の原因になるものではない. 発熱は感染, 腫瘍あるいは膠原（こうげん）病などによってみられることが多い.

×4　血尿は出血傾向あるいは泌尿器系の病変でみられることがある.

この問題には正答率はありません.（巻頭 p.12参照）

正　解　1

類　題

▼原文で掲載しているため内容が古く, 解答等が現状にそぐわない場合がございます.

100P14
頻回の嘔吐で起こりやすいのはどれか.
1. 脱　水
2. 貧　血
3. アシドーシス
4. 低カリウム血症
正　解　1

QRコードをCheck！

➡類題の解説をアプリで確認しよう！

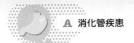

消化管疾患の治療

侵襲的治療

ストーマ（人工肛門）(RB-A28)(RB-A27)(病みえ消458〜469)

99A20

皮膚の写真（口絵No.10）を別に示す．
矢印で示すのはどれか．

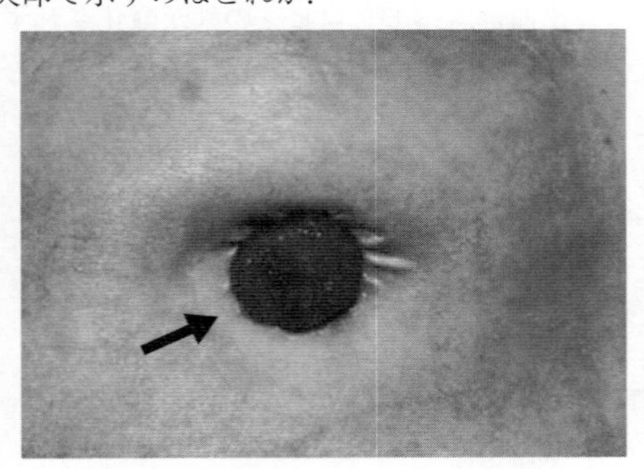

1．褥　瘡　　2．胃　瘻
3．人工肛門　　4．尿管皮膚瘻

解法の要点

実際に見たことがあるかないかで，正答できるか否かが分かれる問題．写真は粘膜面が体表に盛り上がって露出した瘻(ろう)孔である．

解　説

×1　褥瘡(じょくそう)は，皮膚・軟部組織の圧迫壊死(えし)による皮膚欠損，潰瘍形成であり，管腔臓器の内面である粘膜が体表に露出することはまずない．

×2　胃瘻(いろう)の多くは内視鏡的に作成されるが，瘻孔が完成すると，皮膚表面に肉芽形成は認めても，粘膜は露出しない．このような瘻孔を管状瘻という．

○3　人工肛門（ストーマ）は，切断した腸管を体外に引き出し造設するので，体表に粘膜面が露出する唇状瘻である．

×4　尿管皮膚瘻は，膀胱全摘を行った場合などに行う尿路変向術のひとつである．これも人工肛門（ストーマ）と同様，唇状瘻ではあるが，腸管のように粘膜面を高く翻転させて造設することはしない．

【正答率】91.8％　【選択率】1：0.9％　2：5.5％　3：91.8％　4：1.7％

正　解　3

★mediLinkアプリのQRコードリーダーで各ページ下部のQRコードを読み込むと，無料で解説動画を見られます．なお，動画を見るにはmediLink会員登録と，書籍付属のシリアルナンバーを登録する必要があります．詳しくは本書冒頭の袋とじをチェック！

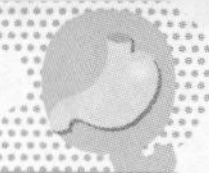

103追P20

S状結腸に造設されたストーマから通常排泄される便はどれか.
1. 水様便
2. 泥状便
3. 固形便
4. 硬　便

解法の要点

経口摂取された水分および上部消化管から分泌された水分が，下部消化管でどのように吸収されていくかを知っていれば，正答にたどり着くのは難しくない.

解　説

×1
×2
○3
腸炎などを起こしていない通常の状態では，S状結腸ストーマから水様便が排泄されることはない. また，S状結腸まで送られてきた便は，消化管において吸収されるべき水分のほとんどがすでに吸収されている状態であるため，泥状便ではなく固形便としてストーマから排泄される.

×4　硬便とは，水分不足や便の腸管内滞留時間が長いことにより生じる便であり，通常排泄される便ではない.

【正答率】73.5％　【選択率】1：5.7％　2：17.3％　3：73.5％　4：3.4％

正　解　3

消化管疾患

» 胃・十二指腸疾患

消化性潰瘍（胃・十二指腸潰瘍） (RB-A39) (RB-A38) (病みえ消106～111) (イメカラ消172)

97A15

胃潰瘍の患者にみられる少量の吐血の特徴はどれか.
1．泡沫状
2．アルカリ性
3．アンモニア臭
4．コーヒー残渣様

解法の要点
消化性潰瘍は胃酸などの自己消化による，粘膜筋板より深い胃・十二指腸壁の欠損である.

解　説
×1　吐血が泡沫状になることは通常ない．ピンク色の泡沫状のものがみられた場合には，肺水腫を考える.
×2　胃潰瘍では，通常胃酸が過剰状態となり，むしろ酸性となる.
×3　アンモニア臭は肝硬変時にみられる呼気（息）のにおいで，肝性口臭ともいわれる．これは過剰な血中アンモニアが肺循環通過の際に呼気中に含まれるために起こる.
○4　血液が胃酸に触れると酸化が起こり，赤色から褐色となる．これをコーヒー残渣(ざんさ)様という.

この問題には正答率はありません．(巻頭p.12参照)

正　解　4

胃　癌 (RB-A43) (RB-A42) (病みえ消120～132) (がんみえ308～320) (イメカラ消152～155)

109A21

胃がんのVirchow〈ウィルヒョウ〉転移が生じる部位はどれか.
1．腋　窩
2．鼠径部
3．右季肋部
4．左鎖骨上窩

解法の要点
がんの転移は，リンパ行性，血行性，播種(はしゅ)性に分類される．リンパ行性転移は，解剖学的なリンパの流れに沿って進む．ウィルヒョウ転移は，胃癌などの消化器癌がある部位のリンパ節に転移した状態で，ドイツの病理学者ウィルヒョウ（Virchow）が最初に報告したことが由来である．リンパ節への転移はがんがかなり進行した状態といえる.

解　説
×1
×2
×3
○4
（1～4）左鎖骨上窩(か)リンパ節への転移をウィルヒョウ転移という．このほか，リンパ行性転移で卵巣への転移はクルーケンベルグ腫瘍という.

【正答率】89.9％　【選択率】1：2.5％　2：2.3％　3：5.3％　4：89.9％

正　解　4

A

≫ 腸・腹膜疾患

潰瘍性大腸炎 (RB-A52)(RB-A51)(病みえ消174〜181)(イメカラ消181)

700予49

潰瘍性大腸炎について正しいのはどれか.
1．悪性化の頻度は低い.
2．腸管の炎症は大腸に限局している.
3．高齢の男性に好発する.
4．血性の下痢は少ない.

解法の要点

潰瘍性大腸炎は，主に大腸粘膜を侵し，びらんや潰瘍を形成する疾患である．同じく指定難病であるクローン病との違いをしっかり学習しておこう.

解　説

×1　特に，長期にわたる炎症持続（慢性持続型など），10年を超える長期の罹患歴，全大腸炎型などの場合に大腸癌に至る可能性が高い.

○2　文章どおり．病変は主として直腸粘膜から口側に向かって生じ，連続した病変は全大腸に及ぶこともある.

×3　若年〜高齢者に幅広く分布するが，特に若年者に好発する．男女比は1：1である.

×4　潰瘍性大腸炎の特徴的な症状は，軽症例では，下痢，しぶり腹（テネスムス）を繰り返す．重症例では，滲出(しんしゅつ)性下痢，粘血便，腹痛，発熱，体重減少，貧血（鉄欠乏性貧血）などの全身症状が強い.

正　解　2

この問題には正答率はありません.（巻頭 p.12 参照）

基本事項

▼ 潰瘍性大腸炎とクローン病

	潰瘍性大腸炎	クローン病
好発年齢	若年者・中高年層	若年者（男女比は2：1）
好発部位	全大腸（特に直腸）	回盲部（病変は全消化管に起こり得る）
発病・経過	再燃と寛解を繰り返す	再燃と寛解を繰り返す
病変の分布	直腸より口側に連続性・びまん性	非連続性，区域性
主要症状・合併症	軽症：下痢，しぶり腹 重症：滲出性下痢，反復性の粘血便，腹痛，発熱，貧血 合併症：大腸癌，大量出血，穿孔，原発性硬化性胆管炎，壊疽(えそ)性膿皮症，結節性紅斑	腹痛（右下腹部を中心とした），下痢，肛門部病変（難治性痔瘻），腸狭窄，瘻孔形成. ※血便は少ない.
癌　化	大腸癌（10年以上経過して）	まれ

類　題

▼原文で掲載しているため内容が古く，解答等が現状にそぐわない場合がございます.

107P12
潰瘍性大腸炎によって生じるのはどれか.
1．滲出性下痢
2．分泌性下痢
3．脂肪性下痢
4．浸透圧性下痢
正　解　1
※本設問は「問題として適切であるが，必修問題としては妥当でないため」という理由で不正解の場合，採点対象から除外されている.

QRコードをCheck！

➡類題の解説をアプリで確認しよう！

イレウス／腸閉塞

(RB-A54)(RB-A53)(病みえ消152〜161)(イメカラ消176)

700予50

腸蠕動音の聴取に関して，正しいものはどれか．
1．便秘では，腸蠕動音は亢進する．
2．打診・触診の後に聴診を行う．
3．麻痺性イレウスでは，腸蠕動音は亢進する．
4．単純性腸閉塞では，高頻度で金属音が聴取される．

解法の要点

腸蠕動（ぜんどう）音の聴取方法と併せて，聴取できた音から評価できるイレウス／腸閉塞の種類についても確認しておこう．

解　説

×1　腸管運動が低下することで便秘になるため，腸蠕動音は減弱する．
×2　打診・触診による刺激で腸管運動が亢進することがあるため，聴診は打診・触診を行う前に実施する．(RB-A25)(RB-A24)
×3　麻痺性イレウスでは腸管運動が低下するため，腸蠕動音は減弱あるいは消失する．
◯4　単純性腸閉塞では腸管狭窄（きょうさく）部をガスや貯留液が通過するため，高頻度で金属音が聴取される．

この問題には正答率はありません．(巻頭 p.12 参照)

正　解　4

基本事項

●**イレウス／腸閉塞**：何らかの原因により，腸内容物の通過が障害された状態である．腸管に分布する神経の障害により腸内容物が停滞するイレウス（従来の機能的イレウス）と，腸内腔が物理的に閉塞されて起こる腸閉塞（従来の機械的イレウス）に大別される．腸閉塞が90％を占め，術後や炎症などの腸管癒着によるものが最も多い．

▼ イレウスの分類

	イレウス（従来の機能的イレウス）		腸閉塞（従来の機械的イレウス）	
	麻痺性	けいれん性	単純性（閉塞性）	複雑性（絞扼（こうやく）性）
主な原因	開腹術後早期の腸管の運動麻痺，腹膜炎 等	中毒等による腸管のけいれん 等	腸管癒着，腫瘍，異物（血流障害を伴わない）	腸管癒着，ヘルニア嵌頓，腸重積症，腸捻転（ねんてん）（血流障害を伴う）
腸雑音	消失		亢進（金属音）	減弱
症状の特徴	原因による		緩徐（かんじょ）・間欠的	急激・持続的
共通の症状	悪心（おしん）・嘔吐（おうと），腹痛，排ガス・排便の停止，腹部膨満感			

急性虫垂炎

(RB-A61) (RB-A60) (病みえ消192～197, 小193～195) (イメカラ消178)

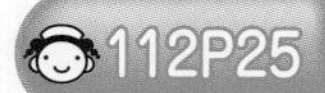

112P25

腹部前面を図に示す.

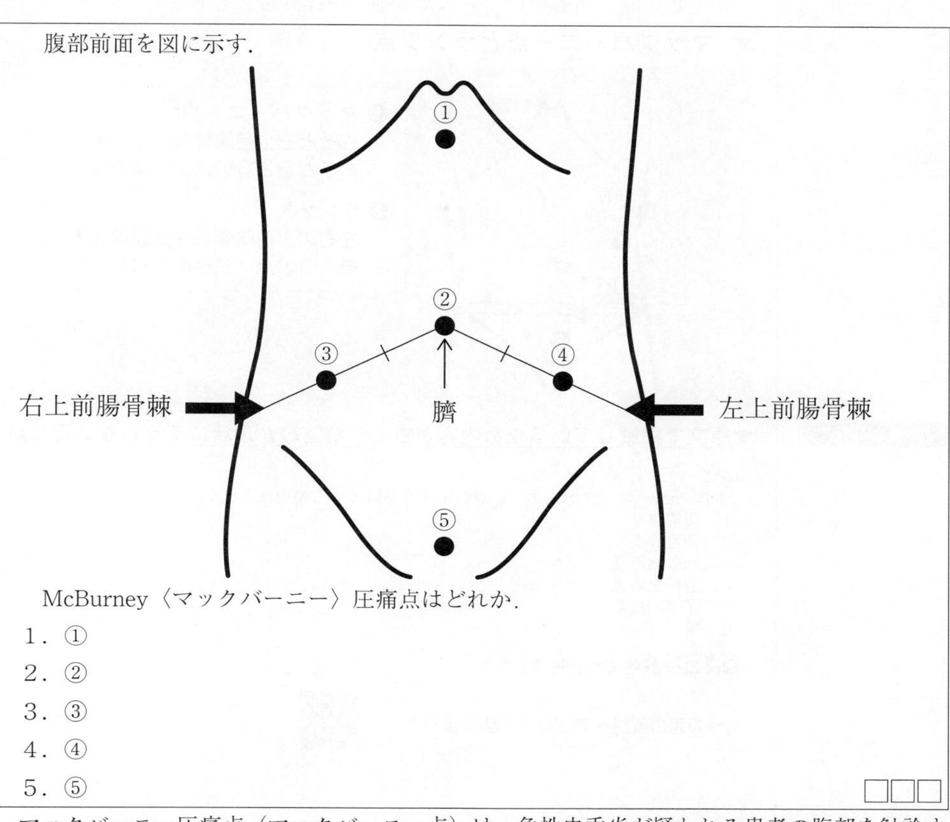

McBurney〈マックバーニー〉圧痛点はどれか.

1. ①
2. ②
3. ③
4. ④
5. ⑤

解法の要点

マックバーニー圧痛点（マックバーニー点）は，急性虫垂炎が疑われる患者の腹部を触診する際に必ず知っておくべき圧痛点である．急性虫垂炎ではそのほかにも特徴的な圧痛点があるので整理しておくとよいだろう．(RB-A61)(RB-A60)

解　説

×1　心窩部である．この部位に痛みを認めた場合は，胃潰瘍や十二指腸潰瘍などの上部消化管疾患，急性膵炎のほか，狭心症などの虚血性心疾患が疑われる．また，急性虫垂炎の場合，心窩部痛から発症することもあるため，これらの疾患との鑑別が必要である．

×2　臍である．ここに圧痛点としての名称はない．この部位に痛みを認めた場合は，腸閉塞や胃腸炎，臍炎などが疑われる．

○3　臍と右上前腸骨棘を結ぶ線上の外側1/3の点が，マックバーニー点と呼ばれる．急性虫垂炎の圧痛点として有名である．しかし，ほかの疾患で痛む場合もあるため鑑別が必要である．また妊婦の急性虫垂炎では圧痛点が妊娠月数に応じて上方に移動するため，注意を要する．

×4　マックバーニー点の逆に位置することから逆マックバーニー点と呼ばれることもあるが，本問の正答ではない．

×5　図から恥骨直上の下腹部正中の点と読み取れるが，ここに圧痛点としての名称はない．婦人科疾患や膀胱炎などの泌尿器科疾患で痛みを生じることがある．

【正答率】94.2％　【選択率】1：0.5％　2：0.9％　3：94.2％　4：4.2％　5：0.2％

正　解　3

基本事項

●**急性虫垂炎の理学的所見**：急性虫垂炎では理学的所見でマックバーニー点やランツ点に圧痛が生じ，筋性防御やブルンベルグ徴候を伴うこともある．

▼ マックバーニー点とランツ点

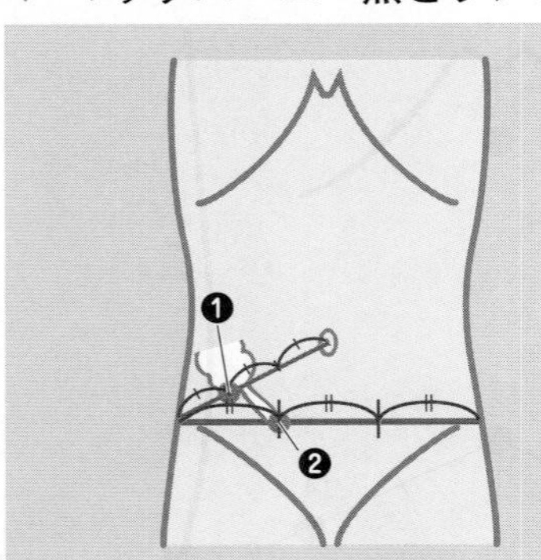

❶ マックバーニー点
へそと右上前腸骨棘を結ぶ線上，
へそから2/3の点（虫垂の根部）

❷ ランツ点
左右の上前腸骨棘を結ぶ線上の
右1/3の点（虫垂の先端）

類　題

▼原文で掲載しているため内容が古く，解答等が現状にそぐわない場合がございます．

102P22
McBurney〈マックバーネー〉点の圧痛を特徴とする疾患はどれか．
1．胃潰瘍
2．急性膵炎
3．尿管結石症
4．急性虫垂炎
5．子宮内膜症
正　解　4

QRコードをCheck！

➡類題の解説をアプリで確認しよう！

B章　肝・胆・膵疾患

(RB-成88)…『レビューブック2025』の参照ページ
(RB-成88)…『レビューブック2023-24』の参照ページ

肝・胆・膵の解剖と生理

肝臓の解剖と生理

肝　臓

(RB-B2) (RB-B2) (病みえ消242〜248) (がんみえ351) (イメカラ肝16〜29)

700予51

肝臓について正しいのはどれか.
1．腹腔のうち左下部に位置する.
2．上葉，中葉，下葉の3つに分けられる.
3．肝血流のほとんどは門脈へ流出する.
4．胆汁の生成・排泄を行う.

解法の要点

肝臓は人体最大の充実性臓器（固形の臓器）であり，重量は約1,000〜1,500gと体重の約2〜2.5％に相当する.

解　説

×1　肝臓は通常，腹腔の右上部，横隔膜直下に位置する．ただし，内臓器官が左右反転して存在する内臓逆位では，腹腔の左上部に位置する場合がある.

×2　肝臓は肝鎌状間膜により解剖学的に右葉，左葉の2つに分けられる．一般に上葉，中葉，下葉の3つに分けられるものとして右肺がある.

×3　門脈は肝臓を栄養する主な血管である．正常な肝臓では，血液は約70％が門脈から，約30％が肝動脈から流入し，肝静脈へ流出する.

○4　胆汁は肝細胞で生成されて胆管中に排泄され，胆嚢に貯留される．食塊の十二指腸内への流入に伴い，十二指腸へ流出する.

この問題には正答率はありません．（巻頭 p.12参照）

正　解　4

基本事項

▼ 肝臓の解剖

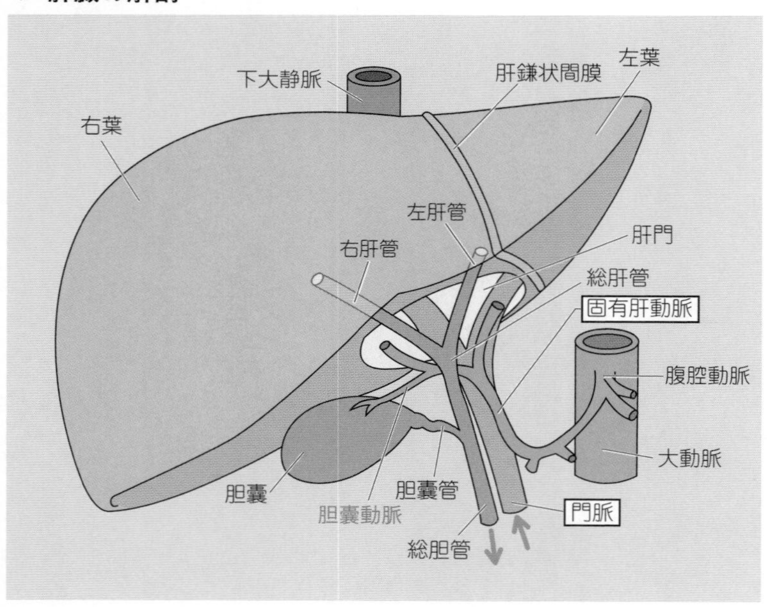

★mediLinkアプリのQRコードリーダーで各ページ下部のQRコードを読み込むと，無料で解説動画を見られます．なお，動画を見るにはmediLink会員登録と，書籍付属のシリアルナンバーを登録する必要があります．詳しくは本書冒頭の袋とじをチェック！

肝機能 (RB-B6)(RB-B6)(病みえ消250, 251)(イメカラ肝40〜67)

111A12

有害物質を無毒化し排泄する臓器はどれか.
1．胃　　2．肝　臓
3．膵　臓　　4．大　腸

解法の要点

消化器系臓器の基本的な機能や役割について，確認しておこう．

解　説

×1　胃の主な機能は食物の消化である．胃で生成されるペプシンは蛋白質を分解する．

○2　肝臓の主な機能は，蛋白質の代謝やグリコーゲンの貯蔵，消化に必要な胆汁の合成・分泌，有害物質の解毒・分解である．摂取したアルコールや薬剤，代謝の際に生じた有害物質などを肝臓で毒性の低い物質に変え，胆汁や尿中に排泄している．(RB-B6)(RB-B6)

×3　膵臓の主な機能は，膵液を十二指腸に出す外分泌機能と，インスリン，グルカゴン，ソマトスタチンなど糖代謝にかかわるホルモンを産生する内分泌機能である．(RB-B10)(RB-B10)

×4　大腸の主な機能は，腸内容物からの水分の吸収である．

【正答率】98.0％　【選択率】1：0.6％　2：98.0％　3：0.7％　4：0.6％

正　解　2

基本事項

▼ 肝臓の機能

	肝臓の機能	肝機能異常時
代　謝	糖代謝（グリコーゲンの貯蔵と分解，糖新生）	耐糖能障害（高血糖），低血糖
	蛋白質代謝（アルブミン合成，血液凝固因子合成，アミノ酸分解）	浮腫，出血傾向
	脂質代謝（コレステロール合成，リン脂質合成，脂肪酸の合成・分解）	脂肪肝，脂質吸収不良
	ホルモン代謝（ホルモンの分解・不活性化）	女性化乳房，くも状血管腫，手掌(しゅしょう)紅斑
	ビタミンD代謝	骨軟化症
	ビリルビン代謝（間接ビリルビンから直接ビリルビンに代謝）	黄疸
解　毒	有害物質（毒素，アンモニア[1]，薬物，アルコール 等）の無毒化	易感染性(いかんせんせい)，肝性脳症
胆汁の生成・排泄	●コレステロール分解による胆汁酸の合成 ●胆汁酸と直接ビリルビンを胆汁として毛細胆管へ排出	脂質吸収不良
生体防御	●マクロファージによる異物・有害物質の貪食(どんしょく) ●老化赤血球の貪食	免疫能低下，易感染性

1）肝臓の尿素回路により尿素に変換される．

補足事項

●膵液：糖質分解酵素としてアミラーゼ，脂質分解酵素としてリパーゼ，蛋白質分解酵素としてトリプシンなどを含む消化液である．

類　題

▼原文で掲載しているため内容が古く，解答等が現状にそぐわない場合がございます．

107A11
肝臓の機能で正しいのはどれか．
1．胆汁の貯蔵　　2．脂肪の吸収
3．ホルモンの代謝　　4．血漿蛋白質の分解
正　解　3
※本設問は「問題として適切であるが，必修問題としては妥当でないため」という理由で採点対象から除外されている．

94A12
肝臓の機能はどれか．
1．体液量の調節　　2．胆汁の貯蔵
3．蛋白代謝　　4．ホルモンの分泌
正　解　3

QRコードをCheck！

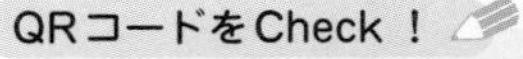

➡類題の解説をアプリで確認しよう！

» 胆嚢／胆道の解剖と生理

胆 汁

(RB-B8)(RB-B8)(病みえ消252, 366)(イメカラ肝76～81)

98A8

胆汁が混入していることを示す吐物の色はどれか.

1. 白
2. 黒
3. 赤
4. 緑

□□□

解法の要点

吐物の色は患者の状態を把握するうえで重要な所見のひとつである．各色が示す病態をよく覚えておきたい.

解 説

×1 通常，胆汁が混入した吐物が白色を示すことはない.

×2 黒色の吐物は，上部消化管からの出血を示唆する所見である．上部消化管からの出血が長時間，胃酸に曝(さら)されると，酸化されて黒色になるため，口から吐き出された際にはコーヒー残渣(ざんさ)様の吐物としてみられる.

×3 赤色は新鮮血を意味し，上部消化管からの大量出血の場合に出現することが多い．胆汁が吐物に混入していることを意味する色ではない.

○4 胆汁を構成する色素であるビリルビンは，本来は黄色であるが，空気に触れることで緑色に見える.

この問題には正答率はありません．(巻頭p.12参照)

正 解 4

108A12

胆汁の作用はどれか.

1. 殺 菌
2. 脂肪の乳化
3. 蛋白質の分解
4. 炭水化物の分解

□□□

解法の要点

食物摂取時における消化液(唾液，胃液，腸液，胆汁，膵液)の働きを覚えておく．(RB-A13)(RB-A13)

解 説

×1 胆汁に殺菌作用はない．唾液はアミラーゼなどの消化酵素としての役割のほかに口腔内の殺菌作用も有する.

○2 胆汁に含まれる胆汁酸は，小腸内の脂質を乳化して消化を助けると同時に，その消化産物（脂肪酸，モノグリセリドなど）の吸収を助ける働きをもつ.

×3 蛋白質は胃液中のペプシン，膵液中のトリプシンやキモトリプシン，腸液中のペプチターゼなどにより分解される.

×4 炭水化物は唾液や膵液中のアミラーゼ，腸液中のスクラーゼ，マルターゼ，ラクターゼなどにより分解される.

【正答率】87.9％ 【選択率】1：2.1％ 2：87.9％ 3：8.9％ 4：1.1％

正 解 2

≫ 膵臓の解剖と生理

膵 液

(RB-B10) (RB-B10) (病みえ消367) (イメカラ肝96～99)

109P13

脂肪分解酵素はどれか.
1．ペプシン
2．リパーゼ
3．マルターゼ
4．ラクターゼ

□□□

解法の要点

消化酵素を含む消化液，酵素が分解する基質，分解産物との組み合わせをしっかり覚えておこう．(RB-A13)(RB-A13)

解 説

×1　ペプシンは胃液に含まれ，蛋白質を基質として分解する酵素である．

○2　リパーゼは唾液，胃液，膵液，腸液に含まれ，脂肪を分解する酵素である．

×3　マルターゼは腸液に含まれ，マルトースをグルコースに分解する酵素である．

×4　ラクターゼは腸液に含まれ，ラクトースをグルコースとガラクトースに分解する酵素である．

【正答率】97.8％　【選択率】1：1.4％　2：97.8％　3：0.6％　4：0.2％

正 解　2

肝・胆・膵の症候・検査・処置

≫ 肝・胆・膵の主要症候

黄 疸

(RB-B11) (RB-B11) (病みえ消252～255, 小140～143) (がんみえ366, 367) (イメカラ肝146～149)

102P11 !

血中濃度が上昇すると黄疸となるのはどれか.
1．グルコース
2．ビリルビン
3．クレアチニン
4．総コレステロール

□□□

解法の要点

これらの血液検査項目は日常臨床で頻繁に測定するものである．どの検査値が上がるとどのような病気を引き起こすのかを併せて覚えるとよい．

解 説

×1　グルコース値の上昇は，糖分の多い食事や糖尿病などの内分泌代謝異常を原因として生じる．黄疸と関係はない．

○2　ビリルビン値は肝臓や胆管などの機能を評価する際に用いられる．血清総ビリルビンが2～3mg/dL 以上に上昇すると肉眼的に黄疸が確認できる．

×3　クレアチニン値の上昇は，腎機能障害や腎不全などを意味する．黄疸と関係はない．

×4　総コレステロールの上昇は，黄疸と関係はない．

【正答率】99.5％

正 解　2

★93～112回の必修問題で5回以上問われた頻出テーマかつ正答率70％以上のものに!を付けています．
模試の前や国試の直前期には，!のテーマの問題から解いてみよう！

基本事項

●**黄疸**：黄疸とは血中ビリルビンが増加し，眼球結膜や皮膚が黄染した状態を指す．

▼ ビリルビン代謝

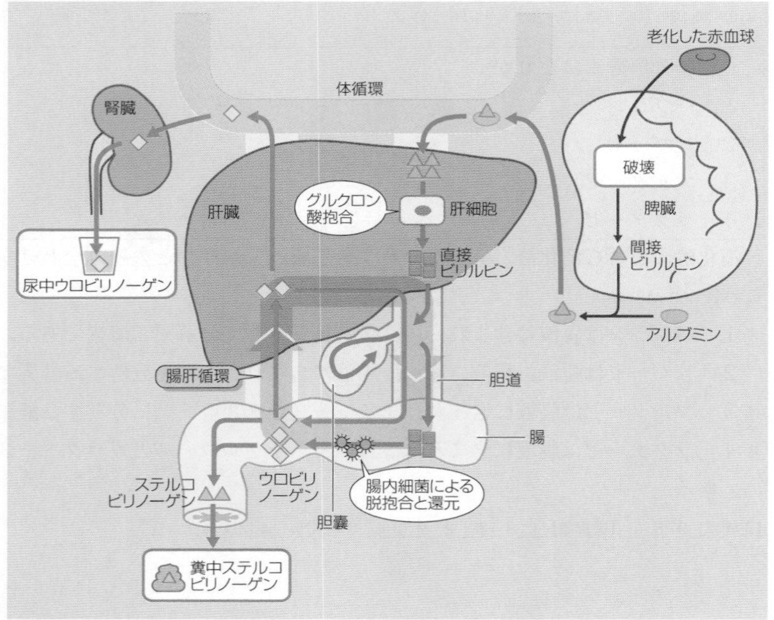

医療情報科学研究所 編：病気がみえるvol.1 消化器．第6版，メディックメディア，2020，p.252より改変

▼ 血中ビリルビン上昇に伴う黄疸とその原因

	肝細胞性黄疸	閉塞性黄疸	溶血性黄疸
機　序	肝細胞から直接ビリルビンを排出できなくなり，肝内に直接ビリルビンが蓄積することで生じる．	胆管が閉塞することで排出路が絶たれた直接ビリルビンが，閉塞部位の上流にうっ滞することで生じる．	ヘモグロビンの分解が亢進して大量の間接ビリルビンが発生し，肝臓でのグルクロン酸抱合が追いつかず血管に溢(あふ)れ出すことで生じる．
蓄積するビリルビン	直接ビリルビン↑	直接ビリルビン↑	間接ビリルビン↑
原　因	肝炎，肝硬変 等	胆石，胆管癌 等	溶血性貧血

※新生児期はグルクロン酸抱合能が低く，ヘモグロビンの分解が亢進しているため，生理的反応として黄疸が認められる（新生児の生理的黄疸）．

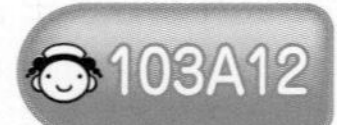
103A12

黄疸で黄染を確認しやすい部位はどれか．

1．歯　　2．毛　髪
3．爪　床　　4．眼球結膜

解法の要点

黄疸はその程度により顕性黄疸と不顕性黄疸に分けられる．顕性黄疸は皮膚・粘膜の黄染が肉眼的に見られる黄疸を指し，不顕性黄疸は血清ビリルビン値が基準値を超えるが肉眼的に黄染がみられない黄疸を指す．本問では顕性黄疸について問われている．黄疸で黄染を起こす身体の特徴をしっかり覚えよう．

解　説

×1
×2
×3
○4
眼球結膜の構成成分は，ビリルビンとの親和性が高く沈着しやすいため，黄染を確認しやすい．

【正答率】98.9％ 【選択率】1：0.1％ 2：0.1％ 3：0.9％ 4：98.9％

正　解　4

類題

▼原文で掲載しているため内容が古く，解答等が現状にそぐわない場合がございます.

100P13
黄疸を最も確認しやすいのはどれか.
1．爪　床　　2．毛　髪
3．耳たぶ　　4．眼球結膜
正　解　4

95A13
黄疸を最も認めやすい部位はどれか.
1．眼球結膜　　2．爪　床
3．口　唇　　4．耳　朶
正　解　1

111A13

黄疸のある成人患者にみられる随伴症状はどれか.
1．動　悸
2．難　聴
3．関節痛
4．掻痒感

解法の要点

黄疸（顕性黄疸）は，血中ビリルビンの増加に伴い，眼球結膜や皮膚にビリルビンが沈着することで生じる．肝機能の低下や，胆道の閉塞，溶血性貧血などが原因となる．

解説

×1　動悸は，不整脈をはじめとする心疾患，貧血，甲状腺機能亢進症などで生じる．
×2　難聴は，内耳，中耳，外耳などの耳疾患に加えて，糖尿病，加齢なども原因になり得る．また，ストレプトマイシンなどのアミノグリコシド系抗菌薬や，シスプラチンなどの抗がん薬などの薬剤でも難聴を引き起こすことがある．
×3　関節痛は，関節の炎症や変形，関節リウマチなどの膠原病，細菌やウイルスの感染によって生じる．痛風では，関節への尿酸の沈着により炎症を起こして痛みを生じる．
○4　直接ビリルビンは皮膚の末梢神経を刺激するため，掻痒（そうよう）感が生じる．(RB-B13)(RB-B13)

【正答率】94.2％　【選択率】1：3.8％　2：0.3％　3：1.7％　4：94.2％

正　解　4

補足事項

●**黄疸の分類**：程度により顕性黄疸と不顕性黄疸に分けられる．顕性黄疸は皮膚・粘膜の黄染が肉眼的にみられる黄疸であり，不顕性黄疸は血清ビリルビン値が基準値を超えるが肉眼的に黄染がみられない黄疸である．

類題

▼原文で掲載しているため内容が古く，解答等が現状にそぐわない場合がございます.

94A13
黄疸のある患者に起こりやすい症状はどれか.
1．色覚異常　　2．瘙痒感
3．関節痛　　4．脱　毛
正　解　2

QRコードをCheck！
➡類題の解説をアプリで確認しよう！

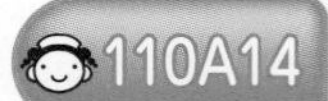

肝性脳症（肝性昏睡） (RB-B14) (RB-B14) (病みえ消265, 266) (イメカラ肝172)

110A14

肝性脳症の直接的原因はどれか.
hepatic encephalopathy
1. 尿　酸
2. アンモニア
3. グルコース
4. ビリルビン

□□□

解法の要点

肝性脳症とは，体内に発生した，もしくは腸管から吸収された中毒性物質が，肝硬変や門脈ー大循環シャントにより，肝臓で解毒されることなく中枢神経に到達することで，さまざまな精神・神経症状が生じる症候群をいう.

解　説

×1　尿酸は痛風の原因物質である．肝性脳症を引き起こす直接的原因ではない.

○2　アンモニアは主に腸内細菌によって産生された後，肝臓にて尿素に解毒され，尿とともに体外に排泄される．肝機能の低下により処理しきれなくなったアンモニアが，肝性脳症の発生因子のひとつとされている.

×3　肝硬変などにより肝機能が低下すると，肝臓内のグリコーゲン貯留量が減少したり糖新生が抑制されたりして，グリコーゲンの分解によるグルコースの増加反応が乏しくなる．グルコースの欠乏により血糖値が低下すると，低血糖発作や昏睡状態が引き起こされるが，肝性脳症の発症メカニズムとは異なる.

×4　非代償性肝硬変や肝不全では血清ビリルビンが増加し黄疸を生じるが，肝性脳症を引き起こす直接的原因ではない.

【正答率】89.3％　【選択率】1：1.6％　2：89.3％　3：1.0％　4：8.2％

正　解　2

» 肝・胆・膵の検査・処置

肝機能検査 (RB-B16) (RB-B16) (病みえ消268～270) (イメカラ肝114～117)

107A15

肝障害の指標となる血液生化学検査の項目はどれか.
1. CRP
2. 尿素窒素
3. アミラーゼ
4. ALT〈GPT〉

□□□

解法の要点

主な血液生化学検査の臨床的な意義や，異常値を示す病態・疾患を理解しておこう.

解　説

×1　CRPは蛋白質の一種で，組織の炎症や破壊があるときに上昇する．細菌感染症で著しく上昇し，ウイルス感染や膠原病（こうげん），がんなどの悪性疾患でも上昇を示す．炎症の有無や程度を反映する指標である.

×2　尿素窒素は血中の尿素に含まれる窒素分を表す．腎糸球体で濾過（ろか）され，一部が尿細管で再吸収された後，尿中に排泄される．腎糸球体が障害されると濾過できなくなり，血中では高値を示すため，腎機能の指標となる.

×3　アミラーゼは，ほとんどが膵臓と唾液腺由来である．主として膵疾患の診断に重要であり，急性膵炎などで膵組織が障害された場合に血中に流出し，高値を示す.

○4　ALT（アラニンアミノトランスフェラーゼ）は肝臓に含まれ，肝細胞が障害されたときに血中に流出する酵素である．血中のALTの上昇は肝細胞が破壊されていることを示し，肝障害の重要な指標となる.

【正答率】96.2％　【選択率】1：0.6％　2：1.5％　3：1.8％　4：96.2％

正　解　4

肝・胆・膵疾患

≫ 肝疾患

ウイルス性肝炎概論

(RB-B21)(RB-B21)(病みえ消277～287)(イメカラ肝150～159)

101P15

経口感染する肝炎はどれか．
hepatitis

1．A型肝炎 hepatitis A
2．B型肝炎 hepatitis B
3．C型肝炎 hepatitis C
4．D型肝炎 hepatitis D

解法の要点

肝炎ウイルスの感染経路についての知識を問う問題である．(RB-B21)(RB-B21)

解説

○1　A型肝炎ウイルスは，汚染された生ガキや飲料水などにより経口感染する．

×2　B型肝炎ウイルスは，針刺し事故などによる血液感染，性交渉による体液感染，母子感染により感染する．

×3　C型肝炎ウイルスは，刺青，針刺し事故，覚醒剤などの注射器の回し打ちなどにより，血液を介して感染することが多い．

×4　D型肝炎ウイルスは，B型肝炎ウイルスの存在下で感染が成立する．感染経路はB型と同様である．

この問題には正答率はありません．(巻頭 p.12参照)

正　解　1

基本事項

▼ ウイルス性肝炎

肝炎ウイルス		A型(HAV)	B型(HBV)	C型(HCV)
核　酸		RNA	DNA	RNA
主な感染経路		●経口感染 (例：生水，生貝など)	●血液感染(例：針刺し事故など) ●体液感染(例：性交渉) ●母子感染	●血液感染 (例：針刺し事故など)
潜伏期間		2～6週	1～6か月	2週～6か月
特　徴		●急性肝炎を発症するが，ほとんどは自然治癒し慢性化しない．	●成人の場合は，初感染で急性肝炎を発症し，慢性化することは少ない． ●母子感染により乳幼児期までに感染すると90%以上が持続感染し，うち10～15%で慢性肝炎の状態が続く．	●急性肝炎を発症し，約70%が慢性化する． ●成人の初感染からも容易に慢性化する．
進展	劇症肝炎	▲	● (ウイルス性肝炎のなかで最多)	ほぼ×
	慢性肝炎	×	● (数%)*1	◎ (約70%)
	肝細胞癌	×	●	◎
急性期の診断マーカー		●IgM型HA抗体	●HBs抗原 ●IgM型HBc抗体 ●HBV-DNA	●HCV-RNA ●HCV抗体 (感染後期)
予防法	グロブリン	限定的	抗HBsヒト免疫グロブリン(HBIG)	な　し
	ワクチン	HAワクチン (1～3回接種)	HBワクチン (3回接種)	変異が起こりやすいため，開発がきわめて難しい．

*1 HBVにはA～Jの9種類(Iを除く)のゲノタイプ(遺伝子型)がある．このうちA，F，Hは症状が遷延化・慢性化しやすい．近年，ゲノタイプAが増えてきている．

医療情報科学研究所 編：病気がみえるvol.1 消化器．第6版，メディックメディア，2020，p.277より改変

類　題

▼原文で掲載しているため内容が古く，解答等が現状にそぐわない場合がございます．

93A17
経口感染で発症するのはどれか．
1．HIV感染症/AIDS　　2．A型肝炎
3．疥　癬　　4．肺結核
正　解　2

QRコードをCheck！
➡類題の解説をアプリで確認しよう！

慢性ウイルス性肝炎 (RB-B24) (RB-B24) (病みえ消293～299) (イメカラ肝162)

改105P16

C型慢性肝炎に使用するのはどれか．
chronic hepatitis C
1．ドパミン　　2．インスリン
3．リドカイン　　4．直接作用型抗ウイルス薬（DAAs）

解法の要点
C型慢性肝炎の代表的な治療薬を知っているかが問われている．

解　説
×1　ドパミンは，強心薬や昇圧薬などとして使われる．C型肝炎ウイルスに対する抗ウイルス作用はない．
×2　インスリンは糖尿病治療薬である．C型肝炎ウイルスに対する抗ウイルス作用はない．
×3　リドカインは，抗不整脈薬である．C型肝炎ウイルスに対する抗ウイルス作用はない．
○4　C型肝炎ウイルスの増殖過程を直接阻害する直接作用型抗ウイルス薬（DAAs）の内服による治療が主体である．以前はインターフェロンを用いた治療が主であった．

この問題には正答率はありません．（巻頭p.12参照）

正　解　4

» 胆疾患

胆石症 (RB-B36) (RB-B36) (病みえ消374～379) (イメカラ肝200～203)

101A12

右季肋部の疝痛発作を特徴とする疾患はどれか．
1．胃　癌
gastric cancer
2．腸閉塞
ileus
3．胆石症
cholelithiasis
4．十二指腸潰瘍
duodenal ulcer

解法の要点
疝痛（せんつう）とは，平滑筋のけいれん性収縮に基づき生ずる波動性・間欠性の内臓痛のことである．比較的強い痛みが周期的に繰り返される．それを特徴とする疾患を選ぶ問題であり，疝痛部位と考え合わせれば，おのずと正答にたどり着ける．

解　説
×1　胃癌では，心窩部痛（しんかぶ）を訴える場合もあるが，無症状の場合も多い．疝痛発作は特徴的とはいえない．
×2　腸閉塞では，波動性・間欠性の腹痛を訴えることが多いが，右季肋部（きろくぶ）とは限らない．
○3　胆石症では，右季肋部の疝痛発作が特徴的である．その他の特徴としては，脂質の多い食事の後の痛み，右背部への放散痛がある．痛みは数十分～3，4時間持続する．
×4　十二指腸潰瘍では，空腹時の心窩部痛を訴えることが多い．疝痛発作は特徴的とはいえない．

【正答率】88.2％　【選択率】1：1.2％　2：1.2％　3：88.2％　4：9.4％

正　解　3

C章　循環器疾患

(RB-成88)…『レビューブック2025』の参照ページ
(RB-成88)…『レビューブック2023-24』の参照ページ

循環器系の解剖と生理

心臓の解剖と生理

心臓の解剖

(RB-C2) (RB-C2) (病みえ循4～12) (看みえ③138, 139, 140) (イメカラ循16)

700予52

心膜腔が存在するのはどこか.

1．心内腔
2．心内膜と臓側心膜の間
3．臓側心膜と壁側心膜の間
4．壁側心膜と線維性心膜の間

□□□

解法の要点

心臓の解剖を断面図でイメージできるようにしておこう.

解説

×1
×2
○3
×4

心臓の外側は心膜で覆われており,外側から線維性心膜→壁側心膜→心膜腔→心外膜(臓側心膜)の順に並んでいる. 心膜の内側は, 心筋→心内膜→心内腔の順に並んでいる. 心膜腔の中には心膜液(心嚢液)があり, 壁側心膜と臓側心膜の間の摩擦を抑える役割を担っている.

この問題には正答率はありません.(巻頭 p.12参照)

正解 3

基本事項

▼ 心内膜・心筋・心膜の解剖

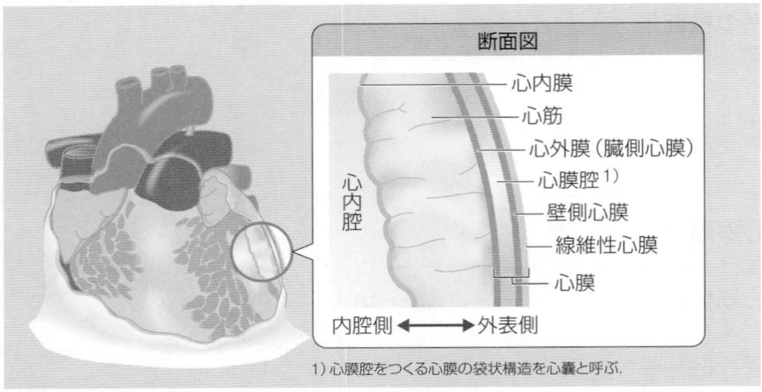

医療情報科学研究所 編：病気がみえる vol.2 循環器. 第5版, メディックメディア, 2021, p.11より改変

★mediLinkアプリのQRコードリーダーで各ページ下部のQRコードを読み込むと, 無料で解説動画を見られます. なお, 動画を見るにはmediLink会員登録と, 書籍付属のシリアルナンバーを登録する必要があります. 詳しくは本書冒頭の袋とじをチェック!

110P11

健常な成人で心臓壁が最も厚いのはどれか.

1．右心室　　2．右心房
3．左心室　　4．左心房

解法の要点

心臓の内腔は4つの部屋に分かれる．心臓壁を構成する筋肉の厚さは，その部屋の役割に応じて異なる．

解　説

×1　右心室は，右心房から受け取った静脈血を肺動脈に送り出すために収縮する．通常，肺動脈圧は大動脈圧よりも低いため，右心室の心臓壁は最も厚くはならない．

×2　右心房は，大静脈から入ってくる静脈血を受け入れる，心臓内の最初の部屋である．主な目的は血液をためることであるため，その壁は薄く，弾力性に富んでいる．

○3　左心室は，左心房から受け取った酸素化された動脈血を，大動脈から全身に送り出すために収縮する．大動脈に血液を送る高い駆出力を生み出すために，左心室の心臓壁は約1cmと，最も厚くなっている．

×4　左心房は，肺静脈から戻ってくる動脈血を受け入れる部屋である．主な目的は血液をためることであるため，右心房と同様にその壁は薄く，弾力性に富んでいる．

【正答率】96.2％　【選択率】1：0.8％　2：0.7％　3：96.2％　4：2.3％

正　解　3

心臓の生理

(RB-C5) (RB-C5) (イメカラ循24, 34, 38)

112P12

心臓の刺激伝導系で最初の興奮部位はどれか.

1．洞房結節
2．房室結節
3．His〈ヒス〉束
4．Purkinje〈プルキンエ〉線維

解法の要点

特殊心筋で構成された刺激伝導系を介し，順序立って電気的興奮が作業心筋に伝わることで，心臓は規則正しく収縮と弛緩を繰り返すことができる．刺激伝導系の基本を覚えよう．

解　説

○1
×2
×3
×4
心臓の興奮は，右心房上部にある洞結節（洞房結節）から始まり，洞結節→房室結節→ヒス束→右脚・左脚→プルキンエ線維の順に心房から心室へ伝わる．

【正答率】97.8％　【選択率】1：97.8％　2：1.4％　3：0.5％　4：0.4％

正　解　1

基本事項

▼ 刺激伝導系

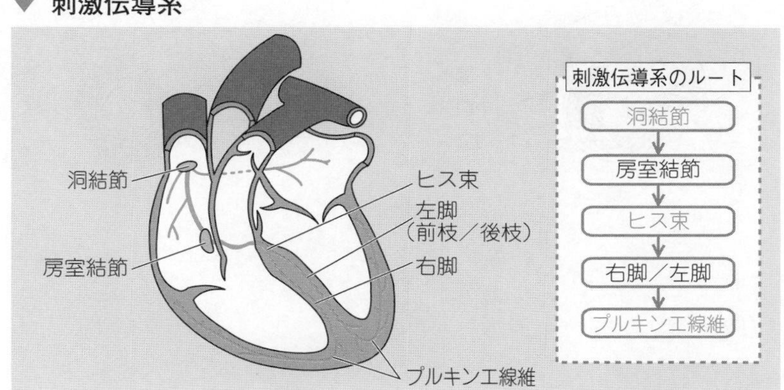

かんごろ

かんごろ 刺激伝導系のルートは？

どうしよう① 暴力と② ヒステリーで③
足が④ プルプル⑤

keyword

①どうしよう → 洞結節
②暴力と → 房室結節
③ヒステリーで → ヒス束
④足が → 右脚・左脚
⑤プルプル → プルキンエ線維

医療情報科学研究所 編：看護師国家試験のためのゴロあわせ集 かんごろ．第6版，メディックメディア，2018，p.61

» 血管系の解剖と生理

血管系の解剖 (RB-C8) (RB-C7) (病みえ循14) (イメカラ循44)

700予54

動脈と静脈について正しいのはどれか．

1．動脈は内膜・中膜・外膜の3層からなる．
2．静脈は内膜・外膜の2層からなる．
3．肺の動脈には吻合がある．
4．動脈には弁がある．

解法の要点

血管の解剖を把握しておこう．

解　説

○1　動脈は内膜，中膜，外膜の3層からなる．中膜が動脈壁の本体を成し，平滑筋細胞や弾性線維からできている．

×2　静脈も内膜，中膜，外膜の3層からなる．静脈は動脈に比べて中膜が薄く，末梢から心臓へ血液を送り返す圧力は弱い．そのため，血管内のところどころに静脈弁があり，逆流を阻止している．

×3　吻合とは，枝である血管同士の結合部分である．肺の動脈には吻合がなく，このような動脈を終動脈という．

×4　弁があるのは静脈である．静脈弁があることにより，血液の逆流を防いでいる．

この問題には正答率はありません．（巻頭 p.12参照）

正　解　1

基本事項

▼ 動脈

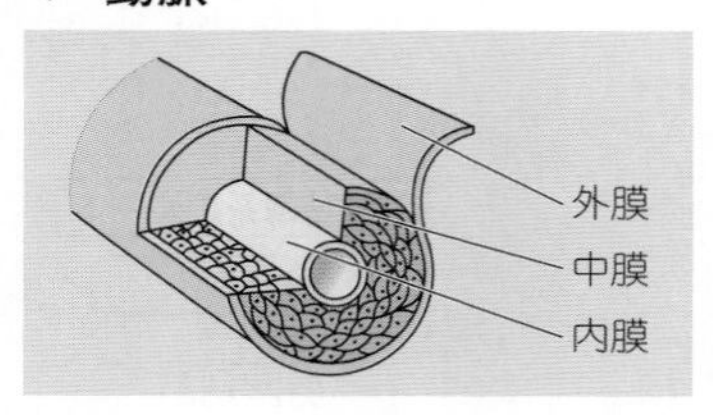

▼ 静脈

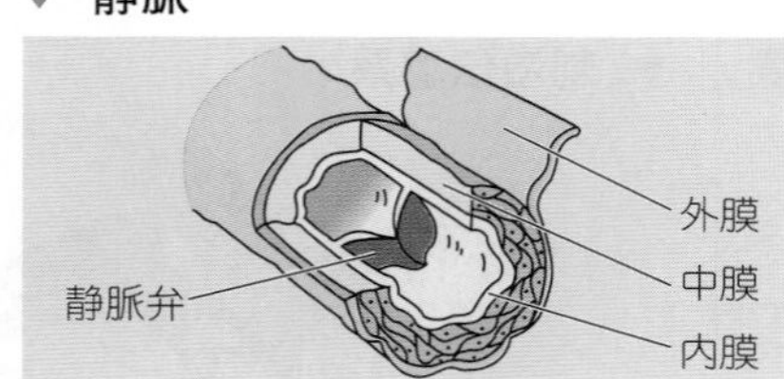

血管系の生理

(RB-C10)(RB-C9)(病みえ循23～29)(イメカラ循96～103)

700予55

血圧を上昇させるのはどれか．

1．細動脈の収縮
2．心拍数の減少
3．心収縮力の低下
4．副交感神経の興奮

解法の要点

血圧は心拍出量と末梢血管抵抗の影響を受けて変化する．

解説

○1 細動脈の収縮により末梢血管抵抗が増大するため，血圧は上昇する．

×2
×3
×4 選択肢2～4はすべて心拍出量が減少する要因であるため，血圧は低下する．

この問題には正答率はありません．(巻頭 p.12参照)

正解 1

基本事項

●血圧に影響を及ぼす因子：心拍出量は，循環血液量，心拍数，心収縮力などの影響を受ける(心拍出量＝1回拍出量×心拍数)．一方，末梢血管抵抗は，血液の粘性や動脈壁の弾性などの影響を受ける．

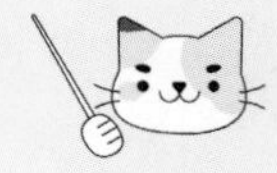

血圧を動画で理解する！
血圧は何によって決まるのだろう．基礎から直感的に理解しよう！

肺循環

(RB-C12)(RB-C11)(病みえ循2)(看みえ③142)(イメカラ循8)

700予56

動脈血酸素分圧が最も高い血液が流れているのはどれか．

1．大動脈
2．大静脈
3．肺動脈
4．肺静脈

解法の要点

大静脈・肺動脈よりも肺静脈・大動脈の動脈血酸素分圧 (PaO_2) が高いことは基本であるが，ここでは肺静脈と大動脈のどちらが酸素を多く含有しているかが問題となっている．血液が心臓を通過したかどうかがポイントとなる．

解説

×1 肺静脈と同様，酸素飽和度は高いが，血管壁や心内膜にも酸素が拡散によって供給されるため，肺静脈よりは低くなる．心筋の酸素消費量は，身体全体の酸素消費量の約10％を占めている．

×2
×3 右心系の PaO_2 が低いことは明らかである．

○4 肺でガス交換を受け，PaO_2 が高くなった血液は，肺静脈から心臓を経て大動脈を通り全身へ運ばれる．

この問題には正答率はありません．(巻頭 p.12参照)

正解 4

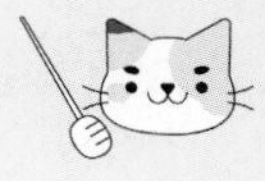

血液の流れを動画で理解する！
どこから出発してどこに帰る？酸素が多い血液は？これでバッチリ！

体循環

(RB-C13)(RB-C12)(病みえ循2, 13)(看みえ③142)(イメカラ循6)

111P11

左心室から全身に血液を送り出す血管はどれか.

1．大静脈
2．大動脈
3．肺静脈
4．肺動脈

解法の要点

心臓の解剖と機能の基本である体循環と肺循環にかかわる大血管と心腔を覚えよう.

(RB-C12, 13)(RB-C11, 12)

解説

×1　大静脈は，体循環から心臓へ戻る血液を送る血管である．上下の大静脈は心臓の右心房に接続する.

○2　大動脈は，心臓から体循環へ向かう血液を送る血管である．大動脈は心臓の左心室に接続する.

×3　肺静脈は，肺循環から心臓へ戻る血液を送る血管である．左右の上下肺静脈は心臓の左心房に接続する.

×4　肺動脈は，心臓から肺循環へ向かう血液を送る血管である．肺動脈は心臓の右心室に接続する.

【正答率】98.3％　【選択率】1：0.7％　2：98.3％　3：0.6％　4：0.4％

正　解　2

基本事項

●**血液の循環**：体循環と肺循環に分けられ，体循環は心臓→大動脈→全身→大静脈→心臓という経路で，肺循環は心臓→肺動脈→肺→肺静脈→心臓という経路で，それぞれ循環している.

▼ 血液の流れ

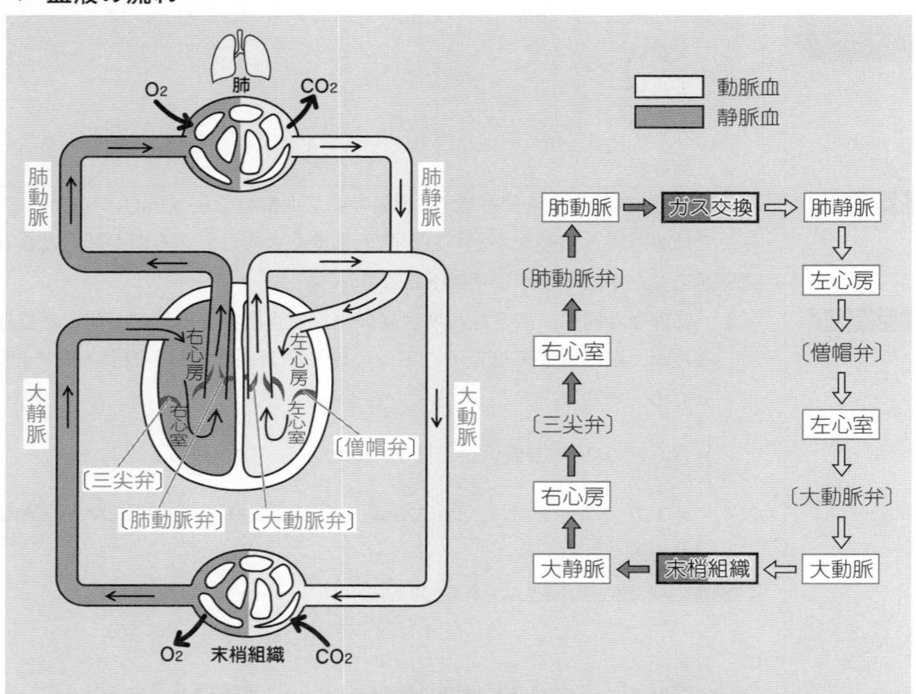

● 4つの心臓弁（僧帽弁，大動脈弁，三尖弁，肺動脈弁）は，逆流を防ぎ定められた方向にのみ血液を流す構造になっており，僧帽弁のみ2枚の弁尖，その他は3枚の弁尖からなる.

類　題

▼原文で掲載しているため内容が古く，解答等が現状にそぐわない場合がございます．

106A11
大動脈に血液を送り出す部位はどれか．
1．左心室
2．右心室
3．左心房
4．右心房
正　解　1

103A24
左心室から全身に血液を送り出す血管はどれか．
1．冠状動脈
2．下大静脈
3．肺動脈
4．肺静脈
5．大動脈
正　解　5

100P10
全身に動脈血を送り出すのはどれか．
1．右心房
2．右心室
3．左心房
4．左心室
正　解　4

95A11
部位と流れる血液との組合せで正しいのはどれか．
1．肺動脈 —— 動脈血
2．肺静脈 —— 静脈血
3．右心房 —— 動脈血
4．左心室 —— 動脈血
正　解　4

93A11

全身からの静脈血が戻る心臓の部位はどれか．
1．右心房
2．右心室
3．左心房
4．左心室

解法の要点
解剖学的，生理学的な基本知識についての出題である．

解　説
○1　上下大静脈が全身の静脈血を集めて，右心房に流入する．
×2　右心室は肺動脈に静脈血を送り出す．
×3　肺静脈が左心房に流入する．
×4　左心室は大動脈に血液を送り出す．

この問題には正答率はありません．（巻頭 p.12 参照）

正　解　1

基本事項
●血液の流れ：111P11【基本事項】（C-6）参照．

QRコードをCheck！

➡類題の解説をアプリで確認しよう！

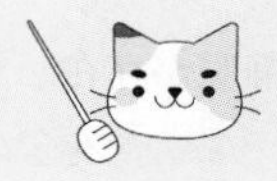

中枢部の主要な血管や特殊な血管を解説！右側にしかない血管とは…？

★【類題】では，同じテーマ内で出題された類似している93～112回の過去問を掲載しています．どのように問われたのかを確認しましょう．なお，【類題】は国試原文で掲載しているため，内容が古い可能性がございます．

胎児・新生児の血液循環 (RB-C15)(RB-C14)(病みえ循274, 産28, 29, 小105)

111A7

胎児循環で胎児から胎盤に血液を送るのはどれか.
1. 総頸動脈　2. 肺動脈
3. 臍動脈　4. 臍静脈

解法の要点

胎児期には, 胎盤で胎児血のガス交換が行われており, 胎盤は肺としての機能を果たす重要な組織である. 解剖学的に, 心臓から全身へ向かう血液を運ぶ血管は動脈, 心臓に向かう血液を運ぶ血管は静脈と名づけられている. (RB-C16)(RB-C15)

解説

×1　総頸動脈は, 大動脈から頭部へ向かう血液を送る動脈であり, 左右1本ずつある.
×2　肺動脈は, 心臓から肺へ向かう血液を送る動脈である. 胎児期には肺でのガス交換は行われていないため, 肺動脈を流れる血液は少ない. また, 肺動脈の血流は動脈管を介して大動脈へと流入する.
○3　臍動脈は, 胎児から胎盤へ向かう血液を送る2本の動脈である. 胎盤でのガス交換を必要とする, 老廃物を含んだ酸素飽和度の低い静脈血を運ぶ.
×4　臍静脈は, 胎盤から胎児へ向かう血液を送る1本の静脈である. 胎盤でガス交換された最も酸素飽和度が高い動脈血を運ぶ.

【正答率】81.3％　【選択率】1：0.3％　2：0.7％　3：81.3％　4：17.7％

正　解　3

類　題

▼原文で掲載しているため内容が古く, 解答等が現状にそぐわない場合がございます.

108A7
胎児循環で酸素を最も多く含む血液が流れているのはどれか.
1. 肺動脈
2. 肺静脈
3. 臍動脈
4. 臍静脈
正　解　4

101P10

胎児の卵円孔の位置で正しいのはどれか.
1. 右心房と左心房の間
2. 右心室と左心室の間
3. 大動脈と肺動脈の間
4. 門脈と下大静脈の間

解法の要点

胎児循環では, 肺呼吸ができないために存在する2つの経路が重要である. (RB-C15)(RB-C14)

解説

○1　胎児の卵円孔は心房中隔（右心房と左心房の間）にある.
×2　よく出るひっかけ選択肢. 胎児循環に心房中隔を抜ける経路（卵円孔）はあるが心室中隔を抜ける経路はない.
×3　これは動脈管（ボタロー管）のことである.
×4　門脈は肝臓内に流れ込み, 肝静脈を経て下大静脈に至る.

【正答率】77.0％

正　解　1

基本事項

●胎児循環：卵円孔, 動脈管, 臍動脈, 胎盤, 静脈管, 臍静脈が存在し, 胎盤でガス交換が行われる. 脳や心臓などの酸素を最も必要とする臓器には, 酸素含有量の多い血液が流れ, 肺への血流はほとんどないという特徴がある.

基本事項

▼ 胎児循環と新生児循環

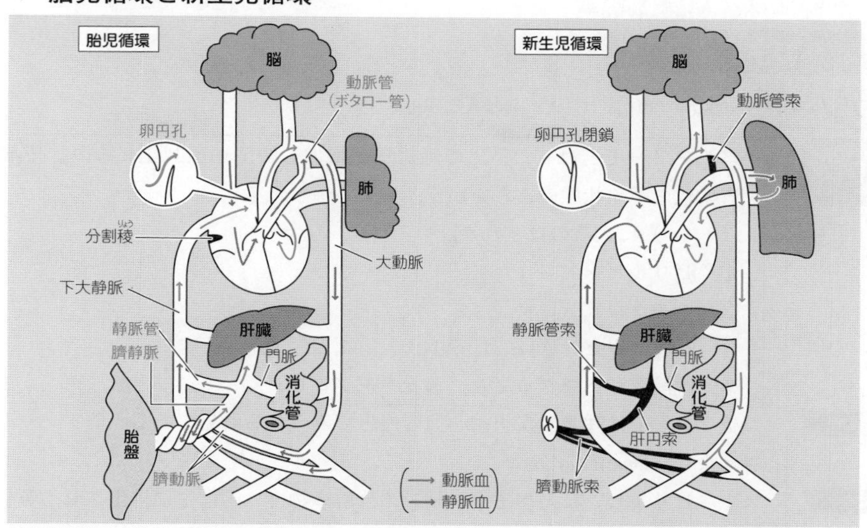

医療情報科学研究所 編：看護師・看護学生のためのなぜ？どうして？2018-2019 ③消化管／肝胆膵／循環器．第7版，メディックメディア，2017，p.445より改変

補足事項

●**新生児循環**：新生児は出生とともに肺が拡張し，肺循環が始まる．左心房への血流が増加し，左心房圧が上がり，生後数分で卵円孔は閉鎖する．肺循環によって不要になった動脈管も，機能的には生後10～15時間で閉鎖する．生後3週までには完全に閉鎖する．

QRコードをCheck！

➡類題の解説をアプリで確認しよう！

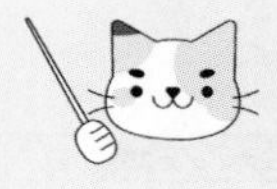

胎児循環
「胎児循環グランプリ」開催中!?動画で理解しよう！

循環器系の症候・観察・検査

» 循環器系の主要症候

チアノーゼ (RB-C19) (RB-C18) (病みえ循34) (看みえ③163)

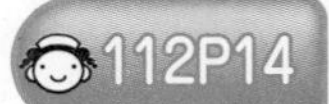

チアノーゼとは（　　）の絶対量が増加して5g/dL以上になり，皮膚や粘膜が紫から青紫色を示す状態のことをいう．

（　　）に入るのはどれか．

1．ビリルビン
2．ヘモグロビン
3．ヘモグロビンA1c〈HbA1c〉
4．脱酸素化ヘモグロビン〈還元ヘモグロビン〉

□□□

解法の要点

チアノーゼは呼吸器疾患や心血管疾患でみられる所見である．チアノーゼの基本的知識をおさえよう．(RB-C19)(RB-C18)

解　説

×1　ビリルビンは，ヘモグロビンの分解産物で，胆汁中に排出される黄色素である．血中で増加すると黄疸を生じ，チアノーゼとは関係ない．

×2　ヘモグロビンは，酸素と結合して酸素を運搬する能力を持つ赤血球中の赤色素蛋白質である．ヘモグロビンが増加している場合は，多血症や脱水などが疑われる．

×3　HbA1cは，ヘモグロビンが糖分と結合した糖化ヘモグロビンである．血糖値が高いと生じやすいため，HbA1cは過去2か月ほどの血糖値の推移を評価する指標として用いられている．

○4　文章どおり．チアノーゼは酸素と結合していない脱酸素化（還元）ヘモグロビンが増加することで出現する．

【正答率】98.5％　【選択率】1：0.2％　2：1.0％　3：0.3％　4：98.5％

正　解　4

基本事項

▼ チアノーゼの分類

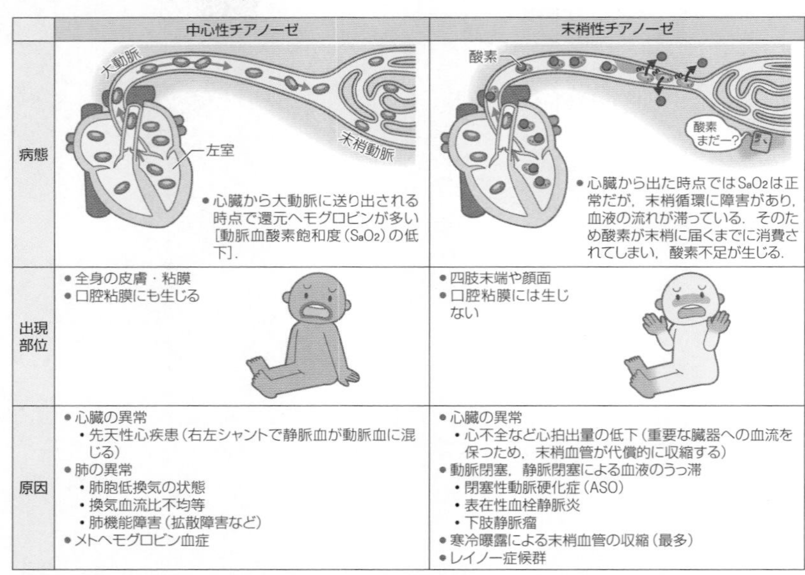

	中心性チアノーゼ	末梢性チアノーゼ
病態	●心臓から大動脈に送り出される時点で還元ヘモグロビンが多い［動脈血酸素飽和度（S_aO_2）の低下］．	●心臓から出た時点ではS_aO_2は正常だが，末梢循環に障害があり，血液の流れが滞っている．そのため酸素が末梢に届くまでに消費されてしまい，酸素不足が生じる．
出現部位	●全身の皮膚・粘膜 ●口腔粘膜にも生じる	●四肢末端や顔面 ●口腔粘膜には生じない
原因	●心臓の異常 ・先天性心疾患（右左シャントで静脈血が動脈血に混じる） ●肺の異常 ・肺胞低換気の状態 ・換気血流比不均等 ・肺機能障害（拡散障害など） ●メトヘモグロビン血症	●心臓の異常 ・心不全など心拍出量の低下（重要な臓器への血流を保つため，末梢血管が代償的に収縮する） ●動脈閉塞，静脈閉塞による血液のうっ滞 ・閉塞性動脈硬化症（ASO） ・表在性血栓静脈炎 ・下肢静脈瘤 ●寒冷曝露による末梢血管の収縮（最多） ●レイノー症候群

医療情報科学研究所 編：病気がみえるvol.2 循環器．第5版．メディックメディア，2021．p.34より改変

基本事項

●**一酸化炭素中毒による皮膚の色調変化**：ヘモグロビンは，酸素よりも一酸化炭素と結合しやすい．また，一酸化炭素と結合したヘモグロビンは赤色となる．そのため，一酸化炭素中毒では，酸素欠乏であってもチアノーゼは出現せず，指尖や粘膜が鮮紅色となる．

かんごろ

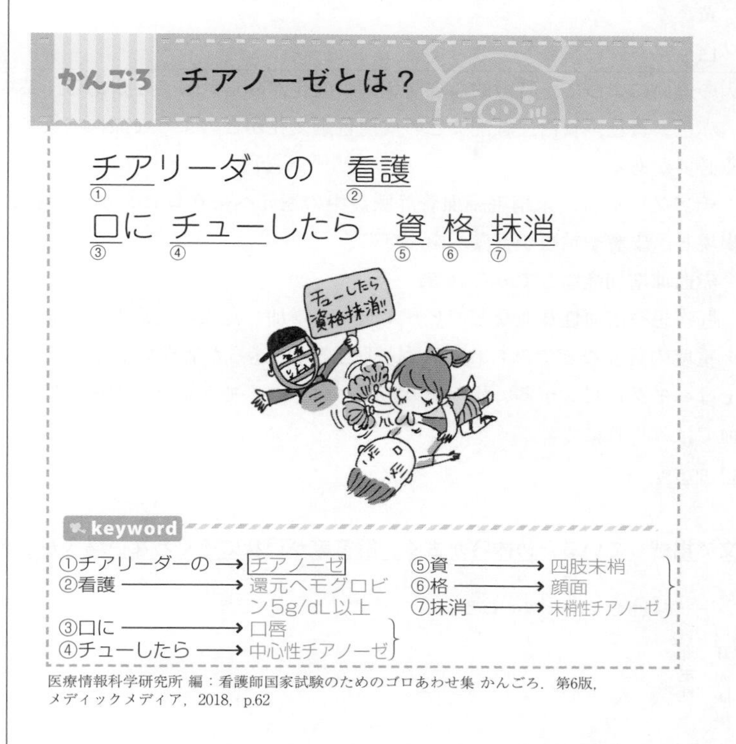
かんごろ チアノーゼとは？
チアリーダーの①　看護②
口③に　チュー④したら　資⑤　格⑥　抹消⑦
チューしたら
資格抹消!!
keyword
①チアリーダーの → チアノーゼ
②看護 → 還元ヘモグロビン5g/dL以上
③口に → 口唇
④チューしたら → 中心性チアノーゼ
⑤資 → 四肢末梢
⑥格 → 顔面
⑦抹消 → 末梢性チアノーゼ

医療情報科学研究所 編：看護師国家試験のためのゴロあわせ集 かんごろ．第6版，メディックメディア，2018，p.62

類　題

▼原文で掲載しているため内容が古く，解答等が現状にそぐわない場合がございます．

108A13
チアノーゼで増加しているのはどれか．
1．血中酸素分圧
2．還元ヘモグロビン
3．酸化ヘモグロビン
4．血中二酸化炭素分圧
正　解　2

104P14
チアノーゼが出現するのはどれか．
1．血清鉄の増加
2．血中酸素分圧の上昇
3．血中二酸化炭素分圧の上昇
4．血中還元ヘモグロビン量の増加
正　解　4

101P11
チアノーゼの際に増加しているのはどれか．
1．直接ビリルビン
2．間接ビリルビン
3．酸化ヘモグロビン
4．還元ヘモグロビン
正　解　4

99A13
増加によってチアノーゼをきたすのはどれか．
1．動脈血酸素分圧
2．酸化ヘモグロビン
3．還元ヘモグロビン
4．動脈血酸素飽和度
正　解　3

102A12

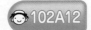

チアノーゼの際の皮膚の色に最も近いのはどれか.
1．青
2．赤
3．黄
4．白

解法の要点

要因の違いによって，特徴的な皮膚色調の変化がみられることがある．茶褐色，青銅色，青紫色，赤色，黄色，蒼白，紅潮などの皮膚色調変化がどのような際に観察されるか，よく覚えておく必要がある．

解　説

○1　チアノーゼは，末梢毛細血管静脈叢中の還元ヘモグロビンが5g/dL以上含まれる際に出現し，皮膚や粘膜が青紫色をおびる．
×2　赤血球増加症などでみられる．
×3　肝疾患や溶血性貧血などでビリルビンが増加した際に黄疸がみられる．
×4　重度の貧血などでみられる．選択肢1と4で迷った者がいるかもしれないが，チアノーゼはヘモグロビンが多い状態でみられやすく，ヘモグロビン濃度が低下した状態である貧血ではみられにくい．

【正答率】89.5％

正　解　1

類　題

▼原文で掲載しているため内容が古く，解答等が現状にそぐわない場合がございます．

98P7
チアノーゼを最も観察しやすいのはどれか.
1．口　唇
2．耳　介
3．頭　皮
4．眼　球
正　解　1

QRコードをCheck！
➡類題の解説をアプリで確認しよう！

★アプリ「mediLink」でスマホでも類題が解けます．類題演習BOXのQRコードをスマホで読み込んでみてくださいね．

≫ 循環器系のフィジカルアセスメント

心音の聴診 (RB-C21) (RB-C21) (病みえ循45～55) (看みえ③153～158) (イメカラ循18～21)

108A17

心音の聴取でⅠ音がⅡ音より大きく聴取されるのはどれか．
ただし，●は聴取部位を示す．

1.

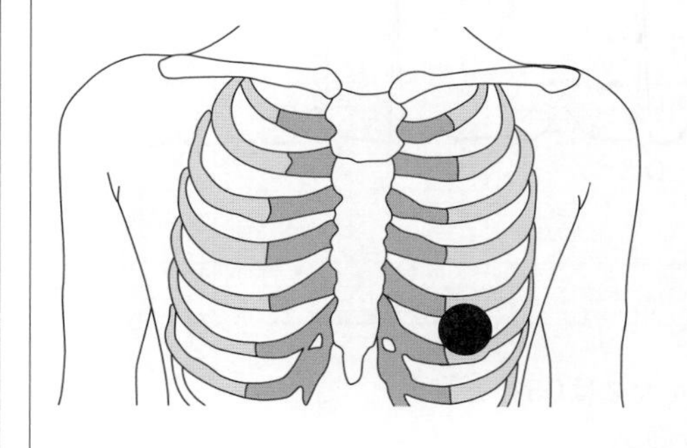

2.

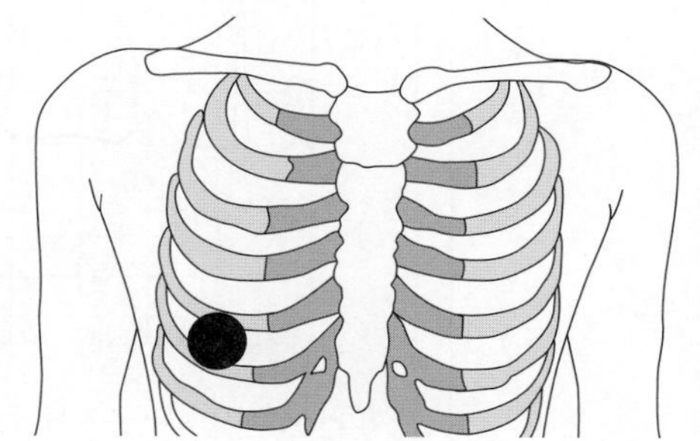

3.

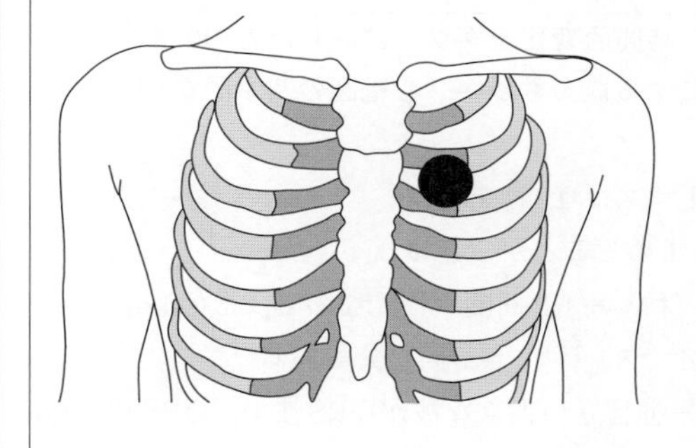

4.

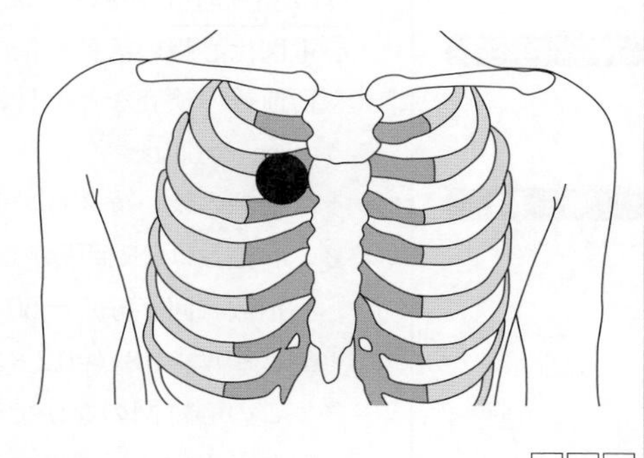

解法の要点

基本的な心臓の聴取部位は，4つの弁領域である．Ⅰ音は僧帽弁と三尖弁，Ⅱ音は大動脈弁と肺動脈弁の閉鎖により生じる．

解説

○1　正常状態において，僧帽弁領域［第5肋間左鎖骨中線（心尖部）］と呼ばれるこの部位では，Ⅰ音が強くはっきり聞こえる．

×2　心音の聴取部位には含まれない．

×3　肺動脈弁領域（第2肋間胸骨左縁）と呼ばれるこの部位では，Ⅱ音が強くはっきり聞こえる．

×4　大動脈弁領域（第2肋間胸骨右縁）と呼ばれるこの部位では，Ⅱ音が強くはっきり聞こえる．

【正答率】71.7％　【選択率】1：71.7％　2：2.0％　3：14.0％　4：12.3％

正解　1

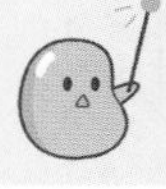

心音の聴診ってどうやるの？
手技を動画で確認しよう！

» 循環器系の検査

心電図

(RB-C23)(RB-C23)(病みえ循56～74)(イメカラ循80～89)

700予58

心電図を以下に示す．読み方として正しいのはどれか．

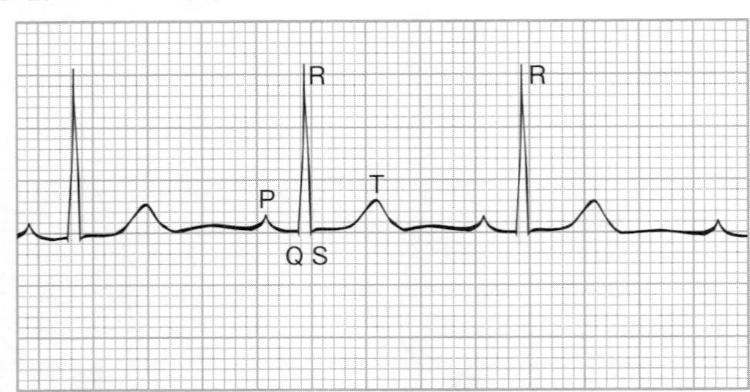

1．横軸の太いマス目で１マスは0.5秒を表す．

2．心拍数は100回／分である．

3．R-R間隔は同一である．

4．STの上昇がみられる．

解法の要点

心電図は心臓の活動電位の時間的変化をグラフに表したものであり，心臓疾患のモニタリングや術前後の検査などで目にする機会も多い．心電図の基本的な読み方をしっかり理解しておこう．(RB-C27)(RB-C27)

解　説

×１　横軸の太いマス目で１マスは0.2秒を表す．

×２　心拍数はRR間隔から求めることができる．

心拍数（回／分）＝60（秒）÷RR間隔（秒）なので，上の心電図においては，

60（秒）÷0.8（=0.2×4マス）（秒）=75回／分である．

○３　この心電図のなかで一番目立つ大きな波がQRS波で，QRS波とQRS波の間隔をRR間隔と表現する．この心電図ではそれぞれのRR間隔はほぼ同一である．同一でない場合は不整脈を疑う．(RB-C56)(RB-C56)

×４　QRS波直後の部分をSTというが，基線（隣り合う2つのP波が始まる前の平坦な部分を結んだ直線）からの上方偏位はみられない．

この問題には正答率はありません．(巻頭 p.12参照)

正　解　3

基本事項

▼ 心電図の間隔

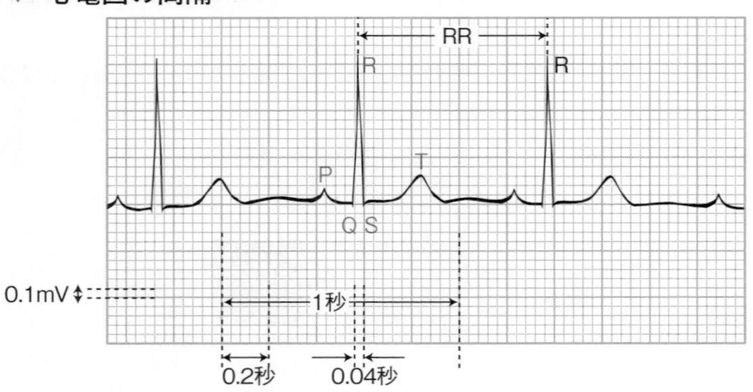

※横軸が時間（1mm＝0.04秒），縦軸が電圧（1mm＝0.1mV）を表す．

700予59

標準12誘導心電図の単極肢誘導において右手首につけるのは何色の電極か.

1．赤

2．黄

3．黒

4．緑

□□□

解法の要点

心電図には標準12誘導心電図やモニター心電図，ホルター心電図などの種類があり，疾患や症状に応じて選択される．心電図の基本的事項をきちんとおさえておこう．

解　説

○1
×2
×3
×4

標準12誘導心電図は最も基本的な心電図であり，誘導法には肢誘導と胸部誘導がある．単極肢誘導における装着部位は4か所あり，右手首（赤），左手首（黄），右足首（黒），左足首（緑）である．

この問題には正答率はありません．（巻頭 p.12参照）

正　解　1

基本事項

▼ 標準12誘導心電図の装着点

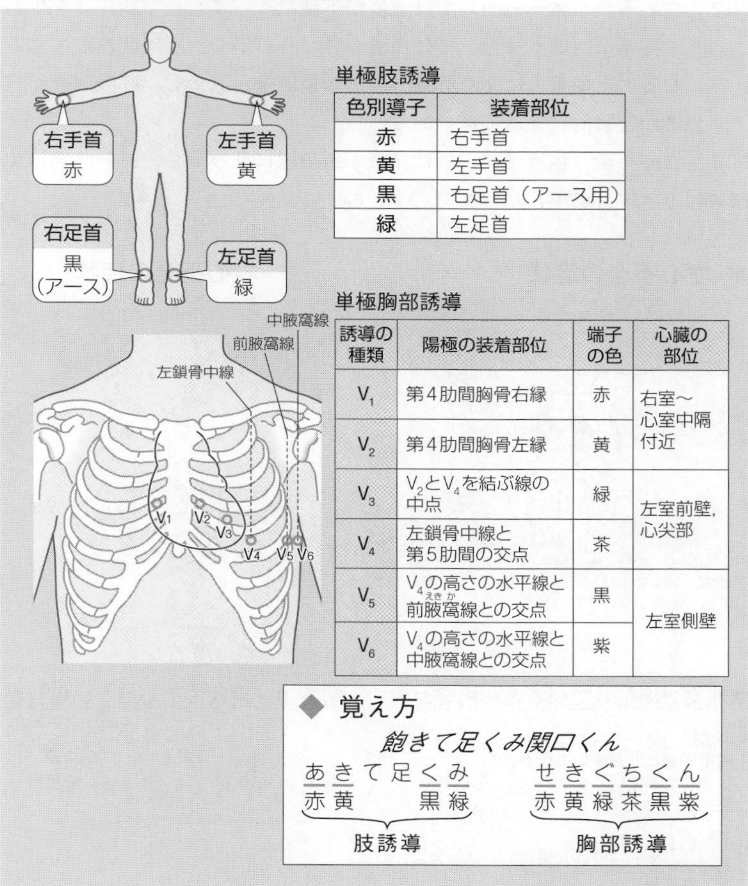

単極肢誘導

色別導子	装着部位
赤	右手首
黄	左手首
黒	右足首（アース用）
緑	左足首

単極胸部誘導

誘導の種類	陽極の装着部位	端子の色	心臓の部位
V_1	第4肋間胸骨右縁	赤	右室～心室中隔付近
V_2	第4肋間胸骨左縁	黄	
V_3	V_2とV_4を結ぶ線の中点	緑	左室前壁，心尖部
V_4	左鎖骨中線と第5肋間の交点	茶	
V_5	V_4の高さの水平線と前腋窩線との交点	黒	左室側壁
V_6	V_4の高さの水平線と中腋窩線との交点	紫	

医療情報科学研究所 編：病気がみえるvol.2 循環器．第5版，メディックメディア，2021，p.59より改変

循環器疾患

» 心不全

心不全

(RB-C41) (RB-C41) (病みえ循110〜125) (イメカラ循130)

111P18

左心不全でみられる症状はどれか.
left heart failure

1．肝腫大
2．下腿浮腫
3．起坐呼吸
4．頸静脈怒張

解法の要点

左心不全の基本的な病態は肺うっ血であり，右心不全の基本的な病態は体うっ血である．選択肢のそれぞれの症状が，肺うっ血によるものか体うっ血によるものかを考えてみよう．

(RB-C42)(RB-C42)

解　説

×1　右心不全（体うっ血）では血液が肝臓にうっ滞し，肝腫大を生じる.

×2　右心不全（体うっ血）では血液が下腿にうっ滞し，下腿浮腫を生じる.

○3　左心不全（肺うっ血）では血液が肺にうっ滞し，呼吸困難が生じる．起座呼吸は，座位になることで重力により心臓への静脈還流量が減少し，呼吸困難が軽減するため，心不全患者が経験的にとる姿勢である.

×4　右心不全（体うっ血）では血液が頸静脈にうっ滞し，頸静脈怒張を生じる.

【正答率】94.4％　【選択率】1：0.6％　2：2.9％　3：94.4％　4：2.1％

正　解　3

基本事項

▼ 左心不全の症状

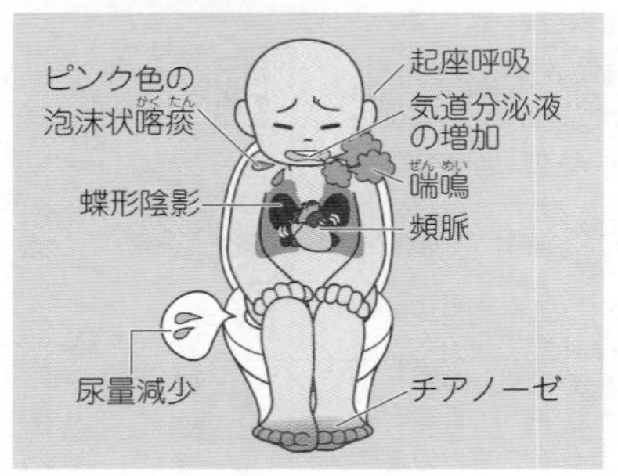

▼ 右心不全の症状

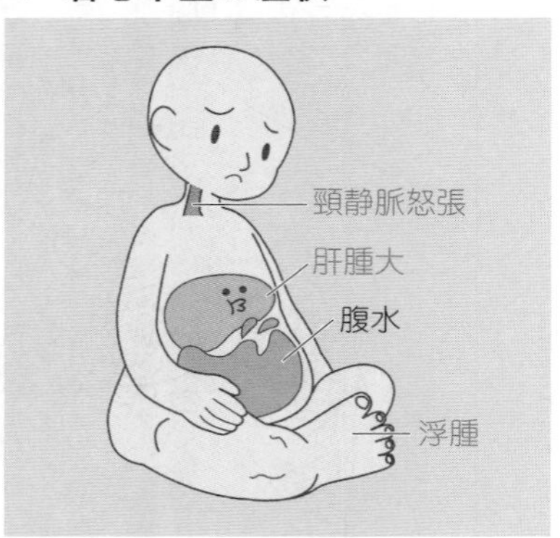

類　題

▼原文で掲載しているため内容が古く，解答等が現状にそぐわない場合がございます.

105P13
咳嗽が起こりやすいのはどれか.
1．右心不全　　2．左心不全　　3．心筋梗塞　　4．肺梗塞
正　解　2

103追A11
初期症状として下肢の浮腫が特徴的なのはどれか.
1．肝硬変
2．うっ血性心不全
3．閉塞性動脈硬化症
4．Cushing〈クッシング〉症候群
正　解　2

QRコードをCheck！

➡類題の解説をアプリで確認しよう！

≫ 虚血性心疾患

狭心症 (RB-C50)(RB-C50)(病みえ循142～147)(イメカラ循120)

111A14

左前胸部から頸部や左上肢への放散痛が生じる疾患はどれか.

1．胃潰瘍 gastric ulcer
2．狭心症 angina pectoris
3．胆石症 cholelithiasis
4．尿管結石症 ureterolithiasis

□□□

解法の要点

放散痛の方向は，前胸部に痛みを生じる疾患の適切な鑑別診断に重要である．胸痛を生じる疾患での痛みを認める部位と放散痛の方向を覚えよう．

解　説

×1　胃潰瘍では，心窩(しんかぶ)部痛とともに背部や前胸部への放散痛が認められる．

○2　狭心症では，狭心痛と呼ばれる前胸部の痛みとともに頸部や左肩，左腕への放散痛が認められる．(RB-C50)(RB-C50)

×3　胆石症では，胆道痛と呼ばれる右季肋(きろくぶ)部～心窩部痛とともに右肩への放散痛が認められる．(RB-B37)(RB-B37)

×4　尿管結石症では，患側の側腹部痛や腰背部痛とともに外性器や大腿部への放散痛が認められる．

【正答率】94.3％　【選択率】1：1.2％　2：94.3％　3：4.0％　4：0.5％

正　解　2

基本事項

▼ 狭心痛発作の原因

① 心仕事量の増大	：運動，精神刺激，血圧上昇，頻脈，体温上昇，急性感染症
② 冠血流減少	：冠動脈硬化症による狭窄，大動脈起始部の冠流入路障害，ショックによる急激な血圧低下，心不全
③ 血中酸素分圧の低下	：急性貧血，窒息，一酸化炭素中毒，麻酔 等

類　題

▼原文で掲載しているため内容が古く，解答等が現状にそぐわない場合がございます．

100A11
発作性の胸内苦悶を伴う胸痛で，最も疑うべきものはどれか．
1．心筋炎
2．狭心症
3．肋間神経痛
4．逆流性食道炎
正　解　2

QRコードをCheck！

➡類題の解説をアプリで確認しよう！

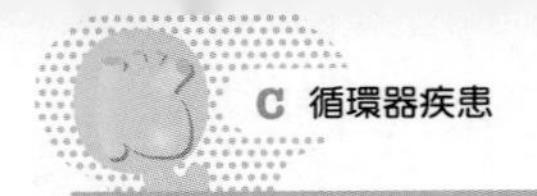

急性心筋梗塞 (RB-C52) (RB-C52) (病みえ循148～159)

106A13

胸痛を訴えるのはどれか.

1. 髄膜炎 meningitis
2. 腎結石 renal stone
3. 急性心筋梗塞 acute myocardial infarction
4. Ménière〈メニエール〉病 Ménière's disease

解法の要点

一般的に胸痛は，胸部にある臓器，すなわち心臓，大血管，肺，胸膜，胸部の神経･筋肉･骨，上部消化管の疾患により生じる.

解説

×1 髄膜炎では，脳および脊髄を包む髄膜の炎症により頭痛が生じる.

×2 腎臓は後腹膜に位置している．腎結石では自覚症状は少ないが，結石が腎盂尿管移行部以下へ移動すると腰背部に激しい痛みを生じる.

○3 急性心筋梗塞では，20分以上持続する胸痛が典型的な症状である.

×4 メニエール病は内耳の疾患であり，難聴，耳鳴り，耳閉塞感などの聴覚症状を伴うめまい発作を反復する.

【正答率】98.8％ 【選択率】1：0.2％ 2：0.9％ 3：98.8％ 4：0.1％

正 解 3

700予61

心筋梗塞の際に閉塞する血管はどれか.
myocardial infarction

1. 肺動脈
2. 冠動脈
3. 内胸動脈
4. 気管支動脈

解法の要点

心筋梗塞や狭心症などの虚血性心疾患の病態を正しく理解しておこう． (RB-C49)(RB-C49)

解説

×1 肺動脈は，心臓から肺へ血液を送る血管であり，これが閉塞して起こるのは肺塞栓症である． (RB-I61)(RB-I61)

○2 冠動脈は，大動脈から分岐している心臓の栄養血管であり，この血管が血栓などで閉塞した場合に心筋梗塞となる.

×3 内胸動脈は，肋骨の内側にある動脈で，冠動脈バイパス術で用いられることが多い．その場合，内胸動脈を冠動脈の狭窄部より末梢側に直接吻合する． (RB-C38)(RB-C38)

×4 気管支動脈は肺の栄養血管である． (RB-I6)(RB-I6)

この問題には正答率はありません．(巻頭 p.12参照)

正 解 2

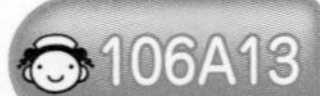

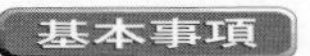
基本事項

●**虚血性心疾患**：虚血性心疾患は大きく，慢性冠動脈疾患と急性冠症候群（ACS）に分けられる．

▼ 慢性冠動脈疾患と急性冠症候群（ACS）

<table>
<tr><th colspan="2" rowspan="2"></th><th colspan="2">慢性冠動脈疾患</th><th colspan="3" rowspan="2">急性冠症候群（ACS）</th></tr>
<tr><th>労作性狭心症</th><th>冠攣縮性狭心症</th></tr>
<tr><td colspan="2">病態</td><td>血流
プラーク（粥腫）
動脈硬化による器質的狭窄</td><td>冠動脈の攣縮による一過性の狭窄～完全閉塞</td><td colspan="3">血栓
プラーク破綻による血栓形成で急激に狭窄が進行～完全閉塞</td></tr>
<tr><td rowspan="5">発作時の所見</td><td>緊急度</td><td colspan="5">低 → 高</td></tr>
<tr><td>胸痛発作</td><td>労作時に出現する前胸部絞扼感・圧迫感</td><td>夜間～早朝，安静時に好発する前胸部絞扼感・圧迫感</td><td colspan="3">労作時，安静時を問わず生じる胸部痛</td></tr>
<tr><td>持続時間</td><td>3～5分程度
（安静により寛解）</td><td>数分～15分程度</td><td colspan="2">数分～20分程度</td><td>20分以上
（安静により寛解しない）</td></tr>
<tr><td>心電図のST変化</td><td>ST低下</td><td>ST上昇[1] or ST低下</td><td colspan="2">非ST上昇型急性冠症候群
持続的なST上昇なし</td><td>ST上昇型心筋梗塞（STEMI）
持続的ST上昇</td></tr>
<tr><td>心筋バイオマーカー</td><td colspan="2">上昇なし</td><td>不安定狭心症
上昇なし</td><td>非ST上昇型心筋梗塞
上昇（心筋トロポニン↑）</td><td>上昇
（心筋トロポニン↑）</td></tr>
</table>

1）冠攣縮性狭心症のうち，完全閉塞でST上昇をきたすものを異型狭心症と呼ぶ．

医療情報科学研究所 編：病気がみえるvol.2 循環器．第5版，メディックメディア，2021，p.129より改変

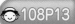

不整脈

不整脈 (RB-C56) (RB-C56) (病みえ循160～209) (イメカラ循124)

108P13

最も緊急性の高い不整脈はどれか.

1．心房細動
atrial fibrillation
2．心室細動
ventricular fibrillation
3．心房性期外収縮
atrial premature contraction
4．Ⅰ度房室ブロック
first degree atrioventricular block

解法の要点

「緊急性が高い」ということは,「放置すると死に至る」という意味である. 致死的であり, 自動体外式除細動器（AED）などによる電気的除細動が必要な不整脈疾患を理解しておく必要がある. (RB-C59)(RB-C59)

解説

×1　心房細動は, 心房が無秩序に震えるように興奮する不整脈であるが, 一般的に緊急性は高くない. 心原性脳塞栓症を発症することもあるため, 予防的に抗凝固薬を投与する.

○2　心室細動は, 心室が無秩序に興奮している状態であり, 放置すると死に至る可能性がきわめて高い. 心室細動が自然停止することはまれであり電気的除細動が必要である.

×3　心房性期外収縮は心房から早期に生じる期外収縮である. 一般的に良性の不整脈であり治療を要さないことが多い.

×4　Ⅰ度房室ブロックとは, PQ間隔が0.2秒を超える場合をいう. 一般的に良性所見であり治療を要さない.

【正答率】98.8％　【選択率】1：0.9％　2：98.8％　3：0.3％　4：0.1％

正　解　2

類　題

▼原文で掲載しているため内容が古く, 解答等が現状にそぐわない場合がございます.

104A12
最も緊急性の高い不整脈はどれか.
1．心房細動
2．心室細動
3．Ⅰ度房室ブロック
4．完全右脚ブロック
正　解　2

95A14
電気的除細動の適応となる不整脈はどれか.
1．期外収縮
2．心室細動
3．脚ブロック
4．房室ブロック
正　解　2

98A9

心停止の危険性が最も高い心電図はどれか．

1．

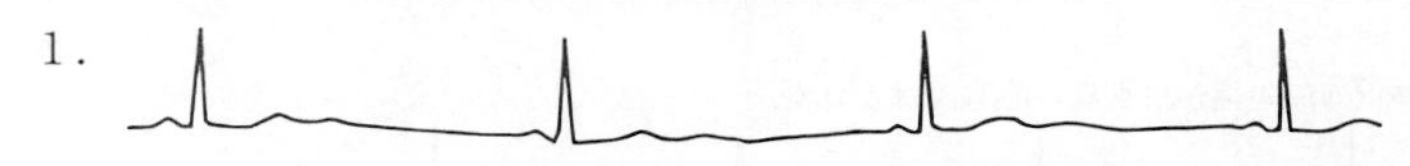

2．

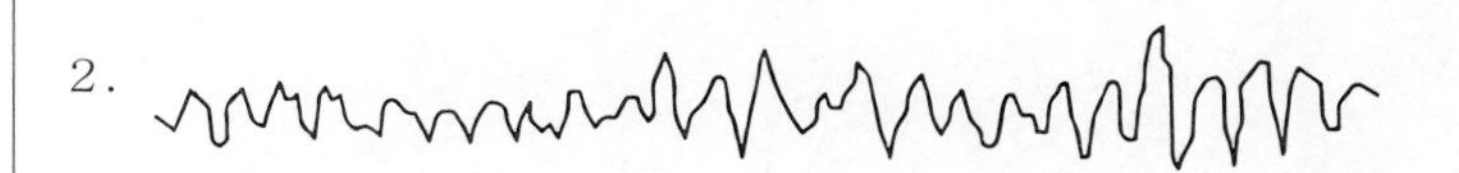

3．

4．

□□□

解法の要点

不整脈には緊急処置が必要となる致死的なものとそうでないものがある．緊急性の高い心電図への理解度が患者の生命を左右することもあるため，必ずおさえておきたい．(RB-C57)(RB-C57)

解　説

×1　洞徐脈である．徐脈をみた場合は，房室ブロックの有無は必ず確認しておく．原因疾患に注意が必要である．

○2　心室細動である．心室内での興奮が無秩序に起きているもので，心室は収縮しない．数秒のうちに意識消失し，治療しなければ数分で不可逆的な脳障害が生じ，まもなく死亡する．

×3　洞調律の正常心電図である．

×4　上室性期外収縮である．経過観察となることが多い．

この問題には正答率はありません．(巻頭 p.12 参照)

正　解　2

基本事項

●不整脈：心臓の刺激生成・刺激伝導の異常による脈の異常である．脈が速くなる頻脈性不整脈，脈が遅くなる徐脈性不整脈，脈が乱れるリズム異常に分けられる．不整脈による脳虚血のため，アダムス・ストークス症候群（めまいやふらつき，息切れ，失神などが主症状）がみられる場合がある．

類　題

▼原文で掲載しているため内容が古く，解答等が現状にそぐわない場合がございます.

94A14
心停止の危険性が最も高い心電図はどれか.

1.

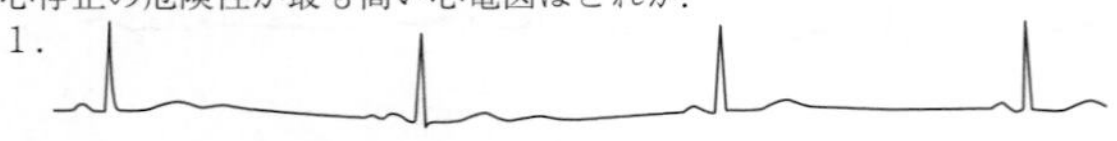

2.

3.

4.

正　解　4

109A12

脳塞栓症を生じやすい不整脈はどれか.
cerebral embolism　arrhythmia

1. 心室頻拍
ventricular tachycardia
2. 心房細動
atrial fibrillation
3. 心房性期外収縮
atrial premature contraction
4. 完全房室ブロック
complete atrioventricular block

解法の要点

脳梗塞には，①ラクナ梗塞，②アテローム血栓性脳梗塞，③心原性脳塞栓症の3病型がある．不整脈が原因で心臓内に血栓ができ，これが血流に乗って脳内の血管で詰まる場合を心原性脳塞栓症または心原性脳梗塞といい，脳梗塞全体の約1/3を占める．したがって，心臓内に血栓を生じやすい不整脈が正解になる．(RB-C57, J35)(RB-C57, J34)

解　説

×1　心室頻拍は，心室期外収縮が3連発以上生じている状態である．心室細動などの致死性不整脈に移行する可能性があるが，脳塞栓症は生じない．

○2　心房細動は，心房が高頻度（250～350回／分）でぶるぶるふるえるように興奮する状態である．心房内の血流が低下し，特に左心耳に血栓を生じることが多い．心房細動は心原性脳塞栓症をきたす代表的な不整脈であり，脳塞栓症リスクの高い患者［心不全，高血圧，75歳以上，糖尿病，脳卒中や一過性脳虚血発作（TIA）の既往の合併］には抗凝固薬を投与する．

×3　心房性期外収縮は，心房から生じる期外収縮である．数が少なければ病的意義は乏しい．頻発する場合は将来的に心房細動に移行する可能性が高くなる．心房性期外収縮のみで血栓はできない．

×4　完全房室ブロックは心房興奮が心室にまったく伝わらなくなった状態であり，血栓はできない．高度徐脈となるためペースメーカーの植込みが必要になる．

【正答率】89.7％　【選択率】1：4.7％　2：89.7％　3：2.2％　4：3.4％

正　解　2

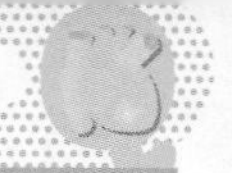

105A14

徐脈性の不整脈で起こりやすいのはどれか．
arrhythmia

1．失　語
2．失　行
3．失　神
4．失　明

解法の要点

徐脈性不整脈では，心拍数・心拍出量の低下により，全身への血流量が減少するため，さまざまな症状が起こる可能性がある．各選択肢が血流量の減少によるものかどうか，という観点で解答しよう．(RB-C58)(RB-C58)

解　説

×1　失語とは，読む，書く，話す，聞くなどの言語機能が失われた状態である．主に脳の損傷によって生じるもので，徐脈による血流量の減少とは関係ない．

×2　失行とは，麻痺や運動機能の障害はないが，意識した動作が正しく行えない状態である．主に脳の損傷によって生じるもので，徐脈による血流量の減少とは関係ない．

○3　失神とは，一過性の瞬間的な意識消失発作である．徐脈性不整脈では，脳血流量の減少に伴い，脳への酸素供給が断たれるため，失神を起こしやすい．なお，頻脈性不整脈でも脳への酸素供給が断たれて失神を起こす．

×4　失明とは，視力を喪失した状態である．糖尿病網膜症，緑内障，網膜色素変性症などによって生じるもので，徐脈による血流量の減少とは関係ない．

【正答率】99.5％　【選択率】1：0.2％　2：0.2％　3：99.5％　4：0.2％

正　解　3

類　題

▼原文で掲載しているため内容が古く，解答等が現状にそぐわない場合がございます．

96A15
徐脈性不整脈で起こりやすいのはどれか．
1．失　明
2．失　神
3．失　語
4．失　認
正　解　2

C

★mediLinkアプリのQRコードリーダーで各ページ下部のQRコードを読み込むと，無料で解説動画を見られます．なお，動画を見るにはmediLink会員登録と，書籍付属のシリアルナンバーを登録する必要があります．詳しくは本書冒頭の袋とじをチェック！

109A19

直流除細動器の使用目的はどれか．

1．血圧の上昇
2．呼吸の促進
3．洞調律の回復
4．意識レベルの回復

解法の要点

直流除細動器は，致死的不整脈である心室細動や無脈性心室頻拍を停止させる装置である．自動体外式除細動器（AED）の使用目的もほぼ同じである．心室細動で心肺停止している患者に使用した場合，どのような効果（変化）がもたらされるかを理解しておこう．(RB-C60)(RB-C60)

解説

×1 ×2 ○3 ×4 直流除細動器は直流通電によって心室細動や無脈性心室頻拍を停止させ洞調律へ回復させる．洞調律が回復すると心臓が正常に拍動するようになるため，血圧が上昇し脳への血流も回復し呼吸および意識も回復する（心肺停止状態が長時間続いた場合は脳の障害が高度となり回復しない）．したがって正解は洞調律の回復となる．

【正答率】95.2％ 【選択率】1：0.5％ 2：0.4％ 3：95.2％ 4：3.9％

正 解 3

基本事項

●**電気的除細動**：直流除細動器（DC）により心房細動（AF）や心室細動（VF）などの頻脈性不整脈を停止させる処置である．また致死性不整脈である無脈性心室頻拍に対しても施行される．

▼ **直流除細動器（DC）と自動体外式除細動器（AED）の違い**

	直流除細動器	自動体外式除細動器
実施者	医療者のみ	一般市民も使用可能
使用時の設定	心電図を医師が判断し除細動の条件設定を行う．	内蔵のコンピューターが自動で心臓の状況を判断して，除細動を行う．
治療対象	広範な不整脈に対応．心室細動，無脈性心室頻拍，心房細動，心房粗動，発作性上室性頻拍 等	心室頻拍・心室細動のみ

類 題

▼原文で掲載しているため内容が古く，解答等が現状にそぐわない場合がございます．

104P25
直流除細動器の使用目的はどれか．
1．呼吸の促進
2．血圧の降下
3．不整脈の治療
4．意識レベルの評価
正 解 3

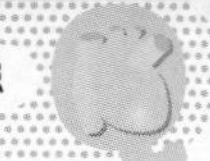

700予62

次に示す場面において看護師が最も留意すべきことはどれか（口絵No.11）.

1．患者の頭側に立つ.　　　　2．患者の皮膚を湿潤状態に保つ.
3．患者から離れる.　　　　　4．患者に声をかけ続ける.

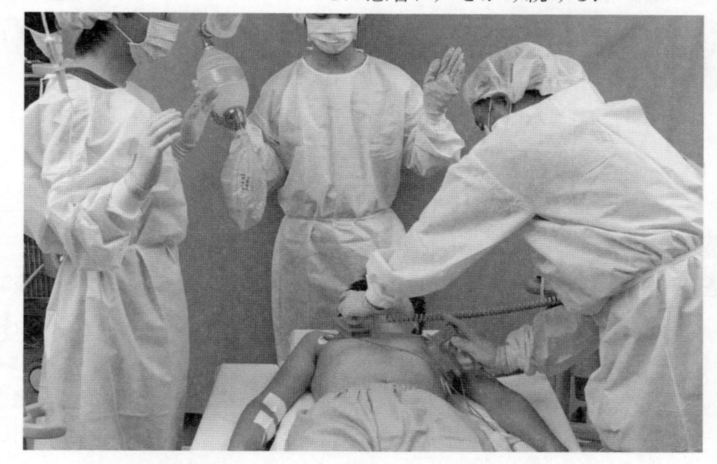

□□□

解法の要点

電気ショックによる除細動を行う場面である．感電や火災を防ぐための留意事項を必ず覚えておこう．(RB-C60)(RB-C60)

解　説

×1　立つ位置には特に決まりはないが，気道管理をする者が患者の頭側に立つ．この場面では患者から離れることが重要である．

×2　患者の胸部が濡(ぬ)れている場合は，感電防止のため，あらかじめ水分を拭き取る.

○3　感電を防ぐため，患者から離れる必要がある.

×4　患者への声かけよりも，この場面では，すべての医療者が患者から離れていること，酸素を用いる機器が患者から離れていることを，目視と声かけで確認する.

この問題には正答率はありません．(巻頭 p.12参照)

正　解　3

基本事項

▼ 電気的除細動施行時の注意点

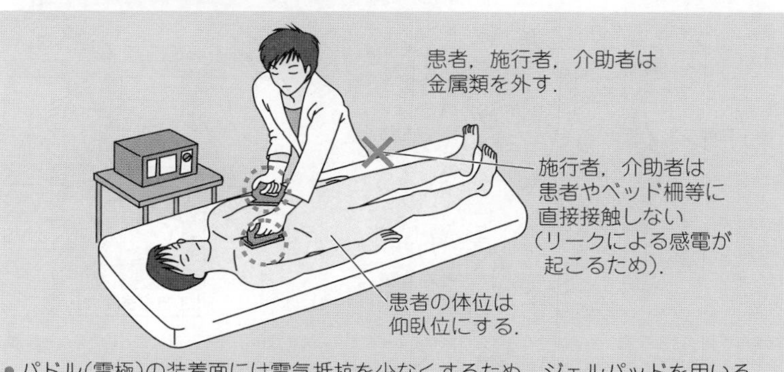
患者，施行者，介助者は
金属類を外す.
施行者，介助者は
患者やベッド柵等に
直接接触しない
(リークによる感電が
起こるため).
患者の体位は
仰臥位にする.

- パドル(電極)の装着面には電気抵抗を少なくするため，ジェルパッドを用いる．ない場合はゼリー，ペースト，生食ガーゼで代用するが，除細動効率は落ちる．パドルの間の胸部の皮膚には塗らないよう注意する.
- 使用後，皮膚の熱傷の有無・程度を確認する.

※パドルの位置 ⬚：第２または第３肋間胸骨右縁と第５肋間左前腋窩(えきか)線

QRコードをCheck！

➡類題の解説をアプリで確認しよう！

» 先天性心疾患

ファロー四徴症（TOF） (RB-C67) (RB-C67) (病みえ循308～312, 小274～276) (イメカラ循127)

700予63

ファロー四徴症の乳児にチアノーゼが出現したときの望ましい体位はどれか.

1. 起座位
2. 腹臥位
3. ファウラー位
4. 膝胸位

解法の要点

ファロー四徴症の病態や対応についておさえておこう.

解　説

×1　起座位では，横隔膜が下降して呼吸面積が増し，静脈還流量が減少することなどから呼吸困難が改善される．重症の左心不全患者などでみられる体位である． (RB-C42)(RB-C42)

×2　腹臥位は，排痰を促進する目的などで用いられる． (RB-基48)(RB-基47)

×3　ファウラー位は，腹腔穿刺や胸腔穿刺などの処置時に選択される体位である．経管栄養から栄養剤を注入するときに，逆流を防止するためにも用いられる． (RB-基48)(RB-基47)

○4　膝胸位をとると下肢の血管が狭窄し，全身の血管抵抗が上昇する．これにより右左シャントを軽減させ，肺血流量を増加させることができる．そのため膝胸位をとらせることが望ましい．

この問題には正答率はありません．（巻頭 p.12参照）

正　解　4

基本事項

●**ファロー四徴症**：肺動脈狭窄，心室中隔欠損（VSD），大動脈騎乗，右室肥大の四徴から構成される先天性心疾患である．肺動脈狭窄により右心室圧が上昇し，これが左心室圧より高くなると心室中隔欠損部位を通って右心室血が左心室に流れ込む（右左シャント）．これにより酸素飽和度の低い血液が全身に送られチアノーゼが起こる．

▼ **ファロー四徴症（TOF）の心臓**

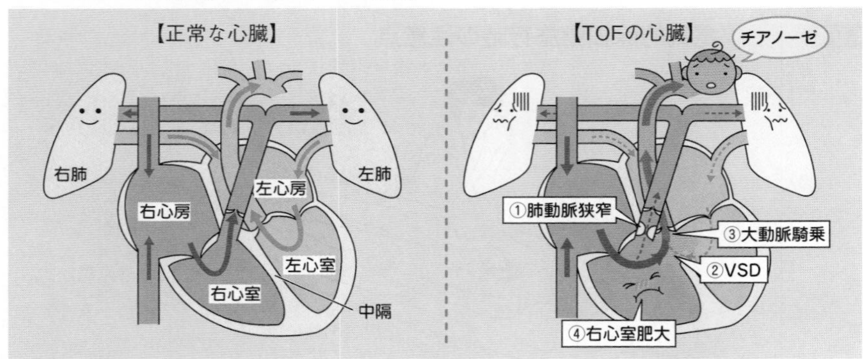

医療情報科学研究所 編：看護師・看護学生のためのなぜ？どうして？ 2018-2019 ③ 消化管／肝胆膵／循環器．第7版，メディックメディア，2017，p.451 より改変

» 血管疾患

動脈硬化症 (RB-C78) (RB-C78) (病みえ循127, 128) (イメカラ循111～113)

95A16

動脈硬化に最も関連のある危険因子はどれか.

1. 胆石症
2. 尿管結石
3. 高脂血症
4. 高尿酸血症

□□□

解法の要点 生活習慣病に関連する選択肢が並んでいる. 動脈硬化を引き起こすものを選ぶ.

解説

×1 胆石症が危険因子となるのは胆道感染症などである.

×2 尿管結石が危険因子となるのは水腎症や水尿管症である.

○3 動脈硬化とは, 脂質が血管壁に過剰に沈着した状態であり, 脂質異常症 (高脂血症) などが危険因子となる.

×4 高尿酸血症が危険因子となるのは痛風などである. 合併症として脂質異常症(高脂血症)となることがあり, 動脈硬化を合併し得るが, 4つの選択肢中, 最も関連があるのは高脂血症である.

この問題には正答率はありません. (巻頭 p.12参照)

正 解 3

深部静脈血栓症 (DVT) (RB-C85) (RB-C85) (病みえ循364～369)

700予64

深部静脈血栓症 (DVT) のリスク要因として当てはまるものはどれか.

1. や せ
2. 長期臥床
3. 抗凝固薬
4. 積極的な運動

□□□

解法の要点 深部静脈血栓症 (DVT) とは, 深部静脈系に血栓が生じ, 静脈閉塞を起こす疾患である. 血栓は下肢に発症することが多く, 血栓が血流に乗って肺動脈に詰まると肺塞栓症を合併し, 突発的な呼吸困難や胸痛を引き起こす. そのため予防が重要である.

解説

×1 肥満傾向のある中年女性や, 経口避妊薬を服用する女性に多く発症する.

○2 危険因子は, 手術や外傷, 長期臥床, 静脈カテーテル留置, 妊産婦, 悪性腫瘍などである.

×3 治療薬として抗凝固薬 [ヘパリン, ワルファリン, 直接作用型経口抗凝固薬 (DOAC)] や血栓溶解薬 (ウロキナーゼ) などが用いられる.

×4 予防法として, 弾性ストッキングの着用, 早期離床, 早期歩行, 積極的な運動, 間欠的空気圧迫法などが有効である.

この問題には正答率はありません. (巻頭 p.12参照)

正 解 2

» 血圧異常

高血圧
(RB-C87) (RB-C87) (病みえ循376～396) (イメカラ循114)

95A21

成人で高血圧と判断するのはどれか.

1．136/84 mmHg
2．134/86 mmHg
3．124/88 mmHg
4．122/92 mmHg

解法の要点

高血圧は多臓器への影響が大きく，心臓や脳，腎臓，眼などに血管障害を引き起こす．高血圧の基準値をおさえておこう．

解　説

×1
×2
×3
130 mmHg ≦収縮期血圧＜140 mmHg または，80 mmHg ≦拡張期血圧＜90 mmHg は高値血圧である．

○4　高血圧の基準は収縮期血圧が 140 mmHg 以上または拡張期血圧が 90 mmHg 以上であり 122/92 mmHg は後者に当てはまるため，高血圧と判断できる．

この問題には正答率はありません．(巻頭 p.12 参照)

正　解　4

基本事項

▼ 成人における血圧値の分類

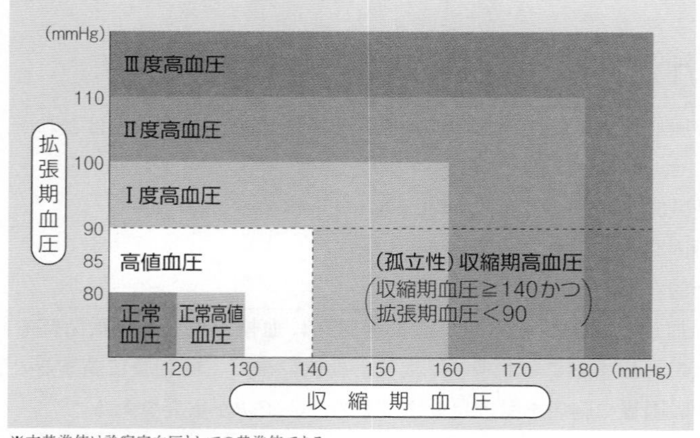

※本基準値は診察室血圧としての基準値である.
日本高血圧学会 編：高血圧治療ガイドライン2019．ライフサイエンス出版．2019，p.18より改変

●**高血圧の治療**：高血圧を放置すると動脈硬化を引き起こし，脳血管疾患，虚血性心疾患，腎不全，眼疾患などの原因となる．まず，減塩，肥満解消，禁煙，急激な気温の変化を避けるなど，血圧を上昇させないように生活習慣を改善し，次に薬物療法を考慮する．

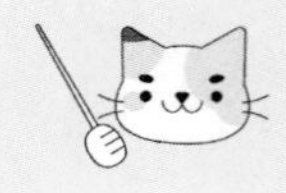

血圧を動画で理解する！
血圧の種類と高血圧の基準について理解しよう！

D章　内分泌・代謝疾患

(RB-成88)…『レビューブック2025』の参照ページ
(RB-成88)…『レビューブック2023-24』の参照ページ

D

内分泌器官の解剖と生理

» 内分泌総論

内分泌総論 (RB-D2) (RB-D2) (病みえ代196〜199) (イメカラ内2〜21)

ホルモンを分泌するのはどれか.

1．前立腺
2．子　宮
3．膵　臓
4．肝　臓

□□□

解法の要点

ホルモンを分泌する器官をおさえておこう. (RB-D4)(RB-D4)

解　説

×1　精巣からはテストステロンなどの男性ホルモンが分泌されるが，前立腺からのホルモン分泌はない.

×2　卵巣からはエストロゲン，プロゲステロンなどの女性ホルモンが分泌されるが，子宮からのホルモン分泌はない.

○3　膵臓のランゲルハンス島からはインスリン，グルカゴンなどのホルモンが分泌される.

×4　肝臓からのホルモン分泌はない.

この問題には正答率はありません.（巻頭p.12参照）

正　解　3

111P12

!

内分泌器官はどれか.

1．乳　腺
2．涙　腺
3．甲状腺
4．唾液腺

□□□

解法の要点

分泌物を放出する器官として，内分泌器官と外分泌器官がある．両者の違いを明確にしておこう. (RB-D2)(RB-D2)

解　説

×1　乳頭に開口し，乳汁を分泌する外分泌器官である.

×2　上眼瞼(がんけん)に開口し，涙を分泌する外分泌器官である.

○3　血液中に甲状腺ホルモンとカルシトニンを分泌する内分泌器官である.

×4　口腔や咽頭に開口し，唾液を分泌する外分泌器官である.

【正答率】99.2％　【選択率】1：0.2％　2：0.4％　3：99.2％　4：0.2％

正　解　3

基本事項

●**内分泌腺**：導管を用いずに血液を介してホルモンを分泌する器官である.

●**外分泌腺**：主に導管を用いて分泌物を外界（消化管腔内は外界と見なされる）へ分泌する器官である．汗腺，涙腺，消化管などを指す.

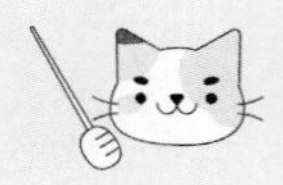

血糖値に関係するホルモンは数が多く混乱しがち．ネコかんで整理しておきましょう！

★mediLinkアプリのQRコードリーダーで各ページ下部のQRコードを読み込むと，無料で解説動画を見られます．なお，動画を見るにはmediLink会員登録と，書籍付属のシリアルナンバーを登録する必要があります．詳しくは本書冒頭の袋とじをチェック！

基本事項

▼ 主なホルモンと作用

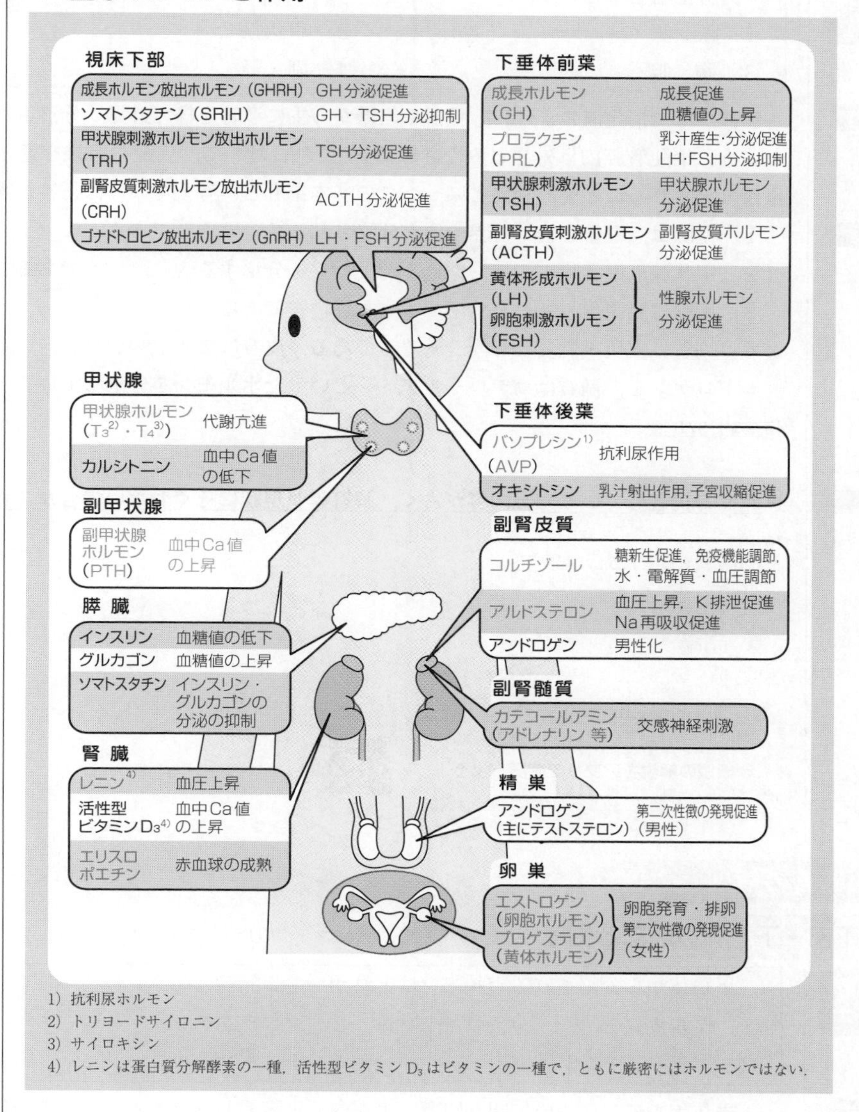

1）抗利尿ホルモン
2）トリヨードサイロニン
3）サイロキシン
4）レニンは蛋白質分解酵素の一種，活性型ビタミン D_3 はビタミンの一種で，ともに厳密にはホルモンではない．

類　題

▼原文で掲載しているため内容が古く，解答等が現状にそぐわない場合がございます．

105A11
内分泌器官はどれか．
1．乳　腺
2．涙　腺
3．甲状腺
4．唾液腺
正　解　3

103追P11 !

外分泌器官はどれか.

1．涙　腺　　2．甲状腺
3．胸　腺　　4．副　腎

解法の要点

唾液，汗，消化液のように，臓器や組織から主に導管を経て外界へ分泌されることを外分泌という（消化管腔内は外界とみなされる）．これに対して，内臓や組織を通らずに血液の中に直接分泌されることを内分泌という．この基本をもとに考えていけば正答が選べる．

解　説

○1　涙腺は，導管を経て外界へ涙が分泌される外分泌器官である．
×2　甲状腺は甲状腺ホルモンやカルシトニンを分泌する内分泌器官である．
×3　胸腺は胸腺ホルモンを分泌する内分泌器官である．
×4　副腎は皮質・髄質とも内分泌器官である．皮質はアルドステロン，コルチゾール，アンドロゲンを，髄質はカテコールアミンといったホルモンを分泌している．

【正答率】97.3％

正　解　1

類　題

▼原文で掲載しているため内容が古く，解答等が現状にそぐわない場合がございます．

100P11
外分泌器官はどれか．
1．副　腎
2．胸　腺
3．涙　腺
4．甲状腺
正　解　3

QRコードをCheck！
⇒類題の解説をアプリで確認しよう！

» 内分泌器官の解剖と生理

視床下部・下垂体の解剖と生理 (RB-D5) (病みえ代200～207) (イメカラ内24～41)

103追A22

下垂体から分泌されるホルモンはどれか.

1．グルカゴン　　2．プロラクチン
3．パラソルモン　　4．テストステロン

解法の要点

下垂体ホルモンについて問う問題．主な内分泌臓器と分泌ホルモン，その作用についてはまとめておきたい．

解　説

×1　グルカゴンは膵α細胞から分泌され，肝臓でのグリコーゲン分解や糖新生を促進し血糖を上昇させる．
○2　プロラクチンは下垂体前葉より分泌され，乳腺の発育や乳汁分泌を促す．
×3　パラソルモン［副甲状腺ホルモン（PTH）］は副甲状腺から分泌される．腎臓におけるカルシウムの再吸収およびリンの排泄促進，活性型ビタミンD_3の産生促進，骨吸収の促進などの作用があり，血中カルシウム濃度を上昇させる．
×4　テストステロンは精巣，副腎から分泌される男性ホルモン（アンドロゲン）の一種である．性分化や，思春期における身体の男性化（第二次性徴），生殖機能の促進，維持などにかかわる．(RB-小4)

【正答率】76.1％

正　解　2

甲状腺の解剖と生理 (RB-D6) (RB-D6) (病みえ代238～241) (イメカラ内46, 52～57)

110P13

体温低下を引き起こすのはどれか.

1. カテコラミンの分泌亢進
2. 甲状腺ホルモンの分泌低下
3. 副甲状腺ホルモン〈PTH〉の分泌低下
4. 副腎皮質刺激ホルモン〈ACTH〉の分泌亢進

□□□

解法の要点

体温調節によりヒトの体温は一定に保たれている. 体温を調節しているホルモンを理解しよう.

解 説

×1 カテコールアミン（カテコラミン）にはアドレナリン, ノルアドレナリン, ドパミンがあり, 血圧上昇, 気管支拡張, 血糖値上昇などの作用がある. 末梢血管が収縮し, 体熱の放散を防ぎ, 体温が上がる. (RB-D10)(RB-D10)

○2 甲状腺ホルモンには熱産生作用があり, 基礎代謝率を上昇させる. 分泌が低下すると体温は低下する. (RB-D6)(RB-D6)

×3 PTHには腎臓のカルシウム再吸収およびリンの排泄促進作用などがあり, 血中のカルシウム濃度を上昇させる. PTHの分泌が低下すると血中カルシウム濃度が低下する. 体温は変化しない. (RB-D7)(RB-D7)

×4 ACTHの分泌が亢進すると, 副腎皮質ホルモン（コルチゾール, アルドステロン, アンドロゲン）の分泌が増える. 高血糖, 高血圧, 男性化などが生じる. (RB-D8)(RB-D8)

【正答率】91.6％ 【選択率】1：1.7％ 2：91.6％ 3：4.5％ 4：2.2％

正 解 2

副腎皮質の解剖と生理 (RB-D8) (RB-D8) (病みえ代278～283) (イメカラ内64, 70～77)

700予66

副腎皮質ホルモンはどれか.

1. コルチゾール
2. アドレナリン
3. サイロキシン
4. バソプレシン

□□□

解法の要点

副腎皮質ホルモンはコレステロールから合成されるステロイドホルモンである. 副腎皮質から分泌されるホルモンの種類と役割をおさえておこう.

解 説

○1 副腎皮質からは糖代謝にかかわるコルチゾールと電解質代謝にかかわるアルドステロン, 男性ホルモンであるアンドロゲンが分泌されている.

×2 アドレナリンはノルアドレナリン, ドパミンと並び副腎髄質から分泌されるカテコールアミンのひとつである.

×3 サイロキシンはトリヨードサイロニンとともに甲状腺ホルモンに分類される.

×4 バソプレシンは下垂体後葉から分泌され, 抗利尿ホルモンとも呼ばれる.

この問題には正答率はありません. (巻頭 p.12参照)

正 解 1

低血糖によって分泌が促進されるのはどれか．
1．アルドステロン　2．テストステロン
3．甲状腺ホルモン　4．副腎皮質刺激ホルモン

解法の要点
血糖値の調節はいくつかのホルモンの働きにより一定に保たれている．低血糖時，高血糖時にどのホルモンが作用するかまとめておこう．(RB-D8)(RB-D8)

解　説
×1　アルドステロンは，腎血流量の低下により分泌が促進される．
×2　テストステロンは黄体形成ホルモン（LH）によって分泌が促進される．
×3　甲状腺ホルモンは血糖値の上昇に働くが，低血糖により分泌は促進されない．
○4　低血糖により下垂体からの副腎皮質刺激ホルモン（ACTH）の分泌が刺激され，副腎からのコルチゾールの分泌を促し，血糖上昇に働く．(RB-D8)(RB-D8)

【正答率】89.0％

正　解　4

基本事項

▼ 血糖調節にかかわるホルモン

血　糖	ホルモン	分泌部位	血糖値にかかわる作用
低　下	インスリン	膵島β細胞	●肝臓・筋・脂肪組織への糖取り込みの促進 ●グリコーゲン・蛋白質・脂質の合成
上　昇	グルカゴン	膵島α細胞	●グリコーゲン・脂質の分解 ●糖・ケトン体の生成
	コルチゾール	副腎皮質	●蛋白質の分解　●糖の生成
	アドレナリン	副腎髄質	●グリコーゲンの分解　●糖の生成
	成長ホルモン	下垂体前葉	●脂質の分解　●蛋白質の合成　●抗インスリン作用 ●肝臓における糖新生の促進

副腎髄質の解剖と生理

(RB-D10) (RB-D10) (病みえ代306, 307) (イメカラ内80)

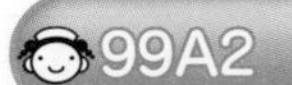

ストレス下で分泌されるホルモンはどれか．
1．カルシトニン
2．アドレナリン
3．バソプレシン
4．エリスロポエチン

解法の要点
ストレス下で起こる反応と選択肢のホルモンにより起こる反応を照らし合わせると，おのずと答えが出てくる．(RB-D10)(RB-D10)

解　説
×1　カルシトニンは甲状腺の傍濾胞（ぼうろほう）細胞から分泌されるホルモンで，骨吸収を抑えて血中のカルシウム値を低下させる作用がある．血中Ca^{2+}による調節を受けている．
○2　ストレス下では，カテコールアミン（アドレナリン，ノルアドレナリン，ドパミン）やコルチゾールの分泌量が増大する．カテコールアミンは副腎髄質から分泌されるホルモンで，血圧や心拍数の上昇，グリコーゲン分解による血糖値上昇などをもたらす．
×3　バソプレシンは抗利尿ホルモンとも呼ばれ，腎臓における水分の再吸収を促進し抗利尿作用を示す．分泌刺激を促進するのは，血漿浸透圧の増加，細胞外液の減少などである．
×4　エリスロポエチンは腎臓でつくられるホルモンで，赤血球の産生を促す作用がある．血中の酸素分圧が低下する（低酸素血症）ことで産生が高まる．

【正答率】98.5％

正　解　2

内分泌系の検査

» ホルモンの検査

甲状腺シンチグラフィ (RB-D15) (RB-D13)

101A18

甲状腺機能検査を受ける患者の検査食はどれか.

1. ヨード制限食
2. 蛋白制限食
3. 脂肪制限食
4. 低残渣食

□□□

解法の要点

甲状腺機能検査は，放射性ヨード（^{123}I）を経口投与し，甲状腺へのヨードの取り込みをシンチグラフィで評価する.

解　説

○1　ヨード制限食は，^{123}Iを用いた甲状腺シンチグラフィの検査食として用いられる．放射性ヨードの取り込みを阻害しないように，検査の1週間前よりヨードを含む食品（海藻類など）の摂取を制限する.

×2　蛋白制限食は，ネフローゼ症候群や腎不全に対する治療食として用いられる.

×3　脂肪制限食は，膵炎などの治療食として用いられる.

×4　低残渣(ざんさ)食は，吸収不良症候群や潰瘍性大腸炎などの大腸疾患の治療食として用いられる.

【正答率】98.5％

正　解　1

内分泌・代謝系疾患

≫ 甲状腺疾患

甲状腺機能低下症 (RB-D28) (RB-D26) (病みえ代254, 255) (イメカラ内134)

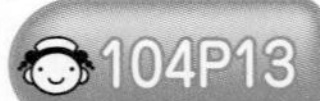

低体温が起こるのはどれか.

1．尿崩症 diabetes insipidus
2．褐色細胞腫 pheochromocytoma
3．甲状腺機能低下症 hypothyroidism
4．Cushing〈クッシング〉症候群 Cushing syndrome

解法の要点

どの選択肢もホルモン異常にかかわる疾患である．体温を維持しているホルモンが低下する疾患を選ぼう．

解説

×1　尿崩症は，腎集合管における水の再吸収が障害され，多尿（希釈尿）が生じる疾患である．抗利尿ホルモンであるバソプレシン（AVP）の視床下部における合成や下垂体後葉からの分泌に障害が生じた場合や，バソプレシンに対する腎臓の反応性が低下した場合などに生じる．低体温はみられない． (RB-D19)(RB-D17)

×2　褐色細胞腫ではカテコールアミンなどが過剰に分泌されるため，高血圧や動悸，頻脈，高血糖などの多彩な症状がみられる．低体温はみられない．

○3　甲状腺機能低下症は，甲状腺ホルモンの作用が不十分な状態である．低体温は，甲状腺機能低下症の症状のひとつである．そのほか無気力，易疲労感，体重増加，眼瞼浮腫などがみられる．

×4　クッシング症候群は，副腎皮質ホルモンのうちコルチゾールが過剰分泌され，満月様顔貌や中心性肥満などの特徴的症状を生じる状態をいう．低体温はみられない． (RB-D32)(RB-D30)

【正答率】85.5％　　正解 3

補足事項

●**甲状腺の位置および分泌されるホルモンとその働き**：甲状腺は前頸部の皮下に存在する内分泌器官で，T_3やT_4などの甲状腺ホルモンを分泌する．甲状腺ホルモンは全身の器官に作用し，エネルギー産生や代謝を促進する働きがある．

▼ **甲状腺ホルモンの働き**

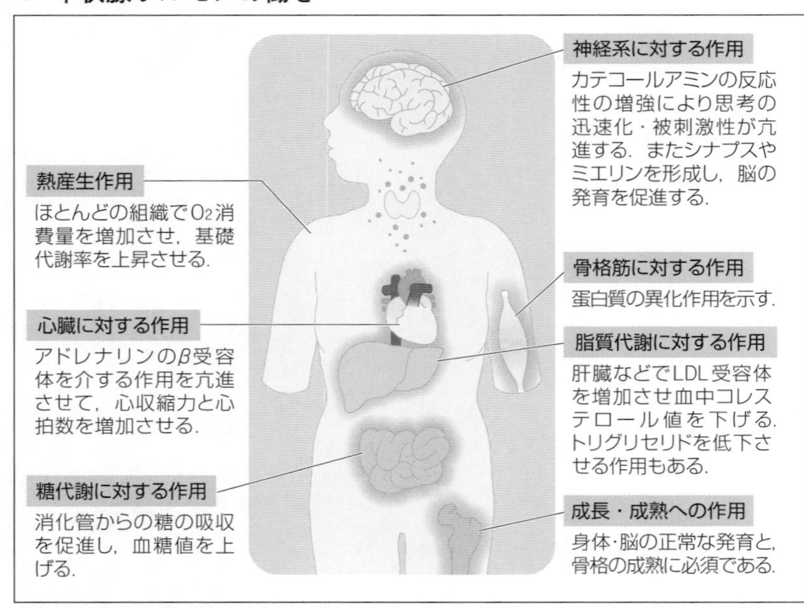

神経系に対する作用
カテコールアミンの反応性の増強により思考の迅速化・被刺激性が亢進する．またシナプスやミエリンを形成し，脳の発育を促進する．
熱産生作用
ほとんどの組織でO2消費量を増加させ，基礎代謝率を上昇させる．
骨格筋に対する作用
蛋白質の異化作用を示す．
心臓に対する作用
アドレナリンのβ受容体を介する作用を亢進させて，心収縮力と心拍数を増加させる．
脂質代謝に対する作用
肝臓などでLDL受容体を増加させ血中コレステロール値を下げる．トリグリセリドを低下させる作用もある．
糖代謝に対する作用
消化管からの糖の吸収を促進し，血糖値を上げる．
成長・成熟への作用
身体・脳の正常な発育と，骨格の成熟に必須である．

医療情報科学研究所 編：病気がみえるvol.3 糖尿病・代謝・内分泌．第5版，メディックメディア，2019，p.239より改変

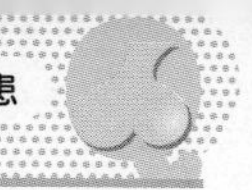

≫ 糖代謝異常

糖尿病

(RB-D35) (RB-D33) (病みえ代12〜67, 69, 小322〜327) (看みえ②154) (イメカラ内198〜205, 208, 214〜225)

105A15

糖尿病の血糖コントロールの指標となる検査値はどれか.
diabetes mellitus

1．総ビリルビン　　2．総コレステロール
3．グリコヘモグロビン　　4．クレアチニンクリアランス

解法の要点

糖尿病の血糖コントロールの指標となる検査はいくつかある．特に一般的に使われている検査は覚えておこう．

解　説

×1　総ビリルビンは胆汁うっ滞，肝硬変，溶血性貧血などで上昇する．

×2　総コレステロールは，HDLコレステロールとLDLコレステロールを含むNon-HDLコレステロールに分類される．これらのコレステロールは脂質異常症の指標となる．

○3　赤血球の蛋白であるヘモグロビン（Hb）とグルコース（ブドウ糖）が結合したものがグリコヘモグロビンである．グリコヘモグロビンのなかでも，HbA1cは過去1〜2か月程度の平均血糖値を反映し，血糖コントロールの最も重要な指標となる．

×4　クレアチニンクリアランスは，腎機能の指標である．

【正答率】87.1％　【選択率】1：0.2％　2：9.4％　3：87.1％　4：3.3％

正　解　3

基本事項

▼ 1型糖尿病と2型糖尿病

		1型糖尿病	2型糖尿病
疫学	割　合	およそ5%	およそ95%以上
疫学	発症年齢	主に小児〜思春期	主に中高年[1]
疫学	家族歴	少ない	高頻度にあり
病態	インスリン依存性	最終的に依存性となる	非依存性が多い
病態	インスリン分泌	欠　乏	過多〜低下
病態	インスリン抵抗性	な　し	あ　り
発症因子		自己免疫，遺伝因子 等	生活習慣，遺伝因子
臨床像	発症形式	急激〜緩徐	緩　徐
臨床像	体　型	正常〜やせ	正常〜肥満が多い
臨床像	昏　睡	主に糖尿病ケトアシドーシス	主に高浸透圧高血糖状態
治療	インスリン適応	絶対的適応	食事・運動療法，インスリン以外の薬物療法で目標が達成できない場合は適応
治療	経口血糖降下薬	一部有効[2]	有　効
治療	食事・運動療法	補助的	最重要

1）近年，若年での発症も増加している．2）α-グルコシダーゼ阻害薬，SGLT2阻害薬は有効である．

●**糖尿病の診断**：糖尿病を診断するうえでは，血糖値とHbA1cの2つを検査し，糖尿病型かどうかを判断する．糖尿病の診断で用いられる血糖値には，空腹時血糖値（FBG），75gOGTT（糖負荷試験）2時間値，随時血糖値の3種類がある．

類　題

▼原文で掲載しているため内容が古く，解答等が現状にそぐわない場合がございます．

103A14
2型糖尿病の食事療法における1日のエネルギー摂取量の算出に必要なのはどれか．
1．体　温　2．腹　囲　3．標準体重　4．体表面積
正　解　3

101P14
糖尿病の診断指標となるのはどれか．
1．尿酸値　2．HbA1c
3．赤血球沈降速度　4．プロトロンビン時間
正　解　2

98P10

インスリン自己注射の投与経路はどれか．
1．皮　内　2．皮　下
3．筋肉内　4．静脈内

解法の要点

インスリン製剤がゆっくり持続的に吸収される部位はどこか考える．(RB-基77)(RB-基75)

解　説

×1　皮内注射はアレルゲン検出のための皮内反応などに用いる．
○2　インスリンの自己注射は皮下に穿刺する．皮下脂肪組織の萎縮や硬結（こうけつ）などを予防するため，注射は腹壁，上腕，殿部，大腿部に約2cm間隔で毎回位置を変える．
×3　筋肉内は血管が豊富であるため，インスリンを筋肉内に投与すると吸収速度が速まる．
×4　インスリンを静脈内に投与すると吸収速度が最も速くなる．糖尿病ケトアシドーシスや高カロリー輸液管理などの際には，インスリンの静脈内持続投与が行われる．

この問題には正答率はありません．（巻頭p.12参照）

正　解　2

99P21

インスリン製剤に使用される単位はどれか．
1．モル（mol）　2．単位（U）
3．キロカロリー（kcal）　4．マイクログラム（μg）

解法の要点

インスリンの単位を問う問題．薬剤の容量は必ず単位とセットで覚えておくことが，医療事故防止の観点からも重要である．

解　説

×1
○2
×3
×4
｝インスリン製剤は，分量を単位（U：ユニット）で表す．

【正答率】96.5％

正　解　2

類　題

▼原文で掲載しているため内容が古く，解答等が現状にそぐわない場合がございます．

95A25
インスリン製剤の投与量を表すのはどれか．
1．単　位（U）　2．モ　ル（mol）
3．マイクログラム（μg）　4．ミリグラム当量（mEq）
正　解　1

QRコードをCheck！
➡類題の解説をアプリで確認しよう！

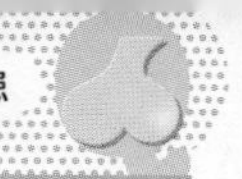

糖尿病の合併症
(RB-D42) (RB-D40) (病みえ代68〜95) (イメカラ内206, 210〜215)

112A14

糖尿病の急性合併症はどれか．
diabetes mellitus

1．足壊疽
foot gangrene

2．脳血管疾患
cerebrovascular disease

3．糖尿病網膜症
diabetic retinopathy

4．ケトアシドーシス昏睡

□□□

解法の要点

糖尿病の合併症には急性と慢性がある．急性合併症は命にかかわるためにすぐに治療が必要となるのに対し，慢性合併症は長期間の高血糖の持続により，全身の血管とそれにつながる組織の障害が年単位で進み，かなり進行するまで症状が表れないこともある．(RB-D42〜44)(RB-D40〜42)

解　説

×1　糖尿病の慢性合併症として，下肢の感染症，潰瘍，壊疽(えそ)などの糖尿病足病変がある．

×2　糖尿病の慢性合併症として細小血管障害と大血管障害が重要であり，大血管障害には脳血管障害，虚血性心疾患（狭心症，心筋梗塞）や末梢動脈疾患がある．脳血管疾患自体は急性発症であるが，糖尿病の慢性合併症である．

×3　糖尿病の慢性合併症における細小血管障害のうち，神経障害，網膜症，腎症は糖尿病の三大合併症ともいわれる．

○4　ケトアシドーシス昏睡は，極度のインスリン欠乏により高血糖，アシドーシスが生じ，意識障害をきたすもので，糖尿病の急性合併症である．糖尿病の急性合併症には糖尿病ケトアシドーシス（DKA）と高浸透圧高血糖状態（HHS）がある．

【正答率】67％　【選択率】1：3.6％　2：5.4％　3：24.0％　4：67.0％

正　解　4

基本事項

▼ 糖尿病の合併症

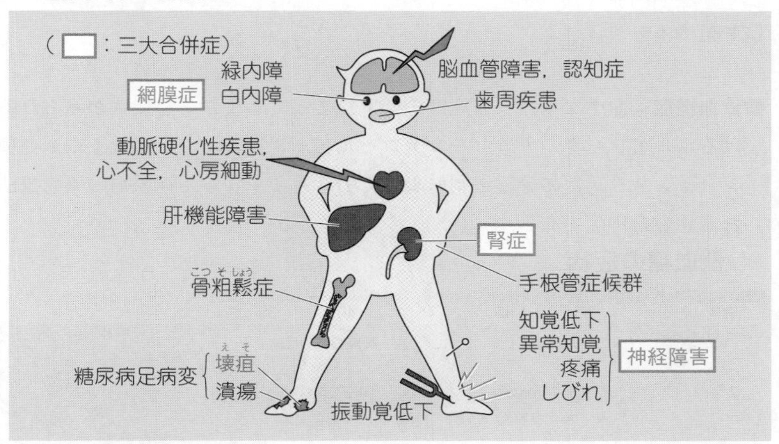

▼ 糖尿病三大合併症

① 糖尿病神経障害：一般的な病態は末梢性，左右対称性，感覚神経優位の多発神経障害である．四肢のしびれ感，刺すような痛み，感覚異常を生じる．

② 糖尿病網膜症：網膜細小血管の障害により，硝子体出血，網膜剝離，黄斑浮腫等が生じ，視力・視野障害や失明を引き起こす．

③ 糖尿病腎症：進行すると腎不全となり，透析療法が必要となる．新規透析療法導入の原因となる疾患の第1位である．

類　題

▼原文で掲載しているため内容が古く，解答等が現状にそぐわない場合がございます．

93A16
糖尿病の合併症でないのはどれか．
1．腎障害　　2．肝硬変
3．神経障害　　4．網膜症
正　解　2

QRコードをCheck！

➡類題の解説をアプリで確認しよう！

低血糖症

(RB-D46) (RB-D44) (病みえ代74, 75, 小329〜331) (看みえ②155, 156) (イメカラ内226)

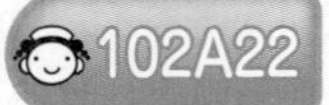
102A22

低血糖の症状または所見はどれか．
1．口　渇
2．徐　脈
3．多　尿
4．発　汗
5．発　熱

解法の要点

低血糖で認められる症状について問う問題．低血糖では反応性に交感神経系が活性化されて血糖を保持するように作用することを理解しておこう．

解　説

×1　口渇は高血糖で認められる．
×2　低血糖では頻脈が認められる．
×3　多尿は高血糖で認められる．
○4　低血糖では発汗が認められる．
×5　発熱は認められない．

【正答率】65.5％

正　解　4

基本事項

●**低血糖症**：血中グルコース濃度の低下によってさまざまな症状がみられる病態．血糖値を上げるホルモン（グルカゴンやカテコールアミンなど）の分泌低下や，血糖値を下げるホルモン（インスリン）の分泌過剰によって引き起こされる．糖尿病の薬物療法中に最も多くみられる急性合併症である．

▼ 低血糖の症状

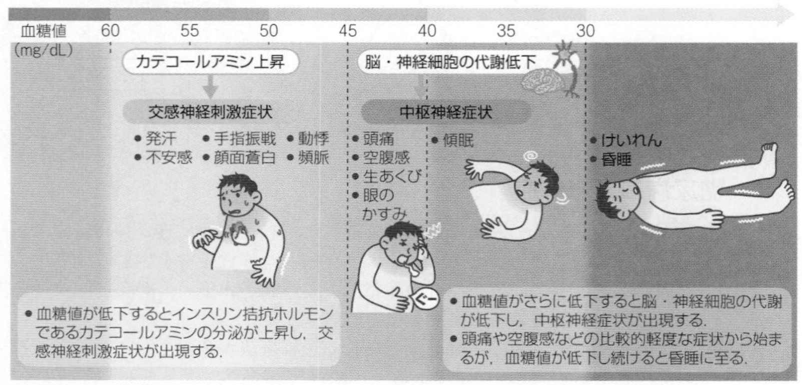

※低血糖の起こり方は血糖低下の速度等により異なり，必ずしも上記の経過と一致しない．
医療情報科学研究所 編：病気がみえるvol.3 糖尿病・代謝・内分泌．第5版，メディックメディア，2019，p.74より改変

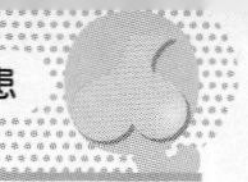

≫肥　満

メタボリックシンドローム

(RB-D51) (RB-D51) (病みえ代130～137) (イメカラ内232～235)

103追A8

メタボリックシンドロームの診断に必須の診断基準項目はどれか．

1．腹　囲
2．脂　質
3．血　圧
4．血　糖

□□□

解法の要点

メタボリックシンドロームの診断基準はしっかり理解しておきたい．

解　説

○1　腹囲（ウエスト周囲径）は必須項目である．男性85cm以上，女性90cm以上を必須とし，さらに追加項目（血清脂質異常，血圧高値，高血糖）のうち2項目以上が当てはまるとき，メタボリックシンドロームと診断する．

×2　脂質異常は追加項目である．トリグリセリド≧150mg/dL，HDLコレステロール＜40mg/dLのうちいずれか，または両者を満たす場合，血清脂質異常と判定する．

×3　血圧異常は追加項目である．収縮期血圧≧130mmHg，拡張期血圧≧85mmHgのいずれか，または両者を満たす場合，血圧高値と判定する．

×4　高血糖は追加項目である．空腹時血糖≧110mg/dLで高血糖と判定する．

【正答率】96.6％

正　解　1

基本事項

●メタボリックシンドローム：動脈硬化の危険性を高める複合型リスク症候群のこと．

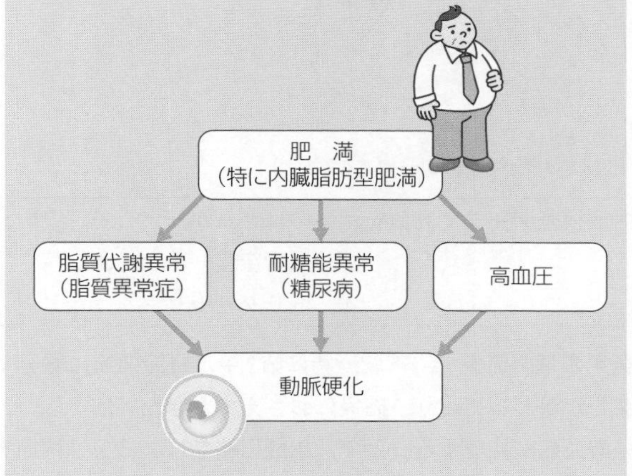

医療情報科学研究所 編：病気がみえるvol.3 糖尿病・代謝・内分泌．第5版，メディックメディア，2019, p.135より改変

★問題を解いたら□□□にチェック！正解できたら○，自信がないところは△，間違えたら×をつけると，2周目以降の目印になります．

基本事項

▼ メタボリックシンドローム診断基準

<必須項目>

内臓脂肪蓄積	ウエスト周囲径（へその高さの腹囲）	男性≧85 cm 女性≧90 cm

＋

以下のうち2項目以上

血清脂質異常	トリグリセリド値≧150 mg/dL HDL コレステロール値＜40 mg/dL (2つのうちのいずれか，または両方)
血圧高値	収縮期血圧≧130 mmHg 拡張期血圧≧85 mmHg (2つのうちのいずれか，または両方)
高血糖	空腹時血糖≧110 mg/dL

類　題

▼原文で掲載しているため内容が古く，解答等が現状にそぐわない場合がございます．

112A15
メタボリックシンドロームの診断基準において男性の腹囲〈ウエスト周囲径〉で正しいのはどれか．
1．80cm 以上　2．85cm 以上　3．90cm 以上　4．95cm 以上
正　解　2

99A15
メタボリックシンドロームと診断する際の必須条件はどれか．
1．高血圧　2．空腹時高血糖　3．内臓脂肪型肥満　4．高脂血症〈脂質異常症〉
正　解　3

QRコードをCheck！

➡類題の解説をアプリで確認しよう！

» 尿酸代謝異常

痛風（高尿酸血症）

(RB-D52) (RB-D52) (病みえ代144～151) (イメカラ内236)

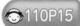

痛風の患者の血液検査データで高値を示すのはどれか．
gout
1．尿　酸　2．尿素窒素
3．アルブミン　4．トリグリセリド

解法の要点

痛風は男性に頻発する単関節炎で，下肢，特に第1中足趾節関節に好発する．問われている物質はその病態と深くかかわっており，確実におさえておきたい．

解　説

○1　痛風は，高尿酸血症が持続することで，尿酸塩結晶による急性関節炎を反復する疾患である．尿酸は難溶性の物質で，血清尿酸値7 mg/dL を超えると析出しやすくなり急性関節炎の原因になる．

×2　尿素窒素は腎機能の状態を表す指標であり，痛風の病態との直接的な関連はない．(RB-E25)(RB-E25)

×3　アルブミンは血清蛋白のひとつで，痛風の病態との直接的な関連はない．(RB-G6)(RB-G6)

×4　トリグリセリドは中性脂肪のことである．痛風は尿酸の代謝異常であり，脂質代謝との関連はない．(RB-D47)(RB-D45)

【正答率】97.6％　【選択率】1：97.6％　2：1.7％　3：0.3％　4：0.4％

正　解　1

基本事項

●**尿酸の代謝異常**：尿酸はプリン体の代謝の最終産物として産生され，代謝異常があると尿酸の産生過剰・排泄障害が生じ高尿酸血症となる．

●**高尿酸血症**：高尿酸血症は痛風や腎臓などの臓器障害を引き起こすほか，糖尿病や脂質異常症などの生活習慣病を合併しやすい．

» 栄養の異常

カリウム（K）代謝異常 (RB-D55) (RB-D55)

107A22

静脈内注射を行う際に，必ず希釈して用いる注射液はどれか．

1．5％ブドウ糖
2．15％塩化カリウム
3．0.9％塩化ナトリウム
4．7％炭酸水素ナトリウム

□□□

解法の要点

静脈内注射において高濃度の電解質溶液を用いると重篤な合併症を起こすため，希釈が必要な注射薬は必ず覚えておこう．また，電解質濃度だけではなく血漿浸透圧との関係や体内での分布なども確認しておこう．

解　説

×1　5％ブドウ糖は血漿とほぼ同じ浸透圧（正常：275 ～ 295 mOsm/L）の注射液であり，安全に静脈内注射できる．体内に入った5％ブドウ糖液のうち，ブドウ糖はエネルギーに変換され，水は細胞内に2/3，細胞外に1/3の割合で分布する．

○2　塩化カリウムは，静脈内注射する際に必ず40 mEq/L以下に希釈する必要がある（50倍以上に希釈）．15％塩化カリウムは2,000 mEq/Lときわめて高濃度であり，希釈せずに静脈内に注射した場合，心停止を招くおそれがある．

×3　0.9％塩化ナトリウムは生理食塩水であり，血漿とほぼ同じ浸透圧である．出血，ショック，手術および脱水症の治療に使用されるほか，さまざまな薬剤の希釈液としてよく用いられる．

×4　7％炭酸水素ナトリウムはアシドーシスの補正，めまいの治療などに使用される．

【正答率】90.2％　【選択率】1：3.8％　2：90.2％　3：5.5％　4：0.5％

正　解　2

類　題

▼原文で掲載しているため内容が古く，解答等が現状にそぐわない場合がございます．

99A17
15％塩化カリウム注射液原液の静脈内投与で起こり得るのはどれか．
1．無　尿
2．発　熱
3．心停止
4．骨髄抑制
正　解　3

93A19
1モル塩化カリウム注射液で誤っているのはどれか．
1．乏尿と無尿時には禁忌である．
2．希釈し点滴静脈内注射を行う．
3．原液（1モル）で静脈内注射を行う．
4．副作用に心臓伝導障害がある．
正　解　3

QRコードをCheck！

➡類題の解説をアプリで確認しよう！

ビタミン欠乏症

(RB-D57) (RB-D57) (病みえ代186~193) (イメカラ内240)

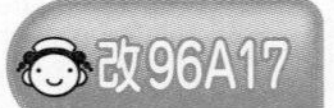

改96A17

不足すると貧血になるのはどれか.

1．ビタミンA　　2．ビタミンB_{12}
3．ビタミンD　　4．ビタミンB_1

解法の要点

重要なビタミンの欠乏症を覚えておくと解答できる．貧血はしばしばみられる問題であるので，貧血の原因となる欠乏症（鉄，葉酸など）をまとめておくとよい．

解説

×1　視覚にとって重要な色素の生成にビタミンAが必要とされる．不足すると夜盲症の原因となる．

○2　胃切除後の悪性貧血などでは，ビタミンB_{12}欠乏による巨赤芽球性貧血が生じる．
(RB-G28)(RB-G28)

×3　活性化を経てカルシウム代謝にかかわるホルモンとして作用する．不足するとくる病，骨軟化症の原因となる．

×4　糖質の代謝や神経細胞の正常な働きに必要とされる．不足すると脚気（かっけ）やウェルニッケ脳症，代謝性アシドーシスの原因となる．

この問題には正答率はありません．（巻頭p.12参照）

正　解　2

基本事項

▼ 主なビタミンの種類と働き

分類		名称	主な働き	特徴	欠乏症状
脂溶性ビタミン		ビタミンA	●視覚・上皮組織の機能維持 等	体内に蓄積されるため，過剰摂取で症状が出現しやすい．	●夜盲症 ●眼球乾燥症 ●角膜軟化症
脂溶性ビタミン		ビタミンD	●Ca・P 吸収増加		●くる病 ●骨軟化症
脂溶性ビタミン		ビタミンE	●抗酸化作用		●溶血性貧血（低出生体重児）
脂溶性ビタミン		ビタミンK	●血液凝固因子の生合成 ●骨形成促進		●出血傾向
水溶性ビタミン	ビタミンB群	ビタミンB_1 1)	●神経細胞の正常な働き ●糖質の代謝	大部分が尿中に排泄されるため，過剰摂取で症状が出現することはまれである．	●脚気（末梢神経・心筋の障害） ●ウェルニッケ脳症 ●代謝性アシドーシス
水溶性ビタミン	ビタミンB群	ビタミンB_2	●脂質・蛋白質・糖質の代謝		●口角炎 ●脂漏性皮膚炎
水溶性ビタミン	ビタミンB群	ナイアシン	●糖質・脂質の代謝		●ペラグラ
水溶性ビタミン	ビタミンB群	ビタミンB_6 2)	●蛋白質の代謝		●皮膚炎　●口内炎 ●生後まもなく全身けいれん ●末梢神経障害
水溶性ビタミン	ビタミンB群	ビタミンB_{12}	●赤血球の生成 ●核酸の生成		●巨赤芽球性貧血 ●ハンター舌炎 ●亜急性連合性脊髄変性症
水溶性ビタミン	ビタミンB群	葉　酸	●赤血球の生成 ●核酸の生成		●巨赤芽球性貧血 ●神経管閉鎖障害（胎児の二分（にぶん）脊椎（せきつい），無脳症 等）
水溶性ビタミン		ビタミンC	●コラーゲンの生合成 ●抗酸化作用		●壊血病　●皮膚出血 ●創傷治癒の阻害因子

1）ビタミンB_1欠乏は，人工透析，静脈栄養，アルコール依存症で出現しやすい．
2）ビタミンB_6欠乏は，抗結核薬であるイソニアジドの投与で出現することがある．

E章　腎・泌尿器疾患

(RB-成88)…『レビューブック 2025』の参照ページ
(RB-成88)…『レビューブック 2023-24』の参照ページ

E

腎・泌尿器の解剖と生理

腎臓の解剖と生理

腎臓の生理

(RB-E6)(RB-E6)(病みえ腎9, 50, 51, 56〜59, 63〜66)(がんみえ447)(イメカラ腎42〜53, 72〜79)

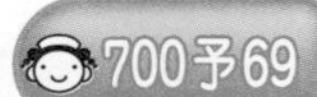

水が最も多く再吸収される部位はどれか.

1. 近位尿細管
2. Henle〈ヘンレ〉ループ下行脚
3. Henle〈ヘンレ〉ループ上行脚
4. 遠位尿細管

□□□

解法の要点

原尿から尿に至るまでの水・電解質の再吸収と分泌について復習しておこう.

解　説

○1　水は近位尿細管，遠位尿細管，集合管などで再吸収されるが，その大半は近位尿細管で再吸収される．このほか，糸球体で濾過(ろか)されたNa^+，K^+，グルコースなども近位尿細管でその大半が再吸収される.

×2, ×3　ヘンレループでは，浸透圧の変化によって下行脚では主に水が，上行脚ではNa^+とCl^-が再吸収される．再吸収される量は近位尿細管よりも少ない.

×4　遠位尿細管はアルドステロンの作用部位であり，これによってNa^+の再吸収とH^+，K^+の排泄が行われている.

この問題には正答率はありません.（巻頭p.12参照）

正　解　1

補足事項

▼ 腎臓の機能

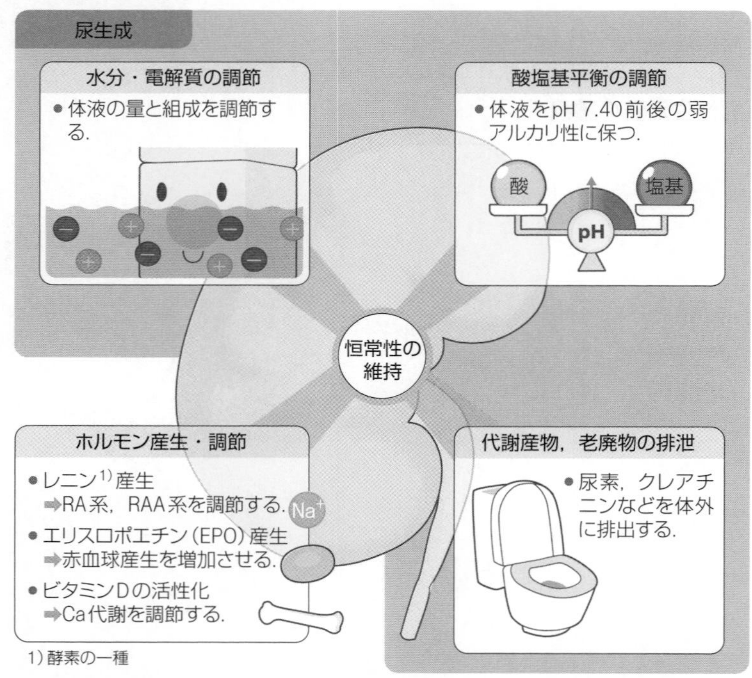

医療情報科学研究所 編：病気がみえるvol.8腎・泌尿器．第3版，メディックメディア，2019，p.50より引用改変

補足事項

▼ 糸球体で濾過される物質

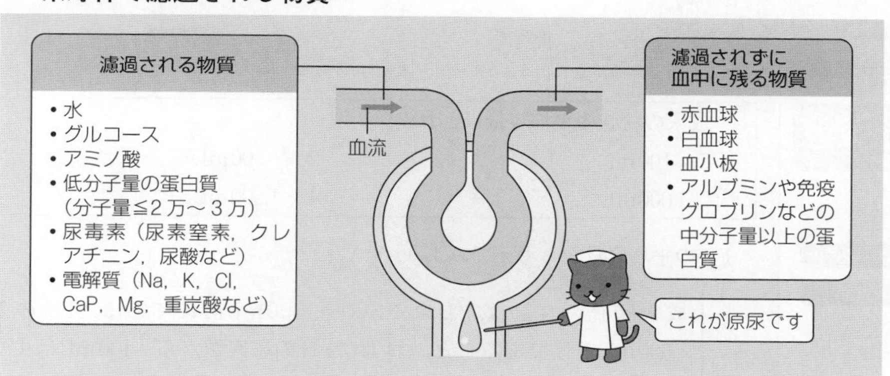

濾過される物質
• 水
• グルコース
• アミノ酸
• 低分子量の蛋白質（分子量≦2万～3万）
• 尿毒素（尿素窒素，クレアチニン，尿酸など）
• 電解質（Na，K，Cl，CaP，Mg，重炭酸など）
血流
濾過されずに血中に残る物質
• 赤血球
• 白血球
• 血小板
• アルブミンや免疫グロブリンなどの中分子量以上の蛋白質
これが原尿です

※大きさによる選択（サイズバリア）と荷電による選択（チャージバリア）を受ける．

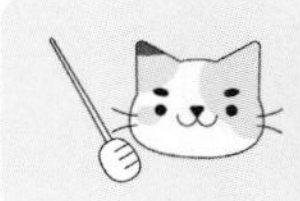

RAA 系は進化と関係があった！？降圧薬との関連まで，動画でスッキリ理解しよう！

尿の成分 (RB-E8)(RB-E8)

110A19

健康な成人における1日の平均尿量はどれか．

1．100 mL　　2．500 mL
3．1,500 mL　　4．2,500 mL

解法の要点

生体内代謝産物が含まれる尿の量は，腎臓の機能評価や循環動態の指標として有用であり，標準的な量は必ずおさえておきたい．

解説

×1　平均尿量に比べて少ない．1日尿量が100 mL以下の場合，無尿と定義される．(RB-E15)(RB-E15)

×2　平均尿量に比べて少ない．なお，1日尿量が400 mL以下の場合，乏尿と定義される．(RB-E15)(RB-E15)

○3　健康成人では，通常1日に1,000～1,500 mL程度の尿を排泄する．生体内代謝産物を排泄するためには1日最低約500 mLの尿量が必要であり，通常はそのうえで水分の摂取と喪失のバランスにより尿量は変動する．

×4　平均尿量に比べて多い．1日尿量がおおむね2,500～3,000 mL以上の場合を多尿という．(RB-E16)(RB-E16)

【正答率】98.5％　【選択率】1：0.2％　2：1.0％　3：98.5％　4：0.3％

正　解　3

類　題

▼原文で掲載しているため内容が古く，解答等が現状にそぐわない場合がございます．

103A10
成人の1日の平均尿量はどれか．
1．100 mL以下　2．200 mL～400 mL　3．1,000 mL～1,500 mL　4．3,000 mL以上
正　解　3

QRコードをCheck！

➡類題の解説をアプリで確認しよう！

» 尿路の解剖と生理

尿路 (RB-E9) (RB-E9) (病みえ腎10～12) (がんみえ447) (イメカラ腎26～29)

105P10

成人の膀胱の平均容量はどれか.

1．100mL　2．500mL
3．1,000mL　4．1,500mL

解法の要点

1日の平均尿量から考えてみよう.

解説

×1 ○2 ×3 ×4
成人膀胱の容量は，およそ300～500mL前後である．1日の平均尿量が1,000～1,500mL前後であること，および1日の尿回数から，100mLは少なすぎ，1,000mLと1,500mLは多すぎることがわかる.

【正答率】91.9％　【選択率】1：2.3％　2：91.9％　3：3.0％　4：2.8％

正解 2

補足事項

▼ 尿の生成と排泄のメカニズム

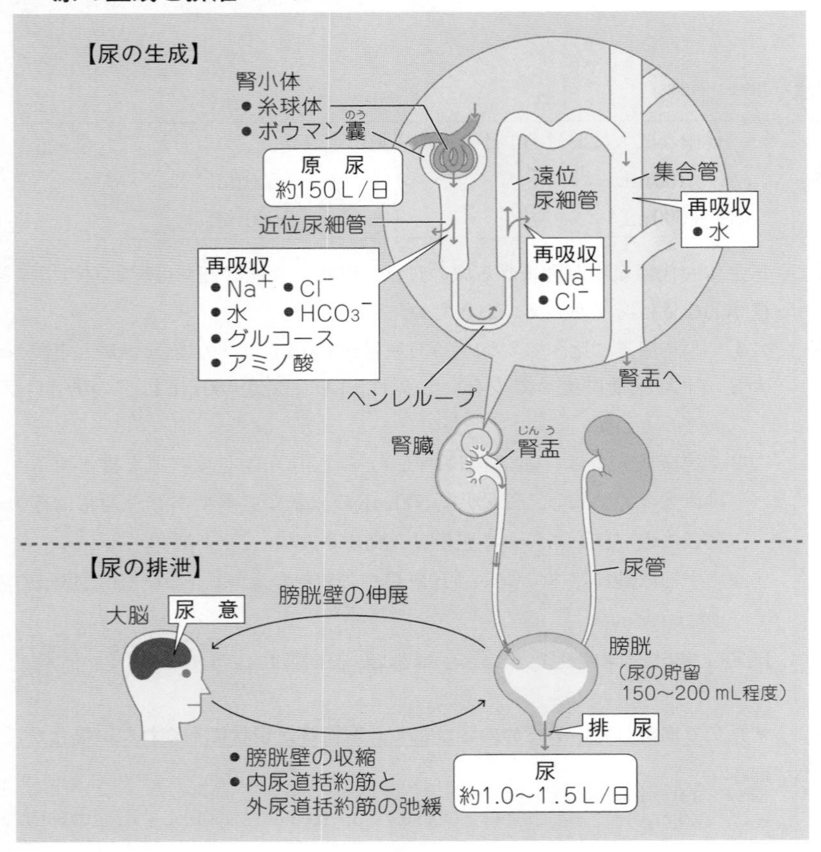

腎・泌尿器の主要症候

排尿の異常

乏尿／無尿 (RB-E15) (RB-E15) (病みえ腎44)

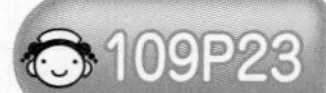

109P23

成人で1日の尿量が100mL以下の状態を示すのはどれか.

1. 希　尿
2. 頻　尿
3. 乏　尿
4. 無　尿

解法の要点

尿の1日回数と1日量は，患者の状態を評価するために簡便かつ重要なものである．さまざまな原因により，尿の回数や量は変化する．(RB-基42)(RB-基41)

解　説

×1　希尿とは日中に3回以下の排尿しかない状態であり，1日尿量とは関連しない．

×2　頻尿とは一般的に日中8回以上の排尿がある状態で，1日尿量とは関連しない．

×3　乏尿とは1日の尿量が400mL以下となった状態である．1日に400mL以下の尿量となった場合には，腎障害が起こっていることが示唆される．

○4　1日に100mL以下の尿量の状態を無尿という．非常に重篤な腎障害が起こっていることが示唆される．

【正答率】97.7％　【選択率】1：0.2％　2：0.1％　3：2.0％　4：97.7％

正　解　4

基本事項

▼ 主な排尿の異常

	症　状	主な原因
乏　尿	400mL/日以下	腎前性（ショック，脱水），腎性（急性尿細管壊死），腎後性（両側尿路閉塞）等による急性腎障害
無　尿	100mL/日以下	
尿　閉	排出不能	下部尿路の狭窄・閉塞，神経障害
多　尿	2,500～3,000mL/日以上	尿崩症，糖尿病，心因性多尿症
頻　尿	日中8回以上	前立腺肥大症（膀胱刺激，残尿の発生），多尿，膀胱容量の減少，過活動膀胱，膀胱炎等の尿路感染症

類　題

▼原文で掲載しているため内容が古く，解答等が現状にそぐわない場合がございます．

106P14
無尿の定義となる1日の尿量はどれか.
1．0mL　2．100mL未満　3．400mL未満　4．700mL未満
正　解　2

101P12
乏尿はどれか.
1．1日の尿量が少ない.　2．尿意が乏しい.　3．排尿痛がない.　4．尿比重が低い.
正　解　1

98P8
成人の乏尿の基準はどれか.
1．100mL/日以下　2．200mL/日以下　3．300mL/日以下　4．400mL/日以下
正　解　4

95A15
成人の1日の尿量で乏尿と判断する基準はどれか.
1．100mL以下　2．200mL以下　3．400mL以下　4．600mL以下
正　解　3

103追P17

無尿時に原則として投与が禁忌なのはどれか.
1. マグネシウム
2. ナトリウム
3. カリウム
4. クロール

解法の要点

無尿とは，1日尿量が100mL以下となった状態を指し，尿の産生がほぼ停止していることを示す．すなわち，腎不全の状態であり，体外へ余分な物質を排出することができない．

解　説

×1
×2
○3
×4
投与が禁忌となるのはカリウムである．無尿は尿排泄が行われなくなっている状態なので，ほかのマグネシウムやナトリウム，クロールの過剰な投与も控えるべきであるが，カリウムの場合，血中濃度の安全域が狭く，投与によって容易に不整脈などの致死的な経過に至り得る．

【正答率】92.6％

正　解　3

基本事項

●**無尿時の輸液**：開始液（ナトリウム含量が少なく，カリウムを含まない輸液製剤）から開始する．無尿時には，カリウムの投与は原則として禁忌であるDon't.

補足事項

▼ カリウムの増減による症状

高カリウム血症	症状	●脱力感　●四肢のしびれ感　●不整脈（→心停止）
	原因	●腎不全　●アジソン病　●熱傷　●アシドーシス
低カリウム血症	症状	●四肢緊張の低下　●腹壁筋緊張の低下　●筋無力症　●尿濃縮力の低下　●麻痺性イレウス　●不整脈　●耐糖能異常　●四肢の麻痺
	原因	●原発性アルドステロン症　●クッシング症候群　●アルカローシス

類　題

▼原文で掲載しているため内容が古く，解答等が現状にそぐわない場合がございます．

100P18
無尿時に，原則として投与が禁忌なのはどれか.
1. マグネシウム
2. ナトリウム
3. クロール
4. カリウム
正　解　4

QRコードをCheck！
➡類題の解説をアプリで確認しよう！

★mediLinkアプリのQRコードリーダーで各ページ下部のQRコードを読み込むと，無料で解説動画を見られます．なお，動画を見るにはmediLink会員登録と，書籍付属のシリアルナンバーを登録する必要があります．詳しくは本書冒頭の袋とじをチェック！

頻　尿

(RB-E16) (RB-E16) (病みえ腎47)

103P13

尿の回数が異常に多い状態を表すのはどれか.

1. 頻　尿
2. 乏　尿
3. 尿　閉
4. 尿失禁

解法の要点

排尿の回数や量を表す言葉について，整理して覚えておこう.

解　説

○1　尿の回数が異常に多い状態を頻尿という．回数に関する明確な定義はないが，一般的に日中8回以上が目安となる．排尿回数ではなく排尿量が多い場合，多尿という（おおむね2,500 ～ 3,000 mL以上).

×2　乏尿とは1日尿量が400 mL以下の場合をいう．また，1日尿量が100 mL以下の場合は無尿という.

×3　尿閉は膀胱にたまった尿が何らかの原因により排出できない状態を指す.

×4　尿失禁は膀胱にたまった尿が何らかの原因で漏れてしまう状態を指す.

【正答率】99.5％

正　解　1

尿失禁

(RB-E16) (RB-E16) (病みえ腎314～317)

102P25

努責やくしゃみをしたときに生じる尿失禁はどれか.

1. 溢流性尿失禁 overflow incontinence of urine
2. 機能性尿失禁 functional incontinence of urine
3. 切迫性尿失禁 urge incontinence of urine
4. 反射性尿失禁 reflex incontinence of urine
5. 腹圧性尿失禁 stress incontinence of urine

解法の要点

各尿失禁の定義をよく復習しておこう.

解　説

×1　溢流(いつりゅう)性尿失禁は，前立腺肥大症や神経因性膀胱などによる慢性下部尿路閉塞に際してみられる失禁である．残尿量が大量となり，膀胱内圧が上昇することで，尿がだらだらと溢(あふ)れ出てくる状態である．慢性的に経過していることが多く，患者は失禁することを主訴に受診する場合が多い.

×2　機能性尿失禁は，尿路系以外の認知障害や運動障害により起こる尿失禁である．何らかの原因で身体の自由が利かずにトイレにたどり着くまでに時間がかかって間に合わない，といった状況が挙げられる.

×3　切迫性尿失禁は，尿意が切迫してから起こる尿失禁である．尿道括約筋など排尿を抑制させる筋を動かす中枢神経が障害されたものである．感覚神経は健在なので尿意は感じるが，運動神経が障害されていて骨盤底筋群を意図的に動かせないため尿失禁が起こる.

×4　反射性尿失禁では上位感覚神経障害により尿意が大脳まで伝わらず，尿意を感じない一方で上位運動神経障害により排尿筋の不随意収縮が起こり，尿失禁を生じる.

○5　腹圧性尿失禁は腹圧をかけると起こる尿失禁で，女性に多い．出産や肥満による骨盤底筋群の緩みなどが原因で，くしゃみや大笑い，重い物を持つなどして通常よりも腹圧がかかると失禁する.

【正答率】98.5％

正　解　5

基本事項

●尿失禁：排尿機構の障害による器質性尿失禁と，それ以外の認知症や日常生活活動（ADL）障害などによる機能性尿失禁がある.

105A18

骨盤底筋訓練が最も有効なのはどれか.

1. 溢流性尿失禁
overflow incontinence of urine
2. 切迫性尿失禁
urge incontinence of urine
3. 反射性尿失禁
reflex incontinence of urine
4. 腹圧性尿失禁
stress incontinence of urine

解法の要点

骨盤底筋群が脆弱になることが原因でみられる尿失禁を答えよう.

解 説

×1 溢流性尿失禁は，尿がうまく排出できず膀胱いっぱいに貯留しているため，常に尿が溢(あふ)れて漏れてしまう状態である．神経因性膀胱（仙髄または末梢神経障害）などによる膀胱収縮障害が原因の場合は，間欠導尿による排尿管理を行う．また，前立腺肥大症などによる下部尿路閉塞が原因の場合は，薬物療法あるいは手術療法による閉塞の解除を行う．いずれも骨盤底筋訓練が有効とはいえない.

×2 切迫性尿失禁は，尿意を感じると我慢ができずに尿が漏れる尿失禁で，排尿筋の不随意収縮が原因である．原因が細菌性膀胱炎の場合は抗菌薬の投与を行い，過活動膀胱が原因の場合は行動療法や薬物療法を行う.

×3 反射性尿失禁は，尿意がない状態にもかかわらず，脊髄反射により膀胱排尿筋が収縮して起こる尿失禁である．（橋～仙髄より上位の）脊髄損傷などで脊髄の排尿にかかわる神経が遮断されたときに起こることが多い.

○4 腹圧性尿失禁は，くしゃみをしたときや重い物を持ったときなどの腹圧の急激な上昇時に起こる尿失禁で，高齢・多産女性にみられやすい．骨盤底筋群の脆弱性によることが多く，骨盤底筋訓練が有効である.

【正答率】96.9％ 【選択率】1：1.0％ 2：1.5％ 3：0.7％ 4：96.9％

正 解 4

基本事項

▼ 器質性尿失禁の種類と原因

	病 態	臨床像	主な原因
腹圧性尿失禁	●骨盤底筋群の弛緩や尿道閉鎖機能の低下により，腹圧上昇時（咳，くしゃみなどをしたとき）に尿道が閉鎖されず少量の尿が漏出する.		●妊娠や出産 ●肥満 ●加齢 など
切迫性尿失禁	●膀胱に尿が貯留したときに，排尿を抑制する機構が十分に働かず，強い尿意を突然感じ，耐えきれずに尿が流出する.		●過活動膀胱 ●神経因性膀胱（仙髄より上位の中枢神経障害） ●細菌性膀胱炎 など
溢流性尿失禁（奇異性尿失禁）	●慢性的な下部尿路通過障害があると残尿量が大量となる. ●これにより膀胱内圧が上昇し，尿道閉鎖圧を上回ると少量ずつ尿が漏出する.		●神経因性膀胱（仙髄または末梢神経障害） ●前立腺肥大症 ●高度の尿道狭窄 ●低活動膀胱 など
反射性尿失禁	●上位中枢と仙髄の間で連絡不全があり，尿意がなく，排尿筋の不随意収縮により尿が流出する.		●神経因性膀胱（橋～仙髄より上位の脊髄障害）

医療情報科学研究所 編：病気がみえる vol.8 腎・泌尿器．第3版，メディックメディア，2019，p.314 より改変

腎・泌尿器の観察・検査

》腎・泌尿器の検査

尿検査 (RB-E23)(RB-E23)(病みえ腎16, 17)(イメカラ腎84)

109P14

尿ケトン体が陽性になる疾患はどれか.

1. 肝硬変
   cirrhosis
2. 糖尿病
   diabetes mellitus
3. 尿路感染症
   urinary tract infection
4. ネフローゼ症候群
   nephrotic syndrome

□□□

解法の要点

ケトン体は，脂肪が代謝された際に生成される酸性物質である．選択肢のうち，脂肪の代謝が亢進する疾患を選ぼう．(RB-E23)(RB-E23)

解　説

×1　肝硬変では，肝機能の低下によりアンモニア代謝能力が低下し，血中のアンモニアが高値となるが，尿ケトン体は陽性とならない．(RB-B27)(RB-B27)

○2　糖尿病では，インスリン作用不足によりグルコースが利用できなくなるので，エネルギー産生のために脂肪の代謝が亢進する．これにより尿ケトン体が陽性となることがある．ケトン体が著しく増加するとケトアシドーシスとなることもある．

×3　尿路感染症では，尿白血球は陽性となるが，尿ケトン体は陽性とならない．

×4　ネフローゼ症候群では，尿蛋白は陽性となるが，尿ケトン体は陽性とならない．(RB-E40)(RB-E39)

【正答率】78.4％　【選択率】1：7.8％　2：78.4％　3：0.7％　4：13.1％

正　解　2

腎機能検査 (RB-E25) (RB-E25) (病みえ腎26～29) (イメカラ腎88, 92)

108P25

腎機能を示す血液検査項目はどれか.

1．中性脂肪　　2．ビリルビン
3．AST〈GOT〉　　4．クレアチニン
5．LDLコレステロール

解法の要点

腎臓の機能を評価するにあたって，腎臓以外の臓器で排泄されない物質で，かつ糸球体で濾過され，さらに尿細管から再吸収も排泄もされないような物質はどれか考えてみよう.

解　説

×1　中性脂肪は肝臓で主に代謝され，腎機能の評価には用いられない.

×2　ビリルビンは腎臓からも排泄されるが，主に肝臓で代謝されるため，腎機能の評価には用いられない. (RB-B9)(RB-B9)

×3　ASTは肝細胞でつくられる酵素で，肝細胞が破壊された際に血液中に放出される．放出量によって肝障害の程度を評価することができるが，腎機能の評価には用いられない. (RB-B16)(RB-B16)

○4　クレアチニン（Cr）は，糸球体から濾過されるが，ほとんど再吸収されることなく尿中へ排泄される．このため，腎機能が悪化し，尿への排泄量が減少すると血中のクレアチニン値が高値になる.

×5　LDLコレステロールは主に肝臓で代謝されるため，腎機能の評価には用いられない.

【正答率】95.7％　【選択率】1：0.2％　2：0.7％　3：2.7％　4：95.7％　5：0.7％

正　解　4

補足事項

●クレアチニンクリアランス（CCr）：腎臓が1分間にどれだけのCrを処理できるか計算した数値で，腎機能の評価に用いられる．CCrが大きいほど糸球体での濾過能力が高い.

類　題

▼原文で掲載しているため内容が古く，解答等が現状にそぐわない場合がございます.

96A12
腎機能の指標はどれか.
1．AST（GOT）
2．尿ビリルビン
3．尿素窒素（BUN）
4．血清アミラーゼ
正　解　3

QRコードをCheck！

⇒類題の解説をアプリで確認しよう！

腎・泌尿器疾患

» 腎不全

慢性腎臓病（CKD）／慢性腎不全（CRF）

(RB-E46)（RB-E45)（病みえ腎212～225)（イメカラ腎140～145)

700予73

慢性腎臓病（CKD）について正しいのはどれか．
1．腎臓機能悪化により代謝性アルカローシスになる．
2．高血圧が危険因子となる．
3．食事制限はない．
4．血中尿素窒素（BUN）は低下する．

□□□

解法の要点

CKDがどのような病態か，またどのような症状がみられるかについて確認しておこう．

解　説

×1　腎機能の悪化に伴うリン酸，硫酸などの酸やアンモニウムイオンの排泄障害および炭酸水素イオン（重炭酸イオン）(HCO_3^-）の再吸収障害により，代謝性アシドーシスとなる．代謝性アルカローシスは，嘔吐（おうと）が遷延した場合などに生じる．

○2　CKDの発症や進行の危険因子は，高血圧，糖尿病，脂質異常症などの生活習慣病や，喫煙などである．特に高血圧は腎機能を悪化させ，腎機能の悪化がさらなる高血圧を引き起こすといった悪循環が生じる．

×3　CKDの治療では，進行を遅らせるため，生活習慣の改善（肥満の是正，禁煙，適度な運動)，食事療法，降圧薬の投与を行う．食事療法の基本は食塩摂取制限であり，病期の進行に合わせて蛋白質やカリウム，リンの制限を行う．

×4　腎機能が低下すると，血中尿素窒素（BUN）と血清クレアチニンは上昇し，糸球体濾過（ろか）量（GFR）は低下する．

この問題には正答率はありません．(巻頭 p.12参照)

正　解　2

基本事項

●慢性腎臓病（CKD）：慢性経過の腎不全について，その未病状態から末期までを包括する概念である．CKDの重症度は，原疾患，GFR区分，蛋白尿区分を合わせたステージにより評価する．

▼ **CKDの定義**

① 尿異常，画像診断，血液検査，病理診断で腎障害の存在が明らか，特に 0.15 g/gCr 以上の蛋白尿（30 mg/gCr 以上のアルブミン尿）の存在が重要
② GFR＜60 mL/分/1.73 m^2
①，②のいずれか，または両方が3か月を越えて持続する

日本腎臓学会 編：エビデンスに基づくCKD 診療ガイドライン2023．東京医学社，2023，p.3より引用改変

★mediLinkアプリのQRコードリーダーで各ページ下部のQRコードを読み込むと，無料で解説動画を見られます．なお，動画を見るにはmediLink会員登録と，書籍付属のシリアルナンバーを登録する必要があります．詳しくは本書冒頭の袋とじをチェック！

» 尿路・男性生殖器の腫瘍

前立腺癌

(RB-E58) (RB-E57) (病みえ腎280〜288) (がんみえ464〜473)

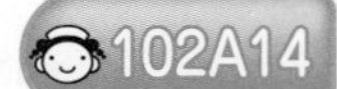

102A14

前立腺癌に特徴的な腫瘍マーカーはどれか.
prostate cancer

1．AFP
2．CA19-9
3．CEA
4．PSA

□□□

解法の要点

それぞれの癌腫とそれに対応するマーカーを把握しておけば簡単な問題である．主な悪性腫瘍とそのマーカーの対応を復習しておこう．

解　説

×1　AFPは原発性肝細胞癌などで陽性になる腫瘍マーカーである．(RB-B30)(RB-B30)

×2　CA19-9は膵癌や胆管癌，胆嚢癌などで陽性になる腫瘍マーカーである．(RB-A58)(RB-A57)

×3　CEAは大腸癌や膵癌，胆道癌，肺癌（腺癌）などで陽性になる腫瘍マーカーである．(RB-A58)(RB-A57)

○4　PSAは前立腺特異抗原の略で，前立腺の癌や炎症により血中に流出する．前立腺癌患者ではPSAが高値となる．前立腺癌診断の補助や，治療の経過観察に用いられる．

【正答率】83.5％

正　解　4

基本事項

●**前立腺癌と前立腺肥大症**：前立腺癌は前立腺の辺縁領域に好発するため，初期には無症状であることが多い．それに対して前立腺肥大症は移行領域に生じることが多く，尿道閉塞を伴うことがある．

▼ **前立腺疾患の好発部位**

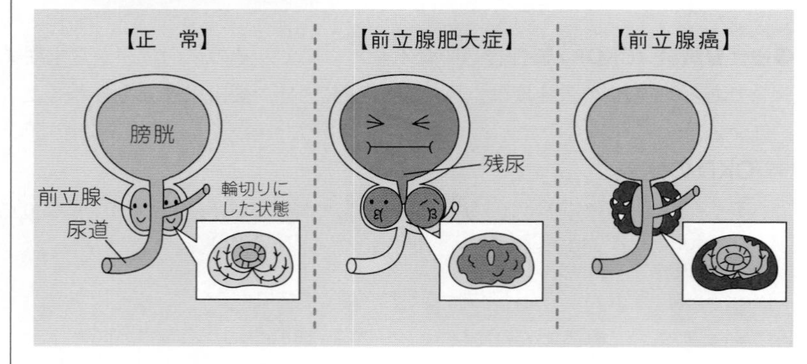

F章　免疫･アレルギー／膠原病

免疫

アレルギー

(RB-成88)…『レビューブック2025』の参照ページ
(RB-成88)…『レビューブック2023-24』の参照ページ

F

免疫

≫ 免疫総論

免疫系構成因子

(RB-F2) (RB-F2) (病みえ免3～6) (イメカラ免19～23, 26～39, 40～45)

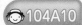

104A10

免疫機能に関与する細胞はどれか.

1．血小板
2．白血球
3．網赤血球
4．成熟赤血球

□□□

解法の要点

血液細胞の機能を問う問題である.

解　説

×1　血小板は止血機能を有する. (RB-G3)(RB-G3)

○2　白血球は免疫機能を有する. (RB-F3)(RB-F3)

×3　網赤血球は幼若な赤血球である. (RB-G16)(RB-G16)

×4　成熟赤血球は酸素運搬機能を有する.

【正答率】99.0％

正　解　2

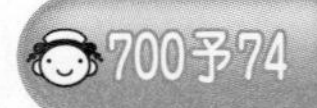

700予74

貪食能を有する細胞はどれか.

1．補　体
2．血管内皮細胞
3．マクロファージ
4．B細胞

□□□

解法の要点

貪食(どんしょく)とは, 食細胞が細菌などを食胞内に取り込むことをいう. どの細胞に貪食能があるかは基本的な事項なので, しっかりおさえておこう. (RB-F4)(RB-F4)

解　説

×1　補体は免疫にかかわる物質のひとつで, 血清中に存在する蛋白である. 補体にはオプソニン作用という, 食細胞（好中球など）の貪食作用を助ける働きがある.

×2　血管内皮細胞は血管の内腔を覆う細胞である.

○3　マクロファージは活発な貪食能を有する細胞である. マクロファージは末梢血から組織内に移行する際, 単球から分化する. その他, 貪食能を持つ免疫細胞として, 好中球や樹状細胞などが挙げられる.

×4　B細胞は形質細胞に分化し, 免疫グロブリン（抗体）を産生する. (RB-F3)(RB-F3)

この問題には正答率はありません.（巻頭 p.12参照）

正　解　3

基本事項

▼ 免疫系構成因子

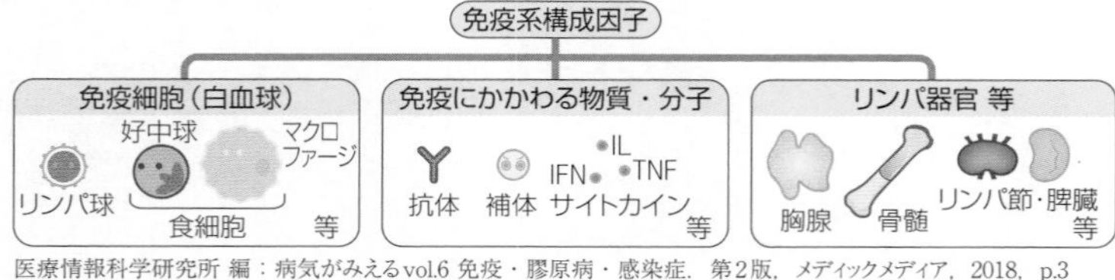
免疫系構成因子
免疫細胞（白血球）
リンパ球
好中球
マクロファージ
食細胞
等
免疫にかかわる物質・分子
抗体
補体
IL
IFN
TNF
サイトカイン
等
リンパ器官 等
胸腺
骨髄
リンパ節・脾臓
等

医療情報科学研究所 編：病気がみえるvol.6 免疫・膠原病・感染症. 第2版, メディックメディア, 2018, p.3

700予75

抗体産生能をもつ免疫細胞はどれか.

1．B細胞
2．T細胞
3．好中球
4．NK細胞

□□□

解法の要点

免疫細胞（白血球）の種類やそれぞれの働きをきちんと整理しておこう.

解　説

○1　B細胞は，T細胞からの刺激や抗原刺激を受けて分化・増殖し，形質細胞となって抗体を産生する.

×2　T細胞は獲得免疫の中心的役割を担っており，マクロファージやB細胞の抗体産生を促進するヘルパーT細胞，免疫反応を抑制する制御性T細胞（レギュラトリーT細胞），ウイルス感染細胞などの標的となる細胞を破壊する細胞傷害性T細胞（キラーT細胞）に分類される.

×3　好中球はマクロファージとともに自然免疫の担い手である．好中球は細菌感染・炎症部位に遊走し，細菌の貪食（どんしょく）・殺菌を行う.

×4　ナチュラルキラー（NK）細胞は，ウイルス感染細胞や腫瘍細胞を非特異的に破壊する役割をもっている.

この問題には正答率はありません.（巻頭 p.12 参照）

正　解　1

基本事項

▼ 白血球の種類

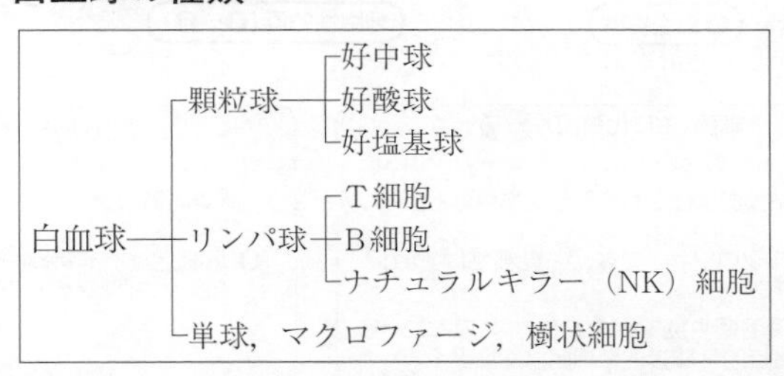

● **自然免疫**：自然免疫とは感染初期に起きる抗原非特異的な免疫反応である．好中球やマクロファージなどの食細胞や，NK細胞，補体などにより生じる.

● **獲得免疫**：感染などにより生後新たに獲得される，より精密で強力な免疫反応である．自然免疫で異物を処理しきれなかった際の二次的な防御機構として働く．獲得免疫には液性免疫と細胞性免疫がある.

● **液性免疫**：抗体産生による免疫応答の総称である．液性免疫の主役はB細胞が産生する抗体であり，この抗体が生体に感染を起こした細菌，細菌毒素，ウイルスなどと直接結合し，生体を感染から防御する.

● **細胞性免疫**：ヘルパーT細胞から放出されるサイトカインと，細胞傷害性T細胞（キラーT細胞）による細胞傷害が主体である．抗体が関与しない抗原特異的な反応が特徴である.

● **抗原提示**：抗原提示細胞がT細胞に抗原の情報を伝えることである．抗原提示によってT細胞が活性化し，サイトカインの産生などを行う．抗原提示細胞には，マクロファージ，樹状細胞，B細胞などがある.

★mediLinkアプリのQRコードリーダーで各ページ下部のQRコードを読み込むと，無料で解説動画を見られます．なお，動画を見るにはmediLink会員登録と，書籍付属のシリアルナンバーを登録する必要があります．詳しくは本書冒頭の袋とじをチェック！

基本事項

▼ 生体防御機構

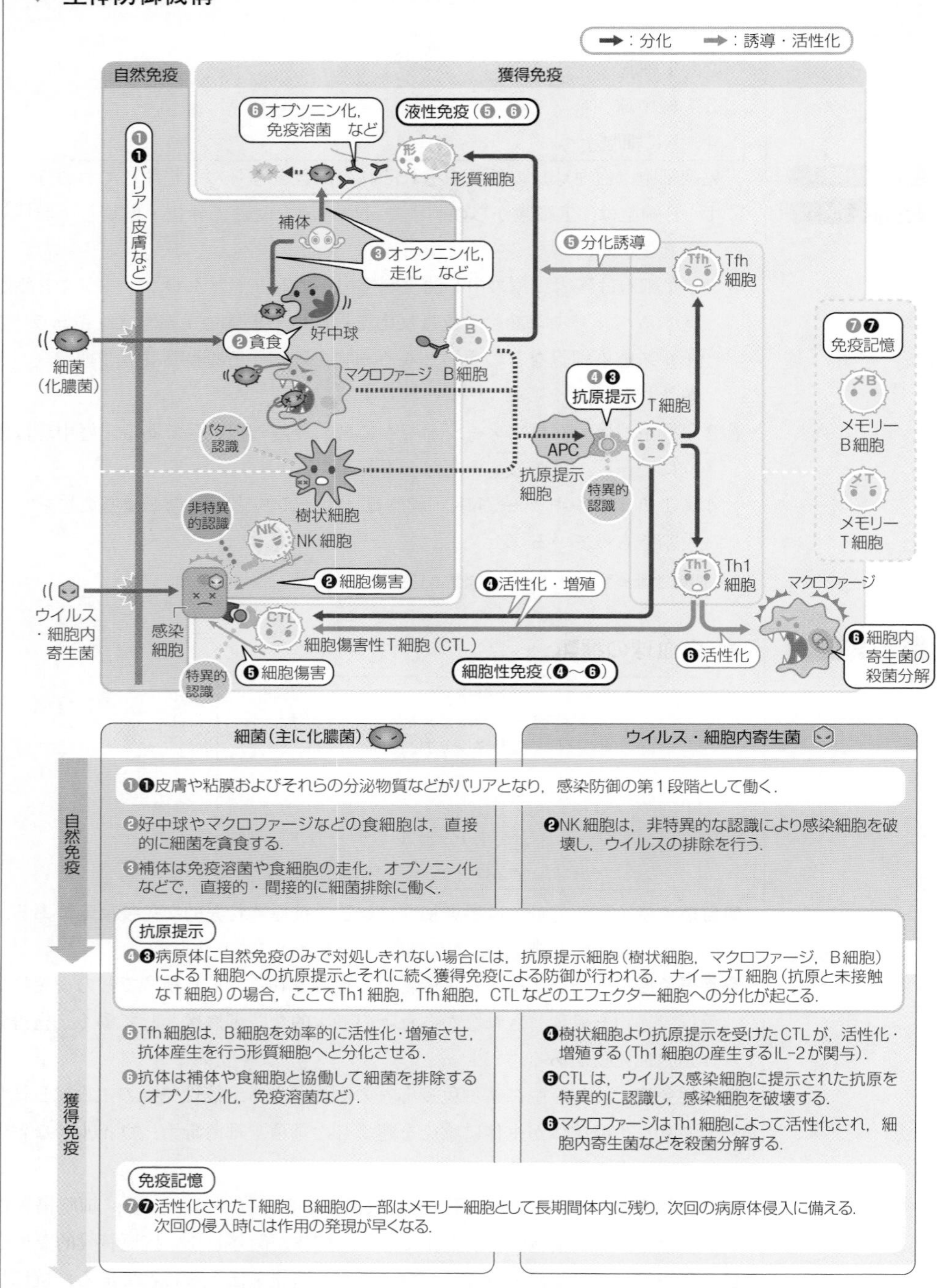

	細菌（主に化膿菌）	ウイルス・細胞内寄生菌
自然免疫	①❶皮膚や粘膜およびそれらの分泌物質などがバリアとなり，感染防御の第1段階として働く．	
	②好中球やマクロファージなどの食細胞は，直接的に細菌を貪食する． ③補体は免疫溶菌や食細胞の走化，オプソニン化などで，直接的・間接的に細菌排除に働く．	❷NK細胞は，非特異的な認識により感染細胞を破壊し，ウイルスの排除を行う．
抗原提示	④❸病原体に自然免疫のみで対処しきれない場合には，抗原提示細胞（樹状細胞，マクロファージ，B細胞）によるT細胞への抗原提示とそれに続く獲得免疫による防御が行われる．ナイーブT細胞（抗原と未接触なT細胞）の場合，ここでTh1細胞，Tfh細胞，CTLなどのエフェクター細胞への分化が起こる．	
獲得免疫	⑤Tfh細胞は，B細胞を効率的に活性化・増殖させ，抗体産生を行う形質細胞へと分化させる． ⑥抗体は補体や食細胞と協働して細菌を排除する（オプソニン化，免疫溶菌など）．	❹樹状細胞より抗原提示を受けたCTLが，活性化・増殖する（Th1細胞の産生するIL-2が関与）． ❺CTLは，ウイルス感染細胞に提示された抗原を特異的に認識し，感染細胞を破壊する． ❻マクロファージはTh1細胞によって活性化され，細胞内寄生菌などを殺菌分解する．
免疫記憶	⑦❼活性化されたT細胞，B細胞の一部はメモリー細胞として長期間体内に残り，次回の病原体侵入に備える．次回の侵入時には作用の発現が早くなる．	

医療情報科学研究所 編：病気がみえるvol.6 免疫・膠原病・感染症．第2版，メディックメディア，2018，p.8より改変

» 生体防御機構

獲得免疫 (RB-F5) (RB-F5) (病みえ免14) (公みえ279) (イメカラ免68, 74〜77)

97A12

健康な成人の血液中に最も多い抗体はどれか.
1．IgA
2．IgE
3．IgG
4．IgM

解法の要点

免疫グロブリン（Ig）は抗体としての機能をもつ蛋白質で，構造の違いによって IgG，IgM，IgA, IgD, IgE の 5 種類に分類される．それぞれの特徴をしっかり理解しておこう．(RB-F7)(RB-F7)

解　説

×1　IgAは消化管，気道からの分泌液中に多く含まれ，同部位での局所免疫として働く．血中量は2番目に多く，免疫グロブリン全体の約15～20％を占める．

×2　IgEはⅠ型アレルギーに関与する免疫グロブリンで，マスト細胞，好塩基球の表面に結合し，ヒスタミンなどの化学伝達物質を遊離させる．健康な状態では，IgDとともにごく少量存在するのみである．

○3　IgGは血中に最も多量に存在し，免疫グロブリン全体の約70～75％を占める．その分子量は最も小さく，胎盤を通過できる唯一の免疫グロブリンである．

×4　IgMは5種類の免疫グロブリンのうち最も大きい分子量をもち，免疫応答の初期に産生され細菌の凝集反応や補体の活性化を誘導する．血中量は3番目に多く，免疫グロブリン全体の約10％を占める．

この問題には正答率はありません．（巻頭 p.12参照）

正　解　3

基本事項

▼ 免疫グロブリンの種類と特徴

種　類	特　徴
IgG	● 血中に最も多量にみられる． ● 毒物や微生物に結合し，無毒化する． ● 感染後1～2週間して産生される． ● 胎盤を通過できる唯一の免疫グロブリンである．
IgM	● 分子量が最も大きい． ● 免疫応答の初期に産生される． ● 細菌同士を結び付けて凝集させたり，補体を活性化したりする作用が強い．
IgA	● 消化管や気道からの分泌液中に多く含まれる． ● 消化管や気道の局所免疫として働く． ● 母乳（特に初乳）に多く含まれ，乳児に受動免疫を与える．
IgD	● 抗体産生細胞の分化に重要な役割をもつ可能性があると考えられているが，詳細はほとんど解明されていない．
IgE	● Ⅰ型アレルギーに関与する微量な免疫グロブリンである． ● マスト細胞や好塩基球の表面に結合し，ヒスタミン等の化学伝達物質を遊離させる．

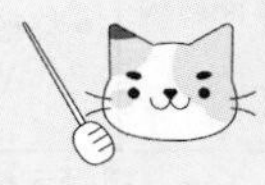

免疫を動画で理解する！
細菌とウイルスに分けて，免疫の流れを整理しよう！

アレルギー

≫ アレルギー総論

アレルギー反応

(RB-F9) (RB-F9) (病みえ免38, 皮34) (イメカラ免100～109)

700予76

Ⅰ型アレルギーを引き起こす物質はどれか.

1．ヒスタミン
2．アドレナリン
3．ツベルクリン
4．血　液

解法の要点

アレルギー反応には，液性免疫が関与するⅠ～Ⅲ型アレルギーと，細胞性免疫が関与するⅣ型アレルギーがある．それぞれの型が関与する抗体・細胞や機序，そして代表的な疾患を把握しておこう．

解　説

○1　Ⅰ型アレルギーでは，マスト細胞から放出されるヒスタミンなどのケミカルメディエーター（化学伝達物質）によって，喘息や鼻炎，蕁麻疹(じんましん)といったアレルギー症状が引き起こされる．

×2　アドレナリンは神経伝達物質のひとつで，気管支拡張，血圧上昇などの作用があるため，Ⅰ型アレルギーであるアナフィラキシーショックの緊急治療などに用いられる．

×3　Ⅳ型アレルギー反応がみられるものとして，接触皮膚炎，ツベルクリン反応，移植片対宿主病（GVHD）などがある．

×4　Ⅱ型アレルギー反応がみられるものとして血液型不適合輸血による溶血，自己免疫性溶血性貧血などがある

この問題には正答率はありません．（巻頭 p.12参照）

正　解　1

基本事項

▼ アレルギー反応

分　類	Ⅰ　型 アナフィラキシー型（即時型）	Ⅱ　型 細胞傷害型	Ⅲ　型 免疫複合体型（血清病型）	Ⅳ　型 T細胞依存型（遅延型）
免疫の型	液性免疫			細胞性免疫
メインとなる抗体・細胞	IgE	IgG・IgM	免疫複合体	感作T細胞
作用機序	マスト細胞，好塩基球からヒスタミン等放出	補体による細胞融解，食細胞による貪食(どんしょく)	免疫複合体による組織や血管の傷害	サイトカインの産生
反応時間	15～30分	数分～数時間	4～8時間	24～48時間
代表的疾患	●アナフィラキシー ●気管支喘息 ●アレルギー性鼻炎（例：花粉症） ●食物アレルギー ●蕁麻疹	●血液型不適合輸血による溶血 ●自己免疫性溶血性貧血 ●抗糸球体基底膜抗体病（抗GBM病）[1]	●血清病 ●急性糸球体腎炎	●アレルギー性接触皮膚炎 ●ツベルクリン反応 ●移植片対宿主病（GVHD）

※Ⅱ型アレルギーの亜型として，バセドウ病に代表されるⅤ型アレルギー（抗受容体抗体型）があり，これも含めてアレルギー型を5つに分類する場合がある.
1）グッドパスチャー症候群など

G章　血液・造血器疾患

血液・造血器総論

血液・造血器の主要症候・検査・治療

血液・造血器疾患

(RB-成88)…『レビューブック 2025』の参照ページ
(RB-成88)…『レビューブック 2023-24』の参照ページ

血液・造血器総論

» 血　液

血　球

(RB-G3) (RB-G3) (病みえ血4, 6～9, 15) (がんみえ528～531) (イメカラ血8～15)

112P13

成人の正常な赤血球の説明で正しいのはどれか.

1．球状の細胞である.　　2．腎臓で破壊される.
3．寿命は約60日である.　　4．酸素の輸送を担っている.

解法の要点

赤血球のライフサイクルに関する問題である．赤血球の成熟の過程，体内における役割，そして赤血球が破壊されるまでの流れを理解しておく必要がある．(RB-G3)(RB-G3)

解　説

×1　赤血球は骨髄で成熟する過程で核が失われ，中央がへこんだ円盤状の形状となる.

×2　赤血球は，脾臓で破壊される．腎臓には，エリスロポエチンを産生して赤血球の産生を促進する役割がある．(RB-G5)(RB-G5)

×3　赤血球の寿命は，約120日である.

○4　赤血球の内部に含まれるヘモグロビンは，呼吸で取り込んだ酸素と結合する．赤血球には酸素を運搬する役割があり，組織で酸素を放出する.

【正答率】96.0％　【選択率】1：1.8％　2：1.0％　3：1.2％　4：96.0％

正　解　4

基本事項

●血液：細胞（血球）と液体成分（血漿）からなる.

▼ **血球の特徴と機能**

			形　状	基準値	機　能	特　徴
赤血球			核はなく，中央はくぼんでいる	♂400万～550万/μL ♀350万～500万/μL	ヘモグロビンを有し，酸素を運搬	寿命は約120日. 欠乏時には貧血となる.
白血球	基準値：3,500～9,000/μL					
白血球	顆粒球	好中球		桿(かん)状核球 0～5％ 分葉核球 40～70％	貪食(どんしょく)能を有し，殺菌作用がある.	寿命は1～数日. 欠乏時には易感染性(いかんせんせい)となる.
白血球	顆粒球	好酸球		1～5％	寄生虫を殺す. アレルギー反応に関与	
白血球	顆粒球	好塩基球		0～1％	Ⅰ型アレルギーに関与	
白血球	単　球			0～10％	貪食能を有する. T細胞に抗原提示をする.	血管外に遊出するとマクロファージに分化する. 欠乏時には易感染性，免疫不全となる.
白血球	リンパ球			20～50％	B細胞（液性免疫） T細胞（細胞性免疫）	B細胞は骨髄で，T細胞は胸腺で分化する．欠乏時には免疫不全となる.
血小板				15万～35万/μL	血液凝固・止血に関与	巨核球の一部が切断されて血中に出たもので，無核の細胞片である. 寿命は7～10日. 欠乏時には出血傾向となる.

112A11

健康な成人の白血球の中に占める割合が高いのはどれか.

1．単　球　　2．好酸球
3．好中球　　4．リンパ球

解法の要点

白血球分画は疾患が原因で数値が変化することがあるが，大まかな正常範囲は覚えておこう.

(RB-G3)(RB-G3)

解　説

×1　単球は，白血球のうち0～10％を占める．リンパ球よりやや大きめの細胞で，細胞内に消化酵素を豊富に含んでいる．マクロファージに分化する.

×2　好酸球は白血球のうち1～5％を占め，寄生虫を攻撃したり，アレルギー反応に関与したりする働きをもつ.

○3　好中球は白血球のうち40～75％と，最大の割合を占める血球である．細菌感染による炎症が生じると血管内より炎症巣に遊走し，細菌を素早く貪食(どんしょく)して細胞内顆粒中の消化酵素で消化し，排除する働きをもつ.

×4　リンパ球は白血球のうち20～50％と，好中球に次ぐ割合を占める．T細胞，B細胞，ナチュラルキラー細胞（NK細胞）に分化する．T細胞は細胞性免疫に，B細胞は液性免疫に，NK細胞は自然免疫に関与する.

【正答率】89.9％　【選択率】1：6.0％　2：1.1％　3：89.9％　4：3.0％

正　解　3

類　題

▼原文で掲載しているため内容が古く，解答等が現状にそぐわない場合がございます.

97A11
白血球の働きはどれか.
1．生体防御　　2．血液凝固
3．酵素の運搬　　4．ホルモンの運搬
正　解　1

94A11

血小板の機能はどれか.

1．抗体産生　　2．浸透圧調節
3．酸素の運搬　　4．血液凝固

解法の要点

血球の基本的な役割を知っておこう.

解　説

×1　抗体産生にはリンパ球と形質細胞が関与している.

×2　血漿(けっしょう)浸透圧の調節は主に電解質による.

×3　酸素の運搬は赤血球によりなされる.

○4　血小板は，一次止血と二次止血（凝固）に関与している．血小板自体が集合して血栓となり一次止血を行い，集合した血小板などが血漿中の血液凝固因子に働きかけ，それらの因子を活性化することで二次止血（凝固）に関与する.

この問題には正答率はありません.（巻頭 p.12参照）

正　解　4

QRコードをCheck！

➡類題の解説をアプリで確認しよう！

血　漿 (RB-G6)(RB-G6)(病みえ血3)

700予77

血清に含まれているのはどれか.

1. フィブリノゲン　2. 赤血球
3. アルブミン　4. 血小板

解法の要点

血液の構成成分について確認しておこう. (RB-G2, 6)(RB-G2, 6)

解　説

×1
×2
○3
×4
血液は血球と血漿(けっしょう)から成り立つ. 血漿から血液凝固因子（フィブリノゲンやプロトロンビンなど）を取り除いたものが血清であり，アルブミンなどの蛋白質を含む.

この問題には正答率はありません.（巻頭 p.12参照）

正　解　3

基本事項

▼ 血液の構成成分

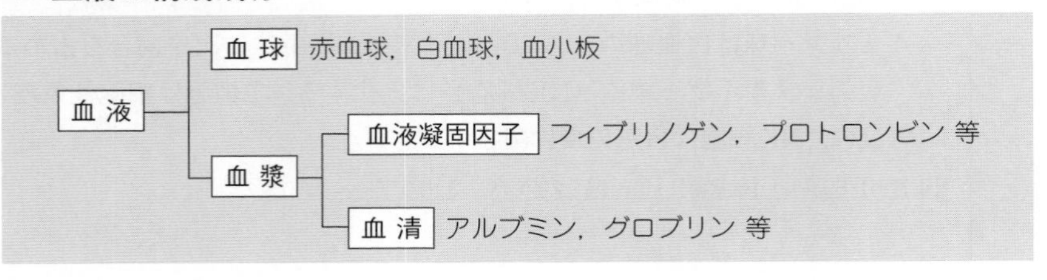

» 血液の働き

止血機構と線溶 (RB-G9)(RB-G9)(病みえ血210～218)(イメカラ血56～65)

96A11

血液凝固に関連するのはどれか.

1. ヘモグロビン
2. フィブリノゲン
3. マクロファージ
4. エリスロポエチン

解法の要点

止血機構および血液凝固因子について理解しておこう.

解　説

×1　赤血球の中にあり，体内に酸素を運搬する働きがあるヘム蛋白質である.

○2　フィブリノゲンは蛋白質で，これが重合してフィブリン線維となって血液凝固が起こる.

×3　白血球の一種である単球が分化し，組織内に移行して貪食(どんしょく)，消化，殺菌などの作用を有するようになったものである.

×4　造血因子の一種で，腎臓で産生され，赤血球の産生を促進する.

この問題には正答率はありません.（巻頭 p.12参照）

正　解　2

★mediLinkアプリのQRコードリーダーで各ページ下部のQRコードを読み込むと，無料で解説動画を見られます．なお，動画を見るにはmediLink会員登録と，書籍付属のシリアルナンバーを登録する必要があります．詳しくは本書冒頭の袋とじをチェック！

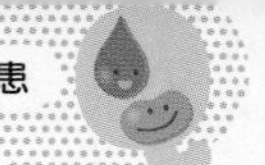

基本事項

●**止血機構**：血管が損傷して出血すると止血のために働く仕組み．一次止血と二次止血がある．

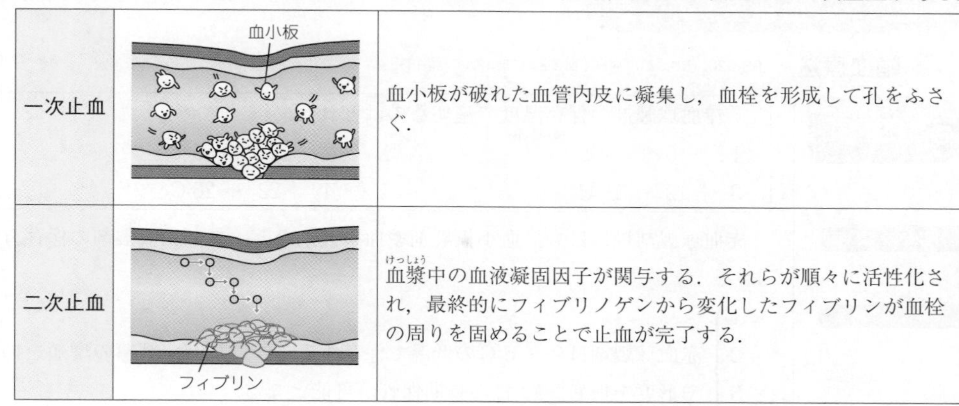

一次止血	血小板が破れた血管内皮に凝集し，血栓を形成して孔をふさぐ．
二次止血	血漿（けっしょう）中の血液凝固因子が関与する．それらが順々に活性化され，最終的にフィブリノゲンから変化したフィブリンが血栓の周りを固めることで止血が完了する．

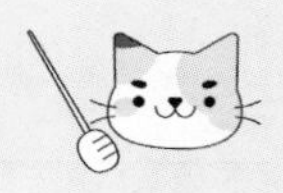

血液ソムリエによる「血漿」解説！

血液・造血器の主要症候・検査・治療

≫ 血液・造血器の検査

血液検査
(RB-G15) (RB-G15) (病みえ血13) (イメカラ血70～75)

111A15

成人女性の赤血球数の基準値はどれか．

1．150 ～ 250万 / μL
2．350 ～ 450万 / μL
3．550 ～ 650万 / μL
4．750 ～ 850万 / μL

□□□

解法の要点

個々の医療機関や検査機器によって細かい値は異なるが，患者の病態を正しく理解するため，基本的な基準値は覚えておく必要がある．血球数では，赤血球数，白血球数，血小板数，ヘマトクリット値，ヘモグロビン値などの基準値を覚えておこう．(RB-G3)(RB-G3)

解　説

×1
○2
×3
×4
成人女性の赤血球数の基準値は350万～500万 / μLである．また，成人男性の基準値は400万～550万 / μLで，女性より50万 / μL程度高い値となる．

【正答率】89.1％　【選択率】1：3.8％　2：89.1％　3：6.8％　4：0.3％

正　解　2

基本事項

●**血球の特徴と機能**：112P13【基本事項】(G-2) 参照.

★QB必修は『レビューブック』や『クエスチョン・バンク看護師』と目次構成が同じで勉強しやすい！　対応する項目がひとめでわかるので，一緒に使うのがオススメです！

≫ 血液・造血器疾患の治療

輸血療法

(RB-G20)(RB-G20)(病みえ血268～275)(看みえ②138)

109P22

赤血球製剤の保存温度で適切なのはどれか．

1．－6～－2℃　　2．2～6℃
3．12～16℃　　4．22～26℃

解法の要点

赤血球製剤以外にも，血小板製剤や血漿(けっしょう)製剤など，他の血液製剤の保存方法も覚えておくとよい．

解　説

×1
○2
×3
×4
赤血球製剤は2～6℃の低温で保存することにより，細菌の増殖を抑制し細胞の生存率や形態を保ち，21日の長期保管が可能となる．

【正答率】90.0％　【選択率】1：1.9％　2：90.0％　3：3.2％　4：4.9％

正　解　2

基本事項

▼ 成分輸血の種類

成分輸血		目　的	適応症	注意事項（有効期間）
赤血球製剤（RBC-LR）		赤血球の補給	●慢性貧血（輸血以外の方法で治療が困難な場合） ●急性出血　●周術期の出血　等	●2～6℃で保存（採血後21日間）
血小板製剤（PC-LR）		血小板の補給	●血小板減少による出血 ●各種血液疾患（白血病，再生不良性貧血，骨髄異形成症候群，血小板機能異常症 等） ●播種(はしゅ)性血管内凝固（DIC）　等	●20～24℃で振とうさせながら貯蔵（採血後4日間） ●頻回の輸血により，抗HLA抗体出現
血漿製剤（FFP-LR）		血漿（主に複合的な血液凝固因子）の補給	●凝固障害（肝障害，DIC，大量輸血，血液凝固因子減少症） ●血栓性血小板減少性紫斑病（TTP）　等	●－20℃以下で冷凍保存（採血後1年間） ●容器のまま30～37℃で融解し，直ちに使用する． ●直ちに使用できない場合は2～6℃で保存し，融解後24時間以内に使用する．
血漿分画製剤	アルブミン製剤	膠質浸透圧の回復	●低アルブミン血症 ●循環血液量減少　等	●室温で凍結を避けて保存（国家検定合格の日から2年間）
	免疫グロブリン製剤	免疫能の回復	●重症感染症 ●低・無ガンマグロブリン血症　等	●10℃以下で凍結を避けて保存（国家検定合格の日から2年間）
	凝固因子製剤	特定の凝固因子の補充	●血友病A（第Ⅷ因子） ●血友病B（第Ⅸ因子） ●フォン・ヴィルブランド病（第Ⅷ因子）等	

類　題

▼原文で掲載しているため内容が古く，解答等が現状にそぐわない場合がございます．

101P17
冷凍保存する血液製剤はどれか．
1．アルブミン　　2．グロブリン
3．血小板　　4．血　漿
正　解　4

QRコードをCheck！

➡類題の解説をアプリで確認しよう！

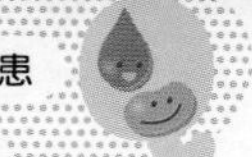

血液・造血器疾患

» 貧　血

貧血総論 (RB-G24) (RB-G24) (病みえ血34, 35, 小460)

111P16 !

貧血の定義で正しいのはどれか.

1．血圧が低下すること　　2．脈拍が速くなること

3．立ち上がると失神を起こすこと　　4．ヘモグロビン濃度が減少していること

解法の要点

貧血の結果としてみられるめまいなどの症状と，貧血の定義とは異なる．貧血は最も頻度の高い血液疾患で，正しく病態を理解しておく必要がある．(RB-G24)(RB-G24)

解　説

×1　血圧の低下は貧血の定義ではない．なお，一般に収縮期血圧が100mmHg以下に低下した状態を低血圧という．

×2　貧血による組織の酸素不足を補うための代償反応で頻脈となるが，貧血の定義ではない．

×3　立ち上がると失神を起こすことは貧血の定義ではない．このような症状は反射性（神経調節性）失神・起立性低血圧による失神の可能性がある．自律神経系の障害や，循環血液量の減少により起立した際に急激に血圧が低下することがあり，しばしば失神の原因となる．

○4　貧血とは，血液の赤血球数またはヘモグロビン（Hb）濃度，ヘマトクリット値などが正常より低下することで十分な酸素が運搬できない状態のことをいう．

【正答率】98.2％　【選択率】1：0.5％　2：0.5％　3：0.9％　4：98.2％

正　解　4

基本事項

●**貧血**：赤血球数，ヘモグロビン（Hb）濃度，ヘマトクリット値などが低下することで，十分な酸素が運搬できない状態のこと．

▼ **貧血に共通する症状**

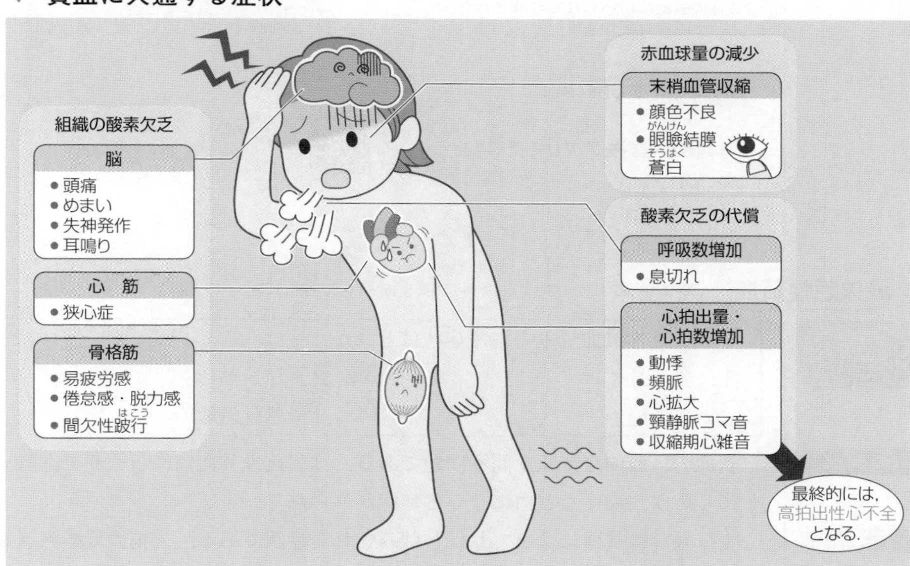

医療情報科学研究所 編:病気がみえる vol.5 血液．第2版，メディックメディア，2017，p.35より改変

★93～112回の必修問題で5回以上問われた頻出テーマかつ正答率70％以上のものに!を付けています．
模試の前や国試の直前期には，!のテーマの問題から解いてみよう！

基本事項

▼ WHOによる貧血の基準値

分　類	ヘモグロビン濃度
男性（15歳以上）	13g / dL未満
女性（15歳以上），小児（12～14歳）	12g / dL未満
小児（5～11歳）	11.5g / dL未満
妊婦，小児（6か月～5歳未満）	11g / dL未満

類　題

▼原文で掲載しているため内容が古く，解答等が現状にそぐわない場合がございます．

109A13
貧血を診断する際の指標となる血液検査項目はどれか．
1．アルブミン〈Alb〉　2．ヘモグロビン〈Hb〉
3．フィブリノゲン　4．プロトロンビン時間〈PT〉
正　解　2

105P15
貧血の診断に用いられるのはどれか．
1．血糖値　2．尿酸値
3．C反応性蛋白値　4．ヘモグロビン濃度
正　解　4

104P15
貧血の定義で正しいのはどれか．
1．血圧が下がること　2．脈拍を自覚すること
3．立ち上がると失神すること　4．血色素量が減っていること
正　解　4

102P12
末梢血液中の［　　］が低下した状態を貧血という．
［　　］に入るのはどれか．
1．血漿量　2．血小板数　3．アルブミン濃度　4．ヘモグロビン濃度
正　解　4

100A12
貧血の診断に用いられるのはどれか．
1．ヘモグロビン濃度　2．収縮期血圧　3．血糖値　4．尿酸値
正　解　1

QRコードをCheck！
➡類題の解説をアプリで確認しよう！

鉄欠乏性貧血

(RB-G26) (RB-G26) (病みえ血42～48, 小461, 462) (イメカラ血112)

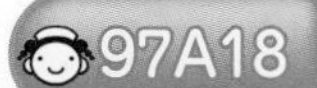
97A18

鉄欠乏性貧血でみられる症状はどれか．
1．動　悸　2．発　熱
3．黄　疸　4．感覚過敏

解法の要点

貧血の一般的な症状を問う問題である．鉄欠乏性貧血はゆっくりと進行するため症状を起こしにくいが，高度な貧血になると症状がみられる．

解　説

○1　動悸は貧血によってしばしばみられる症状である．末梢の低酸素状態を改善するために起こる．
×2　鉄欠乏性貧血によって発熱は通常起こらない．
×3　黄疸は貧血の一般的な症状ではなく，肝障害や胆道の閉塞によって起こる．溶血性貧血では黄疸がみられることがある．
×4　貧血によって感覚過敏は通常起こらない．

この問題には正答率はありません．（巻頭 p.12参照）

正　解　1

巨赤芽球性貧血

(RB-G28) (RB-G28) (病みえ血52〜57) (イメカラ血124)

110P25

巨赤芽球性貧血の原因はどれか.
megaloblastic anemia

1．ビタミンA欠乏
2．ビタミンB_{12}欠乏
3．ビタミンC欠乏
4．ビタミンE欠乏
5．ビタミンK欠乏

解法の要点

飽食の時代といわれる現代においても，偏食や過度の飲酒などを背景にビタミン欠乏症の患者がみられる．新生児のビタミン欠乏症などと併せて，各疾患の特徴を把握しておくとよい．

解　説

×1　ビタミンAが欠乏すると，眼球乾燥症，夜盲症を生じることがある．
○2　胃全摘後のビタミンB_{12}欠乏や，葉酸欠乏などにより巨赤芽球性貧血がみられる．
×3　ビタミンCが欠乏すると，結合組織の異常から毛細血管が脆弱化して出血しやすくなる壊血病の原因となる．
×4　ビタミンEが欠乏すると，溶血性貧血や神経障害の原因となる．
×5　ビタミンKが欠乏すると出血傾向となる．新生児ではこれを予防するためシロップなどにより補充することが一般的である．

【正答率】96.1％　【選択率】1：0.5％　2：96.1％　3：0.8％　4：1.7％　5：0.8％

正　解　2

基本事項

●**巨赤芽球性貧血**：DNA合成障害に基づく核の成熟障害と無効造血を特徴とする貧血であり，ビタミンB_{12}欠乏と葉酸欠乏の2つの原因がある．

巨赤芽球性貧血
- ビタミンB_{12}欠乏性貧血
  - 悪性貧血
  - 胃全摘などによる貧血
- 葉酸欠乏性貧血

●**悪性貧血**：自己免疫性萎縮性胃炎による壁細胞の減少や抗内因子抗体の産出により，内因子が減少し，ビタミンB_{12}の吸収ができなくなった結果生じる貧血を指す．

▼ 主な貧血の特徴

	鉄欠乏性貧血	巨赤芽球性貧血	再生不良性貧血	自己免疫性溶血性貧血	先天性溶血性貧血
原因	胃切除後の吸収障害，出血，偏食	ビタミンB_{12}欠乏，葉酸欠乏	多くは原因不明（薬剤，放射線等のことも）	不明（膠原病やリンパ腫に合併することも）	遺伝性
機序	鉄の欠乏によるHb合成障害[1]	DNA合成障害による赤芽球の成熟障害	造血幹細胞の障害	自己免疫による赤血球の破壊	膜，Hb，酵素の異常による赤血球の破壊亢進
主な症状	貧血症状（頭痛，動悸，息切れ，さじ状爪 等）	貧血症状，出血傾向，易感染性，消化器症状（舌炎，胃炎 等），神経症状	貧血症状，出血傾向，易感染性	貧血症状，黄疸	貧血症状，黄疸，脾腫
代表的な治療	鉄剤投与，出血の治療	ビタミンB_{12}・葉酸の投与	免疫抑制薬の投与，造血幹細胞移植	副腎皮質ステロイド・免疫抑制薬の投与，脾臓摘出	脾臓摘出

1）鉄欠乏では，鉄イオンを中心にもつヘムがつくれないため，4つのヘムからなるヘモグロビンが合成できなくなる．

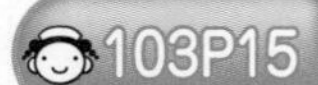

造血器腫瘍

成人T細胞白血病（ATL）

(RB-G40) (RB-G40) (病みえ血184～189, 皮230, 231) (イメカラ血148)

103P15

ウイルスが原因で発症するのはどれか.

1．血友病
hemophilia

2．鉄欠乏性貧血
iron-deficiency anemia

3．再生不良性貧血
aplastic anemia

4．成人T細胞白血病〈ATL〉
adult T-cell leukemia

□□□

解法の要点

主な血液疾患とその原因についての知識を問われている．血液疾患でウイルスが原因であるものは少ない．

解　説

×1　血友病Aは第Ⅷ因子の，血友病Bは第Ⅸ因子の凝固活性の先天的欠乏による出血性疾患である．ウイルスは無関係である．(RB-G42)(RB-G42)

×2　鉄欠乏により骨髄でのヘモグロビン合成が障害されることによって起こる小球性低色素性貧血である．ウイルスは無関係である．(RB-G26)(RB-G26)

×3　骨髄における造血幹細胞レベルの障害によるもので，ウイルスは無関係である．(RB-G30)(RB-G30)

○4　ヒトT細胞白血病ウイルス1型（HTLV-1）が原因である．母乳を介して母子感染を起こすほか，輸血，性交などでも感染する．

【正答率】99.0％

正　解　4

基本事項

●**成人T細胞白血病**：レトロウイルスであるHTLV-1の感染によって生じる．キャリア（ウイルス保有者）のうち発症するのは約5％程度で，発症までに40年以上もかかる．主な感染経路は母乳，性交渉，輸血である．増殖したATL細胞が多臓器に浸潤することで，リンパ節や肝臓の肥大，皮膚症状，易感染性（いかんせんせい）などの症状が現れる．

★mediLinkアプリのQRコードリーダーで各ページ下部のQRコードを読み込むと，無料で解説動画を見られます．なお，動画を見るにはmediLink会員登録と，書籍付属のシリアルナンバーを登録する必要があります．詳しくは本書冒頭の袋とじをチェック！

H章　感染症

(RB-成88)…『レビューブック 2025』の参照ページ
(RB-成88)…『レビューブック 2023-24』の参照ページ

感染症総論

感染症の原因

病原体の種類

(RB-H3)(RB-H3)(病みえ免148, 169, 272, 356)

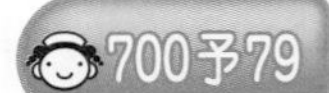

自己増殖能をもたない病原体はどれか.

1．原　虫
2．ウイルス
3．真　菌
4．細　菌

解法の要点

疾病を引き起こす微生物・構造物を病原体といい，構造によってさまざまな種類に分けられる．それぞれの特徴をおさえておこう．

解　説

×1　原虫とは，寄生虫のうち単細胞のものを指すもので，自己増殖能を有している．

○2　ウイルスは単体では増殖能をもたない．しかし宿主となる生物を利用して増殖するので，非生物と生物の特徴を併せもっているといえる．

×3　真菌は真核生物であり，自己増殖能を有している．真核生物は核膜を伴う核構造をもっており，真菌のほかに寄生虫もこれに分類される．

×4　細菌は原核生物であり，自己増殖能を有している．細菌には核ではなく，核様体が存在する．

この問題には正答率はありません．(巻頭 p.12参照)

正　解　2

基本事項

▼ 代表的な病原体

分　類	真核生物			原核生物	ウイルス	プリオン
	寄生虫		真　菌	細　菌		
	蠕虫	原　虫				
主な形態と特徴	寄生虫のうち多細胞のもの	寄生虫のうち単細胞のもの	細胞壁，核膜をもつ生物	細胞壁をもち，核膜をもたない単細胞生物	核酸がカプシドに包まれた粒子構造体	核酸をもたない構造物(蛋白質)
大きさ	(大) ←					→ (小)
核　酸	DNAおよびRNA				DNAまたはRNA	なし
細胞壁	なし		あり	あり	なし	なし
自己増殖能	あり		あり	あり	なし	なし
例	●アニサキス ●顎口虫	●トキソプラズマ ●赤痢アメーバ ●マラリア原虫	●カンジダ ●クリプトコックス ●アスペルギルス	●黄色ブドウ球菌 ●コレラ菌 ●大腸菌 ●肺炎球菌 ●インフルエンザ菌 ●結核菌 ●マイコプラズマ[1] ●クラミジア[1] ●リケッチア[1]	●HIV ●インフルエンザウイルス ●ヘルペスウイルス ●麻疹ウイルス	●プリオン

1) 細菌のなかでも非定型病原体は例外的．マイコプラズマは細胞壁をもたず，クラミジア，リケッチアなどは自己増殖能をもたない．

医療情報科学研究所 編：病気がみえるvol.6免疫・膠原病・感染症．第2版，メディックメディア，2018，p.148より改変

700予80

細菌感染による疾患はどれか．

1．マラリア
malaria

2．ニューモシスチス肺炎
Pneumocystis pneumonia

3．結　核
tuberculosis

4．後天性免疫不全症候群
acquired immunodeficiency syndrome

解法の要点

病原微生物の種類と主な感染症は覚えておこう．

解　説

×1　マラリアの病原体は，マラリア原虫である．

×2　ニューモシスチス肺炎の病原体は，真菌の一種であるニューモシスチス・イロベチである．

○3　結核の病原体は，結核菌という細菌である．(RB-I38)(RB-I38)

×4　後天性免疫不全症候群（エイズ）の病原体は，ヒト免疫不全ウイルス（HIV）というウイルスである．(RB-H29)(RB-H29)

この問題には正答率はありません．（巻頭 p.12 参照）

正　解　3

感染経路

(RB-H7)(RB-H7)(病みえ免148～150)(看みえ②11)(公みえ278)

100A13

空気感染するのはどれか．

1．結核菌
2．腸管出血性大腸菌
3．ヒト免疫不全ウイルス〈HIV〉
4．メチシリン耐性黄色ブドウ球菌〈MRSA〉

解法の要点

感染対策としては，病原体を限定せず，すべての湿性生体物質（血液，体液，粘膜など）に対して行う標準予防策が基本で，さらに病原体別に対策を分けて行う空気予防策，飛沫予防策，接触予防策がある．空気予防策が必要な感染症の病原体を考える．空気は吸い込むと，鼻，気道，肺へと到達する．上気道から肺で疾患を発症させる病原体を思い浮かべるとよい．

解　説

○1　結核菌は排菌患者からの飛沫核によって空気感染する．空気感染する疾患は結核，水痘，麻疹である．

×2　腸管出血性大腸菌は主に牛が保菌しており，動物への接触によって感染するほか，肉や牛乳の加熱殺菌不足で経口摂取されて食中毒として発症する．保育所や家族内での濃厚接触者間で感染（接触感染）が伝播する傾向がある．(RB-H21)(RB-H21)

×3　ヒト免疫不全ウイルス（HIV）は血液・精液・体液などに存在して，約85％が性的接触を介して感染するほか，静注薬物使用や母子感染（経胎盤，産道，母乳）などの感染経路もある．体内に侵入後，主にCD4陽性T細胞などに感染し，その細胞数を減少させることで細胞性免疫不全を起こす．(RB-H29)(RB-H29)

×4　メチシリン耐性黄色ブドウ球菌（MRSA）は，通常は無害であるが免疫不全患者や長期抗菌薬投与の患者に感染し，接触感染により感染が伝播する．(RB-H16)(RB-H16)

【正答率】92.5％

正　解　1

★mediLinkアプリのQRコードリーダーで各ページ下部のQRコードを読み込むと，無料で解説動画を見られます．なお，動画を見るにはmediLink会員登録と，書籍付属のシリアルナンバーを登録する必要があります．詳しくは本書冒頭の袋とじをチェック！

基本事項

▼ 主な感染経路とその特徴

感染経路				特徴	例
外因性感染	水平感染	直接感染	接触感染	感染者（感染源）に直接接触して感染する.	性感染症（淋菌感染症，梅毒 等），伝染性膿痂疹（とびひ），狂犬病，破傷風
			飛沫感染	病原体を含む飛沫を吸い込むことにより感染する.	インフルエンザ，風疹，マイコプラズマ肺炎，流行性耳下腺炎，百日咳
			空気感染（飛沫核感染）	飛沫核を吸い込むことにより感染する.	結核，麻疹，水痘
		媒介感染	接触感染	環境や物品を介して感染する.	多剤耐性緑膿菌感染症，MRSA[1] 感染症
			経口感染	食品や水を介して感染する.	食中毒（カンピロバクター，サルモネラ，腸炎ビブリオ，コレラ，A型肝炎ウイルス）
			血液感染	汚染された血液を含む注射器の使用，輸血，針刺し事故等により感染する.	B型肝炎，C型肝炎，HIV[2] 感染症
	垂直（母子）感染	経胎盤感染		胎盤を介して病原体が胎児の血液に混入する.	風疹，梅毒，HIV感染症，トキソプラズマ感染症，CMV[3] 感染症
		産道感染		産道や母体血中にいる病原体に分娩時に感染する.	クラミジア感染症，淋菌感染症，B型肝炎，HIV感染症，HSV[4] 感染症，カンジダ症，CMV感染症
		母乳感染		母乳を介して病原体に感染する.	HTLV-1[5] 感染症，HIV感染症，CMV感染症
内因性感染	普段は無害な常在微生物叢が病原性を発揮する．菌交代現象，異所性感染，日和見感染がある.				

※レジオネラ菌は空気感染するが，ヒト-ヒト感染は起こらないため，空気感染の区分に含まない.
1）メチシリン耐性黄色ブドウ球菌　2）ヒト免疫不全ウイルス　3）サイトメガロウイルス
4）単純ヘルペスウイルス　5）ヒトT細胞白血病ウイルス1型

類　題

▼原文で掲載しているため内容が古く，解答等が現状にそぐわない場合がございます.

112P15
飛沫感染するのはどれか.
1．疥　癬
2．破傷風
3．デング熱
4．インフルエンザ
正　解　4

106P15
飛沫感染するのはどれか.
1．疥　癬
2．コレラ
3．A型肝炎
4．インフルエンザ
正　解　4

96A19
空気感染するのはどれか.
1．結　核
2．腸チフス
3．HIV感染症
4．ウイルス性肝炎
正　解　1

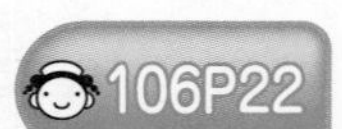

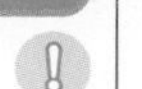

106P22

針刺し事故によって感染するのはどれか.

1．RSウイルス　2．B型肝炎ウイルス
3．ヘルペスウイルス　4．サイトメガロウイルス

解法の要点

針刺し事故による感染とは，血液感染のことである．血液感染を引き起こすウイルスをおさえておこう.

解　説

×1　RSウイルスの感染経路は，飛沫感染と接触感染である．(RB-I35)(RB-I35)

○2　B型肝炎ウイルスの感染経路は，血液感染，体液感染，母子感染である．血液感染により伝播するウイルスとしてはそのほか，C型肝炎ウイルス，HIVなどが挙げられる．(RB-B21)(RB-B21)

×3　ヘルペスウイルスの代表的なものには，単純ヘルペスウイルスや水痘・帯状疱疹ウイルスなどがある．単純ヘルペスウイルスの感染経路は接触感染と母子感染であり，水痘・帯状疱疹ウイルスの感染経路は空気感染，飛沫感染，接触感染などである．(RB-H27, O16, 母29)(RB-H27, O16, 母29)

×4　サイトメガロウイルスの感染経路は接触感染と母子感染である．(RB-母29)(RB-母29)

【正答率】98.9％　【選択率】1：0.6％　2：98.9％　3：0.1％　4：0.4％

正　解　2

類　題

▼原文で掲載しているため内容が古く，解答等が現状にそぐわない場合がございます.

97A20
血液感染するのはどれか.
1．結　核　2．A型肝炎
3．B型肝炎　4．インフルエンザ
正　解　3

107P14

母体から胎児への感染はどれか.

1．水平感染　2．垂直感染
3．接触感染　4．飛沫感染

解法の要点

感染経路別の感染症と，それを引き起こす病原微生物を整理しておこう．(RB-母29)(RB-母29)

解　説

×1　水平感染は，病原体が感染者（汚染物）から周囲へと伝播し感染するもので，横に広がるという感染形式から水平感染と呼ばれる．接触感染，飛沫感染，空気感染などが含まれる.

○2　垂直感染は，妊娠や分娩を通して病原体が母から児へ伝播し感染するもので，縦に広がるという感染形式から垂直感染と呼ばれる．経胎盤感染，産道感染，母乳感染が含まれる.

×3　接触感染は水平感染のひとつで，病原体との直接接触や，環境表面や医療器具などを介した間接接触により伝播し感染するものである．MRSAなどの薬剤耐性菌感染症が代表的である.

×4　飛沫感染は水平感染のひとつで，咳やくしゃみ，会話などにより飛散した病原体を含む飛沫を介して伝播し感染するものである．インフルエンザが代表的である.

【正答率】97.9％　【選択率】1：1.4％　2：97.9％　3：0.5％　4：0.1％

正　解　2

QRコードをCheck！

➡類題の解説をアプリで確認しよう！

★93～112回の必修問題で5回以上問われた頻出テーマかつ正答率70％以上のものに!を付けています．模試の前や国試の直前期には，!のテーマの問題から解いてみよう！

» さまざまな感染症

日和見感染 (RB-H8) (RB-H8) (病みえ免150)

98P9

日和見感染症はどれか.
1. 麻　疹
2. インフルエンザ
3. マイコプラズマ肺炎
4. ニューモシスチス肺炎

□□□

解法の要点

日和見(ひよりみ)感染症とは, 感染防御能が低下した状態において, 弱毒微生物によって発症する健常者にはみられない感染症のことである. 感染防御能低下は, 先天性の疾患, または白血病やエイズなどの発症によって引き起こされる場合もあり, 抗がん薬治療などの医療行為がきっかけとなって起こることも多い.

解　説

×1　麻疹はワクチン接種などで免疫を獲得していないと, 健常者においても流行する感染症である. (RB-小49)(RB-小48)

×2　インフルエンザは健常者も罹患する感染症である. ウイルスは毎年, 少しずつ変異をしており, 毎年のように市中において流行を繰り返す. (RB-I36)(RB-I36)

×3　マイコプラズマ肺炎は健常者も罹患する感染症であり, 高熱と乾性咳嗽(がいそう)を特徴とする. 感染の流行に季節の影響がなく, 通年性である.

○4　ニューモシスチス肺炎は酵母様真菌であるニューモシスチス・イロベチによって引き起こされる肺炎であり, 化学療法や長期のステロイド療法中, エイズなどにより免疫能が低下したときに発症する日和見感染症である.

この問題には正答率はありません. (巻頭 p.12参照)

正　解　4

基本事項

●**日和見感染の原因菌**：主なものとして, メチシリン耐性黄色ブドウ球菌（MRSA）や緑膿菌などが挙げられる.

★mediLinkアプリのQRコードリーダーで各ページ下部のQRコードを読み込むと, 無料で解説動画を見られます. なお, 動画を見るにはmediLink会員登録と, 書籍付属のシリアルナンバーを登録する必要があります. 詳しくは本書冒頭の袋とじをチェック！

性感染症（STI）

(RB-H10)（RB-H10)（病みえ免166)

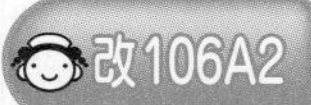

令和3年（2021年）の感染症発生動向調査による年間の性感染症〈STD〉報告数で最も多いのはどれか．
sexually transmitted disease

1．性器クラミジア感染症 genital chlamydiosis
2．尖圭コンジローマ condyloma acuminatum
3．性器ヘルペス genital herpes
4．淋菌感染症 gonococcal infection

□□□

解法の要点

性感染症［STI（STD）］とは，性交などの性行為や粘膜同士の直接接触によって感染する疾患の総称である．

解　説

○1　令和3（2021）年の感染症発生動向調査によれば，性器クラミジア感染症の年間報告数は30,003人であり，性感染症のなかで最も多い．自覚症状に乏しいため感染が拡大している．

×2　同調査によれば，尖圭コンジローマの年間報告数は5,602人である．

×3　同調査によれば，性器ヘルペスウイルス感染症の年間報告数は8,981人である．

×4　同調査によれば，淋菌感染症の年間報告数は10,399人である．

【正答率】96.9％　【選択率】1：96.9％　2：0.6％　3：2.0％　4：0.6％

正　解　1

食中毒

(RB-H11)（RB-H11)（病みえ免165, 199, 284)（公みえ320～331)

104P3

食中毒の原因となるのはどれか．
food poisoning

1．セラチア
2．カンジダ
3．サルモネラ
4．クラミジア

□□□

解法の要点

食中毒とは，経口的に摂取した食品や水を介して生じる急性胃腸炎もしくは神経障害などの中毒症の総称である．各種病原体がどのような経路で疾患を発症させるか考えてみよう．

解　説

×1
×2 } セラチアやカンジダは常在菌であり，免疫機能が低下している患者に日和見（ひよりみ）感染する．

○3　サルモネラは汚染された鶏卵などを食べることにより食中毒を生じる．

×4　クラミジアは性感染症や気道感染症，結膜炎などのさまざまな感染症を引き起こす．性行為や手指・タオルなどを介した間接的な接触，産道感染によって感染するが，経口摂取では感染しない．

【正答率】98.5％

正　解　3

類　題

▼原文で掲載しているため内容が古く，解答等が現状にそぐわない場合がございます．

99P3
食中毒の原因となるのはどれか．
1．セラチア
2．レジオネラ
3．ヘリコバクター
4．カンピロバクター
正　解　4
※本設問は「問題として適切であるが，必修問題としては妥当でないため」という理由で不正解の場合，採点対象から除外されている．

700予81

以下の食中毒の原因となる病原体のうち最も潜伏期間が短いのはどれか.

1．黄色ブドウ球菌
2．腸炎ビブリオ
3．カンピロバクター
4．ノロウイルス

□□□

解法の要点

代表的な食中毒とその原因菌や原因食，潜伏期間，主な症状についておさえておこう.

解　説

○1　黄色ブドウ球菌は生体外毒素型の細菌性食中毒に分類される．加工食品中で増殖するときにエンテロトキシンという毒素を産生する．潜伏期間は約3時間である.

×2　腸炎ビブリオは，生鮮魚介類が原因食品となる．潜伏期間は12時間前後である.

×3　カンピロバクターは鶏肉の多くから検出される菌で，加熱不十分で摂取することで，下痢，発熱などの急性腸炎，すなわち食中毒を起こす．潜伏期間は2～7日である.

×4　ノロウイルスは，飲料水や生あるいは加熱不十分な魚介類を摂取することにより生じる．冬季に最も多い．潜伏期間は24～48時間である.

この問題には正答率はありません．（巻頭 p.12参照）

正　解　1

基本事項

●**細菌性食中毒**：感染型と生体外毒素型に分類される．感染型は生体外毒素型より潜伏期間が長く発熱を起こしやすい．一方，生体外毒素型は潜伏期間が短めで発熱はまれである.

▼ 食中毒

			原因菌	原因食	潜伏期間[1]	発　熱	嘔吐	腹痛	下　痢	神経症状
細菌性	感染型	感染侵入型	サルモネラ属菌	弁当類，生乳，生卵・肉類・魚介類の加工食品	8～48時間	38～40℃（3～5日続く）	+	+	++ ときに血便	−
			カンピロバクター	飲料水，生乳，鶏肉，ウシ・ブタの生肉	2～7日	38～39℃（ときに40℃）	+	+	+～++ 水様性粘血便	+（けいれん）
		感染毒素型	腸管出血性大腸菌（ベロ毒素産生性大腸菌）	肉類，飲料水	3～5日	38℃以上になることはまれ	+	++	++ 頻回の水様性便(特に血便)	+（けいれん）
			腸炎ビブリオ	生鮮魚介類（さしみ，すし 等）	12時間前後	38～39℃（ときに40℃）	+	++	+++ ときに鮮血	−
	生体外毒素型		黄色ブドウ球菌	加工食品（にぎりめし，弁当 等）	約3時間	−	+++	++	++	−
			ボツリヌス菌	はちみつ，いずし，滅菌の不完全な真空パック，かんづめ食品	12～36時間	−	+	+	+	+（神経・筋麻痺）
ウイルス性			ノロウイルス[2]	飲料水，生あるいは加熱不十分な魚介類（特にカキ等の二枚貝）	24～48時間	+	++	+	+	−
			ロタウイルス[3]	（糞口感染）	1～4日	37～38℃	+	+	++ ときに白色ないし黄白色	−

1）潜伏期間は菌量により差がある.
2）ノロウイルスの感染経路はほかに糞口感染（接触感染の一種）と塵埃（じんあい）感染（空気感染の一種）があり，患者の糞便や嘔吐物に触れた手指を介して，または舞い上がったウイルスが口から入り，感染する.
3）ロタウイルス感染症は，2歳以下の乳幼児でよくみられる.

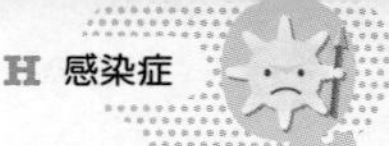

QRコードをCheck！

➡類題の解説をアプリで確認しよう！

細菌感染症

» グラム陽性球菌

メチシリン耐性黄色ブドウ球菌（MRSA） (RB-H16)(RB-H16)(病みえ免195)

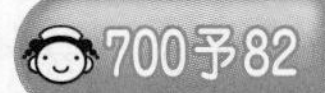

700予82

メチシリン耐性黄色ブドウ球菌〈MRSA〉の感染経路はどれか.
1．空気感染
2．接触感染
3．飛沫感染
4．産道感染

解法の要点

臨床でもよく出くわす感染症であり，院内感染の原因菌となるため，感染対策が重要となる．MRSAはどのような感染経路で伝播していくのかがわかれば，講じるべき感染対策もみえてくる．(RB-基28)(RB-基28)

解　説

×1　空気感染が原因となるのは，結核，麻疹，水痘である．
○2　医療従事者の手指など接触により感染が広がっていくため，感染対策は接触予防策の徹底が基本である．
×3　代表的な飛沫感染には，インフルエンザや風疹，マイコプラズマ肺炎などがある．
×4　産道感染ではクラミジア感染症や淋菌感染症，B型肝炎，HIV感染症などが有名である．(RB-母29)(RB-母29)

この問題には正答率はありません．(巻頭 p.12参照)

正解　2

基本事項

●**メチシリン耐性黄色ブドウ球菌(MRSA)**：黄色ブドウ球菌のなかで，β-ラクタム系抗菌薬（メチシリンやペニシリンなど）に対する耐性を獲得したもの．健常者への病原性は低いが，抵抗力の低下した患者が感染すると治療困難で，肺炎や尿路感染症から敗血症を起こして死に至ることもある．

●**MRSAの感染対策**：MRSAは痰(たん)や膿，皮膚，便などで排出され，床やリネン，聴診器など，あらゆる場所に長期間生存するため，患者との接触や処置前後の手指消毒は重要である．聴診器などの複数の患者に使用する物品は，個別使用とするか，使用前後の消毒を忘れないようにする．

★（RB-○○）は『レビューブック2025』，（RB-○○）は『レビューブック2023-24』の参照ページです．『レビューブック』がすぐ開けるから効率よく勉強できます！

» グラム陰性桿菌

レジオネラ菌 (RB-H23) (RB-H23) (病みえ免236)

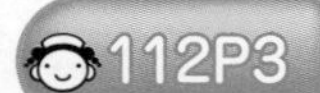

112P3

循環式浴槽の水質汚染で発症するのはどれか.

1．コレラ
cholera

2．A型肝炎
hepatitis A

3．レジオネラ肺炎
legionella pneumonia

4．後天性免疫不全症候群〈AIDS〉
acquired immunodeficiency syndrome

□□□

解法の要点

循環式浴槽は浴槽の湯を塩素系薬剤で消毒し，濾過(ろか)器を通して循環させることにより，浴槽内の湯を清浄に保つ．水質汚染で問題となる微生物についておさえておこう．

解　説

×1　コレラの原因微生物であるコレラ菌は，汚染された水や食物を経口摂取することにより感染する．循環式浴槽では問題とならない．(RB-H22)(RB-H22)

×2　A型肝炎の原因ウイルスであるA型肝炎ウイルスは，汚染された水や食物を経口摂取することにより感染する．循環式浴槽では問題とならない．(RB-B21)(RB-B21)

○3　レジオネラ肺炎の原因微生物であるレジオネラ菌は，細菌よりも消毒薬に抵抗性のあるアメーバに寄生して増殖し，湯から発生するエアロゾルを吸入することで感染する．(RB-H23)(RB-H23)

×4　エイズの原因ウイルスであるヒト免疫不全ウイルス（HIV）は，血液，精液，腟分泌液などで感染する．感染力が弱く，日常生活では性的接触以外で感染することはない．(RB-H29)(RB-H29)

【正答率】97.2％　【選択率】1：1.9％　2：0.5％　3：97.2％　4：0.4％

正　解　3

類　題

▼原文で掲載しているため内容が古く，解答等が現状にそぐわない場合がございます．

103P2
循環式浴槽の水質汚染によって発生するのはどれか.
1．B型肝炎　　2．マラリア
3．レジオネラ肺炎　　4．後天性免疫不全症候群〈AIDS〉
正　解　3

QRコードをCheck！
⇒類題の解説をアプリで確認しよう！

ウイルス・真菌感染症

» ウイルス感染症

ノロウイルス感染症 (RB-H26) (RB-H26) (病みえ免284)

700予83

ノロウイルス感染症の原因食品として最も多いのはどれか.
norovirus infection

1．フ　グ
2．生ガキ
3．キノコ
4．鶏　肉

解法の要点

ノロウイルスは急性胃腸炎を起こすウイルスである．食中毒のほかに病院や療養施設におけるヒトからヒトへの感染が多い.

解　説

×1　フグ毒はテトロドトキシン（TTX）が主成分の耐熱性神経毒素であり，自然毒性の食中毒の原因となる.

○2　ノロウイルス感染症は，生ガキなどの二枚貝によるものが多い. (RB-H11, 26)(RB-H11, 26)

×3　キノコ中毒はキノコに含まれるムスカリンなどの毒素による.

×4　鶏肉を原因とする食中毒の原因菌として，カンピロバクター，サルモネラといった細菌が挙げられる.

この問題には正答率はありません.（巻頭 p.12 参照）

正　解　2

H

HIV感染症／後天性免疫不全症候群（エイズ）

(RB-H29) (RB-H29) (病みえ免322, 産220, 皮268) (公みえ302, 303) (衛137〜140)

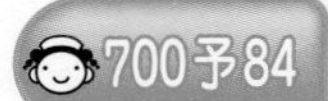

700予84

令和3年（2021年）におけるヒト免疫不全ウイルス〈HIV〉感染症の新規患者の感染経路で最も多いのはどれか．

1．母子感染
2．静注薬物使用
3．異性間の性的接触
4．同性間の性的接触

解法の要点

選択肢はいずれもHIV感染症の感染経路である．その頻度についてもおさえておこう．

(RB-H29)(RB-H29)

解　説

×1　令和3（2021）年エイズ発生動向（厚生労働省）によれば，新規で報告されたHIV感染者（1,057件）の感染経路のうち，母子感染は1件で最も少ない．
×2　同調査によれば，静注薬物使用は1件である．
×3　同調査によれば，異性間の性的接触は144件である．
○4　同調査によれば，同性間の性的接触は693件で最も多く，全体の65.6％を占めている．

この問題には正答率はありません．（巻頭 p.12参照）

正　解　4

基本事項

▼ ヒト免疫不全ウイルス（HIV）の主な感染経路

①性行為　②血液製剤　③汚染注射針　④母子感染

▼ エイズの自然経過

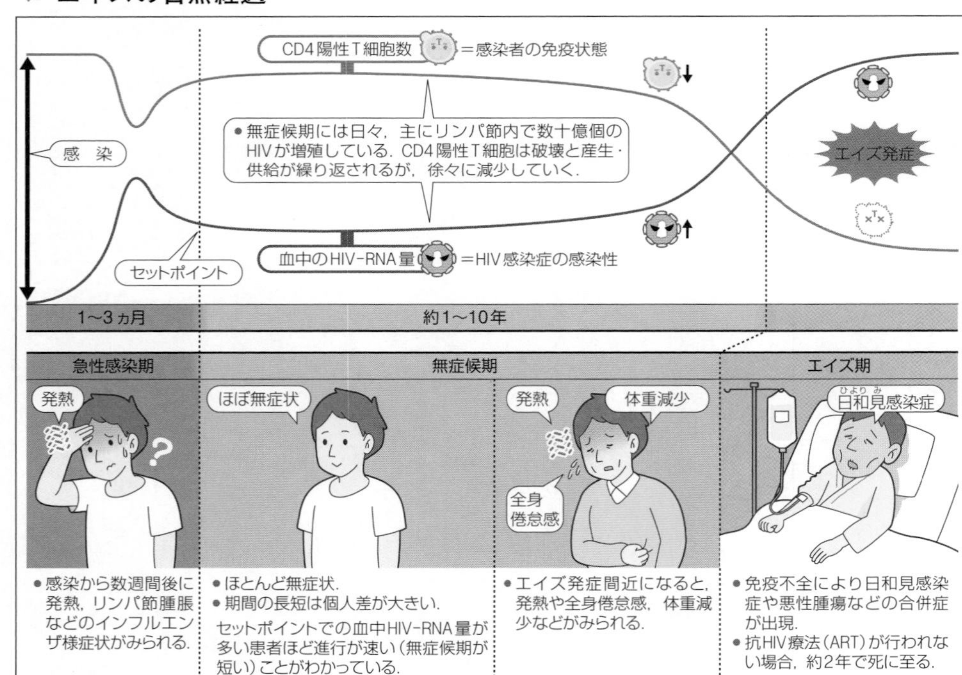

医療情報科学研究所 編：病気がみえるvol.6免疫・膠原病・感染症．第2版，メディックメディア，2018，p.325

Ⅰ章　呼吸器疾患

(RB-成88)…『レビューブック2025』の参照ページ
(RB-成88)…『レビューブック2023-24』の参照ページ

呼吸器系の解剖と生理

» 呼吸器系の解剖

肺 (RB-I5) (RB-I5) (病みえ呼8, 9) (がんみえ258, 259) (イメカラ呼30)

700予85

左肺の肺区域は全部でいくつあるか．
1．3個
2．4個
3．8個
4．10個

解法の要点

肺は左肺が上葉，下葉の2つに，右肺が上葉，中葉，下葉の3つに分かれており，それぞれに肺区域がある．

解　説

×1
×2
○3
×4
左の肺区域は，上葉が4個，下葉が4個の計8個ある．一方，右の肺区域は，上葉が3個，中葉が2個，下葉が5個の計10個ある．

この問題には正答率はありません．(巻頭 p.12参照)

正　解　3

補足事項

●**呼吸器**：空気の通り道である気道（上気道，下気道）とガス交換の場である肺胞（呼吸部）で構成されている．呼吸器に属する器官としては，上気道（鼻腔，咽頭，喉頭），下気道（気管，気管支，細気管支），肺が挙げられる．

▼ **気管と気管支**

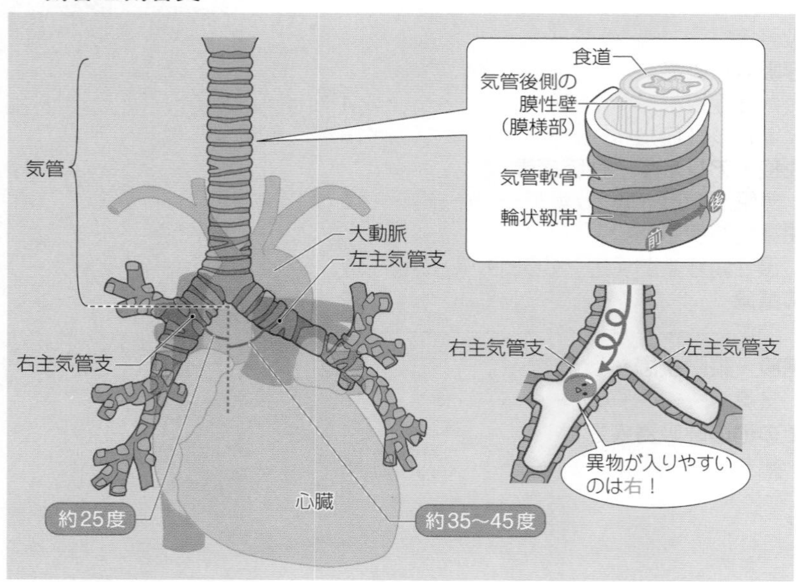

医療情報科学研究所 編：看護がみえる vol.3 フィジカルアセスメント．第1版．メディックメディア．2019．p.102より改変

★mediLinkアプリのQRコードリーダーで各ページ下部のQRコードを読み込むと，無料で解説動画を見られます．なお，動画を見るにはmediLink会員登録と，書籍付属のシリアルナンバーを登録する必要があります．詳しくは本書冒頭の袋とじをチェック！

99P10

斜線部が左肺の下葉を示すのはどれか.

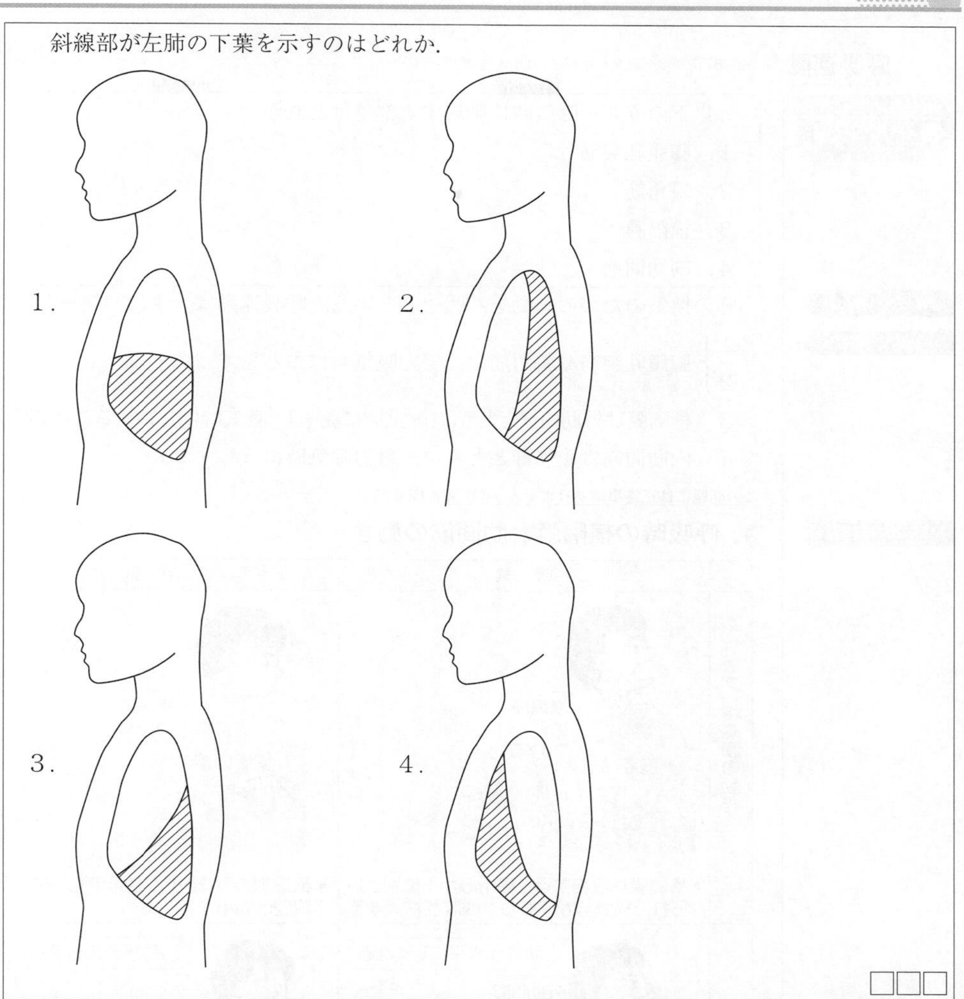

解法の要点

右肺は3葉，左肺は2葉に分かれており，右肺の中葉に相当する部分が左肺の舌区であり，舌区はその名のとおり「舌」状にあることを覚えていれば正解可能であろう.

解　説

×1
×2
○3
×4
（1〜4）後上方から前下方に葉間が走る.

【正答率】80.5％

正　解　3

I

呼吸運動 (RB-I8) (RB-I8) (病みえ呼13, 14) (イメカラ呼56～59)

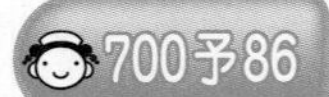

700予86

以下のうち，呼気時に弛緩する部位はどれか．
1．胸鎖乳突筋
2．斜角筋
3．横隔膜
4．内肋間筋

解法の要点

肺の換気のための運動を呼吸運動という．呼吸運動は，主に肋間筋と横隔膜が担っている．

解　説

×1
×2 } 胸鎖乳突筋や斜角筋は，努力吸気時に主として収縮する．

○3　横隔膜は外肋間筋とともに，呼気時に弛緩し，吸気時に収縮することで呼吸運動を助けている．

×4　内肋間筋は腹筋群とともに，努力呼気時に収縮する．

この問題には正答率はありません．（巻頭 p.12参照）

正　解　3

基本事項

▼ 呼吸時の横隔膜と肋間筋の動き

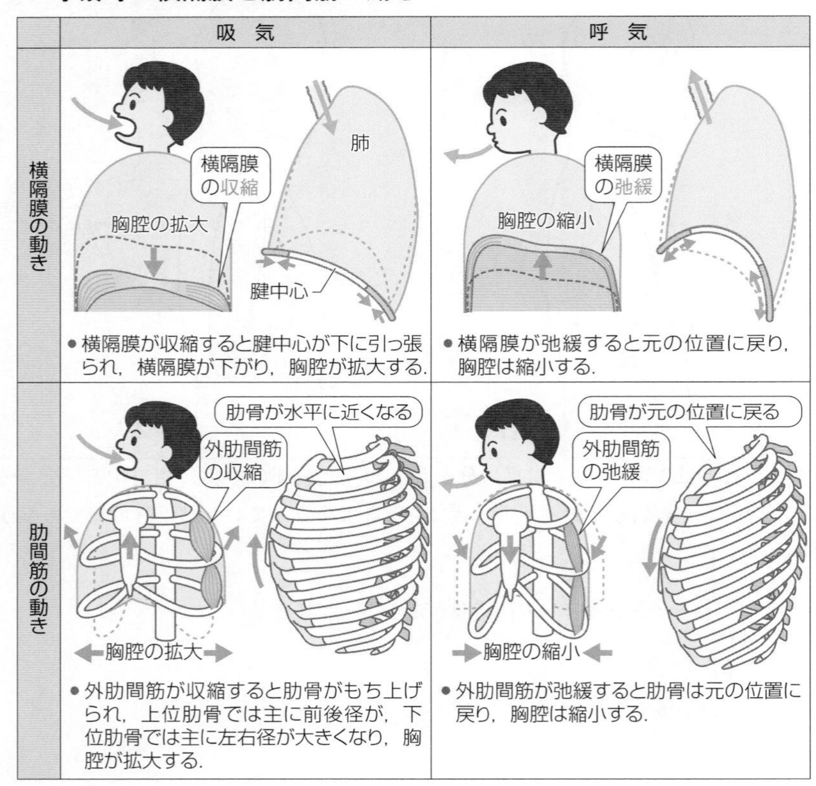

医療情報科学研究所 編：看護がみえる vol.3 フィジカルアセスメント．第1版，メディックメディア，2019，p.106

≫呼吸器系の生理

換気量と死腔 (RB-I13)(RB-I13)(病みえ呼25)(イメカラ呼48)

109A11

健康な成人の1回換気量はどれか.
1．約150mL　　2．約350mL
3．約500mL　　4．約1,000mL

解法の要点

1回換気量とは，安静時に意識せずに行っている呼吸1回あたりの換気量である．1回換気量のうち，ガス交換が可能な領域（呼吸細気管支と肺胞）を出入りするぶんが有効な換気量であり，ガス交換が行われない領域（鼻腔，口腔，気管，気管支，終末細気管支）を出入りするぶんはガス交換には無効な死腔換気量である．また，本設問は「問題として適切であるが，必修問題としては妥当ではないため」という理由で，不正解の場合，採点対象から除外されている．
(RB-I13)(RB-I13)

解　説

×1　1回換気量のうち，死腔換気量が約150mLである．
×2　1回換気量のうち，ガス交換が可能な領域を出入りするぶんが約350mLである．
○3
×4　健康な成人の1回換気量は，死腔換気量＋有効換気量で約500mLである．（3，4共通）

【正答率】43.5％　【選択率】1：24.1％　2：28.8％　3：43.5％　4：3.6％

正解　3

呼吸器系の症候・観察・検査

≫呼吸器系の主要症候

血痰／喀血 (RB-I14)(RB-I14)(病みえ呼38, 40)

110A15

喀血の特徴はどれか.
1．酸性である.　　2．泡沫状である.
3．食物残渣を含む.　　4．コーヒー残渣様である.

解法の要点

口から血を排出する場合，喀血（かっけつ）［下気道（気管支，肺）からの出血］と吐血（上部消化管からの出血）を鑑別する必要がある．それぞれの特徴を考えれば，解答のヒントになるだろう．

解　説

×1　喀血の成分は血液そのものであり，中性～アルカリ性である．一方，吐血は胃液が混在しているため，酸性である．
○2　喀血は咳嗽（がいそう）とともに喀出され，呼気と混合されるため，しばしば泡沫状となる．
×3　喀血は食物残渣（ざんさ）を含まない．食物残渣を含むのは吐血である．
×4　喀血の色調は鮮紅色である．一方，吐血では胃酸により酸化される影響で暗褐色～コーヒー残渣様（黒色）になることが多い．ただし，食道静脈瘤破裂による大量吐血では血液が胃を経由せずに直接吐出されるため，鮮紅色になることがある．

【正答率】85.1％　【選択率】1：5.6％　2：85.1％　3：1.9％　4：7.4％

正解　2

基本事項

▼ 気道・消化管からの出血

	性　状	出血部位
血痰（けったん）	血液が混ざった喀痰（かくたん）	気道
喀　血	血液そのものを喀出すること	気道
吐　血	新鮮血または黒色の血性の嘔吐（おうと）	上部消化管（食道，胃，十二指腸）
下　血	新鮮血または黒色の血性の糞便	上部消化管（黒色＝タール便），回腸～右側結腸（黒赤色），S状結腸～直腸（新鮮血）

類　題

▼原文で掲載しているため内容が古く，解答等が現状にそぐわない場合がございます．

106A12
喀血が起こる出血部位で正しいのはどれか．
1．頭蓋内
2．気　道
3．食　道
4．胆　道
正　解　2

QRコードをCheck！
➡類題の解説をアプリで確認しよう！

呼吸困難（息切れ）

(RB-I15)（RB-I15）（病みえ呼42, 43, 耳285）

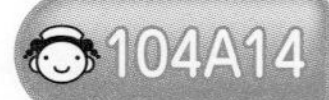
104A14

呼吸困難とはどれか．
1．脈拍数の増加
2．息苦しさの自覚
3．動脈血酸素分圧〈PaO_2〉の低下
4．経皮的動脈血酸素飽和度〈SpO_2〉の低下

解法の要点
呼吸困難の定義を問う問題である．医学用語については原因，結果，定義を混同していることが多いため，区別しておく必要がある．

解　説
×1　呼吸困難の結果，脈拍数が増加することはあるが，呼吸困難そのものではない．
○2　呼吸困難は，呼吸する際に感じる「息が苦しい」，「呼吸がしにくい」といった主観的な自覚症状である．
×3　動脈血酸素分圧（PaO_2）の低下は呼吸中枢を刺激し，呼吸困難の発生する原因とはなるが，呼吸困難そのものではない．
×4　経皮的動脈血酸素飽和度（SpO_2）の低下もPaO_2の低下同様，呼吸困難の原因とはなるが，呼吸困難そのものではない．

【正答率】82.0％

正　解　2

103P12

呼吸困難がある患者の安楽な体位はどれか．
1．起坐位
2．仰臥位
3．砕石位
4．骨盤高位

解法の要点
呼吸困難の原因によっても安楽な体位は異なってくるが，一般的には，横隔膜の位置・運動の改善，静脈還流などの点から考える．(RB-基48, 49)(RB-基47, 48)

解　説
○1　起坐位（起座位）は，横隔膜が下降して呼吸面積が増し，静脈還流量が減少することなどから呼吸困難が改善される．
×2　仰臥位は起座位と比べて横隔膜の動きが制限されること，静脈還流量が増加することなどから，呼吸困難を訴えることが多い．
×3　砕石（さいせき）位は，仰臥位より膝部を曲げ，大腿部を開脚挙上した体位であり，泌尿器科や産科・婦人科の診察などに用いる．静脈還流量が増して最も肺活量を低下させる体位であり，呼吸困難が増悪する．
×4　骨盤高位は排痰（たん）を促す目的でとらせることがあるが，一般的な判断ではない．

【正答率】99.1％　【選択率】1：99.1％　2：0.5％　3：0.1％　4：0.3％

正　解　1

基本事項

▼ 起座呼吸

うっ血
横隔膜挙上
横になると心臓と肺に
負荷がかかり苦しくなります.
横隔膜↓
心臓への
静脈還流量↓
起きたほうが呼吸の
負担が少なくなります.

医療情報科学研究所 編：看護師・看護学生のためのなぜ？どうして？ 2020-2021⑤ 免疫／血液／感染症／呼吸器．第8版，メディックメディア，2019，p.357

類　題

▼原文で掲載しているため内容が古く，解答等が現状にそぐわない場合がございます.

93A14
呼吸困難がある患者の安楽な体位はどれか.
1．シムス位
2．仰臥位
3．ファウラー位
4．骨盤高位
正　解　3

QRコードをCheck！
➡類題の解説をアプリで確認しよう！

CO_2ナルコーシス

(RB-I17)(RB-I17)(病みえ呼91)(イメカラ呼66)

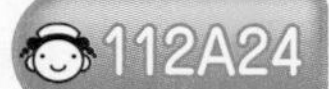

112A24

CO_2ナルコーシスの症状で正しいのはどれか.
1．咳　嗽
2．徐　脈
3．浮　腫
4．意識障害

解法の要点

CO_2ナルコーシスは肺胞低換気により体内へCO_2が高度に貯留することで生じる．COPD，結核後遺症などの症例で高濃度酸素吸入を行った際に生じることがあり，注意を要する病態である．(RB-I17)(RB-I17)

解　説

×1　CO_2ナルコーシスでは自発呼吸は減弱しており，咳嗽(がいそう)はみられない.
×2　CO_2ナルコーシスでは頻脈がみられる.
×3　CO_2ナルコーシスで浮腫はみられない.
○4　自発呼吸の減弱，呼吸性アシドーシス，意識障害がCO_2ナルコーシスの三徴といわれる.

【正答率】88.8％　【選択率】1：3.8％　2：5.4％　3：2.0％　4：88.8％

正　解　4

呼吸器系のフィジカルアセスメント

呼吸数・深さ・リズムの異常 (RB-I18) (RB-I18) (病みえ呼46)

111A18

呼吸パターンを図に示す.

①
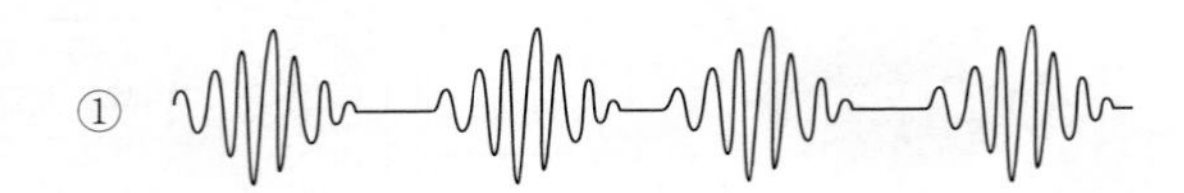

②
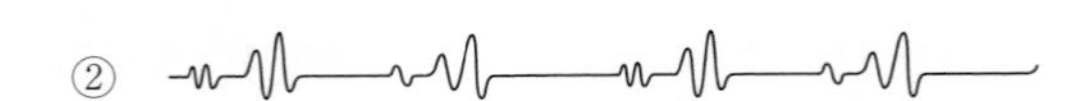

③
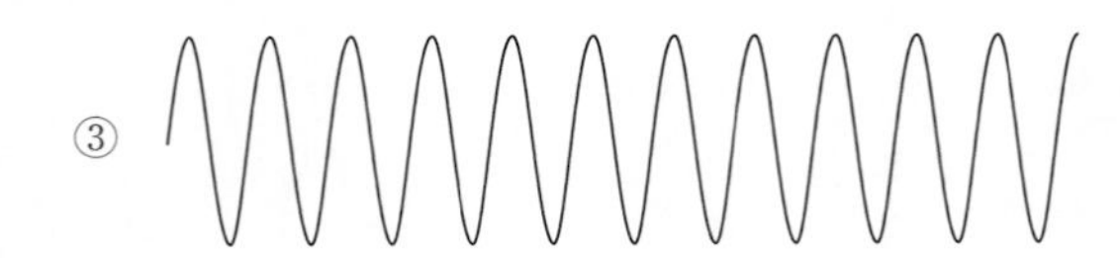

④

Cheyne-Stokes〈チェーン-ストークス〉呼吸はどれか.

1．①　　2．②　　3．③　　4．④

□□□

解法の要点

呼吸パターンとその名称は過去問にもしばしばみられるため確実に得点したい. 出題されるパターンはほぼ決まっているため, 各パターンを確実に覚えておこう. (RB-I18)(RB-I18)

解　説

○1　チェーン・ストークス呼吸である. 数十秒にわたる低換気（ときに無換気）と, 次第に深さと数を増し, やがて漸減する過換気が周期的に出現する. 大脳や間脳レベルの脳の障害, 重症心不全, 肥満低換気症候群などで生じる.

×2　ビオー呼吸である. 深さの安定しない速い呼吸と無呼吸を不規則な周期で繰り返す. チェーン・ストークス呼吸よりも周期が短く, 不規則であるのが特徴である.

×3　多呼吸である. 呼吸数が多く, 深さは深くなる. 過換気症候群や肺血栓塞栓症などのときにみられる.

×4　徐呼吸である. 呼吸数は少なく, 深さは変わらない.

【正答率】95.2％　【選択率】1：95.2％　2：3.5％　3：1.0％　4：0.3％

正　解　1

基本事項

呼吸パターン

呼吸のパターン	呼吸数	呼吸の深さ	原因疾患・状態
正常呼吸	12～20回/分（成人）	1回換気量 約500mL	
頻呼吸（正常）	⬆ 25回/分以上	➡	●肺炎 ●発熱
徐呼吸	⬇ 9回/分以下	➡	●頭蓋内圧亢進 ●麻酔時
過呼吸	➡	⬆	●過換気症候群 ●神経症 ●もやもや病
多呼吸	⬆	⬆	●呼吸窮迫（きゅうはく）症候群(RDS) ●過換気症候群 ●肺血栓塞栓症 ●先天性横隔膜ヘルニア

特殊な呼吸パターン

呼吸のパターン	特　徴	原因疾患・状態
クスマウル呼吸（正常）	●代謝性アシドーシスの際にみられる代償性過換気（PaCO₂を低下させることでアシドーシスの補正を行い，pH上昇を図る．） ●呼吸数は様々である．	●糖尿病ケトアシドーシス ●尿毒症 ●重症下痢（特に小児）
チェーン･ストークス呼吸	●数十秒にわたる低換気（ときに無換気）と，次第に深さと数を増し，やがて漸減（ぜんげん）する過換気が周期的に出現する．	●脳の障害（大脳・間脳レベル） ●重症心不全 ●高齢者（睡眠時） ●肥満低換気症候群
ビオー呼吸	●深さの安定しない速い呼吸と無呼吸を不規則な周期で繰り返す．（チェーン・ストークス呼吸よりも周期が短く，不規則である．）	●脳の障害（延髄レベル） ●髄膜炎の末期

類　題

▼原文で掲載しているため内容が古く，解答等が現状にそぐわない場合がございます．

109P18

過呼吸で正しいのはどれか．

1．吸気時に下顎が動く．

2．1回換気量が増加する．

3．呼吸数が24/分以上になる．

4．呼吸リズムが不規則になる．

正　解　2

※本設問は「問題として適切であるが，必修問題としては妥当でないため」という理由で不正解の場合，採点対象から除外されている．

類　題

▼原文で掲載しているため内容が古く，解答等が現状にそぐわない場合がございます．

96A25
呼吸のパターンでチエーン・ストークス呼吸はどれか．

1．

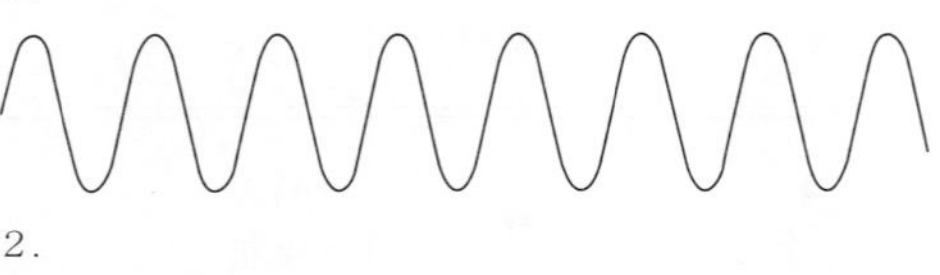

2．

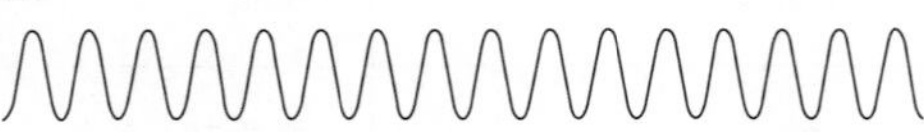

3．

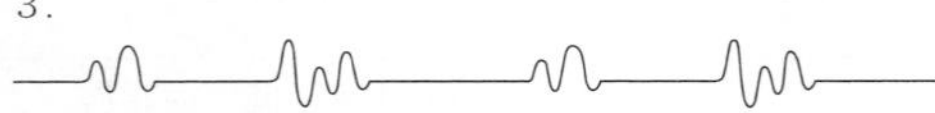

4．

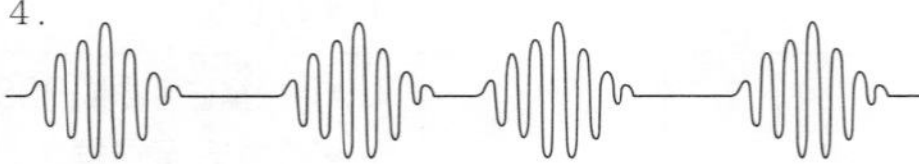

正　解　4

QRコードをCheck！

➡類題の解説をアプリで確認しよう！

呼吸音の聴診

(RB-I19) (RB-I19) (病みえ呼48～52) (看みえ③127～137) (イメカラ呼34)

107A19

異常な呼吸音のうち高調性連続性副雑音はどれか．

1．笛のような音〈笛音〉
2．いびきのような音〈類鼾音〉
3．耳元で髪をねじるような音〈捻髪音〉
4．ストローで水に空気を吹き込むような音〈水泡音〉

解法の要点

異常な呼吸音のうち，正常な呼吸では聞こえない音を副雑音という．副雑音には気道の狭窄によって生じる連続性副雑音，水分がはじけたり，肺胞が遅れて開いたりすることで生じる断続性副雑音，炎症が起きた胸膜が呼吸運動でこすられて生じる胸膜摩擦音などがある．

解　説

○1　連続性副雑音とは同じような音が連続して続く音で，笛のようなヒューヒューという高い音（笛音）が高調性連続性副雑音である．高い音は細い気管支の狭窄（喘息など）で生じる．

×2　連続性副雑音のうち鼾のようなグーという低い音（類鼾音）を低調性連続性副雑音という．低い音は太い中枢の気管支の狭窄で生じる．

×3　硬くなった気道が，吸気時に急に開くときの，パチパチという，耳元で髪をねじるような音（捻髪音）は細かい断続性副雑音という．聴取される代表的な疾患が間質性肺炎である．

×4　ストローで水に空気を吹き込むようなブツブツとした音（水泡音）は，粗い断続性副雑音と呼ばれている．気道内にたまった分泌物が呼吸に伴う空気の移動で震えて破裂することで生じる．聴取される代表的な疾患は肺水腫や細菌性肺炎である．

【正答率】96.9％　【選択率】1：96.9％　2：0.6％　3：1.6％　4：0.8％

正　解　1

99P18

呼吸音の聴診で粗い断続性副雑音が聴取されたときに考えられるのはどれか.

1．気道の狭窄　　2．胸膜での炎症
3．肺胞の伸展性の低下　　4．気道での分泌物貯留

解法の要点

粗い断続性副雑音とはブツブツといった気泡が破裂したような水泡音（すいほう）のことであり，これが理解できていれば正解は容易である.

解　説

×1　連続性副雑音となる.

×2　胸膜炎では胸膜がこすれ合うような胸膜摩擦音が聞かれることがある.

×3　肺胞の伸展性が低下すると，パチパチといった細かい断続性副雑音となる.

○4　肺炎などで気道内に液体が増加すると，気泡が破裂するような水泡音となる.

【正答率】74.0％

正　解　4

基本事項

▼ 異常な呼吸音（副雑音，ラ音）

	副雑音の種類	音のイメージ（吸気／呼気）	機　序	主な原因・疾患
連続性	低調性連続性副雑音／類鼾音（るいかん）（いびき音）（rhonchi）“グーグー”		●気管や比較的太い気管支の狭窄で生じる.	●異物 ●COPD（特に増悪時） ●中枢の腫瘤 ●分泌物貯留による狭窄
連続性	高調性連続性副雑音／笛（てき）音（wheezes）“ヒューヒュー”		●比較的細い気管支の狭窄で生じる.	●気管支喘息 ●COPD（特に増悪時）
断続性	細かい断続性副雑音／捻髪音（ねんぱつ）（fine crackles）“パチパチ”		●呼気時に閉じた末梢気道が，急激に再開放することで生じる.	●間質性肺炎（肺線維症）
断続性	粗い断続性副雑音／水泡音（coarse crackles）“ブツブツ”		●分泌物の増加等，水分量が多い気道内を空気が通過することで生じる.	●肺水腫 ●肺炎 ●気道での分泌物貯留

» 呼吸器系の検査

換気機能検査

（RB-I21）（RB-I21）（病みえ呼58～61）（イメカラ呼72～85）

700予87

機能的残気量を示すのは図の１～４のうちどれか.

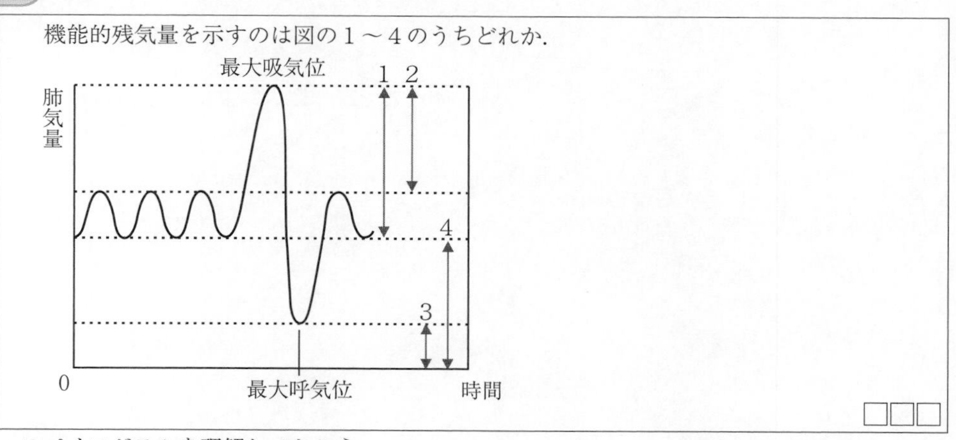

解法の要点

スパイログラムを理解しておこう.

解　説

×1　最大吸気量であり，1回換気量と予備吸気量の和で表される.

×2　予備吸気量であり，安静時吸気の後余分に吸い込むことができる量である.

×3　残気量であり，できる限り空気を吐き出したときに肺内に残った空気量である.

○4　予備呼気量と残気量の和で表される，機能的残気量である.

この問題には正答率はありません.（巻頭 p.12参照）

正　解　4

基本事項

●**スパイロメトリー**：肺の呼吸気量を測定する検査である．これをグラフ化したものをスパイログラムという．

▼ スパイログラム

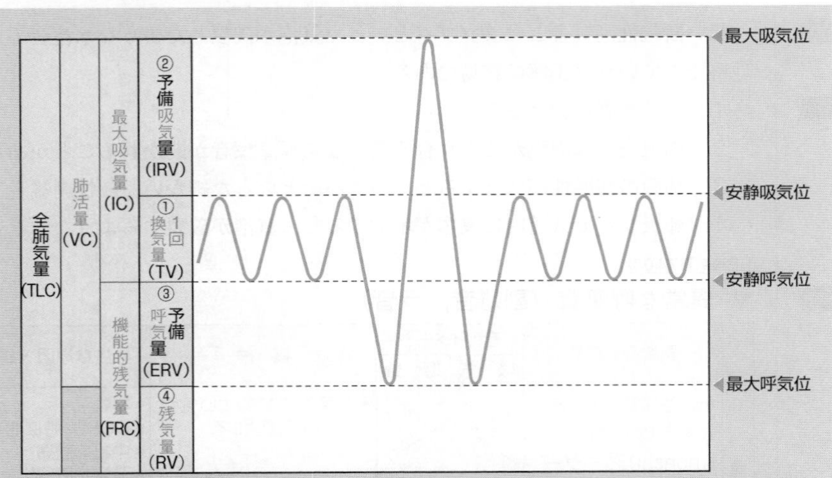

肺気量分画	定　義	スパイロメトリーによる測定
①1回換気量(TV)	●1回の呼吸運動(吸気と呼気)によって気道・肺に出入りするガス量	○
②予備吸気量(IRV)	●安静吸気位からさらに吸入できるガス量	○
③予備呼気量(ERV)	●安静呼気位からさらに呼出できるガス量	○
④残気量(RV)	●最大呼気位で肺内に残存したガス量	×
最大吸気量(IC)	●①1回換気量＋②予備吸気量	○
機能的残気量(FRC)	●③予備呼気量＋④残気量	×
肺活量(VC)	●①1回換気量＋②予備吸気量＋③予備呼気量	○
全肺気量(TLC)	●①1回換気量＋②予備吸気量＋③予備呼気量＋④残気量	×

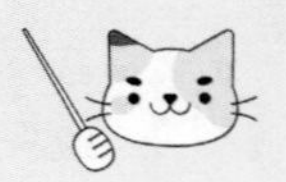

肺気量分画や専門用語からグラフの見方までをバッチリ解説！拘束性・閉塞性換気障害を理解しよう！

★mediLinkアプリのQRコードリーダーで各ページ下部のQRコードを読み込むと，無料で解説動画を見られます．なお，動画を見るにはmediLink会員登録と，書籍付属のシリアルナンバーを登録する必要があります．詳しくは本書冒頭の袋とじをチェック！

呼吸器疾患の治療

呼吸器疾患の非薬物療法

気道クリーニング (RB-I27) (RB-I27)

104A24

体位ドレナージの直接の目的はどれか．

1．痛みの軽減
2．睡眠の導入
3．排痰の促進
4．廃用症候群の予防 disuse syndrome

□□□

解法の要点

ドレナージとは，何かを体内から体外に徐々に排出することをいう．体位ドレナージでは，体位を変えることで何を体外に排出しようと試みているか考えてみよう．

解説

×1　痛みの軽減は体位ドレナージの直接の目的ではない．体位を変えることにより，副次的に痛みが軽減されることもあるかもしれないが，逆に痛みが増強する可能性もある．特に術後は，手術部位や術式によっては行わないほうがよいこともあり，注意する必要がある．

×2　睡眠の導入は体位ドレナージの直接の目的ではない．

○3　体位ドレナージとは，気道内分泌物が貯留している部位が高くなるような体位をとることにより，重力を利用して痰を気管支末梢から中枢方向に移動させ排出させる方法である．したがって，直接の目的は排痰の促進である．

×4　廃用症候群の予防は体位ドレナージの直接の目的ではない．廃用症候群の予防には早期離床や自動・他動的関節可動域（ROM）訓練などを行う．

【正答率】99.5％

正解 3

100A20

図のような体位でドレナージを行う肺葉はどれか．

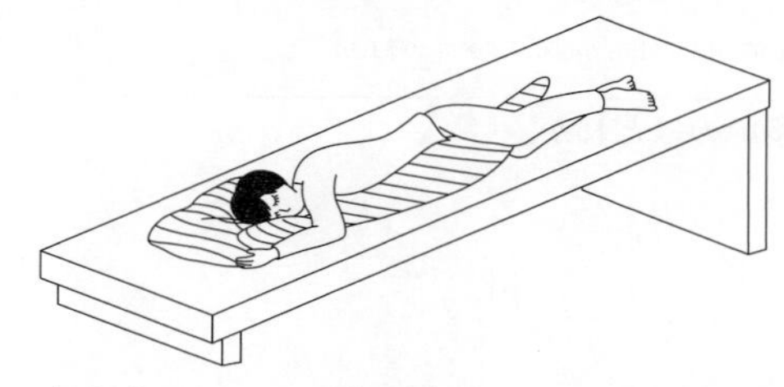

1．右上葉
2．右下葉
3．左上葉
4．左下葉

□□□

解法の要点

体位ドレナージは，重力を有効に用いて，気管末梢に貯留した分泌物を中枢気管支に移動させる排痰（たん）法である．重力を有効に用いるため，病変のある部位が最も高くなるように体位を調節することが大切である．(RB-I28)(RB-I28)

解説

×1　右上葉のドレナージには，図とは逆に右肺が上となる左側臥位をとらなければならない．また，頭低位ではなく，水平または状態的に可能であれば上半身をギャッジアップする．

×2　右下葉のドレナージには，図とは逆の左側臥位とする．心負荷による病態の悪化（心不全など）の可能性がない場合に，図のような頭低位が有効である．

×3　左上葉のドレナージでは，頭低位ではなく，水平または状態的に可能であれば上半身を少しギャッジアップする．

○4　左下葉のドレナージでは，図のように右側臥位とする．心負荷による病態悪化の心配がない場合には，図のような頭低位が有効である．心負荷による病態悪化の可能性がある場合には，水平臥位とする．

【正答率】73.4％　【選択率】1：3.8％　2：9.4％　3：13.4％　4：73.4％

正解 4

基本事項

●体位ドレナージ：膿胸や気管支拡張症などで大量の痰が喀出される患者や，気管挿管中の患者など，自分で喀痰（かくたん）の排出が困難な患者が適応となる．

類　題

▼原文で掲載しているため内容が古く，解答等が現状にそぐわない場合がございます．

94A30
下図のような体位でドレナージを行う肺葉区はどれか．

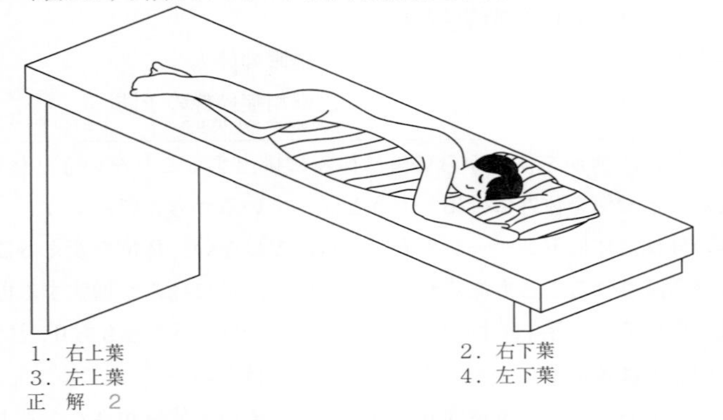

1．右上葉　　2．右下葉
3．左上葉　　4．左下葉
正　解　2

QRコードをCheck！
➡類題の解説をアプリで確認しよう！

呼吸器疾患

》呼吸器感染症

かぜ症候群

(RB-I35) (RB-I35) (病みえ呼94, 95, 耳150, 151, 小566) (イメカラ呼126)

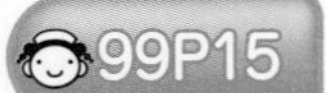

99P15

感冒の原因で最も多いのはどれか．
1．真　菌
2．細　菌
3．ウイルス
4．クラミジア

解法の要点

感冒という概念，すなわち“かぜ症候群”の原因を問うている．

解　説

×1
×2
○3
×4
原因微生物の80～90％がウイルスといわれている．なかでもライノウイルスが最多である．

【正答率】79.0％

正　解　3

肺結核（症）

(RB-I38)(RB-I38)(病みえ呼102～111)(公みえ298～301)(衛131～134)(イメカラ呼144～149)

700予89

結核患者への対応として正しいのはどれか.

1．患者のN95マスクの着用
2．陽圧室への隔離
3．医療者のサージカルマスクの着用
4．公費負担による治療

解法の要点

結核は，結核菌によって発生する日本の主要な感染症のひとつである．予防接種，症状，治療，感染経路を理解しておこう．

解説

×1　患者は室外に出る際には，サージカルマスクを着用する．N95マスクは医療従事者や家族が着用する．

×2　結核菌は空気感染するため，病室の外へ空気が流れ出ないよう陰圧管理が必要である．

×3　検査や看護での感染を防ぐために，医師，看護師のみならず面会の際の家族などにもN95マスクを着用してもらう．

○4　医療費の公費負担が『感染症法』により定められている．

この問題には正答率はありません．(巻頭 p.12参照)

正　解　4

基本事項

●**肺結核の取扱い**：『感染症法』の2類感染症に分類されるため，診断した医師は直ちに保健所へ届け出なければならない．

補足事項

●**『予防接種法』により規定されている定期A類疾病予防接種**：700予165【基本事項】(社-59) 参照.

108A15

感染症の潜伏期間で最も長いのはどれか.

1．インフルエンザ influenza
2．結　核 tuberculosis
3．ノロウイルス性胃腸炎 *Norovirus* gastroenteritis
4．流行性耳下腺炎 mumps

解法の要点

潜伏期間とは，病原体が生体に侵入してから発症するまでの期間である．病原体の種類によりほぼ一定であるため，感染症の診断に有用である．

解説

×1　インフルエンザの潜伏期間は1～3日とされている．38℃を超える発熱，全身症状（全身倦怠感，筋肉痛，関節痛など）で突然発症し，上気道炎症状がそれに続く．約1週間で軽快する．(RB-I36)(RB-I36)

○2　結核の潜伏期間は5か月～2年とされている．なお，実際に発病するのは感染した人の1割程度である．結核菌に感染しているが発病していない状態（潜在性結核感染症）の患者も積極的に治療を行う．

×3　ノロウイルス性胃腸炎の潜伏期間は1～2日とされている．嘔吐，下痢，腹痛，発熱などを発症し，1～2日で軽快する．(RB-H11)(RB-H11)

×4　流行性耳下腺炎（ムンプス／おたふくかぜ）の潜伏期間は2～3週間とされている．片側あるいは両側の耳下腺や顎下腺の腫脹を特徴とし，通常1～2週間で軽快する．(RB-小55)(RB-小55)

【正答率】83.0％　【選択率】1：3.7％　2：83.0％　3：1.8％　4：11.5％

正　解　2

類　題

▼原文で掲載しているため内容が古く，解答等が現状にそぐわない場合がございます．

94A17
ガフキー号数を指標とする感染症はどれか．
1．結　核
2．風　疹
3．MRSA
4．HIV
正　解　1

QRコードをCheck！

➡類題の解説をアプリで確認しよう！

》免疫・アレルギー性肺疾患

気管支喘息（喘息）

(RB-I45)（RB-I45）（病みえ呼156〜167，小420〜425）（イメカラ呼164〜169）

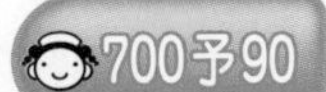

気管支喘息患者から聴取される呼吸音として，最も考えられるのはどれか．
1．笛　音
2．水泡音
3．捻髪音
4．呼吸音の増強

□□□

解法の要点

気管支喘息は国試頻出の疾患である．本問で原因，症状，治療，看護についておさえておこう．

解　説

○1　気管支喘息では，発作性に呼吸困難，喘鳴，咳嗽が繰り返され，聴診にて笛音，呼気の延長がみられる．

×2
×3　水泡音は肺水腫や肺炎で，捻髪音は間質性肺炎（肺線維症）で認められる．

×4　重度では肩呼吸や陥没呼吸，起座呼吸がみられるようになり，聴診にて呼吸音減弱が認められる場合は，緊急の対応が必要となる．

この問題には正答率はありません．（巻頭 p.12 参照）

正　解　1

基本事項

●**気管支喘息**：気道の慢性炎症を本態とし，変動性をもった気道狭窄（喘鳴，呼吸困難）や咳嗽などの臨床症状が特徴的な疾患である．

●**気管支拡張薬**：テオフィリンやアミノフィリンは有効安全域が狭く，容易に中毒症状が表れるため，モニタリングが必要である．

補足事項

●**気管支喘息の発作（増悪）時の対応**：肺のうっ血改善，横隔膜の下降を目的として起座位にする．

» 閉塞性肺疾患

慢性閉塞性肺疾患（COPD）

(RB-I55) (RB-I55) (病みえ呼208～221) (がんみえ189) (イメカラ呼174～177)

700予91

慢性閉塞性肺疾患（COPD）の病態として正しいのはどれか.
1．気道分泌物の減少
2．肺胞の弾性収縮力増加
3．１秒率の低下
4．可逆性の気道閉塞

解法の要点

COPDは，たばこ煙を主とする有害物質を長期に吸入し曝露（ばくろ）することにより生じる肺疾患である.

解説

×1 ×2 末梢気道病変では気道分泌物が貯留し，気腫性病変では肺胞の弾性収縮力が低下する.

○3 ×4 COPDは，呼吸機能検査にて1秒率の低下や非可逆的な気流閉塞を認める.

この問題には正答率はありません.（巻頭 p.12参照）

正解 3

基本事項

●COPD：中年以降の男性に多い．症状は咳嗽（がいそう），喀痰（かくたん），労作時呼吸困難などがあり，気管支の閉塞により呼気が延長し，口すぼめ呼吸がみられる.

» 肺腫瘍

肺　癌

(RB-I58) (RB-I58) (病みえ呼224～254) (がんみえ248, 261～269) (イメカラ呼180～183)

112A3

喫煙指数（Brinkman〈ブリンクマン〉指数）を算出するために，喫煙年数のほかに必要なのはどれか.
1．喫煙開始年齢
2．受動喫煙年数
3．家庭内の喫煙者数
4．1日の平均喫煙本数

解法の要点

ブリンクマン指数は生涯喫煙量を定量化した指数で，喫煙が原因となる疾患のリスク評価に用いられている. (RB-I58)(RB-I58)

解説

×1　喫煙開始年齢が低いほど肺癌のリスクが高くなるという報告があるが，ブリンクマン指数を算出する項目には含まれていない.

×2　受動喫煙でもさまざまな喫煙関連疾患が引き起こされるが，ブリンクマン指数を算出する項目には含まれていない.

×3　家庭内に喫煙者がいると受動喫煙の可能性が高まるが，ブリンクマン指数を算出する項目には含まれていない.

○4　ブリンクマン指数は，「1日の平均喫煙本数×喫煙年数」により計算される．一般的にブリンクマン指数が400を超えると肺癌のリスクが増加すると報告されている.

【正答率】98.5％　【選択率】1：0.8％　2：0.2％　3：0.4％　4：98.5％

正解 4

基本事項

▼ ブリンクマン指数（喫煙指数）

1日の平均喫煙本数×喫煙年数　❶400以上……肺癌危険群
❷600以上……肺癌高度危険群

類題

▼原文で掲載しているため内容が古く，解答等が現状にそぐわない場合がございます.

101P1
喫煙年数のほかに，喫煙指数（Brinkman〈ブリンクマン〉指数）を決定するのはどれか.
1．喫煙開始年齢
2．受動喫煙年数
3．家庭内の喫煙者数
4．1日の平均喫煙本数
正解 4

QRコードをCheck！

⇒類題の解説をアプリで確認しよう！

» 胸膜・縦隔疾患

気　胸
(RB-I66)（RB-I66）（病みえ呼296～301，小589）（看みえ④182～185）（イメカラ呼156）

700予92

気胸の呼吸音として適当なのはどれか．
1．健側の呼吸音増強　　2．健側の呼吸音減弱
3．患側の呼吸音増強　　4．患側の呼吸音減弱

解法の要点

気胸は，壁側胸膜または臓側胸膜の破綻により胸腔内に空気が貯留している状態を指す．病態や看護について理解しておこう．

解　説

×1
×2
×3
○4
（×1～○4）気胸では突発性の呼吸困難と胸痛，乾性咳嗽（がいそう）がみられる．打診にて患側で鼓音，聴診にて患側で呼吸音減弱・消失がみられる．

この問題には正答率はありません．（巻頭 p.12参照）

正　解　4

基本事項

●**気胸**：原因機序によって，体外からの誘因のない自然気胸，交通事故などによって起こる外傷性気胸，中心静脈カテーテル挿入時などの医療行為に伴う医原性気胸に分類される．

●**自然気胸**：一側性のことが多く，若年で背が高く細身の男性や中高年の喫煙者に多い．自然気胸は再発することが多いため，病態について十分に理解してもらい，再発時には既往を伝えられるよう患者教育が必要となる．

» その他の呼吸器疾患

無気肺
(RB-I68)（RB-I68）（病みえ呼72～74）（イメカラ呼158）

103追P18

聴診時，呼吸音が消失している場合に考えられる病態はどれか．
1．肺　炎 pneumonia　　2．肺水腫 pulmonary edema
3．肺梗塞 pulmonary infarction　　4．無気肺 atelectasis

解法の要点

呼吸に伴って気管，気管支，肺内に空気が入ることで気流が生じ，乱流成分や渦流成分などが呼吸音を生じさせる．正常呼吸音である気管呼吸音，気管支肺胞呼吸音，肺胞呼吸音などを区別する．呼吸音が消失する場合は，気流が生じない病態や肺から胸壁への呼吸音の伝播が障害される病態などを考える．

解　説

×1
×2
（×1，×2）気管支，肺胞の液体成分貯留により水泡（すいほう）音を聴取することが多い．

×3　肺梗塞は肺動脈の閉塞により，肺に壊死（えし）を起こした状態であり，水泡音や胸膜摩擦音を聴取することがある．

○4　気道閉塞により気流が生じないため，呼吸音が消失する．

【正答率】80.4％

正　解　4

J章　脳・神経疾患

脳・神経系の解剖と生理

脳・神経系の主要症候・観察・検査

脳・神経疾患

(RB-成88)…『レビューブック2025』の参照ページ
(RB-成88)…『レビューブック2023-24』の参照ページ

脳・神経系の解剖と生理

≫ 中枢神経系

大 脳 (RB-J5)(RB-J5)(病みえ神22)(看みえ③229)

110A11

後頭葉にあるのはどれか.

1．嗅覚野
2．視覚野
3．聴覚野
4．体性感覚野

解法の要点

大脳皮質は4つの葉（前頭葉，頭頂葉，側頭葉，後頭葉）に分かれる．それぞれの葉には特有の機能を果たす部位があり，「機能名＋野」(運動野など）と呼ぶ．

解 説

×1　嗅覚野は側頭葉にあり，鼻腔上部の嗅神経で感知されたにおいの情報を受ける．
○2　視覚野は後頭葉にあり，網膜で感知された視覚情報を受ける．
×3　聴覚野は側頭葉にあり，耳でとらえられた音の情報を受ける．
×4　体性感覚野は頭頂葉にあり，末梢神経で感知された感覚を受ける．

【正答率】89.3％　【選択率】1：1.9％　2：89.3％　3：3.3％　4：5.5％

正 解　2

108P11

運動性言語中枢はどれか.

1．中心後回
2．大脳基底核
3．Broca〈ブローカ〉野
4．Wernicke〈ウェルニッケ〉野

解法の要点

言語中枢は優位半球に存在し，運動性言語中枢は前頭葉に，感覚性言語中枢は側頭葉に存在する．言語中枢には人名がついており，覚えておくとよいだろう．

解 説

×1　中心後回は頭頂葉の最前方にあり，一次体性感覚野という身体の感覚情報を受ける機能がある．
×2　大脳基底核には，大脳半球の内部にある尾状核，被殻，淡蒼球や中脳にある黒質などがある．この部位が障害される疾患としては，パーキンソン病が有名である．(RB-J50)(RB-J50)
○3　Broca（ブローカ）野は優位半球前頭葉にあり，自分の考えていることを言葉として発するときに働く運動性言語中枢である．ここが障害されると，言葉は理解できるが流暢(ちょう)に発語ができないブローカ失語（皮質性運動性失語）となる．
×4　Wernicke（ウェルニッケ）野は優位半球側頭葉にあり，言語を理解するときに働く感覚性言語中枢である．ここが障害されると人の話している内容が理解できなくなるウェルニッケ失語（皮質性感覚性失語）となり，流暢であるが意味のない発語が生じる．

【正答率】96.9％　【選択率】1：0.2％　2：0.4％　3：96.9％　4：2.5％

正 解　3

★mediLinkアプリのQRコードリーダーで各ページ下部のQRコードを読み込むと，無料で解説動画を見られます．なお，動画を見るにはmediLink会員登録と，書籍付属のシリアルナンバーを登録する必要があります．詳しくは本書冒頭の袋とじをチェック！

基本事項

▼ 大脳の4つの領域

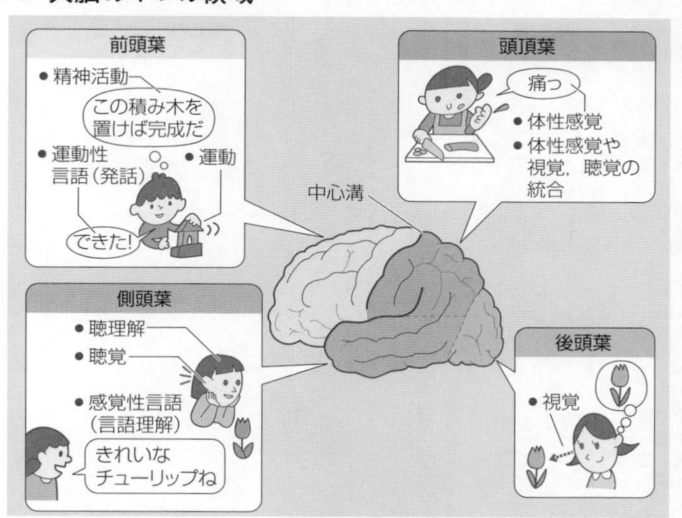

医療情報科学研究所 編：病気がみえるvol.7 脳・神経．第2版，メディックメディア，2017，p.22より改変

類　題

▼原文で掲載しているため内容が古く，解答等が現状にそぐわない場合がございます．

97A14
言語中枢があるのはどれか．
1．大　脳　　2．小　脳　　3．橋　　4．延　髄
正　解　1

QRコードをCheck！

➡類題の解説をアプリで確認しよう！

J

間　脳 (RB-J6)（RB-J6)（病みえ神44）

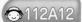

112A12

体温変化をとらえ，体温調節の指令を出すのはどれか．

1．橋
2．小　脳
3．視床下部
4．大脳皮質

解法の要点

脳は大脳，間脳，小脳，脳幹からなるが，そのなかで体温調節にかかわるのは自律神経機能の中枢である．(RB-J3, 5, 6)(RB-J3, 5, 6)

解　説

×1　橋は中脳と延髄の間に位置し，中脳，延髄とともに脳幹を形成する．脳幹には意識，呼吸，循環など生命維持にかかわる中枢があるが体温調節の中枢はない．

×2　小脳には運動調節と平衡（姿勢の制御）の中枢がある．

○3　視床下部には体温調節のほか，摂食，飲水など生命を維持するために必要な本能行動，内分泌系の中枢がある．

×4　大脳皮質には運動の命令，感覚（五感）の受容および思考，感情などの高次の中枢がある．

【正答率】98.4％　【選択率】1：0.6％　2：0.6％　3：98.4％　4：0.5％

正　解　3

類　題

▼原文で掲載しているため内容が古く，解答等が現状にそぐわない場合がございます．

108P24
体温調節中枢があるのはどれか．
1．橋
2．延　髄
3．小　脳
4．大脳皮質
5．視床下部
正　解　5

104P11
体温を調節しているのはどれか．
1．橋
2．小　脳
3．中　脳
4．視床下部
正　解　4

93A10
体温調節中枢はどれか．
1．延　髄
2．視床下部
3．小　脳
4．橋
正　解　2

QRコードをCheck！
➡類題の解説をアプリで確認しよう！

小　脳

(RB-J6)（RB-J6）（病みえ神48）

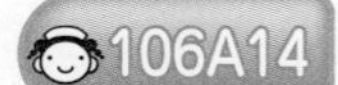

106A14

小脳失調でみられるのはどれか．
1．下肢の麻痺が認められる．
2．姿勢保持が困難になる．
3．血圧が不安定になる．
4．体がこわばる．

解法の要点

小脳は協調運動の中枢であり，障害を受けるとさまざまな運動を正確に遂行できなくなる（小脳失調）．そのような場合の具体的な症状を考えてみよう．

解　説

×1　下肢を動かそうとする指令は，大脳にある一次運動野から始まり，脳幹，脊髄を通る皮質脊髄路（錐体路）という下行線維を通って下肢に伝わる．この経路が障害されると下肢に麻痺を生じるが，小脳の障害では麻痺は生じない．

○2　小脳が障害されると姿勢の維持やうまく歩くこと，まっすぐに立っていること，円滑な随意運動，手足を複雑に動かすことが困難になる．

×3　血圧は，交感神経系が血管を収縮させることによりコントロールされている．脳幹や脊髄を通る交感神経系が障害されると血圧が不安定となり，起立性低血圧などが生じる．

×4　身体がこわばるとは，さまざまな原因により筋肉や関節が緊張して動かしにくくなる状態のことをいう．関節リウマチやパーキンソン病などで生じることが多いが，小脳失調の症状として生じることはない．

【正答率】97.8％　【選択率】1：0.6％　2：97.8％　3：0.2％　4：1.4％

正　解　2

脳　幹 (RB-J6) (RB-J6) (病みえ神46)

111P13

呼吸中枢があるのはどれか.

1．間　脳　　2．小　脳
3．大　脳　　4．脳　幹

解法の要点

呼吸中枢が障害されると，呼吸が停止してしまう．脳の奥深くの，一番障害されにくいところに呼吸中枢があるのではないかと推測し，最も当てはまる部位を選ぼう.

解　説

×1　間脳は主に視床と視床下部からなる．視床下部には自律神経系，内分泌系，本能行動の中枢があり，体温など体内環境の調節をする.

×2　小脳は身体の平衡や姿勢の維持，眼球運動・歩行・筋緊張の調節などの運動の円滑化にかかわる.

×3　大脳は全身の感覚情報を統合し，思考・判断を行い，全身に運動の指令を出す．そのほか，記憶や感情の中枢でもある.

○4　脳幹には呼吸中枢だけでなく，循環中枢や意識レベルを維持する働きなどもあり，生命の維持に重要な役割を担う. (RB-J6)(RB-J6)

【正答率】86.7％　【選択率】1：11.2％　2：0.9％　3：1.2％　4：86.7％

正　解　4

基本事項

▼ 脳・脊髄の部位と働き

部位			働き
脳	大　脳		●全身から感覚情報を受け入れ，思考，判断を行ったり，全身に運動の指令を送り出したり，記憶，情動を形成したり，本能行動（摂食，飲水 等）に関与したりする.
	間　脳	視床	●さまざまな感覚情報を大脳皮質の感覚野に中継するほか，運動野への投射により姿勢や運動を制御する.
		視床下部	●自律神経系，内分泌系，本能行動の中枢であり，これらの機能を統合することによって，体内環境（体温，体液 等）を調節する.
	小　脳		●四肢の運動を調節するほか，筋緊張に関与し，運動・姿勢の協調をつかさどる.
	脳　幹	中脳 橋 延髄	●ⅢからⅫまでの脳神経核が存在する. ●呼吸や循環等，生命維持に不可欠な中枢が存在する. ●大脳皮質と連絡し，覚醒状態の維持に関与している. ●運動・感覚情報の伝導路が通っている.
脊　髄			●運動･感覚情報等の，さまざまな伝導路が存在し，脳と末梢神経系をつないでいる. ●さまざまな反射中枢が存在する.

▼ 中枢神経系の構造

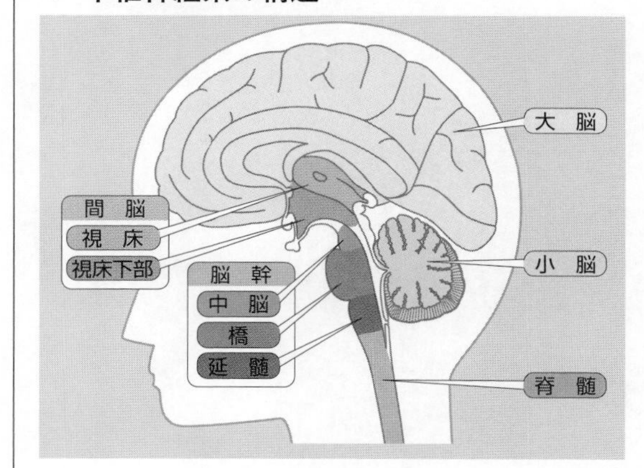

脊髄 (RB-J7) (RB-J7) (病みえ神284, 整226)

700予93

脊髄について正しいのはどれか.

1. 間脳の視床から始まる.
2. 脊柱管の中に位置する.
3. 外側から硬膜・軟膜・くも膜の3層の髄膜に保護されている.
4. 脊髄神経は胸髄の高さで終わる.

解法の要点

脊髄の解剖について理解しておこう.

解説

×1 脊髄は，脳幹の延髄の下方から始まる.

○2
×3 } 脊髄は脊柱管の中に位置し，外側から硬膜・くも膜・軟膜の3層の髄膜に守られている. (RB-J2)(RB-J2)

×4 脊髄神経は頸神経，胸神経，腰神経，仙骨神経，尾骨神経からなり，四肢，体幹の筋肉，皮膚に分布している.

この問題には正答率はありません.（巻頭 p.12参照）

正解 2

基本事項

●**脊髄の構造**：脊髄は延髄の下方から始まり，成人では第1～第2腰椎の辺りで終わり，神経線維の束（馬尾）になる.

» 末梢神経系

末梢神経総論 (RB-J7) (RB-J7) (病みえ神294) (看みえ③230)

112A10

体性感覚はどれか.

1. 視覚
2. 触覚
3. 聴覚
4. 平衡覚

解法の要点

感覚には体性感覚，内臓感覚，特殊感覚がある．体性感覚は皮膚や粘膜に分布した感覚から得られる表在感覚と，筋肉や関節に分布した感覚受容器から得られる深部感覚に分けられる．特殊感覚には，特化した感覚器官が存在する. (RB-J8, O3)(RB-J8, O3)

解説

×1 視覚，聴覚，味覚，嗅覚，平衡覚（前庭感覚）は特殊感覚である.

○2 表在感覚（触覚，温覚，冷覚，痛覚）と深部感覚（位置覚，振動覚）が体性感覚である.

×3
×4 } 視覚，聴覚，味覚，嗅覚，平衡覚は特殊感覚である.

【正答率】43.8％ 【選択率】1：0.9％ 2：43.8％ 3：0.8％ 4：54.5％

正解 2

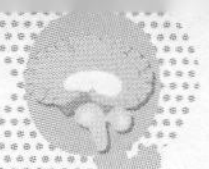

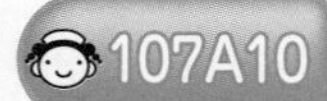

脳神経

(RB-J8) (RB-J8) (病みえ神242) (看みえ③238)

107A10

嚥下に関わる脳神経はどれか.

1．嗅神経
2．外転神経
3．滑車神経
4．迷走神経

解法の要点

脳神経は12対あり，Ⅰ～Ⅻの番号がついている．脳底部から頸部に向かってほぼ番号順になっている．Ⅰ・Ⅱは大脳に直結して嗅覚と視覚，Ⅲ・Ⅳ・Ⅵは眼の動き，Ⅴ・Ⅶは顔面の運動と感覚，Ⅸ以上は嚥下(えんげ)と発声とおおよそ覚えておく．(RB-J9)(RB-J9)

解説

×1　嗅神経（Ⅰ）は嗅覚（におい）を大脳に伝える.
×2　外転神経（Ⅵ）は眼球運動（外転）にかかわる．外転とは側方に眼球を動かすことである（右を向くときに右目が右方向に動くのが右外転運動).
×3　滑車神経（Ⅳ）は眼球運動（内下転）にかかわる．眼球を内側下方に動かす.
○4　迷走神経（Ⅹ）は嚥下筋を支配する.

【正答率】84.2％　【選択率】1：2.6％　2：1.3％　3：11.9％　4：84.2％

正解　4

109P12

三叉神経の機能はどれか.

1．視　覚
2．眼球の運動
3．顔面の知覚
4．表情筋の運動

解法の要点

脳神経の機能を問う定番問題である．基本事項の表をしっかりと確認しておこう.

解説

×1　視覚は視神経（Ⅱ）がつかさどる.
×2　眼球の運動は動眼神経（Ⅲ），滑車神経（Ⅳ），および外転神経（Ⅵ）がつかさどる.
○3　顔面の知覚は三叉神経（Ⅴ）がつかさどる．舌の大部分の温痛覚も三叉神経である一方，味覚は顔面神経（Ⅶ）がつかさどる.
×4　表情筋（眼輪筋，口輪筋など）の運動は顔面神経（Ⅶ）がつかさどる．なお，咀嚼(そしゃく)筋支配は三叉神経（Ⅴ）であり，表情筋ではない.

【正答率】88.5％　【選択率】1：1.5％　2：2.6％　3：88.5％　4：7.4％

正解　3

J

基本事項

▼ 脳神経とその障害による主な症状

脳神経	機　能	障害による主な症状
嗅神経（Ⅰ）	感 嗅覚	● 嗅覚の消失
視神経（Ⅱ）	感 視覚	● 視力障害　● 視野欠損 ● 対光反射の消失 ● 輻輳(ふくそう)反射の消失
動眼神経（Ⅲ）	運 眼球運動（上転，内転，下転） 運 上眼瞼(がんけん)の挙上 副 瞳孔の運動	● 眼球運動障害 ● 複視　● 散瞳 ● 対光反射の消失 ● 輻輳反射の消失
滑車神経（Ⅳ）	運 眼球運動（内下転）	● 眼球運動障害　● 複視
三叉神経（Ⅴ）	感 顔面・頭部の感覚 感 舌前2/3の感覚 運 咀嚼運動	● 顔面の感覚異常 ● 咀嚼筋の筋力低下 ● 瞬目反射（角膜反射）の消失
外転神経（Ⅵ）	運 眼球運動（外転）	● 眼球運動障害　● 複視
顔面神経（Ⅶ）	感 舌前2/3の味覚 運 顔面表情筋の運動 副 涙液・唾液の分泌（顎下腺，舌下腺）	● 顔面の麻痺（閉眼・口角挙上・額のしわ寄せにおける障害） ● 涙液・唾液の分泌低下 ● 味覚異常 ● 瞬目反射（角膜反射）の消失
内耳神経（Ⅷ）	感 聴覚 感 平衡感覚	● 聴力障害　● めまい ● 平衡障害
舌咽神経（Ⅸ）	感 舌後1/3・咽頭部の感覚 感 舌後1/3の味覚 運 咽頭の挙上 副 唾液の分泌（耳下腺）	● 構音障害 ● 嚥下(えんげ)障害
迷走神経（Ⅹ）	感 胸腹部臓器の内臓感覚 運 軟口蓋・咽頭・喉頭の運動 副 胸腹部臓器の運動・分泌	● 嗄声(させい)（片側麻痺） ● 嚥下障害
副神経（Ⅺ）	運 肩・首の運動	● 胸鎖乳突筋・僧帽筋の筋力低下
舌下神経（Ⅻ）	運 舌の運動	● 構音障害　● 嚥下障害 ● 舌の偏位

神経成分の種類　感：感覚神経成分　運：運動神経成分　副：副交感神経成分

自律神経

(RB-J11) (RB-J11) (病みえ神230) (看みえ③322)

112P11

副交感神経の作用で正しいのはどれか．

1．瞳孔散大　　2．気管支拡張
3．心拍数の増加　　4．消化液分泌の促進

□□□

解法の要点

交感神経と副交感神経は相反した作用を示す（拮抗作用）．緊張した場面では交感神経が優位になり，休息時には副交感神経が優位になる． (RB-J11)(RB-J11)

解　説

×1　交感神経は瞳孔を大きく（散大）させる．副交感神経は縮小させる．
×2　交感神経は気管支を拡張させ，副交感神経は収縮させる．
×3　交感神経は心拍数を増加させ（緊張するとドキドキ），副交感神経は減少させる（リラックスすると動悸が治まる）．
○4　交感神経は消化液の分泌を減少させ，その逆に副交感神経は分泌を増加させる．

【正答率】94.9％　【選択率】1：1.6％　2：2.8％　3：0.7％　4：94.9％

正　解　4

基本事項

● **自律神経**：血管と内臓の運動，内臓の感覚および分泌をつかさどる神経であり，その中枢は間脳の視床下部にある．自律神経は交感神経系，副交感神経系という拮抗する2つの神経系に分けられる．

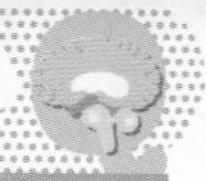

基本事項

▼ 交感神経と副交感神経の働き

		交感神経	副交感神経
瞳　孔		散大 (瞳孔散大筋の収縮)	縮小 (瞳孔括約筋の収縮)
唾液腺		少量の濃い唾液分泌	大量の薄い唾液分泌
末梢血管		収縮	拡張
気管支		拡張	収縮
血　圧		上昇	下降
脈　拍		増加	減少
肝　臓		グリコーゲンの分解	グリコーゲンの合成
消化液分泌		減少	増加
消化管運動		抑制	促進
皮膚（立毛筋）		収縮（鳥肌）	———
汗　腺		分泌増加	———
膀　胱	排尿筋	弛緩（蓄尿）	収縮（排尿）
	内尿道括約筋	収縮（蓄尿）	弛緩（排尿）

▼ 交感神経優位の状態

瞳孔散大
消化液
分泌減少
消化管
運動抑制
ドキッ
ドキッ
唾液↓
血圧↑
心拍数↑
気管支拡張
排尿筋弛緩（蓄尿）

▼ 副交感神経優位の状態

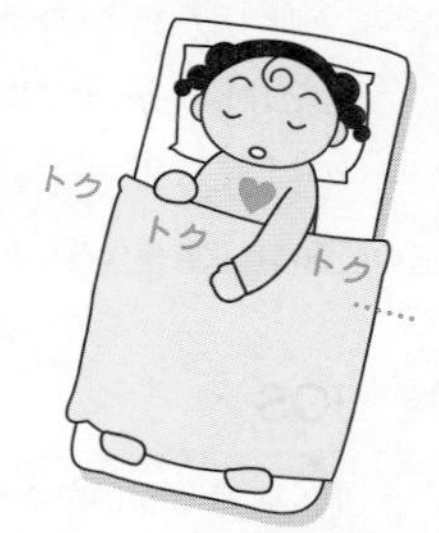

瞳孔縮小
消化液
分泌増加
消化管
運動促進
唾液↑
血圧↓
心拍数↓
気管支収縮
排尿筋収縮（排尿）

95A10

交感神経の緊張状態はどれか．
1．瞳孔の収縮
2．気管支の収縮
3．心拍数の減少
4．末梢血管の収縮

□□□

解法の要点

交感神経と副交感神経は互いに拮抗する．緊張したときに起こる身体症状を交感神経優位，リラックスしたときに起こる症状を副交感神経優位の状態と考えてみよう．

解　説

×1　瞳孔は交感神経の緊張によって散大する．副交感神経の働きによって収縮する．
×2　気管支は交感神経の緊張によって拡張する．副交感神経の働きによって収縮する．
×3　心拍数は交感神経の緊張によって増加する．副交感神経の働きによって減少する．
○4　末梢血管は交感神経の緊張によって収縮する．副交感神経の働きによって拡張する．

この問題には正答率はありません．(巻頭 p.12参照)

正　解　4

脳・神経系の主要症候・観察・検査

» 脳・神経系の主要症候

意識障害

(RB-J12) (RB-J12) (病みえ神426, 548) (看みえ③232, 236)

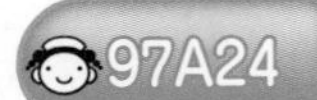

意識レベルの観察で最初に行うのはどれか.

1．身体を揺さぶる.
2．対光反射をみる.
3．患者に呼びかける.
4．痛み刺激を与える.

□□□

解法の要点

意識レベルの評価では，ジャパン・コーマ・スケール（JCS）が基本である．軽度の刺激から開始する．

解　説

×1　呼びかけに反応しなかった場合に身体を揺さぶる．それにより開眼すればJCS Ⅱ-20である．

×2　脳幹反射をみる検査である．意識レベルの評価とは目的が異なる．

○3　患者への呼びかけは上記の選択肢のなかで最初に行うべきことである．開眼すればJCS Ⅱ-10に相当する．

×4　呼びかけや身体を揺さぶるなどの刺激を先に与えるべきである．なお，痛み刺激を加えつつ呼びかけて開眼すればJCS Ⅱ-30に相当する．痛み刺激でも開眼せず，反応が不良なのはJCS Ⅲ-100，200，300の評価に相当する．

この問題には正答率はありません．（巻頭 p.12参照）

正　解　3

基本事項

▼ JCS

Ⅰ．**刺激しないでも覚醒している状態**（1ケタの点数で表現）
　1　意識清明とはいえない.
　2　見当識障害がある.
　3　自分の名前，生年月日が言えない.

Ⅱ．**刺激すると覚醒する状態**（2ケタの点数で表現）
　10　普通の呼びかけで容易に開眼する.
　20　大きな声または体を揺さぶることにより開眼する.
　30　痛み刺激を加えつつ呼びかけを繰り返すと，かろうじて開眼する.

Ⅲ．**刺激をしても覚醒しない状態**（3ケタの点数で表現）
　100　痛み刺激に対し，払いのけるような動作をする.
　200　痛み刺激で少し手足を動かしたり，顔をしかめる.
　300　痛み刺激にまったく反応しない.

太田富雄 他：脳神経外科 1974；2（9）：623-627

※JCSは中毒患者や精神疾患等による意識の障害，すなわち意識の内容の変化・変容に対しては適用が困難であり，正確に判定ができないという限界がある.

※点数は「Ⅱ-20」等と表記する．健常者は「0」と表記する.

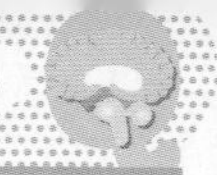

108P12

!

ジャパン・コーマ・スケール〈JCS〉のⅢ（3桁）で表現される意識レベルはどれか．

1．意識清明の状態
2．刺激すると覚醒する状態
3．刺激しても覚醒しない状態
4．刺激しなくても覚醒している状態

解法の要点

JCSは意識障害の程度を評価するのに国内で最も用いられている指標である．

解　説

×1　意識清明の状態は「0」である．

×2　刺激すると覚醒する状態は「Ⅱ」である．刺激をやめると眠る．

○3　刺激しても覚醒しない状態は「Ⅲ」である．

×4　刺激しなくても覚醒している状態は「Ⅰ」である．

【正答率】98.8％　【選択率】1：0.2％　2：0.9％　3：98.8％　4：0.2％

正　解　3

類　題

▼原文で掲載しているため内容が古く，解答等が現状にそぐわない場合がございます．

106P18
ジャパン・コーマ・スケール〈JCS〉で「刺激しても覚醒せず痛み刺激に対して払いのけるような動作をする」と定義されるのはどれか．
1．Ⅰ-3
2．Ⅱ-20
3．Ⅲ-100
4．Ⅲ-300
正　解　3

103A11
普通の呼びかけで容易に開眼する場合，ジャパン・コーマ・スケール〈JCS〉による評価はどれか．
1．Ⅰ-3
2．Ⅱ-10
3．Ⅱ-30
4．Ⅲ-100
正　解　2

J

109P16

!

意識レベルを評価するスケールはどれか．

1．Borg〈ボルグ〉スケール
2．フェイススケール
3．ブリストルスケール
4．グラスゴー・コーマ・スケール〈GCS〉

解法の要点

意識レベルを評価する主なスケールの種類と判定方法を理解しておこう．(RB-J12,13)(RB-J12,13)

解　説

×1　ボルグスケール（Borg Scale）は，スウェーデンの心理学者グンナー・ボルグが考案した運動中の自覚的強度を測る指標であり，運動負荷試験や運動療法の現場で活用されている．

×2　フェイススケールは，ウォングとベイカーによって開発された痛みの強さを評価するスケールである．患者が感じている痛みの程度を，6種類ある顔の表情の絵から選択してもらう．

×3　ブリストルスケール（Bristol Stool Form Scale）は，イギリスのブリストル大学のヒートン教授が提唱した大便の性状分類であり，便の形状を客観的に7段階で評価する指標である．

○4　グラスゴー・コーマ・スケール（Glasgow Coma Scale：GCS）は，国際的に広く利用されている．開眼機能，言語機能，運動機能の3つの要素を用いて3～15点で評価し，点数が低いほど意識レベルの状態が悪いことを示す．

【正答率】97.9％　【選択率】1：0.2％　2：0.1％　3：1.8％　4：97.9％

正　解　4

類　題

▼原文で掲載しているため内容が古く，解答等が現状にそぐわない場合がございます．

99P12
意識レベルを評価するのはどれか．
1．クレペリンテスト
2．フェイススケール
3．ロールシャッハテスト
4．グラスゴー・コーマ・スケール
正　解　4

96A24
意識レベルを評価するのはどれか．
1．クレペリンテスト
2．ブレーデンスケール
3．ロールシャッハテスト
4．グラスゴー・コーマ・スケール
正　解　4

QRコードをCheck！
➡類題の解説をアプリで確認しよう！

頭蓋内圧亢進／脳ヘルニア

(RB-J18) (RB-J18) (病みえ神182, 187, 小661) (看みえ③245)

700予95

脳ヘルニアについて正しいものはどれか．
1．腹痛を伴う嘔吐がみられる．
2．頻脈がみられる．
3．除脳硬直では上肢が強く屈曲する．
4．便秘が症状を助長する．

解法の要点

腫瘍や血腫など占拠性病変や部分的な浮腫によって，脳が本来の位置から押し出される状態を脳ヘルニアという．頭蓋内圧亢進もともに出現するので，症状・看護をきちんとおさえておこう．(RB-J18)(RB-J18)

解　説

×1　頭蓋内圧亢進による嘔吐(おうと)は，嘔吐中枢の圧迫・刺激によるものである．頭蓋内圧亢進により嘔吐はみられるが，腹痛などの消化器症状は伴わない．

×2　高度の頭蓋内圧亢進時，脳血流量の減少による脳虚血を防ぐため，血圧が上昇する．上昇した血圧を一定に保とうとする働きにより，反射的に徐脈が生じる．これをクッシング現象という．

×3　脳ヘルニアなど重篤な脳障害が起こったときなどにみられる特徴的な肢位として，除脳硬直，除皮質硬直がある．除脳硬直は脳幹の障害を示唆し，上下肢ともに強く伸展する．除皮質硬直では上肢が強く屈曲し，下肢が強く伸展する．

○4　努責が頭蓋内圧を亢進させるため，排便コントロールが重要となる．

この問題には正答率はありません．(巻頭 p.12参照)

正　解　4

★mediLinkアプリのQRコードリーダーで各ページ下部のQRコードを読み込むと，無料で解説動画を見られます．なお，動画を見るにはmediLink会員登録と，書籍付属のシリアルナンバーを登録する必要があります．詳しくは本書冒頭の袋とじをチェック！

基本事項

▼ 脳ヘルニア

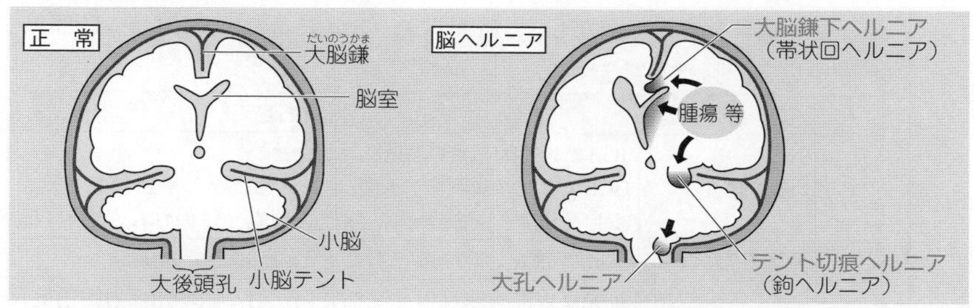

▼ 除皮質硬直

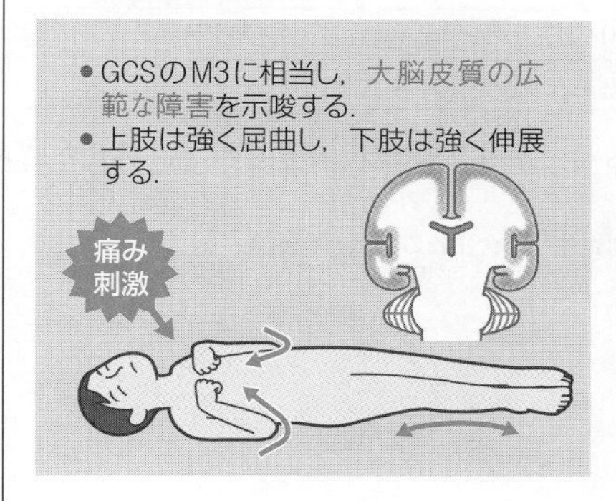

• GCSのM3に相当し，大脳皮質の広範な障害を示唆する．
• 上肢は強く屈曲し，下肢は強く伸展する．
痛み刺激

▼ 除脳硬直

• GCSのM2に相当し，中脳や橋を中心とした脳幹の障害を示唆する．
• 上下肢ともに強く伸展する．

痛み刺激

脳 死

(RB-J20)（RB-J20）（病みえ神552）

108A24

臓器の移植に関する法律における脳死の判定基準で正しいのはどれか．

1．瞳孔径は左右とも3mm以上
2．脳波上徐波の出現
3．微弱な自発呼吸
4．脳幹反射の消失
5．浅昏睡

□□□

解法の要点

脳死とは，脳幹を含む全脳の機能が停止した状態である．回復する可能性はなく，自力で呼吸ができず，人工呼吸器を装着しても通常数日以内に心臓は停止してしまう．

解 説

×1　正常の瞳孔径は2.5～4mmだが，脳死では散瞳するため4mm以上となる．
×2　徐波は脳の活動が低下しているが残存している状態．脳死であれば脳波はまったく出現しないため平坦になる．
×3　脳死では自発呼吸は停止する．
○4　脳死では脳幹反射は消失する．脳幹反射が残存していると脳死とはいえない．
×5　脳死では痛み刺激でも反応がなくなるため深昏睡となる．

【正答率】88.2％　【選択率】1：5.3％　2：3.8％　3：2.2％　4：88.2％　5：0.5％

正 解　4

基本事項

▼ 脳死判定基準

下記5項目をすべて満たし，6時間以上（6歳未満の小児では24時間以上）経過をみて変化がない場合，脳死と判定する．

項　目	検査方法
深昏睡	JCSでⅢ-300（疼痛刺激に反応せず） GCSで3（疼痛刺激で開眼せず＋発語なし＋運動なし） ※自発運動，除脳硬直，除皮質硬直，けいれんがあれば除外
両側瞳孔散大	瞳孔は散大し，径は左右とも4mm以上で固定
脳幹反射の消失	対光反射，角膜反射，毛様脊髄反射，眼球頭反射，前庭反射，咽頭反射，咳反射，以上7つすべての消失
平坦脳波	最低4誘導で30分以上の連続記録
自発呼吸の消失	人工呼吸器を外して無呼吸テストを行う．

類　題

▼原文で掲載しているため内容が古く，解答等が現状にそぐわない場合がございます．

105A12
臓器の移植に関する法律における脳死の判定基準に含まれるのはどれか．
1．低体温　2．心停止　3．平坦脳波　4．下顎呼吸
正　解　3

100A10
脳死の判定基準に含まれるのはどれか．
1．徐　脈　2．除脳硬直　3．平坦脳波　4．けいれん
正　解　3

98A7
脳死の判定基準に含まれないのはどれか．
1．深昏睡　2．心停止　3．瞳孔散大　4．自発呼吸の消失
正　解　2

QRコードをCheck！
➡類題の解説をアプリで確認しよう！

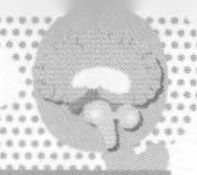

けいれん (RB-J21) (RB-J21) (病みえ神559)

111P17

全身性けいれん発作を起こしている患者に最も優先して行うのはどれか.

1．気道確保　　2．周囲の環境整備
3．末梢静脈路の確保　　4．心電図モニターの装着

解法の要点

全身性けいれん発作を起こした患者において，生命を維持するためにはまず何をするべきか考えてみるとよい. (RB-J21)(RB-J21)

解　説

○1　全身性けいれん発作を生じた場合，舌根沈下や呼吸筋のけいれんを生じ，気道閉塞や呼吸障害を生じる可能性がある．また食事中であった場合には窒息する危険性もあり，まずは気道確保を行うことが重要である．

×2　全身性けいれん発作を生じた場合にはベッドや椅子から転落したり，周囲の物に身体をぶつけたりする危険性がある．また,処置のために人手や薬剤などを集める必要もあるが，まずは気道確保が優先される．

×3　全身性けいれん発作を生じた場合，薬物投与のために静脈路を確保する必要がある．しかし，まずは気道確保が優先される．

×4　全身性けいれん発作の原因としては，てんかんだけでなく不整脈なども考えられる．そのため心電図モニターを装着することも必要となるが，まずは気道確保が優先される．

【正答率】86.2％　【選択率】1：86.2％　2：12.0％　3：0.9％　4：0.9％

正　解　1

基本事項

▼ けいれん発作時の対応

① **気道の確保**
② **誤嚥・窒息の予防**：口の中は空(から)にする．また，嘔吐(おうと)時には側臥位にする．
③ **環境調整**　：刺激（光，音，振動 等）を少なくする．また，転落等でけがをしないように安全な環境を提供する．
④ **発作の観察**：けいれんの程度，継続時間や全身状態を観察する．

類　題

▼原文で掲載しているため内容が古く，解答等が現状にそぐわない場合がございます．

101P13
全身性のけいれん発作時の対応で優先するのはどれか.
1．血圧測定　　2．四肢の固定　　3．気道の確保　　4．静脈路の確保
正　解　3

QRコードをCheck！

➡類題の解説をアプリで確認しよう！

★付録の下敷きを使えば，答えを隠して問題演習できます．基準値も掲載されているので，ぜひ使ってみてくださいね．

運動麻痺

(RB-J24) (RB-J24) (病みえ神198, 整51) (看みえ③279)

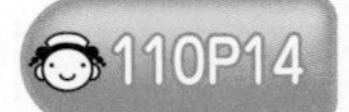

四肢のうち麻痺している部位を斜線で図に示す.
片麻痺はどれか.

1.
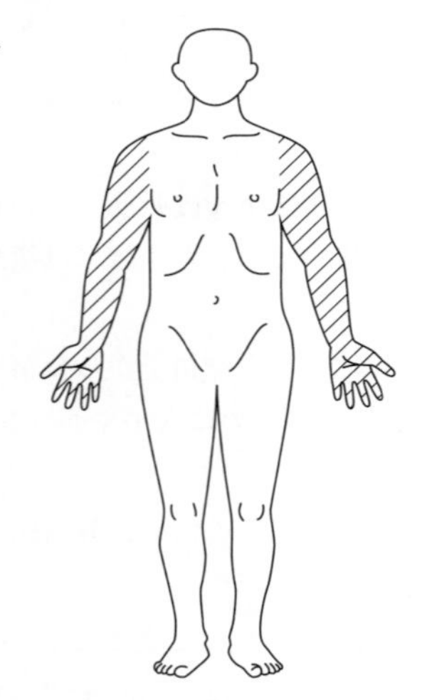

2.
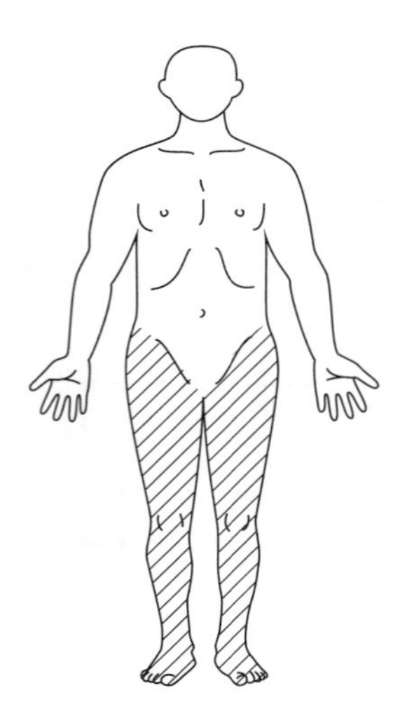

3.
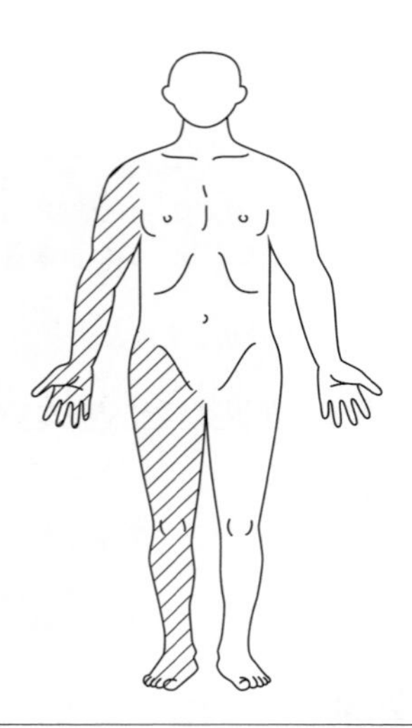

4.
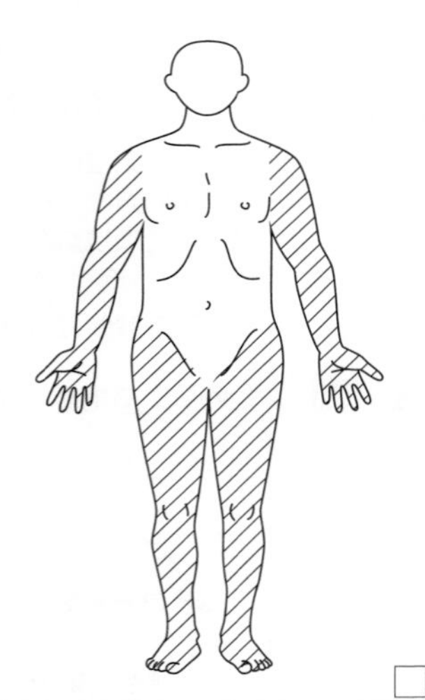

□□□

解法の要点

四肢のどこに麻痺があるかによって麻痺の名前が分類されているので, 言葉の定義を確認しておこう.

解　説

×1　両側の上肢麻痺である. 両側上肢麻痺を生じる臨床像はまれである.

×2　対麻痺である. 対麻痺は一般的に両側の下肢麻痺を指す. 脊髄の胸髄レベル以下の損傷では下肢の対麻痺を生じる.

○3　右片麻痺である. 一般的には, その対側にあたる左側の脳梗塞, 脳出血で生じることが多い症状である.

×4　四肢麻痺である. 脊髄の頸髄レベルの損傷により四肢麻痺を生じる.

【正答率】98.4％　【選択率】1：0.4％　2：0.6％　3：98.4％　4：0.5％

正　解　3

脳・神経疾患

脳血管障害

脳卒中総論 (RB-J33) (RB-J33) (病みえ神69)

94A16

脳血管疾患でみられる症状はどれか．

1．発　疹
2．腰　痛
3．下　痢
4．嘔　吐

解法の要点

脳血管疾患では，虚血性疾患，出血性疾患が代表的である．それぞれの疾患における主な症状をおさえておこう．

解　説

×1　脳血管疾患の急性症状として，発疹などの皮膚症状はみられない．
×2　脳血管疾患の急性症状と腰痛は関連がない．
×3　消化器症状とは関連がない．
○4　脳腫瘍や脳浮腫などによって頭蓋内圧が亢進し，嘔吐（おうと）がみられる．

この問題には正答率はありません．（巻頭 p.12参照）

正　解　4

基本事項

▼ 脳卒中の種類

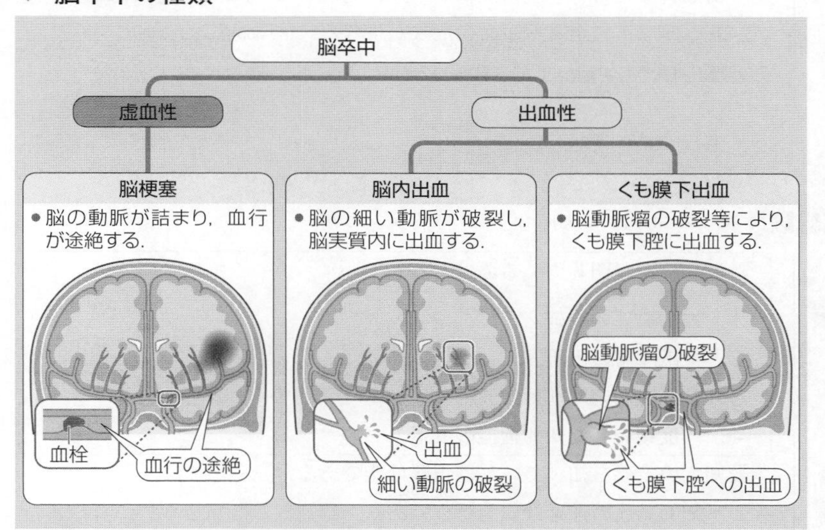

医療情報科学研究所 編：病気がみえるvol.7 脳・神経．第2版，メディックメディア，2017，p.69より改変

くも膜下出血
(RB-J39) (RB-J39) (病みえ神130)

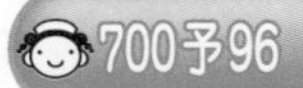

突然の激しい頭痛を特徴とするのはどれか.

1. くも膜下出血
subarachnoid hemorrhage
2. 脳梗塞
cerebral infarction
3. 慢性硬膜下血腫
chronic subdural hematoma
4. 脳腫瘍
brain tumor

解法の要点

選択肢の脳血管疾患における特徴的な症状について理解しておこう. (RB-J34, 39, 65)(RB-J34, 39, 65)

解　説

○1　くも膜下出血では, 突然の激しい頭痛を主訴とすることが多い. 頭蓋内圧亢進などを反映して強い悪心(おしん)・嘔吐(おうと)や, 意識障害を伴うことがしばしばある. (RB-J39)(RB-J39)

×2　脳梗塞では, 共通の症状として, 手足のしびれ, 顔面や手足の片(へん)麻痺, 構音障害などがあるが, 頭痛や意識障害は脳出血に比べて少ない. (RB-J34)(RB-J34)

×3　慢性硬膜下血腫は主に頭部外傷が原因で, 軽微な外傷後3週間から3か月で硬膜下に血腫が生じ, 徐々に増大して, 脳を圧迫し症状が表れる. 症状としては頭痛や手足の麻痺, 意識障害などがある.

×4　脳腫瘍では, 運動障害 (麻痺), けいれん, 視力・視野障害, 聴覚障害, 言語障害, 平衡障害などの神経脱落症状が早期に発現する. 腫瘍が大きくなると頭蓋内圧亢進を起こし, 脳ヘルニアに至ると生命の危険が生じる. (RB-J65)(RB-J65)

この問題には正答率はありません. (巻頭 p.12 参照)

正　解　1

» 認知症

認知症総論
(RB-J42) (RB-J42) (病みえ神424)

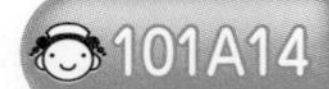

認知症を説明しているのはどれか.
dementia

1. 知的発達の遅延
2. 意識障害の出現
3. 全身の筋肉の進行性萎縮
4. 一度獲得した知的機能の衰退

解法の要点

認知症の定義を知っていれば正解可能である.

解　説

×1　知的発達の遅延は知的障害であり, 認知症とは異なる.

×2　認知症に関連して起こるのは, 意識障害ではなく, 見当識障害などである.

×3　全身の筋肉が進行性に萎縮する疾患は筋萎縮性側索硬化症 (ALS) である. 認知症に関連して筋萎縮がみられることがあるが, 認知症の定義の説明としては不適切である.

○4　認知症とは, いったん正常に発達した認知機能が後天的原因により持続的に低下し, 日常生活・社会的生活に支障が出る状態をいう.

【正答率】90.5％

正　解　4

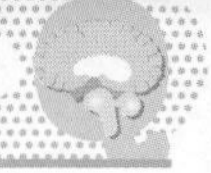

105A16

認知症の中核症状はどれか.
dementia

1. 幻　聴
2. 抑うつ
3. 希死念慮
4. 見当識障害

□□□

解法の要点

認知症の症状は，①中核症状（大脳皮質の障害が原因）と②行動・心理症状（BPSD）の2つに分けられる．BPSDとは，中核症状（認知機能障害）に付随して引き起こされる二次的な症状である．認知症の中核症状として妥当な症状を考える．

解　説

×1　幻聴とは，実在しない音（人の声や音楽，騒音など）が聞こえる症状で，統合失調症に多い．

×2　抑うつとは気分が滅入ってしまう症状で，悲哀感，自責感，不眠などをしばしば伴う．認知症ではBPSDのひとつとされる．感情障害（うつ病）に多い．

×3　希死念慮とはうつ病に多い症状で，死にたいという気持ちのことをいう．「生きている価値がない」，「申しわけない」などの抑うつが背景にある．

○4　自分の周囲の状況を理解することを見当識といい，その障害は認知症の中核症状である．時間，自分のいる場所，人物を尋ねて検査する．

【正答率】95.0％　【選択率】1：1.7％　2：2.5％　3：0.8％　4：95.0％

正　解　4

103追A14

認知症患者とのコミュニケーションで適切なのはどれか.
dementia

1. 幼児が使う言葉で話す.
2. 患者の話に作話があるときは内容を訂正する.
3. 患者に伝えたいことが伝わらない場合は言いかえる.
4. 患者が同じ内容を繰り返す場合は会話をすぐに打ち切る.

□□□

解法の要点

認知症の中核症状（認知機能障害）や，幻覚，妄想，徘徊（はいかい）などの認知症の行動・心理症状（BPSD）の特徴を理解し，それらの症状出現の誘因や背景などを検討しながら対応する必要がある．また，認知機能が低下していても，ひとりの人格ある個人として，最後まで尊厳あるケアが受けられるよう対応していくことが重要である．(RB-J44)(RB-J44)

解　説

×1　知識や学習などの認知機能が低下していても，独自のニーズや個性を有するひとりの個人として，生命の神聖さ（SOL）と生活の質（QOL）の双方が尊重されなければならない．

×2　中核症状（認知機能障害）である記憶障害により過去の記憶はあいまいとなる．作話は訂正すると，かえって不安を生じさせてBPSDが悪化するので，今の本人の認識（世界）に合わせて，安心・安楽を図ることが重要である．

○3　中核症状の失語症や記憶障害のために，コミュニケーション機能が低下する．本人の言葉に込められた意味や行動のサインをとらえ，わかりやすい言葉で言い換えて，言語機能を補足しながら対応することが大切である．

×4　認知症患者は，話したことを忘れてしまうために同じ話を繰り返すことがある．すぐに話を打ち切らないで，本人が伝えようとする真のメッセージを考えたり，記憶を補いながら話を発展させたりしていく必要がある．

【正答率】95.2％

正　解　3

≫ 神経変性疾患

パーキンソン病 (RB-J50) (RB-J50) (病みえ神340)

700予97

パーキンソン病で生じる症状はどれか．
1．痙性片麻痺歩行　　2．はさみ足歩行
3．小刻み歩行　　4．垂足歩行

解法の要点

パーキンソン病の三大症状は，安静時振戦，無動，筋強剛（固縮）である．無動などにより，さまざまな歩行障害を生じる．

解　説

×1　痙性片麻痺歩行は脳血管障害でみられ，錐体路障害（上位運動ニューロン障害）で生じる．
×2　はさみ足歩行は脳性麻痺でみられ，両側錐体路障害で生じる．
○3　小刻み歩行はパーキンソン病でみられ，運動症状で生じる．
×4　垂足歩行は総腓骨神経麻痺でみられ，下位運動ニューロンの障害で生じる．

この問題には正答率はありません．（巻頭 p.12参照）

正　解　3

基本事項

●**パーキンソン病**：中脳にある黒質の神経細胞が変性・脱落し，種々の運動症状が表れる原因不明の疾患である．黒質の変性により，ドパミンが減少し，大脳基底核による運動の制御が障害されてスムーズな運動ができなくなる．

▼ **主な歩行障害**

歩　行	特　徴	障害部位	障害原因・代表疾患部位
痙性片麻痺歩行・ぶん回し歩行（円弧歩行）	●痙性片麻痺で，麻痺側の関節は十分に動かず，下肢が伸展する．つま先は垂れていることが多い．	●錐体路障害	●脳血管障害
痙性対麻痺歩行（はさみ足歩行）	●足尖で歩行し，両膝をするように歩く．	●両大脳半球・脳幹・脊髄側索における両側錐体路障害	●脳性麻痺
パーキンソン歩行（小刻み歩行）	とととと ●前かがみ，小刻み，手をあまり振らない． ●すくみ足．加速歩行，突進現象．	●大脳基底核の障害	●パーキンソン病
鶏歩	●垂れ足になっているため膝を高く上げ，つま先から投げ出すように歩く．	●下位運動ニューロン障害（総腓骨神経麻痺で生じる下腿筋の筋力低下）	●糖尿病性ニューロパチー ●総腓骨神経麻痺
動揺性歩行	●腰を左右に揺すって歩く（膝伸展制限）．	●腰帯筋（中殿筋など）の障害	●デュシェンヌ型筋ジストロフィー ●多発筋炎
間欠跛行	●歩行を続けると下肢の痛みと疲労感が強くなり，足をひきずるようになるが，休むと再び歩ける．	●下肢の循環障害 ●脊髄の循環障害 ●馬尾の圧迫	●閉塞性動脈硬化症（ASO） ●腰部脊柱管狭窄症

医療情報科学研究所 編：病気がみえる vol.7 脳・神経．第2版，メディックメディア，2017，p.558より改変

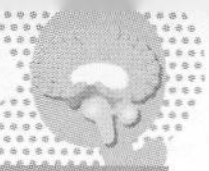

» 末梢神経障害

絞扼・圧迫性ニューロパチー
(RB-J62) (RB-J62) (病みえ神314) (看みえ③320)

107A13

関節や神経叢の周辺に限局して起こる感覚障害の原因はどれか.

1．脊髄障害
2．物理的圧迫
3．脳血管障害
4．糖尿病の合併症
diabetes mellitus

□□□

解法の要点

感覚障害のパターンとその原因を理解しておくことが大切である．感覚障害のパターンを理解することにより，障害された部位や原因を推定できるようになり，臨床でも役に立つ知識となる．

解　説

×1　障害部位により症状が異なるが，障害された髄節以下の広範囲にわたる感覚障害が生じ，運動機能障害としては対麻痺(つい)や四肢麻痺がみられる．

○2　圧迫された神経のみが影響を受けるため，末梢神経の分布に一致した感覚障害を引き起こすことが多い．代表的なものとして，手関節部の正中神経を圧迫することにより起こる手根管症候群（進行すると猿手(さるて)となる），肘関節部の尺骨神経を圧迫することにより起こる肘部管症候群（進行すると鷲手(わして)となる）などがある．

×3　脳血管障害による感覚障害は，障害された部位により異なる．また，障害部位に対応する広範囲な感覚障害であることが多く，部位に限局した症状は起こりにくい．

×4　糖尿病性末梢神経障害はいわゆる手袋靴下型の感覚障害を引き起こす．振動覚の低下やアキレス腱反射の消失も糖尿病性末梢神経障害の特徴である．

【正答率】78.9％　【選択率】1：8.5％　2：78.9％　3：1.8％　4：10.8％

正　解　2

基本事項

▼ 上肢の主要な絞扼(こうやく)・圧迫性ニューロパチー

	橈骨(とうこつ)神経麻痺	肘部管症候群	手根管症候群
主な障害部位	上腕外側の橈骨神経	肘関節部の尺骨神経	手関節部の正中神経
原　因	●上腕骨顆上骨折 ●腋窩(えきか)での橈骨神経の持続的圧迫	●上腕骨外顆骨折 ●続発性外反肘 ●肘関節の酷使	●先端巨大症 ●アミロイドーシス ●手関節の酷使
感覚障害	手掌　手背 ●感覚障害は通常軽度	手掌　手背	手掌　手背
運動障害	●手関節の背屈障害 ●母指～小指の中手指節関節伸展障害	●指の開閉運動障害 ●薬指や小指の遠・近位指節間関節伸展障害	●母指の対立運動障害 ●母指球筋萎縮
特徴的な肢位	●下垂手(かすいしゅ)	●鷲手(わして)	●猿手(さるて)

●主な歩行障害：700予97【基本事項】(J-20)参照.

94A18

下腿骨骨折時のギプス固定中に起こりやすいのはどれか.

1. 腓骨神経麻痺
2. 橈骨神経麻痺
3. 尺骨神経麻痺
4. 坐骨神経麻痺

□□□

解法の要点

下腿とは下肢の膝下部分のことで，下腿骨とは脛骨あるいは腓骨のことである．下腿骨骨折で骨折部のずれ（転位）がわずかな場合，保存的治療としてギプス固定をすることがある．膝関節近くの骨折では大腿部までギプスを巻き膝と足関節を固定する．足関節近くの骨折では下腿～足関節を固定し，ブーツのようなギプスとなる．

解　説

○1　腓骨頸部を後ろから外側へ回り前下方へ横切る腓骨神経が，ギプスの中，あるいはギプスの縁で圧迫され，麻痺を起こすことがある．腓骨神経麻痺の症状は，足関節背屈障害，母趾(し)・足趾の背屈障害と，下腿の外側～足背にかけての知覚鈍麻である．ギプスの固定中は，ギプスから露出している母趾・足趾の背屈力や知覚をチェックする．

×2　橈骨(とうこつ)神経は上肢の神経である．

×3　尺骨神経は上肢の神経である．

×4　坐骨神経は大腿後面を走行し，膝窩(しっか)で脛骨神経と腓骨神経に分かれている．坐骨神経は股関節の後方脱臼時に損傷されることがある．

この問題には正答率はありません．（巻頭 p.12参照）

正　解　1

基本事項

▼ 腓骨神経麻痺

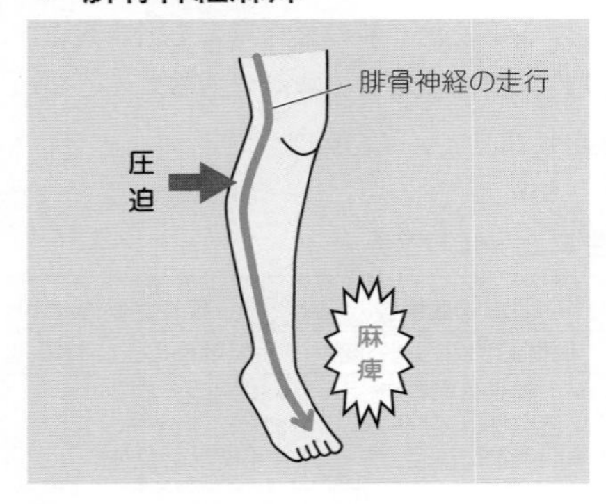

K章　運動器疾患

(RB-成88)…『レビューブック2025』の参照ページ
(RB-成88)…『レビューブック2023-24』の参照ページ

運動器の解剖と生理

》骨・関節の解剖と生理

骨　格 (RB-K2) (RB-K2) (病みえ整4) (看みえ③327)

111A11

右大腿骨前面を図に示す．

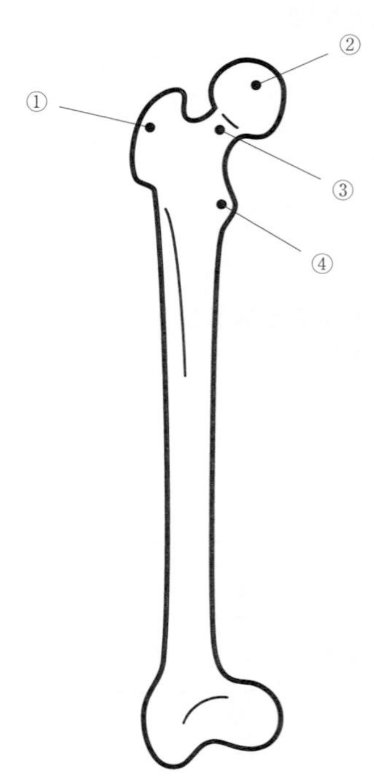

大腿骨頸部はどれか．

1．①
2．②
3．③
4．④

解法の要点

股関節を形成する大腿骨の重要な部位である．臨床の場で必要な知識であるため覚えておきたい．

解　説

×1　大腿骨大転子である．大殿筋，中殿筋，小殿筋，梨状（りじょう）筋が付着する．

×2　大腿骨頭である．大腿骨先端の軟骨に覆われた球状部分である．骨盤側の受け皿(臼蓋)と組み合わさって，球関節である股関節を形成している．

○3　大腿骨頸部である．骨の構造上血流に乏しく，骨密度が低下しやすい．高齢者が転倒した際，骨折しやすい部位のひとつである．(RB-K3, 22)(RB-K3, 22)

×4　大腿骨小転子である．恥骨筋や大腰筋が付着する．

【正答率】83.6％　【選択率】1：6.9％　2：5.4％　3：83.6％　4：4.1％

正　解　3

★mediLinkアプリのQRコードリーダーで各ページ下部のQRコードを読み込むと，無料で解説動画を見られます．なお，動画を見るにはmediLink会員登録と，書籍付属のシリアルナンバーを登録する必要があります．詳しくは本書冒頭の袋とじをチェック！

類　題

▼原文で掲載しているため内容が古く，解答等が現状にそぐわない場合がございます．

99A11
前腕の図を示す．

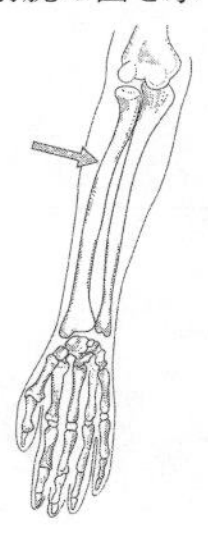

矢印で示す骨はどれか．
1．腓　骨　　2．橈　骨　　3．脛　骨　　4．尺　骨
正　解　2

QRコードをCheck！

➡類題の解説をアプリで確認しよう！

骨 (RB-K4)（RB-K4）（病みえ整8）（看みえ③326, 327, 328）

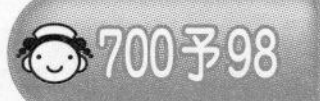

骨吸収を促進させるホルモンは以下のうちどれか．
1．カルシトニン
2．副甲状腺ホルモン
3．バソプレシン
4．アドレナリン

解法の要点

骨に関する生理の問題である．基本的な内容なのでしっかりおさえておこう．

解　説

×1
○2　骨細胞成分には，骨を保持する骨細胞，骨形成をつかさどる骨芽細胞，骨吸収をつかさどる破骨細胞がある．破骨細胞の働きを促進するのが副甲状腺ホルモン，抑制するのがカルシトニンである．

×3　バソプレシンは下垂体後葉から分泌される抗利尿ホルモンである．(RB-D4)(RB-D4)

×4　アドレナリンは神経伝達物質である．強心・昇圧作用があり，心不全やショックの治療として使用される．(RB-医35)(RB-医35)

この問題には正答率はありません．（巻頭 p.12参照）

正　解　2

基本事項

●骨の機能：骨は，カルシウム（Ca），リン（P）の貯蔵庫としての機能をもつ．

●骨の構造：骨を長軸方向に成長させるのは成長軟骨板である．思春期で骨成長が活性化した後，成長軟骨板は完全に骨化（骨端線閉鎖）し，成長が停止する．骨膜は骨を横径方向に成長させたり，損傷部位を修復したりするなどの働きがある．

96A13

脊柱で椎骨が5個なのはどれか.

1．頸　椎
2．胸　椎
3．腰　椎
4．尾　骨

解法の要点

椎骨の数をきちんと確認しておこう.

解　説

×1　頸椎は7個である.
×2　胸椎は12個である.
○3　腰椎は5個である（4個または6個のこともまれにある）.
×4　尾骨の数は個体差がある.

この問題には正答率はありません.（巻頭 p.12参照）

正　解　3

基本事項

●**脊椎の構成**：脊椎の前方では椎体と椎体の間に円板状の椎間板（中央の髄核，周辺部の線維輪で構成される）が挟まり椎体と椎体を連結し，クッションの役目を果たしている．後方では左右で上・下関節突起が噛み合って連結し，椎間関節を構成している.

▼ **脊　椎**

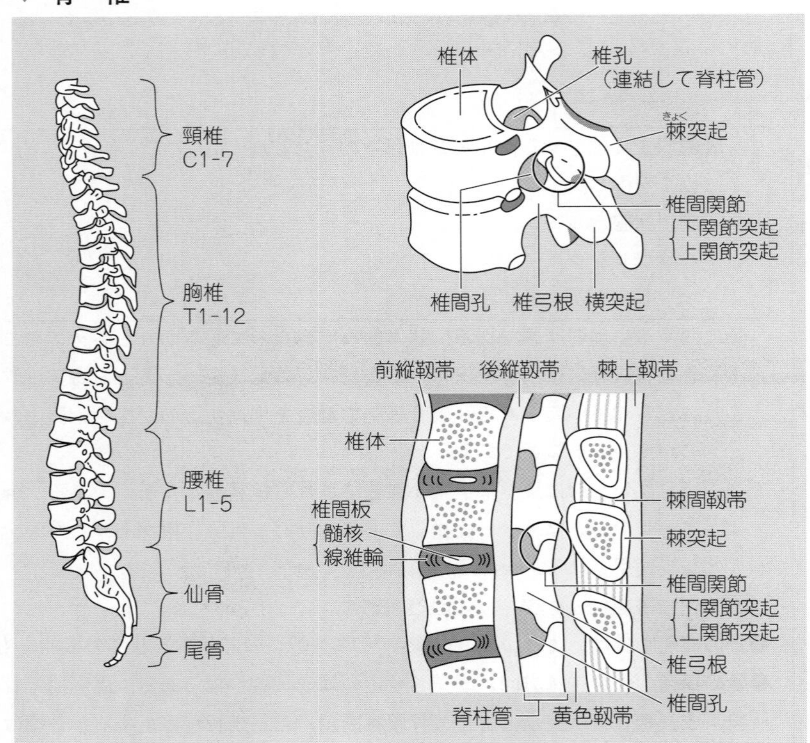

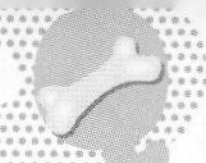

関節

(RB-K6) (RB-K6) (病みえ整18) (看みえ③328～330)

109A10

球関節はどれか．

1．肩関節
2．膝関節
3．下橈尺関節
4．手根中手関節

□□□

解法の要点

関節の解剖学的特徴の理解を問う設問である．それぞれの関節が存在する部位から，どのような動きをするのかを考え，構成する骨の形状までイメージしてみよう．

解説

○1　肩関節を構成する上腕骨頭は半球形をなし，一方の肩甲骨はそれに適合して半球状にくぼんでいる球関節である．このような構造のため，可動域が非常に広くかつ自由に動かすことができる．

×2　膝(しつ)関節は関節が蝶番のような構造をしている蝶番(ちょうばん)関節であり，主に膝関節の屈曲と伸展運動を行う．

×3　下橈尺関節は，車軸のように関節面が回旋する車軸関節であり，手の回内外を行う．

×4　手根中手関節のうち母指にあるものは，大菱形骨と第1中手骨底からなる鞍(あん)関節であり，母指の屈曲・伸展・外転・内転が組み合わさった，ぶん回し運動を行う．第2～第5指にある手根中手関節も球関節ではない．

【正答率】94.4％　【選択率】1：94.4％　2：3.0％　3：0.8％　4：1.8％

正　解　1

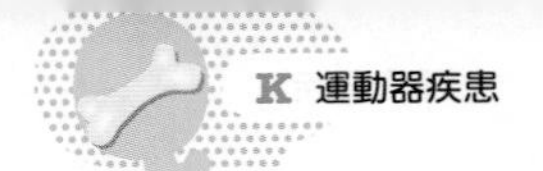

基本事項

▼ 可動関節の分類

■: 運動軸側の接触面　■: 支持側の接触面

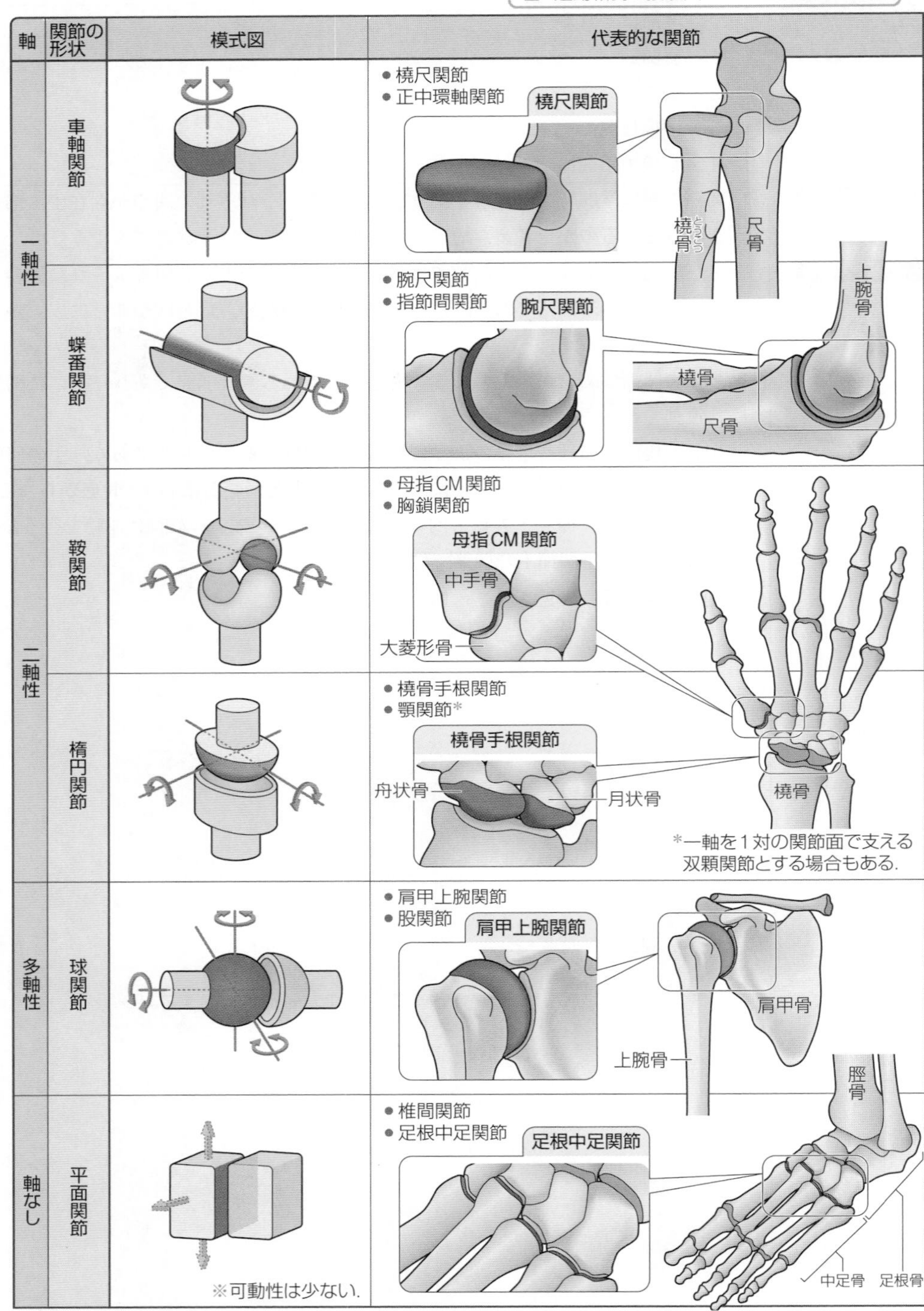

軸	関節の形状	模式図	代表的な関節
一軸性	車軸関節		● 橈尺関節 ● 正中環軸関節
一軸性	蝶番関節		● 腕尺関節 ● 指節間関節
二軸性	鞍関節		● 母指CM関節 ● 胸鎖関節
二軸性	楕円関節		● 橈骨手根関節 ● 顎関節*
多軸性	球関節		● 肩甲上腕関節 ● 股関節
軸なし	平面関節	※可動性は少ない.	● 椎間関節 ● 足根中足関節

*一軸を1対の関節面で支える双顆関節とする場合もある.

医療情報科学研究所 編：病気がみえるvol.11 運動器・整形外科. 第1版. メディックメディア. 2017. p.19

» 筋の解剖と生理

骨格筋の収縮 (RB-K9) (RB-K9) (病みえ神373, 整32, 33)

700予99

右大腿を挙上し左足のみで立っている状態で，弛緩している筋はどれか．

1．右の腸腰筋　　2．右の大殿筋
3．左の大腿四頭筋　　4．右の大腿二頭筋

解法の要点

いわゆる「ももあげ」の姿勢である．右大腿を挙上しているときには，右股関節・右膝（しつ）関節が屈曲している．股関節を屈曲する際には，股関節の屈筋群が収縮し，その拮抗筋である伸筋群が弛緩する．左足だけで立っているときには，右足の屈筋群，伸筋群のいずれも収縮してバランスをとっている．(RB-K13)(RB-K13)

解　説

×1　腸腰（ちょうよう）筋は股関節の屈筋である．右の腸腰筋は，右膝挙上時には収縮している．
○2　大殿筋は股関節の伸筋である．右の大殿筋は，右膝挙上時には弛緩している．
×3　大腿四頭筋は膝関節の伸筋である．大腿四頭筋は，立位保持の際には収縮している．
×4　大腿二頭筋は膝関節の屈筋である．右の大腿二頭筋は，右足を屈曲させているときには収縮している．

この問題には正答率はありません．(巻頭 p.12参照)

正　解　2

基本事項

▼ 各関節の運動にかかわる代表的な筋肉

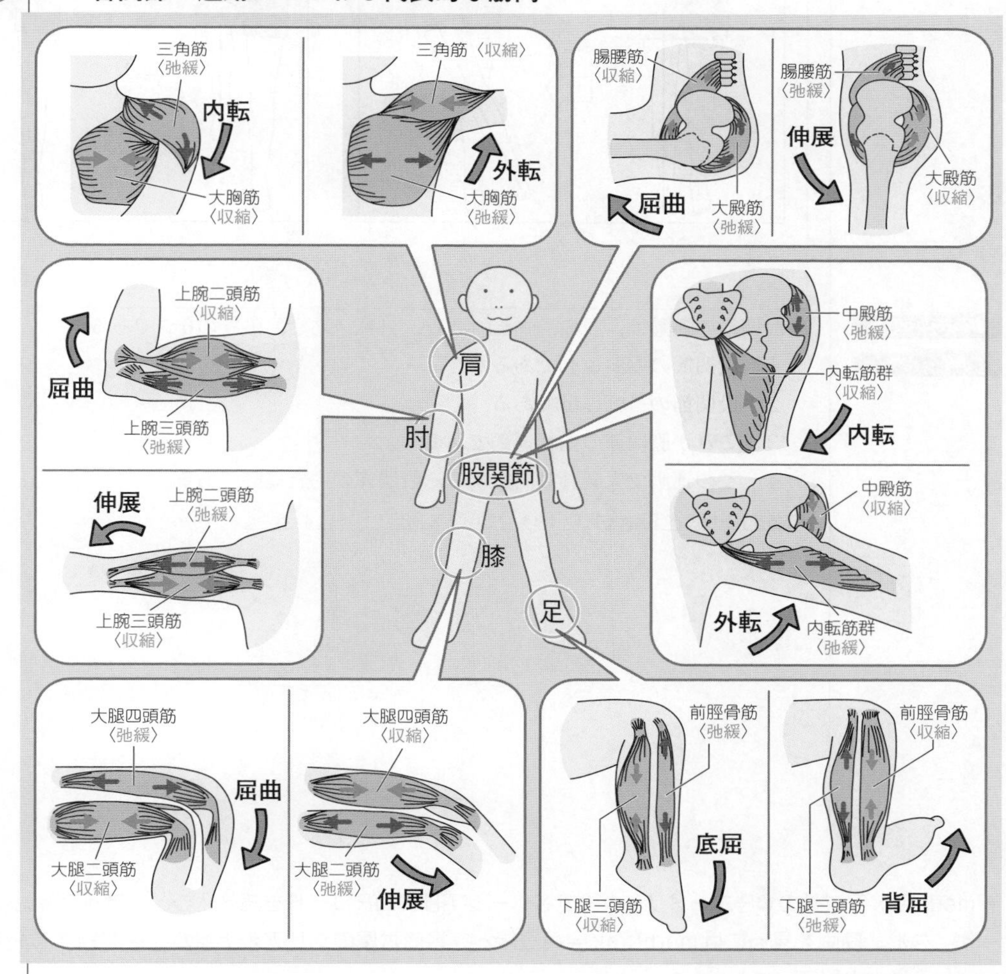

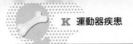

運動器の症候・観察・検査

》運動器のフィジカルアセスメント

関節運動と可動域 (RB-K12) (RB-K12) (病みえ整470～475) (看みえ③336～346)

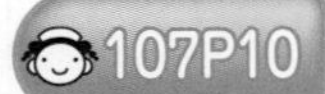

股関節の運動を図に示す．
内転はどれか．

1.

2.

3.

4.

□□□

解法の要点

股関節の運動は，屈曲，伸展，内転，外転，内旋，外旋の6つである．

解　説

×1　股関節の屈曲運動である．
×2　股関節の外転運動である．
○3　これが股関節の内転運動である．
×4　この運動で大腿骨は内旋する．股関節の内旋運動である．

【正答率】91.6％　【選択率】1：1.3％　2：1.5％　3：91.6％　4：5.7％

正　解　3

★mediLinkアプリのQRコードリーダーで各ページ下部のQRコードを読み込むと，無料で解説動画を見られます．なお，動画を見るにはmediLink会員登録と，書籍付属のシリアルナンバーを登録する必要があります．詳しくは本書冒頭の袋とじをチェック！

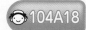

関節可動域〈ROM〉の単位はどれか.

1．回　　2．度
3．kg　　4．cm

解法の要点

関節可動域とは，関節を動かすことができる範囲のことをいう．関節の動きには，屈曲・伸展，外旋・内旋，外転・内転などがあり，関節の中心を支点として弧を描くように運動する．

解　説

×1
○2
×3
×4
関節可動域の計測では，関節の中心に角度計を当て，基本軸に対して何度変化するか，角度を計測する．

【正答率】98.5％

正　解　2

基本事項

▼ 関節運動の種類

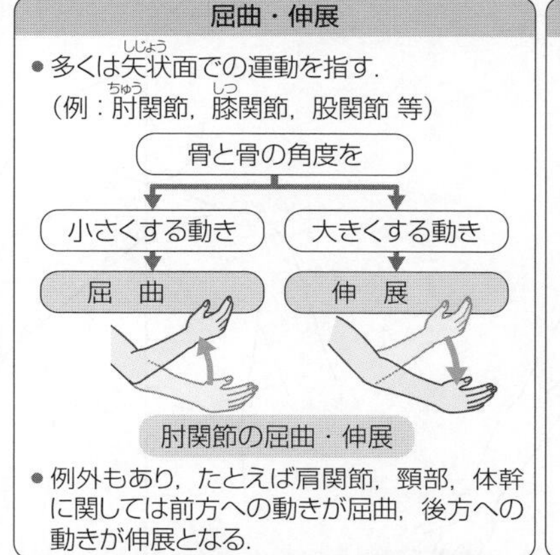

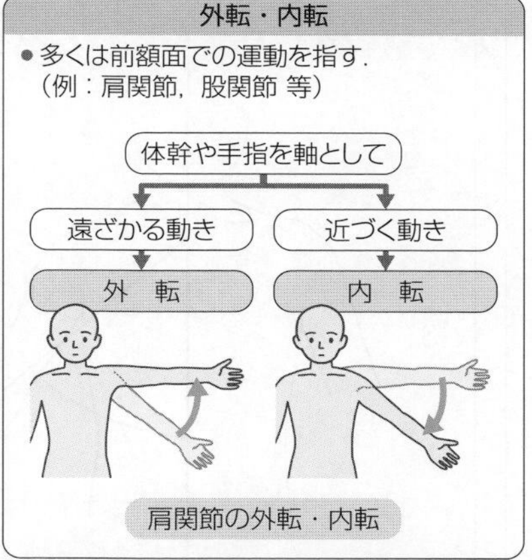

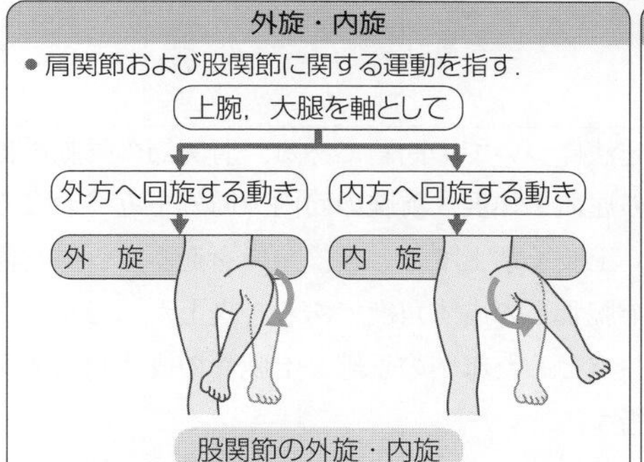

回外・回内

●主として前腕を軸とした回旋運動を指す.

前腕を軸として

手掌(しゅしょう)を上に向ける動き → 回外

手掌を下に向ける動き → 回内

前腕の回外・回内

●足関節・足部に関する矢状面，横断面，前額面の3平面での複合運動や，母趾(し)・趾に関する前額面での運動も，回外・回内と呼ばれる．この場合における回外とは，足関節・足部の底屈，内転，内がえし(足底が内方を向く動き)からなる複合運動や，母趾・趾の長軸を中心にして趾腹が内方を向く動きを指す.

関節部位と運動によっては，名称が異なることがある.

(例)手・足関節の運動とその名称[1)]

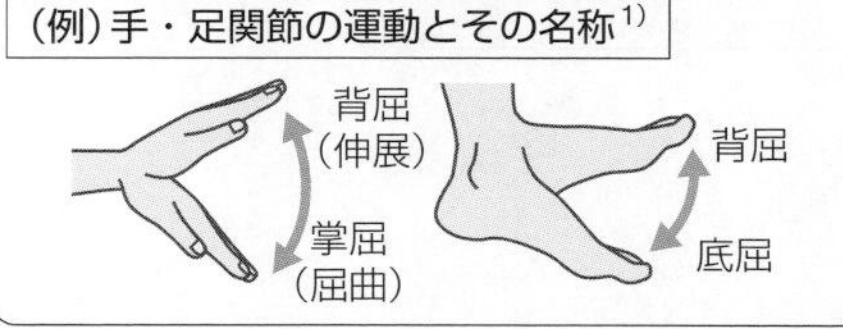

1) 令和4(2022)年4月改訂の「関節可動域表示ならびに測定法」により，足関節・足部に関する矢状面の運動で，屈曲と伸展は使用しないこととなった.

医療情報科学研究所 編：看護がみえるvol.3 フィジカルアセスメント．第1版，メディックメディア，2019，p.331より改変

99A19

肩関節の外転の可動域測定で正しいのはどれか.

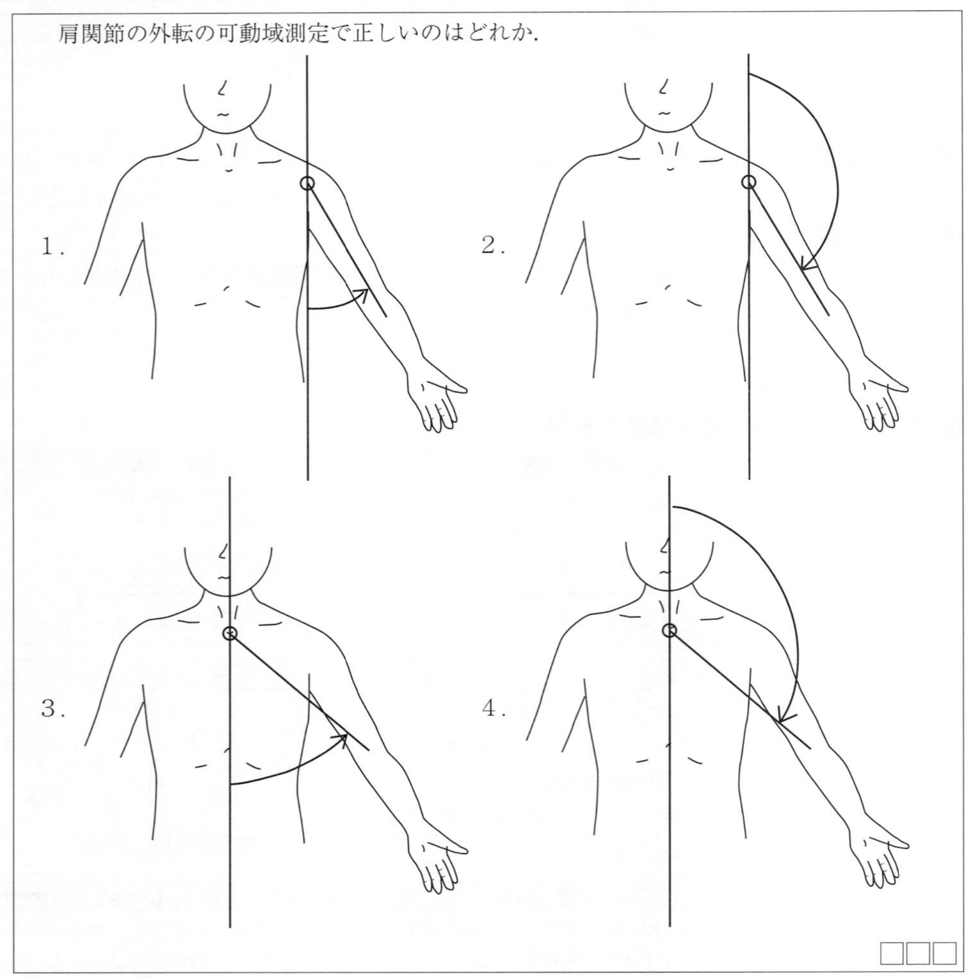

□□□

解法の要点

関節の可動域表示および測定法についての問題である. 肩関節の外転のほか, 股関節の外転, 肩・肘・手・股・膝・足関節の屈曲・伸展, 前腕の回内・回外をみておこう.

解 説

○1 肩関節の外転可動域は, 上肢を挙上するとき, 肩峰(けんぽう)を通る床への垂直線と, 回転の中心となる肩関節から引いた上腕骨との成す角度である. 真上が180度で真下が0度となる.

×2 外転可動域は, 肩峰を頂点とした床への垂線と上腕骨の成す角度であり, 上肢の挙上によって大きくなる角度を指す.

×3
×4 } 軸が肩関節を通っていないので不適切である.

【正答率】74.5% 【選択率】1:74.5% 2:9.7% 3:12.6% 4:3.2%

正解 1

徒手筋力テスト

(RB-K14) (RB-K14) (病みえ神202, 整巻頭) (看みえ③347〜353)

103A25

徒手筋力テストの判定基準は [ ] 段階である.
[ ] に入るのはどれか.

1. 2
2. 3
3. 4
4. 5
5. 6

□□□

解法の要点

徒手筋力テスト (manual muscle testing : MMT) の問題である. 個々の筋肉で筋力が低下しているかどうかを徒手的に評価する検査法である.

解 説

×1
×2
×3
×4
○5

0〜5の6段階で評価する. 最大が5 (normal) であり, 0 (zero) をカウントせずに5段階と間違えやすいので気をつける.

【正答率】80.0%

正 解 5

700予100

徒手筋力テスト〈MMT〉の写真を示す (口絵No.12).
評価として考えられる値はどれか.

1. 5
2. 3
3. 1
4. 0

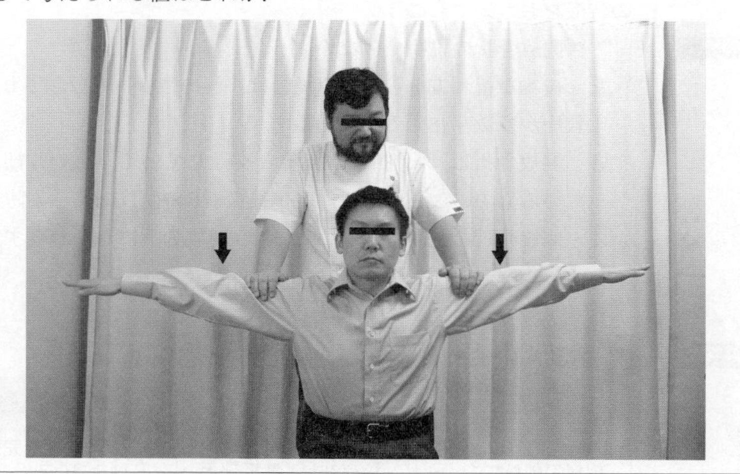

□□□

解法の要点

徒手筋力テスト (MMT) の評価基準を知っておこう.

解 説

○1
×2
×3
×4

写真の患者は, 施行者が抵抗を加えている状態でも, 上肢の高さを保持している. よって, MMTの値は0〜5のうちの4ないし5であると評価できる.

この問題には正答率はありません. (巻頭 p.12参照)

正 解 1

基本事項

●徒手筋力テスト（MMT）：筋力の客観的な評価に用いられる．運動麻痺の程度の診断や治療，リハビリテーションの効果判定などの目的で実施されている．

▼ 徒手筋力テストの評価方法

筋　力	評価基準
5（normal）	強い抵抗を加えても運動可能.
4（good）	重力および中等度の抵抗を加えても関節運動が可能.
3（fair）	重力に逆らった関節運動が可能であるが，それ以上の抵抗を加えればその運動は不能.
2（poor）	重力の影響を除去すれば，その筋の収縮によって関節運動が可能.
1（trace）	筋収縮はみられるが，それによる関節運動はみられない.
0（zero）	筋収縮はまったくみられない.

運動器疾患

≫骨　折

骨折総論

(RB-K18)（RB-K18）（病みえ整312）

95A17

開放骨折で正しいのはどれか.

1．複数の骨が同時に折れている.
2．複雑な折れ方をしている.
3．骨折部が外界と交通している.
4．骨片の転位を起こしていない.

解法の要点

骨折は，その原因や部位，骨折部と外界との交通の有無などによって分類される．それぞれの特徴をおさえておこう.

解　説

×1　開放骨折の説明ではない.

×2　複雑な折れ方をしている場合は，粉砕性骨折に分類される．粉砕性骨折とは，骨折線と骨片が多数存在する骨折を指す.

○3　開放骨折は，「骨折部が外界と交通している」という観点での分類で，骨が外気に接しているもののことである．受傷後6～8時間以内に感染防止の処置が必要である.

×4　開放骨折の説明ではない．また，開放骨折にかかわらず，骨片の転位（ずれ）は起こる.

この問題には正答率はありません.（巻頭 p.12参照）

正　解　3

基本事項

▼ 骨折の種類

閉鎖骨折（皮下骨折，単純骨折）	開放骨折（複雑骨折）	完全骨折	不完全骨折（不全骨折）
●骨折部に皮膚・軟部組織の創がなく，骨折部と外界との交通がない.	●皮膚や軟部組織に創が存在し，骨折部と外界が直接交通する.	●骨の連続性が完全に断たれたもの.	●部分的に骨の連続性が断たれたもの. ●亀裂骨折，若木骨折，竹節骨折などがある.

医療情報科学研究所 編：病気がみえるvol.11 運動器・整形外科．第1版，メディックメディア，2017，p.313 より改変

★mediLinkアプリのQRコードリーダーで各ページ下部のQRコードを読み込むと，無料で解説動画を見られます．なお，動画を見るにはmediLink会員登録と，書籍付属のシリアルナンバーを登録する必要があります．詳しくは本書冒頭の袋とじをチェック！

基本事項

▼ 骨折の特徴

① 主な局所症状
- 腫脹 ●疼痛と圧痛 ●変形 ●皮下出血 ●近接関節の機能障害 ●異常可動性
- 轢音

② 主な合併症状
- 皮膚損傷 ●神経麻痺 ●脂肪塞栓

③ 各年代に多い骨折
- 小児 ──── 不全骨折（特に若木骨折）
- 成人 ──── 多発骨折，骨幹部骨折
- 高齢者 ──── 大腿骨頸部骨折，脊椎圧迫骨折，上腕骨頸部骨折，橈骨(とうこつ)遠位端骨折

▼ 骨折の応急処置（RICE）

① Rest：固定と安静 ② Icing：局所の冷却 ③ Compression：圧迫 ④ Elevation：挙上
※近年，患部の固定と保持（Protect）を加えたPRICEが推奨されている．

» 変形性関節症

変形性膝関節症

(RB-K26) (RB-K27) (病みえ整400)

700予101

変形性膝関節症の治療として適切なのはどれか．

1．直達牽引	2．ギプス固定
3．運動療法	4．安静臥床

解法の要点

変形性関節症とは関節軟骨の変性・摩耗により関節炎を起こし，疼痛や可動域制限，関節の変形，やがては拘縮を起こす疾患である．一般的に体重の負荷を受けやすい下肢の関節（膝・股関節）に発生しやすい．

解　説

×1 ×2 ○3 ×4 軽症例では減量や運動・温熱・装具・薬物療法などの保存療法を行う．変形が強く疼痛著明であり，保存療法が効かない場合には，人工膝(しつ)関節全置換術などの手術療法が適応となる．運動時に生じる痛みのため患者が安静を好む場合もあるが，過度の安静は日常生活活動（ADL）や筋力の低下の原因となる．適切に鎮痛薬を使用しながら負担の少ない運動を行う．

この問題には正答率はありません．（巻頭 p.12参照）

正　解　3

基本事項

●変形性膝関節症の好発者と予防策：高齢者，特に肥満女性に多い．予防策としては，膝関節への負担（肥満，重い荷物を持つなど）の軽減，大腿四頭筋強化訓練などの運動療法が有効である．

▼ 大腿四頭筋強化訓練の例

等尺性運動

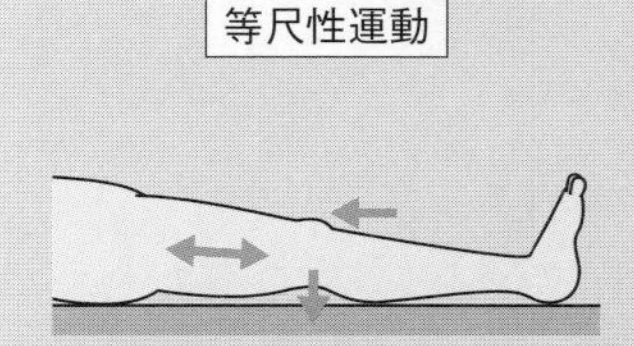

- 筋の長さが変化しない運動．
- 下肢を伸展させ，膝蓋骨を引き上げ，または床に押しつけるようにし，大腿四頭筋を収縮させた状態を5～6秒保持する．

下肢伸展挙上運動

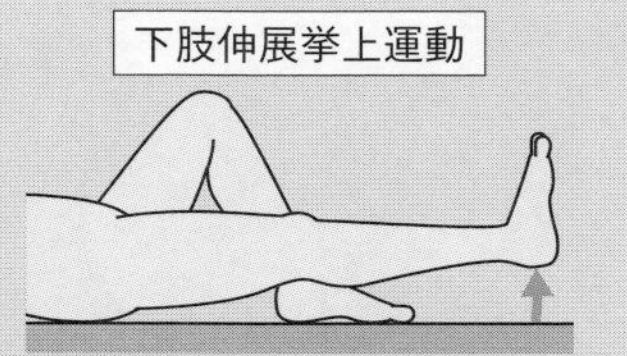

- 片側の下肢は屈曲，もう片側は伸展させた状態で仰臥位になる．伸展させた側を10 cmほど挙上し，5～6秒保持したら下ろす．

» その他の運動器疾患

骨粗鬆症 (RB-K38)（RB-K38）（病みえ代158, 整430）

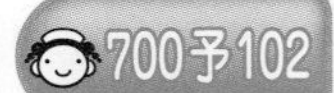

骨粗鬆症の危険因子はどれか.

1．閉　経
2．日光曝露
3．非ステロイド性抗炎症薬の投与
4．ビタミンDの過剰摂取

□□□

解法の要点

骨粗鬆症について，基本的な知識をおさえておこう．

解　説

○1　女性では閉経後にエストロゲンなどのホルモンの産生が減少する．エストロゲンには破骨細胞の分化・成熟を抑制し骨形成を促進する働きがあるため，閉経後の女性では特に骨粗鬆症を発症しやすい．

×2　日光照射不足が骨粗鬆症の危険因子となる．紫外線は骨を形成するために必要となるビタミンDを体内で産生する効果があり，適度な日光浴は骨粗鬆症の予防として勧められる．

×3　副腎皮質ステロイドの投与が骨粗鬆症の危険因子となる．

×4　ビタミンD不足が骨粗鬆症の危険因子となる．骨粗鬆症の食事療法では，カルシウム（Ca）のほか，Caの吸収を促進するビタミンD，骨へのCaの取り込みを助けるビタミンKなどを含む食品の摂取が勧められる．なお，特に避けるべき食品はないが，過剰摂取を控えたほうがよい食品としては，リン，食塩，カフェイン，アルコールが挙げられる．

この問題には正答率はありません．（巻頭 p.12参照）

正　解　1

基本事項

●**骨粗鬆症の症状**：進行とともに背部痛や身長低下，易骨折性，椎体圧迫骨折などがみられる．

●**骨粗鬆症の治療**：治療として，食事療法（Ca，乳製品，小魚などの摂取），運動療法（筋力訓練，ウオーキング，水泳など），薬物療法（ビスホスホネート製剤など）などがある．

L章　眼疾患　M章　耳鼻咽喉疾患
N章　歯・口腔疾患　O章　皮膚疾患

L章　眼疾患

M章　耳鼻咽喉疾患

N章　歯・口腔疾患

O章　皮膚疾患

(RB-成88)…『レビューブック2025』の参照ページ
(RB-成88)…『レビューブック2023-24』の参照ページ

L M N O

眼の解剖と役割

≫ 眼の構造

眼の解剖と生理 (RB-L2) (RB-L2) (病みえ眼3)

700予103

眼の構造について屈折の役割を果たすのはどれか.

1. 結　膜
2. 角　膜
3. 脈絡膜
4. 網　膜

□□□

解法の要点

約24mmの眼球は視覚器の中心であり，これに視神経，眼球付属器が付随している．基本をしっかり理解しておこう．

解　説

×1　結膜は眼球と眼瞼(がんけん)を連結させる膜であり，結膜から分泌される粘液で，眼球表面を乾燥から守る．

○2　角膜は眼球表面にある透明な膜で，外界からの光線を通過・屈折させ，レンズの役割を担う．水晶体とともに，通過・屈折の役割を担う．

×3　脈絡膜は，虹彩，毛様体とともにぶどう膜を形成している．ぶどう膜は血管に富むため炎症が起こりやすい．

×4　網膜は眼球壁の最内層に存在する組織で，外界からの光情報を神経情報に変換する．

この問題には正答率はありません．(巻頭 p.12参照)

正　解　2

基本事項

▼ 視覚器の主な構造

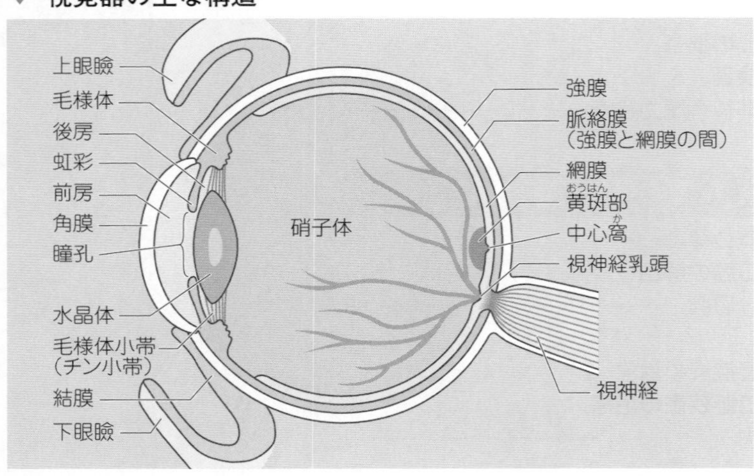

★mediLinkアプリのQRコードリーダーで各ページ下部のQRコードを読み込むと，無料で解説動画を見られます．なお，動画を見るにはmediLink会員登録と，書籍付属のシリアルナンバーを登録する必要があります．詳しくは本書冒頭の袋とじをチェック！

眼疾患

≫ 水晶体疾患

白内障 (RB-L16)（RB-L16）（病みえ眼166）

700予104

加齢性白内障の症状で正しいのはどれか．

1．流　涙
2．視野欠損
3．羞　明
4．飛蚊症

□□□

解法の要点

解　説

白内障とは，水晶体の混濁した状態をいう．加齢性白内障は50～60歳以上でよくみられる．

×1　流涙とは涙が流れ出る状態が続く症状である．角膜炎や涙道（るいどう）疾患などでみられる．

×2　視野欠損とは眼の中にカーテンが引かれたように見えにくくなる症状を指す．網膜剝離などで生じる．(RB-L13)(RB-L13)

○3　羞明（しゅうめい）とは白内障の症状のひとつで，水晶体の混濁により光が水晶体内や眼内で散乱するため，光を異常にまぶしく感じることである．角膜炎や虹彩炎でも生じる．

×4　飛蚊症（ひぶんしょう）とは，視界に小さい虫が飛んでいるように見える症状である．白内障の症状ではない．ほとんどは加齢による生理的なものだが，網膜剝離や眼底出血などによる場合もある．(RB-L13)(RB-L13)

この問題には正答率はありません．（巻頭 p.12参照）

正　解　3

かんごろ

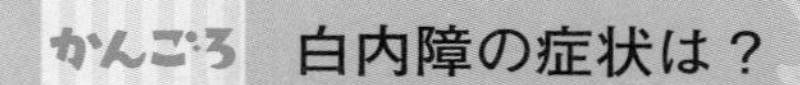
かんごろ
白内障の症状は？

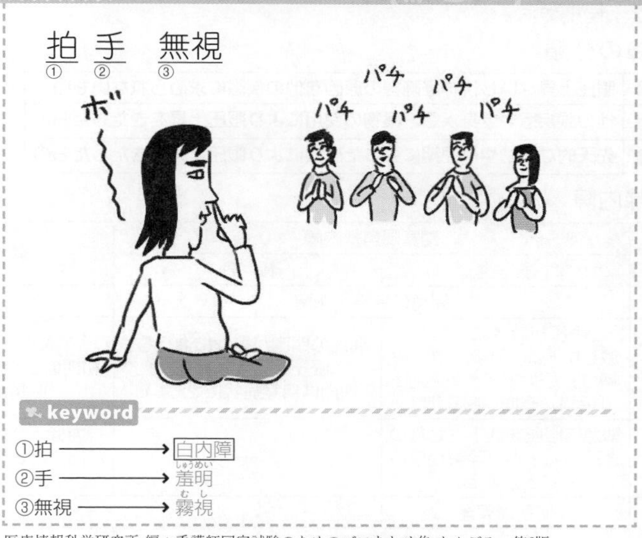
拍 手 無視
① ② ③
ボ
パチ
パチ
パチ
パチ
パチ
keyword
①拍 → 白内障
②手 → 羞明（しゅうめい）
③無視 → 霧視（むし）

医療情報科学研究所 編：看護師国家試験のためのゴロあわせ集 かんごろ．第6版，メディックメディア，2018，p.140

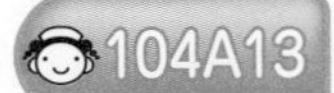

緑内障 (RB-L18) (RB-L18) (病みえ眼178)

104A13

急性の頭痛を起こす可能性が最も高いのはどれか.

1．複　視
2．外斜視
3．緑内障 glaucoma
4．眼瞼下垂

解法の要点

何らかの病変により発症する頭痛を二次性（症候性）頭痛という．二次性頭痛の原因疾患に関する知識が問われている．

解　説

×1　複視は，両眼で見たときに，1つの物が二重に見える症状で，外眼筋麻痺（動眼神経麻痺，外転神経麻痺）や重症筋無力症でみられる．通常，急性の頭痛と関係はない．

×2　外斜視は，正面を見ているときに一側の眼球が外側に偏位している状態である．眼が疲れやすいなどの症状がみられることもあるが，通常，急性の頭痛と関係はない．(RB-L22)(RB-L22)

○3　緑内障のひとつである急性閉塞隅角緑内障では，急激な眼圧の上昇に伴い，激しい頭痛や視力低下，眼痛，悪心（おしん）・嘔吐（おうと），結膜充血などが出現することがある．

×4　眼瞼（がんけん）下垂は，眼瞼（まぶた）が上がらない症状である．眼瞼挙筋の麻痺（動眼神経麻痺）や重症筋無力症の症状である．通常，急性の頭痛と関係はない．(RB-J57)(RB-J57)

【正答率】76.0％

正　解　3

基本事項

●緑内障：眼圧の上昇や視神経の脆弱性などにより視神経が障害され，それに対応した視野障害をきたす疾患である．

▼ 緑内障の分類

原発緑内障	眼圧上昇ないし視神経障害の原因を他の疾患に求められないもの
続発緑内障	他の眼疾患や全身疾患，薬物の使用により眼圧上昇をきたしたもの
小児緑内障	先天的な異常や小児期に生じた原因により眼圧上昇をきたしたもの

▼ 原発緑内障

分　類	閉塞隅角緑内障		開放隅角緑内障
	急　性	慢　性	
原　因	隅角の狭窄・閉塞		シュレム管の変性 等
症　状	眼圧が急激に上昇．激しい眼痛，頭痛，悪心・嘔吐，視力低下，虹視症，（毛様）充血，瞳孔散大	隅角の閉塞が徐々に進行し，眼圧の上昇も緩徐．初期は自覚症状に乏しい．	眼圧はゆっくり上昇．初期の自覚症状はほとんどない．眼精疲労，視野狭窄
備　考	緊急に眼圧を低下させないと，視力・視野障害が残ることがある．	—	視力低下，視野狭窄等の自覚症状が出たときには進行していることが多い．
危険因子・誘因	暗所，興奮	—	
	中年女性，遠視		強度近視，糖尿病
	遺伝的要素（家族歴），加齢		

108P16

緑内障患者への投与が禁忌なのはどれか.
1．コデイン　2．アスピリン
3．アトロピン　4．フェニトイン

解法の要点

緑内障では眼圧の上昇があり，その原因は眼圧を保つ房水の吸収障害である．房水吸収を阻害するため抗コリン作用のある薬剤は禁忌である．

解　説

×1　麻薬性の鎮痛薬である．鎮咳薬（咳止め）として使うこともある．抗コリン作用はない．
×2　非ステロイド性抗炎症薬である．血小板凝集抑制作用があり抗血栓薬として使うこともある．抗コリン作用はない．
○3　抗コリン作用があり，投与により散瞳する．散瞳により房水の吸収経路である隅角が狭くなるので緑内障に禁忌であるDon't．閉塞隅角緑内障では急激に悪化する可能性がある．
×4　抗てんかん薬である．脳内のNaチャネル阻害作用があるが，抗コリン作用はない．

【正答率】86.9％　【選択率】1：0.9％　2：11.6％　3：86.9％　4：0.6％

正　解　3

類　題

▼原文で掲載しているため内容が古く，解答等が現状にそぐわない場合がございます.

98A11
緑内障で禁忌なのはどれか.
1．アトロピン　2．インスリン　3．フロセミド　4．ジゴキシン
正　解　1

QRコードをCheck！
➡類題の解説をアプリで確認しよう！

耳鼻咽喉の解剖と生理

» 耳の解剖と生理

耳 (RB-M2) (RB-M2) (病みえ神268, 耳2〜17)

700予105

内耳にあるのはどれか.
1．耳　管　2．前　庭
3．耳　介　4．耳小骨

解法の要点

耳は外耳，中耳，内耳の3つの部分で構成される．内耳は聴覚のみならず，平衡覚にも関与する．

解　説

×1　耳管は中耳にあり，中耳と上咽頭をつないでいる．中耳の換気と圧調節，上咽頭への滲出液の排泄などの機能がある．
○2　前庭は内耳にあり，半規管とともに平衡覚に関与する．
×3　耳介は外耳にある．ヒトにおいては集音機能にさほど関与していないものの，動物によっては形が大きく，方向を変えて音を集めるために機能している．
×4　耳小骨は中耳にあり，ツチ骨，キヌタ骨，アブミ骨から構成される．鼓膜の振動を内耳に伝える機能を担っている．

この問題には正答率はありません.（巻頭 p.12参照）

正　解　2

基本事項

▼ 耳の解剖

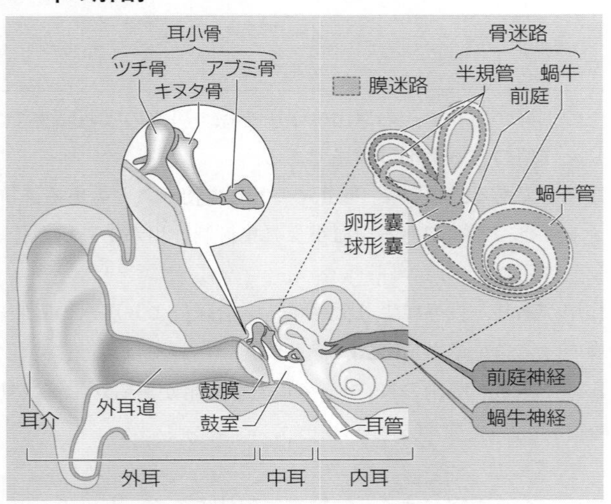

医療情報科学研究所 編：病気がみえる vol.7 脳・神経．第2版，メディックメディア，2017，p.268より改変

» 咽頭・喉頭の解剖と生理

咽頭／喉頭 (RB-M4) (RB-M4) (病みえ消40, 耳214～217) (がんみえ509)

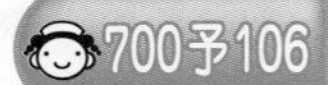
700予106

咽頭・喉頭について正しいのはどれか．
1．軟口蓋は喉頭を閉鎖する．
2．喉頭は末端で気管に移行する．
3．声門は下咽頭に存在する．
4．吸気時には声帯ひだが振動する．

解法の要点

咽頭・喉頭の解剖と生理に関する問題である．基本をしっかり理解しておこう．

解　説

×1　嚥下(えんげ)や嘔吐(おうと)に際して，反射的に喉頭蓋と声帯によって喉頭が閉鎖され，下気道への異物の侵入を防止する．軟口蓋は上咽頭を閉鎖する．

○2　喉頭は下咽頭と気管の間に位置する．喉頭には喉頭蓋や声帯が含まれている．

×3　声門があるのは喉頭である．声門は声帯ひだなどによって構成されている．

×4　呼気時に空気が声門を通過することで，声帯ひだが振動して声が生じる．

この問題には正答率はありません．(巻頭 p.12参照)

正　解　2

基本事項

▼ 咽頭・喉頭の解剖

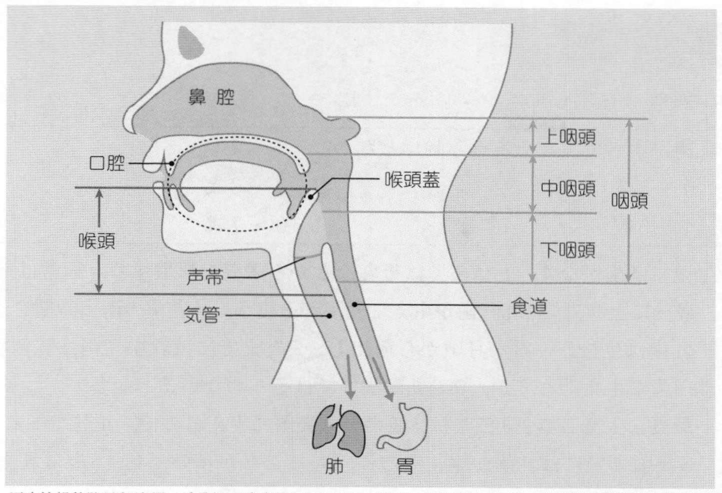

医療情報科学研究所 編：看護師・看護学生のためのなぜ?どうして? ⑥脳・神経／運動器／感覚器 2020-2021. 第8版，メディックメディア，2019，p.399

耳鼻咽喉の検査

» 耳の検査

標準純音聴力検査 (RB-M11) (RB-M14) (病みえ耳30)

103追A13

聴力検査に用いるのはどれか．

1．サーモグラフ　　2．オージオメータ
3．スパイロメータ　　4．パルスオキシメータ

解法の要点

聴力を評価する聴力検査がどのようなものかを理解していれば，比較的簡単な問題だと思われる．

解　説

×1　サーモグラフは，対象物から出ている赤外線放射エネルギーを検出し，温度分布を画像表示する装置である．検疫時の発熱者スクリーニングなどに用いられる．

○2　オージオメータは，難聴の有無を判別する標準純音聴力検査（オージオメトリー）に用いられる機器である．

×3　スパイロメータは，肺に出入りする空気の量を測定する検査に用いられ，換気機能異常の有無を判定するための機器である．(RB-I21)(RB-I21)

×4　プローブを指先や耳たぶに付けて，経皮的動脈血酸素飽和度（SpO_2）や脈拍数をモニターする機器である．(RB-基82)(RB-基80)

【正答率】93.3％　　正　解　2

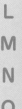

歯・口腔の解剖

» 歯・口腔の解剖

歯・口腔 (RB-N2) (RB-N2) (病みえ消41, 耳205, 206, 213, 小6)

110P7

乳歯がすべて生えそろう年齢はどれか.
1．0～1歳　2．2～3歳
3．4～5歳　4．6～7歳

解法の要点

新生児には歯がなく，しばらくは母乳などから栄養を摂取する．通常は下顎乳中切歯から萌(ほう)出(しゅつ)し，最後に上顎の第2乳臼歯が生えて乳歯がそろう．各乳歯の萌出時期をおさえておこう．

解　説

×1　乳歯は生後6～8か月頃から萌出し，2歳までには乳中切歯，乳側切歯，乳犬歯，第1乳臼歯が生えそろうが，第2乳臼歯まではそろわないことが多い．
○2　最後に生える第2乳臼歯は2歳半～3歳頃に生えるので，正答である．
×3　3歳頃までには乳歯が生えそろっていることが多い．4～5歳は乳歯列が完成してからは少し時間が経っている．
×4　この頃には乳歯の脱落および永久歯の萌出が始まっている．

【正答率】88.7%　【選択率】1：0.9%　2：88.7%　3：7.5%　4：2.9%

正　解　2

類　題

▼原文で掲載しているため内容が古く，解答等が現状にそぐわない場合がございます．

103追P7
乳歯で最初に生えるのはどれか.
1．切　歯　2．犬　歯　3．小臼歯　4．大臼歯
正　解　1

95A8
乳歯がはえそろう時期はどれか.
1．1歳6か月　2．2歳6か月　3．3歳6か月　4．4歳6か月
正　解　2
※本設問は「選択肢の表現に問題があり正解が得られないため」という理由で不正解の場合，採点対象から除外されている．

102A7

乳歯がすべて生えそろったときの本数はどれか.
1．16本　2．20本
3．24本　4．28本

解法の要点

小児は成人に比べ顎が小さいので，永久歯と比べて乳歯は小さく本数も少ない．永久歯の場合は智歯（親不知）を含めると32本ある．

解　説

×1
○2
×3
×4
乳歯が生えそろうと上下左右に，それぞれ乳中切歯（A），乳側切歯（B），乳犬歯（C），第1乳臼歯（D），第2乳臼歯（E）が生え，合計20本となる．

【正答率】80.5%

正　解　2

QRコードをCheck！
➡類題の解説をアプリで確認しよう！

歯・口腔疾患の治療

» 歯・口腔疾患の治療

義歯 (RB-N5) (RB-N5) (看みえ①137)

111A19

高齢者の義歯の取り扱い方法で正しいのはどれか．

1．就寝時に外す．
2．熱湯で洗浄する．
3．保管時は乾燥させる．
4．総義歯は奥歯を起点に外す．

□□□

解法の要点

義歯は，誤った取り扱いによって変形などを生じる可能性がある．高齢者が使用している義歯は高価なことが多く，頻回のつくり直しは金銭的な負担となることがあるため，変形させないよう基本的な取り扱い方法を理解しておく必要がある． (RB-N5)(RB-N5)

解　説

○1　装着したまま就寝すると，義歯床の下の粘膜が圧迫を受けて虚血状態となり，炎症を生じやすい．そのため，就寝時は，総義歯や取り外し可能な部分の義歯を外して，口腔ケアと義歯の洗浄を行う．

×2　義歯は熱湯で洗浄すると変形するため，熱湯ではなく，ぬるま湯や水で洗浄する．なお洗浄する際は，デンチャープラーク（義歯に付着した歯垢(しこう)）を除去するため，義歯用ブラシを用いて流水下で洗浄する．

×3　義歯は乾燥によって変形するため，外した義歯は適温の水を張った容器に保管する．

×4　総義歯は，指で把持しやすく力をかけやすい義歯中心部の前歯を起点に外す．たとえば，上の義歯では，前歯部分を押し上げて上顎の奥側と義歯床との間に空気を入れるようにして外し，口角に当たらないよう義歯を回転させながらゆっくり取り出す．

【正答率】79.2％　【選択率】1：79.2％　2：0.4％　3：2.1％　4：18.3％

正　解　1

補足事項

●**義歯の洗浄**：研磨剤を含む歯みがき剤は使用せず，義歯洗浄剤や中性洗剤などを補助的に使って変色や清潔保持に努める必要がある．

L M N O

皮膚の解剖と生理

» 皮膚の解剖

表皮・真皮・皮下組織 (RB-O2) (RB-O2) (病みえ皮2～10)

102P13

表在感覚の受容器が存在する部位はどれか.

1．筋　肉
2．皮　膚
3．関　節
4．骨

解法の要点

表在感覚には触覚，圧覚，温痛覚などがあり，その受容器が存在する部位を問う問題である.

(RB-O3)(RB-O3)

解　説

×1
○2
×3
×4
皮膚に存在するマイスネル触覚小体，ファーター・パチニ層板小体，メルケル細胞などが表在感覚の認知に関与する.

【正答率】99.0％

正　解　2

基本事項

▼ 皮膚の解剖

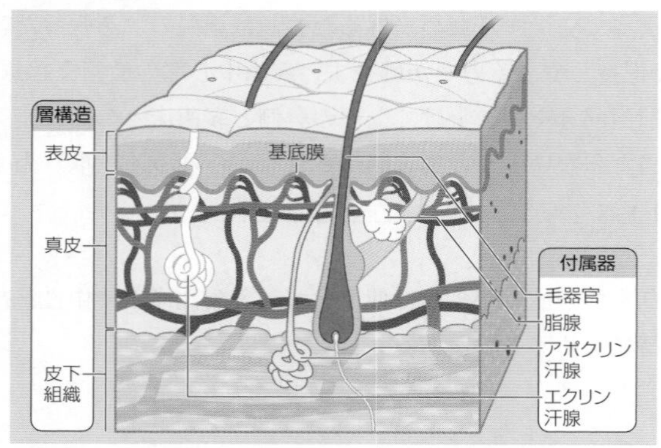

医療情報科学研究所 編：病気がみえるvol.14 皮膚科．第1版，メディックメディア，2020，p.2

▼ 表皮組織の構造

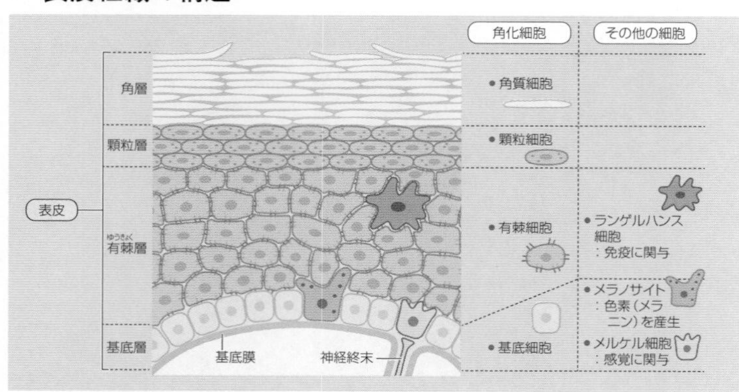

医療情報科学研究所 編：病気がみえるvol.14 皮膚科．第1版，メディックメディア，2020，p.3より改変

付属器 (RB-03) (RB-03) (病みえ皮11〜13)

700予107

アポクリン汗腺が多く分布する部位はどれか.

1. 額
2. 手　掌
3. 腋　窩
4. 膝　窩

□□□

解法の要点

汗腺にはエクリン汗腺とアポクリン汗腺の2種類があり，分布する部位や特徴に違いがある.

解　説

×1
×2
○3
×4

アポクリン汗腺が多く分布する部位として，外陰部，腋窩（えきか），乳輪，乳房，肛囲，外耳道などがある．一方，エクリン汗腺は口唇，亀頭，陰唇を除く全身の皮膚に分布し，特に手掌（しゅしょう）や額，足底に多い.

この問題には正答率はありません.（巻頭 p.12 参照）

正　解　3

基本事項

▼ 汗　腺

	エクリン汗腺	アポクリン汗腺
主な部位	● 口唇，亀頭，陰唇を除く全身の皮膚 ● 手掌，足底，額に多い.	● 外陰部，腋窩，乳輪，乳房，肛囲，外耳道 等
特　徴	● 大量の水分を含む汗を分泌し，体温調節を行う. ● 温熱刺激，精神的緊張，味覚刺激等で発汗する.	● 情緒刺激により発汗する. ● 汗は粘稠（ねんちゅう）性で無臭だが，体表で細菌に分解されて臭気を放つ. ● 性的成熟に伴い分泌が活発化する.

L M N O

★mediLinkアプリのQRコードリーダーで各ページ下部のQRコードを読み込むと，無料で解説動画を見られます．なお，動画を見るにはmediLink会員登録と，書籍付属のシリアルナンバーを登録する必要があります．詳しくは本書冒頭の袋とじをチェック！

MEMO

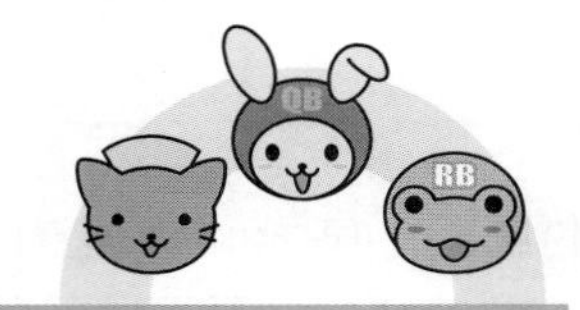

P章　女性生殖器疾患

女性生殖器の解剖と生理

女性生殖器疾患

(RB-成88)…『レビューブック2025』の参照ページ
(RB-成88)…『レビューブック2023-24』の参照ページ

女性生殖器の解剖と生理

» 女性生殖器の生理

女性ホルモン

(RB-P5) (RB-P5) (病みえ婦10〜19) (がんみえ388)

700予108

プロゲステロンについて正しいのはどれか.
1. 妊娠すると分泌が低下する.
2. 基礎体温を上昇させる.
3. 下垂体前葉から分泌される.
4. 子宮内膜は増殖する.

□□□

解法の要点

プロゲステロンは，エストロゲンと合わせて女性ホルモン（卵巣ホルモン）と総称される．女性ホルモンの分泌の仕組みと，その働きについて理解しておこう．

解　説

×1　妊娠を維持するために黄体が発達し，プロゲステロンの分泌が増加する．
○2　プロゲステロンには基礎体温を上昇させる働きがある．
×3　プロゲステロンは卵巣から分泌され，下垂体前葉からは，プロゲステロンの分泌を促すゴナドトロピン（FSH，LH）が分泌される．
×4　エストロゲンが子宮内膜を増殖・肥厚させ，プロゲステロンは肥厚した子宮内膜に作用して着床の準備をさせる働きがある．

この問題には正答率はありません．（巻頭 p.12参照）

正　解　2

基本事項

▼ 女性ホルモンの分泌

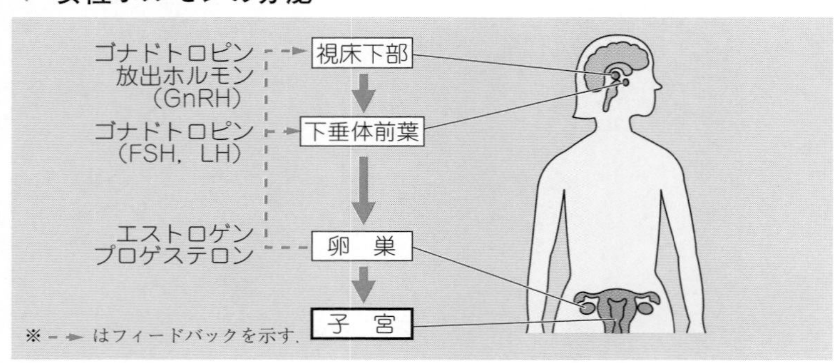

▼ 女性ホルモンの働き

		エストロゲン	プロゲステロン
乳房	思春期	● 乳管の発育	—
	非妊娠時	—	● 乳腺の発育
	妊娠時	● 乳管上皮の増殖 ● 乳汁分泌の抑制	● 乳腺腺房の増殖 ● 乳汁分泌の抑制
子宮	非妊娠時	● 子宮内膜の増殖・肥厚 ● 頸管粘液の分泌↑，粘稠(ねんちゅう)度↓，牽糸(けんし)性↑	● 子宮内膜の増殖抑制 ● 子宮内膜の分泌期様変化 ● 頸管粘液の分泌↓，粘稠度↑，牽糸性↓ ● 子宮内膜の脱落膜様変化（妊娠の準備）
	妊娠時	● 子宮筋の発育・増大 ● 頸管熟化	● 脱落膜化の維持（妊娠の維持） ● 子宮筋の収縮抑制 ● 子宮筋層内の毛細血管の繁生
腟		● 腟粘膜の角化・肥厚 ● グリコーゲン含量増加	● 腟粘膜の菲薄(ひはく)化
その他		● LDLコレステロールの低下 ● 骨量の維持　等	● 基礎体温の上昇

月　経

(RB-P9) (RB-P9) (病みえ婦20〜25)

700予109

月経周期が28日の女性. 前回月経開始日から起算して20日目の状態で正しいのはどれか.

1．卵胞刺激ホルモンの分泌は亢進している.
2．排卵日である.
3．プロゲステロンが分泌されている.
4．子宮内膜は増殖期にある.

□□□

解法の要点

月経周期が28日型の女性では，月経開始から14日頃が排卵日となる．したがって本問の女性は黄体期にあると考えられる．

解　説

×1　黄体期には，卵胞刺激ホルモン（FSH）の分泌は低下している.
×2　28日周期の女性の場合，排卵は月経周期14日頃に生じる.
○3　黄体期には，プロゲステロンの分泌が増加する.
×4　黄体期には，子宮内膜は分泌期にある.

この問題には正答率はありません．(巻頭 p.12参照)

正　解　3

基本事項

●**月経周期**：月経周期は妊娠・産褥(さんじょく)期を除き，ほぼ28日周期で繰り返される．この場合，月経開始から14日頃に排卵が起こる．月経周期は2種類の女性ホルモン（卵巣ホルモン）によって調整されており，これに伴い体内ではさまざまな変化が起こる.

▼ 月経周期とホルモン

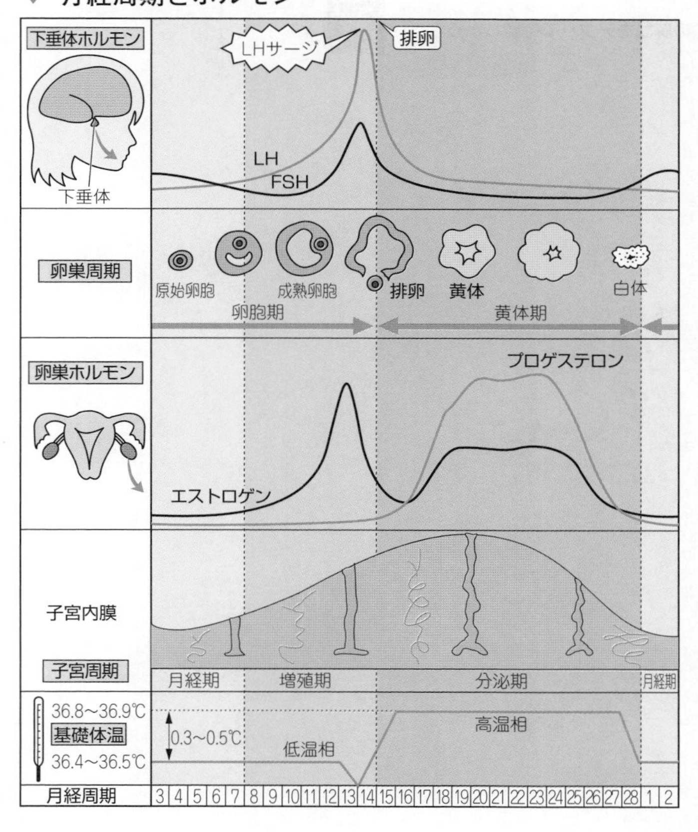

閉　経 (RB-P9) (RB-P9)

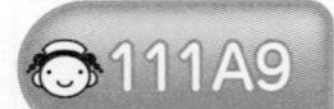

111A9

日本の女性における平均閉経年齢に最も近いのはどれか.

1．30歳　　2．40歳
3．50歳　　4．60歳

解法の要点

日本人の平均閉経年齢についておさえておこう.

解　説

×1
×2
○3
×4
日本人の平均閉経年齢は約50歳である．早い人では40歳代前半，遅い人では50歳代後半に月経が終了する．(RB-P9)(RB-P9)

【正答率】99.2％　【選択率】1：0.1％　2：0.3％　3：99.2％　4：0.3％

正　解　3

類　題

▼原文で掲載しているため内容が古く，解答等が現状にそぐわない場合がございます.

105A7
日本の女性の平均閉経年齢に最も近いのはどれか.
1．40歳　　2．45歳　　3．50歳　　4．55歳
正　解　3

QRコードをCheck！
➡類題の解説をアプリで確認しよう！

女性生殖器疾患

》女性のライフサイクルの変化

更年期障害 (RB-P16) (RB-P16) (病みえ婦104～107)

107P7

更年期の女性で増加するのはどれか.
1. 卵胞刺激ホルモン〈FSH〉
2. テストステロン
3. プロラクチン
4. エストロゲン

解法の要点

更年期とは生殖期から非生殖期への間の移行期のことであり，卵巣機能が減退し消失するまでの時期を指す．一般的には閉経前後5年の合計10年間をいう．

解　説

○1　卵巣の機能低下によりエストロゲンが低下し，下垂体へのネガティブフィードバック機構が働かなくなるため，卵胞刺激ホルモン（FSH），黄体形成ホルモン（LH）は反応性に上昇する．

×2　エストロゲンが低下するだけで，男性ホルモンであるテストステロンが上昇するわけではない．

×3　プロラクチンは乳汁分泌作用をもつホルモンで，下垂体前葉で分泌される．通常，妊娠後期に分泌のピークを迎える．(RB-母14)(RB-母14)

×4　卵巣の機能低下によりエストロゲンは低下する．

【正答率】94.4％　【選択率】1：94.4％　2：1.7％　3：2.0％　4：2.0％

正　解　1

基本事項

●**更年期障害**：器質的疾患がないにもかかわらず，自律神経失調症状を中心としたさまざまな不定愁訴（しゅうそ）がみられる症候群である．

●**不定愁訴**：身体の特定部位に偏らない多種多様な自覚症状を指す．のぼせ（ホットフラッシュ），顔のほてり，発汗，動悸，頭痛，不眠などの自律神経失調症状や，憂うつ感，いらいら，不安，不眠，記憶力低下などの精神神経症状のほか，肩こりや腰痛，全身の倦怠感，手足のしびれなどがある．

▼ 女性の年齢によるホルモン量の変化

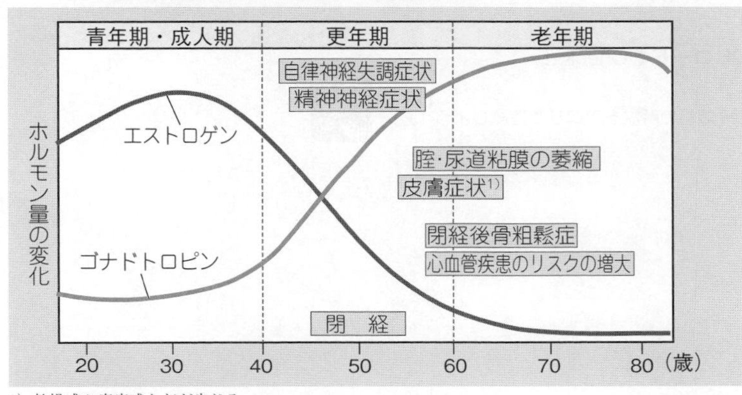

1) 乾燥感や瘙痒感などが生じる.

類　題

▼原文で掲載しているため内容が古く，解答等が現状にそぐわない場合がございます．

103A7
閉経前と比べ閉経後に低下するホルモンはどれか．
1．卵胞ホルモン　　2．黄体形成ホルモン〈LH〉
3．卵胞刺激ホルモン〈FSH〉　　4．副腎皮質刺激ホルモン〈ACTH〉
正　解　1

97A9
女性の更年期障害に最も関与するのはどれか．
1．性ホルモン　2．成長ホルモン　3．甲状腺ホルモン　4．副腎皮質ホルモン
正　解　1

700予110

更年期の女性の長期に及ぶエストロゲンの減少によってみられるのはどれか．
1．徐　脈
2．尿失禁 incontinence of urine
3．LDLコレステロール低下
4．るい痩

解法の要点

更年期障害の症状とともに，エストロゲンの生理作用を理解しておこう．(RB-P16，老27)

解　説

×1　エストロゲンの減少により，のぼせ，顔のほてり，発汗，動悸などの自律神経失調症状が起こる．徐脈になることはない．
○2　エストロゲン産生低下に伴って骨盤支持組織が脆弱化するため，尿失禁を起こしやすい．
×3　エストロゲンにはLDLコレステロールを低下させる作用があるので，エストロゲンが低下する更年期にはLDLコレステロールが上昇する．
×4　るい痩（そう）とは，標準体重から20％以上の体重減少がみられる強度のやせのことである．LDLコレステロール値が上昇するため，更年期には肥満傾向になる．

この問題には正答率はありません．（巻頭 p.12参照）

正　解　2

基本事項

▼ エストロゲンの分泌低下により起こりやすい症候・疾患

症候・疾患	原　因
萎縮性腟炎	腟粘膜の萎縮による腟壁の菲薄（ひはく）化，腟の自浄作用の低下
尿失禁	尿道粘膜萎縮，骨盤支持組織の脆弱化
骨粗鬆症	骨吸収が亢進することによる骨量の減少
脂質異常症	LDLコレステロール値，トリグリセリド（中性脂肪）値の上昇

QRコードをCheck！

➡類題の解説をアプリで確認しよう！

★mediLinkアプリのQRコードリーダーで各ページ下部のQRコードを読み込むと，無料で解説動画を見られます．なお，動画を見るにはmediLink会員登録と，書籍付属のシリアルナンバーを登録する必要があります．詳しくは本書冒頭の袋とじをチェック！

老年看護学

(RB-成88)…『レビューブック2025』の参照ページ
(RB-成88)…『レビューブック2023-24』の参照ページ

高齢者の特徴と理解

» 高齢者に関する統計

高齢者の人口

(RB-老2) (RB-老2) (公みえ42, 43) (衛40～43)

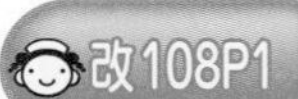

日本における令和4年(2022年)の総人口に占める老年人口の割合で最も近いのはどれか.

1．19％
2．29％
3．39％
4．49％

解法の要点

日本の老年人口（65歳以上の高齢者人口）について，人数，総人口に占める割合，および推移をおさえておこう．

解　説

×1
○2
×3
×4

令和4（2022）年10月1日現在人口推計（総務省統計局）によれば，日本の老年人口は約3,624万人であり，総人口に占める老年人口の割合は29.0％である．

【正答率】98.0％　【選択率】1：0.5％　2：98.0％　3：0.7％　4：0.8％

正　解　2

類　題

▼原文で掲載しているため内容が古く，解答等が現状にそぐわない場合がございます．

103追A1
日本における平成23年（2011年）の老年人口の割合に最も近いのはどれか．
1．13％
2．23％
3．33％
4．43％
正　解　2

101P8
平成21年（2009年）における日本の高齢化率はどれか．
1．2.7％
2．12.7％
3．22.7％
4．32.7％
正　解　3

96A1
我が国の平成16年（2004年）の老年人口（65歳以上）の構成割合に最も近いのはどれか．
1．15％
2．20％
3．25％
4．30％
正　解　2

94A1
平成14年における我が国の老年人口の構成割合はどれか．
1．6.5％
2．12.5％
3．18.5％
4．24.5％
正　解　3

★93～112回の必修問題で5回以上問われた頻出テーマかつ正答率70％以上のものに！を付けています．模試の前や国試の直前期には，！のテーマの問題から解いてみよう！

改104A1

日本の将来推計人口で2025年の65歳以上人口が総人口に占める割合に最も近いのはどれか.

1．15％
2．30％
3．45％
4．60％

解法の要点
高齢化がどの程度のスピードで進んでいくのか，具体的な数値とともに把握しておこう.

解　説
×1 ○2 ×3 ×4
2025年の日本の総人口に占める65歳以上（老年）人口の割合は29.6％である．なお，2065年には38.4％になると推計されている［国立社会保障・人口問題研究所：令和5年日本の将来推計人口（出生中位・死亡中位推計）］．(RB-老2)(RB-老2)

【正答率】79.7％　【選択率】1：0.7％　2：79.7％　3：16.9％　4：2.7％

正　解　2

QRコードをCheck！
➡類題の解説をアプリで確認しよう！

» 高齢者の特徴

加齢による身体的機能の変化 (RB-老4) (RB-老4)

97A10

高齢者に現れやすい歩行の特徴はどれか.

1．歩幅が広くなる.
2．後傾姿勢になる.
3．すり足歩行になる.
4．上肢の振りが大きくなる.

解法の要点
身近な高齢者を思い浮かべると，答えが導き出せるはずである.

解　説
×1　高齢者では，歩行時のキック力の低下があり，歩幅は小さくなる.
×2　高齢者では，歩行時の上半身の前後動揺および前傾度が大きく，前傾姿勢になる.
○3　高齢者では，すり足で歩くことが特徴のひとつである.
×4　高齢者では，歩行時の上肢の振りは小さくなる.

この問題には正答率はありません.（巻頭 p.12参照）

正　解　3

96A9

老年期の感覚変化はどれか.

1．味覚は敏感になる.
2．痛みを感じやすくなる.
3．明暗の変化に順応しやすくなる.
4．聴力の低下は高音域から始まる.

解法の要点
老年期の感覚変化についておさえておこう.

解　説
×1　味覚を感じる細胞が機能低下し，味に鈍感になる.
×2　加齢により感覚が低下するため，痛みも感じにくくなる.
×3　明暗の変化への順応は鈍くなる.
○4　聴力の低下は高音域から始まる．そのため，低めの声で文節ごとにはっきり話すと良い.

この問題には正答率はありません.（巻頭 p.12参照）

正　解　4

107A8

老年期の身体的な特徴はどれか．
1．総水分量が増加する．
2．胸腺の重量が増加する．
3．嗅覚の閾値が低下する．
4．高音域における聴力が低下する．

解法の要点

老年期の身体的特徴について整理しておこう．

解　説

×1　身体に占める総水分量（細胞内・外液量）の割合は，成人では体重の約60％だが，高齢者では50～55％に低下する．加齢に伴い水分を多く備蓄している筋肉が減少するため，細胞内液量が少なくなり，総水分量が減少する．(RB-医12，老6)(RB-医12，老6)

×2　加齢に伴い胸腺は萎縮するため，重量は低下する．

×3　嗅覚の感覚受容器である嗅細胞が加齢に伴って減少する影響から，嗅覚の閾値は上昇し，においの識別が困難になる．

○4　加齢に伴って，高音域における聴力が低下する．

【正答率】98.1％　【選択率】1：0.3％　2：0.3％　3：1.3％　4：98.1％

正　解　4

109P8

老年期にみられる身体的な変化はどれか．
1．血管抵抗の増大
2．消化管の運動の亢進
3．水晶体の弾性の増大
4．メラトニン分泌量の増加

解法の要点

加齢により身体の諸機能は全般に低下する．具体的に各臓器の大きさや機能がどのように変化するか理解しておこう．

解　説

○1　加齢に伴う動脈硬化により，血管の弾性が減少し血管内腔が狭くなるため，血管抵抗（血液の流れにくさ）は増大する．なお，動脈硬化の進んだ高齢者では，収縮期血圧が上昇し拡張期血圧は低下するため，脈圧（＝収縮期血圧－拡張期血圧）は増大する．

×2　加齢に伴い消化管の運動は低下し，胃内容物の排出時間の延長による胃もたれや消化不良，腸蠕動（ぜんどう）運動の低下による便秘などが生じやすい．

×3　加齢に伴い水晶体の弾性は低下する．すなわち柔軟に厚みを変えることが難しくなる．水晶体の弾性の低下，毛様体の萎縮により老視（近見障害）となる．その他の加齢性視覚変化としては，明・暗順応の低下や色覚異常（赤や橙は比較的保たれる），視野の狭窄などが挙げられる．

×4　加齢によりメラトニン分泌量は低下する．メラトニンは夜間に脳の松果体から分泌されるホルモンで，体内時計による夜間の身体の休息を促す．

【正答率】93.5％　【選択率】1：93.5％　2：0.3％　3：1.4％　4：4.8％

正　解　1

類　題

▼原文で掲載しているため内容が古く，解答等が現状にそぐわない場合がございます．

106A8
老年期の身体的な特徴で正しいのはどれか．
1．尿量の増加
2．味覚の感度の向上
3．体温調節能の低下
4．外来抗原に対する抗体産生の亢進
正　解　3

103追P8
老年期の身体機能の変化で正しいのはどれか．
1．視野は拡大する．
2．味覚は敏感になる．
3．唾液の量は増加する．
4．胃液の分泌は減少する．
正　解　4

98P5
老年期の身体機能変化で正しいのはどれか．
1．視野は拡大する．
2．唾液量は増加する．
3．皮膚感覚は低下する．
4．聴力は低音域から低下する．
正　解　3

105A13

高齢者の体重に占める水分量の割合に最も近いのはどれか．

1．45％　　2．55％
3．65％　　4．75％

解法の要点

体内水分量の体重に占める割合は，成人の数値を基準として，新生児，乳児，幼児，高齢者で異なる．それぞれの割合をおさえておこう．

解　説

×1
○2
×3
×4
体内水分量（％）は，成人の60％に比べて高齢者は50～55％と，加齢に伴い減少する．選択肢のなかでは55％が最も近い．(RB-医12，老6)(RB-医12，老6)

【正答率】76.5％　【選択率】1：20.5％　2：76.5％　3：2.2％　4：0.8％

正　解　2

101A8

加齢による身体機能の変化で上昇・増加するのはどれか．

1．肺活量　　2．基礎代謝率
3．収縮期血圧　　4．胃液分泌量

解法の要点

加齢による身体機能の変化について理解していれば解答できる．

解　説

×1　加齢に伴い，肺活量，1秒率ともに低下する．
×2　加齢に伴い，基礎代謝率は低下する．その主要因は，骨格筋量の減少である．
○3　加齢に伴い，収縮期血圧は上昇し，拡張期血圧は低下する．
×4　加齢に伴い，胃液分泌量は減少する．

【正答率】98.0％

正　解　3

老

基本事項

▼ 加齢による生理機能の変化

系統	変化	項目
消化管	上　昇	●直腸内圧閾値
	低　下	●咀嚼・嚥下機能　●食道・腸蠕動運動　●消化液の分泌 ●消化吸収能　●下部食道括約筋の機能　●肝重量　●肝血流量
循環器	上昇・増加	●左室壁肥大　●収縮期血圧（孤立性収縮期高血圧）　●脈圧の開大 ●血圧の変動性　●血管抵抗
	低　下	●運動時の心拍出量　●動脈壁の伸展性　●血圧調節予備能
内分泌	上　昇	●性腺刺激ホルモン［黄体形成ホルモン（LH），卵胞刺激ホルモン（FSH）］ ●副甲状腺ホルモン［パラトルモン（PTH）］
	変化しない	●コルチゾール
	低　下	●成長ホルモン　●メラトニン　●レニン　●カルシトニン
代謝	上　昇	●食後血糖
	低　下	●基礎代謝　●耐糖能
腎・泌尿器	増　加	●残尿量
	低下・減少	●糸球体数　●糸球体濾過量　●腎血流量　●尿の濃縮機能 ●エリスロポエチン産生量　●膀胱の収縮力
血液	低　下	●造血能（赤血球やT細胞等の減少）
呼吸器	上　昇	●肺の伸展のしやすさ（肺胞の膨張）　●残気量
	低　下	●1秒率　●肺活量　●気道クリアランス　●肺拡散能 ●胸壁コンプライアンス（胸壁の硬化）　●咳嗽反射 ●肺の弾性収縮力　●呼吸筋力
脳神経	低下・減少	●神経伝達速度　●脳代謝　●脳神経細胞
運動器	低　下	●筋肉量　●筋線維数　●身体活動　●熱産生能　●細胞内水分量（脱水） ●骨量（特に女性で著しく低下）　●骨質　●骨密度
皮膚	低下・減少	●皮脂量　●保湿因子　●汗腺　●体温調節機能[1)] ●温度・触・圧・痛覚の体性感覚
生殖機能　女性	低下・減少	●エストロゲン（卵胞ホルモン）　●プロゲステロン（黄体ホルモン） ●腟壁の潤滑液　●腟内の正常菌
生殖機能　男性	低下・減少	●テストステロン　●精巣（睾丸）の重量　●精子形成細胞　●射精機能

1）皮膚が温度を感知することで，その情報が視床下部の体温調節中枢に伝えられる．その情報により体温調節中枢が末梢の効果器（皮膚血管や汗腺）に指令を出し，体温調節のための反応が起こる．この調節を自律性体温調節という．

類　題

▼原文で掲載しているため内容が古く，解答等が現状にそぐわない場合がございます．

105P7

加齢に伴い老年期に上昇するのはどれか．

1．腎血流量　　2．最大換気量
3．空腹時血糖　　4．神経伝導速度

正　解　3

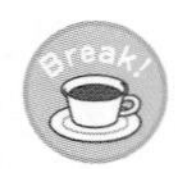

<老年期>

老年期は人生の締めくくりのときです．人生は後戻りできず，人間は必ず死ぬものです．老年期ではその運命を受け入れていくという大きな課題が与えられます．心身ともに老化していく過程で，その重い課題にどう向き合うかは，最後は人間としての成熟と円熟の力によると思われます．人間の最期に立ち合うことが多い看護師として，どのような援助ができるかを考えてみましょう．

QRコードをCheck！

➡類題の解説をアプリで確認しよう！

加齢による精神的機能の変化 (RB-老6) (RB-老6)

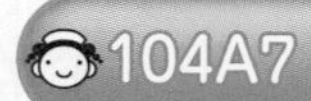

加齢によって衰えやすい機能はどれか.
1．記銘力
2．洞察力
3．判断力
4．統合力

解法の要点

加齢に伴う記憶力・知能・感情とパーソナリティの変化の特徴を整理しておこう.

解　説

○1　知能には一般的に流動性知能と結晶性知能の2つがある．記銘力，想起力などの流動性知能は，20歳頃にピークを迎えた後に低下していき，60歳を超える頃に急激に低下する．(RB-成3, 老6)(RB-成3, 老6)

×2
×3
×4
洞察力，判断力，統合力などの結晶性知能は，年齢とともに向上し，加齢の影響を受けにくい.

【正答率】99.5％

正　解　1

基本事項

▼ 流動性知能と結晶性知能

	定　義	具体例	加齢による変化
流動性知能	新しいことを覚えたり，新しい問題に対処したりする能力	記銘力，想起力，推理力，情報処理力	20歳頃にピークを迎えた後に低下していき，60歳以降は急激に低下する.
結晶性知能	過去の経験を発揮して物事に対処していく能力	語彙力，理解力，判断力，洞察力，統合力	年齢とともに向上し，加齢の影響を受けにくい.

類　題

▼原文で掲載しているため内容が古く，解答等が現状にそぐわない場合がございます.

103追A7
これまでに獲得した知識を統合して物事に対処する能力はどれか.
1．記銘力
2．想起力
3．結晶性知能
4．流動性知能
正　解　3

QRコードをCheck！

➡類題の解説をアプリで確認しよう！

★重要事項は赤字になっています．付録の赤シートを活用してしっかり覚えよう！

老

» 高齢者の権利擁護

高齢者虐待 (RB-老7) (RB-老7)

700予111

令和3（2021）年度における日本の養護者による高齢者虐待で正しいのはどれか．
1．被虐待者は男性より女性のほうが多い．
2．配偶者による虐待が最も多い．
3．ネグレクトとは家庭内暴力のことである．
4．心理的虐待が最も多い．

解法の要点
虐待の実態に関する問題である．虐待する側・される側の状況をイメージして解答しよう．

解　説
○1　令和3（2021）年度「高齢者虐待の防止，高齢者の養護者に対する支援等に関する法律に基づく対応状況等に関する調査結果」(厚生労働省）によると，養護者による高齢者虐待のうち，被虐待者は女性が75.6％，男性が24.4％であり，女性のほうが多い．
×2　同調査によると，虐待者の続柄は息子が38.9％と最も多く，続いて夫が22.8％である．男性による虐待が上位半数を占めている．
×3　ネグレクトとは，介護等放棄のことである．食事を与えない，極端な不潔状態におくなどがこれにあたる．
×4　同調査によると，養護者による高齢者虐待の内容では身体的虐待が最も多く，次いで心理的虐待，介護等放棄，経済的虐待，性的虐待となっている．

この問題には正答率はありません．（巻頭 p.12参照）

正　解　1

基本事項

▼ 養護者による高齢者虐待の種別（複数回答）

	身体的虐待	心理的虐待	介護等放棄	経済的虐待	性的虐待
件　数	11,310	6,638	3,225	2,399	76
構成割合（%）	67.3	39.5	19.2	14.3	0.5

※虐待の種別には重複があるため，内訳の合計は被虐待高齢者の総数16,809人と一致しない．
※構成割合（%）は被虐待高齢者の総数16,809人に対する割合であるため，合計は100%とはならない．
厚生労働省：令和3年度高齢者虐待の防止，高齢者の養護者に対する支援等に関する法律に基づく対応状況等に関する調査．

補足事項

▼ 虐待の通報・通告先

対　象	通報・通告先
児　童	市町村，福祉事務所，児童相談所（『児童虐待防止法』6条）
高齢者	市町村（『高齢者虐待防止法』7, 21条）
障害者	市町村［ただし，使用者（障害者を雇用する事業主）による障害者虐待の場合は，市町村または都道府県］（『障害者虐待防止法』7, 16, 22条）
配偶者	警察官，配偶者暴力相談支援センター（『DV防止法』6条）

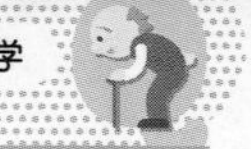

高齢者の看護

» コミュニケーション

高齢者とのコミュニケーション (RB-老11) (RB-老11)

700予112

高齢者とのコミュニケーションで適切なのはどれか.
1. 親しみやすいように敬語は使わない.
2. 耳元で大きな声で話す.
3. 背後から話しかける.
4. 非言語的コミュニケーションを用いる.

□□□

解法の要点

高齢者とのコミュニケーションでは加齢による聴力の低下に配慮しつつ，相手の理解を尊重し，礼儀をわきまえた行動をとるべきである.

解　説

×1　高齢者への敬意をもって接し，敬語を用いる.
×2　老人性難聴は徐々に進行する感音難聴で，音がゆがんで明瞭度が低下し，大きい音は不快に聴こえる．そのため大きすぎる声で話すことは避ける.
×3　表情や口元が見えるように話しかけるほうがよい.
○4　相手のペースに合わせ，ときにはジェスチャーなどの非言語的コミュニケーションを用いながらコミュニケーションをとる.

この問題には正答率はありません.（巻頭 p.12参照）

正　解　4

» 服薬管理

高齢者の服薬・薬物動態 (RB-老16) (RB-老15)

700予114

高齢者の薬物動態について正しいのはどれか.
1. 薬物の吸収は加齢により亢進する.
2. 血中濃度が低くなる.
3. 半減期が短くなる.
4. 中毒や副作用の自覚症状が表れにくい.

□□□

解法の要点

服薬における加齢の影響をきちんとおさえておこう.

解　説

×1　高齢者では加齢により，胃酸分泌や消化管運動，胃腸管血流量の低下，皮下脂肪・筋肉の組織透過性と末梢血流の低下が生じる．そのため，内服薬の吸収への影響は少ないといわれているが，経皮薬や注射薬の吸収は低下する場合がある.
×2
×3 ｝肝細胞数や肝血流量，薬物代謝酵素の減少によって，薬物代謝は低下する．このため，血中濃度の増加と半減期の延長がみられる.
○4　腎機能や肝機能の低下により中毒や副作用が起こりやすいが，自覚症状としては表れにくいため，注意が必要である.

この問題には正答率はありません.（巻頭 p.12参照）

正　解　4

基本事項

●**高齢者の薬物動態**：体内における薬の動きを薬物動態といい，吸収，分布，代謝，排泄の4要素から構成される．多くの薬物は受動拡散のため吸収については加齢による影響は少ない．一方，体脂肪量や筋肉量，体内総水分量などが関連する分布，主に肝機能や腎機能が関連する代謝，排泄においては加齢の影響を大きく受ける．そのため，高齢者は若年者に比べて薬物有害事象の発生が多く，注意が必要である.

老

老年期の主要症候

老年症候群

高齢者の脱水 (RB-老19) (RB-老18)

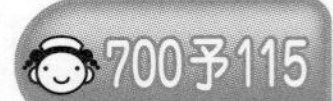

加齢によって高齢者に脱水が起こりやすくなる理由で正しいのはどれか.
dehydration

1. 筋肉量の増加により総体液量が増加する.
2. 口渇中枢の感受性が低下し,口渇感が減弱する.
3. 尿濃縮能が低下し,高張尿が増加する.
4. 腎臓における水分の再吸収力が亢進する.

□□□

解法の要点

高齢者の脱水についておさえておこう.

解説

×1 加齢に伴う細胞数の減少や筋肉量の減少により,総体液量は減少する.一般成人の総体液量は体重の約60%であるのに対して,高齢者は約50～55%と減少する. (RB-老6)(RB-老6)

○2 口渇感の減弱により,水分摂取量も低下する.

×3
×4 } 加齢により,尿細管萎縮などの器質的変化,抗利尿ホルモンの反応性や,レニン-アンジオテンシン-アルドステロン系の機能低下が起こる.その結果,水分・ナトリウムの再吸収力が低下し,尿濃縮能の低下や低張尿の増加がみられる.身体から水分が失われやすくなるため,脱水の要因のひとつとなり得る.

この問題には正答率はありません.(巻頭 p.12参照)

正　解　2

廃用症候群 (RB-老20) (RB-老19) (がんみえ196)

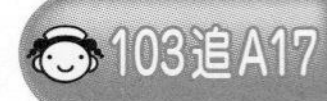

廃用症候群を示すのはどれか.
disuse syndrome

1. 濃い味付けに慣れると薄味がわからなくなる.
2. 年齢を重ねると小さな字が読みにくくなる.
3. 多量の発汗があると尿量が少なくなる.
4. 歩かないと下肢筋力が低下する.

□□□

解法の要点

廃用症候群とは,長期臥床などの活動性が低下した状態によって生じる二次的な身体機能や精神活動の低下である.本問では,活動性の低下(廃用症候群の要因)と結果(徴候,症状)の組み合わせを選択する.

解説

×1 活動性の低下による影響とは関係がなく,廃用症候群ではない.

×2 老視の説明であり,廃用症候群とは関連がない.

×3 恒常性を保つための反応であり,廃用症候群とは関連しない.

○4 歩かないことで活動性が低下し,二次的に身体機能が低下した状態であるため,廃用症候群である.歩かないと,下肢の筋力低下のほかに,骨密度の減少や関節の萎縮・変形,心肺機能の低下,消化機能・腸蠕動(ぜんどう)運動低下による食欲不振,便秘などを起こすおそれがある.

【正答率】98.4%

正　解　4

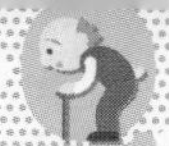

112P19

不活動状態が持続することで生じるのはどれか.

1．廃用症候群
disuse syndrome
2．緊張病症候群
catatonia syndrome
3．慢性疲労症候群
chronic fatigue syndrome
4．シックハウス症候群
sick house syndrome

解法の要点

高齢者は加齢に伴い短期間の不活動状態でもさまざまな心身の不調を生じる．活動性が低下した状態の維持によって生じる，二次的な身体臓器の機能低下について確認しておこう．(RB-老20)(RB-老19)

解　説

○1　廃用症候群は，長期臥床などの活動性が低下した状態によって生じる．
×2　緊張病症候群とは，カタレプシー，反響言語などの特徴的な症状を生じる精神運動の障害である．不活動状態の持続で生じる状態ではない．
×3　慢性疲労症候群とは，生活が著しく損なわれるほどの強い全身倦怠感などの症状が続く疾患である．不活動状態の持続で生じる状態ではない．
×4　シックハウス症候群とは，住居内の住宅建材などから発生する化学物質などに由来する皮膚・粘膜刺激症状といった健康障害の総称である．不活動状態の持続で生じる状態ではない．

【正答率】99.5％　【選択率】1：99.5％　2：0.2％　3：0.2％　4：0.0％

正　解　1

基本事項

▼ 廃用症候群

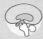
脳　周囲への関心や意欲が低下し，認知機能低下や抑うつ傾向になりやすい．

心臓　心機能低下による起立性低血圧，頻脈，血行障害による深部静脈血栓症，浮腫が生じやすい．

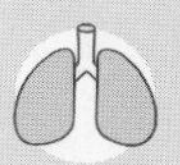
肺　肺活量・分時換気量・咳嗽（がいそう）力の低下により低酸素血症，誤嚥性肺炎や沈下性肺炎になりやすい．

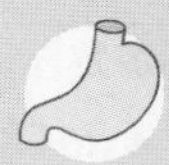
消化管　蠕動（ぜんどう）運動や消化吸収機能の低下により，低栄養，脱水，便秘になりやすい．

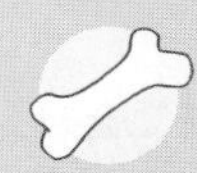
骨　骨量減少や骨萎縮により，骨粗鬆症が起こりやすい．

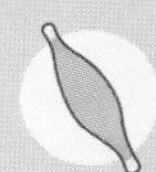
関節・筋肉　関節の拘縮・変形や筋萎縮・筋力低下により，ADLの低下が起こりやすい．

その他　褥瘡（じょくそう），失禁，尿路感染症，尿路結石 等

類　題

▼原文で掲載しているため内容が古く，解答等が現状にそぐわない場合がございます．

102P17
長期臥床によって生じるのはどれか．
1．高血糖　2．筋萎縮　3．食欲増進　4．心拍出量の増加
正　解　2

老

101A20

廃用症候群の予防で正しいのはどれか．
disuse syndrome

1．温罨法
2．安静臥床
3．減塩食の提供
4．関節可動域訓練

解法の要点

廃用症候群とは，寝たきりなどによる活動の低下によって生じる二次的な身体的・精神的機能の低下をいう．機能低下の予防につながるものを選ぼう．

解説

×1　温罨法（あんぽう）は炎症や老廃物などによる産物代謝に効果的であるが，廃用症候群の予防にはならない．(RB-基65)(RB-基63)

×2　安静臥床が廃用症候群を引き起こす．

×3　廃用症候群の消化器症状には，腸蠕動（ぜんどう）運動の低下による便秘があるが，減塩食（食塩制限食）ではその予防につながらない．

○4　自動運動･他動運動のいずれであっても，関節可動域訓練は廃用症候群予防につながる．

【正答率】99.5％

正解　4

QRコードをCheck！

➡類題の解説をアプリで確認しよう！

高齢者の尿失禁／便失禁

(RB-老21) (RB-老20)

700予118

トイレに間に合わず，尿失禁をするようになった人に対するケアとして**不適切**なのはどれか．
incontinence of urine

1．対象者と一緒に排尿パターンをアセスメントする．
2．直ちにおむつを装着する．
3．汚れた下着は速やかに交換する．
4．失禁したことを責めない．

解法の要点

失禁は羞恥心を伴い，自尊心が傷つくなどの精神的なダメージが大きい．そのことを念頭におき，尿失禁の原因や影響を踏まえて，不適切なケアはどれかを考えて解答しよう．

解説

○1　まずは，失禁の原因を明らかにする必要がある．

×2　尿失禁をするという理由だけで直ちにおむつを装着することは，患者の自尊心を傷つけ，自信の喪失，自立心の低下，意欲の喪失などにつながりかねず，適切なケアとはいえない．おむつ装着は最後の手段にするべきである．

○3　汚れた下着を着用し続けていると，陰部のスキントラブルにつながりやすいので，速やかに交換することが望ましい．

○4　失禁したことだけでも患者の自尊心は傷ついているため，追い打ちをかけるように責めてはいけない．

この問題には正答率はありません．(巻頭 p.12参照)

正解　2

基本事項

●**失禁がみられる高齢者へのかかわり**：これまで自立していた排泄のコントロールが難しくなることは，患者にとって非常に苦痛である．維持できている機能を最大限に活用し，自立できるよう支援する姿勢が大切である．

老年期疾患

老年期疾患の特徴

高齢者の罹患時の特徴 (RB-老22) (RB-老22)

700予119

高齢者の罹患時の特徴として正しいのはどれか.
1．症状の出方が定型的である.
2．薬剤の副作用（有害事象）が起こりにくい.
3．慢性化しやすい.
4．病状の変化は緩やかである.

解法の要点

高齢者が罹患した際の特徴を覚えておこう.

解　説

×1　症状の出方は非定型的であり，個人差が大きい.
×2　肝臓や腎臓の薬物の代謝・排泄機能が低下しているため，薬剤の副作用（有害事象）が起こりやすい.
○3　生理的機能の低下により，慢性化しやすく，複数の疾患にかかりやすい.
×4　予備能力が低下していることや，症状が非定型的であることによって，病状が急変する場合がある.

この問題には正答率はありません.（巻頭 p.12参照）

正　解　3

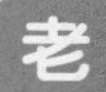

高齢者の運動器疾患の特徴 (RB-老26) (RB-老26)

103A23

高齢者の転倒による骨折が最も多い部位はどれか.

1. 頭蓋骨
2. 肩甲骨
3. 肋　骨
4. 尾　骨
5. 大腿骨

□□□

解法の要点

高齢者の転倒による骨折は，その後の日常生活活動（ADL）に大きくかかわってくる．基本的知識なので必ず覚えておきたい.

解　説

×1　頭蓋骨骨折は生命にも直接かかわる深刻なものであるが，高齢者の転倒による骨折としては，それほど多くない.

×2　頻度は低い．転倒ではなく交通外傷や転落などで比較的多くみられる.

×3　高齢者の転倒による骨折として最も頻度が高いものではない．ただし，実際の外来では肋骨骨折も多くみられる.

×4　高齢者が転倒し，尻もちをついた際などの骨折としては尾骨骨折ではなく脊椎圧迫骨折が多い.

○5　高齢者の転倒による骨折で最も多いのは，大腿骨頸部骨折である．治癒しにくく，ADLを大きく低下させる．そのほか高齢者の骨折で頻度が高いものとして，脊椎圧迫骨折（尻もちをついたとき），橈骨(とうこつ)遠位端骨折（手をついたとき），上腕骨近位端骨折（肩を打ったとき），肋骨骨折（胸を打ったとき）がある.

【正答率】98.9％　【選択率】1：0.3％　2：0.1％　3：0.4％　4：0.3％　5：98.9％

正　解　5

かんごろ

かんごろ　高齢者の骨折好発部位は？

高齢者は①　だいたい②　骨折る③

keyword

①高齢者は

②だいたい ⟶ 大腿骨頸部

③骨折る ⟶ 骨折

医療情報科学研究所 編：看護師国家試験のためのゴロあわせ集 かんごろ．第6版，メディックメディア，2018，p.157

類　題

▼原文で掲載しているため内容が古く，解答等が現状にそぐわない場合がございます.

100A23

高齢者の転倒による骨折で最も多い部位はどれか.

1. 尾　骨
2. 肋　骨
3. 頭蓋骨
4. 大腿骨
5. 肩甲骨

正　解　4

QRコードをCheck！

➡類題の解説をアプリで確認しよう！

小児看護学

(RB-成88)…『レビューブック2025』の参照ページ
(RB-成88)…『レビューブック2023-24』の参照ページ

小児の成長・発達

» 小児の成長・発達

成長・発達の原則 (RB-小2) (RB-小2) (病みえ小3)

700予120

子どもの成長・発達で正しいのはどれか.
1. 運動発達は頭部から脚部へと進む.
2. 新生児期には遺伝よりも環境の影響が大きい.
3. 運動機能は微細な運動から粗大な運動へと進む.
4. 各機能の臨界期は一定である.

解法の要点 成長・発達の原則を知っておこう. (RB-小2, 12)(RB-小2, 12)

解説

○1 文章どおり. まず首がすわり, 次にひとりで座れるようになり, それから立って歩けるようになることからもわかる.

×2 新生児期は胎内生活から胎外生活への適応の時期であり, 環境的因子よりも遺伝的因子の影響を大きく受ける.

×3 比較的単純で粗大な運動の後で, 複雑で微細な運動が出現する.

×4 臨界期（敏感期）とは, 成長・発達過程において, 諸機能を獲得するにあたり決定的に重要な時期のことで, 機能によって異なる.

この問題には正答率はありません. (巻頭 p.12参照)

正 解 1

基本事項

▼ 成長・発達の原則

① 成長・発達の原則は, 頭側から身体の下部方向, 中心から末梢方向である.
② 運動機能の発達の原則は, 粗大運動（全身を使った動き）から微細運動（身体の一部を使った動き）である.

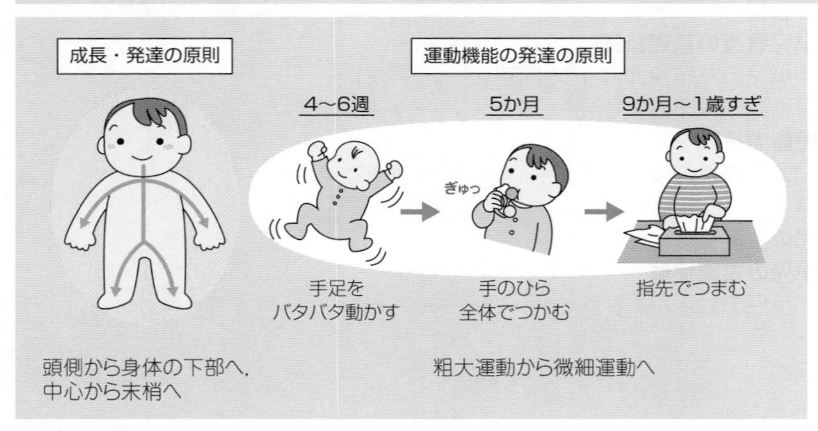

●**乳児の運動機能**：乳児の運動機能の発達過程には, 3つのポイントがある. これは, 頭に近いところから足先に向けて少しずつ, 神経の発達が正常に進んでいることの証拠である.

① 首のすわり（3～4か月）
② ひとり座り（6～8か月）
③ つかまって立っていられる（8～10か月）

» 小児の形態的特徴と成長

形態的特徴と成長 (RB-小3)(RB-小3)(病みえ小5)

106A6

標準的な発育をしている乳児の体重が出生時の体重の約2倍になる時期はどれか.
1．生後 3か月
2．生後 6か月
3．生後 9か月
4．生後12か月

解法の要点

乳児期は身体発育の著しい時期である．体重が出生時の2倍，3倍になる時期，身長が出生時の1.5倍，2倍になる時期は基本的な知識として覚えておこう．

解　説

○1
×2 } 生後3～4か月で体重は出生時の約2倍となる．
×3
×4　生後12か月（1年）で体重は出生時の約3倍となる．

【正答率】93.9％　【選択率】1：93.9％　2：4.6％　3：0.7％　4：0.7％

正　解　1

基本事項

▼ 身体発育の経過（平均）

年　齢	身　長	体　重	頭　囲	胸　囲
出生時	50cm	3,000g	33cm	32cm
3～4か月	—	2倍	頭囲＞胸囲	
1　歳	1.5倍	3倍	頭囲≒胸囲	
2　歳	—	4倍	頭囲＜胸囲	
4　歳	2倍	5倍		
12　歳	3倍	—		

補足事項

▼ 乳児の1日の体重増加量

0～3か月	3～6か月	6～9か月	9～12か月
25～30g	20～25g	15～20g	7～10g

類　題

▼原文で掲載しているため内容が古く，解答等が現状にそぐわない場合がございます．

102P6
標準的な発育をしている児において体重が出生時の約2倍になる月齢はどれか.
1．1か月
2．3か月
3．6か月
4．9か月
正　解　2

93A7
体重が出生時の約2倍になるのはどれか.
1．生後3か月
2．生後6か月
3．生後9か月
4．生後12か月
正　解　1

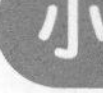

QRコードをCheck！

➡類題の解説をアプリで確認しよう！

★mediLinkアプリのQRコードリーダーで各ページ下部のQRコードを読み込むと，無料で解説動画を見られます．なお，動画を見るにはmediLink会員登録と，書籍付属のシリアルナンバーを登録する必要があります．詳しくは本書冒頭の袋とじをチェック！

第二次性徴 (RB-小4) (RB-小4) (病みえ小18, 19)

99P8

二次性徴で正しいのはどれか．
1．ホルモン変化を伴う．
2．男子にはみられない．
3．特定の身長になると発現する．
4．乳房の発育と初経の発来の順序は個人によって異なる．

解法の要点

胎生期に生じる男女の違いを第一次性徴というのに対し，性的に成熟する過程でみられる男性，女性の身体的特徴の発達を第二次性徴と呼ぶ．男女の第二次性徴の違いについて，その特徴を覚えよう．

解説

○1　思春期にみられる成長ホルモン，アンドロゲン，エストロゲンなどのホルモン動態の変化によって起こる．

×2　男子にもみられる．

×3　女子の初経発来は骨形成や脂肪沈着などの身体発育に相関するほか，遺伝的要素，栄養状態，心理的・社会的因子も関与する．身長変化と関連するとは一概には言えない．

×4　女子の第二次性徴は，8～10歳頃より現れ始め，通常，乳房・乳頭発育，陰毛，腋毛（えきもう），初経の順にみられる．発現時期には個人差があるが，発現順序に個人差はないと考えられる．

【正答率】88.0％

正　解　1

109A5

第二次性徴の発現に関与するホルモンはどれか．
1．抗利尿ホルモン〈ADH〉
2．黄体形成ホルモン〈LH〉
3．副甲状腺ホルモン〈PTH〉
4．甲状腺刺激ホルモン〈TSH〉

解法の要点

第二次性徴の発現は，アンドロゲンやエストロゲンなどの性ホルモンによって生じる．これらのホルモンに関係するものを選ぼう．

解説

×1　抗利尿ホルモン（ADH）は，視床下部で合成され脳下垂体後葉から分泌されるホルモンである．主に水分不足などによる血流量の減少や血漿浸透圧の上昇に反応して分泌され，腎臓における水の再吸収を促し，利尿を妨げる作用がある．(RB-D5)(RB-D5)

○2　黄体形成ホルモン(LH)は下垂体前葉から分泌されるホルモンである．思春期に増加し，精巣においてテストステロン，卵巣においてエストロゲンの分泌を増加させる．

×3　副甲状腺ホルモン（PTH）は副甲状腺から分泌されるホルモンで，骨，腸管，腎臓に作用し，血中のカルシウム濃度を増加させるとともにリンの濃度を低下させる．(RB-D7)(RB-D7)

×4　甲状腺刺激ホルモン（TSH）は下垂体前葉から分泌されるホルモンで，甲状腺に作用し甲状腺ホルモンの分泌を促進させる．(RB-D5)(RB-D5)

【正答率】95.3％　【選択率】1：0.4％　2：95.3％　3：1.2％　4：3.1％

正　解　2

類　題

▼原文で掲載しているため内容が古く，解答等が現状にそぐわない場合がございます．

103P5
思春期に分泌が増加するホルモンはどれか．
1．グルカゴン　2．オキシトシン　3．カルシトニン　4．アンドロゲン
正　解　4

96A8

初経を発来させるホルモンはどれか.
1. 卵胞ホルモン　　2. 抗利尿ホルモン
3. 副腎皮質ホルモン　　4. 甲状腺刺激ホルモン

解法の要点

第二次性徴について理解をしておく. まず, 急速な身長増加が始まり, その後, 女子では乳房・乳頭発育, 陰毛発生, 腋毛発生, 初経の順で出現することが多い. 初経を迎える年齢は通常10～13歳で, 98%の女性が15歳までに初経を迎える. (RB-P5, 9, 小4)(RB-P5, 9, 小4)

解説

○1 卵胞ホルモン(エストロゲン)は, 第二次性徴を発現・促進させ, 初経を発来させるホルモンである. エストロゲンの分泌は8～9歳から始まり, 皮下脂肪形成や, 生殖器・乳腺の発達を促す.

×2 抗利尿ホルモン(ADH)は, 初経の発来とは直接の関係はない. 血漿(けっしょう)浸透圧の上昇や血流量減少により分泌が促進され, 腎臓における水分の再吸収を促進し抗利尿作用を示す. (RB-D5)(RB-D5)

×3 副腎皮質ホルモンは, 初経の発来とは直接の関係はない. 副腎皮質ホルモンはコレステロールから合成されるステロイドホルモンで, 糖代謝に関与するグルココルチコイド, 電解質代謝に関与するミネラルコルチコイド, 男性ホルモンのアンドロゲンなどがある. (RB-D8)(RB-D8)

×4 甲状腺刺激ホルモン(TSH)は, 初経の発来とは直接の関係はない. 甲状腺ホルモンの分泌促進作用を示す. (RB-D5)(RB-D5)

この問題には正答率はありません. (巻頭 p.12参照)

正　解　1

基本事項

●女性ホルモンの分泌 : 700予108【基本事項】(P-2) 参照.

110P8

男子の第二次性徴による変化はどれか.
1. 精　通　　2. 骨盤の拡大
3. 皮下脂肪の増加　　4. 第1大臼歯の萌出

解法の要点

第二次性徴は性ホルモンの急激な分泌により生じる性器および身体の各部分の発達である. 男女それぞれに特有の発育をするため, 出現時期, 順序など男女別に理解しておこう.

解説

○1 精通は, 精管につくられた精液が, 初めて体外に射出された射精のことであり, 男子の第二次性徴による変化である.

×2 骨盤の拡大は第二次性徴によって女子に起こる変化である.

×3 皮下脂肪の増加は第二次性徴によって女子に起こる変化であり, 男子では筋肉が発達する.

×4 第1大臼歯は6～7歳頃に萌出(ほうしゅつ)する. 第二次性徴による変化ではない.

【正答率】99.6%【選択率】1 : 99.6% 2 : 0.2% 3 : 0.1% 4 : 0.1%

正　解　1

基本事項

▼ 第二次性徴出現順序

男　児	女　児
① 精巣(睾丸)発育(>4mL)	① 乳房・乳頭発育
② 陰茎発育	② 陰毛
③ 陰毛	③ 腋毛
④ 腋毛	④ 初経

類題

▼原文で掲載しているため内容が古く，解答等が現状にそぐわない場合がございます．

106A7
第二次性徴による身体の変化で正しいのはどれか．
1．精　通　　2．体重減少　　3．内臓脂肪の増加　　4．第1大臼歯の萌出
正　解　1

QRコードをCheck！
➡類題の解説をアプリで確認しよう！

» 小児の機能的特徴と発達

循環器系の発達 (RB-小5) (RB-小5) (病みえ小105)

111A8

学童期の脈拍数の基準値はどれか．
1．50～70/分　　2．80～100/分
3．110～130/分　　4．140～160/分

解法の要点

成長に伴い心臓が大きくなるにつれて心筋も発達していくため，年齢とともに1回の心拍出量が増加し，心拍数は減少する．小児の身体機能の特徴を踏まえ，発達段階別のバイタルサインの基準値を覚えておこう． (RB-小5)(RB-小5)

解説

×1
○2
×3
×4
学童期の脈拍数として，80～100/分は適切である．

【正答率】95.8％　【選択率】1：2.3％　2：95.8％　3：1.8％　4：0.1％

正　解　2

基本事項

▼ 小児の各バイタルサインの基準値

バイタルサイン	新生児期	乳児期	幼児期	学童期
心拍数（回/分）	120～160	100～120	90～110	80～100
収縮期血圧（mmHg）	60～90	80～90	90～100	100～110
拡張期血圧（mmHg）	30～50	60	60～65	60～70
呼吸数（回/分）	40～60	30～40	20～30	18～20
体温（腋窩(えきか)）(℃)	36.5～37.5		35.8～36.6	35.6～36.6

※体温は10～15歳で成人とほぼ同じとなる．

類題

▼原文で掲載しているため内容が古く，解答等が現状にそぐわない場合がございます．

105P6
学童期の正常な脈拍数はどれか．
1．50～70/分　　2．80～100/分　　3．110～130/分　　4．140～160/分
正　解　2

QRコードをCheck！
➡類題の解説をアプリで確認しよう！

免疫系の発達 (RB-小7) (RB-小7) (病みえ小109, 404)

108A8

母乳中に含まれている免疫グロブリンで最も多いのはどれか.

1．IgA
2．IgE
3．IgG
4．IgM

□□□

解法の要点

免疫グロブリンは種類によって獲得の経路や時期，作用が異なる．新生児の感染防御にはたらく免疫グロブリンを理解しよう．(RB-F7)(RB-F7)

解　説

○1　IgAは母乳（特に初乳）に多く含まれ，乳児に受動免疫を与える免疫グロブリンである．消化管や気道の局所免疫として働く．

×2　IgEはⅠ型アレルギーに関与する微量な免疫グロブリンで，マスト細胞や好塩基球の表面に結合し，ヒスタミンなどの化学伝達物質を遊離する．

×3　IgGは胎盤を通過できる唯一の免疫グロブリンで，毒物や微生物に結合し，無毒化する．

×4　IgMは免疫応答の初期に産生される免疫グロブリンで，細菌同士を結び付けて凝集させたり，補体を活性化したりする作用が強い．

【正答率】97.1％　【選択率】1：97.1％　2：0.3％　3：2.0％　4：0.7％

正　解　1

101P6

胎生期から10歳までの血清免疫グロブリン濃度の年齢による変動を図に示す.

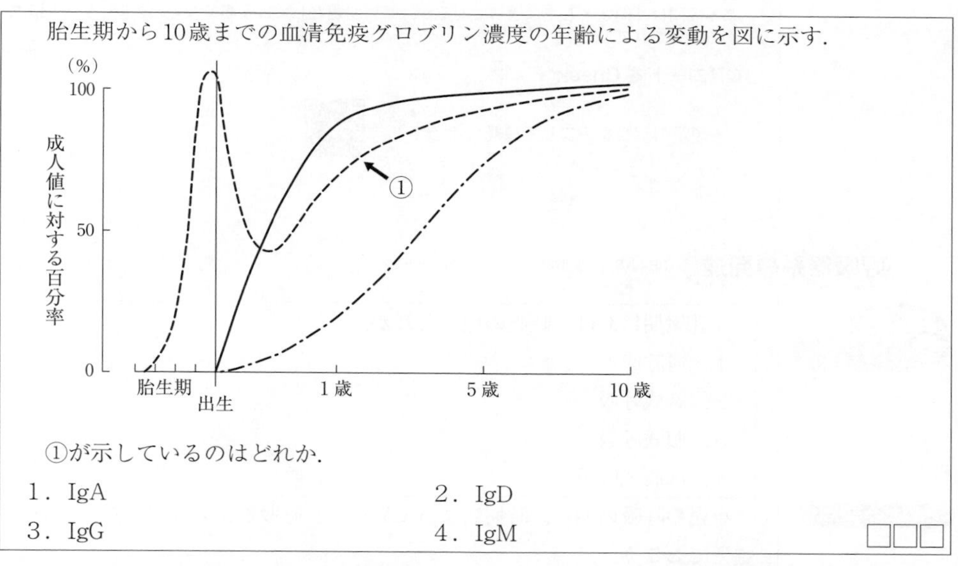

①が示しているのはどれか.

1．IgA
2．IgD
3．IgG
4．IgM

□□□

解法の要点

免疫グロブリンの種類と特徴を知っておくこと．そのなかでも，母から経胎盤的に胎児に移行する抗体がどれかを問うている問題である．

解　説

×1　IgAは出生時の胎児血中には存在せず母乳に多く含まれているため，母乳を飲み始めると徐々に増えていく．

×2　IgDはIgEの次に量の少ない免疫グロブリンである．IgD型骨髄腫や周期性発熱を伴うIgD血症の場合には測定は重要であるが，まだよく解明されていない部分も多い．

○3　IgGは胎盤を通過する唯一の移行抗体である．胎生期から血清濃度が上昇し，出生後は漸減していく．その一方で，自らの産生も少しずつ始まるが，すぐには追いつかず，生後6か月頃に最低レベルとなる．

×4　IgMは感染時，最初に産生される抗体である．出生時に認められれば，胎内感染を疑う．

【正答率】90.5％

正　解　3

小

基本事項

▼ 免疫グロブリン濃度の年齢による変動

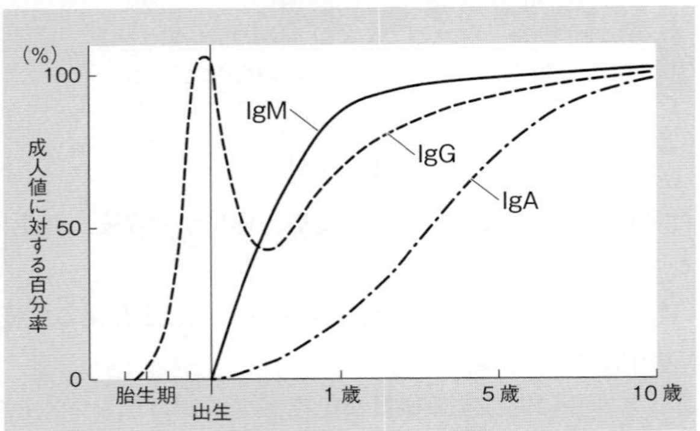

ナースの小児科学，第1版（衣笠昭彦著，大国真彦，澤田淳編），40頁，中外医学社，1993より転載

類　題

▼原文で掲載しているため内容が古く，解答等が現状にそぐわない場合がございます．

99A7
乳児でIgG抗体量が最も少なくなる時期はどれか．
1．生後 0～ 2か月
2．生後 3～ 6か月
3．生後 7～ 9か月
4．生後10～12か月
正　解　2
※本設問は「問題としては適切であるが，必修問題としては妥当でないため」という理由で不正解の場合，採点対象から除外されている．

QRコードをCheck！
➡類題の解説をアプリで確認しよう！

呼吸器系の発達

(RB-小8) (RB-小8) (病みえ小106, 556～559)

109P7

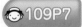

乳児期における呼吸の型はどれか．
1．肩呼吸
2．胸式呼吸
3．腹式呼吸
4．胸腹式呼吸

解法の要点

小児の呼吸の型は，時期によって異なる．呼吸器系の発達と併せ，各時期の呼吸法について覚えておこう．

解　説

×1　肩呼吸は，肩を上下に動かしながらの呼吸である．強度な呼吸困難になると，あらゆる呼吸筋を動員しようとするため，肩の上下運動を伴った呼吸をするようになる．

×2　胸式呼吸は，肋間筋の働きで胸郭を広げることによって行う呼吸運動である．胸郭や呼吸筋がより発達した学童期以降に行うようになる．(RB-I8)(RB-I8)

○3　腹式呼吸は，横隔膜を上下させることによって行う呼吸運動である．新生児や乳児は腹式呼吸を行う．これは，呼吸に関する筋肉（胸壁筋）が未発達で，横隔膜の働きだけで呼吸（横隔膜呼吸）をしているためである．(RB-I8)(RB-I8)

×4　2歳～幼児期後期の呼吸は，胸郭と呼吸筋の発達に伴い，胸部と腹部を同時に使う胸腹式呼吸となる．

【正答率】73.1％　【選択率】1：0.3％　2：10.8％　3：73.1％　4：15.8％

正　解　3

類　題

▼原文で掲載しているため内容が古く，解答等が現状にそぐわない場合がございます．

103追A6
幼児期後期における呼吸の型はどれか．
1．肩呼吸
2．胸式呼吸
3．腹式呼吸
4．胸腹式呼吸
正　解　4

QRコードをCheck！

➡類題の解説をアプリで確認しよう！

脳・神経系の発達 (RB-小8) (RB-小8) (病みえ小3, 10)

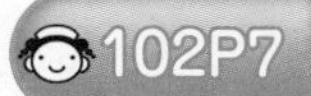

102P7

標準的な発育をしている児において脳重量が成人の約90％に達する年齢はどれか．
1．　5～　6歳
2．　8～　9歳
3．11～12歳
4．15～16歳

解法の要点

臓器により成長速度は違い，スキャモン,R.E.（Scammon,R.E.）が4型にパターン分類している．脳などの中枢神経は神経系型に分類され，出生直後の成長速度は非常に速い．ほかに一般型，生殖器型とリンパ系型があり，リンパ系型も速く，生殖器型は最も遅い．(RB-小2)(RB-小2)

解　説

○1
×2
×3
×4
} 脳は中枢神経で成長速度は速く，その重量は5歳で成人の約90％に達する．

【正答率】62.5％

正　解　1

基本事項

▼ スキャモン,R.E.による発育曲線

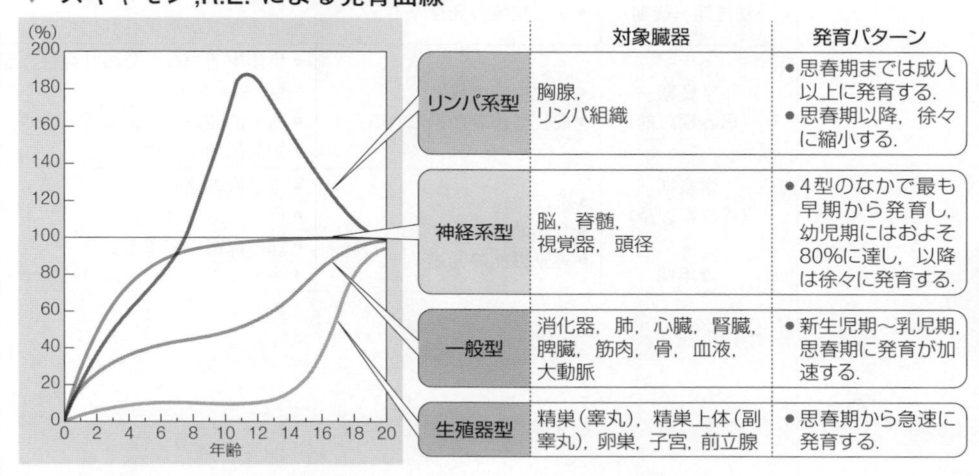

	対象臓器	発育パターン
リンパ系型	胸腺，リンパ組織	●思春期までは成人以上に発育する． ●思春期以降，徐々に縮小する．
神経系型	脳，脊髄，視覚器，頭径	●4型のなかで最も早期から発育し，幼児期にはおよそ80%に達し，以降は徐々に発育する．
一般型	消化器，肺，心臓，腎臓，脾臓，筋肉，骨，血液，大動脈	●新生児期～乳児期，思春期に発育が加速する．
生殖器型	精巣(睾丸)，精巣上体(副睾丸)，卵巣，子宮，前立腺	●思春期から急速に発育する．

医療情報科学研究所 編：病気がみえるvol.15 小児科．第1版，メディックメディア，2022，p.3より引用改変

» 小児の発達過程

運動・言語・心理社会的発達 (RB-小9) (RB-小9) (病みえ小14, 15)

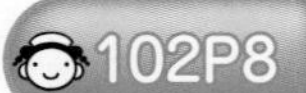

102P8

乳児期の特徴はどれか.

1. 分離不安
2. 第一次反抗期
3. ギャングエイジ
4. 自我同一性の確立

解法の要点

乳児期は，新生児期以後1年までの時期であり，身体発育・精神発達が著しい．乳児は自分だけで生存できないため母親または代理者からの母性的世話が必要である．

解　説

○1　分離不安とは，母親と引き離されることによって乳児期に生じる不安のことで，母親が離れると不安になって泣く，探し求めるなどの行動がみられる．

×2　第一次反抗期は2歳過ぎ頃から始まる．社会性の発達がみられる幼児期前期の特徴である．

×3　ギャングエイジは学童中期～後期にかけて，遊びを中心にして集団をつくる時期のことである．

×4　自我同一性の確立は青年期の発達課題である． (RB-成3)(RB-成3)

【正答率】96.0％

正　解　1

基本事項

▼ 各ライフサイクルにおける特徴

時　期	身体的特徴	心理・社会的特徴
乳児期 （出生～12か月）	● 形態の発達 ● 運動機能の発達	● 言語の発達 ● 知能，情緒の発達 ● 社会性の発達
幼児期（前期）	● 運動機能の発達	● 概念の形成 ● 言語の発達（会話でき始める） ● 社会性の発達（第一次反抗期が始まる）
幼児期（後期）	● 生理機能の発達	● 集団生活ができてくる． ● 生活習慣が形成され始める．
学童期 （思春期以前）	● 生理機能の成熟 ● 成長に性差がみられる．	● 集団生活のなかでの社会性の発達（ギャングエイジ） ● 基本的能力の獲得（読み書き，計算 等） ● 知的活動の発達
学童期 （思春期以降） ≀ 青年期	● 第二次性徴 ● 身体的成熟 ● 運動機能の発達	● 自己像の確立 ● 将来の方向性の選択 ● 性的役割の学習 ● 親からの心理的自立（親の干渉を嫌う）

104P6

乳幼児で人見知りが始まる時期はどれか.

1．生後 1～ 2か月
2．生後 6～ 8か月
3．生後18～24か月
4．生後36～42か月

□□□

解法の要点

人見知りは，発達の指標のひとつとなる．どの時期に恐れや怒りの情緒が現れるようになるか，情緒の分化を思い出してみよう．(RB-小13)(RB-小13)

解　説

×1　生後1～2か月では，まだ人の顔を見分けることはできない．

○2　生後6か月頃から特定の人の顔（母親や父親）を見分けるようになり，知らない人に対しては人見知りをする．また，母親が自分の視界から消えると，不安を感じて泣いたり，後追いをしたりするようになる．

×3 ×4　生後6か月以降に人見知りが始まり，一般的には2歳頃には著しい人見知りはしなくなってくる．したがってこの時期に人見知りが始まることは不自然である．

【正答率】97.4％ 【選択率】1：1.1％ 2：97.4％ 3：1.3％ 4：0.2％

正　解　2

108P7

生後4か月の乳児の発達を評価するのはどれか.

1．寝返り
2．お座り
3．首のすわり
4．つかまり立ち

□□□

解法の要点

生後4か月の乳児の多くができる粗大運動は何かを問われている．乳幼児期の子どもの発達は著しく，問われている粗大運動と合わせて，微細運動，言語，情緒・社会性，生活習慣の発達も理解しておくとよい．(RB-小12)(RB-小12)

解　説

×1　寝返りができるようになるのは，5～6か月である．

×2　お座りができるようになるのは，6～8か月である．

○3　首のすわりを定頸といい，3～4か月で定頸するようになる．市町村の多くは3～4か月健診を実施しており，その際には定頸や追視（ものの動きを目で追うこと）の有無，体重が出生時の約2倍になったかを確認する．

×4　つかまり立ちができるようになるのは，8～10か月である．

【正答率】94.6％ 【選択率】1：4.1％ 2：1.2％ 3：94.6％ 4：0.2％

正　解　3

類　題

▼原文で掲載しているため内容が古く，解答等が現状にそぐわない場合がございます．

100P7
生後6か月児で発達の遅れを疑うのはどれか.
1．親指と人さし指を使って，物をつまむことができない.
2．意味のある言葉を話すことができない.
3．つかまり立ちができない.
4．首がすわらない.
正　解　4

小

99P7 !

言語の発達で2歳ころに可能になるのはどれか.
1．喃語を話す.
2．音を真似る.
3．二語文を話す.
4．接続詞を使う.

解法の要点

心理・社会的な発達と関連させ，言葉の発達の過程をイメージするとわかりやすい．喃語(なんご)，1語文，2語文とはどのような言語を意味するのか整理しておこう.

解　説

×1　喃語とは「アー」「ウー」といった母音を主とする発声で，2～3か月頃からみられる.
×2　音をまねることは9か月頃からみられる.
○3　2～2歳半くらいで「ママ　きた」「これ　やだ」など，2語をつなげた言葉で話せるようになる.
×4　接続詞を使うようになるのは3歳くらいである.

【正答率】98.0％

正　解　3

類　題

▼原文で掲載しているため内容が古く，解答等が現状にそぐわない場合がございます.

94A8
2歳児ができるのはどれか.
1．二語文を話す.
2．ボタンをかける.
3．ジャンケンをする.
4．スキップをする.
正　解　1

99A8 !

発達遅滞を疑うのはどれか.
1．3か月でスプーンが持てない.
2．1歳でスキップができない.
3．3歳で両親の名前が言えない.
4．5歳で2本の線の長い方が選べない.

解法の要点

小児の成長・発達の知識が問われている．基本的な成長・発達をおさえ，それぞれの年齢の小児の生活をイメージして考えてみよう.

解　説

×1　物を握るようになるのは6か月以降である.
×2　1歳は歩けるようになる年齢であり，スキップができるのは5歳くらいである.
×3　両親の名前が言えるようになるのは4歳以降である.
○4　3歳までに長い，短いが比較できるようになる.

【正答率】92.5％

正　解　4

基本事項

▼ 小児の発達過程

	運動				言語	
1か月						
2か月					アー，ウー等の発声をする	
3か月	首が完全にすわる			物の動きを追う（追視）		
4か月						
5か月		寝返り				
6か月	お座り		手から手に物を持ち替える		喃語様のおしゃべりをする	
7か月						
8か月		つかまり立ち				
9か月	ハイハイする		指先で物をつまむ			
10か月						
11か月		つたい歩き				
12か月（1歳）		ひとり歩き			1語文（ママ 等），意味のある言葉（有意語）を話す	大人の物まねをする
13か月						
14か月		上手に歩く				
15か月						
16か月						
17か月	走る					
18か月		階段上り	4個の積み木を重ねる			
19か月						
20か月						
21か月						
22か月						
23か月						
2歳		滑り台		ページをめくる	2語文（パパ，カイシャ 等）を話す	
2歳半				8個の積み木を重ねる		自分の名前を言う
3歳		三輪車	○（丸）を描く		簡単な文章を話す	
3歳半	片足立ち（3～5秒）	けんけん				色の名前を4色言える
4歳						
4歳半				□（四角）を描く		
5歳		スキップ	△（三角）を描く			

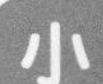

基本事項

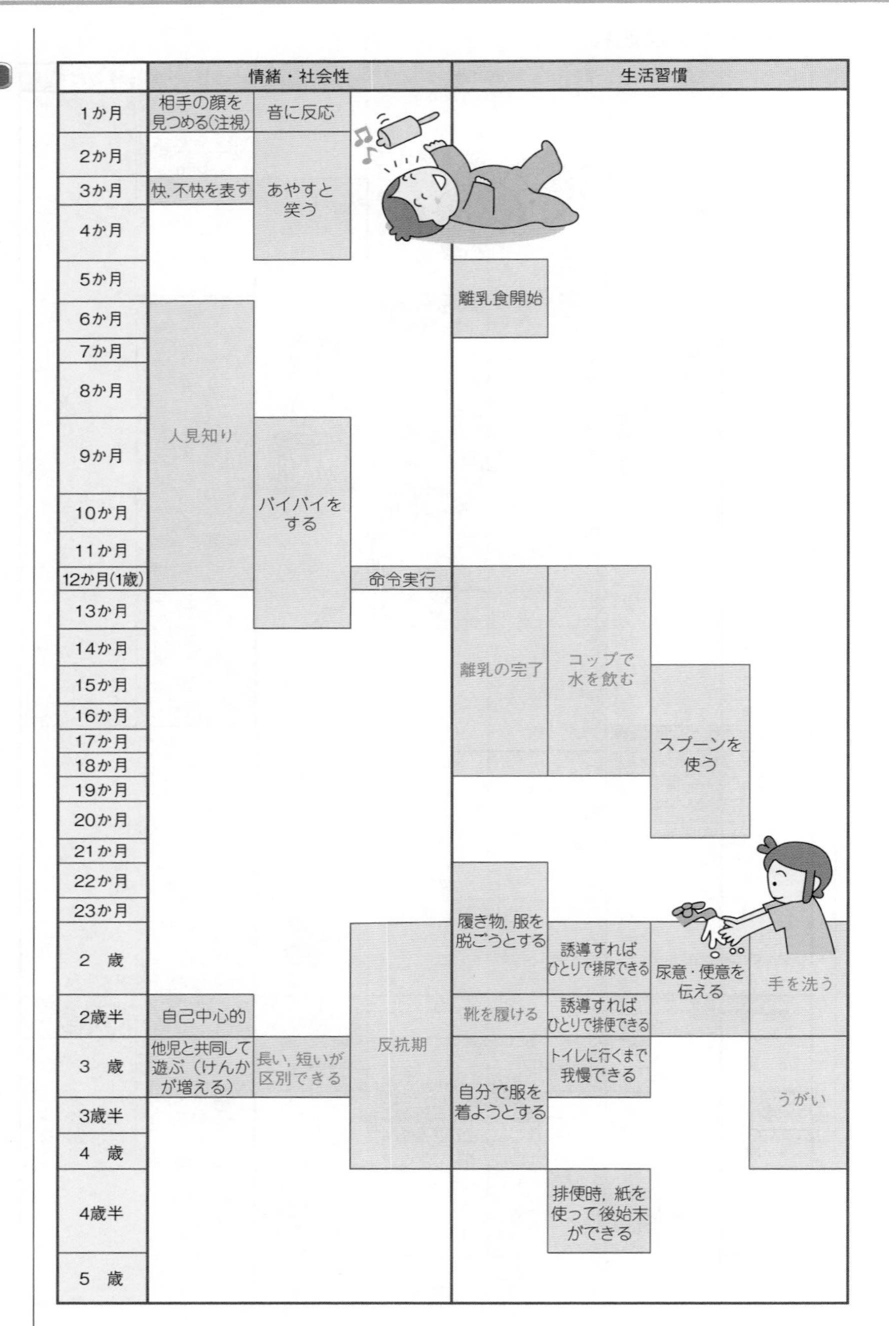
情緒・社会性
生活習慣
1か月
2か月
3か月
4か月
5か月
6か月
7か月
8か月
9か月
10か月
11か月
12か月(1歳)
13か月
14か月
15か月
16か月
17か月
18か月
19か月
20か月
21か月
22か月
23か月
2　歳
2歳半
3　歳
3歳半
4　歳
4歳半
5　歳
相手の顔を見つめる(注視)
音に反応
快, 不快を表す
あやすと笑う
人見知り
バイバイをする
命令実行
自己中心的
他児と共同して遊ぶ（けんかが増える）
長い, 短いが区別できる
反抗期
離乳食開始
離乳の完了
コップで水を飲む
スプーンを使う
履き物, 服を脱ごうとする
誘導すればひとりで排尿できる
尿意・便意を伝える
手を洗う
靴を履ける
誘導すればひとりで排便できる
自分で服を着ようとする
トイレに行くまで我慢できる
うがい
排便時, 紙を使って後始末ができる

112A7

運動機能の発達で3歳以降に獲得するのはどれか.
1．階段を昇る.
2．ひとりで立つ.
3．ボールを蹴る.
4．けんけん〈片足跳び〉をする.

解法の要点

粗大運動がどのように発達していくのか，それぞれの動作ができるようになる時期と併せて理解しておこう．(RB-小12)(RB-小12)

解　説

×1　階段を昇ることができるようになるのは，1歳6か月以降である.
×2　ひとりで立つことができるようになるのは，12か月頃である.
×3　ボールを蹴ることができるようになるのは，1歳9か月頃である.
○4　片足で立つことができるようになるのは3歳頃であり，けんけんができるのは3歳6か月頃である.

【正答率】69.6％　【選択率】1：9.1％　2：0.4％　3：20.9％　4：69.6％

正　解　4

基本事項

●小児の発達過程：99A8【基本事項】(小-13) 参照.

108A9

思春期にある人が親密な関係を求める対象はどれか.
1．教　師
2．祖父母
3．友　人
4．両　親

解法の要点

思春期は子どもから大人へと移行する時期である．本設問は思春期の心理・社会的特徴について問われている問題であるが，他の発達段階における心理・社会的特徴とともにおさえておきたい.

解　説

×1
×2
○3
×4
思春期では，親への依存関係から抜け出し，心理的に自立しようとする（心理的離乳）一方で，これまでどおり親への依存心や甘えをもつというアンビバレント（両価的）な感情を抱く．その結果，思春期には社会的な孤独を感じやすくなり，同年輩の友人との親密な関係をより求めるようになる.

【正答率】98.3％　【選択率】1：0.3％　2：0.6％　3：98.3％　4：0.8％

正　解　3

類　題

▼原文で掲載しているため内容が古く，解答等が現状にそぐわない場合がございます.

107A7
思春期にみられる感情の特徴はどれか.
1．情緒的に安定し穏やかになる.
2．思い通りにならないと泣き叫ぶ.
3．親に対して強い愛情表現を示す.
4．依存と独立のアンビバレント〈両価的〉な感情をもつ.
正　解　4

104A6
思春期の子どもの親に対する行動の特徴で適切なのはどれか.
1．親からの干渉を嫌うようになる.
2．親と離れると不安な様子になる.
3．親に秘密を打ち明けるようになる.
4．親からの助言を素直に聞けるようになる.
正　解　1

97A8

思春期の特徴はどれか.

1．分離不安
2．第二次性徴
3．第一次反抗期
4．ギャングエイジ

解法の要点

思春期の特徴をおさえておこう.

解　説

×1　幼児はいつでも母親と一緒にいたいと願っているため，母親がどこかに行ってしまうのではないかと思ったときには不安になる．このような不安を分離不安という.

○2　青年期（思春期）に入ると，身体面の発育に伴って性による差異がはっきりしてくる（第二次性徴）とともに，心理的にも性的な傾向がはっきり現れてくる．(RB-小4)(RB-小4)

×3　2～4歳頃の幼児期に第一次反抗期が現れる．子どもの心に「自分」という意識が強く現れてくるので，大人に何か言われると「イヤ」と言ってはねかえす．思春期に現れる反抗期は第二次反抗期である.

×4　学童では9歳を過ぎる頃から，集団的な行動や組織的な遊びを好むようになる．この傾向は12～13歳頃まで続き，ギャングエイジといわれる.

この問題には正答率はありません．（巻頭 p.12参照）

正　解　2

類　題

▼原文で掲載しているため内容が古く，解答等が現状にそぐわない場合がございます.

93A8
思春期の特徴はどれか.
1．ギャングエイジ
2．自我形成
3．分離不安
4．モラトリアム
正　解　2

QRコードをCheck！

➡類題の解説をアプリで確認しよう！

遊び

(RB-小14) (RB-小14) (病みえ小15)

700予121

幼児が同じ場所で，ほかの幼児と同じような行動をしているが，お互いに関係なくバラバラに遊んでいる．このような遊び方はどれか．

1．ひとり遊び　　2．傍観遊び
3．並行遊び　　4．連合遊び

解法の要点

小児の遊びを社会性の立場から分類すると，選択肢のような遊びのほかに，協同遊びなどがある．それぞれについて復習しておこう．

解説

×1　ひとり遊びでは，周囲と関係なくひとりで遊び，他児がいても無関心である．3か月すぎから2～3歳の子どもに多い．

×2　傍観遊びでは，他児の遊びに関心をもち始め，じっと見ていたり，ときに言葉をかけたりする．しかし遊びには積極的には加わらない．2～3歳の子どもに多い．

○3　並行遊びでは，他児の遊びを見ていて自然に引き込まれ，自分もそれをやり始める．同じ場所で同じことをしているが，一緒に遊んではいない．お互いに関係なく遊び，ひとり言が目立つ．2～3歳の子どもに多い．

×4　連合遊びとは，他児と一緒に同じように遊んでいるが，役割分担がはっきりしていない遊び方である．幼児期の後期に多い．

この問題には正答率はありません．(巻頭p.12参照)

正解　3

基本事項

▼ 社会関係からみた小児の遊び

種　類	対象年齢	遊びの内容
ひとり遊び	3か月すぎから2～3歳まで	周囲と関係なくひとりで遊び，他児がいても無関心である．
傍観遊び	2～3歳	他児の遊びに関心をもち始め，言葉をかけたり，じっと見ていたりするが，遊びに加わりはしない．これによって遊び方を理解し，まねて遊ぶようになる．
並行遊び	2～3歳	同じ場所で他児と同じように行動しているが，お互いに関係なくバラバラに遊んでいる．
連合遊び	幼児期後期	他児と一緒に同じ遊びを行うが，遊びにおける役割分担がなされていない．
協同遊び	幼児期後期	ルールや役割を決め，共通の目的をもった集団で遊ぶ．

» 小児の成長・発達の評価

成長・発達の評価 (RB-小15) (RB-小15) (病みえ小9)

700予122

図に4人の男児の1歳0か月から5歳0か月までの身長計測値の変化を示す.

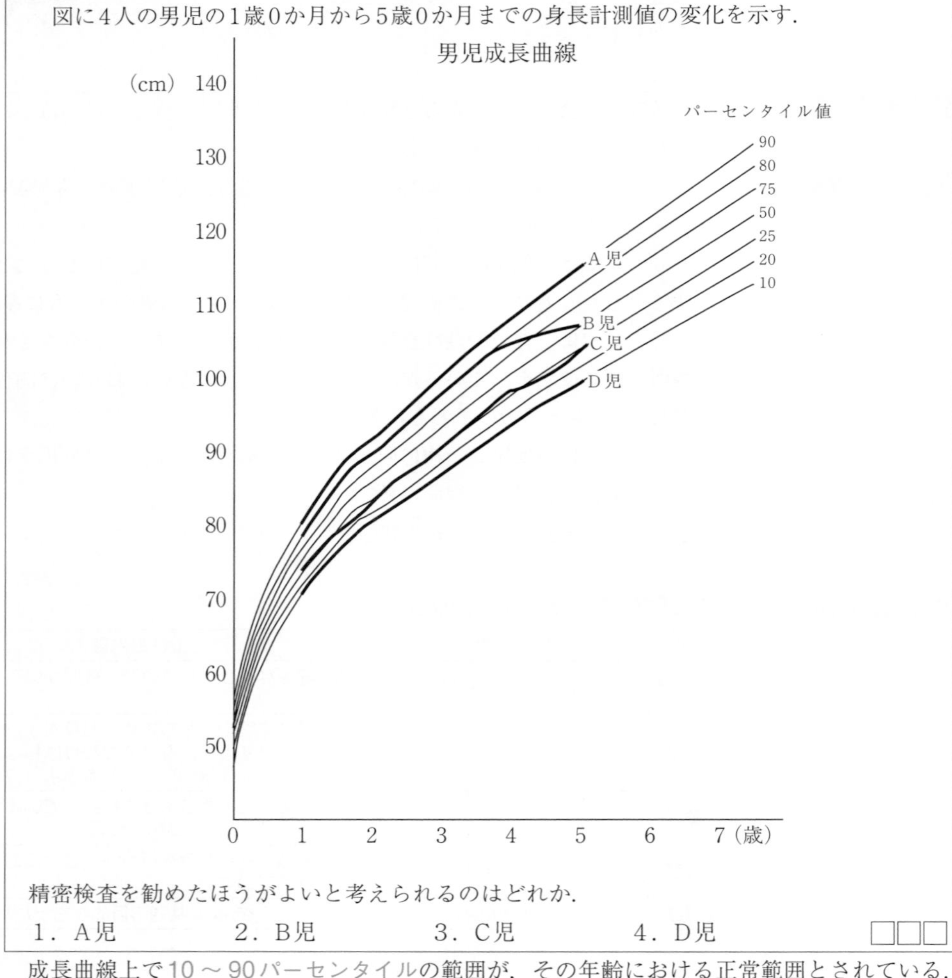

精密検査を勧めたほうがよいと考えられるのはどれか.

1. A児　2. B児　3. C児　4. D児

解法の要点

成長曲線上で10～90パーセンタイルの範囲が, その年齢における正常範囲とされている. なお, 3パーセンタイル未満と97パーセンタイルを超える場合は精査を考慮する.

解説

×1　A児は上限のラインではあるが, 経時的には順調に成長しているため, 経過観察でよい.

○2　B児は4歳以降, 身長の伸び率が低下している. 5歳時点での身長は正常範囲内だが, 何らかの疾患が原因で成長が鈍っている可能性もあり, 精密検査が必要だと考えられる.

×3　C児は成長の速度が一定ではないが, 身長は伸びてきており, 異常とはいえない.

×4　D児は下限のラインではあるが, 経時的には順調に成長しているため, 経過観察でよい.

この問題には正答率はありません. (巻頭 p.12参照)

正解 2

基本事項

● **パーセンタイル値**：計測値を小から大の順番に並べ, 全体を100とした場合, 対象が何番目であるかを表したものである. たとえば10パーセンタイルとは, 全体を100として小さいほうから数えて10番目という意味である.

106P21

Kaup〈カウプ〉指数の計算式はどれか.

1．$\frac{\text{体重 (g)}}{\text{身長 (cm)}^2} \times 10$

2．$\frac{\text{体重 (g)}}{\text{身長 (cm)}^3} \times 10^4$

3．$\frac{\text{体重 (kg)}}{\text{身長 (m)}^2}$

4．$\frac{\text{実測体重 (kg)} - \text{標準体重 (kg)}}{\text{標準体重 (kg)}} \times 100$

解法の要点

カウプ指数は，乳幼児の発育状態の程度を表す指標であり，頻出である．カウプ指数の計算式，標準値についておさえておこう．なお，この設問の選択肢は，すべて発育や肥満に関する指数の計算式である．他の計算式についても整理しておさえておこう．

解　説

○1　カウプ指数の計算式であり，乳幼児の発育状態の程度を示すものである．標準値は15～18である．

×2　ローレル指数の計算式であり，学童期以降の体型や栄養状態の程度を示すものである．標準値は110～160である．

×3　BMI（body mass index）の計算式であり，標準は22である．通常成人に用いる，国際的な肥満度の指標である．(RB-基36)(RB-基36)

×4　肥満度を表す計算式であり，±10％以内が理想である．小児の場合，肥満判定は6歳未満の幼児で15％以上，6～18歳未満で20％以上である．(RB-小21)(RB-小20)

【正答率】88.4％　【選択率】1：88.4％　2：8.9％　3：1.0％　4：1.7％

正　解　1

基本事項

▼ 身体発育評価の方法

	計算式	標準値
カウプ指数 （乳幼児期）	$\frac{\text{体重 (g)}}{\text{身長 (cm)}^2} \times 10$	15～18
ローレル指数 （学童期～）	$\frac{\text{体重 (g)}}{\text{身長 (cm)}^3} \times 10^4$	110～160
肥満度（%）	$\frac{\text{実際の体重 (kg)} - \text{標準体重 (kg)}}{\text{標準体重 (kg)}} \times 100$	肥満判定： 6歳未満の幼児 15％以上 6～18歳未満 20％以上

発達検査法／知能検査法

(RB-小18)(RB-小17)(病みえ小663, 664)

改95A7

日本で用いているDENVERⅡ（デンバー発達判定法）で90％の乳児の首がすわる月齢基準はどれか.

1．2か月
2．4か月
3．6か月
4．8か月

解法の要点

日本で用いているDENVERⅡ（デンバー発達判定法）の90％通過率を聞いているが，一般的な運動の発達を理解していれば応用が可能である．(RB-小12)(RB-小12)

解　説

×1　2か月では首を上げることはできるが，しっかりと保持はできない.

○2　首がすわるのは3～4か月である.

×3　6か月は寝返りができる時期である.

×4　8か月はお座りやつかまり立ちができる時期である.

この問題には正答率はありません.（巻頭 p.12 参照）

正　解　2

小児の栄養

» 小児の栄養

離　乳 (RB-小20) (RB-小19) (病みえ小28)

700予123

標準的な離乳開始の目安はどれか.

1. 生後3か月
2. 体重7kg
3. 舌の哺乳反射の出現
4. 咀嚼の出現

解法の要点

離乳の開始とは, なめらかにすり潰した状態の食物を初めて与えることを意味する.

解　説

×1　生後3か月では咀嚼(そしゃく)能力, 嚥下(えんげ)能力, 消化能力など, 固形食を受け入れる能力が十分ではないので, 離乳の開始時期としては早すぎる.

○2　体重7kgは生後5～6か月程度での体重であり, 離乳開始の目安として適切である. 体重, 月齢に加えて, スプーンを口に入れても舌で押し出さなくなること, 首がすわり, 支えると座れるようになることが開始の目安とされている.

×3　哺乳反射とは, 固形物が口の中に入ったときに舌で押し出そうとする原始反射である. 哺乳反射は生後4～5か月で弱まってくるとされているため, 離乳食用のスプーンを赤ちゃんの口に入れてみて, 哺乳反射がみられる場合, 離乳食はまだ早いと判断される.

×4　離乳の開始時期に咀嚼運動ができなくても構わない.

この問題には正答率はありません. (巻頭 p.12参照)

正　解　2

基本事項

●**離乳**：乳汁（母乳やミルク）の栄養から, 幼児食（固形食）へと移行する過程のこと. たとえばスープ, 果汁などの摂取だけでは離乳とはいわない.

●**離乳の完了**：形のある食物を噛み潰すことができるようになり, エネルギーや栄養素の大部分を母乳やミルク以外の食物から摂れるようになった状態をいう. 時期は生後12～18か月頃である.

▼ 離乳の意義

① 乳汁だけでは不足してしまう鉄分, カルシウム, ビタミンD・K, 蛋白質を離乳食により補給する.
② 乳汁だけで必要な栄養を満たそうとすると, 水分が過剰になる. 離乳食により, 少ない水分で必要な栄養の摂取が可能となる.

700予124

一般的な7～8か月児の食事の調理形態はどれか.

1. なめらかにすりつぶした状態のもの
2. 舌でつぶせる固さのもの
3. 歯ぐきでつぶせる固さのもの
4. 歯ぐきで噛める固さのもの

解法の要点

各時期に適した離乳食の形態は, 厚生労働省の「授乳・離乳の支援ガイド」で示されている. 乳幼児の発達と併せておさえておこう.

解　説

×1　離乳は通常, 生後5～6か月頃（体重7kgくらいが目安）で開始する. 最初の1か月程度（離乳初期）の調理形態は, なめらかにすり潰したドロドロしたおかゆのようなものである.

○2　生後7～8か月頃は離乳中期と呼ばれ, 調理形態は, 舌で潰せる固さのものである.

×3　生後9～11か月頃は離乳後期と呼ばれ, 調理形態は, 歯ぐきで潰せる固さのものである.

×4　歯ぐきで噛める固さのものは, 離乳完了期の生後12～18か月頃の調理形態である.

この問題には正答率はありません. (巻頭 p.12参照)

正　解　2

基本事項

▼ 離乳食の進め方の目安

	離乳の開始 ──────────────────→ 離乳の完了			
	離乳初期	離乳中期	離乳後期	離乳完了期
	生後5～6か月頃	7～8か月頃	9～11か月頃	12～18か月頃
食べ方の目安	●子どもの様子を見ながら，1日1回1さじずつ始める． ●母乳や育児用ミルクは飲みたいだけ与える．	●1日2回食で，食事のリズムをつけていく． ●いろいろな味や舌触りを楽しめるように食品の種類を増やしていく．	●食事のリズムを大切に，1日3回食に進めていく． ●共食を通じて食の楽しい体験を積み重ねる．	●1日3回の食事のリズムを大切に，生活リズムを整える． ●手づかみ食べにより，自分で食べる楽しみを増やす．
調理形態	なめらかにすり潰した状態	舌で潰せる固さ	歯ぐきで潰せる固さ	歯ぐきで噛める固さ
歯の萌出の目安		乳歯が生え始める．	1歳前後で前歯が8本生えそろう． 離乳完了期の後半頃に奥歯（第一乳臼歯）が生え始める．	
摂食機能の目安	口を閉じて取り込みや飲み込みができるようになる．	舌と上顎で潰していくことができるようになる．	歯ぐきで潰すことができるようになる．	歯を使うようになる．

厚生労働省：授乳・離乳の支援ガイド．2019，p.34より改変

小児看護

≫ 小児看護の基礎技術

小児のバイタルサイン測定 (RB-小26) (RB-小25) (病みえ小46～48)

98A5

入院中の乳児のバイタルサインで最初に測定するのはどれか．

1．体　温
2．呼　吸
3．脈　拍
4．血　圧

□□□

解法の要点

乳児のバイタルサインの測定は非常に重要な処置であり，実習で経験しておいてほしい．解答のポイントは乳児が啼泣（ていきゅう）してしまうと最も測定しにくくなるのはどれかということである．

解　説

×1
○2
×3
×4

体動や啼泣によって正確な測定値が得られなくなるため，小児の身体に触れない呼吸の測定から開始し，次いで脈拍，体温，血圧の順に測定するのが基本である．ただし，小児が興味や不安を抱くものに配慮して，測定する順番を変更してもよい．

この問題には正答率はありません．（巻頭 p.12参照）

正　解　2

★mediLinkアプリのQRコードリーダーで各ページ下部のQRコードを読み込むと，無料で解説動画を見られます．なお，動画を見るにはmediLink会員登録と，書籍付属のシリアルナンバーを登録する必要があります．詳しくは本書冒頭の袋とじをチェック！

小児の救命処置 (RB-小30)(RB-小29)(病みえ小88~91)

700予126

生後5か月の乳児への胸骨圧迫の方法として適切なのはどれか.

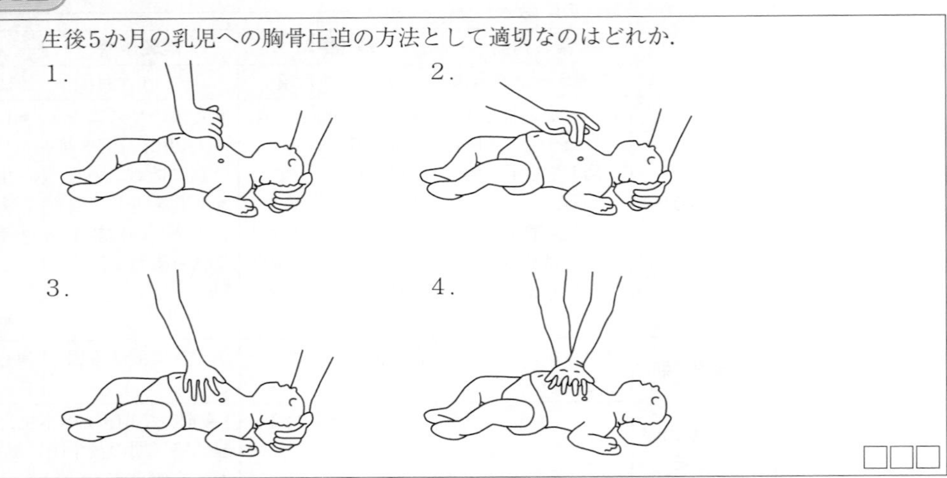

解法の要点

心肺蘇生法(CPR)は病院以外でも,いつどこで実施することになるかわからない.医療者として必ず習得しておこう. (RB-成15)(RB-成15)

解説

×1 第5指のみの圧迫では弱すぎる.

○2 乳児には,胸の真ん中を指2本で圧迫する2本指圧迫法を用いる.このほかに,救助員が2名の場合には胸郭包み込み両母指圧迫法という方法もある.なお,1歳以上の小児に対しては,片手あるいは両手で胸骨圧迫を行う.

×3 乳児には,片手による圧迫では強すぎる.

×4 乳児には,両手による圧迫では強すぎる.

この問題には正答率はありません.(巻頭 p.12参照)

正 解 2

» 児童虐待

児童虐待の現状と対策 (RB-小35)(RB-小34)(病みえ小36~38)(公みえ218, 219)

99A16

ネグレクトはどれか.

1. 無理強い
2. 養育放棄
3. 性的虐待
4. 家庭内暴力

解法の要点

ネグレクト(neglect)は,怠慢,粗略,無視などと直訳される.

解説

×1 無理強いは強引に押しつけてやらせることで,強制とほぼ同義である.

○2 ネグレクトは,保護者などが子どもや高齢者・病人などに対して,必要な世話や配慮を怠ることを指す.したがって,養育放棄(育児放棄)はネグレクトと同義ということになる.

×3 性的虐待は,上下が存在する関係において,上位の者がその力を濫用または悪用して下位の者の権利・人権を無視して行う,性的な侵害行為のことである.

×4 家庭内暴力は家庭内で起きる暴力のことであるが,子どもが親に対して振るう暴力のことを指す場合が多い.親が子どもに対して振るう暴力は児童虐待といい,配偶者からの暴力はDVということが多い. (RB-社95)(RB-社95)

【正答率】98.0%

正 解 2

小児の主要症候

» 小児の主要症候

小児の脱水 (RB-小37) (RB-小36) (病みえ小6, 66)

700予127

小児の脱水でみられる症状はどれか.

1．体重の増加
2．大泉門の膨隆
3．皮膚緊満度の低下
4．尿量の増加

□□□

解法の要点

小児の脱水は国試頻出の項目である．病態や症状などについておさえておこう．

解　説

×1　脱水により体重減少がみられる．体重の減少度は重症度を知るうえで重要な指標となる．
×2　中等度以上の脱水により大泉門の陥没がみられる．
○3　皮膚緊満度（ツルゴール）の低下は，脱水の重要な指標となる．
×4　脱水の際は尿量が減少する．

この問題には正答率はありません．（巻頭 p.12参照）

正　解　3

基本事項

▼ 小児の脱水の程度と症状

重症度		軽　度	中等度	重　度
全身状態		正常～落ち着きなし	不活発，傾眠傾向	意識障害・けいれん
バイタルサイン	脈　拍	正常	頻脈で弱い．	頻脈・微脈，触知不能
	血　圧		正常～やや低下	低下～測定困難
	呼　吸		深く，やや速い．	深く，速い．
体重減少		＜5％	5～10％	10％＜
皮膚緊満度（ツルゴール）		つまむとすぐ戻る．	ゆっくりと戻る．	非常にゆっくりと戻る．
口		口唇の乾燥	口渇，口腔粘膜乾燥	口腔粘膜の乾燥著明
眼窩／大泉門（乳児）		正常	少し陥没	明らかに陥没
排　尿		正常～軽度減少	中等度減少，濃縮尿	高度減少～無尿

小児疾患

》小児の消化管疾患

肥厚性幽門狭窄症 (RB-小38) (RB-小37) (病みえ小182, 183)

700予128

肥厚性幽門狭窄症の症状として最も適切なのはどれか.
hypertrophic pyloric stenosis

1. 大量の胆汁性嘔吐
2. 水様性下痢
3. 尿量増加
4. 噴水状嘔吐

□□□

解法の要点

肥厚性幽門狭窄症では，幽門の狭窄によって特有の症状が起こる．病態生理を理解しておこう．

解説

×1　胆嚢は胃よりも肛門側にある．肥厚性幽門狭窄症では胃の出口である幽門が狭窄しているので，非胆汁性の嘔吐(おうと)となる．

×2　摂取した乳汁などが下部消化管にまで到達しにくいため，下痢ではなく，便秘となる．

×3　水分が吸収されにくくなるため脱水傾向となり，尿量も減少する．

○4　噴水状嘔吐は，肥厚性幽門狭窄症の代表的な症状である．

この問題には正答率はありません．(巻頭 p.12参照)

正解　4

基本事項

●**肥厚性幽門狭窄症**：胃の幽門部輪状筋の肥厚により，幽門の狭窄を起こす疾患．生後2～3週頃に症状が出現することが多い．ミルクを欲しがり，飲むと噴水のように大量に嘔吐するが，空腹が満たされないため，またミルクを欲しがることを繰り返すのが特徴的な症状である．

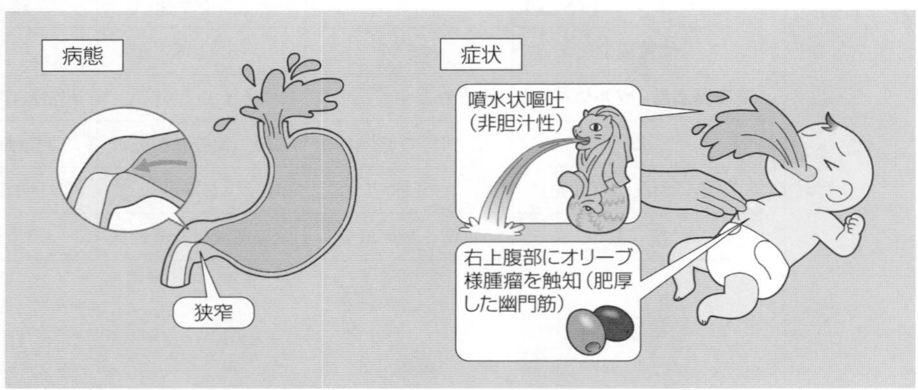

医療情報科学研究所 編：病気がみえる vol.15 小児科．第1版，メディックメディア，2022，p.182より改変

≫ 小児の先天性心疾患

先天性心疾患 (RB-小47) (RB-小46) (病みえ小248～257)

101A7

先天異常はどれか．

1．尋常性白斑
vitiligo vulgaris
2．急性灰白髄炎
poliomyelitis
3．重症筋無力症
myasthenia gravis
4．心房中隔欠損症
atrial septal defect

□□□

解法の要点

代表的な疾患については，その原因や病態を理解しておくことが大切である．その際，先天性疾患，感染症，腫瘍あるいは自己免疫疾患など，まず大まかに，どの範疇(はんちゅう)に入る疾患であるのか，とらえておく習慣をつけるとよい．

解説

×1　尋常性白斑は，後天性の脱色素斑である．自己免疫機序もしくは皮膚末梢神経異常により生じると考えられている．

×2　急性灰白髄炎は，ポリオウイルスに感染して生じる脊髄灰白質の炎症である．一部の患者で四肢（主に下肢）に左右非対称の弛緩性麻痺が生じる．日本では1980年の1例を最後に，野生株は根絶されているが，海外ではまだ流行がみられる地域もあり，ワクチンによる予防が大切である．(RB-社103)(RB-社103)

×3　重症筋無力症は，筋にあるアセチルコリン受容体に対し，自己抗体ができる自己免疫疾患のひとつである．(RB-J56)(RB-J56)

○4　心房中隔欠損症は，頻度の高い先天性心疾患である．単独でみられることも，何らかの症候群の一症状としてみられることもある．

【正答率】98.0％

正　解　4

類　題

▼原文で掲載しているため内容が古く，解答等が現状にそぐわない場合がございます．

100A14
先天性疾患はどれか．
1．インフルエンザ脳症
2．ファロー四徴症
3．気管支喘息
4．腎結石
正　解　2

QRコードをCheck！

➡類題の解説をアプリで確認しよう！

» 小児の感染症

麻疹（はしか） (RB-小49) (RB-小48) (病みえ免286, 皮262, 小501～503)

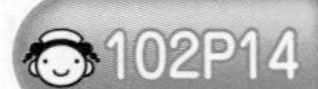

Koplik〈コプリック〉斑がみられる疾患はどれか.

1. 麻　疹
measles
2. 手足口病
hand foot and mouth disease
3. 帯状疱疹
herpes zoster
4. ヘルパンギーナ
herpangina

□□□

解法の要点

コプリック斑は，口腔内頬粘膜に認められる粘膜疹で，体幹･四肢の発疹に先行して出現し，本疾患の早期の鑑別診断としては重要で特異的な所見である.

解　説

○1　麻疹は麻疹ウイルスにより発症し，カタル症状，発疹，二峰性（にほう）発熱が三大症状である.カタル期，発疹期，回復期の3つの臨床経過をたどり，カタル期に頬粘膜に出現する白い斑点であるコプリック斑がみられる.

×2　手足口病は，コクサッキーウイルスまたはエンテロウイルスにより発症し，手と足以外に口腔粘膜にも水疱疹を認める. (RB-H26)

×3　帯状疱疹は水痘に罹患した後，神経節に潜伏した水痘・帯状疱疹ウイルスが，免疫低下状態で活性化し発症する痛みを伴うびらんである. 片側性（95%）で末梢神経（肋間神経，三叉神経，坐骨神経など）の走行に沿ってみられる. (RB-H28)(RB-H28)

×4　ヘルパンギーナは，コクサッキーウイルスなどにより発症し，口蓋や扁桃に小水疱疹を認める. (RB-H26)

【正答率】99.0％

正　解　1

類　題

▼原文で掲載しているため内容が古く，解答等が現状にそぐわない場合がございます.

93A18

コプリック斑が見られるのはどれか.

1. 麻　疹
2. 風　疹
3. 水　痘
4. 帯状疱疹

正　解　1

QRコードをCheck！

➡類題の解説をアプリで確認しよう！

水痘（みずぼうそう）

(RB-小52) (RB-小52) (病みえ免295, 皮257, 小510, 511)

106P16

水痘の症状はどれか.
varicella

1．耳下腺の腫脹
2．両頬部のびまん性紅斑
3．水疱へと進行する紅斑
4．解熱前後の斑状丘疹性発疹

解法の要点

水痘は水痘・帯状疱疹ウイルス（VZV）が，主に空気（飛沫核）感染，飛沫感染，接触感染することにより生じる疾患である．治癒後はウイルスが神経節に数年〜数十年潜伏し，免疫力が低下したときに再活性化することで帯状疱疹を発症する．特徴的な症状をまとめておこう．

(RB-H28, O16)(RB-H28, O16)

解　説

×1　耳下腺の腫脹は，流行性耳下腺炎（ムンプス，おたふくかぜ）の特徴的な症状である．(RB-小55)(RB-小55)

×2　両頬部のびまん性紅斑は，伝染性紅斑（りんご病）の特徴的な症状である．(RB-H26)

◯3　水痘では紅斑から盛り上がった赤い発疹である丘疹が出現し，次第に水疱へと進行する．

×4　解熱前後の斑状丘疹性発疹は，突発性発疹の特徴的な症状である．

【正答率】86.4％　【選択率】1：1.2％　2：0.3％　3：86.4％　4：12.1％

正　解　3

基本事項

▼ 主な小児感染症

感染症名	突発性発疹	百日咳	水　痘	麻　疹	風　疹	流行性耳下腺炎
感染経路	—	飛沫感染	空気（飛沫核）感染，飛沫感染，接触感染		飛沫感染	接触感染，飛沫感染
症　状	発熱→発疹	痙咳（けいがい）症状（レプリーゼ）	発熱，全身性の発疹	コプリック斑，熱型は二峰（にほう）性	発疹，発熱，リンパ節腫脹（しゅちょう）	発熱，有痛性の耳下腺腫脹
病原体	ヒトヘルペスウイルス6型，7型	百日咳菌	水痘・帯状疱疹ウイルス	麻疹ウイルス	風疹ウイルス	ムンプスウイルス
出席停止期間	—	特有の咳の消失，または5日間の抗菌薬による治療終了まで	すべての発疹が痂（か）皮（ひ）化するまで	解熱後3日経過するまで	発疹が消失するまで	耳下腺の腫脹の発現から5日を経過し，かつ全身状態が良好になるまで

» 小児の先天異常

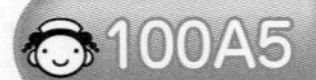

先天異常総論 (RB-小62) (RB-小62) (病みえ小156～165)

100A5

伴性劣性遺伝病〈X連鎖劣性遺伝病〉はどれか.
sex-linked recessive disease

1. 血友病
hemophilia
2. ダウン症候群
Down's syndrome
3. 先天性風疹症候群
congenital rubella syndrome
4. フェニルケトン尿症
phenylketonuria

解法の要点

先天異常は染色体や遺伝子の異常などによって起こる. 設問の伴性潜性遺伝（劣性遺伝）による遺伝子疾患は, X染色体の病因遺伝子を受け継ぐか, 突然変異によって発症する. 特徴について確認しておこう.

解　説

○1　血友病は血液凝固因子の先天的欠乏によって, 出血傾向, 止血困難となる疾患で, 伴性潜性遺伝形式をとる. 患者のほとんどは男性である.

×2　ダウン症候群は, 21番染色体が3本存在すること（標準型21トリソミー）に起因する常染色体異常症である.

×3　先天性風疹症候群では妊娠初期に母体が風疹に罹患することにより, 胎児に先天性白内障, 先天性心疾患, 難聴などがみられる. 遺伝性疾患ではない. (RB-L16, 小51)(RB-L16, 小50)

×4　フェニルケトン尿症はフェニルアラニン水酸化酵素の欠損により, フェニルアラニン蓄積, チロシン欠乏を起こし, さまざまな障害を生じる疾患である. 常染色体潜性遺伝形式をとる. (RB-小47)(RB-小46)

【正答率】97.0％

正　解　1

基本事項

●伴性潜性遺伝［X連鎖潜性遺伝（劣性遺伝）］：遺伝子異常のあるX染色体を有することで発症する遺伝形式. ただし, 女性（XX）では, 一方のX染色体が正常であれば発症せず, 保因者となる. 男性（XY）はX染色体を1本しかもたないため, 必ず発症する. そのため, 罹患者は主に男性である.

▼ **伴性潜性遺伝［X連鎖潜性遺伝（劣性遺伝）］**

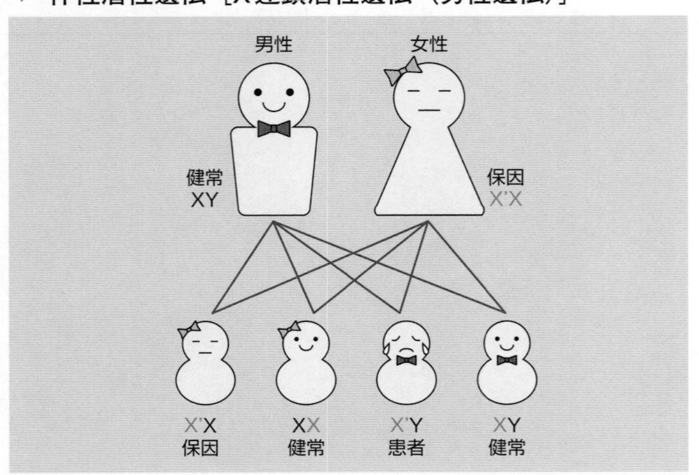

医療情報科学研究所 編：看護師・看護学生のためのなぜ?どうして? ⑦老年看護学／小児看護学 2020-2021. 第8版, メディックメディア, 2019, p.347

ダウン症候群 (RB-小64) (RB-小64) (病みえ小166, 167)

102A6

Down〈ダウン〉症候群を生じるのはどれか.
Down's syndrome

1. 13トリソミー
2. 18トリソミー
3. 21トリソミー
4. 性染色体異常

解法の要点

代表的な染色体異常につき，それぞれ主要な特徴を整理しておくことは大切である．ダウン症候群は出生600人に1人ともいわれ，染色体異常のなかで最も頻度が高く，合併症の積極的治療により平均余命も長くなっている．身体的特徴や合併症について覚えておこう．

解　説

×1　13トリソミーでは，眼間狭小や口唇・口蓋裂，発達障害などがみられ，心奇形を伴うことが多い．出生後，1年以上生存できるのは10％ほどである．

×2　18トリソミーでは低出生体重，心奇形のほか，後頭部突出や小さい口，耳介低位などの特異顔貌，手・指関節の屈曲拘縮（こうしゅく），発達障害などがみられる．13トリソミーと同様に，1年以上生存できるのは10％ほどである．

○3　ダウン症候群の大多数は21トリソミーによって生じる．筋緊張の低下，特異顔貌（つりあがった目尻，内眼角贅皮（ぜいひ），鼻根部扁平，巨舌など），心奇形，消化管奇形，白血病などがみられる．

×4　性染色体異常の代表例は，低身長と卵巣機能不全を生じるターナー症候群（代表例45,X）と高身長，長い手足，男性不妊などを生じるクラインフェルター症候群（代表例47,XXY）である．

【正答率】95.5％

正　解　3

基本事項

▼ 染色体異常による主な疾患

	疾　患	疫　学	特　徴
常染色体異常	ダウン症候群 (21トリソミー)	600人に1人	特異顔貌（眼瞼（がんけん）裂斜上，内眼角贅皮（ぜいひ），舌の挺出（ていしゅつ）等），精神遅滞，先天性心疾患，十二指腸閉鎖，鎖肛，聴覚障害，遠視・近視・乱視等の屈折異常，白血病 等
	18トリソミー	生後1年以内に90％が死亡	精神遅滞，心臓・腎臓・中枢神経系の奇形，頭蓋変形，小頭，手指の関節拘縮（こうしゅく）等
	13トリソミー	生後1年以内に約90％が死亡	重度の精神遅滞，重度の心奇形，重度の脳奇形，口唇・口蓋裂，無眼・単眼 等
性染色体異常	ターナー症候群 (45,X)	女児2千人に1人	低身長，翼状頸（よくじょうけい），外反肘（はんちゅう），楯状胸（たてじょうむね），性腺発育不全，第二次性徴の欠如，心臓・腎臓の奇形 等
	クラインフェルター症候群（47,XXY）	男児1千人に1人	高身長，小さく硬い精巣，女性化乳房，無精子症 等

MEMO

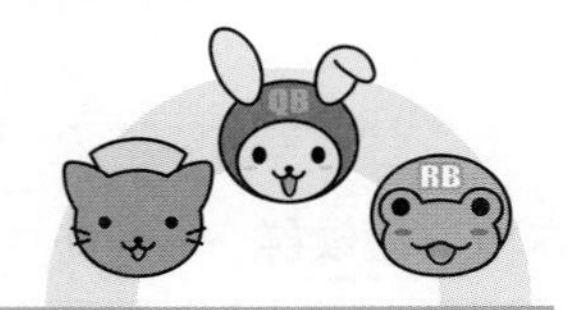

母性看護学

(RB-成88)…『レビューブック2025』の参照ページ
(RB-成88)…『レビューブック2023-24』の参照ページ

妊娠

» 妊娠／母体・胎児

生殖細胞 (RB-母9) (RB-母9) (病みえ産17)

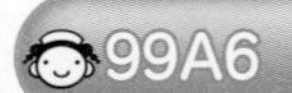

精子の性染色体はどれか.

1．X染色体1種類
2．XY染色体1種類
3．X染色体とY染色体の2種類
4．XX染色体とXY染色体の2種類

□□□

解法の要点

原始生殖細胞が体細胞分裂により一次卵母細胞と一次精母細胞となり，さらに減数分裂により卵子と精子となる．一次卵母細胞と一次精母細胞は，それぞれ44本の常染色体と2本の性染色体をもつ．卵子および精子形成の過程で，性染色体がどのようになるかを考える．

解説

×1　一次卵母細胞の染色体は44＋XXであり，卵子形成の段階で性染色体が半分に減数分裂し，22＋Xの卵子が形成される．

×2　一次精母細胞の性染色体はXY染色体1種類である．

○3　一次精母細胞の染色体は44＋XYであり，精子形成の段階で22＋Xと22＋Yの2種類の精子が形成される．

×4　一次卵母細胞の性染色体はXXの1種類，一次精母細胞の性染色体はXYの1種類である．

【正答率】62.5％

正解　3

妊娠の成立 (RB-母9) (RB-母9) (病みえ産12～20)

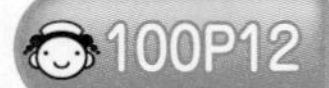

受精卵の正常な着床部位はどれか.

1．卵　巣
2．卵　管
3．子宮体部
4．子宮頸部

□□□

解法の要点

受精から着床の一連の経過をしっかりと理解しておこう．

解説

×1　卵巣に着床すると，卵巣妊娠となる．異所性妊娠のなかでも卵巣妊娠はまれである．

×2　卵管膨大部で卵子と精子が受精して受精卵となる．その後，子宮体部に移動せずにそのまま卵管に受精卵がとどまってしまうと異所性妊娠となる．卵管妊娠は異所性妊娠のうち98％を占める．

○3　卵管膨大部で受精した受精卵は，卵管を通って子宮体部内に到達し，子宮体部で子宮内膜に着床する．

×4　子宮頸部に着床する頸管妊娠は異所性妊娠で，大出血を起こす可能性がある．

【正答率】99.5％

正解　3

★mediLinkアプリのQRコードリーダーで各ページ下部のQRコードを読み込むと，無料で解説動画を見られます．なお，動画を見るにはmediLink会員登録と，書籍付属のシリアルナンバーを登録する必要があります．詳しくは本書冒頭の袋とじをチェック！

基本事項

▼ 受精から着床までの流れ

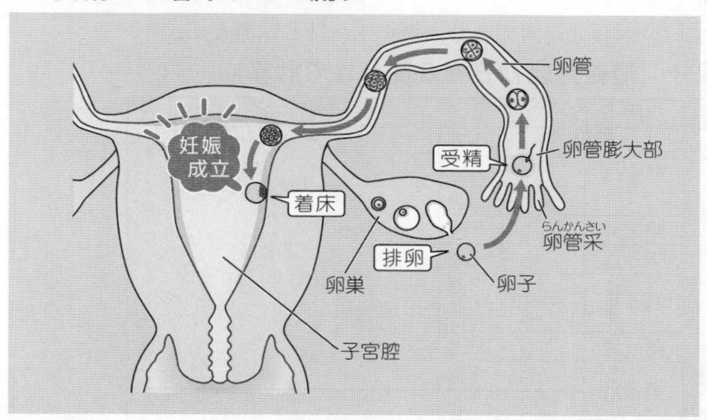

補足事項

- **異所性妊娠**：子宮腔以外の卵管，卵巣，腹膜，頸管に受精卵が着床する妊娠をいう．全妊娠のうち約1～2％の頻度で発症する．
- **卵管妊娠**：卵管破裂を起こすことがある．卵管破裂では着床部から大量出血が起こり，ショック状態に陥りやすい．

104A5

受精から着床開始までの期間はどれか．

1．1～ 2日
2．6～ 7日
3．13～14日
4．20～21日

解法の要点

妊娠の成立に関する基本的な知識を問う問題である．受精から着床開始までの流れをおさえておこう．

解説

×1
○2
×3
×4
受精から4～5日後に子宮内腔に到達し，受精から6～7日後に着床を開始する．

【正答率】98.0％

正解 2

妊娠期間

(RB-母10)(RB-母10)(病みえ産4)

105A6

正期産の定義はどれか．

1．妊娠36週0日から40週6日
2．妊娠37週0日から41週6日
3．妊娠38週0日から42週6日
4．妊娠39週0日から43週6日

解法の要点

早産，正期産，過期産の定義を確認しておこう．

解説

×1
○2
×3
×4
正期産の定義は，37週0日から41週6日である．

【正答率】96.5％ 【選択率】1：1.5％ 2：96.5％ 3：1.5％ 4：0.5％

正解 2

母

基本事項

●**妊娠の期間**：一般に，初期・中期・後期（末期）の3つに分けられる．なお，妊娠期間を数えるときの1か月は4週間であり，暦の1か月とは異なる．

▼ 妊娠区分（最終月経初日を0日として計算）

	期間	月	週	経過
前半期	初期	第1月	0週	流産
前半期	初期	第1月	～1週	←排卵・受精
前半期	初期	第1月	2～3週	流産
前半期	初期	第2月	4～7週	流産
前半期	初期	第3月	8～11週	流産
前半期	初期	第4月	12～13週	流産
前半期	中期	第4月	14～15週	流産
前半期	中期	第5月	16～19週	流産
後半期	中期	第6月	20～21週	流産
後半期	中期	第6月	22～23週	早産（早期産）
後半期	中期	第7月	24～27週	早産（早期産）
後半期	後期（末期）	第8月	28～31週	早産（早期産）
後半期	後期（末期）	第9月	32～35週	早産（早期産）
後半期	後期（末期）	第10月	36週	早産（早期産）
後半期	後期（末期）	第10月	37～39週	正期産
後半期	後期（末期）		40～41週	正期産 ←分娩予定日（280日：40週0日）
後半期	後期（末期）		42週 ⋮	過期産

日本産科婦人科学会 編：産科婦人科用語集・用語解説集．改訂第4版，日本産科婦人科学会，2018，p.290より作成

かんごろ

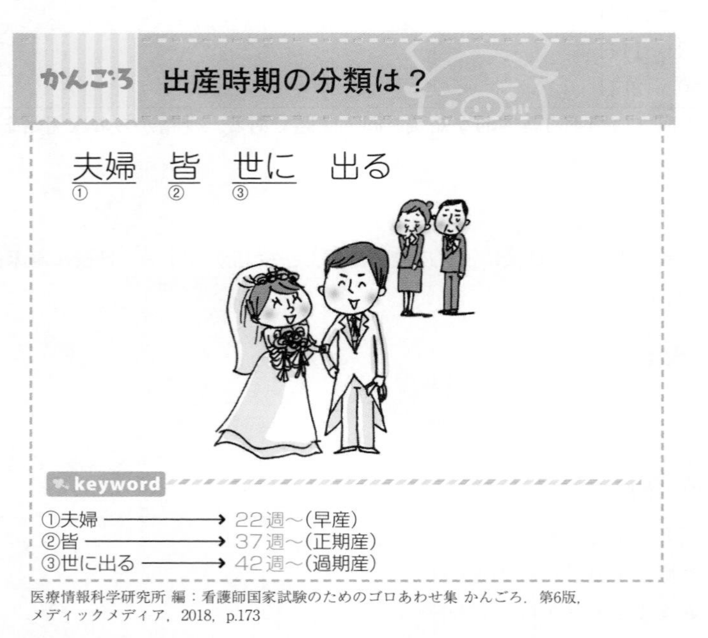
かんごろ
出産時期の分類は？
夫婦①　皆②　世に③　出る
keyword
①夫婦 → 22週～(早産)
②皆 → 37週～(正期産)
③世に出る → 42週～(過期産)

医療情報科学研究所 編：看護師国家試験のためのゴロあわせ集 かんごろ．第6版，メディックメディア，2018，p.173

類　題

▼原文で掲載しているため内容が古く，解答等が現状にそぐわない場合がございます．

96A14

正期産とされる妊娠週数はどれか．

1．33週
2．36週
3．39週
4．42週

正　解　3

104A11

月経周期が順調な場合，最終月経の初日を0日とすると分娩予定日はどれか．

1．240日目　　2．280日目
3．320日目　　4．360日目

解法の要点

分娩予定日，妊娠週数の決め方には最終月経初日を起点にする方法と，受胎日を起点にする方法がある．最終月経から算出する方法は，規則正しい月経周期であることが条件となる．

解　説

×1　妊娠34週2日にあたり，この時期での出産は早産である．

○2　通常，月経周期が順調な場合，分娩予定日は40週0日である．したがって7日×40週で280日となる．

×3
×4　ヒトの妊娠で，この時期まで継続することはない．

【正答率】98.5％

正　解　2

類　題

▼原文で掲載しているため内容が古く，解答等が現状にそぐわない場合がございます．

98P6
最終月経の初日を0日とすると分娩予定日は何日目か．
1．260　　2．280　　3．300　　4．320
正　解　2

QRコードをCheck！

➡類題の解説をアプリで確認しよう！

妊娠に関するホルモン

(RB-母14) (RB-母14) (病みえ産34～37)

700予132

hCG（ヒト絨毛性ゴナドトロピン）の分泌が最大になる妊娠週数はどれか．

1．10週　　2．20週
3．30週　　4．40週

解法の要点

妊娠経過に伴うホルモンの分泌量の変化を問う問題である．

解　説

○1
×2
×3
×4　ヒト絨毛性ゴナドトロピン（hCG）は受精卵の着床と同時に分泌が開始され，妊娠10週で最高となり，以後は減少していく．一方，ヒト胎盤性ラクトゲン（hPL），エストロゲン，プロゲステロン，プロラクチンは妊娠後期に最も多く分泌される．

この問題には正答率はありません．（巻頭 p.12参照）

正　解　1

基本事項

▼ 妊娠経過に伴うホルモンの変化（母体血中）

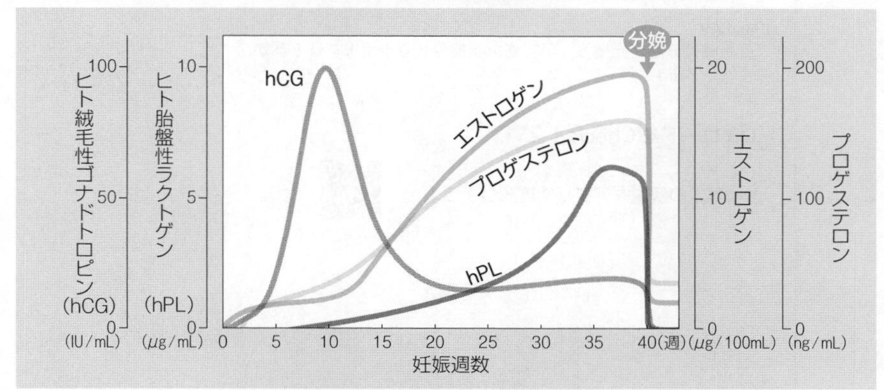

医療情報科学研究所 編：病気がみえるvol.10産科．第4版，メディックメディア，2018，p.34

109A6

児の吸啜刺激によって分泌が亢進し，分娩後の母体の子宮筋の収縮を促すのはどれか．
1．オキシトシン　　2．プロラクチン
3．テストステロン　　4．プロゲステロン

解法の要点

妊娠に関するホルモンの分泌と作用を理解しよう．

解　説

○1　オキシトシンは下垂体後葉から分泌される．授乳による吸啜(きゅうてつ)刺激により子宮筋に対して強い収縮作用を引き起こす．また，射乳を引き起こす．(RB-母67)(RB-母69)

×2　プロラクチンは下垂体前葉から分泌され，乳腺の発育，乳汁の産生･分泌の作用をもつ．妊娠後期に最高となるが，妊娠中は胎盤で産生する大量のプロゲステロンとエストロゲンにより抑制される．そのため分娩後に胎盤が排出されると，プロラクチン作用が強化され乳汁産生が促進される．(RB-母68)(RB-母69)

×3　テストステロンは精巣から分泌されるアンドロゲンに属する男性ホルモンの一種であり，筋肉の増大，骨格の発達，陰毛の発毛に作用する．(RB-D10)(RB-D10)

×4　プロゲステロン（黄体ホルモン）は妊娠初期は妊娠黄体から，妊娠7週頃からは胎盤から分泌される．妊娠の維持（子宮筋の収縮抑制），体温の上昇，乳腺の発育，妊娠中の乳汁分泌抑制の作用がある．(RB-P6)(RB-P6)

【正答率】92.2％　【選択率】1：92.2％　2：6.2％　3：0.2％　4：1.4％

正　解　1

基本事項

▼ 妊娠に関するホルモン

ホルモン	分泌部位	分泌量の変化	作用・その他
hCG	●胎盤	●着床と同時に分泌開始 ●妊娠10週で最高，以後低下	●妊娠の維持 ●絨毛性疾患で高値
hPL	●胎盤	●妊娠後期に最高 ●分娩後，速やかに低下	●妊婦でのインスリン抵抗性増大 →胎児への血糖流入増加 →胎児の成長促進
エストロゲン	●妊娠黄体 ●胎盤 （妊娠7週頃から）		●妊娠の維持 ●子宮の増大 ●分娩の準備（子宮頸管熟化） ●乳腺の発育，乳汁分泌抑制 ●胎児・胎盤機能の指標
プロゲステロン	●妊娠黄体 ●胎盤 （妊娠7週頃から）		●妊娠の維持（子宮筋の収縮抑制） ●妊娠中の排卵抑制 ●乳腺の発育，乳汁分泌抑制
プロラクチン	●下垂体前葉	●妊娠後期に最高 ●産後2～3か月で非妊娠時に戻る．	●乳腺の発育 ●乳汁産生・分泌促進
オキシトシン	●下垂体後葉	●授乳刺激によって分泌される．	●射乳を起こす ●分娩時に分泌が亢進 ●子宮収縮作用

類　題

▼原文で掲載しているため内容が古く，解答等が現状にそぐわない場合がございます．

103追A9
分娩時に分泌が亢進し，子宮筋を収縮させるホルモンはどれか．
1．エストロゲン　　2．オキシトシン　　3．バソプレシン　　4．プロゲステロン
正　解　2

QRコードをCheck！

⇒類題の解説をアプリで確認しよう！

胎児とその付属物 (RB-母15) (RB-母15) (病みえ産24, 30〜34, 144〜147)

96A7

胎盤が完成する妊娠週数はどれか.
1. 12週
2. 16週
3. 20週
4. 24週

解法の要点
胎盤の形成と発育，完成の時期をおさえておく.

解説
×1
○2
×3
×4
胎盤の形成は妊娠7週頃から始まり，妊娠14〜16週頃までに原型が完成する.

この問題には正答率はありません.（巻頭 p.12参照）

正解 2

106P6

肺サーファクタントの分泌によって胎児の肺機能が成熟する時期はどれか.
1. 在胎10週ころ
2. 在胎18週ころ
3. 在胎26週ころ
4. 在胎34週ころ

解法の要点
胎児が呼吸できるようになり，NICU管理がなくても胎外生活ができるようになる時期を肺機能が成熟する時期ととらえると，推測できるだろう．なお，在胎週数は妊娠週数と同じである.

解説
×1 まだ肺サーファクタント（肺表面活性物質）は産生されていない.
×2 在胎20週頃に肺表面活性物質が産生されるようになる.
×3 在胎26週頃に肺の構造が完成するが，肺機能はまだ成熟していない.
○4 在胎34週頃になると肺表面活性物質が十分な量になり，肺機能は完成する．臓器のなかで肺機能は最後に成熟する.

【正答率】91.8％ 【選択率】1：0.2％ 2：1.4％ 3：6.6％ 4：91.8％

正解 4

胎位・胎向・胎勢 (RB-母17) (RB-母17) (病みえ産235〜237)

99P11

胎児の頭部が子宮口に最も近い胎位はどれか.
1. 頭 位
2. 斜 位
3. 横 位
4. 骨盤位

解法の要点
主要な胎位を問う基本的な問題である.

解説
○1 子宮の下方に胎児の頭部がある場合を頭位という．胎児の頭部が最初に子宮口を通って娩出される胎位である.
×2
×3
胎児の縦軸と子宮の縦軸が直行するものを横位，斜めに交わるものを斜位という．多くは妊娠・分娩の過程で自然回転して頭位または骨盤位に変化する.
×4 骨盤位とは，殿部や膝，足が先進する胎位で，胎位異常で頻度が高い.

【正答率】98.5％

正解 1

母

700予133

胎位が正常，第1胎向をとる胎児において，母体左側に向かう部位はどこか.

1．児　頭
2．児　背
3．殿　部
4．手　足

解法の要点

母体内での胎児の位置は，胎位・胎向・胎勢で表される．それぞれの位置関係について，イラストでしっかり覚えておこう．

解　説

×1　母体左側に児頭が向かう胎位は第1横位である．
○2　正常な胎位は頭位である．第1胎向の場合，母体左側には児背が向かう．
×3　母体左側に胎児の殿部が向かう胎位は第2横位である．
×4　胎位が頭位のとき，母体左側に胎児の手足が向かうのは第2胎向である．

この問題には正答率はありません．（巻頭 p.12参照）

正　解　2

基本事項

▼ 胎位・胎向・胎勢

		定　義
胎位	胎児の縦軸　母体の縦軸	●胎児の縦軸と母体（子宮）の縦軸の関係 →両軸が平行する場合を縦位といい，子宮の下方に児頭がある場合を頭位（正常），児骨盤が下方にある場合を骨盤位（胎位異常）という．両軸が交差するものは横位（胎位異常）という．
胎向	第1胎向　第2胎向	●縦位の場合は児背，横位の場合は児頭と母体との位置関係 →縦位では児背，横位では児頭が母体左側に向かうものを第1胎向といい，右側に向かうものを第2胎向という．胎向は分娩に影響しない．
胎勢	屈位　反屈位	●胎児の姿勢 →屈位（後頭位：下顎が胸壁に接し，脊柱が軽く前彎（ぜんわん）している）と，反屈位（前頭位，額位，顔位）がある．屈位は正常である．

医療情報科学研究所 編：病気がみえるvol.10産科．第4版，メディックメディア，2018，p.235より改変

★巻頭12ページでは『QB必修』の使い方をご紹介！　解き始める前に一度読んでおこう！

≫ 妊娠中の検査

胎児心拍数モニタリング (RB-母21) (RB-母21) (病みえ産62～69)

改94A7

妊娠末期の胎児心拍数の正常範囲はどれか.

1. 40 ～ 80 bpm
2. 80 ～ 110 bpm
3. 110 ～ 160 bpm
4. 160 ～ 200 bpm

解法の要点

胎児生理の基本知識を問う問題である. 胎児血液中の酸素濃度は成人の約1/4であり, 胎児心拍数は成人と比較して頻脈がみられる. 妊娠中の胎児心拍数は初期から後期（末期）にかけて徐々に減少してゆく. (RB-母21)(RB-母21)

解　説

×1, ×2, ○3, ×4　妊娠後期の胎児心拍数の正常値は110 ～ 160 bpmで, 110 bpm未満は徐脈, 160 bpmより多いと頻脈となる.

この問題には正答率はありません. (巻頭 p.12参照)

正　解　3

基本事項

●胎児心拍数陣痛図：①基線が110 ～ 160 bpmの正常範囲内, ②基線細変動が正常, ③一過性頻脈がある, ④一過性徐脈がない, をすべて満たす場合, 胎児の状態が正常であると判断する.

≫ 妊婦の看護と保健指導

妊娠と薬剤 (RB-母28) (RB-母28) (病みえ産383～391)

700予134

妊婦に対して投与が禁忌であるのはどれか.

1. ヘパリン
2. 麻疹風疹混合ワクチン
3. インスリン
4. ペニシリン

解法の要点

妊婦への投薬は, 薬剤が胎盤を通過して胎児に影響を及ぼすこともあるため, 注意が必要となる.

解　説

×1　ヘパリンは抗凝固薬で, 妊婦にも投与することができる. (RB-医40)(RB-医40)

○2　麻疹風疹混合（MR）ワクチンは麻疹と風疹の予防接種に用いられるワクチンで, 生ワクチンに分類される. 麻疹, 風疹, 流行性耳下腺炎などの生ワクチンの接種は, 経胎盤胎児感染を起こす可能性があるので, 妊娠中は禁忌であるDon't.

×3　インスリンは糖尿病の血糖コントロールに用いられ, 妊婦にも投与することができる. なお, 経口血糖降下薬は胎盤を通過し, 胎児の催奇形性や低血糖のリスクがあるため, 禁忌であるDon't.

×4　ペニシリンは抗菌薬で, 梅毒の妊婦にも投与することができる. なお, テトラサイクリン系抗菌薬は胎児毒性があるため, 妊娠中は禁忌であるDon't. (RB-H24)(RB-H24)

この問題には正答率はありません. (巻頭 p.12参照)

正　解　2

母

妊娠と感染

(RB-母29)(RB-母29)(病みえ産206～226)

110P6

妊娠初期の感染で児に難聴が生じる可能性が高いのはどれか.

1. 水　痘
varicella
2. 風　疹
rubella
3. 麻　疹
measles
4. 流行性耳下腺炎
mumps

□□□

解法の要点

妊婦を取り巻く環境には多くの病原性微生物が存在し，感染症を引き起こすことがある．妊娠初期に感染した場合，流産に終わるものもあるが，胎児の器官形成期に罹患すると先天奇形を生じたり，重篤な先天異常を引き起こしたりするものがある．胎児に影響を与える代表的な感染症について，児の予後と関連させて理解しよう．

解　説

×1　妊娠12週以前に妊婦が水痘に罹患した場合は流産することが多いが，妊娠13～20週に罹患するとその1～2%に先天性水痘症候群を発症する．主な症状として低出生体重児，四肢の形成不全，皮膚の瘢痕(はんこん)，小頭症，白内障などがある．

○2　妊婦が妊娠初期に風疹に感染すると，不顕性であっても経胎盤的に胎児に影響を与え，先天性風疹症候群と呼ばれる先天異常を引き起こすことがある．典型的な症状は心奇形，白内障，難聴である．

×3　流早産率は高いが，難聴との関連性は明らかではなく，特徴的な児の異常はみられない．

×4　流産の危険性が高くなる可能性があるといわれているが明確ではない．また，難聴との関係も報告されていない．

【正答率】90.3%　【選択率】1：0.7%　2：90.3%　3：5.0%　4：4.0%

正　解　2

基本事項

▼ 母子感染（垂直感染）の例

病原体	感染様式	母子への影響
水痘・帯状疱疹ウイルス（VZV）	経胎盤	流産，新生児水痘，先天性水痘症候群（先天奇形，脈絡網膜炎，知的能力障害）
風疹ウイルス	経胎盤	流産，先天性風疹症候群（心奇形，白内障，難聴）
トキソプラズマ	経胎盤	先天性トキソプラズマ症（水頭症，脳内石灰化，脈絡網膜炎，知的能力障害）
梅毒トレポネーマ	経胎盤	流産，死産，先天性梅毒（胎児水腫 等）
サイトメガロウイルス	経胎盤，産道，母乳	先天性サイトメガロウイルス感染症（脳内石灰化，脈絡網膜炎，小頭症 等）
B型肝炎ウイルス（HBV）	産道	HBVキャリアとなる.
C型肝炎ウイルス（HCV）	産道	HCVキャリアとなる.
クラミジア・トラコマティス	産道	新生児：結膜炎，肺炎
単純ヘルペスウイルス（HSV）	産道，胎内	新生児：全身型（発熱，多臓器障害），中枢神経型（脳炎），表在型（皮疹，口内疹）
B群β溶血性レンサ球菌（GBS）	上行感染，産道	新生児：肺炎，敗血症，髄膜炎
ヒト免疫不全ウイルス（HIV）	胎内[1]，産道，母乳	HIVキャリアとなる.
ヒトT細胞白血病ウイルス1型（HTLV-1）	母乳	HTLV-1キャリアとなる.

1）HIVの胎内感染とは，上行感染と経胎盤感染とを合わせたものとする.

分　娩

» 正常分娩

分娩経過 (RB-母49) (RB-母49) (病みえ産228～241)

102A11

分娩第2期はどれか.

1. 陣痛開始から子宮口全開大まで
2. 排臨から発露まで
3. 子宮口全開大から胎児娩出まで
4. 胎児娩出から胎盤娩出まで

□□□

解法の要点

正常分娩の経過に関する問題である. 分娩は, 分娩第1期（開口期）, 分娩第2期（娩出期）, 分娩第3期（後産期）の3つに分かれることと, それぞれの定義, その期間に生じる事象を整理して覚えておこう.

解　説

×1　分娩第1期のことである.

×2　分娩第2期の一部である. 陣痛発作時に胎児先進部が下降して陰裂の間に見えるようになり, 間欠期には後退して見えなくなる状態を排臨といい, 間欠期にも絶えず見える状態を発露という.

○3　分娩第2期とは, 子宮口全開大（10cm）から胎児娩出までを指す.

×4　分娩第3期のことである.

【正答率】98.5％

正　解　3

基本事項

●分娩：妊娠子宮より胎児ならびにその付属物が排出される過程をいい, 分娩所要時間とは分娩第1～第3期の合計時間をいう. 胎盤娩出後には異常出血が起こることもあるため, 分娩後の2時間は安静にして分娩室で経過をみる. これを第4期と呼ぶ.

●分娩所要時間：経産婦のほうが短い. また, 所要時間が最も短いのは分娩第3期である.

▼ 分娩の経過

経　過		所要時間	
		初産婦	経産婦
分娩第1期（開口期）	分娩開始～子宮口全開大	10～12時間	4～6時間
分娩第2期（娩出期）	子宮口全開大～胎児娩出	1～2時間	30分～1時間
分娩第3期（後産期）	胎児娩出～胎盤娩出	15～30分	10～20分
分娩第4期	胎盤娩出後2時間まで	——	——

母

かんごろ

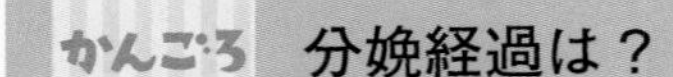

かんごろ 分娩経過は？

いい(①) 分娩を 開始(②)
胎児(③) に(④) 胎盤(⑤) さん(⑥) 無事(⑦) よろしく(⑧)

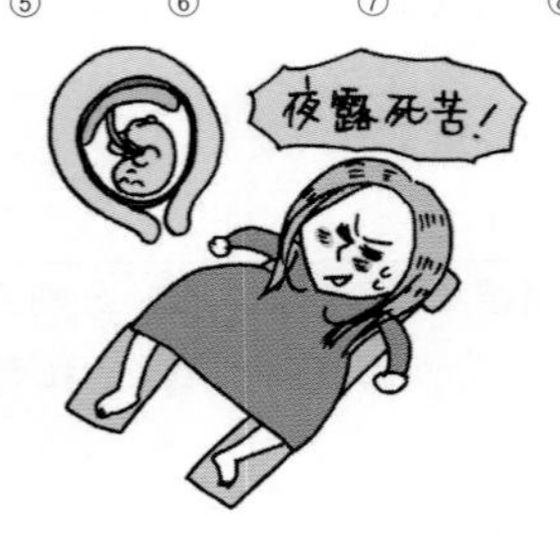

keyword

①いい → 分娩第1期
②分娩を開始 → 分娩開始～子宮口全開大
③胎児 → ～胎児娩出
④に → 分娩第2期
⑤胎盤 → ～胎盤娩出
⑥さん → 分娩第3期
⑦無事 → ～2時間まで
⑧よろしく → 分娩第4期

医療情報科学研究所 編：看護師国家試験のためのゴロあわせ集 かんごろ．第6版，メディックメディア，2018，p.181

106A25

経腟分娩の正常な経過で最初に起こるのはどれか．

1．発　露
2．排　臨
3．胎盤の娩出
4．児頭の娩出
5．子宮口の全開大

解法の要点

正常な分娩の流れをおさえよう．それぞれの言葉の定義を理解しよう．

解　説

×1　発露は，陣痛が増強し児頭先進部が下降し，陣痛発作時・間欠期にかかわらず児頭先進部が陰裂から見えるようになる状態をいう．分娩第2期の排臨の後に起こる．

×2　排臨は児頭が陣痛発作時に大きく下降し，陰裂の間から見えるが，陣痛間欠期に産道抵抗によって腟内に後退し見えなくなる状態をいう．分娩第2期に起こる．

×3　胎盤の娩出は分娩第3期に起こる．分娩第3期は，胎児娩出から後産期陣痛が起こり，胎盤と卵膜が娩出されるまでをいう．

×4　児頭の娩出は分娩第2期に起こる．胎児は分娩第1期から第2期にかけて，第1～第4回旋の4段階の回旋を経て娩出される．児頭は，分娩第2期の第3回旋で反屈し骨盤出口部を通過して娩出される．

○5　子宮口全開大は，子宮頸部が成熟し，頸管が短縮（展退）して，子宮口が完全に開大した状態をいう．分娩開始から子宮口が全開大するまでが分娩第1期，子宮口全開大から胎児の娩出までが分娩第2期である．

【正答率】88.5％　【選択率】1：1.9％　2：8.7％　3：0.1％　4：0.8％　5：88.5％

正　解　5

700予135

分娩の三要素に含まれないのはどれか.
1．娩出物
2．娩出力
3．産　道
4．娩出時間

解法の要点

分娩について基本的なことをおさえておこう.

解　説

×1
×2
×3
○4
分娩の三要素とは，娩出物（胎児およびその付属物である卵膜，胎盤，羊水，臍帯），娩出力（陣痛，腹圧），産道（軟産道，骨産道）であり，娩出時間は含まれない.

この問題には正答率はありません.（巻頭 p.12参照）

正　解　4

分娩第1期

(RB-母51)（RB-母51）（病みえ産228, 229, 246, 252）

700予136

適時破水はどれか.
1．分娩開始以前に卵膜が破綻したもの.
2．子宮口全開大の頃に破水するもの.
3．子宮口5cm開大の頃に破水するもの.
4．分娩開始直後に破水するもの.

解法の要点

時期による破水の分類・名称が問われている. 卵膜が破れ，羊水が流出することを破水と呼ぶが，発生した時期により，前期破水，早期破水，適時破水に分類される. (RB-母44)(RB-母44)

解　説

×1　分娩開始前の破水を前期破水と呼ぶ.
○2　子宮口全開大に達してから胎胞が破裂し，羊水が流出する. これを適時破水と呼ぶ.
×3
×4
分娩開始から子宮口全開大前の破水を早期破水と呼ぶ.

この問題には正答率はありません.（巻頭 p.12参照）

正　解　2

基本事項

▼ 破水の分類

分娩の経過		分娩開始	子宮口全開大
破水の分類	前期破水（PROM）{ preterm PROM（37週未満）/ term PROM（37週以降）}	早期破水	適時破水

医療情報科学研究所 編：病気がみえるvol.10 産科. 第4版，メディックメディア，2018, p.247

母

産　褥

≫ 産褥の生理

産褥の経過 (RB-母65) (RB-母66) (病みえ産366～368)

700予137

正常に分娩をした褥婦の産褥6日の経過として順調なのはどれか.

1．乳房緊満感の消失
2．子宮底の高さが臍と恥骨の中央
3．赤色悪露
4．分娩直前より3.0kgの体重減少

□□□

解法の要点

子宮復古(ふっこ)，産褥(さんじょく)生理の基本をおさえておこう.

解　説

×1　乳房緊満感は乳汁分泌が促進される産褥3日頃から出現する．産褥2日頃までは初乳が分泌され，3～8日頃に移行乳となり，成乳へ移行する．通常，産褥6日に乳房緊満感が消失することはない．(RB-母68)(RB-母69)

○2　子宮底は分娩直後で臍下2～3横指，12時間後に臍高となる．産褥2～3日で臍下2～3横指に戻り，産褥4～5日に臍高～恥骨結合上縁の中央となる.

×3　赤色（血性）悪露(おろ)は通常，分娩直後～産褥3日でみられ，4日から1～2週では褐色悪露となる.

×4　分娩により児のほか，胎盤も娩出し，羊水が流出する（胎盤と羊水の量は合わせて約1kg)．そのほかにも，分娩時出血，尿量の増加などがあるため，児の体重が3kgとすれば，この時期には5～6kgの体重減少があるのが一般的である.

この問題には正答率はありません.（巻頭 p.12参照)

正　解　2

基本事項

●**子宮復古**：妊娠・分娩によって変化した子宮が，非妊娠時の状態に戻ること.

▼ 産褥の変化

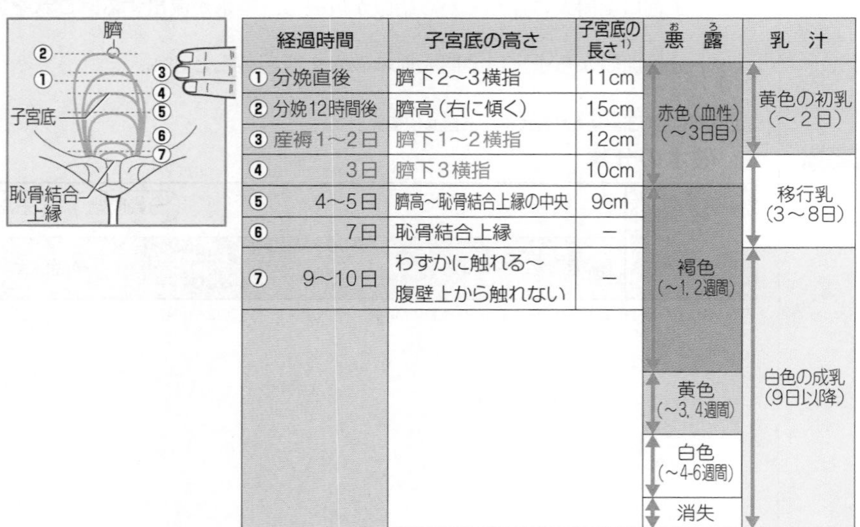

経過時間	子宮底の高さ	子宮底の長さ1)	悪露	乳汁
① 分娩直後	臍下2～3横指	11cm	赤色（血性）（～3日目）	黄色の初乳（～2日）
② 分娩12時間後	臍高（右に傾く）	15cm		
③ 産褥1～2日	臍下1～2横指	12cm		
④ 3日	臍下3横指	10cm		移行乳（3～8日）
⑤ 4～5日	臍高～恥骨結合上縁の中央	9cm	褐色（～1, 2週間）	
⑥ 7日	恥骨結合上縁	－		
⑦ 9～10日	わずかに触れる～腹壁上から触れない	－		白色の成乳（9日以降）
			黄色（～3, 4週間）	
			白色（～4-6週間）	
			消失	

1）子宮底の長さは，恥骨結合上縁からの長さを測る.

産褥の看護

母乳栄養／授乳 (RB-母69) (RB-母70) (病みえ産369, 370, 小24～27)

93A12

産褥期の子宮収縮を促すのはどれか.

1．安静臥床　　2．温罨法
3．外陰部洗浄　　4．直接授乳

解法の要点

子宮収縮を妨げる要因として，過度の安静，卵膜や胎盤の遺残，膀胱・直腸の充満，筋腫の合併，子宮内感染，産褥で授乳しない場合，などをおさえておこう．(RB-母71)(RB-母72)

解説

×1　過度の安静は子宮収縮を妨げる．子宮収縮を促すには，早期離床が望ましい．
×2　子宮収縮を促すには，冷罨法(あんぽう)が効果的である．
×3　外陰部洗浄は子宮収縮には影響を与えない．
○4　直接授乳による乳頭への刺激は，オキシトシンの分泌を高め子宮収縮を促す．

この問題には正答率はありません．(巻頭 p.12参照)

正解　4

112A25

母乳栄養の児に不足しやすいのはどれか.

1．ビタミンA
2．ビタミンB
3．ビタミンC
4．ビタミンE
5．ビタミンK

解法の要点

母乳栄養の基本的な問題である．利点と欠点をおさえておこう．(RB-母69)(RB-母70)

解説

×1
×2
×3
×4
○5

通常，母乳栄養ではビタミンA，B，C，Eが不足することはないが，ビタミンKが不足しやすい．ビタミンKは血液凝固に関係するため，不足すると消化管出血などを生じる．予防として新生児，乳児に K_2 シロップが投与されている．

【正答率】98.9％　【選択率】1：0.3％　2：0.1％　3：0.1％　4：0.6％　5：98.9％

正解　5

類題

▼原文で掲載しているため内容が古く，解答等が現状にそぐわない場合がございます.

105P25
母乳栄養で不足しやすいのはどれか.
1．ビタミンA　　2．ビタミンB
3．ビタミンC　　4．ビタミンE
5．ビタミンK
正解　5

QRコードをCheck！

⇒類題の解説をアプリで確認しよう！

» 産褥の異常

マタニティブルーズ (RB-母74) (RB-母75) (病みえ産373)

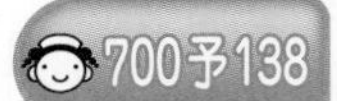

マタニティブルーズで正しいのはどれか．

1．出産後14日以降にみられる．
2．症状の消失には1か月以上を要する．
3．日本における発生頻度は約10％である．
4．症状として涙もろさがみられる．

解法の要点

分娩後に精神症状がみられる疾患には，マタニティブルーズや産後うつ病などがある．各疾患・症状の特徴を確認しておこう．また，マタニティブルーズの症状は産後うつ病の前触れである可能性も高いため，注意する必要がある．

解　説

×1　マタニティブルーズは産褥3～10日以内に生じる．

×2　マタニティブルーズの症状は一過性で，通常2週間以内に治まる．

×3　日本におけるマタニティブルーズの発生頻度は約30～50％とされている．

○4　マタニティブルーズの主症状は涙もろさ，軽度の抑うつ気分，不安感，集中力低下などである．

この問題には正答率はありません．(巻頭 p.12参照)

正　解　4

基本事項

▼ 産後の精神障害

	症状の持続期間	症状
マタニティブルーズ	～2週間	涙もろさ，不安感，疲労感，易怒(いど)性，不眠 等
産後うつ病	2週間～	抑うつ気分，気力の減退，不眠，無価値感，罪悪感 等

新生児

» 新生児の生理・反射

新生児の生理 (RB-母79) (RB-母80) (病みえ産396, 小5～9, 102～109)

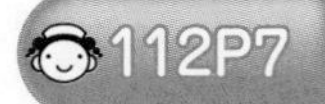

正期産の新生児が生理的体重減少によって最低体重になるのはどれか．

1．生後3～5日
2．生後8～10日
3．生後13～15日
4．生後18～20日

解法の要点

新生児は胎便の排泄や不感蒸泄などから3～10％の体重減少がみられ，これを生理的体重減少という．体重減少率は {(出生体重－現体重)／出生体重} ×100(％) で算出される．生理的体重減少が起こる時期やその原因などをおさえておこう．(RB-母79)(RB-母80)

解　説

○1
×2
×3
×4
新生児は生後3～5日の間に3～10％程度の生理的体重減少がみられ，1～2週間で出生体重に復帰する．

【正答率】93.5％　【選択率】1：93.5％　2：5.9％　3：0.5％　4：0.1％

正　解　1

基本事項

▼ 新生児の生理

呼吸数	40 ～ 60回/分
心拍数	120 ～ 160回/分
体　温	37℃前後
体　重	● 平均約3,000 g．2,500 g未満を低出生体重児，1,500 g未満を極低出生体重児，1,000 g未満を超低出生体重児という． ● 生後3 ～ 5日に3 ～ 10％程度の生理的体重減少がみられる．生後約1 ～ 2週間で，出生時の体重に戻る．
排　尿	初回排尿は生後24時間以内に認められ，生後7日頃には10回前後/日となる．
排　便	生後1 ～ 2日頃までに胎便（暗緑色，無臭）の排泄がある．生後3 ～ 4日頃から移行便，生後1か月では淡黄色～卵黄色となる．
皮　膚	● 生後2 ～ 3日頃には乾燥ぎみになり，落屑（らくせつ）がみられることもある． ● 生後2 ～ 3日頃から生理的黄疸が出現し，生後5日頃で強くなり，2週間以内に軽快あるいは消失する．

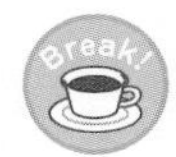

<体重が増えない!?>

赤ちゃんや子どもの体重増加はあくまでも目安です．軽視することはできませんが，生まれたときの体重などにもよるので，その子なりの成長速度を見守ることも大切です．ただ，極端に体重が増えない，元気がない，排尿や排便が少ないときは注意が必要です．

112P6

大泉門が閉鎖する時期に最も近いのはどれか．

1．6か月　　2．1歳6か月

3．2歳6か月　　4．3歳6か月

解法の要点

大泉門は左右の前頭骨と頭頂骨が会合するところにあるひし形の空隙（げき）である．大泉門の位置や閉鎖の時期をおさえておこう．(RB-母80)(RB-母81)

解　説

×1
○2
×3
×4
} 大泉門が完全に閉鎖する時期は1歳6か月頃である．

【正答率】97.1％　【選択率】1：1.3％　2：97.1％　3：1.5％　4：0.1％

正　解　2

基本事項

●**大泉門と小泉門**：新生児では頭蓋骨の形成が未完成なため，大泉門と小泉門と呼ばれるすきまが存在する．小泉門は生後約2 ～ 3か月，大泉門は約1歳半で閉鎖する．

▼ 児頭の構造

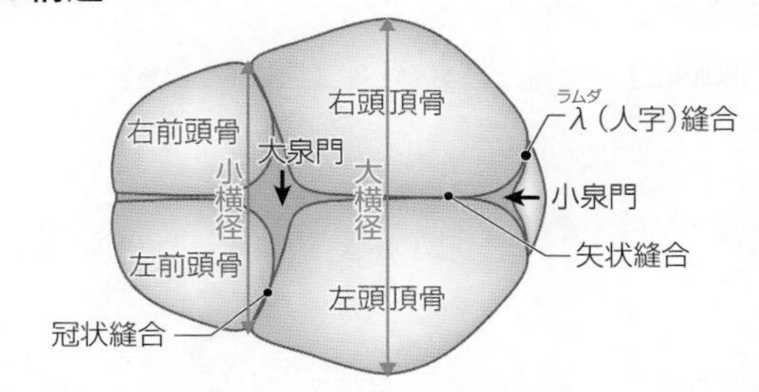

医療情報科学研究所 編：病気がみえるvol.2 循環器．第5版，メディックメディア，2021，p.71より改変

類　題

▼原文で掲載しているため内容が古く，解答等が現状にそぐわない場合がございます．

99P6
大泉門が閉鎖する時期はどれか．
1．1か月
2．6か月
3．1歳6か月
4．3　歳
正　解　3

QRコードをCheck！

➡類題の解説をアプリで確認しよう！

新生児・乳児の反射

(RB-母82)(RB-母83)(病みえ産430，小10〜12)

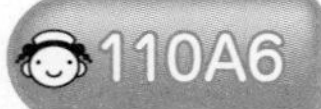

110A6

出生時からみられ，生後4か月ころに消失する反射はどれか．
1．手掌把握反射
2．足底把握反射
3．パラシュート反射
4．Babinski〈バビンスキー〉反射

解法の要点

新生児・乳幼児に特有な反射を確認する問題である．原始反射は，出生時からみられて通常は徐々に消失する．一方，姿勢反射は，生後数か月してから現れる．それぞれの反射は，なぜその時期にみられ，消失していくのか，胎外生活への適応や関連する発達とともに理解しておこう．

解　説

○1　手掌把握反射は，原始反射のひとつである．手のひらに触れると全指を握るように内側に曲げる．出生時からみられ，物をつかむ運動ができるようになる生後4か月頃には消失する．

×2　足底把握反射は，原始反射のひとつである．足底に触れると全趾を握るように内側に曲げる．出生時からみられ，歩行開始に伴い生後9〜12か月頃までには消失する．

×3　パラシュート反射は，姿勢反射のひとつである．体幹を保持した状態から倒れそうになったときに，手のひらを広げてバランスを保つ反射で，生涯の転倒防止に役立つ．生後7〜9か月頃から現れ始め，生涯続く．

×4　バビンスキー（Babinski）反射は，原始反射のひとつである．足底の外側をすると母趾が反り返り（背屈），他の4趾が開扇する．出生時からみられ，1〜2歳で消失する．以降に現れる場合は，錐体路障害を疑う．

【正答率】87.1％　【選択率】1：87.1％　2：5.0％　3：1.5％　4：6.3％

正　解　1

基本事項

●原始反射：新生児・乳児期にみられる特徴的な反射．原始反射は脊髄・脳幹に反射中枢をもち，胎児のときからあるが，脳の発達に伴って消失する．

▼ 新生児・乳児の反射

	反射	出現	消失	所見	関連する所見
原始反射	手掌把握反射	出生時	3～4か月	ギュッ 手掌を指で押す． ➡全指が屈曲（指を握り締める）	➡消失後，物をつかめる．
	モロー反射	出生時	3～4か月	仰臥位で頭を約30度持ち上げ，急に頭を落下させる． ➡両側上肢の伸展・外転，手掌を開く．次いで上肢を内転屈曲	片側上肢での減弱は，腕神経叢麻痺を疑う．
	探索（ルーティング）反射	出生時	4～6か月	ちょんちょん 口唇や頬に指で軽く触れる． ➡口でとらえようとする．	➡母乳摂取ができる．
	吸啜反射	出生時	4～6か月	チュウチュウ 口の中に指を入れる． ➡唇を閉じて吸い付く．	➡母乳摂取ができる．
	非対称性緊張性頸反射	出生時	4～6か月	仰臥位で体幹を固定し，頭部を横に回す． ➡顔が向いている側の上下肢が伸展 ＋反対側の上下肢が屈曲	自発的な動きのなかで観察できる． ➡消失後，寝返りが打てる．
	足底把握反射	出生時	9～12か月頃までに	ギュッ 足底（母趾球）を指で押す． ➡全趾が底屈	➡消失後，起立歩行の開始
	バビンスキー反射	出生時	1～2歳	足底外側を擦過 ➡母趾の背屈，趾の開扇	2歳を過ぎて持続するのは異常（錐体路障害）
姿勢反射	ランドー反射	3～6か月	2歳	① 腹臥位で水平に抱き頭を挙上 ➡体幹と下肢が伸展 ② 頭を前屈 ➡体幹と下肢が屈曲	➡ハイハイやお座りをする際に役立つ．
	パラシュート反射	7～9か月	生涯続く	体幹を保持し水平に支えて，急に前方へ倒す． ➡上肢を伸展し手掌を開く．	➡転倒・落下時の防御

類　題

▼原文で掲載しているため内容が古く，解答等が現状にそぐわない場合がございます．

107A6
原始反射はどれか．
1．手掌把握反射
2．視性立ち直り反射
3．パラシュート反射
4．Landau〈ランドー〉反射
正　解　1

103A6
出生時からみられ，生後3か月ころに消失する反射はどれか．
1．足踏み反射
2．パラシュート反射
3．Moro〈モロー〉反射
4．Babinski〈バビンスキー〉反射
正　解　3

QRコードをCheck！

➡類題の解説をアプリで確認しよう！

≫ 新生児の主要症候・疾患

低出生体重児

(RB-母83)(RB-母84)(病みえ産396, 小102, 103)

98P4

低出生体重児の基準はどれか．
1．3,000 g 未満
2．2,750 g 未満
3．2,500 g 未満
4．2,250 g 未満

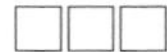

解法の要点

新生児に関する基本的知識を問う問題である．

解　説

×1
×2
○3
×4
出生時の体重が2,500 g未満を低出生体重児，1,500 g未満を極低出生体重児，1,000 g未満を超低出生体重児という．

この問題には正答率はありません．（巻頭 p.12 参照）

正　解　3

新生児ビタミンK欠乏性出血症

(RB-母90) (RB-母90) (病みえ産435, 小151)

700予140

母乳栄養のみの新生児が下血･吐血などの出血傾向を生じた場合，疑われるのはどれか．

1．新生児溶血性疾患
hemolytic disease of the newborn

2．新生児出血性疾患
hemorrhagic disease of the newborn

3．肥厚性幽門狭窄症
hypertrophic pyloric stenosis

4．Hirschsprung〈ヒルシュスプルング〉病
Hirschsprung disease

□□□

解法の要点

どれも新生児にみられる疾患だが，母乳栄養が要因となるものはどれかを考えよう．

解　説

×1　新生児溶血性疾患とは，母児間の血液型不適合により急激な赤血球の破壊が起こり，溶血性黄疸を発症する疾患である．生後24時間以内に発症することが多く，重症例では核黄疸となる． (RB-母88)(RB-母89)

○2　新生児は血液凝固作用をもつビタミンKの貯蔵量が少ないうえ，腸内細菌叢(そう)での生成がほとんどないことから，ビタミンK欠乏による出血傾向となりやすい．母乳のビタミンK含有量が少ないことから，母乳栄養児でしばしばみられる．下血・吐血以外に，全身性の皮下出血や頭蓋内出血がみられることもある．

×3　肥厚性幽門狭窄症では，幽門狭窄により胃から十二指腸への食塊の通過が障害され，無胆汁性の噴水性嘔吐(おうと)などを起こす．生後2～3週の男児に多い．下血はみられない．

(RB-小38)(RB-小37)

×4　ヒルシュスプルング病（先天性巨大結腸症）では，病変部腸管の通過障害による症状が出現する．新生児では，機能的イレウス症状として，便臭のある胆汁性嘔吐，便秘，腹部膨満，胎便排泄遅延がみられる．約5,000人に1人の割合で発症し，男児に多い．下血や下痢はみられない． (RB-小44)(RB-小43)

この問題には正答率はありません．（巻頭 p.12参照）

正　解　2

基本事項

●**新生児ビタミンK欠乏性出血症**：ビタミンKの欠乏により，消化管出血（メレナ）や頭蓋内出血をきたす出血性疾患．予防として，ビタミンK_2シロップを内服させるのが一般的である．ビタミンK_2の投与は，哺乳確立時，生後1週または産科退院時のいずれか早い時期，その後は生後3か月まで週に1回ビタミンK_2シロップを内服させる3か月法で行うことが推奨される．

▼ 母乳栄養の利点と欠点

利　点	欠　点
●免疫が児に移行する． ●適温で消化・吸収しやすい． ●母子相互作用が働く． ●アレルギーを起こしにくい． ●経済的である．	●ビタミンKが不足しやすい． ●生理的黄疸の期間が延長する傾向がある． ●垂直感染，薬物移行の危険性がある．

母

★mediLinkアプリのQRコードリーダーで各ページ下部のQRコードを読み込むと，無料で解説動画を見られます．なお，動画を見るにはmediLink会員登録と，書籍付属のシリアルナンバーを登録する必要があります．詳しくは本書冒頭の袋とじをチェック！

MEMO

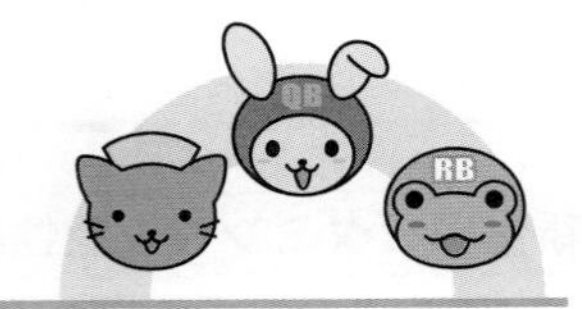

精神看護学

(RB-成88)…『レビューブック2025』の参照ページ
(RB-成88)…『レビューブック2023-24』の参照ページ

精神保健

» 精神の健康とその仕組み

ストレス・コーピング (RB-精3) (RB-精3)

108A3

セリエ,H. が提唱した理論はどれか.
Selye,H.

1．危機モデル
2．ケアリング
3．セルフケア
4．ストレス反応

解法の要点

セリエ,H.はカナダの医学･生理学者である. 提唱者がわかる理論から消去法で解いてもよい.

解説

×1　危機モデルはフィンク,S.L.やアギュララ,D.C.らが提唱した.

×2　メイヤロフ, M.が提唱し, ワトソン,J.がヒューマン・ケアリング理論において看護におけるケアリングを論じた.

×3　セルフケアはオレム, D.E.が提唱した. (RB-基4)(RB-基4)

○4　物体に外部から加わる刺激（ストレッサー）に対し, 内部に生じる歪みと元に戻ろうとする反作用をストレス反応という. セリエ,H.は, もともとは物理学の概念であったこの理論を生体に当てはめ, ストレス反応モデルを提唱した.

【正答率】65.1％　【選択率】1：5.7％　2：27.1％　3：2.1％　4：65.1％

正解　4

103追A3

禁煙のための問題解決型のコーピング行動はどれか.

1．禁煙外来を受診する.
2．禁煙について深刻に考えないようにする.
3．喫煙したくなったら一口吸う.
4．喫煙できないイライラを飲酒で解消する.

解法の要点

コーピングとは, 問題やストレスに対して何らかの対処行動をとり, 適切にコントロールしていこうとすることや, あるいはその手法を指す. コーピング様式には, 問題焦点（解決）型コーピングのほか, 情動焦点型コーピングなどがある. それぞれの選択肢がどのコーピング様式にあたるか考えよう.

解説

○1　喫煙の依存性を克服したうえで禁煙し, それを続けていくために専門外来を受診することは, 問題焦点（解決）型コーピングにあたる.

×2
×3
×4　これらは情動焦点型コーピングにあたる. 情動焦点型コーピングでは, 回避, 静観, 気晴らしなどを行うことでネガティブな情動そのものを軽減しようとする.

【正答率】94.8％

正解　1

補足事項

▼ コーピング様式

情動焦点型コーピング	回避, 静観, 気晴らしなどを行うことでネガティブな情動そのものを軽減しようとする.
問題焦点（解決）型コーピング	問題の所在の明確化, 情報収集, 解決策の考案と実行など, 環境や自分自身を変化させることで問題そのものの解決を目指そうとする.
認知的再評価型コーピング	直面している問題のとらえ方を変えて, 前向きに考えたり距離をおいたりするなどして新しい適応方法を探そうとする.

危機介入 (RB-精5) (RB-精5)

111P6

フィンク,S.L.の危機モデルで第2段階はどれか.
Fink,S.L.

1．衝　撃　　2．承　認
3．適　応　　4．防御的退行

解法の要点

フィンク,S.L.の危機モデルは，急激に危機に陥った人がたどるであろう経過を4つの段階で表したものである．(RB-精5)(RB-精5)

解　説

×1　衝撃は第1段階である．この段階では，危機的状況に衝撃を受け，パニック状態に陥る．

×2　承認は第3段階である．この段階では，現実を直視せざるを得なくなり，第2段階では認めることができなかった悲しみや怒りなどの感情を体験する．

×3　適応は第4段階である．危機的状況に対処したことにより得られた問題解決能力や新しい価値観のもと，状況に適応する段階である．

○4　防御的退行は第2段階である．この段階では，危機的状況を直視できず，現実逃避などの退行によって自己を守ろうとする．

【正答率】98.6％　【選択率】1：0.4％　2：0.7％　3：0.4％　4：98.6％

正　解　4

基本事項

●危機：人が困難やストレスに直面した際にそれを解決できずに陥りやすい混乱状態を指す．

●危機介入：患者や家族が問題に遭遇し，今までの対処方法では対応できなくなった際に医療者が積極的･直接的に介入し，危機からの早期の回避とその後の適応を支援することである．

類　題

▼原文で掲載しているため内容が古く，解答等が現状にそぐわない場合がございます．

101P5
フィンクの危機モデルの第1段階はどれか．
1．承　認　　2．適　応　　3．衝　撃　　4．防衛的退行
正　解　3

700予141

がんの告知を受けた後，外来に診察に来た患者が，「もう以前の自分には戻れない，自分は役に立たない．」と深い抑うつ状態を示している．
障害受容のプロセスにおいて，どの段階にあたるか．

1．衝　撃　　2．防御的退行
3．承　認　　4．適　応

解法の要点

フィンク,S.L.の障害受容のプロセスモデルについての問題である．各期の特徴を理解しておこう．

解　説

×1　衝撃は，ショックを受け，強い不安を感じ，混乱した行動をとる時期である．

×2　防御的退行は，現実逃避，怒りや非難，権威の誇示などで自己を守る時期である．不安は減少し，急性身体症状も回復する．

○3　承認は，逃避しきれず現実に直面する時期である．自尊感情が低下し，不安や焦燥感が現れ，抑うつ状態や喪失感を訴えることもある．

×4　適応は，残存機能の発揮により，自己のアイデンティティを再認識し，価値観を構築する時期である．

この問題には正答率はありません．(巻頭 p.12参照)

正　解　3

QRコードをCheck！

➡類題の解説をアプリで確認しよう！

精神科の主要症状

≫ 精神科の主要症状

せん妄 (RB-精18) (RB-精18)

106A15

せん妄の誘発因子はどれか.

1. 身体拘束
2. 心血管障害
3. 低栄養状態
4. 電解質バランス異常

□□□

解法の要点

せん妄には準備因子, 誘発因子, 直接因子がある. 準備因子はもともとの脳の脆弱性, 誘発因子は主に睡眠覚醒リズム障害となるような環境やストレス, 直接因子は電解質異常や低酸素血症などを起こす身体疾患や薬物である.

※本設問は「問題として適切であるが, 必修問題としては妥当でないため」という理由で不正解の場合, 採点対象から除外されている.

解 説

○1 身体拘束（身体的拘束）は感覚遮断や疼痛とともにせん妄の誘発因子となる.

×2 心血管障害は低酸素血症を起こし, せん妄の直接因子となる.

×3 低栄養状態は電解質異常, 糖代謝異常を起こし, せん妄の直接因子となる.

×4 電解質バランス異常はせん妄の直接因子として重要である.

【正答率】71.3%

正 解 1

精神疾患

≫ 精神作用物質使用による精神・行動の障害

アルコール依存症 (RB-精29) (RB-精29)

700予142

入院による治療が必要なアルコール依存症患者の看護として正しいのはどれか.
alcohol dependence

1. 飲酒量を段階的に減らすように援助する.
2. 集団精神療法を勧める.
3. 低エネルギー食を勧める.
4. 家族への援助の優先順位は低い.

□□□

解法の要点

アルコール依存症とは長期間多量のアルコールを常用し, 依存が形成された状態である. アルコールは精神依存だけではなく, 身体依存も引き起こす.

解 説

×1 入院による治療が必要なアルコール依存症患者であり, 治療目標は原則的に断酒の達成とその継続である.

○2 アルコール依存症患者は, 退院後も断酒を続けなければならない. これには断酒会などの集団精神療法が効果的である.

×3 アルコール依存症の患者は食事をきちんととっていないことが多く, また, 過度の飲酒から低栄養・脱水状態となっていることがある. さらに肝機能が低下していることが多いため, 十分な飲水と高エネルギーの食事摂取が必要である.

×4 家族へのアプローチも重要であり, アルコール依存症についての十分な知識をもってもらえるように促していく必要がある.

この問題には正答率はありません. (巻頭 p.12参照)

正 解 2

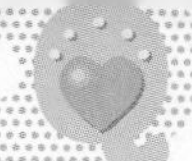

≫ 統合失調症

統合失調症 (RB-精33) (RB-精33)

700予143

統合失調症について正しいのはどれか.
schizophrenia

1. 幻覚のなかでは幻視が最もよくみられる.
2. 感情鈍麻は陽性症状である.
3. 思春期から30歳頃までに発症することが多い.
4. 統合失調症の入院患者は精神科病棟の入院患者のなかで最も少ない.

□□□

解法の要点

統合失調症の病態や症状について確認しておこう.

解　説

×1　統合失調症の陽性症状のひとつである幻覚では，幻聴が最もよくみられる.

×2　感情鈍麻や社会的引きこもりは，統合失調症の陰性症状である.

○3　思春期・青年期に好発する.

×4　統合失調症の入院患者は減少傾向であるが，それでも精神病床の入院患者の半数以上を占めている（厚生労働省「患者調査」より厚生労働省障害保健福祉部作成資料）.

この問題には正答率はありません.（巻頭 p.12参照）

正　解　3

基本事項

●**統合失調症**：思考や感情，行動を統合する能力が長期間にわたって低下し，特徴的な思考障害や行動障害を生じる疾患. 思春期・青年期に好発する.

▼ 統合失調症の症状

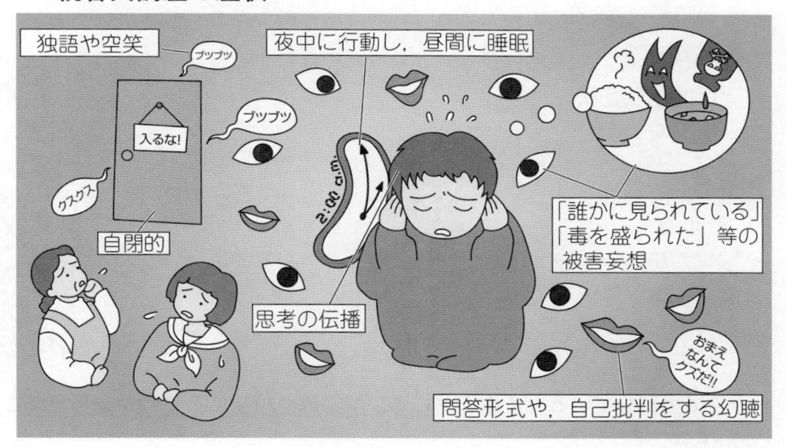
独語や空笑
ブツブツ
夜中に行動し，昼間に睡眠
ブツブツ
入るな!
クスクス
2:00 a.m.
自閉的
「誰かに見られている」
「毒を盛られた」等の
被害妄想
思考の伝播
おまえなんてクズだ!!
問答形式や，自己批判をする幻聴

精

★mediLinkアプリのQRコードリーダーで各ページ下部のQRコードを読み込むと，無料で解説動画を見られます．なお，動画を見るにはmediLink会員登録と，書籍付属のシリアルナンバーを登録する必要があります．詳しくは本書冒頭の袋とじをチェック！

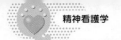

» 気分（感情）障害

うつ病 (RB-精38) (RB-精38)

107P13

典型的なうつ病の症状はどれか.
depression

1．幻　聴
2．感情失禁
3．理由のない爽快感
4．興味と喜びの喪失

解法の要点
それぞれの精神症状がどのような精神疾患に特徴的であるかを覚えておこう.

解　説
×1　幻聴は，統合失調症に特徴的な症状である．重症うつ病や解離性障害でもみられることがあるが，典型的な症状とはいえない.
×2　感情失禁は，脳血管性認知症に特徴的な症状である．感情失禁とは，わずかな刺激で，過剰に泣き，笑い，怒りなどの感情調節の異常が生じることである．(RB-J42)(RB-J42)
×3　理由のない爽快感は，双極性障害における躁病エピソード（躁病相）でみられ，特に軽躁病に特徴的な症状である.
○4　うつ病や双極性障害におけるうつ病エピソード（うつ病相）では，抑うつ気分や興味と喜びの著しい減退，易疲労感または気力の減退などが特徴的な症状である.

【正答率】92.7％　【選択率】1：2.1％　2：4.6％　3：0.6％　4：92.7％

正　解　4

基本事項
●**うつ状態**：気分が沈みがちになり，悲哀感が強くなる．日内変動，早朝覚醒，制止，自殺念慮，自殺企図（きと）（回復期に多い）といったキーワードはおさえておこう.

▼ **うつ病の症状**

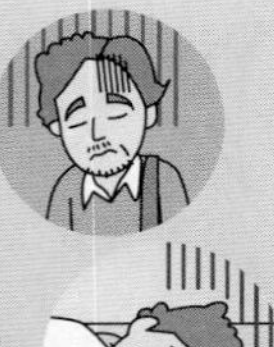
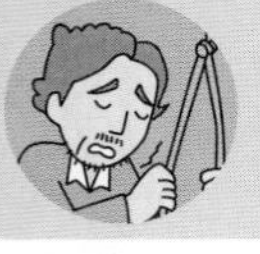

① 抑うつ気分
② 興味，喜びの著しい減退
③ 著しい体重減少または体重増加
④ 睡眠障害（不眠または過眠）
⑤ 精神運動性の焦燥または制止
⑥ 易疲労感または気力の減退
⑦ 無価値感，過剰あるいは不適切な罪悪感
⑧ 思考力や集中力の減退，決断困難
⑨ 自殺念慮，自殺企図

類　題
▼原文で掲載しているため内容が古く，解答等が現状にそぐわない場合がございます.

103追A12
うつ病で正しいのはどれか.
1．幻聴がある.
2．食欲が亢進する.
3．寝起きが良くなる.
4．自分を責める感情が強くなる.
正　解　4

95A18
抑うつ状態でみられるのはどれか.
1．無気力　　2．せん妄　　3．徘　徊　　4．幻　覚
正　解　1

QRコードをCheck！
➡類題の解説をアプリで確認しよう！

双極性障害（躁うつ病）（RB-精41）（RB-精41）

700予144

躁状態でよくみられる症状はどれか.

1．行動制止
2．観念奔逸
3．罪業妄想
4．予期不安

□□□

解法の要点

躁状態では，気分，思考，意欲，行動が過剰になる．このとき，どのような症状がみられるのか，確認しておこう．

解　説

×1　行動制止は行動抑止ともいい，うつ状態でみられる．欲求や意思の発動が抑えられ，その結果，行動が全体的に制止してしまっている状態をいう．

○2　観念奔逸（ほんいつ）は次々と考えが浮かんできて思考がまとまらない状態で，躁状態にみられる．

×3　罪業（ざいごう）妄想とは，「自分の存在が周囲に迷惑をかけている」「重大な罪を犯してしまった」などと自分を責める妄想で，うつ状態にみられる．

×4　予期不安とは，一度パニック状態になった患者が，また同じ状況になるのではないかと想像して不安になる状態をいう．パニック障害の患者によくみられる．

この問題には正答率はありません．（巻頭 p.12 参照）

正　解　2

基本事項

▼ 躁状態でみられる症状

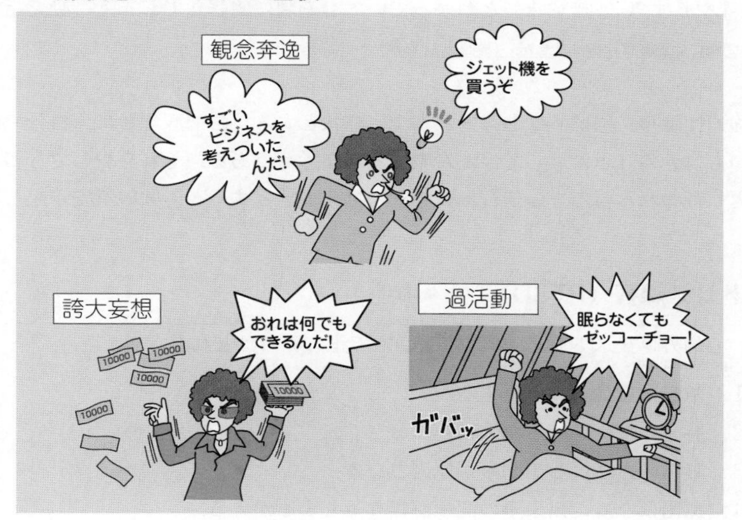
観念奔逸
すごいビジネスを考えついたんだ!
ジェット機を買うぞ
誇大妄想
おれは何でもできるんだ!
10000
過活動
眠らなくてもゼッコーチョー!
ガバッ

補足事項

●双極性障害（躁うつ病）：躁状態とうつ状態が交互に現れるのが特徴である．躁状態が生活の破綻につながり，社会生活に支障が生じるおそれがあるため，注意が必要である．

▼ うつ状態と躁状態の特徴

	うつ状態	躁状態
感情の異常	抑うつ気分	気分の高揚
意欲の異常	意欲低下	行為心迫
思考の異常	思考制止，微小妄想（罪業妄想，貧困妄想，心気妄想）	観念奔逸，誇大妄想

精

≫ 神経症性障害・ストレス関連障害・身体表現性障害

強迫性障害 (RB-精44) (RB-精44)

700予145

強迫性障害でみられる症状として最も適切なのはどれか.

1. 予期不安
2. フラッシュバック
3. 広場恐怖
4. 確認行為

□□□

解法の要点

強迫性障害は強迫観念と強迫行為を主症状とする. 思春期や青年期に好発し, 発症に性差はみられない. 症状の基本についておさえておこう.

解　説

×1　予期不安はパニック障害で起こる症状である. 恐怖感が忘れられず, また発作が起きるのではないかと不安が起こる. (RB-精44)(RB-精44)

×2　フラッシュバックは心的外傷後ストレス障害 (PTSD) で起こる症状である. 原因となった体験が何度もよみがえる. (RB-精45)(RB-精45)

×3　広場恐怖はパニック障害で起こる症状である. 簡単には逃げ出せない電車の中などにいると不安になる. (RB-精44)(RB-精44)

○4　確認行為は強迫性障害でみられる強迫行為のひとつで, 戸締まり・ガス栓などについて「やりすぎ」「無意味」とわかっていても過剰に確認してしまう行動を指す.

この問題には正答率はありません. (巻頭 p.12 参照)

正　解　4

基本事項

●**強迫性障害**：強迫観念と強迫行為を主症状とする. 強迫観念とは, 自分では不合理と知りつつも自分の意思に反して浮かんでくる嫌な考えである. それを少しでも和らげるために繰り返し行われる行為を強迫行為という. 抑えようとすると, 強い不安が起こる.

心的外傷後ストレス障害 (PTSD) (RB-精45) (RB-精45)

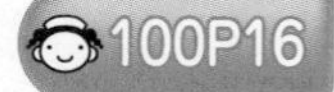
100P16

心的外傷後ストレス障害〈PTSD〉で正しいのはどれか.
post-traumatic stress disorder

1. 数日間で症状は消失する.
2. 特定の性格を持った人に起こる.
3. 日常のささいな出来事が原因となる.
4. 原因になった出来事の記憶が繰り返しよみがえる.

□□□

解法の要点

心的外傷後ストレス障害 (PTSD) の原因・症状・診断についておさえておこう.

解　説

×1　再体験, 回避, 過覚醒症状, 認知や気分の異常が1か月以上持続している場合, PTSD と診断される.

×2　PTSDを引き起こしやすい特定の性格はない.

×3　交通事故, 火災, 自然災害, 性的暴行など, 生命や安全を脅かされるようなきわめて強烈なストレスをもたらす出来事 (心的外傷) が原因となる.

○4　出来事の記憶が繰り返しよみがえることを, 再体験 (フラッシュバック) という. PTSDの特徴である.

【正答率】66.0 %

正　解　4

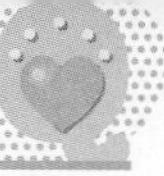

基本事項

●心的外傷後ストレス障害（PTSD：post-traumatic stress disorder）：事件や事故，自然災害などによって，生命や安全を脅かされるような極度の心的外傷を受けた被害者・被災者の，慢性的な恐怖などの精神的・心理的なストレス反応を原因とする心的障害をいう．外傷の原因となった体験が何度もよみがえる再体験（フラッシュバック）や，その体験の回避，過覚醒症状（不眠，いらいら，集中困難），認知や気分の異常がみられる．

» 生理的障害・身体的要因に関連した行動症候群

神経性無食欲症（神経性やせ症）

(RB-精47)（RB-精47）

102P23

神経性食欲不振症の症状または所見はどれか．
anorexia nervosa

1．発　熱
2．咳　嗽
3．徐　脈
4．高血圧
5．過多月経

解法の要点

神経性食欲不振症の身体合併症は，低栄養状態と，その結果として二次的に起こる内分泌と代謝の変化，身体機能の変化である．これに合致するものを選べばよい．

解　説

×1　代謝の不活性化，甲状腺機能の低下により，むしろ低体温となる．
×2　咳嗽（がいそう）は関係ない．
○3　代謝の不活性化，甲状腺機能の低下により，徐脈になる．
×4　むしろ低血圧となる．
×5　内分泌系の障害により，無月経となる場合がある．

【正答率】76.5％

正　解　3

基本事項

●神経性食欲不振症：日本精神神経学会による「DSM-5病名・用語翻訳ガイドライン」において神経性やせ症／神経性無食欲症とされた．

●神経性無食欲症（神経性やせ症）：著しい低体重（BMIが17.0未満），食行動の異常（不食，大食，隠れ食い）がみられ，肥満恐怖，やせ願望，ボディイメージの歪み（太っていると思い込む）を特徴とする．

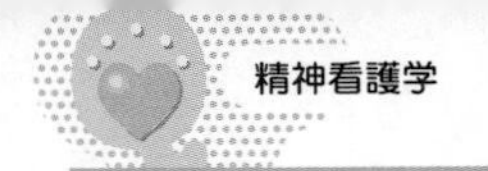

睡眠障害 (RB-精49) (RB-精49)

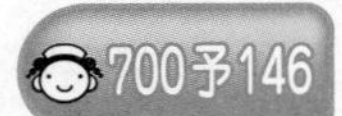

どんなに遅く寝ても朝早く決まった時間に目が覚めてしまう睡眠障害はどれか.

1．入眠困難
2．熟眠困難
3．中途覚醒
4．早朝覚醒

□□□

解法の要点

不眠には，入眠困難，中途覚醒，早朝覚醒，熟眠困難がある.

解　説

×1　入眠困難とは，布団に入ってもなかなか寝つけない症状である.
×2　熟眠困難とは，眠りが浅く，睡眠時間の割に熟睡感が得られない症状である.
×3　中途覚醒とは，夜中に何度も目が覚めてしまい，再び寝つくのが難しい症状である.
○4　早朝覚醒とは，朝早く目覚めてしまい，その後も眠れない症状である.

この問題には正答率はありません.（巻頭 p.12参照）

正　解　4

基本事項

▼ 不眠

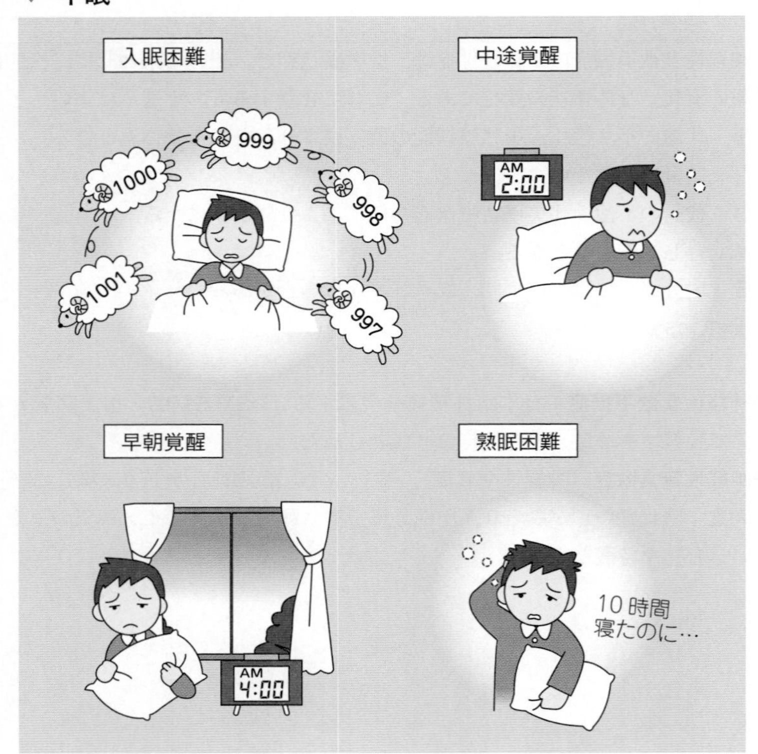

地域・在宅看護論

(RB-成88)…『レビューブック2025』の参照ページ
(RB-成88)…『レビューブック2023-24』の参照ページ

在

地域・在宅看護概論

地域・在宅看護の主な概念

地域・在宅看護総論 (RB-在2) (RB-在2)

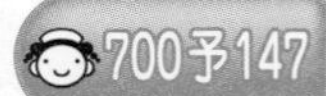

在宅看護について正しいのはどれか.
1. 看護の対象者は在宅療養者に限定される.
2. ケアは看護師が中心となって行う.
3. 最終的な意思決定は家族が行う.
4. 継続看護として在宅看護をとらえる.

解法の要点
生活を送っている場で行われる在宅看護は，対象者一人ひとりの価値観や主体性を尊重しながら支援を行う.

解説
×1 看護の対象は在宅療養者だけではなく，その家族，家族と同様の役割をもつ人も含む.
×2 看護師が中心となるのではなく，必要に応じた社会資源を活用し，医師や保健師など関連する職種が連携しながらケアを行っていく.
×3 家族の意思を尊重することも大切だが，最終的な決定では療養者本人の意思を尊重しなければいけない.
○4 継続看護とは，病院や自宅・施設などを行き来している療養者が，どこにいても必要な看護・ケアを切れ目なく受けられるように，関係機関が連携して援助することである.

この問題には正答率はありません.（巻頭 p.12参照）

正 解 4

継続看護 (RB-在8) (RB-在8)

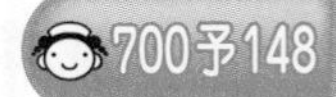

継続看護について，正しいのはどれか.
1. 訪問看護指示書は看護師が記入する.
2. サービス担当者会議には，本人や家族は参加しなくてよい.
3. 病棟看護師は家族の介護力をアセスメントし，退院支援計画を立案する.
4. ケアプランは利用者本人が作成してはならない.

解法の要点
退院調整と在宅看護の基本をおさえておこう.

解説
×1 訪問看護指示書は主治医が記入する. (RB-在11)(RB-在11)
×2 サービス担当者会議には，本人・家族を中心に，主治医，病棟看護師，在宅でかかわるサービス事業者などが参加する.
○3 病棟看護師は，患者のセルフケア能力，家族の介護力，生活環境を踏まえて，退院支援計画を立てる．必要な場合には利用者に合ったサービスの紹介などを行う.
×4 介護サービス計画（ケアプラン）は，介護支援専門員（ケアマネジャー）が作成して利用者本人の承諾を得ることが多い．ただし，利用者本人が作成しても問題はない. (RB-社45)(RB-社45)

この問題には正答率はありません.（巻頭 p.12参照）

正 解 3

基本事項
●**サービス担当者会議**：介護支援専門員が，療養者やその家族，各サービス担当者などの関係者を集めて介護サービス計画を検討する会議をいう.

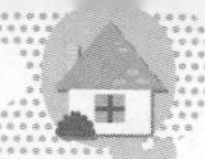

700予149

退院後の継続看護について，正しいのはどれか．

1．退院に向けた計画的看護を，術後を目安に開始する．
2．住宅改修の検討は支援内容から除く．
3．地域連携クリニカルパスは市町村を単位とする連携である．
4．地域連携クリニカルパスにより，切れ目のない医療・看護の提供を目指す．□□□

解法の要点

現状，在院日数の短縮によって，退院時に対象者が健康な状態まで回復していない場合や，入院前の日常生活活動（ADL）まで戻っていない場合が多くなっている．そのため，病院に地域連携室や退院支援看護師を設置するなどして，地域医療との連携の充実を図っている．

解　説

×1　入院前や入院早期から，院内の多職種や地域と連携し，安心して退院できるように，退院後の生活や療養について患者や家族に対して支援を行う．

×2　退院に向けた支援の内容として，必要な住宅改修を行い医療機器を整えるほか，疾患を自己管理できる手技・技術の習得，生活を維持できるADLの獲得，在宅で受けられる介護保険を利用した看護・介護のサービスの調整などが挙げられる．

×3　地域連携クリニカルパスは市町村単位ではなく，基本的に二次医療圏の範囲を単位とする連携である．

○4　文章どおり．

この問題には正答率はありません．（巻頭 p.12 参照）

正　解　4

基本事項

●**地域連携クリニカルパス**：医療機関から在宅まで継続した医療を提供できるよう作成する診療計画である．関係する全医療機関で共有して用いる．地域連携クリニカルパスの導入により，各病期の医療機関相互の連携が強化され，退院後のリハビリテーションの継続が期待できる．

▼ 地域連携クリニカルパスのイメージ

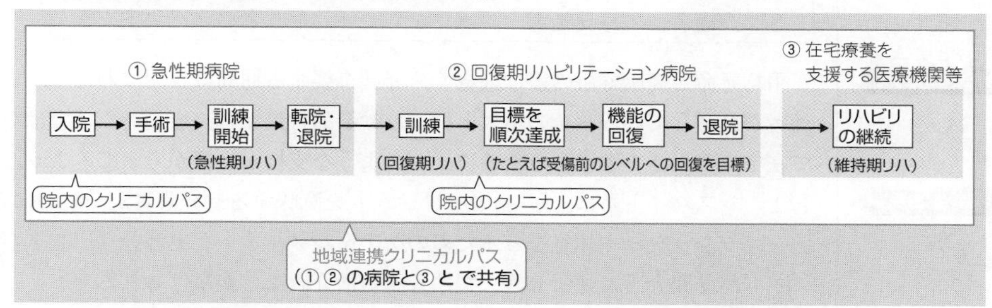

厚生労働省：医療制度改革関連資料より改変

在

★mediLinkアプリのQRコードリーダーで各ページ下部のQRコードを読み込むと，無料で解説動画を見られます．なお，動画を見るにはmediLink会員登録と，書籍付属のシリアルナンバーを登録する必要があります．詳しくは本書冒頭の袋とじをチェック！

家族看護

(RB-在10) (RB-在10)

改107P8

令和4年（2022年）の国民生活基礎調査で，要介護者からみた主な介護者の続柄で割合が最も多いのはどれか.

1．同居の父母
2．別居の家族
3．同居の配偶者
4．同居の子の配偶者

解法の要点

近年は，介護が必要な65歳以上の高齢者を，65歳以上の高齢者が介護する老老介護が増加している.

解　説

×1　令和4（2022）年の国民生活基礎調査（厚生労働省）によれば，要介護者からみた主な介護者の続柄が，同居の父母である割合は0.1％である.

×2　同調査によれば，要介護者からみた主な介護者の続柄が，別居の家族等である割合は11.8％である.

○3　同調査によれば，要介護者からみた主な介護者の続柄が，同居の配偶者である割合は22.9％である.

×4　同調査によれば，要介護者からみた主な介護者の続柄が，同居の子の配偶者である割合は5.4％である.

【正答率】97.5％　【選択率】1：0.3％　2：0.7％　3：97.5％　4：1.5％

正　解　3

109A8

レスパイトケアの目的はどれか.

1．介護者の休息
2．介護者同士の交流
3．介護者への療養指導
4．療養者の自己決定支援

解法の要点

平均寿命と健康寿命の差は大きく，介護を要する期間は長期にわたる．また，老老介護や介護者が就労している割合の増大といった社会的背景から，療養者だけではなく介護者が安心して在宅療養生活を継続するために，どのような支援が必要か考えてみよう.

解　説

○1　レスパイトとは，「息抜き」，「休息」を意味する．介護者が一時的に介護から解放され，リフレッシュや休息をとるためのケアをレスパイトケアという．レスパイトサービスとして，訪問介護，通所介護，短期入所生活介護などが挙げられる.

×2　介護者同士の交流によって，介護をしているなかで抱く思いなどを語り合い，情報を交換することができるが，レスパイトケアの目的ではない．交流の場として，認知症介護者交流会，家族会，あるいは認知症カフェなどがある.

×3　介護者に療養指導をすることがレスパイトケアの目的ではない．介護者への療養指導は，適切な介護知識･技術などの習得を目的とし，入院中の指導，訪問看護師などによる指導，行政などによる家族介護教室などがある.

×4　療養者の自己決定を支援することはレスパイトケアの目的ではないが，在宅看護の基本である．認知機能の低下，小児，障害などにより自己決定や意思表出が困難な療養者に対しても，適切な方法で可能な限り自己決定を促す支援が必要である.

【正答率】99.0％　【選択率】1：99.0％　2：0.2％　3：0.3％　4：0.4％

正　解　1

» 訪問看護

訪問看護の制度 (RB-在11) (RB-在11) (公みえ252) (衛176)

104P9

介護保険法に基づき訪問看護を行うことができる職種はどれか.

1. 医　師
2. 薬剤師
3. 理学療法士
4. 介護福祉士

□□□

解法の要点

訪問看護ステーションの指定を受けるための人員基準を考えてみる.

解　説

×1　医師は，居宅療養管理指導として療養上の管理および指導を行う．また，訪問看護指示書，訪問看護報告書などを通して訪問看護師と連携する.

×2　薬剤師として行うことができるのは，居宅療養管理指導としての療養上の管理および指導である.

○3　『介護保険法』において訪問看護とは，保健師・看護師・准看護師・理学療法士・作業療法士・言語聴覚士が居宅を訪問し，介護を受ける要介護者・要支援者に対して行う療養上の世話，必要な診療の補助を指す（『介護保険法』8条4項）.

×4　介護福祉士は，要介護者・要支援者に対して入浴，排泄，食事などの介護，その他の日常生活上の世話を行う者であるが，訪問看護を行う者ではない.

【正答率】93.0％

正　解　3

補足事項

▼ 訪問看護師の役割

- 病状や障害の観察
- 食事介助
- 清潔ケア（清拭，洗髪）
- 排泄ケア（摘便・洗腸，人工肛門の管理）
- 服薬管理
- 褥瘡（じょくそう）（床ずれ）の予防・処置
- カテーテル等の医療機器の管理
- 呼吸管理（人工呼吸器等の管理）
- ターミナルケア（終末期の疼痛管理，在宅での看取り）
- その他医師の指示による医療処置
- 緊急時対応
- 家族に対する介護相談・支援
- 主治医や他機関との連絡・調整

等

訪問看護ステーション (RB-在14) (RB-在14) (公みえ252) (衛176, 177)

107P9 !

訪問看護ステーションの管理者になることができる職種はどれか.

1. 医　師
2. 看護師
3. 介護福祉士
4. 理学療法士

□□□

解法の要点

訪問看護ステーションの機能や人員配置基準などについて整理しておこう.

解　説

×1　訪問看護ステーションは看護の事業所であり，医師は管理者にはなれない.

○2　看護師および保健師は，訪問看護ステーションの管理者になることができる．また，『健康保険法』のみで申請の場合は，助産師も管理者になれる.

×3　訪問看護ステーションは看護の事業所であり，介護福祉士は管理者にはなれない．訪問介護事業所等の管理者になることはできる.

×4　理学療法士は，訪問看護ステーションのスタッフとして，医師の指示のもとで機能訓練を行うことができるが，管理者にはなれない.

【正答率】99.3％　【選択率】1：0.3％　2：99.3％　3：0.4％　4：0.1％

正　解　2

在

類　題

▼原文で掲載しているため内容が古く，解答等が現状にそぐわない場合がございます．

101A24
訪問看護ステーションの管理者となることができるのはどれか．
1．医　師　　2．看護師
3．薬剤師　　4．管理栄養士
5．社会福祉士
正　解　2

94A10
訪問看護ステーションの管理者になることができるのはどれか．
1．医　師　　2．看護師
3．管理栄養士　　4．理学療法士
正　解　2

93A9

訪問看護ステーション事業で正しいのはどれか．
1．ステーション管理者は医師である．
2．従事者にはホームヘルパーが含まれる．
3．事業の一環に給食サービスが含まれる．
4．訪問看護には医師の指示書が必要である．

解法の要点

訪問看護ステーションの機能や役割について確認しておこう．

解　説

×1　訪問看護ステーションの管理者は，保健師または看護師と定められている．また，『健康保険法』の訪問看護事業所は，助産師も管理者となることができる．

×2　訪問看護ステーションの従事者は，保健師，看護師または准看護師，および理学療法士または作業療法士などである．ホームヘルパーは訪問介護者であるため含まれない．

×3　訪問看護ステーションは，居宅を訪問して療養上必要な看護を提供するものであり，給食サービスは含まれていない．

○4　訪問看護ステーションが訪問看護を提供するにあたっては，訪問看護指示書などで主治医の指示を受けなければならない．

この問題には正答率はありません．（巻頭 p.12参照）

正　解　4

基本事項

▼ 訪問看護ステーションの概要

①特　徴
- 『介護保険法』，『健康保険法』などの医療保険各法，および『高齢者の医療の確保に関する法律』を根拠法にしており，高齢者に限らずすべての在宅療養者が利用可能．
- 全国に15,697か所（一般社団法人全国訪問看護事業協会：令和5年度訪問看護ステーション数調査）

②管理者とスタッフ
- 最低常勤換算2.5人（うち1人が常勤）の看護職員が必要
- 管理責任者は常勤の保健師か看護師または助産師
- スタッフは，保健師，助産師，看護師，准看護師，理学療法士，作業療法士，言語聴覚士

③活動内容
- 主治医の訪問看護指示書などをもとに，保健師，助産師，看護師，准看護師，理学療法士，作業療法士，言語聴覚士が訪問し（1回30分～1時間程度），療養上の世話または必要な診療の補助を行う．

補足事項

●訪問看護の指示書の種類：①訪問看護指示書，②特別訪問看護指示書，③精神科訪問看護指示書などがある．なお，特別訪問看護指示書は，すでに訪問看護を利用している療養者の急性増悪期などに交付される．

103追A25

訪問看護ステーションで正しいのはどれか.
1．利用者は高齢者に限定される.
2．24時間体制を義務付けられている.
3．常勤換算で2.5名以上の看護職員が必要である.
4．サービスの提供は看護職員でなければならない.
5．勤務する看護職員は臨床経験5年以上と定められている.

解法の要点

訪問看護には，健康保険などの医療保険によるものと，介護保険によるものとがある．また，訪問看護の提供主体には，病院などの医療機関によるもの（『健康保険法』63条1項4号など）と，訪問看護ステーションによるものとがある．

解　説

×1　医療保険による訪問看護には年齢の限度はない．なお，介護保険による訪問看護は，原則として65歳以上で要介護（要支援）状態にある者，および40～64歳で加齢に伴う疾病（特定疾病）により要介護（要支援）状態にある者が対象となる.

×2　24時間体制は義務づけられていない．なお，在宅療養支援診療所は，24時間体制が義務づけられている.

○3　看護職員は常勤換算で2.5人以上（うち1人が常勤）でなければならない.

×4　看護職員のほか，理学療法士，作業療法士，言語聴覚士でもよい（『健康保険法施行規則』68条など）.

×5　勤務する看護職員の臨床経験は定められていない.

【正答率】93.9％

正　解　3

類　題

▼原文で掲載しているため内容が古く，解答等が現状にそぐわない場合がございます.

111P10
指定訪問看護ステーションには常勤換算で（　　）人以上の看護職員を配置することが定められている.
（　　）に入るのはどれか.
1．1.0　　2．1.5　　3．2.0　　4．2.5
正　解　4

QRコードをCheck！
➡類題の解説をアプリで確認しよう！

地域・在宅看護技術

≫在宅における医療管理

在宅酸素療法（HOT）（RB-在20）（RB-在20）（病みえ呼217）

700予150

在宅酸素療法（HOT）の使用者への指導事項で正しいのはどれか.
1．機器の周囲2m以内は火気厳禁にする.
2．機器が故障するのを防ぐため入浴中は外す.
3．外出時や緊急時は使用できない.
4．呼吸困難時に患者自身の判断で酸素流量を変更してよい.

解法の要点

在宅酸素療法（HOT）を実施する際の基本技術と危険防止のための注意点をおさえておこう.

解　説

○1　酸素には支燃性（ほかのものの燃焼を助ける性質）があるため，半径2m以内は火気厳禁である．たばこを吸わないなどの指導が必要である.

×2　入浴時は労作量が多いため，酸素吸入をして入浴する.

×3　外出時や停電時，災害時などには携帯用酸素ボンベを使用することができる.

×4　呼吸困難時は医師の判断と指示のもとで流量を変更する.

この問題には正答率はありません.（巻頭 p.12参照）

正　解　1

基本事項

在宅酸素療法（HOT）の注意点

【導入時の注意点】

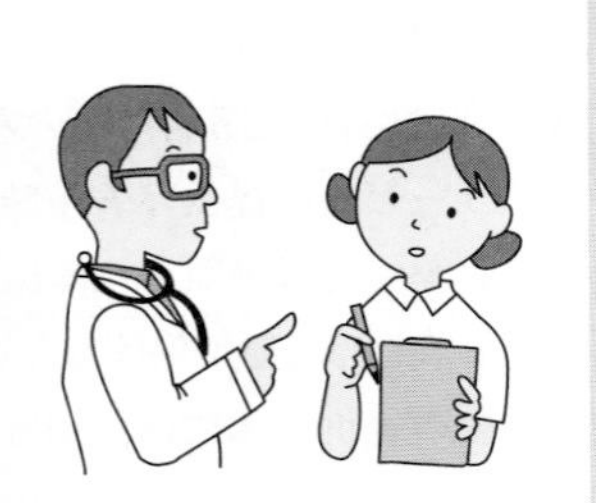

- 酸素濃縮装置等の設置は，療養者の生活動線に配慮するとともに，火気・水気，直射日光等を避け，風通しがよく涼しい場所が望ましい.
- 酸素流量や吸入時間帯等は，医師の指示どおりにするよう，本人・家族へ指導する.
- 異常発生時や災害時の状況に応じた対応・連絡先を，本人・家族と具体的に決めておく.

【日常における機器使用上の注意点】

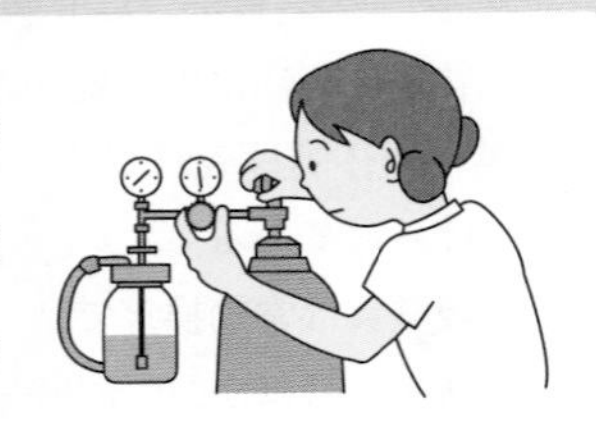

- 酸素濃縮のフィルターは定期的に掃除する.
- 酸素ボンベや液体酸素の残量は日々確認する.
- チューブの接続部位，屈曲，傷や劣化等もチェックする.
- 酸素には支燃性がありチューブや衣服への引火の危険があるため，機器の周囲2m以内は火気厳禁である Don't また，たばこを吸わないよう指導し，火を用いない電化製品の使用を検討してもらう.
- 上記の内容を本人・家族に指導し，実施状況を確認する．停電時の対応，外出時の機器の変更は個々の状況に合わせて，具体的に指導する.

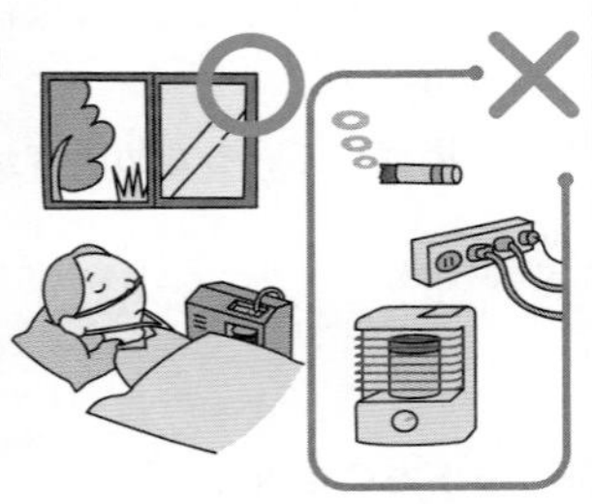

【日々の健康管理】

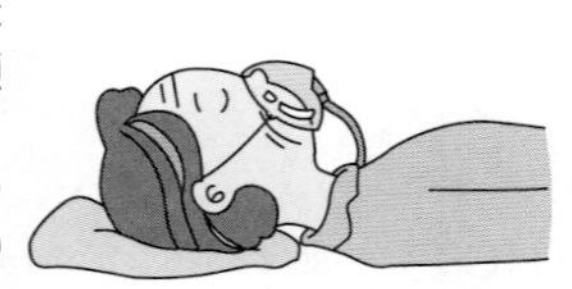

- 症状のチェック［バイタルサイン，息切れ，痰（たん）の量や性状，喘鳴（ぜんめい），浮腫，体重変動，CO_2ナルコーシス（頭痛，傾眠傾向，意識障害 等）］
- 入浴中や排泄中も適切に酸素吸入を行ったうえで，動悸や呼吸困難が生じていないかを確認する.
- 適切な呼吸法（口すぼめ呼吸，腹式呼吸）と適度な運動･活動を行っているか，呼吸器感染予防に留意しているか等を確認する.

★重要事項は赤字になっています．付録の赤シートを活用してしっかり覚えよう！

看護の統合と実践

(RB-成88)…『レビューブック2025』の参照ページ
(RB-成88)…『レビューブック2023-24』の参照ページ

看護におけるマネジメント

》看護管理

看護管理／看護ケア提供システム (RB-統2) (RB-統2)

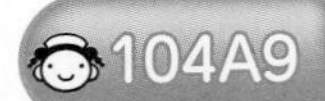

104A9

機能別看護方式の説明で正しいのはどれか．

1．1人の看護師が毎日異なる患者を受け持つ．
2．内容別に分類した看護業務を複数の看護師が分担して実施する．
3．1人の看護師が1人の患者を入院から退院まで継続して受け持つ．
4．患者をいくつかのグループに分け，各グループを専属の看護師チームが受け持つ．

□□□

解法の要点

看護方式は，組織を活性化させ，効率的に質の高い看護を提供するためのもので，いくつかの種類がある．チームナーシング，モジュール型継続受け持ち方式，プライマリーナーシング，機能別看護方式などの方式の一つひとつを理解し，違いを確認しておこう．

解　説

×1　特定の看護方式を表す説明ではない．

○2　看護業務の役割（係）を決めて看護を行う形であり，機能別看護方式の説明として正しい．効率的で機能的な方式であるが，患者との関係がつくりにくい．

×3　1人の看護師が個別のニーズを把握するプライマリーナーシングを表している．患者との関係が深めやすく，個別性に応じたケアができるが，負担が大きい．

×4　1つの看護単位をいくつかのグループ［モジュール（チーム）］に分けて，そのなかで専属の継続受け持ち方式をとる方法で，モジュール型継続受け持ち方式を表している．

【正答率】97.0％

正　解　2

基本事項

▼ 看護方式

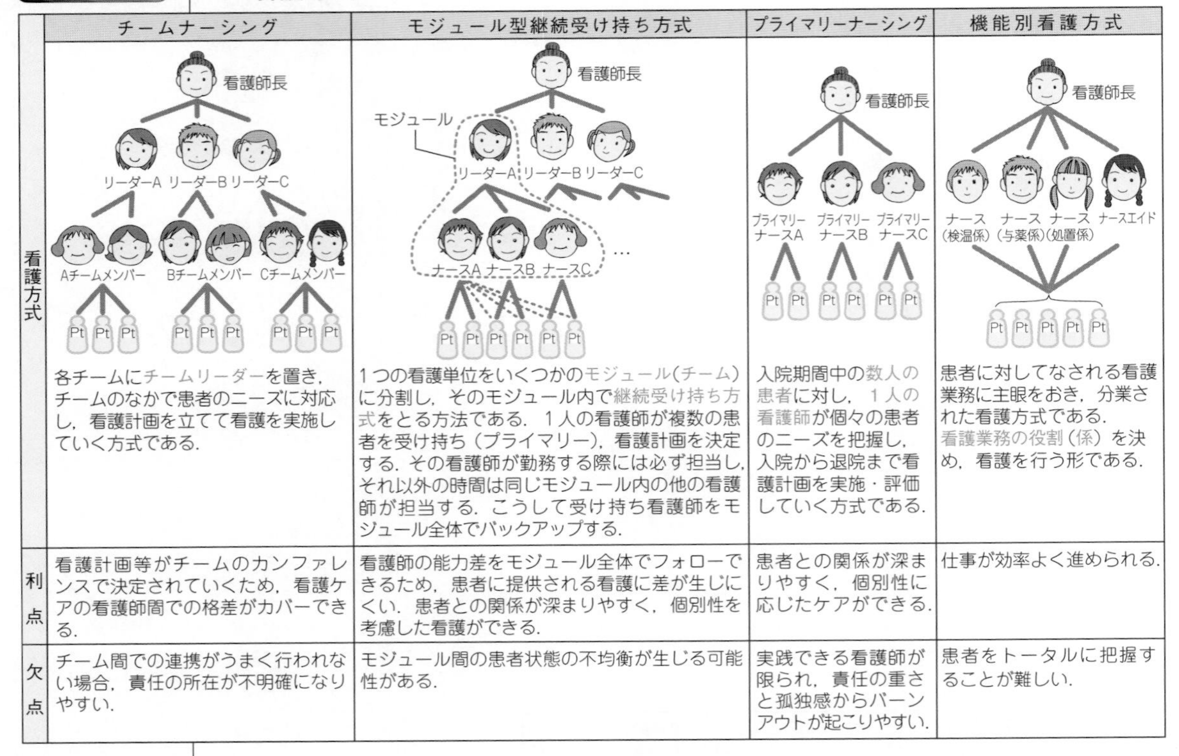

	チームナーシング	モジュール型継続受け持ち方式	プライマリーナーシング	機能別看護方式
看護方式	各チームにチームリーダーを置き，チームのなかで患者のニーズに対応し，看護計画を立てて看護を実施していく方式である．	1つの看護単位をいくつかのモジュール（チーム）に分割し，そのモジュール内で継続受け持ち方式をとる方法である．1人の看護師が複数の患者を受け持ち（プライマリー），看護計画を決定する．その看護師が勤務する際には必ず担当し，それ以外の時間は同じモジュール内の他の看護師が担当する．こうして受け持ち看護師をモジュール全体でバックアップする．	入院期間中の数人の患者に対し，1人の看護師が個々の患者のニーズを把握し，入院から退院まで看護計画を実施・評価していく方式である．	患者に対してなされる看護業務に主眼をおき，分業された看護方式である．看護業務の役割（係）を決め，看護を行う形である．
利点	看護計画等がチームのカンファレンスで決定されていくため，看護ケアの看護師間での格差がカバーできる．	看護師の能力差をモジュール全体でフォローできるため，患者に提供される看護に差が生じにくい．患者との関係が深まりやすく，個別性を考慮した看護ができる．	患者との関係が深まりやすく，個別性に応じたケアができる．	仕事が効率よく進められる．
欠点	チーム間での連携がうまく行われない場合，責任の所在が不明確になりやすい．	モジュール間の患者状態の不均衡が生じる可能性がある．	実践できる看護師が限られ，責任の重さと孤独感からバーンアウトが起こりやすい．	患者をトータルに把握することが難しい．

類題

▼原文で掲載しているため内容が古く，解答等が現状にそぐわない場合がございます．

101P9
プライマリナーシングの説明で正しいのはどれか．
1．1人の看護師が毎日異なる患者を担当する．
2．看護業務を内容別に分類し，複数の看護師が分担して実施する．
3．1人の患者を1人の看護師が入院から退院まで継続して受け持つ．
4．患者をいくつかのグループに分け，看護師がチームを組織して受け持つ．
正 解 3

QRコードをCheck！

➡類題の解説をアプリで確認しよう！

≫ 情報のマネジメント

診療情報などの電子化と医療情報システム (RB-統9) (RB-統9)

700予151

電子カルテの特徴として正しいのはどれか．
1．事務業務が増大する．
2．紙カルテと比べ診療録の保存期間が短い．
3．虚偽入力ができないようにする必要がある．
4．個人情報漏えいの危険性がない．

解法の要点

電子カルテとは，医療情報などを電子化して記録するシステムであり，普及を目指し導入が促進されている．電子カルテのメリットとデメリットをおさえておこう．

解 説

×1 電子カルテでは，事務の簡略化や事務コストの削減が見込める．

×2 『医師法』による診療録の法的保存期間は5年である．電子カルテも紙カルテも同様である．

○3 「医療情報システムの安全管理に関するガイドライン（第6.0版）」では，電子保存の要件として，真正性・見読性・保存性の3つが示されている．真正性とは，虚偽入力，書き換え，消去，混同が防止され，かつ，作成の責任の所在が明確であることをいう．

×4 媒体に保存された患者の診療記録などの個人情報は，サイバー攻撃などによって一度に流出（情報漏えい）する危険性がある．

この問題には正答率はありません．（巻頭 p.12参照）

正 解 3

≫ 医療事故の防止

医療安全管理 (RB-統10) (RB-統10) (公みえ120)

106P7

入院患者の与薬時に誤認を防止するために確認するのは患者の名前とどれか．
1．診察券　　2．お薬手帳
3．健康保険証　　4．ネームバンド

解法の要点

医療機関における医療安全に関する基本的な知識を問われている．

解 説

×1 入院患者の与薬時に，診察券での患者の確認は行わない．

×2 お薬手帳は通院中の患者の内服薬管理に役立つものである．入院中の患者の与薬時には使用しない．

×3 入院患者の与薬時に，健康保険証での確認は行わない．

○4 患者本人の確認には，入院時に装着する「ネームバンド」と，患者本人にフルネームで名前を確認することが必須である．

【正答率】99.6％ 【選択率】1：0.2％ 2：0.0％ 3：0.2％ 4：99.6％

正 解 4

統

類題

▼原文で掲載しているため内容が古く，解答等が現状にそぐわない場合がございます.

106A10
ヒューマンエラーによる医療事故を防止するための対策で最も適切なのはどれか.
1．性格検査の実施
2．事故発生時の罰則の規定
3．注意力強化のための訓練の実施
4．操作を誤りにくい医療機器の導入
正　解　4
※本設問は「問題として適切であるが，必修問題としては妥当でないため」という理由で不正解の場合，採点対象から除外されている.

100A18
入院患者の本人確認の方法で最も適切なのはどれか.
1．病室でのベッドの位置
2．ベッドネーム
3．ネームバンド
4．呼名への反応
正　解　3

106P10

病床数300床以上の医療機関で活動する感染制御チームで適切なのはどれか.
1．医師で構成される.
2．各病棟に配置される.
3．アウトブレイク時に結成される.
4．感染症に関するサーベイランスを行う.

解法の要点

感染制御チーム（ICT）の定義，病院組織内での位置づけ，活動の意義，役割などを確認しよう.

解　説

×1　ICTは，医師，看護師，薬剤師，臨床検査技師などの複数の医療従事者で構成される.
×2　病院全体で組織横断的に結成され，院内全体の感染管理を行う.
×3　アウトブレイク時の対応もICTの役割のひとつではあるが，日常的に感染管理活動を行い，患者や職員を感染から守る.
○4　感染症に対し，調査・監視を行うサーベイランスは，ICTの重要な役割である.

【正答率】72.6％　【選択率】1：0.1％　2：22.8％　3：4.5％　4：72.6％

正　解　4

QRコードをCheck！
➡類題の解説をアプリで確認しよう！

インシデント／アクシデント

（RB-統11）（RB-統11）（公みえ119）

103A9

インシデントレポートの目的はどれか.
1．責任の追及
2．再発の防止
3．懲罰の決定
4．相手への謝罪

解法の要点

インシデントレポートの意義を理解しておこう.

解　説

×1　インシデントレポートは個人の責任を追及するのではなく，真実の究明や分析を行うためのものである．また，インシデントレポートを用いて責任を追及すると報告件数が減ってしまうおそれがあり，責任の追及や処罰のために用いてはならない.
○2　インシデントレポートは，事例を分析することで，同じインシデントを起こさないこと，また類似の医療事故を未然に防ぐことを目指している.
×3　インシデントレポートは，誰かを罰するために事実や判断を書き起こすのではない.
×4　インシデントのレベルによっては，謝罪を要する事例も考えられるが，インシデントレポートの目的は，事実を書き起こし，分析し，再発を防止することにある.

この問題には正答率はありません.（巻頭 p.12参照）

正　解　2

基本事項

▼ インシデントとアクシデント

インシデント	誤った医療行為等が実施前に発見された事例や，誤った医療行為等が実施されたものの患者に影響がなかった事例で，ヒヤリ・ハットともいう．
アクシデント	医療事故のことで，医療の過程において発生したすべての人身事故である．

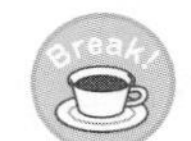

<インシデントレポート>

インシデントレポートは，起きてしまった事象を報告することで，原因は何か，どこに問題があったのか，今後繰り返さないようにするにはどうしたらよいかを検討するものです．当事者の反省を強いるものでも責任を追及するものでもありません．しかしインシデントレポートを書いた当事者は，反省することしきりでつらいものです．それでも，事故につながる可能性のあった出来事を繰り返さないためのレポートなので，誠実に報告しましょう．周りのスタッフも“安全管理のために必要なのだ”という意識をもつことが大切です．

類　題

▼原文で掲載しているため内容が古く，解答等が現状にそぐわない場合がございます．

100P22
インシデントレポートの目的はどれか．
1．再発の防止　　2．責任の追及　　3．処分の決定　　4．個人の反省
正　解　1

99A22
インシデントレポートで正しいのはどれか．
1．実際に事故が発生するまでは報告しない．
2．法令で書式が統一されている．
3．当事者以外が報告してよい．
4．警察署への届出義務がある．
正　解　3
※本設問は「問題として適切であるが，必修問題としては妥当でないため」という理由で不正解の場合，採点対象から除外されている．

QRコードをCheck！
➡類題の解説をアプリで確認しよう！

災害看護／国際看護

» 災害看護

災害の定義とサイクル (RB-統15) (RB-統15) (公みえ146, 149)

105A25

災害による心理的ストレスが身体反応として最も強く現れる時期はどれか．
1．発災後3～7日　　2．発災後2週～1か月
3．発災後半年～3年　　4．発災後4年目以降

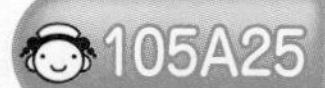

問題文の「身体反応として」という箇所に注意しよう．身体反応とは動悸，めまい，ふるえ，過換気などを指していると考えられる．

解　説

○1　発災後数日間は，動悸，めまい，ふるえ，呼吸が速くなる，血圧上昇，発汗などの身体反応が強くみられる時期である．

×2　発災後1か月程度は，自分のおかれた状況がわかってきて，精神症状がはっきりしてくる時期である．つらい出来事がしばしばよみがえり，抑うつ感や罪悪感などがみられる．精神症状が1か月以上続くと心的外傷後ストレス障害（PTSD）となる．

×3　一般的に，災害後のストレス反応は時間の経過とともに改善されるため，この時期は身体反応が最も強い時期ではない．

×4　発災後4年目以降は，身体反応が最も強い時期とはいえない．

【正答率】30.0％　【選択率】1：30.0％　2：65.5％　3：4.1％　4：0.3％

正　解　1

トリアージ (RB-統21) (RB-統21) (公みえ148)

103追A21

トリアージの目的で正しいのはどれか.

1．医療事故の予防
2．患者の意思の尊重
3．治療優先度の決定
4．保健医療福祉の連携

解法の要点

トリアージ（triage）とは，主に災害現場で用いられる意味合いから拡大されて用いられている用語である．この意味を知っているかどうかが問われている．

解　説

×1　医療事故防止にはインシデントレポートなどさまざまな取り組みが行われているが，トリアージとは違う．

×2　重症度や緊急度で決定するので，患者の意思は尊重されない．

○3　治療のみならず，搬送や検査などいろいろな局面で優先順位を決めることである．

×4　保健医療福祉連携とは，一人ひとりの生活・健康・医療などを切れ目なくフォローすることである．

【正答率】98.8％

正　解　3

類　題

▼原文で掲載しているため内容が古く，解答等が現状にそぐわない場合がございます.

99P25
災害現場でのトリアージはどれか.
1．医療物資の調達
2．避難方法の決定
3．行方不明者の安否確認
4．負傷者の治療順位の決定
正　解　4

108P22

赤色のトリアージタグが意味するのはどれか.

1．死亡群
2．保留群
3．最優先治療群
4．待機的治療群

解法の要点

トリアージとは，災害時などの制約がある条件下で，治療・搬送の優先順位を決めることである．トリアージの区分とトリアージタグ（タッグ）の色を整理して理解しよう．

解　説

×1　死亡群は黒色に分類される．生命徴候がないなど，その状況では救命不可能な傷病者が該当する．

×2　保留群は緑色に分類される．歩行可能など，専門医の治療をほぼ必要としないか，外来処置が可能な傷病者が該当する．

○3　最優先で緊急治療を要する傷病者は赤色に分類される．生命・四肢が危機的状態にあり，直ちに処置が必要である傷病者が該当する．

×4　待機的治療群は黄色に分類される．入院治療が必要だが，生命に危険性がなくバイタルサインが安定している傷病者が該当する．

【正答率】99.0％　【選択率】1：0.2％　2：0.6％　3：99.0％　4：0.1％

正　解　3

基本事項

●トリアージ：多数の傷病者が発生した際，人的・物的資源が限られた状況下で，最大多数の傷病者に最善の医療を施すため，傷病者の緊急度と重症度により治療優先度を決めること．

▼ トリアージの区分とトリアージタッグの色

優先度	分　類	色	区分	疾病状況および病態
第１順位	緊急治療 最優先治療群	赤	Ⅰ	●生命・四肢が危機的状態にあり，直ちに処置が必要である． ●気道熱傷／気道損傷，呼吸困難，大量出血，ショック状態 等
第２順位	準緊急治療 待機的治療群	黄	Ⅱ	●入院治療が必要だが，生命に危険性がなくバイタルサインが安定している． ●四肢骨折，胸髄以下の脊髄損傷 等
第３順位	軽症保留群	緑	Ⅲ	●専門的な処置は不要，または歩行可能で通院治療が可能な程度の外傷 ●捻挫，過換気症候群 等
第４順位	その状況では 救命不可能	黒	0	●生命の徴候のないもの ●高度損傷

類　題

▼原文で掲載しているため内容が古く，解答等が現状にそぐわない場合がございます．

102P21
災害時のトリアージで最優先治療群のトリアージタッグはどれか．
1．赤
2．黄
3．黒
4．緑
正　解　1

106P25

災害時に最も優先して治療を行うのはどれか．

1．脱　臼
dislocation
2．気道熱傷
burn of the respiratory tract
3．足関節捻挫
ankle sprains
4．過換気症候群
hyperventilation syndrome

解法の要点

災害時には，限られた医療資源を最大限に活用して，救助可能な傷病者を確実に救うことが求められるため，傷病者の緊急性や重症度に応じてトリアージタッグで優先順位をつけて対応する．本問はトリアージタッグの各区分に対応する症状を理解していれば解答できる．

解　説

×1　脱臼は軽症保留群（緑色）の軽易な傷病で，通院治療が可能な程度の傷病に分類される．
○2　気道熱傷は緊急治療最優先治療群（赤色）であり，生命・四肢が危機的状態にある傷病に分類され，直ちに処置が必要である．
×3　足関節捻挫は軽症保留群（緑色）の軽易な傷病で，通院治療が可能な程度の傷病に分類される．
×4　過換気症候群は軽症保留群（緑色）の軽易な傷病で，通院治療が可能な程度の傷病に分類される．

【正答率】99.5％　【選択率】1：0.1％　2：99.5％　3：0.0％　4：0.4％

正　解　2

統

★93～112回の必修問題で5回以上問われた頻出テーマかつ正答率70％以上のものに!を付けています．模試の前や国試の直前期には，!のテーマの問題から解いてみよう！

100A21

トリアージタッグを装着する部位で適切なのはどれか.
1．靴
2．衣　服
3．右手首
4．負傷した部位

解法の要点

タッグを付ける場所を知っているかどうかで解答可能であるが，常識的に考えると他の選択肢を除外できる.

解　説

×1　靴は脱げてしまう可能性，誰かが脱がせる可能性があり不適当である.
×2　衣服も靴と同様に患者から離れる可能性が高い.
○3　右手首→左手首→右足首→左足首の順に装着する.
×4　負傷した部位には，創部の損傷の危険や痛みを助長するなどのおそれがあるため，装着するべきではない.

【正答率】96.5％

正　解　3

QRコードをCheck！

➡類題の解説をアプリで確認しよう！

≫ 国際看護

国際協力

(RB-統24) (RB-統24) (公みえ434～439) (衛31～39)

700予152

世界保健機関〈WHO〉の事業活動はどれか.
1．疾病及び関連保健問題の国際疾病分類〈ICD〉の作成
2．国境なき医師団の派遣
3．労働者の健康保護の勧告
4．子どもの生活支援

解法の要点

WHOは人間の健康を基本的権利のひとつととらえ，その達成を目的として設立された国連の専門機関である．主な活動をおさえておこう.

解　説

○1　WHOによって，疾病および関連保健問題のICDが作成された．WHOの主な活動として，保健分野における研究の促進，感染症対策などがある.
×2　国境なき医師団は，国際的な民間医療・人道援助を行う非営利団体である．WHOは国境なき医師団の派遣は行っていない.
×3　労働者の健康保護の勧告を行うのは国際労働機関（ILO）である.
×4　子どもの生活支援を行うのは国連児童基金（UNICEF）である.

この問題には正答率はありません.（巻頭 p.12参照）

正　解　1

★mediLinkアプリのQRコードリーダーで各ページ下部のQRコードを読み込むと，無料で解説動画を見られます．なお，動画を見るにはmediLink会員登録と，書籍付属のシリアルナンバーを登録する必要があります．詳しくは本書冒頭の袋とじをチェック！

健康支援と社会保障制度

(RB-成88)…『レビューブック2025』の参照ページ
(RB-成88)…『レビューブック2023-24』の参照ページ

統　計

» 人口静態

人口構成

(RB-社2) (RB-社2) (公みえ40〜42) (衛40, 41)

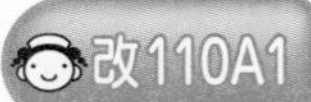

!

令和4年（2022年）の日本の総人口に最も近いのはどれか.

1. 1億人
2. 1億500万人
3. 1億2,500万人
4. 1億4,500万人

□□□

解法の要点

日本の総人口は，必ず覚えておかなければならない数値である.

解　説

×1
×2
○3
×4

令和4（2022）年10月1日現在人口推計（総務省統計局）による日本の総人口は，1億2,494万7千人（男性6,075万8千人，女性6,418万9千人）である.

【正答率】98.6％　【選択率】1：0.7％　2：0.4％　3：98.6％　4：0.2％

正　解　3

基本事項

▼ 日本の人口ピラミッド

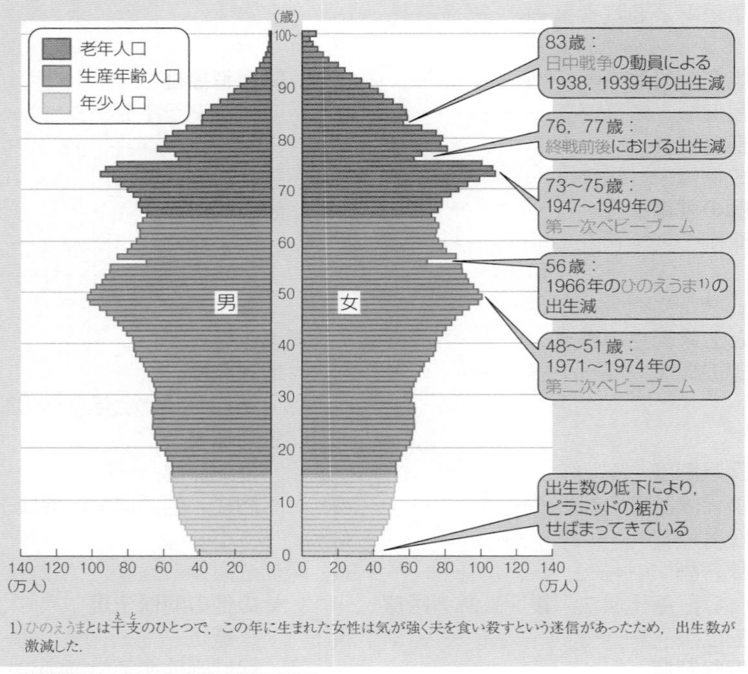

1) ひのえうまとは干支のひとつで，この年に生まれた女性は気が強く夫を食い殺すという迷信があったため，出生数が激減した.

総務省統計局：令和4年10月1日現在人口推計

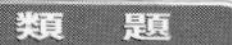

▼原文で掲載しているため内容が古く，解答等が現状にそぐわない場合がございます.

103追P1
日本における平成23年（2011年）の人口ピラミッドはどれか.

1.
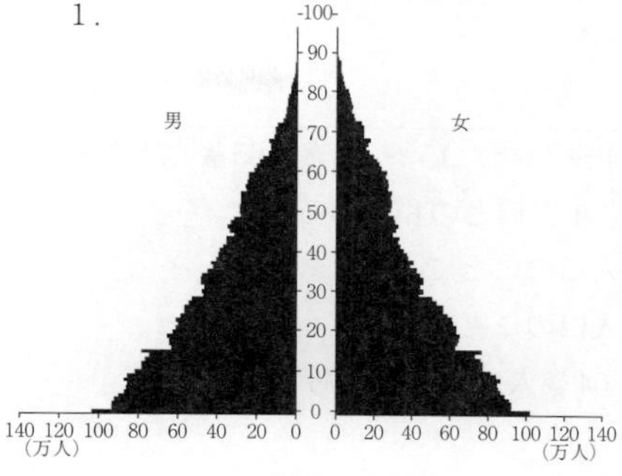

2.
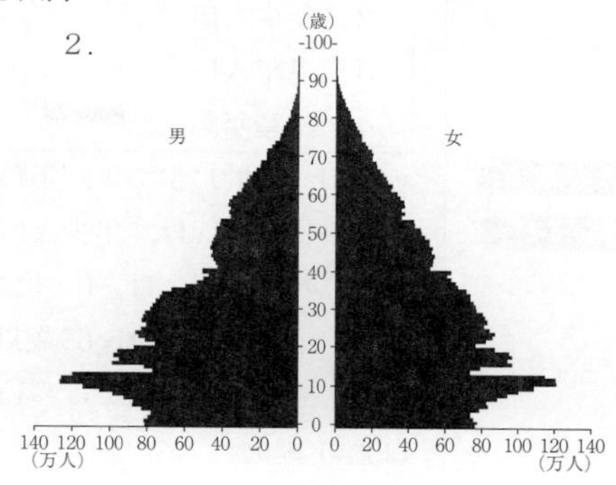

3.
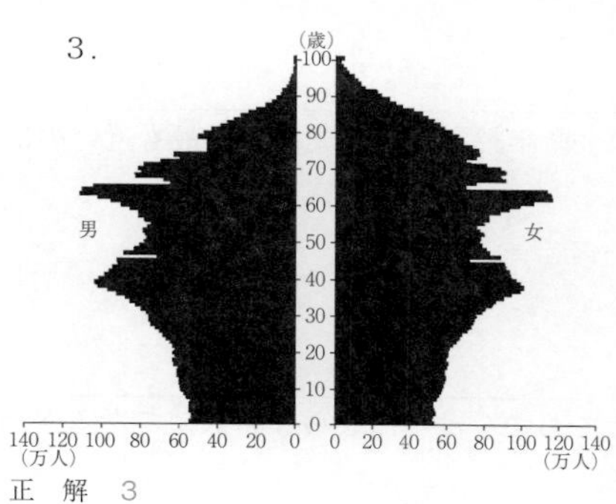

4.
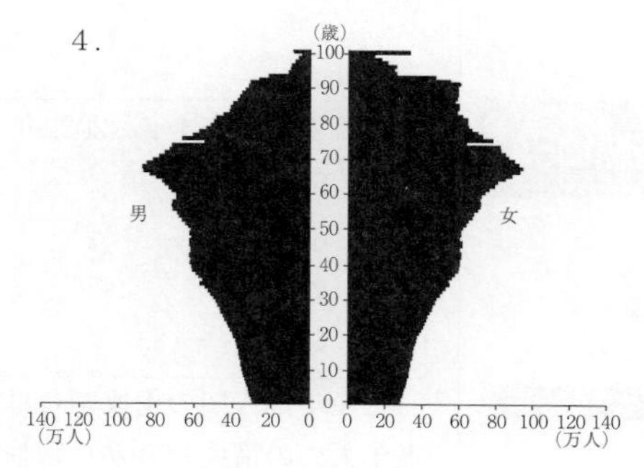

正　解　3

102A1
日本の平成22年（2010年）における総人口に最も近いのはどれか.

1．1億人
2．1億3千万人
3．1億6千万人
4．1億9千万人

正　解　2

100P1
日本における平成20年の人口ピラミッドはどれか.

1.
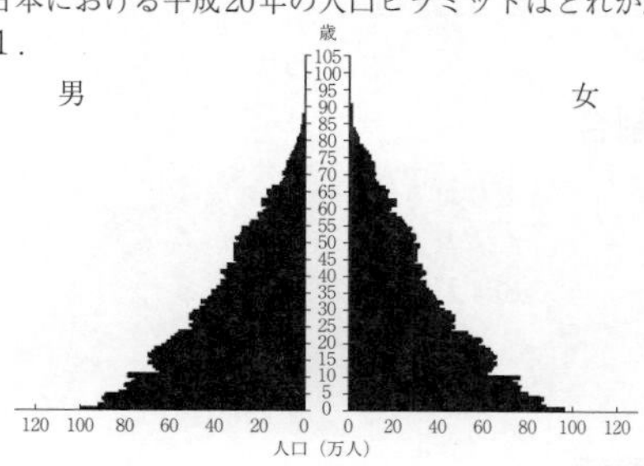

2.
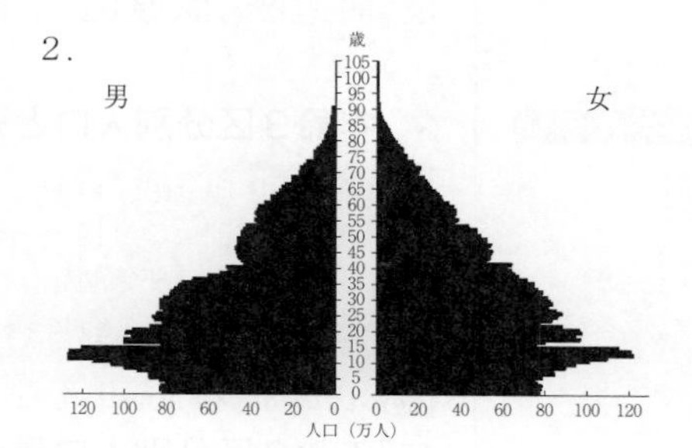

3.
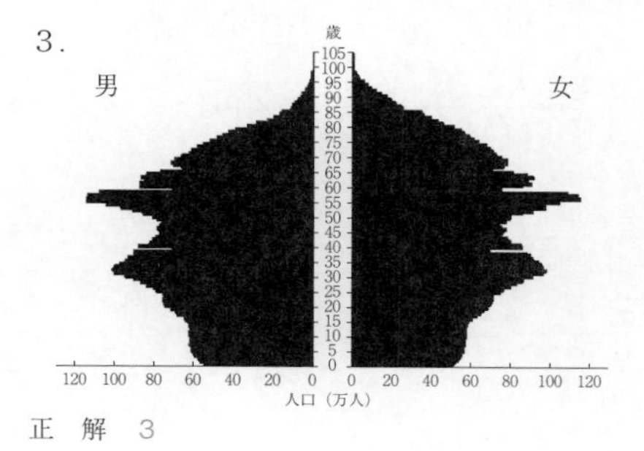

4.
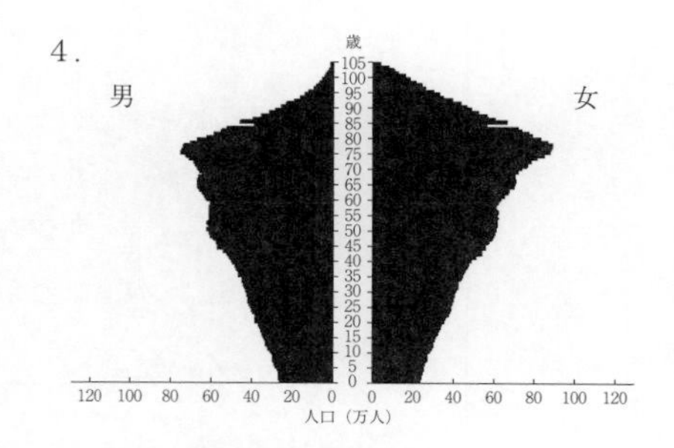

正　解　3

104P7

人口年齢区分における15歳から64歳までの年齢区分はどれか.
1. 従属人口
2. 年少人口
3. 老年人口
4. 生産年齢人口

解法の要点

人口（統計）学では，年齢を0～14歳，15～64歳，65歳以上の3つに区分する.

解説

×1 従属人口は，年少人口と老年人口との和である.
×2 年少人口とは，0～14歳人口のことである.
×3 老年人口とは，65歳以上人口のことである.
○4 生産年齢人口とは，15～64歳人口のことである.

【正答率】97.0％

正解 4

改105A1

日本の令和4年（2022年）の生産年齢人口の構成割合に最も近いのはどれか.
1. 50％
2. 60％
3. 70％
4. 80％

解法の要点

生産年齢人口の構成割合は覚えておかなければならない数値であるが，覚えていない場合は，老年人口の構成割合から類推する.

解説

×1
○2
×3
×4
令和4（2022）年10月1日現在人口推計（総務省統計局）によれば，生産年齢人口は7,421万人で，その構成割合は59.4％となっている．実数，構成割合とも減少傾向にある.

【正答率】97.2％ 【選択率】1：2.5％ 2：97.2％ 3：0.2％ 4：0.2％

正解 2

基本事項

年齢3区分別人口とその割合

① 年少人口（0～14歳）	1,450万人	（11.6％）⬇
② 生産年齢人口（15～64歳）	7,421万人	（59.4％）⬇
③ 老年人口（65歳以上）	3,624万人	（29.0％）⬆

※➡（矢印）の向きは過去10年の動向を示す.

総務省統計局：令和4年10月1日現在人口推計

年齢3区分別人口構成の指標

① 年少人口指数 $= \dfrac{\text{年少人口}}{\text{生産年齢人口}} \times 100$　19.5 ⬇

② 老年人口指数 $= \dfrac{\text{老年人口}}{\text{生産年齢人口}} \times 100$　48.8 ⬆

③ 従属人口指数 $= \dfrac{\text{年少人口＋老年人口（＝従属人口）}}{\text{生産年齢人口}} \times 100$　68.4 ⬆

④ 老年化指数 $= \dfrac{\text{老年人口}}{\text{年少人口}} \times 100$　249.9 ⬆⬆（著しく上昇）

※➡（矢印）の向きは過去10年の動向を示す.

総務省統計局：令和4年10月1日現在人口推計

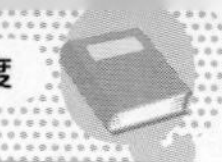

改109P9

令和4年（2022年）の日本の人口推計で10年前より増加しているのはどれか.

1．総人口
2．年少人口
3．老年人口
4．生産年齢人口

解法の要点

日本は少子高齢社会といわれ，世界で最も高い高齢化率である．この意味を考えてみれば解けるだろう．

解　説

×1　平成24（2012）年の日本の総人口は1億2,759万3千人であったが，令和4（2022）年には1億2,494万7千人となり，減少している．

×2　平成24年の日本の年少人口は1,654万7千人であったが，令和4年には1,450万3千人となり，減少している．

○3　平成24年の日本の老年人口は3,079万3千人であったが，令和4年には3,623万6千人となり，著しく増加している．

×4　平成24年の日本の生産年齢人口は8,017万5千人であったが，令和4年には7,420万8千人となり，減少している．

【正答率】99.3％　【選択率】1：0.2％　2：0.2％　3：99.3％　4：0.3％

正　解　3

改111P1

令和5年（2023年）推計による日本の将来推計人口で令和52年（2070年）の将来推計人口に最も近いのはどれか.

1．　6,700万人
2．　8,700万人
3．1億700万人
4．1億2,700万人

解法の要点

現在は少子高齢社会といわれていることを念頭において，予測される推計人口もおさえておこう．

解　説

×1
○2
×3
×4

令和5（2023）年日本の将来推計人口（国立社会保障・人口問題研究所）によれば，日本の人口は，令和38（2056）年には9,965万人と1億人を下回り，令和52（2070）年には8,700万人と現在の人口の7割程度になると推計されている［出生中位（死亡中位）推計］．(RB-社3)(RB-社3)

【正答率】76.5％　【選択率】1：1.8％　2：76.5％　3：19.1％　4：2.6％

正　解　2

QRコードをCheck！

➡類題の解説をアプリで確認しよう！

社

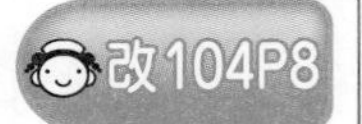

世帯構造

(RB-社4) (RB-社4) (衛43〜45)

改104P8

!

令和4年（2022年）の国民生活基礎調査で，世帯総数における核家族世帯の割合に最も近いのはどれか.

1．30％　　2．45％
3．60％　　4．75％

□□□

解法の要点

核家族世帯とは，「夫婦のみの世帯」，「夫婦と未婚の子のみの世帯」，「ひとり親と未婚の子のみの世帯」を合わせたものである.

解　説

×1
×2
○3
×4
日本の世帯総数（5,431万世帯）に占める核家族世帯の割合は57.1％である（厚生労働省：令和4年国民生活基礎調査）.

【正答率】79.7％

正　解　3

類　題

▼原文で掲載しているため内容が古く，解答等が現状にそぐわない場合がございます.

101A9
平成21年（2009年）国民生活基礎調査で，世帯総数における核家族世帯の割合はどれか.
1．20％
2．40％
3．60％
4．80％
正　解　3

改111A10

!

令和4年（2022年）の国民生活基礎調査で次の世帯構造のうち最も少ないのはどれか.

1．単独世帯　　2．三世代世帯
3．夫婦のみの世帯　　4．夫婦と未婚の子のみの世帯

□□□

解法の要点

世帯構造に関する問題はよく出題される．どのような世帯構造が多い・少ないのかを整理しておこう．(RB-社4)(RB-社4)

解　説

×1　令和4（2022）年の国民生活基礎調査（厚生労働省）によれば，単独世帯は1,785万2千世帯で，全世帯の32.9％を占めている．世帯構造のなかで最も多く，増加傾向にある.

○2　同調査によれば，三世代世帯は208万6千世帯で，全世帯の3.8％を占めている．したがって，選択肢のなかでは，三世代世帯が最も少ない.

×3　同調査によれば，夫婦のみの世帯は1,333万世帯で，全世帯の24.5％を占めている.

×4　同調査によれば，夫婦と未婚の子のみの世帯は1,402万2千世帯で，全世帯の25.8％を占めている.

【正答率】99.1％　【選択率】1：0.3％　2：99.1％　3：0.4％　4：0.2％

正　解　2

★【類題】では，同じテーマ内で出題された類似している93〜112回の過去問を掲載しています．どのように問われたのか確認をしましょう．なお，【類題】は国試原文で掲載しているため，内容が古い可能性がございます.

基本事項

▼ 世帯構造別にみた世帯数の割合の推移

▼ 世帯構造別にみた65歳以上の者のいる世帯数の割合の推移

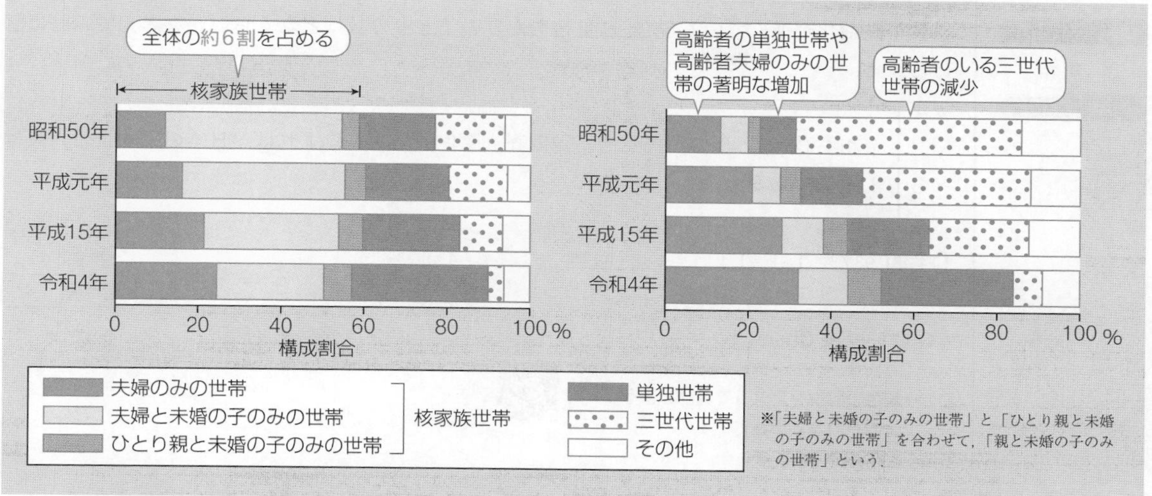

厚生省：昭和50年厚生行政基礎調査
厚生労働省：令和4年国民生活基礎調査

類　題

▼原文で掲載しているため内容が古く，解答等が現状にそぐわない場合がございます.

110A9
平成30年（2018年）の国民生活基礎調査で65歳以上の者のいる世帯の割合に最も近いのはどれか.
1．10％　2．30％　3．50％　4．70％
正　解　3

105A8
日本の平成25年（2013年）における家族の世帯構造で最も少ないのはどれか.
1．単独世帯　2．三世代世帯
3．夫婦のみの世帯　4．夫婦と未婚の子のみの世帯
正　解　2

103P6
平成23年（2011年）の国民生活基礎調査で，単独世帯の占める割合はどれか.
1．5.2％　2．25.2％　3．45.2％　4．65.2％
正　解　2

102P9
平成22年（2010年）国民生活基礎調査で，65歳以上の者のいる世帯の全世帯に占める割合はどれか.
1．22.6％　2．32.6％　3．42.6％　4．52.6％
正　解　3

100P8
日本における平成20年の家族の世帯構造で最も多いのはどれか.
1．夫婦と未婚の子のみの世帯　2．三世代世帯
3．単独世帯　4．母子世帯
正　解　1

99A9
我が国の平成18年の65歳以上の者のいる世帯のうち単独世帯（ひとり暮らし）の占める割合はどれか.
1．約 5％　2．約20％　3．約35％　4．約50％
正　解　2
※本設問は「問題として適切であるが，必修問題としては妥当でないため」という理由で不正解の場合，採点対象から除外されている.

社

改109A7

令和4年（2022年）の国民生活基礎調査における平均世帯人数はどれか.

1．1.25　　2．2.25
3．3.25　　4．4.25

解法の要点

少子高齢化が進んでいる現在，1世帯あたりの子どもの数はどれくらいかを考えてみれば解ける.

解説

×1
○2
×3
×4
令和4（2022）年の国民生活基礎調査（厚生労働省）によれば，日本の平均世帯人員は2.25人である.

【正答率】93.7％　【選択率】1：1.6％　2：93.7％　3：4.5％　4：0.2％

正　解　2

QRコードをCheck！

➡類題の解説をアプリで確認しよう！

労働力人口

(RB-社5) (RB-社5) (衛41)

改111A1

労働力調査による労働力人口の令和4年（2022年）平均に最も近いのはどれか.

1．4,900万人　　2．5,900万人
3．6,900万人　　4．7,900万人

解法の要点

労働力人口とは，15歳以上人口のうち，就業者と完全失業者を合わせたものである．日本の総人口のうち，就業している人はどれくらいいるかを考えてみよう．また，本設問は，「問題として適切であるが，必修問題としては妥当ではないため」という理由で不正解の場合，採点対象から除外されている.

解説

×1
×2
○3
×4
労働力調査（総務省統計局）によれば，労働力人口の令和4（2022）年平均は6,902万人（男性3,805万人，女性3,096万人）である.

【正答率】48.5％　【選択率】1：2.1％　2：14.6％　3：48.5％　4：34.9％

正　解　3

≫ 人口動態

出生数／出生率 (RB-社6) (RB-社6) (公みえ 44~46) (衛 49~52, 378)

改110P1

令和4年（2022年）の日本の出生数に最も近いのはどれか.

1. 50万人
2. 80万人
3. 120万人
4. 150万人

□□□

解法の要点

総人口とともに，出生数や死亡数も，国家試験で問われる基本的な数値である.

解説

×1
○2
×3
×4

令和4（2022）年の人口動態統計（厚生労働省）における日本の出生数は，約77万人である.

【正答率】98.1％　【選択率】1：0.5％　2：98.1％　3：1.3％　4：0.1％

正解　2

類題

▼原文で掲載しているため内容が古く，解答等が現状にそぐわない場合がございます.

103A1
日本の平成23年（2011年）における出生数に最も近いのはどれか.
1. 55万人
2. 105万人
3. 155万人
4. 205万人

正解　2

改102A21

日本の令和4年（2022年）における母の年齢階級別出生率が最も高いのはどれか.

1. 20 ～ 24歳
2. 25 ～ 29歳
3. 30 ～ 34歳
4. 35 ～ 39歳
5. 40 ～ 44歳

□□□

解法の要点

最も出生率が高い年齢階級をおさえておこう．また，少子高齢化といわれている近年の婚姻の状況や出生の状況を理解しておこう.

解説

×1
×2
○3
×4
×5

母の年齢階級別出生率が最も高い年齢階級は，30 ～ 34歳である（厚生労働省：令和4年人口動態統計）.

【正答率】91.4％

正解　3

基本事項

●第1子出生時の母親の年齢：第1子出生時の母親の平均年齢は30.9歳である（厚生労働省：令和4年人口動態統計）.

QRコードをCheck！

➡類題の解説をアプリで確認しよう！

社

合計特殊出生率

(RB-社6) (RB-社6) (公みえ 44, 45, 47) (衛 49, 50, 378)

改104P1

日本の令和4年（2022年）における合計特殊出生率はどれか.

1．0.76
2．1.26
3．1.76
4．2.26

□□□

解法の要点

合計特殊出生率は，15～49歳の女性の年齢別出生率を合計したもので，1人の女性が一生の間に生む平均の子ども数を表している.

解　説

×1
○2
×3
×4
} 令和4（2022）年人口動態統計（厚生労働省）によれば，合計特殊出生率は1.26である.

【正答率】79.7％　【選択率】1：0.7％　2：79.7％　3：16.9％　4：2.7％

正　解　2

類　題

▼原文で掲載しているため内容が古く，解答等が現状にそぐわない場合がございます.

100A1
日本における平成20年の合計特殊出生率はどれか.
1．0.37　　2．1.37
3．2.37　　4．3.37
正　解　2

98A1
平成18年における我が国の合計特殊出生率に最も近いのはどれか.
1．0.9　　2．1.3
3．1.7　　4．2.1
正　解　2

QRコードをCheck！

➡類題の解説をアプリで確認しよう！

死亡数／死亡率／年齢調整死亡率

(RB-社8) (RB-社8) (公みえ 48, 49) (衛 53, 54, 382)

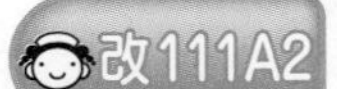

改111A2

日本の令和4年（2022年）の死亡数に近いのはどれか.

1．117万人
2．137万人
3．157万人
4．177万人

□□□

解法の要点

死亡率を覚えておいて，死亡率を総人口に掛けて算出するという方法もある．死亡数か，死亡率のいずれかは覚えておこう.

解　説

×1
×2
○3
×4
} 人口動態統計（厚生労働省）によれば，令和4（2022）年の死亡数は約157万人で，人口千人に対する死亡率は12.9である. (RB-社8)(RB-社8)

【正答率】93.8％　【選択率】1：0.8％　2：5.1％　3：93.8％　4：0.4％

正　解　3

類　題

▼原文で掲載しているため内容が古く，解答等が現状にそぐわない場合がございます．

106P1
日本の平成26年（2014年）の死亡数はどれか．
1．約 47万人
2．約 87万人
3．約127万人
4．約167万人
正　解　3

700予153

日本の令和4（2022）年における死亡の動向で正しいのはどれか．
1．死亡数は増加傾向にある．
2．粗死亡率は低下傾向にある．
3．年齢調整死亡率は増加傾向にある．
4．粗死亡率は男性より女性が高い．

解法の要点

死亡数や死亡率（粗死亡率）の動向を把握しておこう．

解　説

○1　死亡数は約157万人で，増加傾向にある（厚生労働省：令和4年人口動態統計）．
×2　粗死亡率（人口千対）は12.9で，上昇傾向にある．
×3　年齢調整死亡率は低下傾向にある．年齢調整死亡率（人口千対）は，男性14.4，女性7.9である．
×4　粗死亡率（人口千対）は，女性12.3よりも男性13.5のほうが高い．

この問題には正答率はありません．（巻頭 p.12参照）

正　解　1

基本事項

▼ 死亡率（粗死亡率）

死亡率（粗死亡率）$= \frac{1\text{年間の死亡数}}{\text{年央人口}^{1)}} \times 1{,}000$　12.9（人口千対）

1）1年の中央時点，つまり7月1日の人口．ただし，日本では10月1日の人口を用いる．
※上記の値を「粗死亡率」ともいうが，本書においては人口動態統計に合わせ，単に「死亡率」と表記する．

●**年齢調整死亡率**：年齢構成が著しく異なる人口集団間での死亡率を，その年齢構成の影響を取り除いて比較する場合に用いる．基準人口は平成27（2015）年のモデル人口である．

QRコードをCheck！

➡類題の解説をアプリで確認しよう！

★「法律・統計が覚えられない…」．そんな国試直前期のアナタは，特別付録「法律・統計マル暗記カード」で頻出事項をチェックしましょう．

社

死因／死因別死亡統計

(RB-社9) (RB-社9) (公みえ54～56) (衛54～56, 384, 385)

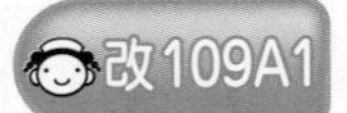

改109A1

令和4年（2022年）の人口動態統計における主要死因別の死亡率で心疾患(heart disease)の順位はどれか．

1．1位
2．2位
3．3位
4．4位

解法の要点

死因順位は，看護師国家試験における頻出事項である．死因順位の第1位から第5位までは必ず覚えておこう．

解　説

×1
○2
×3
×4

令和4（2022）年の死亡率（人口10万対）を死因順位別にみると，第1位は悪性新生物316.1，第2位は心疾患190.9，第3位は老衰147.1となっている．

【正答率】94.1％　【選択率】1：0.5％　2：94.1％　3：4.9％　4：0.5％

正解　2

基本事項

▼ 死因順位

順位			死因	死亡数	死亡率[1]	割合(％)
総数	男	女	全死因	1,569,050	1,285.8	100.0
第1位	1	1	悪性新生物	385,797	316.1	24.6
第2位	2	3	心疾患	232,964	190.9	14.8
第3位	4	2	老衰	179,529	147.1	11.4
第4位	3	4	脳血管疾患	107,481	88.1	6.9
第5位	5	5	肺炎	74,013	60.7	4.7

1）人口10万対
医療情報科学研究所 編：公衆衛生がみえる 2022-2023．第5版，メディックメディア，2022，p.54より改変
厚生労働省：令和4年人口動態統計

類　題

▼原文で掲載しているため内容が古く，解答等が現状にそぐわない場合がございます．

103P1
日本の平成23年（2011年）における主要死因別にみた死亡率が最も高いのはどれか．
1．肺　炎
2．心疾患
3．悪性新生物
4．脳血管疾患
正　解　3

101A23
日本の主要死因別にみた死亡率の推移を図に示す．

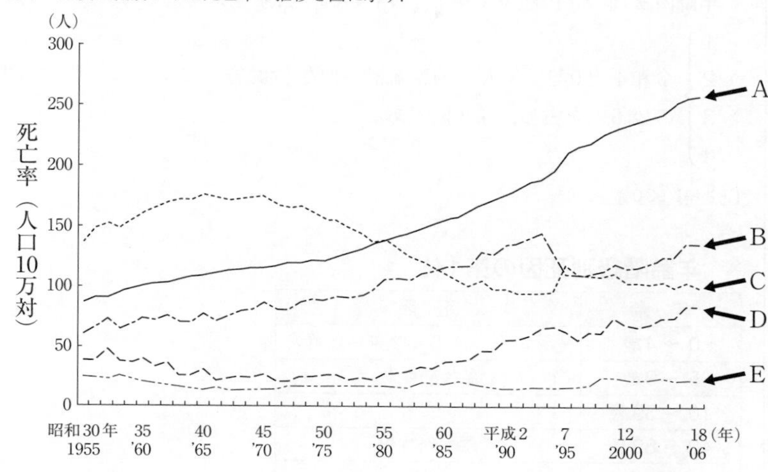

悪性新生物の推移はどれか．
1．A
2．B
3．C
4．D
5．E
正　解　1

99A1
我が国の平成19年における死因順位の第1位はどれか．
1．肺　炎
2．心疾患
3．脳血管疾患
4．悪性新生物
正　解　4

97A1
我が国の平成17年（2005年）の死因順位の第1位はどれか．
1．肺　炎
2．脳血管疾患
3．悪性新生物
4．不慮の事故
正　解　3

96A3
我が国の平成16年（2004年）の死亡総数に対する悪性新生物の割合に最も近いのはどれか．
1．10％
2．20％
3．30％
4．40％
正　解　3

★付録の下敷きを使えば，答えを隠して問題演習できます．基準値も掲載されているので，ぜひ使ってみてくださいね．

社

改102A8

日本における令和4年（2022年）の5～9歳の子どもの死因で最も多いのはどれか.

1．肺　炎
pneumonia
2．心疾患
heart disease
3．不慮の事故
accidents
4．悪性新生物
malignant neoplasm

□□□

解法の要点

年齢階級別の死因順位で第1位のものは，必ず覚えておこう．

解　説

×1
×2
×3
○4
令和4（2022）年人口動態統計（厚生労働省）によれば，悪性新生物は5～9歳の死因の28.6％を占め，第1位である．

【正答率】93.0％

正　解　4

基本事項

▼ 年齢階級別死因の第1位

年　齢	死　因
0～4歳	先天奇形，変形及び染色体異常
5～9歳	悪性新生物
10～39歳	自殺
40～89歳	悪性新生物
90歳以上	老衰

厚生労働省：令和4年人口動態統計

類　題

▼原文で掲載しているため内容が古く，解答等が現状にそぐわない場合がございます．

100A6
日本における平成19年の1歳から4歳までの子どもの死因で最も多いのはどれか.
1．肺　炎
2．心疾患
3．悪性新生物
4．不慮の事故
正　解　4

QRコードをCheck！

➡類題の解説をアプリで確認しよう！

★mediLinkアプリのQRコードリーダーで各ページ下部のQRコードを読み込むと，無料で解説動画を見られます．なお，動画を見るにはmediLink会員登録と，書籍付属のシリアルナンバーを登録する必要があります．詳しくは本書冒頭の袋とじをチェック！

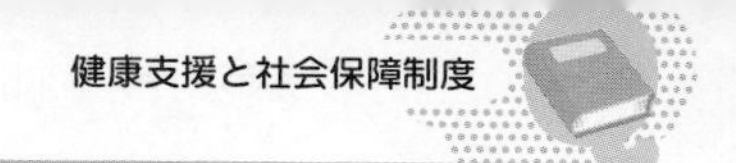

悪性新生物

(RB-社11) (RB-社11) (公みえ56, 57) (がんみえ6, 7) (衛56, 57, 386, 387)

改108A2

日本における令和4年（2022年）の部位別にみた悪性新生物の死亡数で，男性で最も多い部位はどれか.

1．胃　　2．肝及び肝内胆管

3．気管，気管支及び肺　　4．結腸と直腸S状結腸移行部及び直腸

解法の要点

悪性新生物について，どの部位での死亡が多いのかは，国試でよく出題される内容である．よく覚えておこう．

解　説

×1　令和4（2022）年における男性の胃の悪性新生物による死亡数は26,455人で，部位別の第3位である（厚生労働省：令和4年人口動態統計）.

×2　令和4年における男性の肝及び肝内胆管の悪性新生物による死亡数は15,717人で，部位別の第5位である（同統計）.

○3　令和4年における男性の気管，気管支及び肺の悪性新生物による死亡数は53,750人で，部位別の第1位である（同統計）.

×4　令和4年における男性の結腸と直腸S状結腸移行部及び直腸の悪性新生物による死亡数は28,099人で，部位別の第2位である（同統計）.

【正答率】96.9％　【選択率】1：1.7％　2：0.7％　3：96.9％　4：0.7％

正　解　3

基本事項

▼ 性・部位別にみた悪性新生物の死因順位（死亡数）

	第1位	第2位	第3位	第4位	第5位
総　数	肺 (76,663)	大腸 (53,088)	胃 (40,711)	膵 (39,468)	肝 (23,620)
男　性	肺 (53,750)	大腸 (28,099)	胃 (26,455)	膵 (19,608)	肝 (15,717)
女　性	大腸 (24,989)	肺 (22,913)	膵 (19,860)	乳房 (15,912)	胃 (14,256)

厚生労働省：令和4年人口動態統計

▼ 性・部位別にみた悪性新生物の死因順位［年齢調整死亡率（人口10万対）］

	第1位	第2位	第3位	第4位	第5位
男　性	肺 (92.0)	大腸 (48.6)	胃 (45.6)	膵 (33.4)	肝 (27.1)
女　性	大腸 (29.3)	肺 (27.2)	膵 (24.1)	乳房 (21.9)	胃 (16.5)

※肺は気管，気管支および肺を示す.
※大腸は結腸と直腸S状結腸移行部および直腸を示す.
※肝は肝および肝内胆管を示す.
厚生労働省：令和4年人口動態統計

類　題

▼原文で掲載しているため内容が古く，解答等が現状にそぐわない場合がございます.

95A1

平成14年の男性の悪性新生物死亡数で最も多い部位はどれか.

1．肺　　2．胃

3．肝　　4．大　腸

正　解　1

QRコードをCheck！

➡類題の解説をアプリで確認しよう！

社

自　殺
(RB-社12) (RB-社13) (公みえ61) (衛60, 61)

改104P2

警察庁の「令和4年（2022年）中における自殺の状況」の自殺者の原因・動機のうち最も多いのはどれか.

1．学校問題　　2．家庭問題
3．勤務問題　　4．健康問題

解法の要点
自殺の原因について順位を覚えておく必要がある.

解　説
×1　自殺者の原因・動機のうち学校問題は3.0％を占めており，第6位である（警察庁：令和4年中における自殺の状況）.
×2　家庭問題は24.9％を占めており，第2位である.
×3　勤務問題は15.5％を占めており，第4位である.
○4　健康問題は66.7％を占めており，第1位である.

【正答率】99.0％

正　解　4

基本事項

▼ 自殺の原因・動機（特定できたケースのみ）

第1位	第2位	第3位	第4位	第5位	第6位
健康問題	家庭問題	経済・生活問題	勤務問題	交際問題	学校問題
66.7%	24.9%	24.5%	15.5%	4.3%	3.0%

※原因・動機を，自殺者1人につき4つまで計上可能としているため，合計は100%とならない.
警察庁：令和4年中における自殺の状況より作成

婚姻／離婚
(RB-社13) (RB-社13) (公みえ51) (衛67～69, 379)

改112A1

令和4年（2022年）の人口動態統計における妻の平均初婚年齢はどれか.

1．19.7歳
2．24.7歳
3．29.7歳
4．34.7歳

解法の要点
婚姻の状況や出生の状況は，テレビやネットニュースなどで報道されるので，日常の報道にも関心をもとう.

解　説
×1
×2
○3
×4
令和4（2022）年の人口動態統計（厚生労働省）によれば，妻の平均初婚年齢は29.7歳である．なお，夫の平均初婚年齢は31.1歳である．(RB-社13)(RB-社13)

【正答率】97.7％　【選択率】1：0.3％　2：0.8％　3：97.7％　4：1.1％

正　解　3

≫ 健康状態と受療状況

平均寿命 (RB-社14) (RB-社14) (公みえ53) (衛72)

107A1

平均寿命で正しいのはどれか．
1．0歳の平均余命である．
2．20歳の平均余命である．
3．60歳の平均余命である．
4．死亡者の平均年齢である．

解法の要点

平均余命とは，ある年齢の人々が，今後平均して何年生きられるかを示したもので，生命表に基づいて計算される．

解説

○1
×2
×3
×4
平均寿命は，生まれたばかりの人たちが，今後平均して何年生きられるかを示したものである．すなわち，0歳の平均余命のことである．

【正答率】98.5％ 【選択率】1：98.5％ 2：0.1％ 3：0.2％ 4：1.2％

正 解 1

類 題

▼原文で掲載しているため内容が古く，解答等が現状にそぐわない場合がございます．

103A2
平均寿命は［ ］歳の平均余命である．
［ ］に入るのはどれか．
1．0　2．5　3．10　4．20
正 解 1

改112P1

令和4年（2022年）の0歳男児の平均余命はどれか．
1．78.1年
2．81.1年
3．84.1年
4．87.1年

解法の要点

0歳の平均余命である平均寿命は，必ず覚えておこう．

解説

×1
○2
×3
×4
令和4（2022）年簡易生命表（厚生労働省）によれば，0歳男児の平均余命（平均寿命）は81.1年である．なお，0歳女児の平均余命（平均寿命）は87.1年である．(RB-社14)
(RB-社14)

【正答率】95.0％ 【選択率】1：1.0％ 2：95.0％ 3：3.8％ 4：0.3％

正 解 2

類 題

▼原文で掲載しているため内容が古く，解答等が現状にそぐわない場合がございます．

109P1
平成29年（2017年）の日本における簡易生命表で女性の平均寿命に最も近いのはどれか．
1．77年　2．82年　3．87年　4．92年
正 解 3

105P1
日本の平成25年（2013年）における男性の平均寿命はどれか．
1．70.21年　2．75.21年　3．80.21年　4．85.21年
正 解 3

102P1
日本の平成22年（2010年）における女性の平均寿命はどれか．
1．76.39年　2．79.64年　3．86.39年　4．89.64年
正 解 3

社

類題

▼原文で掲載しているため内容が古く，解答等が現状にそぐわない場合がございます．

101A1
日本の平成21年（2009年）における男性の平均寿命に最も近いのはどれか．
1．70年　2．75年　3．80年　4．85年
正　解　3

97A2
我が国の平成17年（2005年）の女性の平均寿命に最も近いのはどれか．
1．65年　2．75年　3．85年　4．95年
正　解　3

QRコードをCheck！
➡類題の解説をアプリで確認しよう！

健康寿命

(RB-社14)(RB-社14)(公みえ182)(衛88, 89)

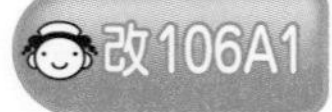

111P9

世界保健機関〈WHO〉が平成12年（2000年）に提唱した「健康上の問題で日常生活が制限されることなく生活できる期間」はどれか．

1．健康寿命　2．健康余命
3．平均寿命　4．平均余命

解法の要点

選択肢に提示された用語の違いを正確に理解しておこう．

解　説

○1　健康寿命とは，世界保健機関（WHO）が提唱した寿命の指標で，健康上の問題で日常生活が制限されることなく生活できる期間のことである．(RB-社14)(RB-社14)

×2　健康余命とは，それぞれの年齢において，健康で自立した日常生活を今後何年送れるかを示したものである．

×3　平均寿命とは，0歳の平均余命のことで，生まれたばかりの子どもが，今後平均して何年生きられるかを示したものである．

×4　平均余命とは，それぞれの年齢において，今後平均して何年生きられるかを示したものである．平均余命は，生命表に掲載されている．

【正答率】97.4％　【選択率】1：97.4％　2：2.0％　3：0.4％　4：0.3％

正　解　1

有訴者率／通院者率

(RB-社14)(RB-社14)(公みえ63)(衛75, 76, 388, 389)

改106A1

令和4年（2022年）の国民生活基礎調査による有訴者率（人口千対）で正しいのはどれか．

1．6.5　2．76.5
3．276.5　4．476.5

解法の要点

有訴者率とは，世帯員（入院者を除く）のうち，病気やけがなどで自覚症状がある者の人口千人に対する割合をいう．

解　説

×1
×2
○3
×4
令和4（2022）年の国民生活基礎調査（厚生労働省）によれば，有訴者率は276.5である．

【正答率】75.9％　【選択率】1：1.6％　2：6.1％　3：75.9％　4：16.5％

正　解　3

改112A2

令和4年（2022年）の国民生活基礎調査における女性の有訴者の自覚症状で最も多いのはどれか.

1．頭　痛
2．腰　痛
3．体がだるい
4．目のかすみ

□□□

解法の要点

国民の健康状態は，国家試験に必ず出題される．有訴者率や具体的な自覚症状を性別・年齢ごとに確認しておく必要がある．(RB-社14, 15)(RB-社14, 15)

解　説

×1　令和4（2022）年国民生活基礎調査（厚生労働省）によれば，女性の「頭痛」の有訴者率（人口千対）は46.8で，第5位である．

○2　同調査によれば，女性の「腰痛」の有訴者率（人口千対）は111.9で，最も多い．

×3　同調査によれば，女性の「体がだるい」の有訴者率（人口千対）は41.7である．

×4　同調査によれば，女性の「目のかすみ」の有訴者率（人口千対）は49.8で，第4位である．

この問題には正答率はありません．(巻頭p.12参照)

正　解　2

基本事項

●有訴者の自覚症状：有訴者の自覚症状で多いのは，腰痛，肩こり，手足の関節が痛むなどの筋骨格系の症状である．

▼ 性別にみた有訴者率の上位5症状（人口千対）

	第1位	第2位	第3位	第4位	第5位
男　性	腰痛 (91.6)	肩こり (53.3)	頻尿 (45.6)	手足の関節が痛む (40.7)	鼻がつまる・ 鼻汁が出る (37.8)
女　性	腰痛 (111.9)	肩こり (105.4)	手足の関節が痛む (69.8)	目のかすみ (49.8)	頭痛 (46.8)

厚生労働省：令和4年国民生活基礎調査

類　題

▼原文で掲載しているため内容が古く，解答等が現状にそぐわない場合がございます．

109A25
平成28年（2016年）の国民生活基礎調査で，男性の有訴者の症状が最も多いのはどれか．
1．腰　痛
2．もの忘れ
3．体がだるい
4．目のかすみ
5．手足の関節が痛む
正　解　1

93A3
平成13年における我が国の有訴者の自覚症状で最も多いのはどれか．
1．胃のもたれ・胸やけ
2．熱がある
3．歯が痛い
4．腰　痛
正　解　4

★mediLinkアプリのQRコードリーダーで各ページ下部のQRコードを読み込むと，無料で解説動画を見られます．なお，動画を見るにはmediLink会員登録と，書籍付属のシリアルナンバーを登録する必要があります．詳しくは本書冒頭の袋とじをチェック！

社

改108P2

!

令和4年（2022年）の国民生活基礎調査における通院者率が男女ともに最も高いのはどれか.

1．糖尿病
diabetes mellitus

2．腰痛症
lumbago(low back pain)

3．高血圧症
hypertension

4．眼の病気

□□□

解法の要点

通院者とは，世帯員のうち，病気やけがで病院などに通っている者をいい，通院者率とは，人口千人に対する通院者数をいう．通院者率が最も高い傷病は覚えておく必要がある．

解　説

×1　令和4（2022）年の国民生活基礎調査によれば，糖尿病の通院者率（人口千対）は，男性が70.8，女性が41.6である．

×2　同調査によれば，腰痛症の通院者率（人口千対）は，男性が42.1，女性が53.5である．

○3　同調査によれば，高血圧症の通院者率（人口千対）は，男性が146.7，女性が135.7で，男女とも最も高い．

×4　同調査によれば，眼の病気の通院者率（人口千対）は，男性が49.5，女性が65.4である．

【正答率】98.8％　【選択率】1：0.2％　2：0.8％　3：98.8％　4：0.1％

正　解　3

基本事項

▼ 性別にみた通院者率の上位5傷病（人口千対）

	第1位	第2位	第3位	第4位	第5位
男　性	高血圧症 (146.7)	糖尿病 (70.8)	脂質異常症 (53.7)	眼の病気 (49.5)	歯の病気 (48.2)
女　性	高血圧症 (135.7)	脂質異常症 (77.2)	眼の病気 (65.4)	歯の病気 (56.4)	腰痛症 (53.5)

厚生労働省：令和4年国民生活基礎調査

類　題

▼原文で掲載しているため内容が古く，解答等が現状にそぐわない場合がございます．

104A2
日本の平成22年（2010年）における傷病別にみた通院者率が男女ともに最も高いのはどれか.
1．腰痛症
2．高血圧症
3．歯の病気
4．眼の病気
正　解　2

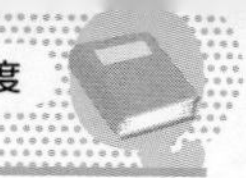

700予154

ある集団内のある一時点における，特定の疾患をもっている人の割合を表すのはどれか．

1．死亡率
2．有病率
3．罹患率
4．致命率

□□□

解法の要点

疾病統計にかかわる用語の意味を理解しておこう．(RB-社8, 27)(RB-社8, 23)

解　説

×1　死亡率（粗死亡率）は，ある集団において一定期間内に死亡した者の，観察集団の総数に対する割合である．

○2　有病率は，ある一時点において観察集団のなかで疾病を有している者の割合である．対策の優先順位を決める参考として用いる．

×3　罹患率は，一定期間内に観察集団のなかで新たに疾病を有した者の率である．1人の対象者を1年間観察した場合の観察期間を1単位として，観察集団全員の観察期間の総和を表したもの（人年）が分母となる．

×4　致命率は，ある疾患の患者数に対する，その疾患が原因となった死亡者数の割合であり，その疾患の重篤度を表す．

この問題には正答率はありません．（巻頭 p.12 参照）

正　解　2

基本事項

▼ 有病率と罹患率

- 有病率：ある一時点において観察集団のなかで疾病を有している者の割合
- 罹患率：一定期間内に観察集団のなかで新たに疾病を有した者の率

補足事項

▼ 死亡にかかわる主な指標

- 死亡率：一定期間内（通常1年）に，観察集団のなかで死亡した者の割合
- 致命率：一定期間内に，対象とする疾患に罹患した者のうち，その疾病が原因で死亡した者の割合
- 生存率：一定期間内に，対象とする疾患に罹患した者のうち，一定期間内で死亡しなかった者の割合

QRコードをCheck！

➡類題の解説をアプリで確認しよう！

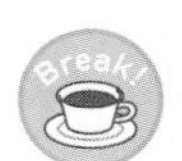

<受験生のストレス>

受験勉強でストレスがたまっていませんか？　勉強に集中できない，疲れがとれない，また，遊んでいるときでも，勉強のことが頭から離れず，楽しめないということはありませんか？　勉強と遊びの切り替えができていれば，多忙な受験生でも精神的なバランスがとれ，受験のストレスに悩まされることは少なくなってくると思います．勉強の時間はしっかり集中し，勉強が終わったら区切りをつけて，休息や遊びを楽しむことです．楽しむ時間は思いっきり楽しみましょう．

社

受療率

（RB-社15）（RB-社15）（公みえ64, 65）（衛77～79, 393～397）

改103追P2

令和2年（2020年）の日本の男性における外来受療率が最も高い年齢階級はどれか.

1．50～54歳
2．60～64歳
3．70～74歳
4．80～84歳

□□□

解法の要点

受療率は3年ごとに行われる厚生労働省の患者調査によって算出される指標で，調査日に医療施設で受療した推計患者数を人口10万人あたりの比率で表したものである.

解　説

×1
×2
×3
○4

令和2（2020）年患者調査（厚生労働省）によれば，日本の男性の外来受療率（人口10万対）は，20～24歳の1,782が最も低く，80～84歳の12,077が最も高くなっている. 女性は，15～19歳の2,372が最も低く，75～79歳の11,843が最も高くなっている.

【正答率】71.5％　【選択率】1：1.2％　2：4.6％　3：22.6％　4：71.5％

正　解　4

改110A2

令和2年（2020年）の患者調査における外来受療率（人口10万対）で最も多い傷病はどれか.

1．新生物〈腫瘍〉
2．呼吸器系の疾患
3．消化器系の疾患
4．内分泌，栄養及び代謝疾患

□□□

解法の要点

医療機関の外来には，どのような疾患で受療することが多いのかを考えてみよう.

解　説

×1　令和2（2020）年の患者調査（厚生労働省）によれば，新生物（腫瘍）の外来受療率は人口10万対196である.
×2　同調査によれば，呼吸器系の疾患の外来受療率は人口10万対371である.
○3　同調査によれば，消化器系の疾患の外来受療率は人口10万対1,007で，最も多い.
×4　同調査によれば，内分泌，栄養及び代謝疾患の外来受療率は人口10万対343である.

【正答率】96.5％　【選択率】1：0.6％　2：1.5％　3：96.5％　4：1.5％

正　解　3

基本事項

▼ 傷病分類別入院受療率の順位（人口10万対）

1位：精神及び行動の障害 ―― 188
　（約6割が統合失調症等）
2位：循環器系の疾患 ―― 157
　（約6割が脳血管疾患）
3位：損傷，中毒及びその他の外因の影響 ―― 107

厚生労働省：令和2年患者調査

▼ 傷病分類別外来受療率の順位（人口10万対）

1位：消化器系の疾患 ―― 1,007
　（約8割が歯の疾患）
2位：健康状態に影響を及ぼす要因及び保健サービスの利用 ―― 794
3位：筋骨格系及び結合組織の疾患 ―― 718

厚生労働省：令和2年患者調査

平均在院日数

(RB-社17)(RB-社17)(公みえ65)(衛212, 213, 407)

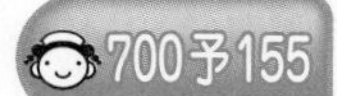

令和3(2021)年の病院報告における病院の平均在院日数に最も近いのはどれか.

1．18日　　2．28日
3．48日　　4．68日

解法の要点

おおよその入院期間を知っておこう.

解　説

×1
○2
×3
×4
} 病院における平均在院日数は27.5日である(厚生労働省：令和3年病院報告).

この問題には正答率はありません.(巻頭 p.12参照)

正　解　2

基本事項

▼ 病床別平均在院日数

【病院】		【療養病床を有する診療所】	
● 精神病床	275.1日	● 療養病床	105.7日
● 感染症病床	10.1日	● 介護療養病床	129.2日
● 結核病床	51.3日		
● 一般病床	16.1日		
● 療養病床	131.1日		
● 介護療養病床	327.8日		

厚生労働省：令和3年病院報告

類　題

▼原文で掲載しているため内容が古く，解答等が現状にそぐわない場合がございます.

107A2

平成27年(2015年)の病院報告による一般病床の平均在院日数はどれか.

1．6.5日　　2．16.5日
3．26.5日　　4．36.5日

正　解　2

※本設問は「問題として適切であるが，必修問題としては妥当でないため」という理由で，不正解の場合，採点対象から除外されている.

QRコードをCheck！

➡類題の解説をアプリで確認しよう！

社

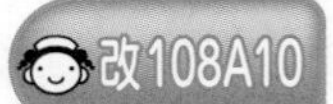

国民健康・栄養調査 (RB-社17) (RB-社18) (公みえ181) (衛88, 399～402)

改108A10

令和元年(2019年)の国民健康・栄養調査の結果で,該当年代の男性における肥満者(BMI ≧25.0) の割合が最も高い年代はどれか.

1. 15 ～ 19歳
2. 30 ～ 39歳
3. 40 ～ 49歳
4. 70歳以上

解法の要点

BMIは,体重(kg) ÷ [身長(m)]^{2}で算出され,18.5未満が低体重(やせ),18.5以上25未満が普通,25以上が肥満と判定される.

解説

×1
×2
○3
×4

令和元(2019)年の国民健康・栄養調査(厚生労働省)によれば,40 ～ 49歳の男性の肥満者の割合は39.7%となっており,最も高い.

【正答率】67.8% 【選択率】1:0.3% 2:25.5% 3:67.8% 4:6.4%

正解 3

類題

▼原文で掲載しているため内容が古く,解答等が現状にそぐわない場合がございます.

106P2
平成25年(2013年)の国民健康・栄養調査による40歳代男性の肥満者の割合に最も近いのはどれか.
1. 15%
2. 35%
3. 55%
4. 75%
正解 2

改101P7

令和元年(2019年)国民健康・栄養調査において,女性でやせ(BMI＜18.5)の割合が最も高いのはどれか.

1. 20 ～ 29歳
2. 30 ～ 39歳
3. 40 ～ 49歳
4. 50 ～ 59歳

解法の要点

国民健康・栄養調査の近年の傾向をおさえておこう.

解説

○1
×2
×3
×4

令和元(2019)年の国民健康・栄養調査(厚生労働省)によれば,20 ～ 29歳の女性でやせの者の割合は20.7%であり,20歳以上の女性で最も高い.

【正答率】99.0%

正解 1

★mediLinkアプリのQRコードリーダーで各ページ下部のQRコードを読み込むと,無料で解説動画を見られます.なお,動画を見るにはmediLink会員登録と,書籍付属のシリアルナンバーを登録する必要があります.詳しくは本書冒頭の袋とじをチェック!

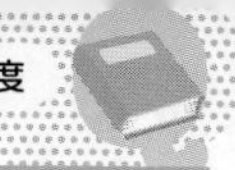

改103追A2

平成28年（2016年）の国民健康・栄養調査において糖尿病が強く疑われる者の数に最も近いのはどれか.
diabetes mellitus

1．100万人
2．200万人
3．1,000万人
4．2,000万人

解法の要点

平成28（2016）年国民健康・栄養調査（厚生労働省）において「糖尿病が強く疑われる者」とは，HbA1c（NGSP）値が6.5％以上，または質問票で「現在糖尿病の治療を受けている」と答えた者のことである.

解　説

×1
×2
○3
×4
平成28年国民健康・栄養調査（厚生労働省）では，「糖尿病が強く疑われる者」は約1,000万人であった.

【正答率】55.5％

正　解　3

改107A25

令和元年（2019年）の国民健康・栄養調査において，運動習慣のある女性の割合が最も高い年齢階級はどれか.

1．30～39歳
2．40～49歳
3．50～59歳
4．60～69歳
5．70歳以上

解法の要点

運動習慣のある者とは，1回30分以上の運動を週2回以上実施し，1年以上継続している者のことである.

解　説

×1
×2
×3
×4
○5
令和元（2019）年の国民健康・栄養調査（厚生労働省）によれば，運動習慣のある70歳以上の女性の割合は35.9％であり，最も高い.

【正答率】91.8％　【選択率】1：0.2％　2：0.1％　3：0.6％　4：7.3％　5：91.8％

正　解　5

類　題

▼原文で掲載しているため内容が古く，解答等が現状にそぐわない場合がございます.

110P2
平成29年（2017年）の国民健康・栄養調査において，男性で運動習慣のある割合が最も多いのはどれか.
1．20～29歳
2．40～49歳
3．60～69歳
4．70歳以上
正　解　4

103P25
平成22年（2010年）の国民健康・栄養調査において，運動習慣のある女性の割合が最も高いのはどれか.
1．20～29歳
2．30～39歳
3．40～49歳
4．50～59歳
5．60～69歳
正　解　5

社

改109P2

令和元年（2019年）の国民健康・栄養調査で20歳以上の男性における喫煙習慣者の割合に最も近いのはどれか.

1．10％
2．20％
3．30％
4．40％

解法の要点

喫煙習慣者の割合は年々減少している．自分の身の回りでどれくらいの割合の人が喫煙しているかを思いうかべてみよう.

解　説

×1 ×2 ○3 ×4　令和元（2019）年の国民健康・栄養調査の結果によれば，20歳以上の男性における喫煙習慣者の割合は27.1％である．なお，20歳以上の女性における喫煙習慣者の割合は7.6％である.

【正答率】95.5％　【選択率】1：0.5％　2：3.4％　3：95.5％　4：0.6％

正　解　3

類　題

▼原文で掲載しているため内容が古く，解答等が現状にそぐわない場合がございます.

105P2
日本の平成24年（2012年）の国民健康・栄養調査における男性の喫煙習慣者の割合はどれか.
1．14.1％
2．34.1％
3．54.1％
4．74.1％
正　解　2

QRコードをCheck！

➡類題の解説をアプリで確認しよう！

» 学校保健統計

学校保健統計調査 (RB-社22)（RB-社22）（公みえ348）（衛367, 418～420）

改110A7

令和4年度（2022年度）の学校保健統計調査における学童期の異常被患率で最も高いのはどれか.

1．高血圧
2．摂食障害
3．心電図異常
4．裸眼視力1.0未満

解法の要点

小学生（学童期）に多い健康異常は何かをよく考えてみよう.

解　説

×1 ×2　小学生の高血圧，摂食障害の被患率は高くないため，学校保健統計調査では調査されていない.

×3　令和4（2022）年度の学校保健統計調査によれば，小学生の心電図異常の被患率は2.6％である.

○4　同調査によれば，小学生の裸眼視力1.0未満の被患率は37.9％である.

この問題には正答率はありません.（巻頭p.12参照）

正　解　4

★スマホでも類題が解けます．類題演習BOXのQRコードをスマホで読み込んでみてくださいね.

類　題

▼原文で掲載しているため内容が古く，解答等が現状にそぐわない場合がございます．

97A7
我が国の平成17年（2005年）の児童の疾病・異常被患率で最も多いのはどれか．
1．う歯
2．肥満傾向
3．心電図異常
4．裸眼視力1.0未満
正　解　1

QRコードをCheck！
➡類題の解説をアプリで確認しよう！

≫ 看護師の就業状況

看護師の就業状況 (RB-社23) (RB-社23) (衛203)

700予156

令和4（2022）年衛生行政報告例に基づく就業看護師数はどれか．
1．約 51万人
2．約 81万人
3．約101万人
4．約131万人

解法の要点
看護職員（保健師，助産師，看護師，准看護師）のおおよその就業者数を確認しておこう．

解　説
×1
×2
×3
○4
令和4（2022）年末現在の就業看護師数は，約131万人である［厚生労働省：令和4年衛生行政報告例（就業医療関係者）］．

この問題には正答率はありません．（巻頭 p.12参照）

正　解　4

基本事項

▼ 看護職員の就業者数

①保健師……　6万　299人
②助産師……　3万8,063人
③看護師……131万1,687人
④准看護師…　25万4,329人

厚生労働省：令和4年衛生行政報告例（就業医療関係者）

類　題

▼原文で掲載しているため内容が古く，解答等が現状にそぐわない場合がございます．

99P5
我が国の平成18年における看護職員の就業者数はどれか．
1．約 50万人
2．約 80万人
3．約100万人
4．約130万人
正　解　4
※本設問は「問題として適切であるが，必修問題としては妥当でないため」という理由で，不正解の場合，採点対象から除外されている．

★mediLinkアプリのQRコードリーダーで各ページ下部のQRコードを読み込むと，無料で解説動画を見られます．なお，動画を見るにはmediLink会員登録と，書籍付属のシリアルナンバーを登録する必要があります．詳しくは本書冒頭の袋とじをチェック！

社

改112A9

令和4年（2022年）の衛生行政報告例における看護師の就業場所で，医療機関（病院，診療所）の次に多いのはどれか．

1．事業所　　2．市町村
3．保健所　　4．訪問看護ステーション

□□□

解法の要点

看護師の就業場所は，就職先を決める際，どこの求人が多いかを想起すれば，容易にわかるだろう．（RB-社23）（RB-社23）

解　説

×1　令和4（2022）年衛生行政報告例（就業医療関係者）（厚生労働省）によれば，事業所に従事する看護師は0.5％（5,904人）である．

×2　同統計によれば，市町村に従事する看護師は0.6％（7,962人）である．

×3　同統計によれば，保健所に従事する看護師は0.2％（3,024人）である．

○4　同統計によれば，訪問看護ステーションに従事する看護師は5.4％（70,975人）である．看護師の就業場所で，医療機関（病院，診療所）に次いで多いのは，介護保険施設等の7.7％（101,161人）であるが，介護保険施設等は選択肢のなかにないので，介護保険施設等に次いで多い訪問看護ステーションを選ぶことになる．

【正答率】72.7％　【選択率】1：12.6％　2：4.0％　3：10.7％　4：72.7％

正　解　4

QRコードをCheck！

➡類題の解説をアプリで確認しよう！

健康と公衆衛生

≫ 健康と公衆衛生の概念

健康の概念　（RB-社23）（RB-社24）（公みえ3）

107P1

世界保健機構〈WHO〉が定義する健康について正しいのはどれか．

1．単に病気や虚弱のない状態である．
2．国家に頼らず個人の努力で獲得するものである．
3．肉体的，精神的及び社会的に満たされた状態である．
4．経済的もしくは社会的な条件で差別が生じるものである．

□□□

解法の要点

世界保健機構（WHO）の健康の定義について基本的な内容を問う問題である．

解　説

×1　WHO憲章前文では，「健康とは単に疾病がないとか，虚弱でないということではなく，身体的・精神的・社会的に完全に良好な状態（well-being）である」と述べている．

×2　WHO憲章前文では，「到達することができる最高水準の健康を享受することは，人種，宗教，政治的信条，経済的あるいは社会的条件に左右されることのない万人の有する基本的権利のひとつである」と述べている．

○3　WHO憲章の「健康とは，身体的・精神的・社会的に完全に良好な状態である」に合致する．

×4　WHO憲章では，「経済的あるいは社会的条件に左右されることのない万人の有する基本的権利」としている．

【正答率】96.5％　【選択率】1：2.1％　2：0.6％　3：96.5％　4：0.8％

正　解　3

社会保険

医療保険制度

医療保険制度の概要 (RB-社31) (RB-社31) (公みえ160〜162) (がんみえ230〜232) (衛218〜223)

109P4

日本において国民皆保険制度となっているのはどれか.
1．医療保険
2．介護保険
3．雇用保険
4．労災保険

解法の要点

国民皆保険制度は国民のすべてが保険の対象となることをいう．過去においても同様の出題がなされている．

解説

○1　日本では，原則として国民のすべてが何らかの医療保険の対象となっている（『国民健康保険法』5, 6条）．

×2　介護保険の対象は，40歳以上の者であり，国民皆保険ではない（『介護保険法』9条）．(RB-社42)(RB-社42)

×3　雇用保険の対象は，企業に雇用されている労働者である．また，パート，アルバイトなどは対象にならない場合があり，国民皆保険ではない（『雇用保険法』4, 6条）．(RB-社30)(RB-社30)

×4　労災保険の対象は，企業に使用されている労働者である．自営業者などは対象にならず，国民皆保険ではない（『労働者災害補償保険法』3条）．(RB-社30, 77)(RB-社30, 77)

【正答率】99.0％　【選択率】1：99.0％　2：0.5％　3：0.3％　4：0.3％

正　解　1

類　題

▼原文で掲載しているため内容が古く，解答等が現状にそぐわない場合がございます.

102A3
日本において国民皆保険制度が適用されているのはどれか.
1．医療保険
2．介護保険
3．火災保険
4．生命保険
正　解　1

100A2

医療保険はどれか.
1．介護保険
2．雇用保険
3．国民健康保険
4．厚生年金保険

解法の要点

社会保険の分類を問う基本的な問題である．社会保障の体系は覚えておくべきである．

解説

×1　医療と介護とは区別される．介護は介護保険である．

×2　雇用保険は労働者災害補償保険とともに労働保険である．

○3　国民健康保険は医療保険である．

×4　厚生年金保険は国民年金とともに年金保険である．

【正答率】98.5％

正　解　3

★「法律・統計が覚えられない…」．そんな国試直前期のアナタは，特別付録「法律・統計マル暗記カード」で頻出事項をチェックしましょう．

基本事項

▼ 医療保険の種類と対象

制度		被保険者・被扶養者	保険者	根拠法
被用者保険	健康保険	主に中小企業の被用者とその家族	全国健康保険協会（協会けんぽ）	健康保険法
		主に大企業の被用者とその家族	健康保険組合[1]	
	共済組合	公務員，私立学校職員とその家族	各共済組合または事業団（私学共済）	各共済組合法
	船員保険	船員とその家族	全国健康保険協会	船員保険法
国民健康保険		特定業種（医歯薬，弁護士，酒屋等）の自営業者	国民健康保険組合	国民健康保険法
		上記以外の一般住民	都道府県・市町村	
後期高齢者医療制度		75歳以上の者，65歳以上75歳未満の者（前期高齢者）で一定の障害状態にあると認定された者	後期高齢者医療広域連合	高齢者医療確保法

1）組合管掌健康保険ともいう．

類　題

▼原文で掲載しているため内容が古く，解答等が現状にそぐわない場合がございます．

93A1
医療保険はどれか．
1．国民健康保険
2．介護保険
3．雇用保険
4．厚生年金保険
正　解　1

改104A3

国民健康保険の保険者はどれか．

1．国
2．全国健康保険協会
3．市町村
4．健康保険組合

解法の要点

保険者とは保険の実施主体・運営主体のことをいう．加入する者を被保険者という．医療保険の保険者は頻出なのでまとめておくこと．

解　説

×1　現在，国が保険者の医療保険は存在しない．過去においては，健康保険の一部は国（政府）が保険者であったが，平成20（2008）年10月から全国健康保険協会に移行している．

×2　健康保険の保険者のひとつである．ほかに健康保険の保険者として，健康保険組合がある（『健康保険法』4条）．

○3　国民健康保険の保険者のひとつである．平成30（2018）年4月からは都道府県とともに行うこととなった．ほかに国民健康保険の保険者として国民健康保険組合がある（『国民健康保険法』3条）．

×4　健康保険の保険者のひとつである．ほかに健康保険の保険者として，全国健康保険協会がある（『健康保険法』4条）．

【正答率】90.0％

正　解　3

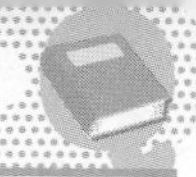

112P4

国民健康保険に加入している自営業者（40歳）の医療費の一部負担金の割合はどれか．
1．1　割
2．2　割
3．3　割
4．4　割

解法の要点

被用者保険でも地域保険である国民健康保険でも，医療費の一部負担（自己負担）割合は同じである．一部負担割合は年齢や所得によって異なる．(RB-社32, 33)(RB-社32, 33)

解　説

×1　1割負担になるのは，75歳以上の者（一定以上所得者を除く）である．
×2　2割負担になるのは，小学校就学前の者と，70～74歳の者（現役並み所得者を除く）である．
○3　3割負担になるのは，小学校就学以降から70歳未満の者と，70歳以上の現役並み所得者である．
×4　医療費の一部負担割合が4割になる公的医療保険はない．

【正答率】98.6％　【選択率】1：0.5％　2：0.5％　3：98.6％　4：0.3％

正　解　3

基本事項

▼ 医療費の年齢別自己負担割合

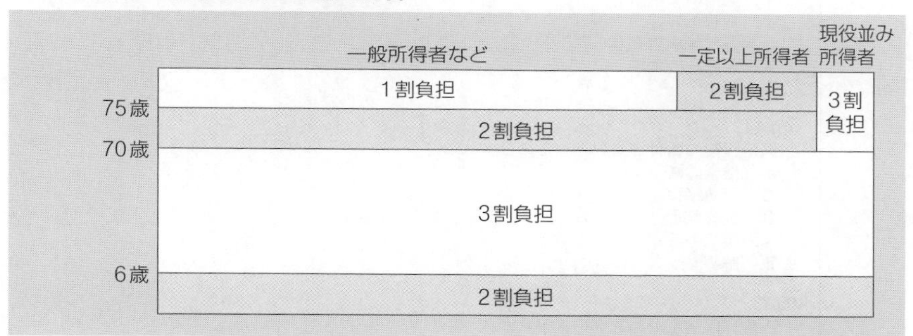

「我が国の医療保険について」（厚生労働省）
(https://www.mhlw.go.jp/stf/seisakunitsuite/bunya/kenkou_iryou/iryouhoken/iryouhoken01/index.html) を加工して作成

類　題

▼原文で掲載しているため内容が古く，解答等が現状にそぐわない場合がございます．

99A3
国民健康保険に加入している30歳本人の自己負担割合はどれか．
1．な　し　　2．1　割
3．2　割　　4．3　割
正　解　4

98P2
国民健康保険一般被保険者本人の自己負担割合はどれか．
1．1　割　　2．2　割
3．3　割　　4．4　割
正　解　3

96A4
国民健康保険に加入している50歳本人の自己負担割合はどれか．
1．な　し　　2．1　割
3．2　割　　4．3　割
正　解　4

94A3
国民健康保険一般被保険者本人の自己負担割合はどれか．
1．1割　　2．2割
3．3割　　4．4割
正　解　3

社

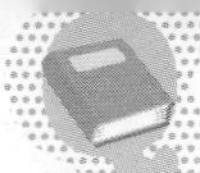

109A4

健康保険法による療養の給付の対象はどれか.
1．手　術
2．健康診査
3．予防接種
4．人間ドック

解法の要点

医療保険の療養の給付は，保険給付の中核をなすものである．必ず現物給付である．

解　説

○1　療養の給付とは，被保険者の疾病または負傷に関する診察，薬剤または治療材料の支給，処置，手術その他の治療，病院などへの入院およびその療養に伴う世話，その他の看護などをいう（『健康保険法』63条1項）.

×2
×3
×4
いずれも健康を維持するためのもので，疾病などの治療ではないため療養の給付には含まない.

【正答率】93.8％　【選択率】1：93.8％　2：4.3％　3：1.3％　4：0.6％

正　解　1

類　題

▼原文で掲載しているため内容が古く，解答等が現状にそぐわない場合がございます.

103追P4
健康保険法に基づく療養の給付に含まれるのはどれか.
1．薬剤の支給
2．病院への移送
3．妊婦健康診査
4．入院時の食事
正　解　1

101A4
医療保険の給付の対象となるのはどれか.
1．健康診断
2．予防接種
3．美容整形
4．疾病の診察
正　解　4

95A3
医療保険制度で正しいのはどれか.
1．健康診断は給付対象外である.
2．高額療養費は医療給付に含まれない.
3．国民健康保険の保険者は国である.
4．医療給付は現金給付が原則である.
正　解　1

QRコードをCheck！

➡類題の解説をアプリで確認しよう！

★mediLinkアプリのQRコードリーダーで各ページ下部のQRコードを読み込むと，無料で解説動画を見られます．なお，動画を見るにはmediLink会員登録と，書籍付属のシリアルナンバーを登録する必要があります．詳しくは本書冒頭の袋とじをチェック！

国民医療費 (RB-社34)(RB-社34)(公みえ168～171)(衛227～230)

改110P3

令和2年度(2020年度)の人口1人当たりの国民医療費で最も近いのはどれか.

1. 14万円
2. 24万円
3. 34万円
4. 44万円

□□□

解法の要点

社会保障給付費や国民医療費は,ほぼ毎回出題されているため,主な数値は覚えておきたい.

解　説

×1
×2
○3
×4

令和2(2020)年度の国民医療費(厚生労働省)は,42兆9,665億円で,前年度比1兆4,230億円(3.2%)の減少となった.人口1人あたりの国民医療費は34万600円である.

【正答率】94.2% 【選択率】1:0.3% 2:1.6% 3:94.2% 4:3.9%

正　解　3

基本事項

▼ 国民医療費

総額……………………………42兆9,665億円
国民1人あたり…………………34万600円
国内総生産(GDP)に対する比率…8.02%
※医療費増加の主な原因として,高齢化,医療技術の高度化,医療供給体制の整備等が挙げられる.

厚生労働省:令和2年度国民医療費

類　題

▼原文で掲載しているため内容が古く,解答等が現状にそぐわない場合がございます.

106A3
平成25年度(2013年度)の国民医療費はどれか.
1. 約400億円　2. 約4,000億円　3. 約4兆円　4. 約40兆円
正　解　4

97A5
我が国の平成15年度(2003年度)の1人当たり医療費が最も高い年齢階級はどれか.
1. 14歳以下　2. 15～44歳　3. 45～64歳　4. 65歳以上
正　解　4

103A4

国民医療費に含まれる費用はどれか.

1. 予防接種
2. 正常な分娩
3. 人間ドック
4. 入院時の食事

□□□

解法の要点

国民医療費とは,医療機関における傷病の治療に要する費用を推計したものである.傷病の治療費にその範囲を限っていることを知っていれば判断できる. (RB-社33)(RB-社33)

解　説

×1　疾患予防の費用であり,国民医療費には含まない.
×2　正常な分娩は傷病ではなく,その費用は国民医療費に含まない.
×3　疾患予防の費用であり,国民医療費には含まない.
○4　入院時食事療養費などの入院時の食費の一部が国民医療費に含まれる(『健康保険法』85条).

【正答率】85.5%

正　解　4

QRコードをCheck!

➡類題の解説をアプリで確認しよう!

社

診療報酬 (RB-社35)(RB-社35)(公みえ164)(衛224, 225)

100A8

診療報酬における7対1入院基本料の条件はどれか.

1．患者7人に看護職員1人
2．看護職員7人に医師1人
3．看護職員7人に看護補助者1人
4．日勤看護職員7人に夜勤看護職員1人

解法の要点

医療保険の診療報酬の基準について問うものである.『医療法』における病院などの開設・設置基準としての人員配置基準とは別のものであることに注意する.

解説

○1
×2
×3
×4
診療報酬における入院基本料基準とは，患者に対する看護職員の割合をいう（平成20年厚生労働省告示第62号「基本診療料の施設基準等」，令和5年3月最終改正）.

【正答率】96.5％ 【選択率】1：96.5％ 2：2.0％ 3：1.0％ 4：0.5％

正解 1

基本事項

- **看護に対する診療報酬**：看護に対する診療報酬は入院基本料に含まれ，入院患者数に対する看護師の割合，平均在院日数，病院・病棟の機能で算定される.
- **看護師の人員配置基準**：診療報酬とは別に，『医療法施行規則』では入院患者の定数などに基づき人員配置基準を定めている．患者に対する看護師の人員配置基準は3対1基準，4対1基準などである.

高齢者医療確保法／後期高齢者医療制度 (RB-社36)(RB-社36)(公みえ234, 235)(衛105, 106, 221〜223)

106P4

後期高齢者医療制度が定められているのはどれか.

1．医療法
2．健康保険法
3．高齢社会対策基本法
4．高齢者の医療の確保に関する法律

解法の要点

後期高齢者医療制度は，医療費の適正化を目的として，平成18（2006）年に成立し，平成20（2008）年より施行された.

解説

×1 『医療法』は，医療提供施設を定めるとともに，医療を提供する体制の確保を図ることを目的とする法律である（1条）．(RB-社112)(RB-社112)

×2 『健康保険法』は労働者とその被扶養者について業務災害以外の疾病，負傷もしくは死亡または出産に関して保険給付を行うことを目的とするものである（1条）.

×3 『高齢社会対策基本法』は，高齢化の進展に適切に対処するための施策に関し，基本理念を定めることなどを目的とするものである（1条）.

○4 『高齢者の医療の確保に関する法律（高齢者医療確保法）』は，特定健康診査，特定保健指導について定めるとともに，後期高齢者医療制度について定めている.

【正答率】71.3％ 【選択率】1：2.1％ 2：25.1％ 3：1.4％ 4：71.3％

正解 4

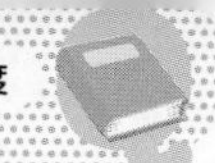

111A4

後期高齢者医療制度の被保険者は，区域内に住居を有する（　　）歳以上の者，および65歳以上（　　）歳未満であって，政令で定める程度の障害の状態にあるとして後期高齢者医療広域連合の認定を受けた者である．

（　　）に入るのはどれか．

1．70
2．75
3．80
4．85

□□□

解法の要点

後期高齢者医療制度は，平成20（2008）年に始まった後期高齢者の医療保険制度である．被保険者の条件に適合すると，それまで加入していた地域保険（国民健康保険）や被用者保険（健康保険など）から外れ，後期高齢者医療制度の被保険者となる．

解　説

×1
○2
×3
×4

後期高齢者医療制度の被保険者は，75歳以上の者（後期高齢者）と，65歳以上75歳未満の者（前期高齢者）で一定の障害状態にあると認定を受けた者とである［『高齢者の医療の確保に関する法律（高齢者医療確保法）』50条］．運営は，都道府県単位ですべての市町村が加入する後期高齢者医療広域連合が担う．(RB-社36)(RB-社36)

【正答率】95.2％　【選択率】1：1.4％　2：95.2％　3：2.0％　4：1.4％

正　解　2

★mediLinkアプリのQRコードリーダーで各ページ下部のQRコードを読み込むと，無料で解説動画を見られます．なお，動画を見るにはmediLink会員登録と，書籍付属のシリアルナンバーを登録する必要があります．詳しくは本書冒頭の袋とじをチェック！

» 介護保険制度

介護保険制度の概要 (RB-社40)(RB-社40)(公みえ236〜244)(がんみえ241)(衛231〜244)

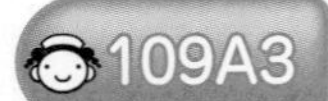

介護保険の第2号被保険者は，（　）歳以上65歳未満の医療保険加入者である．
（　）に入る数字はどれか．
1．30
2．40
3．50
4．60

解法の要点 第1号被保険者との違いに注意しよう．頻出事項である．(RB-社42)(RB-社42)

解説
×1
○2
×3
×4
介護保険の第2号被保険者は，40歳以上65歳未満の医療保険加入者である（『介護保険法』9条2号）．第1号被保険者は65歳以上の者である（同法9条1号）．年齢のほかに，第2号被保険者には，「医療保険加入者」の語が付くことにも注意したい．

【正答率】99.2％ 【選択率】1：0.2％ 2：99.2％ 3：0.3％ 4：0.3％

正解 2

基本事項

▼『介護保険法』の概要

目　的：加齢に伴う疾病等により要介護状態となり，介護，機能訓練，看護等を必要とする者等に，自立した日常生活を営むことができるよう，必要な保健医療サービスや福祉サービスを提供する（1条）．
規　定：被保険者の要介護状態又は要介護状態になるおそれがある状態（要支援状態）に関し，保険給付を行う（2条）．

●介護保険制度の見直し・改正：『介護保険法』を根拠とする介護保険制度は平成12（2000）年4月の施行以来，ほぼ5年ごとに大幅な見直し，改正が行われている（附則1,2条）．

▼ 介護保険の被保険者

項　目	第1号被保険者	第2号被保険者
対象者	65歳以上の者[1]	40歳以上65歳未満の医療保険加入者
受給条件	●要介護・要支援状態	●加齢に伴う疾病（特定疾病）により，要介護・要支援状態にある者
保険料	●所得段階別定額保険料	●健康保険：標準報酬×介護保険料率（事業主負担あり） ●国民健康保険：所得割，均等割等に按分（国庫負担あり）
賦課・徴収方法	●年金額一定額以上は年金天引（特別徴収）．それ以外は普通徴収（市町村が直接保険料を徴収）	●医療保険者が医療保険料と併せて徴収し，納付金として一括納付
被保険者証の交付	全員	●要介護・要支援の認定を受けた者，被保険者証の交付を希望した者

1）後期高齢者医療制度の対象者（75歳以上の者，または65歳以上75歳未満で一定の障害のある者）との違いに注意！

▼『介護保険法』で定められている16の特定疾病（同令2条）

①がん末期　②関節リウマチ　③筋萎縮性側索硬化症
④後縦靱帯骨化症　⑤骨折を伴う骨粗鬆症　⑥初老期における認知症
⑦進行性核上性麻痺，大脳皮質基底核変性症及びパーキンソン病
⑧脊髄小脳変性症　⑨脊柱管狭窄症　⑩早老症　⑪多系統萎縮症
⑫糖尿病性神経障害，糖尿病性腎症及び糖尿病性網膜症
⑬脳血管疾患　⑭閉塞性動脈硬化症　⑮慢性閉塞性肺疾患
⑯両側の膝関節又は股関節に著しい変形を伴う変形性関節症

補足事項

●生活保護受給者における介護保険：40歳以上65歳未満の生活保護受給者の大多数は，医療保険の未加入者（国民健康保険の適用外）となるため，介護保険の被保険者とはならない（『国民健康保険法』6条9号）．

類　題

▼原文で掲載しているため内容が古く，解答等が現状にそぐわない場合がございます．

106A4
介護保険法で第1号被保険者と規定されているのはどれか．
1．45歳以上　2．55歳以上　3．65歳以上　4．75歳以上
正　解　3

101P3
介護保険の第2号被保険者は，□歳以上65歳未満の医療保険加入者である．
□に入る数字で正しいのはどれか．
1．25　2．30　3．35　4．40
正　解　4

93A4
介護保険制度における第1号被保険者の年齢で正しいのはどれか．
1．40歳以上　2．55歳以上　3．65歳以上　4．75歳以上
正　解　3

102P3

介護保険制度における施設サービス費の原則的な利用者負担の割合はどれか．

1．1　割
2．2　割
3．3　割
4．5　割

□□□

解法の要点

介護保険と医療保険の利用者負担について，区別して覚えておこう．(RB-社42)(RB-社42)

解　説

○1
×2
×3
×4

介護サービスの利用者負担は原則1割である．ただし，65歳以上で一定以上の所得のある者は2割であり，2割負担者のうち特に所得の高い者は3割である．なお例外として，施設での食費と居住費は全額自己負担であることに注意したい．

【正答率】99.5％

正　解　1

類　題

▼原文で掲載しているため内容が古く，解答等が現状にそぐわない場合がございます．

100P4
介護保険制度における居宅サービス費の原則的な利用者負担の割合はどれか．
1．な　し　2．1　割　3．3　割　4．5　割
正　解　2

700予157

はじめて要介護認定を受けた場合の有効期間として正しいのはどれか．

1．6か月
2．1　年
3．2　年
4．5　年

□□□

解法の要点

要介護・要支援認定には，それぞれ有効期間が定められている．新規認定の場合と更新認定の場合との有効期間について覚えておこう．(RB-社44)(RB-社44)

解　説

○1
×2
×3
×4

新規の要介護認定の有効期間は原則として6か月であり，更新認定の場合は1年である（『介護保険法』28条1項，同則38条）．更新の申請は有効期間が終わる60日前から行うことができる（同法28条2項，同則39条）．

この問題には正答率はありません．（巻頭 p.12参照）

正　解　1

110A4

要介護認定の申請先はどれか．

1．市町村　　2．診療所
3．都道府県　　4．介護保険審査会

解法の要点

介護保険の仕組みを考えよう．問われているのは申請先であることに注意する．

解　説

○1　要介護認定を受けようとする被保険者は，市町村に申請しなければならない（『介護保険法』27条1項）．介護認定審査会の審査・判定に基づき，市町村が認定する（同法14, 19条）．(RB-社43)(RB-社43)

×2　診療所は，『医療法』に定める医療提供施設である（『医療法』1条の5第2項）．(RB-社112)(RB-社112)

×3　介護保険における都道府県は，介護保険事業の運営が健全かつ円滑に行われるように，必要な助言および適切な援助をすることとされている（『介護保険法』5条2項）．

×4　介護保険審査会は，保険給付などに関する不服に対する審査請求について審査し裁決をする機関である．都道府県に設置されている（同法183, 184条）．(RB-社44)(RB-社44)

【正答率】98.2％　【選択率】1：98.2％　2：0.1％　3：0.3％　4：1.4％

正　解　1

基本事項

●**要介護認定の認定調査**：市町村職員，あるいは介護保険事業者に委託された介護支援専門員（ケアマネジャー）が行う．

類　題

▼原文で掲載しているため内容が古く，解答等が現状にそぐわない場合がございます．

108A4
介護保険制度における保険者はどれか．
1．市町村及び特別区　2．都道府県　3．保健所　4．国
正　解　1

103P3
要介護認定の申請先はどれか．
1．都道府県　2．市町村　3．診療所　4．訪問看護ステーション
正　解　2

99A10
要介護認定の申請先はどれか．
1．市町村　2．保健所　3．主治医　4．介護保険施設
正　解　1

104P4

要介護状態の区分の審査判定業務を行うのはどれか．

1．介護認定審査会　　2．介護保険審査会
3．社会福祉協議会　　4．社会保障審議会

解法の要点

要介護状態の「審査・判定」と「認定」とを区別すること．過去にも出題されている頻出事項である．(RB-社43)(RB-社43)

解　説

○1　介護認定審査会は，要介護状態の審査・判定業務を行うために市町村に設置される（『介護保険法』14条）．「審査・判定」であって，「認定」はしないため注意すること．

×2　介護保険審査会は都道府県に設置される．保険給付，要介護・要支援認定，保険料などに関する処分の不服について審査する．審査請求といわれる（同法183, 184条）．

×3　社会福祉協議会は『社会福祉法』に根拠のある民間団体で，社会福祉の事業の企画・実施，社会福祉活動への住民参加の援助，社会福祉事業の調査，普及，宣伝，連絡，調整および助成などを行う（109, 110条）．(RB-社80)(RB-社80)

×4　社会保障審議会は厚生労働省に設置されている諮問機関である．6つの分科会があり，社会保障に関する事項を調査・審議する（『社会保障審議会令』5条）．

【正答率】98.5％

正　解　1

112A5

介護保険法における要支援および要介護認定の状態区分の数はどれか.
1．4
2．5
3．6
4．7

解法の要点

介護保険に関する基本的な問題であるため，確実におさえておこう.

解　説

×1 ×2 ×3 ○4 介護保険の認定の状態区分は，非該当（自立）のほかに，軽いほうから要支援1・2，要介護1～5の7段階である（『介護保険法』7条1，2項，『要介護認定等に係る介護認定審査会による審査及び判定の基準等に関する省令』1，2条）．(RB-社43, 44)(RB-社43, 44)

【正答率】92.1％ 【選択率】1：0.3％ 2：6.3％ 3：1.3％ 4：92.1％

正　解　4

111P4

介護保険における被保険者の要支援状態に関する保険給付はどれか.
1．医療給付
2．介護給付
3．年金給付
4．予防給付

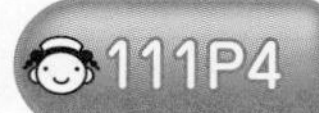

社会保障は保険料や税金を財源として，「年金」，「医療」，介護や生活保護などの「福祉その他」の分野でさまざまな給付を行っている.

解　説

×1　医療給付は，各種の医療保険や労災保険などにより給付されるものである.

×2　介護給付は，要介護者を対象とした保険給付をいう（『介護保険法』18条1号）．要介護と認定された者に対して，介護保険により介護サービスが提供されるものである．要介護認定は，市町村に設置される介護認定審査会における審査判定結果に基づき市町村が行う（同法14，19条）.

×3　年金給付は，公的年金である国民年金，厚生年金や，労災保険により給付されるものである.

○4　予防給付は，要支援者を対象とした保険給付をいう（同法18条2号）．要支援と認定された者に対して，介護保険により介護予防サービスが提供されるものである．(RB-社40)(RB-社40)

【正答率】96.6％ 【選択率】1：0.5％ 2：2.6％ 3：0.3％ 4：96.6％

正　解　4

基本事項

▼ 介護保険におけるサービスの種類

	予防給付	介護給付
都道府県による指定・監督	◎介護予防サービス 【訪問サービス】 ○介護予防訪問入浴介護 ○介護予防訪問看護 ○介護予防訪問リハビリテーション ○介護予防居宅療養管理指導 【通所サービス】 ○介護予防通所リハビリテーション 【短期入所サービス】 ○介護予防短期入所生活介護 ○介護予防短期入所療養介護 ○介護予防特定施設入居者生活介護 ○介護予防福祉用具貸与 ○特定介護予防福祉用具販売	◎居宅サービス 【訪問サービス】 ○訪問介護 ○訪問入浴介護 ○訪問看護 ○訪問リハビリテーション ○居宅療養管理指導 【通所サービス】 ○通所介護 ○通所リハビリテーション 【短期入所サービス】 ○短期入所生活介護 ○短期入所療養介護 ○特定施設入居者生活介護 ○福祉用具貸与 ○特定福祉用具販売 ◎施設サービス ○介護老人福祉施設 ○介護老人保健施設 ○介護医療院
市町村による指定・監督	◎介護予防支援（介護予防ケアマネジメント） ◎地域密着型介護予防サービス ○介護予防小規模多機能型居宅介護 ○介護予防認知症対応型通所介護 ○介護予防認知症対応型共同生活介護（グループホーム）	◎居宅介護支援（ケアマネジメント） ◎地域密着型サービス ○小規模多機能型居宅介護 ○認知症対応型通所介護 ○認知症対応型共同生活介護（グループホーム） ○夜間対応型訪問介護 ○地域密着型通所介護 ○地域密着型特定施設入居者生活介護 ○地域密着型介護老人福祉施設入所者生活介護 ○定期巡回・随時対応型訪問介護看護 ○複合型サービス（看護小規模多機能型居宅介護）
その他	○介護予防住宅改修 （20万円を限度，原則として住居につき1人1回）	○居宅介護住宅改修 （20万円を限度，原則として住居につき1人1回）

市町村が実施する事業	◎地域支援事業 ○介護予防・日常生活支援総合事業 ○包括的支援事業 ○任意事業

※施設サービスに含まれていた介護療養型医療施設は，令和6（2024）年3月末で完全廃止となることが決定している［令和5（2023）年11月21日時点］.

類　題

▼原文で掲載しているため内容が古く，解答等が現状にそぐわない場合がございます.

105A4
介護保険の給付はどれか.
1．年金給付
2．予防給付
3．求職者給付
4．教育訓練給付
正　解　2

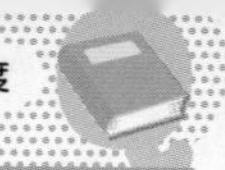

105P9

介護支援専門員が行うのはどれか.

1．通所介護の提供
2．福祉用具の貸与
3．短期入所生活介護の提供
4．居宅サービス計画の立案

□□□

解法の要点

介護支援専門員（ケアマネジャー）は，要介護者・要支援者からの相談を受け，心身の状況などに応じた適切なサービスが利用できるよう，市町村，サービス事業者，介護保険施設などとの連携・調整を行う．(RB-社45)(RB-社45)

解　説

×1　通所介護（デイサービス）とは，利用者が施設に通所し，入浴，排泄，食事などの介護およびレクリエーションなどによる機能訓練を受ける通所サービスのことである．通所介護サービス事業所が提供する．

×2　福祉用具の貸与は，指定を受けた事業者（指定福祉用具貸与事業者）が行う．貸与できる福祉用具は要介護度に応じて異なるため，利用者や家族と相談し，利用できるサービスのなかでニーズに合ったものを決定する．

×3　短期入所生活介護とは，施設に短期間入所して，日常生活の世話やレクリエーション，リハビリテーションなどを受けるサービスである．介護者の介護疲れを予防するために利用することも可能である．

○4　利用者が介護保険を使って介護サービスを利用する際には，居宅サービス計画の立案が必要である．介護支援専門員は，いつ，どのようなサービスを，誰から受けるのかを調整し，具体的な計画を立案する．

【正答率】97.9％　【選択率】1：1.5％　2：0.7％　3：0.0％　4：97.9％

正　解　4

QRコードをCheck！

➡類題の解説をアプリで確認しよう！

居宅サービス

(RB-社45)(RB-社45)(公みえ246)(衛233, 234)

96A2

介護保険制度で居宅サービスの支給限度基準額が最も高いのはどれか.

1．要介護1
2．要介護5
3．要指導
4．要支援

□□□

解法の要点

居宅サービスにおける区分支給限度基準額について問われている（平成12年厚生省告示33号）．どの要介護区分が最も居宅サービスを必要とするのかを考えれば解ける．(RB-社40, 45)(RB-社40, 45)

解　説

×1　要介護1の区分支給限度基準額は，1か月に16,765単位である．なお，1単位の単価は原則10円だが，地域差などを考慮し，地域やサービスによって1単位の単価が定められている．

○2　要介護5の区分支給限度基準額は，1か月に36,217単位である．

×3　介護保険制度で要指導という区分はない．

×4　要支援1の区分支給限度基準額は，1か月に5,032単位，要支援2の区分支給限度基準額は，1か月に10,531単位である．

この問題には正答率はありません．（巻頭 p.12参照）

正　解　2

施設サービス (RB-社47)(RB-社47)(公みえ245)(衛235, 236)

700予158

常時介護が必要で在宅生活が困難な要介護者を対象とする施設はどれか.

1．介護老人福祉施設
2．介護老人保健施設
3．授産施設
4．認知症対応型共同生活介護

解法の要点

介護保険における施設サービスの種類とその特徴をおさえておこう.

解　説

○1　介護老人福祉施設（特別養護老人ホーム）は，身体上または精神上著しい障害があるために，常時介護を必要とし，かつ居宅においてこれを受けることが困難な要介護者のための入所施設である（『介護保険法』8条27項）.

×2　介護老人保健施設は，病状安定期にあり，入院治療の必要性はないが，看護・医学的管理のもと，介護・機能訓練・医療などを必要とする要介護者のための入所施設である（同法8条28項）．福祉と医療の中間的機能を担う施設であり，本問では問題文に医療が含まれていないため，介護老人福祉施設が適切である.

×3　授産施設は『生活保護法』に定める保護施設のひとつで，就業能力の限られている要保護者に対して，就労または技能の修得のために必要な機会や便宜を与え，要保護者の自立を助長することを目的とした施設である（『生活保護法』38条1, 5項）．(RB-社97)(RB-社97)

×4　認知症対応型共同生活介護は，認知症の要介護者について，共同生活を営むべき住居で，入浴，排泄，食事などの介護や日常生活上の世話および機能訓練を行う（『介護保険法』8条20項）.
(RB-社48)(RB-社48)

この問題には正答率はありません.（巻頭 p.12参照）

正　解　1

基本事項

●**介護保険におけるサービスの種類**：111P4【基本事項】(社-40) 参照.

108P10

要介護者に対し，看護・医学的管理の下で必要な医療や日常生活上の世話を行うのはどれか.

1．介護老人保健施設
2．短期入所生活介護
3．保健センター
4．有料老人ホーム

解法の要点

「看護・医学的管理の下」や「医療」がキーワードである.「要介護者に対し」ということから『介護保険法』の施設であることもわかる.

解　説

○1　介護老人保健施設は，『介護保険法』が定める施設で，『医療法』に定める医療提供施設でもある．4つの選択肢のなかで医療を提供できるのは，介護老人保健施設だけである（『介護保険法』8条28項，『医療法』1条の2第2項）.

×2　短期入所生活介護（ショートステイ）は，特別養護老人ホームなどに短期で入所して，入浴, 排泄, 食事などの日常生活の援助および機能訓練を行うものである（『介護保険法』8条9項）.

×3　市町村保健センターは，住民に対し，健康相談，保健指導および健康診査など地域保健に関し必要な事業を行うものである（『地域保健法』18条2項）．(RB-社53)(RB-社54)

×4　有料老人ホームは老人を入居させ，入浴，排泄，食事などの介護を行う施設である（『老人福祉法』29条1項）．運営主体は主に民間である.

【正答率】98.9％　【選択率】1：98.9％　2：0.5％　3：0.1％　4：0.4％

正　解　1

基本事項

▼ 介護保険施設

施設名	指定介護老人福祉施設（特別養護老人ホーム[1]）	介護老人保健施設	介護医療院	
			Ⅰ型	Ⅱ型
設置の根拠法	老人福祉法（＋介護保険法の指定）	介護保険法	介護保険法	
医療行為	な し	あ り		
施設の位置づけ	福祉的機能 ←	中間的機能	→ 医療的機能	
機 能	生活援助	在宅復帰，機能訓練，医学的管理，療養機能	長期療養，機能訓練，医学的管理，生活施設	
対象者	身体上または精神上著しい障害があるために，常時の介護を必要とし，かつ居宅においてこれを受けることが困難な要介護者[2]	病状安定期にあり，入院治療の必要性はないが，看護・医学的管理のもと，介護・機能訓練・医療等を必要とする要介護者	長期療養患者で，日常的な医学的管理が必要な重介護者や，看取り・ターミナルケア等が必要な要介護者	
管理者	医師でなくてもよい	原則医師		
人員基準（100人あたり）	医師（非常勤可） 必要数 看護職員 3人 等	医師（常勤） 1人 看護職員 9人[3] 等	医師 3人 看護職員 17人	医師 1人
入所期間の目安	期限なし	短期（3か月）	長期	

1）特別養護老人ホームのうち，都道府県知事の指定を受け介護保険の給付対象施設となったものを「指定介護老人福祉施設」という．
2）特別養護老人ホームへの新規入所者は原則要介護3以上に限定される．なお，やむを得ない事情がある場合は要介護1・2でも入所可となる．
3）入所者3人につき看護・介護職員1人．看護職員はその2/7程度，介護職員は5/7程度という規定のため，入所者100人に対して看護職員10人，介護職員24人でも可．
※施設サービスに含まれていた介護療養型医療施設は，令和6（2024）年3月末で完全廃止となることが決定している［令和5（2023）年11月21日時点］．

類　題

▼原文で掲載しているため内容が古く，解答等が現状にそぐわない場合がございます．

106P9
介護老人保健施設の設置目的が定められているのはどれか．
1．介護保険法　　2．健康保険法
3．地域保健法　　4．老人福祉法
正　解　1

104A8
要介護者に対し看護，医学的管理の下において必要な医療や日常生活上の世話を行う施設はどれか．
1．授産施設　　2．保健センター
3．介護老人保健施設　　4．特別養護老人ホーム
正　解　3

100A7
介護老人保健施設はどれか．
1．医業を行い，20名以上の患者が入院できる施設
2．医業を行い，患者が入院できるための設備が無い施設
3．要介護者が入所し，必要な医療や日常生活の援助を受ける施設
4．認知症の要介護者が共同生活をしながら，日常生活の援助を受ける施設
正　解　3

QRコードをCheck！
➡類題の解説をアプリで確認しよう！

★重要事項は赤字になっています．付録の赤シートを活用してしっかり覚えよう！

社

地域支援事業／地域包括支援センター

(RB-社51) (RB-社51) (公みえ246, 247) (衛237)

700予159

地域支援事業について正しいのはどれか．

1．国が実施する．
2．包括的支援事業が含まれる．
3．家族介護を支援する事業はない．
4．地域保健法に基づいて行われる．

□□□

解法の要点

地域支援事業の目的や内容について理解しておこう．

解　説

×1　地域支援事業を実施するのは市町村である（『介護保険法』115条の45）．

○2　地域支援事業は，介護予防・日常生活支援総合事業（必須），包括的支援事業（必須），各市町村の判断で行われる任意事業に分けられる（同法115条の45第1～3項）．

×3　地域支援事業の任意事業として家族介護支援事業がある（同法115条の45第3項2号）．

×4　地域支援事業は『介護保険法』に基づく（115条の45）．

この問題には正答率はありません．（巻頭 p.12参照）

正　解　2

基本事項

●**地域支援事業**：市町村が中心となり，地域住民ができるだけ要支援・要介護とならないよう，また，介護が必要になっても住み慣れた地域のなかで自立した日常生活を営むことができるよう支援することを目的とした事業である（『介護保険法』115条の45）．

★mediLinkアプリのQRコードリーダーで各ページ下部のQRコードを読み込むと，無料で解説動画を見られます．なお，動画を見るにはmediLink会員登録と，書籍付属のシリアルナンバーを登録する必要があります．詳しくは本書冒頭の袋とじをチェック！

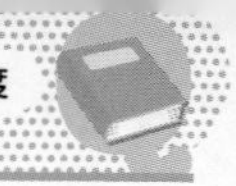

103P7

地域包括支援センターを設置できるのはどれか.
1．国
2．都道府県
3．市町村
4．健康保険組合

□□□

解法の要点

地域包括支援センターが『介護保険法』に根拠のある施設であることがわかれば判断できる.

解　説

×1
×2
○3
×4
地域包括支援センターは『介護保険法』に規定された施設で，地域住民の保健医療の向上および福祉の増進を包括的に支援することを目的とし，市町村などが設置することができる（115条の46第1，2項）.

【正答率】95.0％

正　解　3

基本事項

▼ 地域包括支援センター

設置主体	市町村（『介護保険法』115条の46第1，2項）
職　員	保健師，社会福祉士，主任介護支援専門員（主任ケアマネジャー）等
事業内容[1]	①包括的支援事業 ●総合相談支援業務　●権利擁護業務 ●包括的・継続的ケアマネジメント支援業務 ●介護予防ケアマネジメント（第1号介護予防支援事業）
	②多職種協働による地域包括支援ネットワークの構築
	③地域ケア会議の実施
	④指定介護予防支援について
	⑤その他

1）総合相談支援業務，指定介護予防支援は，指定居宅介護支援事業所に委託することも可能である.
厚生労働省通知：地域包括支援センターの設置運営について

類　題

▼原文で掲載しているため内容が古く，解答等が現状にそぐわない場合がございます.

108A11
平成18年（2006年）の介護保険法改正で，地域住民の保健医療の向上および福祉の増進を支援することを目的として市町村に設置されたのはどれか.
1．保健所
2．市町村保健センター
3．地域包括支援センター
4．訪問看護ステーション
正　解　3

107A4
介護保険法に基づき設置されるのはどれか.
1．老人福祉センター
2．精神保健福祉センター
3．地域包括支援センター
4．都道府県福祉人材センター
正　解　3

QRコードをCheck！
➡類題の解説をアプリで確認しよう！

★（RB-○○）は『レビューブック2025』，（RB-○○）は『レビューブック2023-24』の参照ページです.『レビューブック』がすぐ開けるから効率よく勉強できます！

社

保健／医療

≫ 地域保健

地域保健法 (RB-社52) (RB-社52) (公みえ173) (衛21～24)

110A10

地域保健法に基づき設置されているのはどれか.
1．診療所
2．保健所
3．地域包括支援センター
4．訪問看護ステーション

解法の要点

選択肢の各機関について根拠法，設置主体やその役割をしっかり確認しておこう.

解　説

×1　診療所は『医療法』によって規定され，19床以下ないし無床の医療施設を指す(1条の5第2項)．開設主体は個人，法人，公的医療機関，国などさまざまである．(RB-社112)(RB-社112)

○2　保健所は『地域保健法』によって規定された，疾病予防・健康増進・環境衛生などの公衆衛生活動の中心機関であり，地域における健康危機管理の拠点である．都道府県，指定都市，中核市，特別区で設置される(5条1項)．このほか，『地域保健法施行令』で定める市でも設置される．(RB-社52)(RB-社52)

×3　地域包括支援センターは『介護保険法』によって規定され，地域支援事業の拠点としての役割を担う．市町村などが設置主体となる(115条の46第1～3項)．(RB-社51)(RB-社51)

×4　訪問看護ステーションは，医療保険制度と介護保険制度において定められている訪問看護制度をもとに，医師の指示を受け，看護を必要とする人の居宅に看護師や保健師などを派遣する機関である．よって，『健康保険法』と『介護保険法』に基づいている(『健康保険法』88条1項，『介護保険法』41条1項など)．(RB-在14)(RB-在14)

【正答率】78.7％　【選択率】1：0.4％　2：78.7％　3：18.8％　4：2.0％

正　解　2

類　題

▼原文で掲載しているため内容が古く，解答等が現状にそぐわない場合がございます.

105A9
保健所の設置主体で正しいのはどれか.
1．国
2．都道府県
3．社会福祉法人
4．独立行政法人
正　解　2

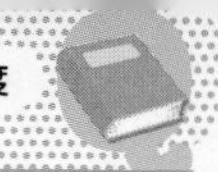

95A9

地域保健法に基づく保健所の事業で誤っているのはどれか.

1．環境衛生
2．健康増進
3．疾病予防
4．要介護認定

□□□

解法の要点

保健所は,『地域保健法』に規定される公衆衛生活動の中心機関である.

解説

○1　住宅, 水道, 下水道, 廃棄物の処理, 清掃, その他の環境の衛生に関する事項は, 保健所の事業のひとつである.

○2　地域住民の健康の保持および増進に関する事項は, 保健所の事業のひとつである.

○3　感染症, その他の疾病の予防に関する事項は, 保健所の事業のひとつである.

×4　要介護認定は, 市町村に設置される介護認定審査会における審査判定結果に基づき市町村が行う. (RB-社43)(RB-社43)

この問題には正答率はありません. (巻頭 p.12参照)

正解　4

基本事項

▼ 地域保健の仕組み

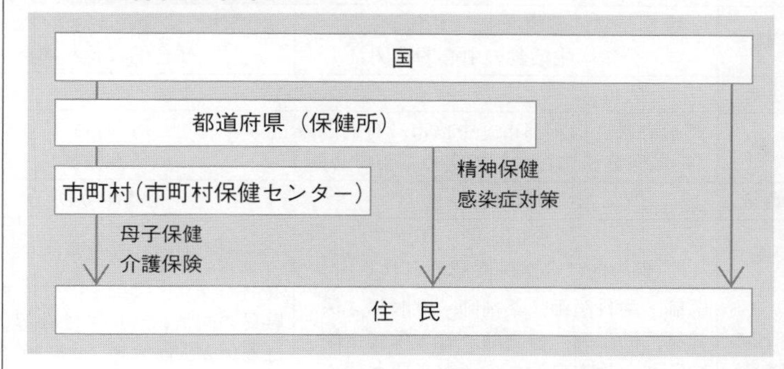

112P10

!

地域保健法に規定されている市町村保健センターの業務はどれか.

1. 病気の治療
2. 住民の健康診査
3. 看護師免許申請の受理
4. 専門的で広域的な健康課題への対応

□□□

解法の要点

市町村保健センターの役割，特に保健所との役割の違いは重要である. (RB-社53)(RB-社54)

解　説

×1　市町村保健センターの役割に疾病の治療は含まれていない (『地域保健法』18条2項).

○2　市町村保健センターは，住民に対し，健康相談，保健指導および健康診査その他地域保健に関し必要な事業を行うことを目的とする施設である (同法18条2項).

×3　看護師免許の申請は，住所地の保健所（一部県は県庁）が受理する.

×4　専門的で広域的な健康課題への対応は保健所の業務である.

【正答率】79.9%　【選択率】1：0.1%　2：79.9%　3：1.0%　4：19.0%

正　解　2

基本事項

▼ 保健所と市町村保健センターの違い

	保健所	市町村保健センター
役　割	疾病予防，健康増進，環境衛生等，公衆衛生活動の中心的機関	地域住民に身近な対人サービスを総合的に行う拠点
根拠法令	地域保健法	
設　置	都道府県，指定都市，中核市，特別区，『地域保健法施行令』で定める市で必置	市町村（任意設置）
設置数[1]	468か所	2,419か所
所　長	原則医師（例外的に非医師も認められる）	医師である必要はない.
配置される専門職員	医師，歯科医師，薬剤師，獣医師，保健師，助産師，看護師，管理栄養士等のうち，地方自治体の長が必要と認める職員を置く (同令5条).	職員の配置について法律等の規定はないが，保健師，助産師，看護師，管理栄養士等が置かれる.
監視・指導的業務	食品衛生・環境衛生・医療機関・薬事等の監視・指導	監督的機能はない.

※指定都市，特別区の保健所は，市町村保健センターの業務を併せて行うところもある.

1) 厚生労働省健康局健康課地域保健室調べ. 令和5 (2023) 年4月1日現在.

類　題

▼原文で掲載しているため内容が古く，解答等が現状にそぐわない場合がございます.

103A8

市町村保健センターの業務はどれか.

1. 廃棄物の処理
2. 人口動態統計調査
3. 看護師免許申請の受理
4. 地域住民の健康づくり

正　解　4

100P9

市町村保健センターの業務はどれか.

1. 専門的で広域的な健康課題への対応
2. 地域住民に密着した健康相談
3. 看護師免許申請の受理
4. 病気の治療

正　解　2

QRコードをCheck！

➡類題の解説をアプリで確認しよう！

» 成人保健

健康日本21 (RB-社54) (RB-社55) (公みえ182～192) (衛19, 20, 86～89)

700予160

健康日本21(第三次) について正しいものはどれか.
1. 推進するための法令は介護保険法である.
2. 第一次国民健康づくり対策として位置づけられる.
3. 健康寿命の延伸と健康格差の縮小が目標である.
4. 薬物乱用予防が目標である.

□□□

解法の要点

健康日本21(第三次) では,「生活習慣病の発症予防・重症化予防」や,「社会とのつながり・こころの健康の維持及び向上」などの目標が設定された.

解　説

×1　健康日本21 (第三次) を推進するための法律は,『健康増進法』である. (RB-社57)(RB-社57)

×2　健康日本21は, 平成12 (2000) 年度より開始された21世紀における国民健康づくり運動である. 健康日本21 (第三次) は令和6 (2024) 年度より第五次国民健康づくり対策として位置づけられている.

○3　基本方針に含まれる.

×4　目標に薬物乱用予防は含まれない.

この問題には正答率はありません. (巻頭 p.12参照)

正　解　3

基本事項

●**健康日本21 (第三次) の基本的な方向**：基本的な方向として, ①健康寿命の延伸と健康格差の縮小, ②個人の行動と健康状態の改善, ③社会環境の質の向上, ④ライフコースアプローチを踏まえた健康づくりの4つが掲げられている.

改112P2

健康日本21(第三次) における1日の塩分摂取量の目標値で正しいのはどれか.
1. 5.0g
2. 7.0g
3. 9.0g
4. 11.0g

□□□

解法の要点

健康日本21(第三次) の目標数値は頻出項目のため, おさえておく必要がある. (RB-社56)

(RB-社56)

解　説

×1
○2
×3
×4
} 健康日本21 (第三次) における1日の食塩 (塩分) 摂取量の目標値は7.0gである.

この問題には正答率はありません. (巻頭 p.12参照)

正　解　2

類　題

▼原文で掲載しているため内容が古く, 解答等が現状にそぐわない場合がございます.

107P2
健康日本21 (第二次) で平成34年度 (2022年度) の目標として示されている1日当たりの食塩摂取量はどれか.
1. 5g　　2. 8g　　3. 11g　　4. 14g
正　解　2

QRコードをCheck！

➡類題の解説をアプリで確認しよう！

社

がん対策基本法
(RB-社57) (RB-社57) (公みえ197) (がんみえ231, 243〜257) (衛152〜155)

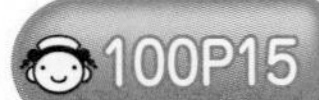

100P15

がん対策基本法の基本的施策はどれか.

1．がん予防の推進
2．がん治療の無償化
3．特定地域への医療設備の集中
4．医療者の意向を優先した治療方法の決定

解法の要点

『がん対策基本法』は，平成18（2006）年の議員立法で成立し，平成19（2007）年4月から施行された法律である.

解　説

○1　がん予防および早期発見の推進が主な内容のひとつである.
×2　がん治療の無償化については記載されていない.
×3　居住地域にかかわらず，適切ながん治療が受けられること（＝医療の均てん化）が主な内容のひとつである.
×4　がん患者の意向を優先した治療方法の決定が主な内容のひとつである.

【正答率】79.0％

正　解　1

基本事項

▼『がん対策基本法』の基本的施策

①がん予防および早期発見の推進
- がんの予防の推進
- がん検診の質の向上等

②がん医療の均てん化[1]の促進等
- 専門的な知識および技能を有する医師，その他の医療従事者の育成
- 医療機関の整備等
- がん患者の療養生活の質の維持向上
- がん医療に関する情報の収集提供体制の整備等

③研究の推進等
④がん患者の就労等
⑤がんに関する教育の推進

1）がん患者が居住地域にかかわらず科学的知見に基づいた適切ながん医療を受けられることを指す.

★mediLinkアプリのQRコードリーダーで各ページ下部のQRコードを読み込むと，無料で解説動画を見られます．なお，動画を見るにはmediLink会員登録と，書籍付属のシリアルナンバーを登録する必要があります．詳しくは本書冒頭の袋とじをチェック！

» 母子保健

母子保健法 (RB-社60) (RB-社60) (病みえ小34, 35) (公みえ204〜208) (衛98〜101)

700予161

母子保健法に規定されているのはどれか.
1. 新生児訪問指導
2. 不妊手術に関する事項
3. 人工妊娠中絶に関する事項
4. 受胎調節の実地指導

解法の要点

『母子保健法』の目的が母性・乳児・幼児の健康の保持・増進であることを踏まえて正解を導こう.

解説

○1 『母子保健法』には, 新生児の訪問指導 (11条) や妊産婦の訪問指導 (17条), 未熟児の訪問指導 (19条) が定められている.

×2
×3 } 『母体保護法』に規定されている (3, 14, 15条). (RB-社63)(RB-社63)
×4

この問題には正答率はありません. (巻頭 p.12参照)

正解 1

基本事項

▼ 『母子保健法』の概要 (昭和40年制定, 令和4年6月最終改正)

❶新生児の訪問指導 (11条)
❷妊産婦健康診査 (13条)
❸乳幼児健康診査 (12, 13条)
❹母子健康手帳の交付 (16条)
❺妊産婦・保護者への保健指導 (10条)
❻妊産婦への訪問指導 (17条)
❼産後ケア事業の実施 (17条の2)
❽未熟児の訪問指導 (19条)
❾養育医療 (20条)
❿「こども家庭センター」の母子保健事業の実施 (22条)

※❶と❽は, 市町村長が必要と認めるときに保健師等に訪問指導を行わせる.
❿は, 『児童福祉法』の業務のほか, 母性・乳児・幼児の健康の保持・増進に関する包括的な支援を行うことを目的として事業を行う.

社

≫ 学校保健

学校保健安全法

(RB-社70) (RB-社70) (病みえ小44, 45) (公みえ341～346) (衛359～361)

700予162

学校保健安全法施行規則で規定されている，水痘の出席停止期間の基準はどれか.

1．新たな水疱が生じなくなるまで
2．すべての発疹が痂皮化するまで
3．咳嗽が消失するまで
4．解熱するまで

□□□

解法の要点

『学校保健安全法』に関する問題である．出席停止となる感染症は国試でも出題されているため，疾患と出席停止期間をしっかり整理しておこう.

解説

×1
○2
×3
×4
水痘は，すべての発疹が痂皮(かひ)化するまで出席停止となる (『学校保健安全法施行規則』19条).

この問題には正答率はありません．(巻頭 p.12参照)

正　解　2

≫ 産業保健

労働基準法

(RB-社72) (RB-社72) (公みえ352, 353)

112A4

休憩時間を除いた1週間の労働時間で，超えてはならないと労働基準法で定められているのはどれか.

1．30時間
2．35時間
3．40時間
4．45時間

□□□

解法の要点

国による働き方改革により，労働時間に関する法規制への関心が高まっている．(RB-社72)

(RB-社72)

解説

×1
×2
○3
×4
『労働基準法』では，使用者は労働者を，休憩時間を除き原則として1週間につき40時間，1日につき8時間を超えて労働させてはならないと定められている (32条)．これを法定労働時間という.

【正答率】96.3％　【選択率】1：0.2％　2：2.0％　3：96.3％　4：1.5％

正　解　3

基本事項

▼ 『労働基準法』で規定するもの

①労働契約	②賃金	③労働時間
④休憩時間	⑤休日および年次有給休暇	⑥安全・衛生
⑦年少者・妊産婦などの労働	⑧技能者養成	⑨災害補償
⑩就業規則		等

類題

▼原文で掲載しているため内容が古く，解答等が現状にそぐわない場合がございます.

103A3
労働基準法で原則として定められている休憩時間を除く1週間の労働時間はどれか.
1．30時間を超えない.　2．40時間を超えない.
3．50時間を超えない.　4．60時間を超えない.
正　解　2

101A3

勤労女性に関して労働基準法で規定されているのはどれか．
1．介護休業
2．子の看護休暇
3．産前産後の休業
4．雇用における女性差別の禁止
□□□

解法の要点

勤労女性に対する女性・母体保護規定は，複数の労働法規に存在する．根拠法とその内容が重要である．

解　説

×1　介護休業は，『育児休業，介護休業等育児又は家族介護を行う労働者の福祉に関する法律』，いわゆる『育児・介護休業法』に規定されている（11～16条）．(RB-社74)(RB-社74)

×2　「子の看護休暇」や「介護休暇」は，『育児・介護休業法』に規定されている（16条の2～7）．(RB-社74)(RB-社74)

○3　産前産後の休業は，育児時間や生理休暇とともに『労働基準法』に規定されている（65, 67, 68条）．

×4　雇用における女性差別の禁止は，『雇用の分野における男女の均等な機会及び待遇の確保等に関する法律』，いわゆる『男女雇用機会均等法』に規定されている（5～10条）．

この問題には正答率はありません．（巻頭 p.12 参照）

正　解　3

基本事項

▼ 産前産後の休業（『労働基準法』65条）

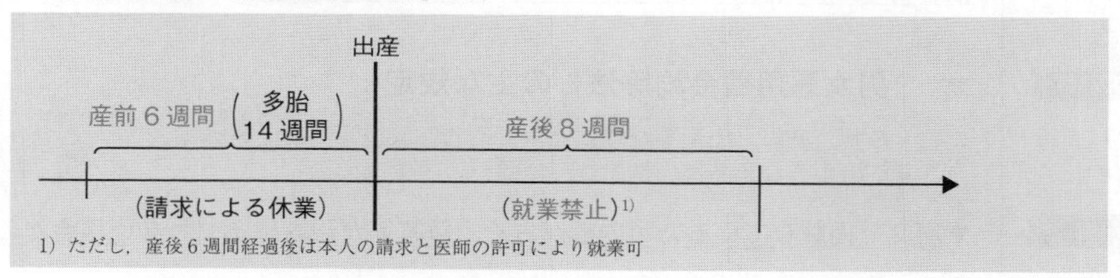

▼ 妊娠・出産・育児に関する『労働基準法』の規定（同法64条の3～68条）

- 妊産婦の危険有害業務の就業制限，産前産後の就業禁止，乳児の育児時間の請求，生理休暇について規定している．
- 産前6週間（多胎妊娠は14週間）は請求により休業できる．
- 産後8週間は就業禁止である．ただし産後6週間を経過した女性が請求して，医師が支障がないと認めた業務に就業させることは差し支えない．
- 妊産婦が請求した場合，時間外労働（1日8時間，1週40時間を超えた労働），休日労働，深夜業をさせてはならない．
- 乳児（生後満1年に達しない生児）を育てている女性は1日2回，各30分以上の育児時間を請求できる．

QRコードをCheck！

➡類題の解説をアプリで確認しよう！

男女雇用機会均等法 (RB-社73) (RB-社73) (公みえ210)

103追P3

雇用の分野における男女の均等な機会及び待遇の確保等に関する法律の目的はどれか．
1．子の看護休暇の取得促進
2．女性労働者の最低賃金の設定
3．雇用分野における男女差別の解消
4．就業制限業務の規定による女性労働者の保護

解法の要点

法律の名称から判断できる基本的な問題である．

解　説

×1　子の看護休暇を定めているのは，『育児休業，介護休業等育児又は家族介護を行う労働者の福祉に関する法律（育児・介護休業法)』である (16条の2)．ただし，同法には子の看護休暇の取得促進を明示的に定めている条文はない． (RB-社74)(RB-社74)

×2　最低賃金を定めているのは『最低賃金法』であるが，性別による区別は設けていない (3条など)．なお，男女同一賃金の原則を定めているのは『労働基準法』である (4条)．

○3　雇用分野での男女差別の解消が，『雇用の分野における男女の均等な機会及び待遇の確保等に関する法律（男女雇用機会均等法)』の目的である (5～10条)．

×4　一般女性や妊産婦について，就業制限業務を設けて保護することを定めているのは『労働基準法』である．坑内業務と危険有害業務への就業が制限される (64条の2, 64条の3など)．

【正答率】96.6％　【選択率】1：0.8％　2：0.3％　3：96.6％　4：2.4％

正　解　3

基本事項

▼『男女雇用機会均等法』の主な規定

- 婚姻，妊娠，出産等を理由とする不利益取扱いの禁止等 (9条)．
- 妊娠中及び出産後の健康管理に関する措置 (12条)．

類　題

▼原文で掲載しているため内容が古く，解答等が現状にそぐわない場合がございます．

99P2
男女雇用機会均等法の目的はどれか．
1．子の看護休暇の取得促進
2．女姓の最低労働基準の設定
3．雇用分野における男女差別の解消
4．就業制限業務の規定による女性の保護
正　解　3

QRコードをCheck！

⇒類題の解説をアプリで確認しよう！

★mediLinkアプリのQRコードリーダーで各ページ下部のQRコードを読み込むと，無料で解説動画を見られます．なお，動画を見るにはmediLink会員登録と，書籍付属のシリアルナンバーを登録する必要があります．詳しくは本書冒頭の袋とじをチェック！

育児・介護休業法 (RB-社74)(RB-社74)(公みえ211)(衛250)

700予163

出産，育児と就労について正しいのはどれか．
1．妊婦健康診査は就業に差し支えない範囲で行う．
2．産前休暇は任意の時期に取得できる．
3．育児休業制度は女性のみが対象である．
4．育児のために時間外労働の制限を要求することができる．

解法の要点

出産，育児と就労にかかわる法律（『労働基準法』，『育児休業，介護休業等育児又は家族介護を行う労働者の福祉に関する法律（育児・介護休業法）』，『雇用の分野における男女の均等な機会及び待遇の確保等に関する法律（男女雇用機会均等法）』）の内容を整理して覚えておこう．

解説

×1　事業主が義務づけられているのは，妊娠中および出産後の女性労働者が，健康診査を受ける時間を確保することである．就業に差し支えない範囲で行う必要はない（『男女雇用機会均等法』12条）．

×2　産前休暇は，本人が希望した場合，産前6週間に認められる（『労働基準法』65条1項）．(RB-社72)(RB-社72)

×3　育児休業制度は，母親のみならず父親にも適用される（『育児・介護休業法』5条）．

○4　小学校就学前の子を養育する労働者が請求した場合，事業主は時間外労働の制限を行わなければならない（同法17条）．

この問題には正答率はありません．(巻頭 p.12参照)

正解　4

基本事項

▼『育児・介護休業法』の主な規定

- 子が1歳（事由によっては最長2歳）に達するまでの期間，育児休業を取得できる．父母のいずれもが取得できる（5条）．
- 子の看護休暇（子1人では年5日，2人以上のときは10日）を取得できる（16条の2）．
- 事業主に時間外労働の制限を請求できる（子が小学校就学前の場合）（17条）．
- 事業主に所定労働時間の短縮を申請できる（子が3歳に満たない場合）（23条）．

補足事項

● **『育児・介護休業法』の改正**：令和3（2021）年の改正では，出産・育児などによる労働者の離職を防ぎ，男女ともに仕事と育児などを両立できるようにするため，子の出生直後の時期における柔軟な育児休業の枠組みの創設，育児休業を取得しやすい雇用環境整備および労働者に対する個別の周知･意向確認の義務づけなどが制定された［令和4（2022）年4月から段階的に施行］．

社

労働安全衛生法／健康診断 (RB-社75) (RB-社75) (公みえ354〜369) (衛312〜315)

108P3

労働安全衛生法に規定されているのはどれか．
1．失業手当の給付
2．労働者に対する健康診断の実施
3．労働者に対する労働条件の明示
4．雇用の分野における男女の均等な機会と待遇の確保

解法の要点
労働法制について，制度と法令の組み合わせを問う問題である．

解　説
×1　失業手当の給付や失業の認定は，『雇用保険法』に規定されている (10, 15条)．
○2　雇入時の健康診断，年1回の定期健康診断，法令で定められた有害な業務に従事する者に対する特殊健康診断の実施は，『労働安全衛生法』に規定されている (66条)．
×3　労働条件とは，労働時間，休憩時間，休日等を指し，『労働基準法』に規定されている (15条)．
(RB-社72)(RB-社72)
×4　雇用の分野における男女の均等な機会と待遇の確保は，『男女雇用機会均等法』に規定されており，労働者の採用や配置において性別を理由とする差別を禁止している (5, 6条)．
(RB-社73)(RB-社73)

【正答率】96.8％　【選択率】1：0.3％　2：96.8％　3：2.8％　4：0.1％

正　解　2

ワーク・ライフ・バランス (RB-社78) (RB-社78) (衛324)

700予164

産業保健に関して正しいのはどれか．
1．労働基準法で法定労働時間は1日9時間，週45時間とされている．
2．過労死などの労働災害は労働安全衛生法に基づいて申請を行う．
3．ワーク・ライフ・バランスとは仕事と生活の調和のことをさす．
4．特殊健康診断は労働基準法に規定されている．

解法の要点
産業保健に関する問題である．過労死やワーク・ライフ・バランスなど，近年関心が高まっているキーワードについては，しっかりと理解しておきたい．

解　説
×1　『労働基準法』における法定労働時間は，1日8時間，週40時間と定められている (32条)．
(RB-社72)(RB-社72)
×2　過労死などの労働災害(業務上災害)により給付を受けるためには，『労働者災害補償保険法(労災保険法)』に基づいて申請を行い，労働災害認定を受ける必要がある (2条の2, 7条, 12条の8など)．
(RB-社77)(RB-社77)
○3　ワーク・ライフ・バランスとは，仕事と生活の調和のことである．
×4　特殊健康診断は『労働安全衛生法』に規定されている．労働衛生上，法令で定められた有害な業務（電離放射線業務や，有機溶剤業務など）に従事する労働者に対して事業者が実施しなければならない (66条2項)．(RB-社76)(RB-社76)

この問題には正答率はありません．(巻頭 p.12参照)

正　解　3

類　題
▼原文で掲載しているため内容が古く，解答等が現状にそぐわない場合がございます．

107P4
仕事と生活の調和（ワーク・ライフ・バランス）憲章が策定された年はどれか．
1．1947年　2．1967年　3．1987年　4．2007年
正　解　4
※本設問は「問題として適切であるが，必修問題としては妥当でないため」という理由で不正解の場合，採点対象から除外されている．

QRコードをCheck！

➡類題の解説をアプリで確認しよう！

社会福祉

障害者福祉

ノーマライゼーション (RB-社86) (RB-社86) (公みえ255)

103A5

全ての人が差別されることなく同じように生活できるという考え方を示しているのはどれか.

1．ヘルスプロモーション
2．ノーマライゼーション
3．プライマリヘルスケア
4．エンパワメント

□□□

解法の要点

保健医療看護の分野における基本的，かつ重要な用語である．きちんと覚えておこう．

解説

×1　ヘルスプロモーションはWHO（世界保健機関）により，1986年,「オタワ憲章」で提唱された新しい保健戦略である．人々が自らの健康をコントロールし，改善できるようにするためのプロセスと定義される．唱道，能力の付与，調停が活動原則である．(RB-社25)(RB-社25)

○2　ノーマライゼーションは，障害者や高齢者を特別視せず，一般社会のなかで普通の生活が送れるような条件を整え，すべての人がともに生活できる社会・環境をつくることを目指す概念である．『障害者基本法』にその理念がうたわれている(1, 3条)．なお，バリアフリーやユニバーサルデザインは，ノーマライゼーションの理念を具現化するための取り組みである．

×3　プライマリヘルスケアはWHOとUNICEF（国際連合児童基金）により，1978年,「アルマ・アタ宣言」で提唱された健康に関する考え方である．すべての人に対して健康を基本的な人権として認め，地域住民の参加を通して，自らの保健サービスを主体的に運営し，健康的な生活を実現することを目的としている．(RB-社25)(RB-社25)

×4　エンパワメントとは，援助者が対象者の潜在的な身体的・心理的・社会的能力を引き出したり，環境を整えたりすることによって，対象者の主体的な問題解決や生活を支援する過程を意味する．(RB-精8)(RB-精8)

【正答率】99.5％

正解　2

類題

▼原文で掲載しているため内容が古く，解答等が現状にそぐわない場合がございます.

98A3

「障害の程度や特質にかかわらず，同年齢の市民と同等の基本的権利を有すること」を示すものであり「障害者や高齢者を特別視せず，可能な限り通常の市民生活を送ることができるようにする」という考え方はどれか.

1．アドボカシー
2．パターナリズム
3．ヘルスプロモーション
4．ノーマライゼーション

正　解　4

QRコードをCheck！

➡類題の解説をアプリで確認しよう！

★問題を解いたら□□□にチェック！正解できたら○，自信がないところは△，間違えたら×をつけると，2周目以降の目印になります.

感染症

>> 感染症対策

感染症法 (RB-社98) (RB-社98) (公みえ281～287) (衛125～127)

111A25

感染症の予防及び感染症の患者に対する医療に関する法律〈感染症法〉において，結核が分類されるのはどれか.

1. 一　類
2. 二　類
3. 三　類
4. 四　類
5. 五　類

解法の要点

『感染症法』では，感染力や罹患時の重篤性などに基づいて，感染症を1～5類，新型インフルエンザ等感染症，指定感染症，新感染症に分類している．近年では頻出であるため，感染症の類型，主な対応・措置はおさえておこう．(RB-社98)(RB-社98)

解　説

×1　1類感染症は感染力や罹患時の重篤性において危険性がきわめて高い感染症であり，エボラ出血熱などがある．原則入院となる.

○2　2類感染症は感染力や罹患時の重篤性において危険性が高い感染症であり，結核のほか，重症急性呼吸器症候群（SARS）やポリオ（急性灰白髄炎）などがある．状況に応じて入院が必要となる.

×3　3類感染症は特定の職種への就業によって集団発生を起こすことがある感染症であり，腸管出血性大腸菌感染症などがある．特定職種への就業制限などの対応が行われる.

×4　4類感染症は動物，飲食物などの物件を介してヒトに感染する感染症であり，デング熱やE型肝炎などがある．動物への措置を含む消毒などの措置や，媒介動物の輸入規制などの対応が行われる.

×5　5類感染症は国が感染症発生動向調査を行い，その結果などに基づいて，必要な情報を一般国民や医療関係者に提供・公開していくことによって，発生・拡大を防止すべき感染症であり，梅毒や後天性免疫不全症候群（エイズ）などがある．発生動向調査のみを行う.

【正答率】89.1％　【選択率】1：2.7％　2：89.1％　3：2.5％　4：2.4％　5：3.4％

正　解　2

予防接種法 (RB-社102) (RB-社102) (病みえ小41～43) (公みえ290～293) (衛144～150)

700予165

予防接種法のB類疾病に含まれる疾病はどれか.

1. 麻　疹
2. 水　痘
3. インフルエンザ
4. ロタウイルス感染症

解法の要点

『予防接種法』では，定期接種の対象疾病として集団予防目的のA類疾病と個人予防目的のB類疾病が指定されている.

解　説

×1　麻疹はA類疾病に含まれ，MRワクチンとして定期予防接種が実施されている.

×2　水痘（みずぼうそう）はA類疾病に含まれ，定期予防接種が実施されている.

○3　インフルエンザはB類疾病に含まれ，高齢者などにおいては定期接種される．A類疾病のインフルエンザ菌b型（Hib）感染症とは異なる.

×4　ロタウイルス感染症はA類疾病に含まれ，令和2（2020）年より定期予防接種が実施されている.

この問題には正答率はありません.（巻頭 p.12参照）

正　解　3

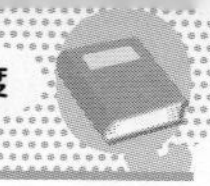

基本事項

▼『予防接種法』により規定されている定期A類疾病予防接種

対象疾病		特記事項
ロタウイルス感染症[1]	（経口） 生ワクチン	ロタリックス®またはロタテック®のいずれかの製剤を接種 ●ロタリックス®：生後6週から生後24週までの間に2回接種 ●ロタテック®：生後6週から生後32週までの間に3回接種 ●初回接種：標準として生後2か月から生後15週未満（生後6週から接種可能）
インフルエンザ菌b型（Hib）感染症	（皮下） 不活化	生後2か月から5歳までに標準で4回接種[2] ●初回接種（3回）：標準として生後2か月から7か月までに開始 ●追加接種（1回）：初回接種後7か月から1年1か月まで
肺炎球菌感染症（小児）	（皮下） 不活化	生後2か月から5歳までに標準で4回接種[2] ●初回接種（3回）：標準として生後2か月から7か月までに開始 ●追加接種（1回）：標準として1歳から1歳3か月まで
B型肝炎	（皮下） 不活化	3回接種（1歳未満，標準として生後2か月から9か月まで）
ジフテリア 百日咳 破傷風 ポリオ （急性灰白髄炎）	4種混合 DPT-IPV[3] （皮下） 不活化	4回接種（+1回接種：2期はDTのみ） ●1期 初回接種（3回）：生後2か月[4]から7歳半まで（標準として1歳まで） 追加接種（1回）：生後2か月[4]から7歳半まで（標準として1期初回接種後1年から1年半まで） ●2期（1回）：11歳から13歳未満まで（標準として11歳）
結　核	BCG （経皮） 生ワクチン	1回接種（1歳未満，標準として生後5か月から8か月まで）
麻　疹 風　疹	MR （皮下） 生ワクチン	通常，2回接種 ●1期（1回）：生後1歳から2歳まで ●2期（1回）：5歳から7歳未満までで，小学校就学前の1年間
水　痘	（皮下） 生ワクチン	2回接種 ●初回接種：生後1歳から1歳3か月まで ●追加接種：初回接種後3か月（標準として半年から1年後まで）
日本脳炎	（皮下） 不活化	4回接種 ●1期 初回接種（2回）：生後6か月から7歳半まで（標準として3歳） 追加接種（1回）：初回接種からおおむね1年後（標準として4歳） ●2期（1回）：9歳から13歳未満まで（標準として9歳）
ヒトパピローマウイルス（HPV）感染症	（筋肉内） 不活化	小学校6年生から高校1年生相当までの女子に3回接種

1）令和2（2020）年10月1日から定期接種となり，令和2年8月1日以後に生まれた者が対象である.
2）接種開始年齢により接種回数は異なる.
3）Dはジフテリア，Pは百日咳，Tは破傷風，IPVは不活化ポリオを表す.
4）令和5（2023）年4月1日から，接種対象年齢が生後3か月以上から生後2か月以上に拡大された.

補足事項

●**風疹の予防接種**：平成31（2019）年2月から令和7（2025）年3月までの間は，昭和37（1962）年4月2日から昭和54（1979）年4月1日の間に生まれた男性のうち，必要な者に対して，風疹の定期予防接種を実施することとなった.

●**HPVワクチンの積極的勧奨**：HPVワクチンは令和4（2022）年4月から積極的勧奨が再開された. 再開にあたり，令和4年4月から令和7(2025)年3月までの間は，原則として平成9(1997)年4月2日から平成18（2006）年4月1日に生まれた女性のうち，HPVワクチンの接種を逃した者へあらためて接種機会が提供される（キャッチアップ接種）.

社

類　題

▼原文で掲載しているため内容が古く，解答等が現状にそぐわない場合がございます．

96A20
経口与薬するワクチンはどれか．
1．麻　疹　2．風　疹　3．ジフテリア　4．急性灰白髄炎（ポリオ）
正　解　4

QRコードをCheck！
⇒類題の解説をアプリで確認しよう！

環境保健

》地球環境

環境の変化と健康への影響 (RB-社105)(RB-社105)(公みえ382, 410〜419, 423, 425)

105P3

地球温暖化をもたらす温室効果ガスはどれか．
1．酸　素
2．水　素
3．窒　素
4．二酸化炭素

解法の要点
地球温暖化をもたらす原因物質（温室効果ガス）についての基本的な問題である．

解　説
×1
×2
×3
○4
地球温暖化は，化石燃料の燃焼や熱帯雨林の減少などにより，温室効果ガスである二酸化炭素（CO_2）が増加することで引き起こされる．温室効果ガスには，そのほかにメタンやフロン類などがある．

【正答率】96.9％　【選択率】1：0.2％　2：0.3％　3：2.6％　4：96.9％

正　解　4

110A3

大気汚染物質はどれか．
1．フロン
2．カドミウム
3．メチル水銀
4．微小粒子状物質（PM2.5）

解法の要点
大気汚染にかかわる環境基準の対象になっている大気汚染物質を理解しておこう．
(RB-社107)(RB-社107)

解　説
×1　フロンは，その安定した性質により成層圏まで達してオゾン層を破壊する原因物質である．オゾン層の破壊によって地表に達する有害な紫外線が増加することで，皮膚癌や白内障，免疫機能低下などの健康被害をもたらす危険性が高まる．

×2　カドミウムは，四大公害病のひとつであるイタイイタイ病の原因物質で，水質汚濁や土壌汚染が問題となった．腎機能障害を起こし，カルシウム吸収が障害されて，骨がもろくなり骨折しやすくなる．(RB-社108)(RB-社108)

×3　メチル水銀は，四大公害病のひとつである水俣病の原因物質で，水質汚濁が問題となった．中枢神経系への影響がある．(RB-社106)(RB-社106)

○4　微小粒子状物質（$PM_{2.5}$）は，2.5 μm以下の微粒子で，大気中に浮遊しやすく，肺の奥まで達して呼吸器疾患に影響する．大気汚染物質として許容基準が定められている．

【正答率】90.6％　【選択率】1：8.7％　2：0.2％　3：0.5％　4：90.6％

正　解　4

補足事項

▼ 主な公害と健康障害

公　害	原因物質	健康障害
大気汚染	硫黄酸化物，微小粒子状物質（$PM_{2.5}$）等，複合汚染物質	● 四日市喘息（三重県）
水質汚濁	有機水銀（メチル水銀化合物）	● 水俣病（熊本県水俣湾周辺） ● 新潟水俣病[1]（新潟県阿賀野（あがの）川下流域）
水質と土壌の複合汚染	カドミウム	● イタイイタイ病（富山県神通（じんづう）川下流域）
大気と水質の複合汚染	ヒ素	● 慢性ヒ素中毒症（島根県笹ヶ谷鉱山，宮崎県土呂久（とろく）鉱山）

1）第二水俣病ともいう．

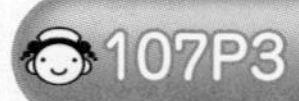

107P3

大気汚染物質の二酸化硫黄〈SO_2〉について正しいのはどれか．

1．発がん性がある．

2．じん肺を引き起こす．

3．酸性雨の原因物質である．

4．不完全燃焼によって発生する．

□□□

解法の要点

大気汚染物質である二酸化硫黄（SO_2）についての理解を問う問題である．

解　説

×1　SO_2に発がん性はない．刺激性があり，気管支喘息や慢性気管支炎などの呼吸器障害を引き起こす．発がん性がある代表的な化学物質としては，廃棄物の焼却などで発生するダイオキシン類が挙げられる．(RB-社108)(RB-社108)

×2　SO_2は気体（ガス）であり，じん肺（ぱい）は引き起こさない．じん肺は，無機粉じんを吸い込むことで肺に線維増殖性変化を起こす疾病で，炭鉱従事者などに多い．(RB-成12)(RB-成11)

○3　SO_2は硫黄酸化物（SO_X）である．SO_Xや窒素酸化物（NO_X）が大気中で酸素や水蒸気と反応して硫酸や硝酸を生成するため，酸性雨の原因となる．

×4　SO_2は，石油や石炭に含まれる硫黄（S）が燃焼することで生じる．不完全燃焼によって発生するのは，一酸化炭素（CO）である．

【正答率】82.7％　【選択率】1：6.8％　2：1.1％　3：82.7％　4：9.4％

正　解　3

106P3

光化学オキシダントの原因物質はどれか．

1．ヒ　素

2．フロン

3．窒素酸化物

4．ホルムアルデヒド

□□□

解法の要点

大気汚染物質である光化学オキシダントの発生メカニズムについて理解しておこう．

解　説

×1　ヒ素は，ヒ素中毒症の原因物質である．

×2　フロンは，オゾン層破壊の原因物質である．

○3　光化学オキシダントは，大気汚染物質である窒素酸化物と炭化水素類が太陽光（紫外線）エネルギーに反応して発生するもので，光化学スモッグを引き起こす．

×4　ホルムアルデヒドは，シックハウス症候群の原因物質のひとつと考えられている．(RB-社111)

(RB-社111)

【正答率】66.0％　【選択率】1：3.5％　2：20.1％　3：66.0％　4：10.4％

正　解　3

社

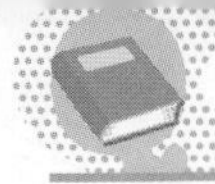

106A20

療養施設，社会福祉施設等が集合して設置されている地域の昼間の騒音について，環境基本法に基づく環境基準で定められているのはどれか．

1．20 dB 以下
2．50 dB 以下
3．80 dB 以下
4．110 dB 以下

解法の要点

騒音に係(かか)る環境基準では，安全な生活環境を守り，人の健康を保つために維持されることが望ましい値を定めている．

解説

×1 ×3 ×4 ○2　療養施設，社会福祉施設などが集合して設置されている地域は，特に静穏を要する地域として，昼間の基準値が50 dB以下と定められている（夜間は40 dB以下）．専ら，および主として住居の用に供される地域の昼間の基準値は55 dB以下である（平成10年9月30日環境庁告示64号）．

【正答率】68.9％　【選択率】1：2.0％　2：68.9％　3：24.9％　4：4.3％

正解 2

» 生活環境

食品保健

(RB-社109)（RB-社109）（公みえ314～319）

100P3

牛海綿状脳症〈BSE〉に対する食品安全対策の目的はどれか．
bovine spongiform encephalopathy

1．A型肝炎の予防
hepatitis A
2．鳥インフルエンザの予防
avian influenza
3．サルモネラによる食中毒の予防
food poisoning
4．クロイツフェルト・ヤコブ病の予防
Creutzfeldt-Jakob disease

解法の要点

牛海綿状脳症は，牛の脳内に空洞ができ，スポンジ状になる疾患であり，感染性プリオン蛋白質が原因である．感染性プリオン蛋白質によって発症する疾患を考えよう．

解説

×1　牛海綿状脳症とは関係がない．A型肝炎は汚染された水や食べ物により経口感染する．(RB-B21)（RB-B21）

×2　牛海綿状脳症とは関係がない．トリ同士やトリと接触した一部のヒトにごくまれに感染するインフルエンザで，ヒト–ヒト感染はしないものとされている．(RB-I36)（RB-I36）

×3　牛海綿状脳症とは関係がない．サルモネラ属菌による細菌性食中毒は，生卵などにより生じる感染型食中毒である．細菌性食中毒は感染型と生体外毒素型の2つに大別される．(RB-H11)（RB-H11）

○4　感染性プリオン蛋白質に感染した牛の脳や脊髄を摂取することでヒトにも感染し，クロイツフェルト･ヤコブ病を発症する．牛海綿状脳症の発生の予防およびまん延防止のため，牛に対する飼料規制，牛の脳・脊髄などの部位の焼却処理が義務づけられている（『牛海綿状脳症対策特別措置法』1，5，7条2項）．

【正答率】95.0％　【選択率】1：1.2％　2：0.4％　3：3.4％　4：95.0％

正解 4

居住／生活環境と健康 (RB-社111) (RB-社111) (公みえ432)

111A3

シックハウス症候群に関係する物質はどれか.
sick house syndrome
1．アスベスト
2．ダイオキシン類
3．放射性セシウム
4．ホルムアルデヒド

□□□

解法の要点

シックハウス症候群の原因物質についての理解を問う基本的な設問である.

解　説

×1　石綿（いしわた）（アスベスト）は，天然の繊維性ケイ酸塩鉱物の総称である．石綿を含む建材や建築物などを製造・加工・解体する際に飛散し，粉じんを吸い込むことで，石綿肺（せきめんはい）（アスベスト肺）や，悪性中皮腫，肺癌の原因になる．(RB-成11, 12)(RB-成11, 12)

×2　ダイオキシン類は，炭素・酸素・水素・塩素が熱せられるような過程で生成される．発がん性や催奇形性があり，内分泌かく乱物質としても働く．(RB-社108, 109)(RB-社108, 109)

×3　放射性セシウムは，原発事故や核実験で放出される放射性物質である．セシウム137は半減期が約30年と長い．

○4　シックハウス症候群は，室内空気汚染に由来する皮膚・粘膜刺激症状，不定愁訴（しゅうそ）などの健康障害の総称である．新築や改築住宅などで，住宅建材や家具から発生する，ホルムアルデヒドなどの揮発性有機化合物（VOC）が主たる要因のひとつと考えられている．(RB-社111)(RB-社111)

【正答率】98.3％　【選択率】1：0.8％　2：0.4％　3：0.5％　4：98.3％

正　解　4

類　題

▼原文で掲載しているため内容が古く，解答等が現状にそぐわない場合がございます.

107A3
シックハウス症候群に関係する物質はどれか.
1．アスベスト
2．ダイオキシン類
3．放射性セシウム
4．ホルムアルデヒド
正　解　4

103追A4
シックハウス症候群で正しいのはどれか.
1．主な症状は胸痛である.
2．対策を定めた法律はない.
3．揮発性有機化合物が原因である.
4．住宅の気密性の低下が要因である.
正　解　3

101P2
シックハウス症候群の原因と考えられているのはどれか.
1．電磁波
2．アスベスト
3．窒素酸化物
4．ホルムアルデヒド
正　解　4

QRコードをCheck！
➡類題の解説をアプリで確認しよう！

関係法規

» その他の関係法規

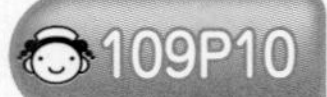

医療法 (RB-社112) (RB-社112) (公みえ126〜134, 143) (衛169〜186)

109P10

医療法に規定されている診療所とは，患者を入院させるための施設を有しないもの又は（　）人以下の患者を入院させるための施設を有するものをいう．
（　）に入る数字はどれか．

1．9
2．19
3．29
4．39

□□□

解法の要点　病院と診療所との入院人数による違いは頻出事項である．

解　説

×1
○2
×3
×4
『医療法』で診療所とは，患者を入院させるための施設を有しないもの，または19人以下の患者を入院させるための施設を有するものをいう（『医療法』1条の5第2項）．

【正答率】98.9％　【選択率】1：0.8％　2：98.9％　3：0.2％　4：0.1％

正　解　2

基本事項

●病院と診療所：『医療法』においては，医業を行うための場所を病院と診療所に限定している．20床以上の医療施設を病院，19床以下の医療施設を診療所という（1条の5）．

類　題

▼原文で掲載しているため内容が古く，解答等が現状にそぐわない場合がございます．

107A9
一般病床の看護職員の配置基準は，入院患者【　】人に対して看護師及び准看護師1人と法令で定められている．
【　】に入るのはどれか．
1．2　　2．3
3．4　　4．6
正　解　2
※本設問は「問題として適切であるが，必修問題としては妥当でないため」という理由で不正解の場合，採点対象から除外されている．

105P8
医療法には「診療所とは，患者を入院させるための施設を有しないもの又は［　］人以下の患者を入院させるための施設を有するもの」と定められている．
［　］に入るのはどれか．
1．16　　2．17
3．18　　4．19
正　解　4

102A10
医療法において，病院とは□人以上の患者を入院させるための施設を有するものと規定されている．
□に入るのはどれか．
1．10　　2．20
3．50　　4．100
正　解　2

99P9
法的に診療所に入院させることのできる患者数の上限はどれか．
1．9人　　2．19人
3．29人　　4．39人
正　解　2

96A10
医療法に規定されている病院とは何人以上の患者を入院させる施設か．
1．10人　　2．20人
3．50人　　4．100人
正　解　2

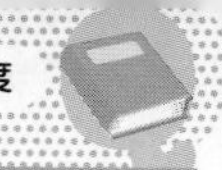

106A9

医療法で「地域の医療従事者の資質の向上を図るための研修を行わせる能力を有すること」と定められているのはどれか.

1．助産所　　2．診療所
3．特定機能病院　　4．地域医療支援病院

解法の要点

『医療法』からは医療提供施設の定義，都道府県医療計画が出題されやすい．本問は名称から判断することもできる．

解　説

×1　助産所とは，助産師が管理して妊婦，産婦および褥婦を入所させる施設である．助産所は，10人以上の入所施設を有してはならない（『医療法』2条）.

×2　診療所とは，医師・歯科医師が，患者のため医業・歯科医業を行う場所で，患者を入院させるための施設を有しないものまたは19人以下の患者を入院させるための施設を有するものをいう（同法1条の5第2項）.

×3　特定機能病院は，一定の診療科名を有し，高度な医療を提供する能力などを有する病院として厚生労働大臣の承認を得たものである（同法4条の2）.

○4　地域医療支援病院は，地域における医療の確保のために必要な支援に関する要件に該当する病院として，都道府県知事の承認を得たものである（同法4条1項）．要件のひとつに「地域の医療従事者の資質の向上を図るための研修を行わせる能力を有すること」が定められている（同法4条1項3号）.

【正答率】81.0％　【選択率】1：0.4％　2：0.2％　3：18.5％　4：81.0％

正　解　4

基本事項

▼ 特定機能病院・地域医療支援病院

	特定機能病院	地域医療支援病院
承認者	厚生労働大臣	都道府県知事
趣　旨	●高度な医療技術が必要な症例を扱い，高い医療水準を確保する． ●高度医療のための人員設備を集約する． ●患者は必要に応じて高度な医療機関を受診できる．	●患者に身近な地域で医療を提供する． ●かかりつけ医を支援する能力がある． ●地域医療の確保を図る病院としてふさわしい構造・設備を有する．
役　割	●高度な医療の提供 ●高度な医療技術の開発・評価 ●高度な医療に関する研修 ●高度な医療安全管理体制	●紹介患者に対する医療の提供と救急医療の提供 ●医療機器の共同利用の実施 ●地域の医療従事者に対する研修の実施
承認要件	●病床400床以上 ●集中治療室，無菌病室，医薬品情報管理室を有する． ●医療安全管理体制の整備 ●原則定められた16の診療科を標榜している．　など	●病床200床以上 ●集中治療室，化学，細菌及び病理の検査施設，病理解剖室，研究室などを有する．　など

医療情報科学研究所 編：公衆衛生がみえる 2022-2023．第5版，メディックメディア，2022，p.134より改変

類　題

▼原文で掲載しているため内容が古く，解答等が現状にそぐわない場合がございます.

110P9
医療法に基づき高度医療の提供とそれに関する研修を実施する医療施設はどれか.
1．診療所　　2．特定機能病院　　3．地域医療支援病院　　4．臨床研究中核病院
正　解　2

QRコードをCheck！
➡類題の解説をアプリで確認しよう！

社

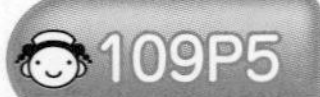

保健師助産師看護師法 (RB-社115) (RB-社115) (公みえ80, 81)

109P5

保健師助産師看護師法で規定されている看護師の義務はどれか.

1．研究をする.
2．看護記録を保存する.
3．看護師自身の健康の保持増進を図る.
4．業務上知り得た人の秘密を漏らさない.

解法の要点

過去にも同様の問題が出題されている．看護師の業務を行ううえでの義務なので，常識としておさえておきたい.

解　説

×1　研究をする義務を直接定める法律はない．ただし，『保健師助産師看護師法』では，平成21（2009）年の改正で卒業後の臨床研修の努力義務の規定が新設されている（28条の2)．また，『看護師等の人材確保の促進に関する法律』にも能力の開発および向上を図る努力義務が定められている（6条)．(RB-社118)(RB-社118)

×2　看護記録は，『医療法』および『医療法施行規則』により，2年間の保存が病院の義務として定められている（『医療法』21条,『医療法施行規則』20条など)．(RB-基15)(RB-基15)

×3　看護師の健康の保持増進を図ることを,看護師の義務として直接定めている法律はない.

○4　保健師，看護師，准看護師の守秘義務が定められている（『保健師助産師看護師法』42条の2)．なお，助産師の守秘義務は『刑法』に定められている（134条).

【正答率】98.1％　【選択率】1：0.3％　2：0.5％　3：1.1％　4：98.1％

正　解　4

類　題

▼原文で掲載しているため内容が古く，解答等が現状にそぐわない場合がございます.

112P5
看護師は正当な理由がなく，その業務上知り得た人の秘密を漏らしてはならないと規定している法律はどれか.
1．刑　法　2．医療法
3．保健師助産師看護師法　4．看護師等の人材確保の促進に関する法律
正　解　3

103P8
保健師助産師看護師法で規定されている看護師の義務はどれか.
1．看護研究　2．記録の保存　3．秘密の保持　4．関係機関との連携
正　解　3

101P4
保健師助産師看護師法で規定されている看護師の義務はどれか.
1．記録の保存　2．秘密の保持　3．勤務時間の報告　4．関係機関との連携
正　解　2

100P5
保健師助産師看護師法で規定されている看護師の義務はどれか.
1．応招義務　2．守秘義務
3．処方箋交付の義務　4．セカンドオピニオン提供の義務
正　解　2

99P4
看護師の行動で適切なのはどれか.
1．看護計画を立案するために診療録を自宅へ持ち帰った.
2．看護記録に誤りを見つけたので修正液を使って修正した.
3．患者の友人から病状を聞かれたので答えられないと説明した.
4．患者の氏名が記載された看護サマリーを院外の研修で配布した.
正　解　3

98P3
保健師助産師看護師法で規定されている看護師の義務はどれか.
1．看護研究　2．秘密の保持　3．記録の保存　4．関係機関との連携
正　解　2

95A4
保健師助産師看護師法に定められている看護師の義務はどれか.
1．関係機関との連携　2．記録の保存　3．結果発生の予見　4．秘密の保持
正　解　4

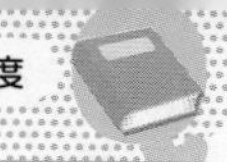

105P5

医師の指示がある場合でも看護師に禁止されている業務はどれか．

1．静脈内注射
2．診断書の交付
3．末梢静脈路の確保
4．人工呼吸器の設定の変更

解法の要点

看護師にできること，できないことを整理しておこう．静脈内注射，処方箋の交付，薬剤の処方などは注意が必要である．

解説

×1　静脈内注射は，平成14（2002）年の通知で，医師または歯科医師の指示のもとに看護師などもできることとなった（厚生労働省通知：看護師等による静脈注射の実施について）．

○2　診断書の交付は，医師または歯科医師の業務である（『医師法』19，20条など）．医師・歯科医師の指示があっても看護師が行うことはできない行為として，手術，処方箋の交付，放射線の照射などがある．

×3
×4　｝医師の指示のもと，看護師も行うことができる．

【正答率】95.4％【選択率】1：0.0％　2：95.4％　3：0.7％　4：4.0％

正　解　2

補足事項

●特定行為に係る看護師の研修制度：平成26（2014）年の『保健師助産師看護師法』改正で，特定行為に係る看護師の研修制度が創設された（37条の2）．特定行為研修を受けた看護師は，医師または歯科医師の判断を待たずに手順書（診療の補助を行わせるための指示書）に沿って，一定の診療の補助を行うことができる．

類　題

▼原文で掲載しているため内容が古く，解答等が現状にそぐわない場合がございます．

103P4
医師の指示を受けて看護師が行うことのできる業務はどれか．
1．薬剤の処方　2．死亡の判定　3．静脈内注射　4．診断書の交付
正　解　3

94A5
看護師が業務上行うことができないのはどれか．
1．静脈内注射の実施　2．心マッサージの実施　3．創部の消毒　4．薬剤の処方
正　解　4

111P5

看護師免許を付与するのはどれか．

1．保健所長　2．厚生労働大臣
3．都道府県知事　4．文部科学大臣

解法の要点

看護師や保健師，助産師は『保健師助産師看護師法』に基づく国家資格である．これらの免許付与にかかわる役職を理解しておこう．

解説

×1　保健所は看護職の免許申請の窓口であるが，保健所長から免許を付与されるのではない．

○2　厚生労働省は医療を管轄する国の行政機関であり，国家資格である看護師となる者は看護師国家試験に合格し，厚生労働大臣から免許を受けなければならない（『保健師助産師看護師法』7条3項）．（RB-社116）(RB-社116)

×3　都道府県知事が付与するのは准看護師免許である（同法8条）．

×4　文部科学省は教育，科学技術・学術，スポーツ，文化の振興を担う国の行政機関であり，医療専門職の免許付与は行わない．

【正答率】97.4％【選択率】1：0.3％　2：97.4％　3：2.1％　4：0.1％

正　解　2

社

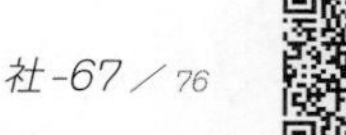

108P5

看護師の免許の取消しを規定するのはどれか.

1. 刑　法
2. 医療法
3. 保健師助産師看護師法
4. 看護師等の人材確保の促進に関する法律

解法の要点

免許の取り消しは，行政上の責任によるものである．免許について定めている法律に規定されている．

解　説

×1 『刑法』には，刑事上の責任として業務上過失致死傷罪などが定められている(211条).

×2 『医療法』には，医療法人が法令の規定などに違反した場合に，都道府県知事は設置の認可を取り消すことができることが定められている(66条).

○3 看護師が欠格事由(『保健師助産師看護師法』9条各号)に該当するに至ったときや，看護師としての品位を損するような行為のあったときは，厚生労働大臣は戒告，3年以内の業務の停止，免許の取り消しをすることができる(同法14条1項).

×4 『看護師等の人材確保の促進に関する法律(看護師等人材確保法)』は，看護師などの養成，処遇の改善，資質の向上，就業の促進などを定める法律である(1条). (RB-社118)(RB-社118)

【正答率】90.1％　【選択率】1：6.5％　2：2.8％　3：90.1％　4：0.6％

正　解　3

110A5

看護師免許の付与における欠格事由として保健師助産師看護師法に規定されているのはどれか.

1. 20歳未満の者
2. 海外に居住している者
3. 罰金以上の刑に処せられた者
4. 伝染性の疾病にかかっている者

解法の要点

欠格事由とは，その事由に該当する者には免許を与えないことができる事由のことである．過去にも同様の問題が出題されているので，覚えておこう．

解　説

×1
×2
○3
×4

看護師免許の付与における欠格事由として，①罰金以上の刑に処せられた者，②看護師等の業務に関し犯罪又は不正の行為があった者，③心身の障害により看護師等の業務を適正に行うことができない者として厚生労働省令で定めるもの，④麻薬，大麻又はあへんの中毒者が定められている(『保健師助産師看護師法』9条).

【正答率】94.4％　【選択率】1：1.8％　2：1.3％　3：94.4％　4：2.4％

正　解　3

類　題

▼原文で掲載しているため内容が古く，解答等が現状にそぐわない場合がございます.

103追P5
保健師助産師看護師法に基づく看護師免許の付与における欠格事由はどれか.
1. 20歳未満の者
2. 素行が著しく不良である者
3. 伝染性の疾病にかかっている者
4. 麻薬，大麻またはあへんの中毒者
正　解　4

★93～112回の必修問題で5回以上問われた頻出テーマかつ正答率70％以上のものに!を付けています．模試の前や国試の直前期には，!のテーマの問題から解いてみよう！

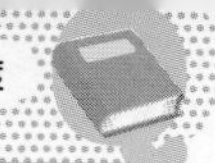

108A6

業務に従事する看護師は，（　）年ごとに保健師助産師看護師法に定める届出をしなければならない．

（　）に入る数字はどれか．

1．1
2．2
3．3
4．4

解法の要点

看護師の業務に関することは国家試験に出題されやすいため，覚えておこう．

解　説

×1
○2
×3
×4

業務に従事する看護師は，2年ごとに，12月31日現在における氏名，住所などの事項を，翌年1月15日までに，その就業地の都道府県知事に届け出なければならない（『保健師助産師看護師法』33条）．届出先は，住所地の都道府県知事ではないので注意する必要がある．

【正答率】99.2％　【選択率】1：0.3％　2：99.2％　3：0.4％　4：0.2％

正　解　2

基本事項

▼ 業務従事者届で届け出なければならない事項（『保健師助産師看護師法』33条，同則33条）

①氏名（ふりがな），性別および生年月日（年齢）
②住所
③保健師籍，助産師籍，看護師籍，准看護師籍の登録番号および登録年月日
④保健師免許，助産師免許，看護師免許のうち2つ以上の免許を有する者については，主たる業務
⑤業務に従事する場所の所在地（電話番号），名称および従事期間 等

補足事項

●**免許の登録変更**：本籍の変更や結婚などに伴う改姓の際は，免許の登録変更が必要であり，30日以内に厚生労働大臣に届出を行う．

類　題

▼原文で掲載しているため内容が古く，解答等が現状にそぐわない場合がございます．

106A5
看護師の業務従事者届の届出の間隔として規定されているのはどれか．
1. 1年
2. 2年
3. 5年
4. 10年
正　解　2

100A4
看護師の業務従事者届の届出の間隔として規定されているのはどれか．
1. 1年ごと
2. 2年ごと
3. 3年ごと
4. 4年ごと
正　解　2

QRコードをCheck！

➡類題の解説をアプリで確認しよう！

★mediLinkアプリのQRコードリーダーで各ページ下部のQRコードを読み込むと，無料で解説動画を見られます．なお，動画を見るにはmediLink会員登録と，書籍付属のシリアルナンバーを登録する必要があります．詳しくは本書冒頭の袋とじをチェック！

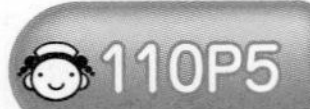

看護師等人材確保法 (RB-社118) (RB-社118)

110P5

看護師等の人材確保の促進に関する法律に規定されている都道府県ナースセンターの業務はどれか.

1．訪問看護業務
2．看護師免許証の交付
3．訪問入浴サービスの提供
4．看護師等への無料の職業紹介

解法の要点

それぞれの業務の提供主体を考えてみよう．都道府県ナースセンターの業務は過去にも出題されているので，覚えておきたい．

解　説

×1　訪問看護業務を行っているのは，病院・診療所などの訪問看護事業所と訪問看護ステーションである．(RB-在12)(RB-在12)

×2　看護師免許の申請は，住所地の都道府県知事を経由して，厚生労働大臣に行い，厚生労働大臣が看護師免許証を交付する（『保健師助産師看護師法施行令』1条の3)．(RB-社116)(RB-社116)

×3　訪問入浴サービスを提供するのは，要介護者に対しては介護保険の居宅サービス事業者，要支援者に対しては介護予防サービス事業者である（『介護保険法』41条1, 4項, 53条1, 2項)．(RB-社41, 46)(RB-社41, 46)

○4　看護師等への無料の職業紹介を行うのは都道府県ナースセンターである．都道府県ナースセンターは都道府県知事が指定する．業務としてはほかに訪問看護等についての研修や看護師に対する看護についての知識・技能に関する情報提供，相談などがある（『看護師等の人材確保の促進に関する法律（看護師等人材確保法)』14, 15条)．(RB-社118)(RB-社118)

【正答率】98.1％　【選択率】1：0.3％　2：0.7％　3：0.9％　4：98.1％

正　解　4

基本事項

●『看護師等人材確保法』：基本指針には「看護師等の就業の動向に関する事項」，「看護師等の養成に関する事項」，「病院等に勤務する看護師等の処遇の改善に関する事項」，「研修等による看護師等の資質の向上に関する事項」，「看護師等の就業の促進に関する事項」，「その他看護師等の確保の促進に関する重要事項」が挙げられている（『看護師等人材確保法』3条2項)．中央および都道府県ナースセンターの設置を規定している法律である．

▼ 都道府県ナースセンターの人材確保促進に関する主な業務（『看護師等人材確保法』15条）

① 無料での職業紹介
② 研修・講習会：看護力再開発講習会，訪問看護師養成講習会 等
③ 調査：看護師不足打開のための調査 等
④ 啓発活動

類　題

▼原文で掲載しているため内容が古く，解答等が現状にそぐわない場合がございます．

103追A5
看護師等の人材確保の促進に関する法律に記載されている事項はどれか.
1．資質の向上　2．免許証の交付　3．労働時間の設定　4．育児休業の期間
正　解　1

102A5
新たに業務に従事する看護師に対する臨床研修実施の努力義務が規定されているのはどれか.
1．医療法
2．学校教育法
3．看護師等の人材確保の促進に関する法律
4．保健師助産師看護師学校養成所指定規則
正　解　3

QRコードをCheck！

➡類題の解説をアプリで確認しよう！

他職種に関する規定

(RB-社119) (RB-社119) (公みえ139)

104P10

嚥下困難のある患者への嚥下訓練において連携する職種で最も適切なのはどれか.

1. 歯科技工士
2. 言語聴覚士
3. 義肢装具士
4. 臨床工学技士

□□□

解法の要点

適切な専門職種と連携するためには，各職種の役割を理解することが重要である.

解　説

×1　歯科技工士は，歯科医師が作成した指示書をもとに，歯科医療に必要な入れ歯，充填物，矯正装置などの製作にあたる専門職種である.

○2　言語聴覚士は，医師の言語療法の処方により，言語機能障害（摂食・嚥下(えんげ)障害も含む）のある人や聴覚障害のある人に，検査，訓練，助言，指導を行う専門職種である.

×3　義肢装具士は，医師の指示のもと，身体障害者および患者と接し，義肢や装具の採型，製作および身体への適合などの業務を行う専門職種である.

×4　臨床工学技士は，医師の指示のもと，生命の維持管理装置（人工呼吸器，人工心肺，人工透析装置など）の操作および保守点検を行う専門職種である.

【正答率】99.0％

正　解　2

基本事項

▼ 医学的リハビリテーション

理学療法	作業療法	言語聴覚療法
●基本的動作能力の回復	●応用的動作能力・社会的適応能力の回復	●言語聴覚能力の回復
例）治療体操やマッサージ	例）工芸や手芸	例）言語訓練

医療情報科学研究所 編：公衆衛生がみえる 2022-2023．第5版，メディックメディア，2022，p.255より改変

医薬品医療機器等法（旧・薬事法）
(RB-社120)(RB-社120)(公みえ84)

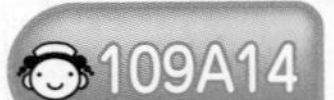

医薬品，医療機器等の品質，有効性及び安全性の確保等に関する法律〈医薬品医療機器等法〉による毒薬の表示（口絵No.13）を別に示す．

A

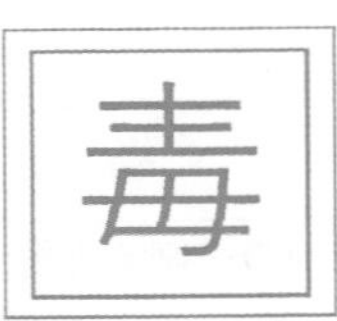

白地・赤枠・赤字

B

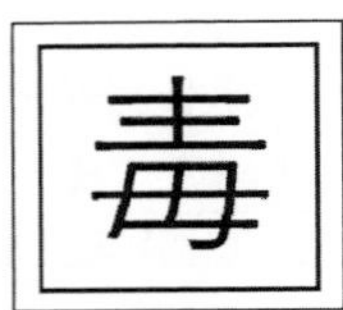

白地・黒枠・黒字

C

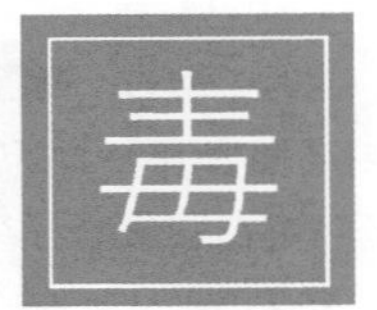

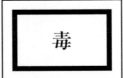

赤地・白枠・白字

D

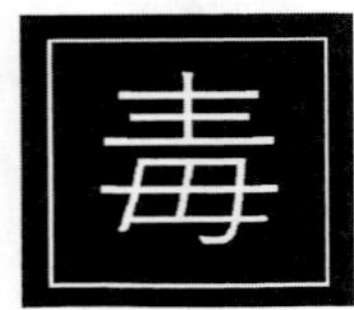

黒地・白枠・白字

正しいのはどれか．

1．A　　2．B
3．C　　4．D

解法の要点

紛らわしいものがあるので注意しよう．

解説

×1
×2
×3
○4

毒薬の表示で正しいのは，黒地に白枠，白字で品名，「毒」の文字である（『医薬品医療機器等法』44条1項）．なお，劇薬の表示は白地に赤枠，赤字で品名，「劇」の文字である（同法44条2項）．

【正答率】93.3％　【選択率】1：1.4％　2：2.0％　3：3.3％　4：93.3％

正　解　4

類　題

▼原文で掲載しているため内容が古く，解答等が現状にそぐわない場合がございます．

96A22
薬事法による毒薬の表示はどれか．

1．

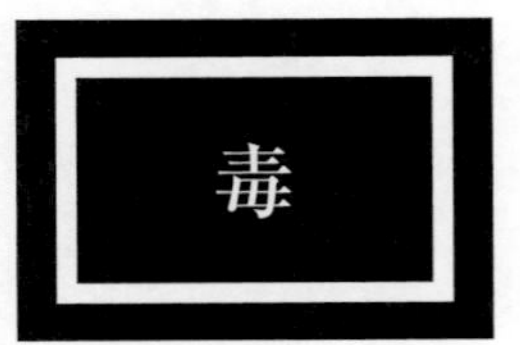

黒地，白枠，白字

2．

白地，黒枠，黒字

3．

黒地，枠なし，白字

4．

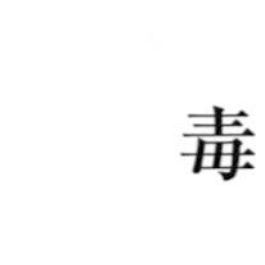

白地，枠なし，黒字

正　解　1

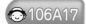

医薬品表示（口絵No.14）を別に示す.

①

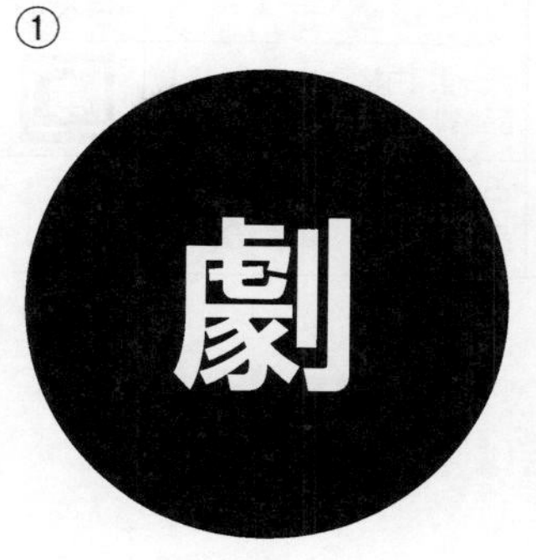

黒地，枠なし，白字

②

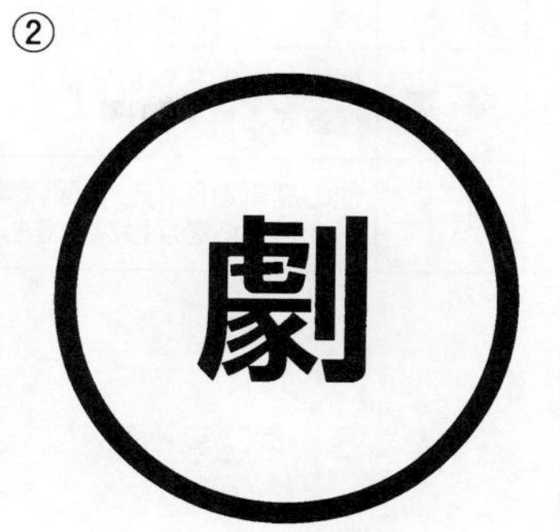

白地，黒枠，黒字

③

赤地，枠なし，白字

④

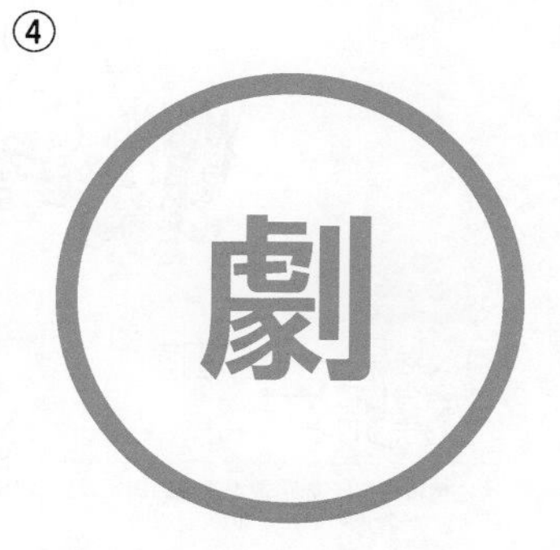

白地，赤枠，赤字

劇薬の表示で正しいのはどれか.

1．①
2．②
3．③
4．④

□□□

解法の要点

本問は繰り返し出題されている内容である．劇薬・毒薬の表示，麻薬の取り扱いは必ず学習しておこう．

解　説

×1
×2
×3
○4

劇薬の表示は，白地に赤枠，赤字で「劇」，毒薬の表示は，黒地に白枠，白字で「毒」である（『医薬品医療機器等法』44条1，2項）．

【正答率】91.8％　【選択率】1：2.7％　2：3.3％　3：2.2％　4：91.8％

正　解　4

社

基本事項

▼ 毒薬・劇薬の保管方法と表示

薬品	保管方法	表示	ラベル
毒薬	他の薬剤と区別して鍵をかけて保管する.	黒地に白枠，白字で品名および「毒」の文字	毒
劇薬	他の薬剤と区別して保管する.必ずしも鍵をかけなくてもよい.	白地に赤枠，赤字で品名および「劇」の文字	劇

かんごろ

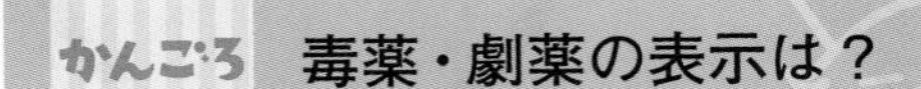

かんごろ 毒薬・劇薬の表示は？

毒を①　苦労して②　しまうけど③

激④　白⑤する　赤⑥ちゃん

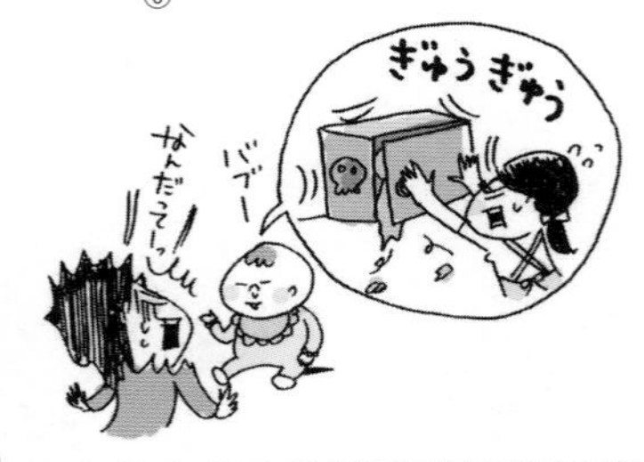

keyword

①毒を ⟶ 毒薬
②苦労して ⟶ 黒地
③しまうけど ⟶ 白枠・白字

④激 ⟶ 劇薬
⑤白する ⟶ 白地
⑥赤ちゃん ⟶ 赤枠・赤字

医療情報科学研究所 編：看護師国家試験のためのゴロあわせ集 かんごろ．第6版，メディックメディア，2018，p.235

104A17

医薬品に関する禁忌を示すことが定められているのはどれか.

1．処方箋　　2．診断書

3．看護記録　　4．添付文書

解法の要点

医薬品などの品質・有効性・安全性の確保が定められているのは，『医薬品，医療機器等の品質，有効性及び安全性の確保等に関する法律（医薬品医療機器等法）』である.

解　説

×1　処方箋は患者の治療上必要な薬物の種類，量，服用法などを記載した書面であり，禁忌は記載されていない.処方箋を交付できるのは医師，歯科医師，獣医師である（『医師法』22条など）.

×2　診断書は，医師などが診断した結果を記載した書面で，禁忌は記載されていない．医師などは，交付の請求があったときに診断書を交付する義務がある（同法19条2項など）.

×3　看護記録は，患者の基礎（個人）情報，看護計画，経過記録，看護サマリーなどがある.医薬品に関する禁忌を示すことは定められていない.

○4　医薬品に関する禁忌は添付文書に示される．なお，令和元（2019）年の法改正で，医薬品（要指導医薬品，一般用医薬品などを除く）の「使用及び取扱い上の必要な注意等の事項（注意事項等情報）」は，情報通信の技術を利用する方法による公表が義務づけられた（『医薬品医療機器等法』52条1項，68条の2）［令和3（2021）年8月施行］．注意事項等情報が記載された文書は，電子化された添付文書と呼称され，禁忌はその記載項目に該当する（厚生労働省通知：医療用医薬品の電子化された添付文書の記載要領について）.

【正答率】89.8％　【選択率】1：9.1％　2：0.7％　3：0.4％　4：89.8％

正　解　4

QRコードをCheck！

➡類題の解説をアプリで確認しよう！

麻薬及び向精神薬取締法 (RB-社120) (RB-社120) (公みえ88)

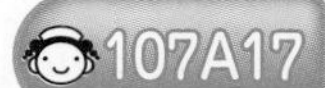

107A17

他の医薬品と区別して貯蔵し，鍵をかけた堅固な設備内に保管することが法律で定められているのはどれか．

1．ヘパリン
2．インスリン
3．リドカイン
4．フェンタニル

□□□

解法の要点

鍵をかけた堅固な設備内に保管する必要のある薬物についての理解を問う問題である．『医薬品，医療機器等の品質，有効性及び安全性の確保等に関する法律（医薬品医療機器等法）』に基づく毒薬・劇薬，『麻薬及び向精神薬取締法』に基づく麻薬・向精神薬の安全な保管方法を理解しておこう．

解　説

×1　抗血栓薬のひとつで，抗凝固作用を有する薬剤である．(RB-医40)(RB-医40)

×2　血糖降下作用のある糖尿病治療薬であり，劇薬である．劇薬は他の薬剤と区別して保管し，必ずしも鍵をかけなくてもよい．(RB-医42)(RB-医42)

×3　局所麻酔薬，抗不整脈薬であり，劇薬である．劇薬は他の薬剤と区別して保管し，必ずしも鍵をかけなくてもよい．(RB-医37)(RB-医37)

○4　オピオイドであり，麻薬性鎮痛薬である．麻薬としての取り扱いが必要であるため，他の薬剤と区別して鍵をかけた堅固な設備内で厳重に保管する．(RB-医48)(RB-医48)

【正答率】92.7％　【選択率】1：0.4％　2：0.2％　3：6.7％　4：92.7％

正　解　4

基本事項

▼ 麻薬・向精神薬の保管方法

薬　品	保管方法	主な薬剤
麻　薬	他の薬剤と区別して鍵をかけた堅固な設備内に保管する．	モルヒネ，フェンタニル 等
向精神薬	医療従事者が盗難防止について十分な注意を払える場合以外は，鍵をかけて保管する．	ベンゾジアゼピン系薬 等

類　題

▼原文で掲載しているため内容が古く，解答等が現状にそぐわない場合がございます．

99P17

鍵のかかる堅固な設備で保管しなければならないのはどれか．

1．ヘパリン
2．インスリン
3．風疹ワクチン
4．モルヒネ塩酸塩

正　解　4

94A20

鍵をかけて保管しなければならない薬剤はどれか．

1．ヘパリンナトリウム
2．風疹ワクチン
3．塩酸モルヒネ
4．インスリン

正　解　3

社

103P16

医療機関における麻薬の取り扱いについて正しいのはどれか.
1. 麻薬と毒薬は一緒に保管する.
2. 麻薬注射液は複数の患者に分割して用いる.
3. 使用して残った麻薬注射液は病棟で廃棄する.
4. 麻薬注射液の使用後のアンプルは麻薬管理責任者に返却する.

解法の要点

麻薬は厳重に管理されていることを考えれば判断できる.

解 説

×1 麻薬は,麻薬以外の医薬品(覚せい剤を除く)と区別し,鍵をかけた堅固な設備内に貯蔵して保管しなければならない(『麻薬及び向精神薬取締法』34条2項).

×2 麻薬注射液を複数の患者に分割して用いることは,管理面,衛生面に問題がある場合は避ける(厚生労働省:病院・診療所における麻薬管理マニュアル).

×3 残った麻薬注射液は,アンプルごと麻薬管理者に返却する.麻薬は全量管理されているので,病棟では廃棄しない.法律上,廃棄にも一定の手続きが定められている(同法29条,35条).

○4 使用後のアンプルも麻薬管理者に返却しなければならない.

この問題には正答率はありません.(巻頭 p.12参照)

正 解 4

基本事項

●**麻薬の在庫管理**:都道府県知事の免許を受けた医師,歯科医師,獣医師,薬剤師の麻薬管理者のみに権限が与えられる.麻薬の施用時は麻薬管理簿などに使用年月日,使用患者名,使用量,残量などの使用状況を,勤務帯ごとに明確に記録する.残薬やアンプルも含め,使用後は速やかに麻薬管理者に返却しなければならない.

QRコードをCheck!

⇒類題の解説をアプリで確認しよう!

第113回看護師国家試験

問題＆解説

＜必修問題＞

※弊社解答速報サービス「ネコナースの合格予報」から得られた各選択肢の選択率と正答率を掲載しています．

第113回

113A1

世帯構造

令和4年（2022年）の国民生活基礎調査における平均世帯人数はどれか.

1．1.25人
2．2.25人
3．3.25人
4．4.25人

※第113回看護師国家試験では，令和元年の動向が問われましたが，本設問では情報を令和4年のものに更新して掲載しています.

解法の要点

少子化が進んでいる現在の1世帯あたりの子どもの数を考えてみれば解ける.

解　説

×1
○2
×3
×4
令和4（2022）年の国民生活基礎調査（厚生労働省）によれば，日本の平均世帯人員は2.25人である. (RB-社4)(RB-社4)

【正答率】98.0％ 【選択率】1：1.2％ 2：98.0％ 3：0.8％ 4：0.1％

正　解　2

113A2

高齢者の生活

令和4年（2022年）の人口動態統計における死亡場所で最も多いのはどれか.

1．自　宅
2．病　院
3．老人ホーム
4．介護医療院・介護老人保健施設

※第113回看護師国家試験では，令和3年の動向が問われましたが，本設問では情報を令和4年のものに更新して掲載しています.

解法の要点

身の回りで亡くなる（亡くなった）人の死亡場所を想起してみれば解ける.

解　説

×1　令和4（2022）年の人口動態統計（厚生労働省）によれば，自宅での死亡割合は17.4％である.

○2　同統計によれば，病院での死亡割合は64.5％で，最も多い. (RB-老3)(RB-老3)

×3　同統計によれば，老人ホームでの死亡割合は11.0％である.

×4　同統計によれば，介護医療院・介護老人保健施設での死亡割合は3.9％である.

【正答率】85.2％ 【選択率】1：12.6％ 2：85.2％ 3：0.7％ 4：1.6％

正　解　2

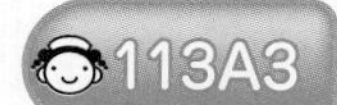

食中毒

食品を扱う人の化膿した創が汚染源となる食中毒の原因菌はどれか．
food poisoning

1．腸炎ビブリオ
2．ボツリヌス菌
3．黄色ブドウ球菌
4．サルモネラ属菌

□□□

解法の要点

食中毒の原因菌にはさまざまなものがあり，選択肢のすべてが原因菌となる．化膿した創に存在する菌はどれか，考えてみよう．

解　説

×1　腸炎ビブリオは海中に生息する細菌で，すしやさしみなど生鮮魚介類が食中毒の原因食となる．また，生魚に触った手指やまな板などから，ほかの食品にこの細菌が付着することにより食中毒が生じる場合もある．(RB-H11)(RB-H11)

×2　ボツリヌス菌は土壌や河川，動物の腸管など自然界に広く存在する嫌気性菌であり，熱に非常に強い芽胞をつくる．缶詰，びん詰，真空パック食品，はちみつ，いずしが食中毒の原因食となる．(RB-H18)(RB-H18)

○3　黄色ブドウ球菌はヒトや動物の皮膚や鼻腔など広く自然界に存在し，手指の化膿創にも存在している．調理する人の手指からこの細菌が食品に付着し，増殖の際に産生される腸管毒素（エンテロトキシン）を含んだ加工食品が食中毒の原因食になる．(RB-H14)(RB-H14)

×4　サルモネラ属菌は鶏・豚・牛などの動物の腸管や河川・下水道などの自然界に広く生息し，卵とその加工品，肉類，生乳，ウナギなどの一部の淡水養殖魚介類などが食中毒の原因となる．(RB-H11)(RB-H11)

【正答率】71.3%　【選択率】1：9.0%　2：6.2%　3：71.3%　4：13.5%

正　解　3

基本事項

●**食中毒**：700予81【基本事項】(参照H-8)．

113A4

地域支援事業／地域包括支援センター

介護保険法の地域支援事業で正しいのはどれか．

1．保険給付である．
2．都道府県の事業である．
3．介護保険施設で実施される．
4．配食サービスは生活支援サービスの1つである．

□□□

解法の要点

介護保険の地域支援事業の目的，事業構成・事業内容，実施主体についておさえておこう．

解　説

×1　地域支援事業は，保険給付ではない．保険給付は，『介護保険法』第4章(18～62条)に定める各給付をいう．地域支援事業は第6章(115条の45～115条の49)の「地域支援事業等」に定められている．

×2　地域支援事業は，市町村の事業である(同法115条の45)．

×3　介護保険施設で主に実施されるのは，施設サービスである(同法8条25項，26項)．

○4　配食サービスは，地域支援事業の介護予防・日常生活支援総合事業の介護予防・生活支援サービス事業（その他の生活支援サービス）として行われる(同法115条の45第1項1号ハ，同則140条の62の7)．(RB-社51)(RB-社51)

【正答率】75.4%　【選択率】1：10.3%　2：2.9%　3：11.4%　4：75.4%

正　解　4

医の倫理／看護の倫理

臨床研究の倫理指針で被験者の権利を優先することを提唱しているのはどれか.

1. オタワ憲章
2. リスボン宣言
3. ジュネーブ宣言
4. ヘルシンキ宣言

□□□

解法の要点

医療に関しては，患者の権利を守るためのさまざまな提言とそこで提唱された概念が存在する．概要と名称を整理しておこう．また，本設問は「問題として適切であるが，必修問題としては妥当ではないため」という理由で不正解の場合，採点対象から除外されている．

解　説

×1　オタワ憲章は，1986年に世界保健機関（WHO）が開催したヘルスプロモーション会議で採択されたものである．このなかでヘルスプロモーションは「人々が自らの健康をコントロールし，改善することができるようにするためのプロセスである」と定義された．

×2　リスボン宣言は，1981年にポルトガルのリスボンで採択されたもので，患者の権利に関する宣言である．医療における患者の自己決定権の重要性や，セカンドオピニオンの考え方などが述べられている．

×3　ジュネーブ宣言は，1948年に世界医師会で規定された医の倫理に関する規定であり，ヒポクラテスの誓いをもとにしている．守秘義務などが含まれている．

○4　ヘルシンキ宣言は，1964年に世界医師会で採択されたもので，人を対象とする医学研究を行う際の臨床実験の倫理原則を示している．1975年の改訂でインフォームド・コンセントについて明記された．(RB-基7, 9)(RB-基7, 9)

【正答率】30.7%　【選択率】1：3.9%　2：42.5%　3：22.9%　4：30.7%

正　解　4

113A6

国民健康・栄養調査

令和元年（2019年）の国民健康・栄養調査で20歳以上の男性における喫煙習慣者の割合に最も近いのはどれか.

1. 7％
2. 17％
3. 27％
4. 37％

□□□

解法の要点

喫煙習慣者の割合は年々減少している．自分の身の回りで喫煙している男性は，どれくらいいるか考えてみよう．なお，「習慣的に喫煙している者」とは，たばこを「毎日吸っている」または「時々吸う日がある」と回答した者である．

解　説

×1
×2
○3
×4

令和元（2019）年の国民健康・栄養調査（厚生労働省）によれば，20歳以上の男性における喫煙習慣者の割合は27.1％である．なお，20歳以上の女性における喫煙習慣者の割合は7.6％である．(RB-社18)(RB-社18)

【正答率】95.5%　【選択率】1：0.1%　2：3.1%　3：95.5%　4：1.3%

正　解　3

113A7

運動・言語・心理社会的発達

学童期中学年から高学年にみられる，親から離れて仲の良い仲間同士で集団行動をとる特徴はどれか．

1．心理的離乳
2．自我の芽生え
3．ギャングエイジ
4．自我同一性〈アイデンティティ〉の確立

□□□

解法の要点

小児の各発達段階における心理社会的特徴について理解しておこう．

解　説

×1　心理的離乳は，思春期の特徴である．親への依存関係から抜け出し，心理的に自立しようとすることである．(RB-小10)(RB-小10)

×2　自我の芽生えは，幼児期の特徴である．自分なりのやり方でものごとを行いたいという自己主張が強くなり，親の言うことに対して「いや」と拒絶するようになる．

○3　ギャングエイジは，学童期中学年～高学年にみられる特徴である．仲間との親密なグループをつくり，対人関係の技能や社会性を身に付けていく．(RB-小9)(RB-小9)

×4　自我同一性（アイデンティティ）の確立は，エリクソン,E.H.が提唱した青年期の発達課題である．この時期には，自分自身や将来の役割についての探求や試行錯誤が行われる．(RB-成3)(RB-成3)

【正答率】74.6%　【選択率】1：22.0%　2：0.9%　3：74.6%　4：2.5%

正　解　3

基本事項

●**各ライフサイクルにおける特徴**：102P8【基本事項】(参照 小-10)．

113A8

性腺の解剖と生理

壮年期の男性で減少するのはどれか．

1．エストロゲン
2．プロラクチン
3．アルドステロン
4．テストステロン

□□□

解法の要点

加齢に伴う性的機能の変化に関与するホルモンについて整理しておこう．(RB-老5)(RB-老5)

解　説

×1　エストロゲンは卵巣から分泌される女性ホルモンであり，30歳代後半から40歳代までは徐々に低下するが，閉経後は急激に低下することで更年期障害を生じる．(RB-P9)(RB-P9)

×2　プロラクチンは下垂体前葉から分泌されるホルモンであり，乳汁産生・分泌を促進する．(RB-D4)(RB-D4)

△3　アルドステロンは副腎皮質ホルモンであり，血中ナトリウムの再吸収とカリウムの尿中排泄を促進する．レニン活性低下により，加齢とともに分泌が低下するため，本選択肢も不適切とはいえない．(RB-D8, 9)(RB-D8, 9)

○4　テストステロンは男性ホルモンであり，50歳から60歳にかけて分泌が低下する．性欲や精力の低下によって情緒的変化が起こり，男性更年期障害を生じる．

【正答率】86.9%　【選択率】1：2.5%　2：1.0%　3：9.6%　4：86.9%

正　解　4

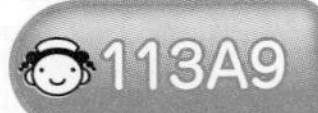

113A9

家族形態と機能

核家族はどれか．

1．兄弟姉妹のみ
2．夫婦と子ども夫婦
3．夫婦と未婚の子ども
4．夫婦とその親と夫婦の子ども

□□□

解法の要点

核家族や拡大家族などの代表的な家族形態について整理しておこう．近年は非婚カップル，同性婚カップルなどによって家族形態は多様化している．

解説

×1 ×2 ○3 ×4
核家族世帯とは，「夫婦のみの世帯」，「夫婦と未婚の子のみの世帯」，「ひとり親と未婚の子のみの世帯」をいう．したがって，これに含まれる「夫婦と未婚の子ども」が正しい．(RB-成5, 社4)(RB-成5, 社4)

【正答率】94.7%　【選択率】1：1.3%　2：1.4%　3：94.7%　4：2.7%

正　解　3

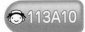

113A10

医療法

医療法に規定されている診療所とは，患者を入院させるための施設を有しないもの又は(　　)人以下の患者を入院させるための施設を有するものをいう．

(　　)に入る数字はどれか．

1．17
2．18
3．19
4．20

□□□

解法の要点

『医療法』には頻出である診療所や病院などの定義だけでなく，看護師の人員配置基準や医療安全管理，医療計画などが幅広く規定されているため，おさえておこう．

解説

×1 ×2 ○3 ×4
『医療法』において診療所とは，患者を入院させるための施設を有しないもの，または19人以下の患者を入院させるための施設を有するものをいう(1条の5第2項)．なお，病院とは，20人以上の患者を入院させるための施設を有するものをいう(1条の5第1項)．(RB-社112)(RB-社112)

【正答率】98.8%　【選択率】1：0.1%　2：0.5%　3：98.8%　4：0.6%

正　解　3

基本事項

●病院と診療所：109P10【基本事項】(参照 社-64)．

113A11

関節運動と可動域

肘関節を伸展させる筋肉はどれか.
1. 三角筋
2. 大胸筋
3. 上腕三頭筋
4. 上腕二頭筋

□□□

解法の要点

筋肉の位置と名称を覚え，自分の関節を実際に動かしながら，その働きをイメージしてみよう．(RB-K13)(RB-K13)

解説

×1 三角筋は前部・中部・後部に分けられる．主に肩関節を屈曲，伸展，外転させる作用がある．

×2 大胸筋は上部，中部，下部で構成されている．主に肩関節を水平内転や屈曲，内旋させる作用がある．

○3 上腕三頭筋は長頭，内側頭，外側頭の三頭で構成されている．主に肘関節を伸展させる作用がある．

×4 上腕二頭筋（いわゆる力こぶ）は，長頭と短頭に分かれる．主に肘関節を屈曲させる作用がある．

【正答率】66.4％ 【選択率】1：2.5％ 2：0.6％ 3：66.4％ 4：30.5％

正解 3

基本事項

●各関節の運動にかかわる代表的な筋肉：700予99（参照K-7）．

113A12

脳幹

脳幹に含まれる部位はどれか.
1. 延 髄
2. 小 脳
3. 下垂体
4. 松果体

□□□

解法の要点

脳幹は神経の連絡路であるとともに，脳神経核や意識・呼吸・循環などの生命維持に必要な中枢が存在する部位である．中枢神経の基本的な解剖を理解しておこう．

解説

○1 脳幹は中脳，橋，延髄から構成される．延髄にはⅨ～Ⅻの脳神経核や呼吸中枢，血管運動中枢，嘔吐（おうと）中枢，嚥下（えんげ）中枢が存在する．(RB-J6)(RB-J6)

×2 小脳は脳幹の背面にあり，小脳テントの下側の後頭蓋窩に位置する．小脳の機能は随意的に身体を動かすときの調整や身体の平衡の維持であり，障害されると運動失調が出現する．(RB-J6)(RB-J6)

×3 下垂体は頭蓋底にあるトルコ鞍（あん）内に位置する．下垂体前葉ホルモン（成長ホルモン，甲状腺刺激ホルモンなど）および下垂体後葉ホルモン（オキシトシン，バソプレシン）を分泌する．(RB-D5)(RB-D5)

×4 松果体は大脳半球の間に第3脳室の後上壁から突き出すように存在する．サーカディアンリズム（概日周期）に関与するメラトニンを分泌する働きがある．

【正答率】97.8％ 【選択率】1：97.8％ 2：0.7％ 3：1.0％ 4：0.4％

正解 1

基本事項

●脳・脊髄の部位と働き：111P13【基本事項】（参照J-5）．

●中枢神経系の構造：111P13【基本事項】（参照J-5）．

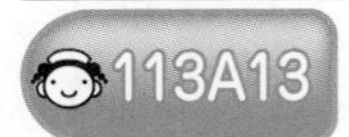

113A13

免疫系構成因子

免疫機能に関与する細胞はどれか.

1．血小板
2．白血球
3．網赤血球
4．成熟赤血球

□□□

解法の要点

血液細胞の機能に関する基本的な問題である．患者から質問されることも多いので，名称のみならず機能についても理解しておきたい．(RB-G3)(RB-G3)

解　説

×1　血小板は，血液凝固・止血機能に関与する．
○2　白血球は，免疫機能に関与する．
×3　網赤血球は，骨髄から末梢血に流出したばかりの幼弱な赤血球である．造血能を反映する．(RB-G16)(RB-G16)
×4　赤血球は，ヘモグロビンを有し，酸素を運搬する機能に関与する．

【正答率】99.3％　【選択率】1：0.4％　2：99.3％　3：0.3％　4：0.1％

正　解　2

基本事項

●**血球の特徴と機能**：112P13【基本事項】(参照G-2)．

113A14

脳死

脳死の状態はどれか.

1．縮瞳がある.
2．脳波で徐波がみられる.
3．自発呼吸は停止している.
4．痛み刺激で逃避反応がある.

□□□

解法の要点

脳死とは，脳幹を含む全脳機能の不可逆的な停止状態である．脳死の判定基準にはどのようなものがあるか，確認しよう．(RB-J20)(RB-J20)

解　説

×1　脳死の場合，瞳孔径が4mm以上に散大し，光刺激への反応を示さなくなる．そのため，縮瞳している場合は脳死とは判断されない.
×2　脳死の場合，脳波活動が消失するため，いわゆる平坦脳波となる．徐波は睡眠時にも生じる周波数の低い脳波であるため，脳死とは判断されない.
○3　脳死では自発呼吸の停止が前提条件となる.深昏睡および自発呼吸の停止を確認した後，瞳孔散大や脳幹反射の消失，平坦脳波などの確認を行う.
×4　脳死では深昏睡となっているため，痛み刺激に対する反応が消失している．そのため，痛み刺激に対する逃避反応がみられたり，除皮質硬直や除脳硬直がみられたりする場合は，脳死とは判断されない．(RB-J14)(RB-J14)

【正答率】83.7％　【選択率】1：5.0％　2：9.9％　3：83.7％　4：1.3％

正　解　3

基本事項

●**脳死判定基準**：108A24【基本事項】(参照J-14)．

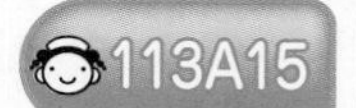

113A15

ウイルス性肝炎概論

経口感染するウイルス性肝炎はどれか.
viral hepatitis

1. A型肝炎
hepatitis A
2. B型肝炎
hepatitis B
3. C型肝炎
hepatitis C
4. D型肝炎
hepatitis D

□□□

解法の要点

それぞれの肝炎ウイルスについて，感染経路を含めて特徴をつかんでおこう. (RB-B21)(RB-B21)

解　説

○1　A型肝炎ウイルスは，汚染された生ガキや飲料水などにより経口感染する.

×2　B型肝炎ウイルスは，血液などを介して感染する．母子感染・性行為感染などを契機とすることが多い.

×3　C型肝炎ウイルスは，刺青，医療従事者における注射針などの誤刺，覚せい剤などの注射器の回し打ちなどにより，血液を介して感染することが多い.

×4　D型肝炎ウイルスは，B型肝炎ウイルスの存在下で感染が成立する．血液などを介して感染する.

【正答率】98.0%　【選択率】1：98.0%　2：1.0%　3：0.8%　4：0.2%

正　解　1

基本事項

●**ウイルス性肝炎**：101P15【基本事項】(参照B-9).

113A16

抗菌薬

抗菌薬について正しいのはどれか.

1. ウイルスに有効である.
2. 経口投与では効果がない.
3. 耐性菌の出現が問題である.
4. 正常の細菌叢には影響を与えない.

□□□

解法の要点

抗菌薬の作用や特徴，使用における問題点について理解しておこう.

解　説

×1　抗菌薬は細菌を殺菌したり，細菌の増殖を抑制したりする働きをもつ薬剤である．このため，ウイルスには無効である.

×2　抗菌薬には経口薬，注射薬，外用薬などがある．感染症の種類や感染部位，患者の状況などから適切な薬剤が選択される.

○3　耐性菌の出現が世界的な問題になっており，抗菌薬を適切に使用することが重要である. (RB-医29)(RB-医29)

×4　抗菌薬は，ヒトの腸管内に形成されている正常の細菌叢(そう)にも影響を与えるため，副作用として下痢を生じることがある. (RB-H18)(RB-H18)

【正答率】89.2%　【選択率】1：6.7%　2：0.7%　3：89.2%　4：3.5%

正　解　3

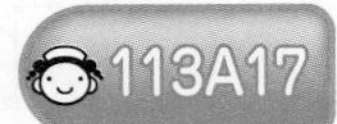

非ステロイド性抗炎症薬（NSAIDs）

インドメタシン内服薬の禁忌はどれか.

1．痛風
gout

2．咽頭炎
pharyngitis

3．消化性潰瘍
peptic ulcer

4．関節リウマチ
rheumatoid arthritis

□□□

解法の要点

インドメタシンは非ステロイド性抗炎症薬（NSAIDs）に分類される．NSAIDsは，炎症物質であるプロスタグランジン類（PGs）の産生を抑制することで抗炎症作用や解熱・鎮痛作用といった効果を発揮し，さまざまな炎症性疾患の治療に用いられる．一方，PGsには胃や腎臓の保護作用もあるため，これらの臓器における疾患ではNSAIDsは禁忌となる．

解　説

×1, ×2　現在保険適用となっているインドメタシン内服薬において，痛風，咽頭炎に適応されるものはないが，かつてはその治療に使用されており，禁忌ではない．(RB-D53)(RB-D53)

○3　消化性潰瘍の患者にインドメタシン内服薬は禁忌である．プロスタグランジン合成阻害作用や胃粘膜細胞への直接刺激作用により，胃粘膜を保護する機能が低下するため，消化性潰瘍が悪化するおそれがある．(RB-医49)(RB-医49)

×4　関節リウマチでは,鎮痛目的でインドメタシン内服薬を使用する．禁忌ではない．(RB-F16)(RB-F16)

【正答率】96.5%　【選択率】1：1.2%　2：0.4%　3：96.5%　4：1.9%

正　解　3

113A18

呼吸音の聴診

異常な呼吸音のうち低調性連続性副雑音はどれか.
1. 笛のような音〈笛音〉
2. いびきのような音〈類鼾音〉
3. 耳元で髪をねじるような音〈捻髪音〉
4. ストローで水中に空気を吹き込むような音〈水泡音〉

□□□

解法の要点

異常な呼吸音のうち，正常な呼吸では聴こえない音を副雑音という．副雑音には気道の狭窄によって生じる連続性副雑音，水分がはじけたり肺胞が遅れて開いたりすることで生じる断続性副雑音のほか，炎症が起きた胸膜が呼吸運動でこすられて生じる胸膜摩擦音などがある．

(RB-I20)(RB-I20)

解　説

×1　笛のようなヒューヒューという高い音（笛音）は高調（高音）性連続性副雑音である．同じような音が連続して続く連続性副雑音ではあるが，低調性ではない．高い音は，喘息などで生じる，細い気管支の狭窄で聴かれる．

○2　連続性副雑音のうち，いびきのようなグーという低い音（類鼾（るいかん）音）を低調（低音）性連続性副雑音という．低い音は中枢にある太い気管支の狭窄で生じる．

×3　硬くなった気道が吸気時に急に開くときの，パチパチという，耳元で髪をねじるような音（捻髪音）は細かい断続性副雑音といい，連続性副雑音ではない．聴取される代表的な疾患が間質性肺炎である．

×4　プツプツとしたストローで水中に空気を吹き込むような音（水泡音）は粗い断続性副雑音といい，連続性副雑音ではない．気道内にたまった分泌物が呼吸に伴う空気の移動でふるえて破裂することで生じる．聴取される代表的な疾患は肺水腫や細菌性肺炎である．

【正答率】91.3%　【選択率】1：0.5%　2：91.3%　3：3.1%　4：5.2%

正　解　2

基本事項

●**異常な呼吸音（副雑音，ラ音）**：99P18【基本事項】(参照I-11)．

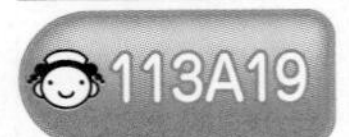

113A19

腱反射

膝蓋腱反射の低下で疑われる病態はどれか.

1. 脚気
beriberi
2. 壊血病
scurvy
3. くる病
rickets
4. 夜盲症
night blindness

□□□

解法の要点

膝蓋骨の下にある膝蓋腱をハンマーでたたいたときに，膝関節が伸展する反射を膝蓋腱反射といい，椎間板ヘルニアや末梢神経障害で低下・消失する．ここでは，ビタミン欠乏症の病態理解と腱反射の関連が問われている．(RB-D58)(RB-D58)

解　説

○1　脚気(かっけ)はビタミンB_1欠乏で発症する疾患である．特徴的な症状として，心不全や神経炎に伴う神経症状，浮腫がある．

×2　壊血病はビタミンC欠乏で発症する疾患である．毛細血管壁が脆弱化し出血傾向がみられる．

×3　くる病はビタミンD欠乏で発症する小児の疾患である．カルシウムの吸収低下により骨や歯の発育が障害される．

×4　夜盲症はビタミンA欠乏で発症する疾患である．暗いところで反応する網膜の暗順応が障害され，暗いところでものが見えにくくなる．

【正答率】87.4%　【選択率】1：87.4%　2：1.3%　3：11.1%　4：0.2%

正　解　1

基本事項

●**主なビタミンの種類と働き**：改96A17【基本事項】(参照D-16).

113A20

環境整備

医療法施行規則に定められている病院の一般病床における患者1人に必要な病室床面積はどれか.

1. 3.4 m^2以上
2. 4.4 m^2以上
3. 5.4 m^2以上
4. 6.4 m^2以上

□□□

解法の要点

法律に規定される病室床面積についてはきちんと数字を覚えておこう．(RB-基34)(RB-基34)

解　説

×1
×2
×3
○4
『医療法施行規則』16条により，病院の一般病床における病室床面積は患者1人につき6.4 m^2以上と規定されている．

【正答率】92.9%　【選択率】1：2.5%　2：1.7%　3：2.9%　4：92.9%

正　解　4

基本事項

●**好ましい病室環境**：111P25【補足事項】(参照 基-43).

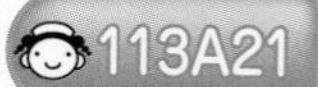
113A21

吸引

無菌操作が必要なのはどれか.

1．浣　腸
2．気管内吸引
3．口腔内吸引
4．経鼻胃管挿入

□□□

解法の要点

無菌操作とは，取り扱う道具や，身体の部位を清潔に保つための手技である．選択肢のなかで，無菌状態である身体の部位について考えてみよう．

解　説

×1　浣腸は肛門からグリセリン液などを注入する手技である．肛門・腸管内には常在菌が存在し，無菌状態ではないため，無菌操作を行う必要はない．(RB-基47)(RB-基46)

○2　気管内は無菌状態である．気管内吸引を行う際は，外部からの菌の侵入を防ぐために無菌操作が必要である．(RB-基63)(RB-基61)

×3　口腔内には常在菌が存在し，無菌状態ではないため，口腔内吸引では無菌操作を行う必要はない．(RB-基63)(RB-基61)

×4　経鼻胃管は，鼻腔や咽頭を通過して胃内に留置する．鼻腔や咽頭には常在菌が存在し，胃内は無菌状態ではないため，経鼻胃管の挿入や栄養剤注入では無菌操作を行う必要はない．(RB-基40)(RB-基40)

【正答率】95.9%　【選択率】1：0.5%　2：95.9%　3：0.4%　4：3.2%

正　解　2

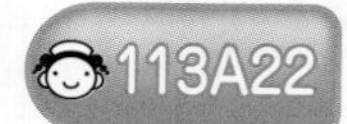
113A22

与薬方法

成人への坐薬の挿入方法で正しいのはどれか.

1．息を止めるよう説明する.
2．右側臥位になるよう説明する.
3．挿入後1，2分肛門を押さえる.
4．肛門から2cmの位置に挿入する.

□□□

解法の要点

挿入した坐薬は体温で溶け，直腸から吸収される．腹圧がかからない姿勢になることで，挿入しやすく，坐薬が排出されにくくなる.

解　説

×1　坐薬挿入時は坐薬の排出を予防するために，口呼吸を促し腹圧がかからないよう配慮する.

×2　坐薬挿入時は膝関節や股関節を屈曲した側臥位やシムス位になることが多いが，その他の体位でも問題はない．左右については患者の楽な向きでよい.

○3　坐薬挿入後は坐薬の排出を予防するために，1～2分肛門を押さえる.

×4　坐薬は肛門から3～5cm程度挿入する．内肛門括約筋より奥に挿入することができ，坐薬の排出が防ぎやすくなるためである.

【正答率】79.3%　【選択率】1：6.8%　2：1.1%　3：79.3%　4：12.8%

正　解　3

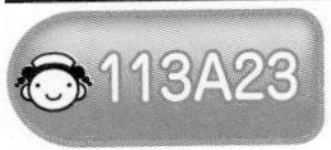

トリアージ

トリアージタッグ（口絵No.15）を別に示す.
待機的治療群となるトリアージタッグはどれか.

1．①

トリアージ タッグ
（災害現場用）
No. 氏 名（Name） 年齢(Age) 性別(Sex) 男(M) 女(F)
住 所（Address） 電 話（Phone）
トリアージ実施月日・時刻 月 日 AM PM 時 分 トリアージ実施者氏名
搬送機関名 収容医療機関名
トリアージ実施場所
トリアージ実施機関 医 師 救急救命士 そ の 他
傷 病 名
トリアージ区分 0 Ⅰ Ⅱ Ⅲ
0

2．②

トリアージ タッグ
（災害現場用）
No. 氏 名（Name） 年齢(Age) 性別(Sex) 男(M) 女(F)
住 所（Address） 電 話（Phone）
トリアージ実施月日・時刻 月 日 AM PM 時 分 トリアージ実施者氏名
搬送機関名 収容医療機関名
トリアージ実施場所
トリアージ実施機関 医 師 救急救命士 そ の 他
傷 病 名
トリアージ区分 0 Ⅰ Ⅱ Ⅲ
0
Ⅰ

3．③

トリアージ タッグ
（災害現場用）
No. 氏 名（Name） 年齢(Age) 性別(Sex) 男(M) 女(F)
住 所（Address） 電 話（Phone）
トリアージ実施月日・時刻 月 日 AM PM 時 分 トリアージ実施者氏名
搬送機関名 収容医療機関名
トリアージ実施場所
トリアージ実施機関 医 師 救急救命士 そ の 他
傷 病 名
トリアージ区分 0 Ⅰ Ⅱ Ⅲ
0
Ⅰ
Ⅱ

4．④

トリアージ タッグ
（災害現場用）
No. 氏 名（Name） 年齢(Age) 性別(Sex) 男(M) 女(F)
住 所（Address） 電 話（Phone）
トリアージ実施月日・時刻 月 日 AM PM 時 分 トリアージ実施者氏名
搬送機関名 収容医療機関名
トリアージ実施場所
トリアージ実施機関 医 師 救急救命士 そ の 他
傷 病 名
トリアージ区分 0 Ⅰ Ⅱ Ⅲ
0
Ⅰ
Ⅱ
Ⅲ

解法の要点

災害時のトリアージは医療資源が限られている状況で，ひとりでも多く救命するために搬送や治療の優先順位を決めることである．判断をほかの援助者に伝えるためにトリアージタッグを装着する．また，本設問は「問題として適切であるが，必修問題としては妥当ではないため」という理由で不正解の場合，採点対象から除外されている．(RB-統21)(RB-統21)

解　説

×1　黒(0)は救命困難もしくは死亡群である．死亡または救命不能と考えられる者に付ける．

×2　赤（Ⅰ）は最優先治療群である．救命可能で緊急性が高い者に付ける．

○3　黄（Ⅱ）は待機的治療群である．搬送・治療は必要だが，少し治療が遅れても生命にかかわらない者に付ける．

×4　緑（Ⅲ）は軽症保留群である．軽症で自力歩行可能な者に付ける．

【正答率】47.2％　【選択率】1：0.6％　2：1.1％　3：47.2％　4：51.1％

正　解　3

基本事項

●トリアージの区分とトリアージタッグの色：108P22【基本事項】(参照 統-7)．

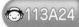

不整脈

直流除細動器の使用目的はどれか．

1．血圧の上昇
2．呼吸の促進
3．体温の上昇
4．洞調律の回復

□□□

解法の要点

直流除細動器は，致死性不整脈である心室細動や無脈性心室頻拍を停止させる装置である．自動体外式除細動器（AED）の使用目的もほぼ同じである．心室細動などで心肺停止している患者に使用した場合，どのような効果（変化）がもたらされるかを理解しておこう．(RB-C60)

(RB-C60)

解　説

×1
×2
×3
○4

直流除細動器は，直流通電によって心室細動や無脈性心室頻拍を停止させ洞調律へ回復させる．したがって正解は洞調律の回復である．洞調律が回復すると心臓が正常に拍動するようになるため，血圧が上昇し脳への血流も回復し呼吸および意識も回復する．ただし心肺停止状態が長時間続いた場合は，脳の障害が高度となり回復しない．

【正答率】98.6％　【選択率】1：0.2％　2：0.1％　3：1.1％　4：98.6％

正　解　4

113A25

呼吸数・深さ・リズムの異常

代謝性アシドーシスによって起こる呼吸はどれか．
1．奇異呼吸
2．口すぼめ呼吸
3．Biot〈ビオー〉呼吸
4．Kussmaul〈クスマウル〉呼吸
5．Cheyne-Stokes〈チェーン-ストークス〉呼吸

解法の要点

呼吸の名称は頻出であり，名前を見ればその内容がわかるものもあるが，人名や固有名詞から名前がつけられているものは，その内容をしっかりと覚えておこう．また，本設問は「問題として適切であるが，必修問題としては妥当ではないため」という理由で不正解の場合，採点対象から除外されている．(RB-I18)(RB-I18)

解　説

×1　奇異呼吸は，通常の動きではない呼吸運動を指す．①左右対称でない，②胸部と腹部の動きが同調しない，③胸郭の一部がほかの部分と逆の動きをする，などが特徴である．一側性の無気肺や気胸，頸髄損傷，胸郭動揺などでみられ，代謝性アシドーシスではみられない．

×2　慢性閉塞性肺疾患（COPD）など，呼気時に気道が閉塞し息苦しくなるような病態で，口すぼめ呼吸を行うことで気道内の気圧が上がり，閉塞が和らぐ．代謝性アシドーシスではみられない．

×3　ビオー呼吸は脳腫瘍や脳外傷などによる延髄の障害の際に生じる，深さの安定しない速い呼吸と無呼吸を不規則に繰り返す状態である．代謝性アシドーシスではみられない．

○4　代謝性アシドーシスで体液が酸性に傾くと，それを代償するために大きく深い呼吸であるクスマウル呼吸がみられる．これは，二酸化炭素を排出し呼吸性アルカローシスを起こす生体反応である．

×5　チェーン-ストークス呼吸は大脳や間脳の障害，重症心不全などで，数十秒にわたる低換気・無換気と過換気が周期的にみられるものである．代謝性アシドーシスではみられない．

【正答率】59.0％　【選択率】1：3.0％　2：8.3％　3：8.5％　4：59.0％　5：21.1％

正　解　4

基本事項

●**特殊な呼吸パターン**：111A18【基本事項】(参照I-9)．

113P1

平均寿命

令和4年（2022年）の日本における簡易生命表で女性の平均寿命に最も近いのはどれか．
1．77年
2．82年
3．87年
4．92年

※第113回看護師国家試験では，令和3年の動向が問われましたが，本設問では情報を令和4年のものに更新して掲載しています．

解法の要点

平均寿命は，生まれたばかりの子どもが平均して何年生きるかを示したもので，0歳の平均余命のことである．平均寿命は頻出事項のひとつである．(RB-社14)(RB-社14)

解　説

×1 ×2 ○3 ×4　令和4（2022）年の簡易生命表（厚生労働省）による女性の平均寿命は87.09年である．なお，男性の平均寿命は81.05年である．

【正答率】99.4％　【選択率】1：0.3％　2：0.2％　3：99.4％　4：0.1％

正　解　3

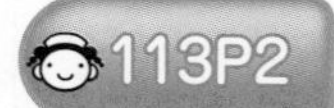

113P2

日本人の食事摂取基準

日本人の食事摂取基準（2020年版）に示されている，18～49歳女性（月経あり）の鉄摂取推奨量はどれか．

1．5.5mg/日
2．10.5mg/日
3．15.5mg/日
4．20.5mg/日

□□□

解法の要点

「日本人の食事摂取基準」は，健康寿命の延伸のためにエネルギーや栄養素の摂取量の基準を示したガイドラインである．5年ごとに改定されている．また，本設問は「問題として適切であるが，必修問題としては妥当ではないため」という理由で不正解の場合，採点対象から除外されている．(RB-基36～38)(RB-基36～38)

解　説

×1
○2
×3
×4
「日本人の食事摂取基準（2020年版）」によると，鉄摂取推奨量は18～29歳女性（月経あり），30～49歳女性（月経あり）いずれも10.5mg/日である．推奨量とは，対象年齢に属するほとんどの者（97～98％）が充足する量と定義されている．

【正答率】63.0％　【選択率】1：4.4％　2：63.0％　3：27.1％　4：5.4％

正　解　2

113P3

労働安全衛生法／健康診断

労働安全衛生法に規定されているのはどれか．

1．失業手当の給付
2．年少者の労働条件
3．過労死に関する調査研究
4．労働者に対する健康診断

□□□

解法の要点

労働について規定する法律や制度を整理しておこう．この問題は『労働安全衛生法』という名称から，選択肢をある程度絞り込むこともできる．

解　説

×1　失業手当の給付は，『雇用保険法』に規定されている（10条など）．なお，同法には選択肢の「失業手当」という名称はなく，正しくは「失業等給付の基本手当」という．

×2　年少者の労働条件は，『労働基準法』に規定されている（第6章56～64条）．

×3　過労死に関する調査研究は，『過労死等防止対策推進法』に国の責務として規定されている（8条）．

○4　労働者に対する健康診断は『労働安全衛生法』に規定されている（66条など）．一般健康診断と特殊健康診断とがあり，事業主にその実施義務が課せられている．(RB-社76)(RB-社76)

【正答率】98.4％　【選択率】1：0.1％　2：0.3％　3：1.1％　4：98.4％

正　解　4

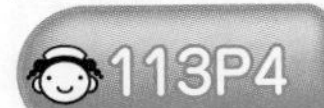

高齢者の安全確保と身体的拘束

平成13年（2001年）の「身体拘束ゼロの手引き」において身体拘束の禁止対象となる行為はどれか．

1．L字バーを設置する．
2．離床センサーを設置する．
3．点滴ルートを服の下に通して視野に入らないようにする．
4．ベッドを柵（サイドレール）で囲んで降りられないようにする．

□□□

解法の要点

介護保険施設などでは，緊急やむを得ない場合を除き，身体的拘束その他入所者の行動を制限する行為を行ってはならないとされている（「介護老人保健施設の人員，施設及び設備並びに運営に関する基準」等）．身体拘束（身体的拘束）は，高齢者の尊厳を傷つけるだけでなく，身体機能の低下を引き起こすため，高齢者の行動の意味を理解し，その身体的拘束が本当に必要であるかを多職種チームで検討する必要がある．(RB-老8)(RB-老8)

解　説

×1　L字バーは，ベッド横に固定して設置し，座位の安定性を高めたり，立ち上がりの補助となったりする移動支援の福祉用具であり，高齢者の行動を制限するものではない．

×2　離床センサーは床に設置するものであり，直接患者の衣服に触れないため，身体的拘束の禁止対象ではない．ただ，離床センサーがあることで，患者の行動制限につながる可能性もあるため，使用の際は必要性を十分に考慮する．(RB-老35)(RB-老35)

×3　目の前にチューブやコード類があると，気になって不用意に触れたり，引っ張ったりしてしまい，自己抜去のリスクにつながる．視界に入らないように工夫することは，安全を守る方法のひとつであり，高齢者の行動を制限するものではない．

○4　自分でベッドから降りられないよう，ベッドを柵で囲むことは身体的拘束にあたり，また柵を乗り越えて転落する危険性が高いため，禁止されている．

【正答率】92.4％　【選択率】1：5.1％　2：1.5％　3：1.0％　4：92.4％

正　解　4

補足事項

●**身体的拘束の定義**：「精神保健及び精神障害者福祉に関する法律第三十六条第三項の規定に基づき厚生労働大臣が定める行動の制限」で，身体的拘束は「衣類又は綿入り帯等を使用して，一時的に当該患者の身体を拘束し，その運動を抑制する行動の制限をいう」と定義されている．

113P5

保健師助産師看護師法

看護師の業務従事者届の届出先はどれか.

1．保健所長
2．厚生労働大臣
3．都道府県知事
4．都道府県ナースセンターの長

□□□

解法の要点

看護師の免許や業務などに関する届出・申請先は内容によって異なるため，整理して覚えておこう.

解　説

×1　保健所は看護師，保健師，助産師の免許の申請や書き換えなどの申請書類の提出先となる.

×2　厚生労働大臣は，看護師，保健師，助産師の免許を与えるほか，業務停止や免許取り消しなどの処分などを行う（『保健師助産師看護師法』7，14条）．(RB-社116)(RB-社116)

○3　業務に従事する看護師，保健師，助産師，准看護師は，2年に1度，氏名，住所や現在の就業状況などを都道府県知事に届け出ることが義務づけられている（同法第33条など）.(RB-社115)(RB-社115)

×4　都道府県ナースセンターは，看護師，保健師，助産師，准看護師が病院等を離職した場合などの届出先である（『看護師等の人材確保の促進に関する法律』16条の3)．(RB-社118)(RB-社118)

【正答率】60.1％ 【選択率】1：7.0％ 2：16.5％ 3：60.1％ 4：16.4％

正　解　3

113P6

成長・発達の原則

成長・発達における順序性で正しいのはどれか.

1．頭部から脚部へ
2．微細から粗大へ
3．複雑から単純へ
4．末梢から中心へ

□□□

解法の要点

成長・発達には一定の方向性・順序性がある．運動の発達の進み方などについて具体例を挙げて理解しよう．(RB-小2)(RB-小2)

解　説

○1　頭部から脚部へと発達する．粗大運動の発達では，首のすわりから始まり，寝返り，お座り，ハイハイへと進んでいく.

×2　粗大から微細へと発達する．微細運動では，手掌全体で握る，指先でつまむことができるようになる，と進んでいく.

×3　単純から複雑へと発達する．粗大運動の発達では，歩く，走る，スキップと進んでいく.

×4　中心から末梢へと発達する．上肢の運動は，肩や肘から始まり，手首・手掌，指先へと進んでいく.

【正答率】97.3％ 【選択率】1：97.3％ 2：1.1％ 3：0.2％ 4：1.3％

正　解　1

基本事項

●**成長・発達の原則**：700予120【基本事項】(参照 小-2).

113P7

ライフサイクルにおける発達と危機

第二次性徴が発現し始めた思春期に関心が向くのはどれか.

1．善悪の区別
2．仕事と家庭の両立
3．自己の身体の変化
4．経済力の確保と維持

□□□

解法の要点

ハヴィガースト,R.J.の発達課題に関する問題は頻出である．各期の特徴と発達課題（興味や関心）を合わせて覚えておこう．(RB-成4)(RB-成4)

解　説

×1　善悪の区別は乳幼児期の特徴である．乳幼児期は身体的・知能的機能の発達が著しく，基本的生活習慣・社会的生活習慣の基礎がつくられる．

×2　仕事と家庭の両立は，壮年期の特徴である．壮年期は仕事の成就や社会参加，家庭の形成と維持にエネルギーを注ぐ時期である．

○3　自己の身体の変化は，第二次性徴が現れる時期の青年期（思春期）の特徴である．青年期は子どもから大人へと心身が成熟する時期である．

×4　経済力の確保と維持は，中年期の特徴である．中年期は生活機能の充実がピークに達し，家庭においても社会においても実質的な働き手・担い手となる時期である．

【正答率】99.5%　【選択率】1：0.1%　2：0.2%　3：99.5%　4：0.2%

正　解　3

基本事項

●**ハヴィガーストの発達課題**：112A8【基本事項】(参照 成-4).

113P8

加齢による身体的機能の変化

老化に伴う視覚の変化で正しいのはどれか.

1．視野が狭くなる.
2．近くが見やすくなる.
3．色の識別がしやすくなる.
4．明暗順応の時間が短縮する.

□□□

解法の要点

加齢に伴う感覚機能の変化についてまとめておこう．(RB-老4)(RB-老4)

解　説

○1　加齢に伴う網膜の神経細胞の減少や感度低下などにより，視野の狭窄がみられる．

×2　加齢に伴う水晶体の弾力低下と毛様体筋の萎縮により老視が生じるため，近くが見えにくくなる．

×3　加齢に伴う水晶体の黄変により，青色や黄色が識別しづらくなるため，色の識別能は低下する．

×4　加齢に伴う虹彩の弾力性低下や視細胞数の減少により明暗順応は低下するため，明暗順応時間は延長する．

【正答率】97.6%　【選択率】1：97.6%　2：1.1%　3：0.1%　4：1.1%

正　解　1

113P9

婚姻／離婚

人口統計資料集2023年改訂版における生涯未婚率（50歳時の未婚割合）で，平成22年（2010年）から令和2年（2020年）の推移で適切なのはどれか．

1．変化はない．
2．下降し続けている．
3．上昇し続けている．
4．上昇と下降を繰り返している．

※第113回看護師国家試験では，2020年版が問われましたが，本設問では2023年改訂版に改変して掲載しています．

□□□

解法の要点

自分の身の回りで，未婚の人は増えているのか，減っているのかをよく考えてみよう．

解　説

×1
×2
○3
×4

生涯未婚率（50歳時の未婚割合）は，平成22（2010）年には男性20.14％，女性10.61％であったが，令和2（2020）年には男性28.25％，女性17.81％となっており，上昇し続けている（国立社会保障・人口問題研究所：2023年改訂版人口統計資料集）．

【正答率】88.2％ 【選択率】1：2.0％ 2：4.2％ 3：88.2％ 4：5.7％

正　解　3

113P10

合計特殊出生率

令和4年（2022年）の人口動態統計における合計特殊出生率に最も近いのはどれか．

1．0.8
2．1.3
3．1.8
4．2.3

□□□

※第113回看護師国家試験では，令和2年の動向が問われましたが，本設問では情報を令和4年のものに更新して掲載しています．

解法の要点

合計特殊出生率は，15～49歳の女性の年齢別出生率を合計したもので，1人の女性が一生の間に生む平均の子ども数を表している．(RB-社6)(RB-社6)

解　説

×1
○2
×3
×4

令和4（2022）年の人口動態統計（厚生労働省）によれば，合計特殊出生率は1.26である．

【正答率】98.5％ 【選択率】1：0.3％ 2：98.5％ 3：1.0％ 4：0.3％

正　解　2

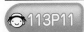

113P11

体循環

上行大動脈から分枝するのはどれか．

1．冠状動脈
2．腕頭動脈
3．左総頸動脈
4．左鎖骨下動脈

□□□

解法の要点

左室から出た大動脈は，心臓近位部から順に，大動脈基部，上行大動脈，弓部大動脈（大動脈弓），下行（胸部）大動脈と呼ばれる．各部位から分枝する動脈は問われやすいため，しっかりおさえよう．また，本設問は「問題として適切であるが，必修問題としては妥当ではないため」という理由で不正解の場合，採点対象から除外されている．(RB-C4, 12)(RB-C4, 12)

解　説

○1　文章どおり．上行大動脈の起始部の膨大部であるヴァルサルヴァ洞から分枝した左右の冠状動脈は，心筋に血液を送る．

×2　腕頭動脈は，弓部大動脈から分枝する３本のうち最初に分枝する動脈である．腕頭動脈はさらに，右総頸動脈と右鎖骨下動脈に分枝する．

×3　左総頸動脈は，弓部大動脈から分枝する３本のうち２番目に分枝する動脈である．左頭頸部に血液を送る．

×4　左鎖骨下動脈は，弓部大動脈から分枝する３本のうち３番目に分枝する動脈である．左頭頸部と左上肢に血液を送る．

【正答率】35.1％　【選択率】1：35.1％　2：38.4％　3：15.2％　4：11.3％

正　解　1

113P12

胆嚢／胆道

膵管と合流して大十二指腸乳頭（Vater〈ファーター〉乳頭）に開口するのはどれか．

1．肝　管
2．総肝管
3．総胆管
4．胆嚢管

□□□

解法の要点

胆汁が肝細胞で生成されて，十二指腸に排出されるまでの経路を覚えておこう．(RB-B7)(RB-B7)

解　説

×1
×2
○3
×4

左右の肝管は肝外で合流して総肝管となる．さらに総肝管と胆嚢管が合流して総胆管となる．総胆管末端は膵管と合流し，ファーター乳頭に開口している．肝臓でつくられた胆汁は左右の肝管から総肝管を流れ，胆嚢管を通って胆嚢で貯留される．十二指腸に食物が入ると胆嚢は収縮し，胆汁は総胆管を通ってファーター乳頭から排出される．

【正答率】86.4％　【選択率】1：1.1％　2：5.8％　3：86.4％　4：6.8％

正　解　3

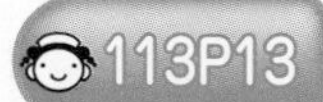

113P13

妊娠期間

正期産となる出産時期はどれか.

1．妊娠35週0日から39週6日
2．妊娠36週0日から40週6日
3．妊娠37週0日から41週6日
4．妊娠38週0日から42週6日

解法の要点

正期産の時期を問う基本問題である．早産，過期産の時期とともにおさえておこう．

解説

×1
×2
○3
×4

正期産とは，妊娠37週以降42週未満の分娩のことをいう．また妊娠22週以降37週未満の分娩は早産，妊娠42週以降の分娩は過期産にあたる．(RB-母11)(RB-母11)

【正答率】98.2％ 【選択率】1：0.1％ 2：1.3％ 3：98.2％ 4：0.4％

正解 3

基本事項

●妊娠区分（最終月経初日を0日として計算）：105A6【基本事項】(参照 母-4).

113P14

食道癌

器質的変化で嚥下障害が出現する疾患はどれか.

1．食道癌
esophageal cancer
2．脳血管疾患
cerebrovascular disease
3．筋強直性ジストロフィー
myotonic dystrophy
4．Guillain-Barré〈ギラン・バレー〉症候群
Guillain-Barré syndrome

解法の要点

嚥下(えんげ)障害は，嚥下機能が器質的･機能的に障害されることで生じる．選択肢はいずれも嚥下障害を引き起こす疾患であるが，嚥下にかかわる臓器そのものに直接的な変化（器質的変化）があるかどうかが，考えるヒントになる．(RB-A19)(RB-M13)

解説

○1 食道癌は，器質的変化による嚥下障害を生じる典型的な疾患である．初期にはほとんど自覚症状がないが，進行すると食道の内腔が狭窄し，食事のつかえ感を訴えることが多い．(RB-A33)(RB-A32)

×2 脳梗塞など脳血管疾患では，嚥下をつかさどる中枢神経が障害されることで機能的変化による嚥下障害を生じる．大脳病変の脳血管障害によって起きる仮性（偽性）球麻痺では，咽頭期の嚥下反射の遅延，喉頭挙上の減弱が生じる．脳幹部病変による球麻痺では，嚥下反射が消失することもある．(RB-J9)(RB-J9)

×3 筋強直性ジストロフィーは，進行性の筋萎縮・筋力低下，筋強直を特徴とする疾患であり，早期から機能的変化による嚥下障害を認める．誤嚥性肺炎のリスクが高く，生命予後に直結する．よって口腔ケアや食形態の工夫などのケアがきわめて重要である．

×4 ギラン･バレー症候群は，急性の自己免疫性末梢神経障害の代表的疾患である．多くは，上気道感染症や胃腸炎に続いて手足のしびれや脱力感などの末梢神経障害を生じる．軽快することも多いが，半数の例では顔面神経麻痺や機能的変化による嚥下障害を認める．(RB-J61)(RB-J61)

【正答率】71.0％ 【選択率】1：71.0％ 2：11.2％ 3：16.4％ 4：1.4％

正解 1

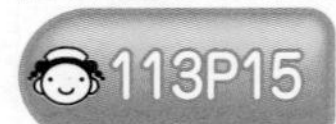

113P15

脳出血

高血圧が原因で起こりやすいのはどれか．

1．脳出血
cerebral hemorrhage
2．脳塞栓症
cerebral embolism
3．脳動静脈奇形
cerebral arteriovenous malformation
4．急性硬膜下血腫
acute subdural hematoma

□□□

解法の要点

高血圧やそれに伴う動脈硬化が生じた場合，どのような疾患が生じるか，考えてみるとよい．

解　説

○1　脳出血は生活習慣病による動脈硬化が原因で生じることが多く，特に高血圧は高リスクとなる．なかでも被殻は高血圧性脳出血の好発部位である．(RB-J37)(RB-J37)

×2　脳塞栓症は不整脈や心臓弁膜症などによって心臓内に血栓が生じ，それが頭蓋内血管に達して脳梗塞を生じてしまう疾患である．そのため，高血圧が原因として起こりやすい疾患ではない．(RB-C70, J35)(RB-C69, J35)

×3　脳動静脈奇形は，脳の中で動脈と静脈が毛細血管を介さず吻合（ふんごう）してしまう血管奇形のことである．先天性の疾患であり，高血圧が原因として起こりやすい疾患ではない．

×4　急性硬膜下血腫は外傷によって架橋静脈や脳実質の血管が破綻し，硬膜とくも膜の間に血腫が形成される病態である．そのため，高血圧が原因として起こりやすい疾患ではない．(RB-J69)(RB-J69)

【正答率】69.8%　【選択率】1：69.8%　2：26.9%　3：1.3%　4：2.0%

正　解　1

113P16

抗血栓薬

手術予定の患者が服用している場合，安全のために術前の休薬を検討するのはどれか．

1．鉄　剤
2．抗血小板薬
3．冠血管拡張薬
4．プロトンポンプ阻害薬

□□□

解法の要点

手術予定の患者が服用している薬剤のなかで，手術中および手術後の患者の安全に影響を与える可能性がある薬剤の作用，特に出血リスクに着目して考えてみよう．(RB-成38)(RB-成39)

解　説

×1　鉄剤には血中の鉄分濃度を増加させることにより赤血球の生成を促進する働きがあり，鉄欠乏性貧血の治療に用いられる．手術の出血リスク増加とは関連しない．(RB-G27)(RB-G27)

○2　抗血小板薬には血小板の凝集を妨げる働きがあり，血栓形成による心筋梗塞や脳梗塞などの予防に用いられる．副作用として出血傾向があり出血リスクを高める可能性があるため，手術予定の患者が服用している場合には特に注意が必要である．抗血小板薬を休薬するかどうかについては，出血リスクと血栓形成リスクの両方を検討する必要がある．(RB-医40)(RB-医40)

×3　冠血管拡張薬には冠動脈を拡張して心臓への血流を改善する働きがあり，狭心症などの治療に用いられる．冠血管拡張薬には硝酸薬とカルシウム拮抗薬があるが，いずれも手術の出血リスク増加とは関連しない．(RB-医37, C51)(RB-医37, C51)

×4　プロトンポンプ阻害薬（PPI）には胃酸の過剰分泌を抑制する働きがあり，消化性潰瘍の治療に用いられる．手術の出血リスク増加とは関連しない．(RB-A42)(RB-A41)

【正答率】94.8%　【選択率】1：0.3%　2：94.8%　3：3.1%　4：1.8%

正　解　2

113P17

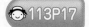

看護過程

看護過程における客観的情報はどれか.

1. 家族の意見
2. 患者の表情
3. 患者の痛みの訴え
4. 患者の病気に対する思い

□□□

解法の要点

看護過程を展開する際，アセスメントに用いる情報には主観的情報と客観的情報の2種類がある．それぞれについて，しっかり理解しておこう．

解　説

×1　家族の意見は，家族の主観に基づく考えであるため，主観的情報である．

○2　患者の表情は，患者が示す事実であり客観的に観察される．よって，看護師が観察した患者の表情は客観的情報である．

×3　痛みの訴えは，本人の感じた主観に基づいているため，主観的情報である．

×4　病気に対する思いは，本人の主観に基づく思いであるため，主観的情報である．

【正答率】93.0%　【選択率】1：5.1%　2：93.0%　3：1.6%　4：0.2%

正　解　2

基本事項

●主観的情報と客観的情報：110A18【基本事項】(参照 基-19).

113P18

フィジカルアセスメント

フィジカルアセスメントで問診の次に行うのはどれか.

1. 視　診
2. 触　診
3. 打　診
4. 聴　診

□□□

解法の要点

フィジカルアセスメントでは，患者への負担が少ない手技から実施することが望ましい．各診察手技について整理しておこう．(RB-基22)(RB-基22)

解　説

○1　視診は全身の様子や，患者の患部を目で見て観察する手技である．患者の負担が少ないため，医療面接（問診）の次に行うことが望ましい．

×2
×3
×4
一般的なフィジカルアセスメントは，医療面接（問診）→視診→触診→打診→聴診の順番で行う．

【正答率】97.3%　【選択率】1：97.3%　2：0.7%　3：0.1%　4：1.9%

正　解　1

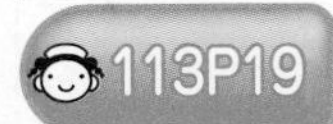

導尿

男性の導尿でカテーテルを挿入するとき，体幹に対する頭部側からの挿入角度はどれか．

1．0 ～ 10度
2．40 ～ 50度
3．80 ～ 90度
4．120 ～ 130度

□□□

解法の要点

男性と女性では尿道の構造が異なるため，カテーテル挿入時の挿入角度も異なる．女性の尿道は短く直線的であるのに対し，男性の尿道は長く2か所の屈曲があるため，カテーテルを挿入する際はこれらの構造を考慮する必要がある．(RB-基45)(RB-基44)

解　説

×1
×2
○3
×4
挿入時は腹壁に対して垂直に近い角度で挿入すると，尿道海綿体部の屈曲がなくなり，挿入しやすくなる．10 ～ 15cm挿入したら尿道隔膜部の屈曲部位に到達するため，60度程度に戻してさらに2 ～ 5cm挿入する．

【正答率】97.9%　【選択率】1：0.3%　2：0.9%　3：97.9%　4：0.9%

正　解　3

113P20

排泄援助

床上で排便しやすい体位はどれか．

1．仰臥位
2．側臥位
3．Sims〈シムス〉位
4．Fowler〈ファウラー〉位

□□□

解法の要点

床上での排便には，体位が安定していて腹圧がかけやすく，排泄物が便器やおむつから漏れにくい体位が適している．選択肢に示された体位のうち，これに該当する体位を選択すればよい．(RB-基48)(RB-基47)

解　説

×1　仰臥位は身体は安定しているが腹圧をかけにくいため，排便には適さない．睡眠や安静保持に適した体位である．

×2　側臥位は支持基底面が狭く不安定であり，腹圧をかけにくいため，排便には適さない．また，排泄物が漏れて寝具などを汚染するおそれがある．

×3　シムス位は身体の左側を下にした半腹臥位である．妊婦の睡眠時や肛門・直腸の診察時に用いられる体位であり，排泄には不適切である．(RB-基49)(RB-基48)

○4　ファウラー位（半座位）は上体を挙上することで腹圧をかけやすくなることから排便に適した体位である．

【正答率】95.6%　【選択率】1：1.7%　2：1.8%　3：0.8%　4：95.6%

正　解　4

補足事項

●**診察や手術で用いる主な体位**：106P20【基本事項】(参照 基-67)．

●**基本的な体位**：106P20【補足事項】(参照 基-68)．

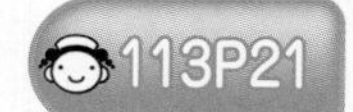

患者の移動・移送

ストレッチャーでの角の曲がり方を図に示す.
適切なのはどれか.

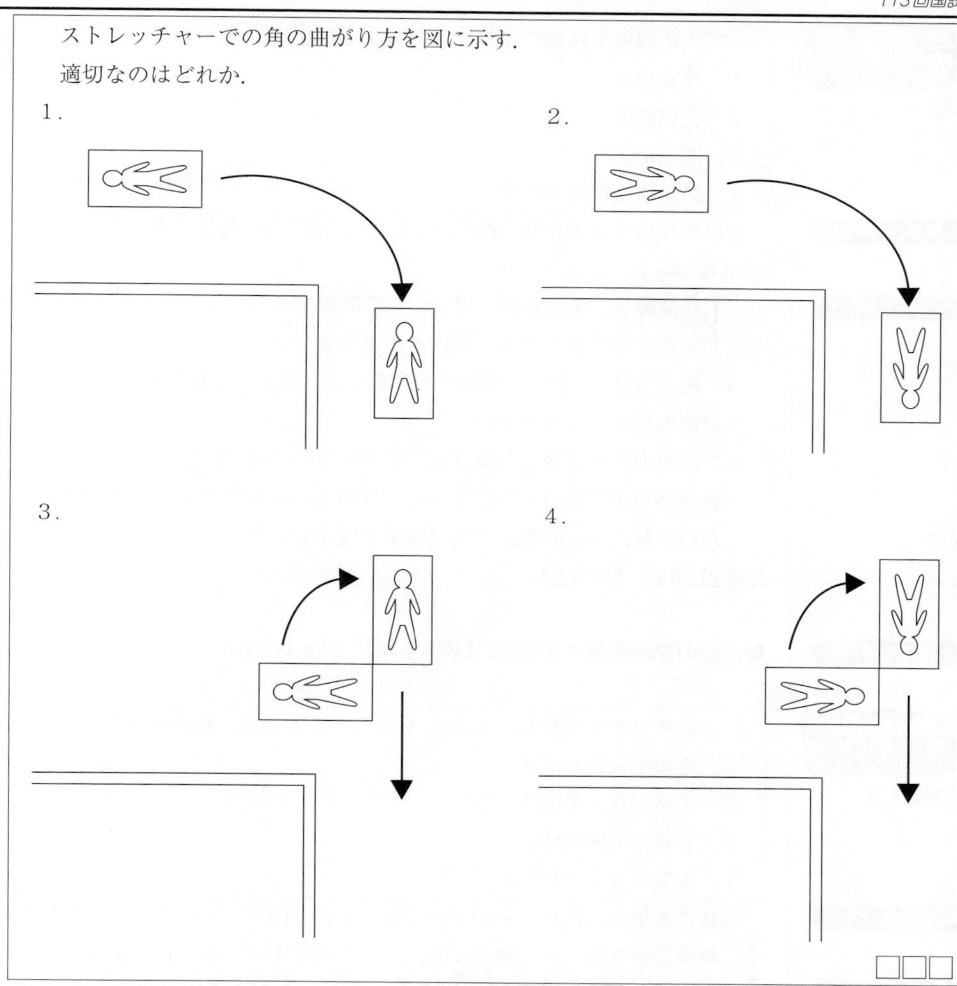

解法の要点

ストレッチャーで移送するのは，患者が自分で動けない，あるいはベッド上安静が必要な場合である．患者の転落を防ぐとともに，患者が不安を感じないようにすること，気分不快を生じないようにすることが大切である．本設問は「設問が不十分で正解が得られないため」という理由で採点対象から除外されている．また，正答も発表されていない．(RB-基52)(RB-基51)

解　説

△1
△2 } ストレッチャー移送では，患者の足部から進むことで，進行方向に対して患者の視界を確保し，患者が不安を感じないようにすることができる．しかし，坂道を走行する場合は，頭部が下がってうっ血状態とならないよう，上り坂では頭部を，下り坂では通常と同様に足部を進行方向に向けて走行する．設問文中には地面の傾斜に関する情報がなく，どちらが適切かは判断できない．

×3　ストレッチャーで角を曲がる際には，遠心力による頭部の振れを抑えることで，患者に気分不快を生じさせないようにする必要がある．図では，角を曲がる際に足部を起点として回転しているため，患者に気分不快を生じさせる可能性がある．

△4　角を曲がる際に患者の頭部を起点としていることは適切である．しかし，患者の頭部を進行方向に向けて走行しており，仮に上り坂であれば正しいが，平坦または下り坂であれば誤りとなる．設問文中には地面の傾斜に関する情報がなく，適切か判断できない．

【正答率】なし 【選択率】1：51.1％ 2：2.1％ 3：42.4％ 4：4.4％

正　解　なし

基本事項

●ストレッチャーでの移送：94A23【基本事項】(参照 基-75)．

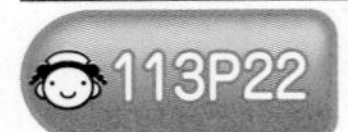

採血

成人の静脈血採血の穿刺部位で適切なのはどれか.

1. 腋窩静脈
2. 上腕静脈
3. 腕頭静脈
4. 肘正中皮静脈

□□□

解法の要点

静脈血採血では表在性の静脈を選択する. 表在性の静脈と深部静脈について整理しておこう.

(RB-基79)(RB-基77)

解　説

×1, ×2 腋窩静脈, 上腕静脈は上肢の深部静脈である. 深部にある血管を穿刺すると神経損傷の可能性が高まるため, 避けるのが望ましい.

×3 腕頭静脈は, 鎖骨下静脈に内頸静脈が合流して形成され, 上大静脈に注ぐ大静脈である. 静脈血採血には適さない.

○4 静脈血採血に適した血管は肘正中皮静脈, 橈側皮静脈, 尺側皮静脈である. 肘正中皮静脈は疼痛が少ないとされている. 肘窩部の尺側皮静脈付近には動脈や神経が走行しているため, 肘正中皮静脈, 橈側皮静脈を優先的に選択する.

【正答率】98.6%　【選択率】1:0.1%　2:0.9%　3:0.4%　4:98.6%

正　解　4

基本事項

●**採血の穿刺部位**：108A22【基本事項】(参照 基-119).

113P23

心肺蘇生法

自動体外式除細動器〈AED〉を使用するときに, 胸骨圧迫を中断するのはどれか.

1. 電源を入れるとき
2. 電極パッドを貼るとき
3. 心電図の解析中
4. 電気ショックの直後

□□□

解法の要点

心肺停止患者における質の高い心肺蘇生法 (CPR) の早期開始は患者の予後を大きく左右する. 救助者が複数人いる場合でも, 胸骨圧迫を中断しなければならない状況を考えてみよう.

解　説

×1 自動体外式除細動器 (AED) を入手したらすぐに電源を入れるが, 可能な限り胸骨圧迫は中断しない.

×2 AEDの音声ガイダンスに従って患者の胸部に電極パッドを貼る際は, 可能な限り胸骨圧迫を中断しないように行う.

○3 AEDの心電図解析中に胸骨圧迫を実施すると正しい解析結果が得られない可能性があるため, 音声ガイダンスに従い解析中は胸骨圧迫を一時中断する.

×4 AEDの音声ガイダンスに従い, 電気ショック実施後は胸骨圧迫からCPRを直ちに再開する.

【正答率】91.6%　【選択率】1:1.9%　2:3.9%　3:91.6%　4:2.7%

正　解　3

基本事項

●**AED使用上の注意点**：102P20【基本事項】(参照 成-22).

補足事項

●**救助者が1人の場合の心肺蘇生法 (CPR)**：AEDの電源を入れたり患者の胸部に電極パッドを貼ったりする際には胸骨圧迫を中断せざるを得ないが, 中断時間は最小限にとどめる.

褥瘡

側臥位における褥瘡の好発部位はどれか．

1．後頭部
2．耳介部
3．仙骨部
4．肩甲骨部

解法の要点

骨が突出した部位や脂肪・筋肉組織が少ない部位には褥瘡（じょくそう）が好発する．体位による褥瘡の好発部位をよく理解しておこう．(RB-基68)(RB-基66)

解　説

×1　後頭部は仰臥位の際の褥瘡好発部位である．

○2　耳介部は側臥位の際の褥瘡好発部位である．

×3, ×4　仙骨部や肩甲骨部は仰臥位の際の褥瘡好発部位である．

【正答率】87.2%　【選択率】1：0.2%　2：87.2%　3：3.1%　4：9.6%

正　解　2

基本事項

●**褥瘡の好発部位**：109P24【基本事項】(参照 基-101)．

113P25

緑内障

緑内障患者への投与が禁忌なのはどれか．

1．コデイン
2．アスピリン
3．アトロピン
4．ジゴキシン
5．フェニトイン

解法の要点

緑内障禁忌の薬剤とは，抗コリン作用をもち，主に眼圧を上げる可能性のある薬剤である．

解　説

×1　コデインは麻薬性の鎮痛薬である．鎮咳（ちんがい）薬（咳止め）として使うこともある．抗コリン作用はない．(RB-医48)(RB-医48)

×2　アスピリンは非ステロイド性抗炎症薬である．血小板凝集抑制作用があり抗血栓薬として使うこともある．抗コリン作用はない．(RB-医49)(RB-医49)

○3　アトロピンには抗コリン作用があり，投与により散瞳する．散瞳作用があるため，特に閉塞隅角緑内障のある患者に投与すると急激な眼圧上昇（急性緑内障発作）を起こすことがある．事前に緑内障の有無を確認する必要がある．(RB-医34)(RB-医34)

×4　ジゴキシンは心疾患に用いる強心薬である．抗コリン作用はない．アトロピン系薬剤との併用はジギタリス中毒を起こしやすいので注意が必要である．(RB-医35)(RB-医35)

×5　フェニトインは抗てんかん薬である．脳内のNaチャネル阻害作用があるが，抗コリン作用はない．

【正答率】93.7%　【選択率】1：1.1%　2：4.4%　3：93.7%　4：0.6%　5：0.2%

正　解　3

和文欧文索引

数字・記号

あ

い

う

け

こ

さ

し

ま

み

む

め

も

や

ゆ

よ

ら

り

る

れ

ろ

わ

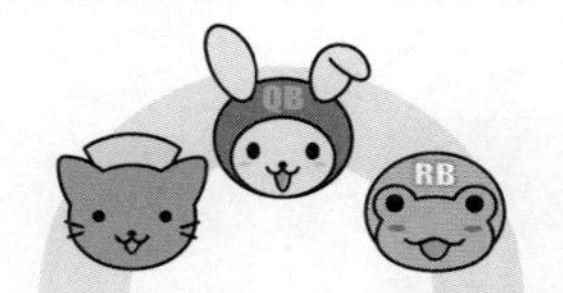

MEMO

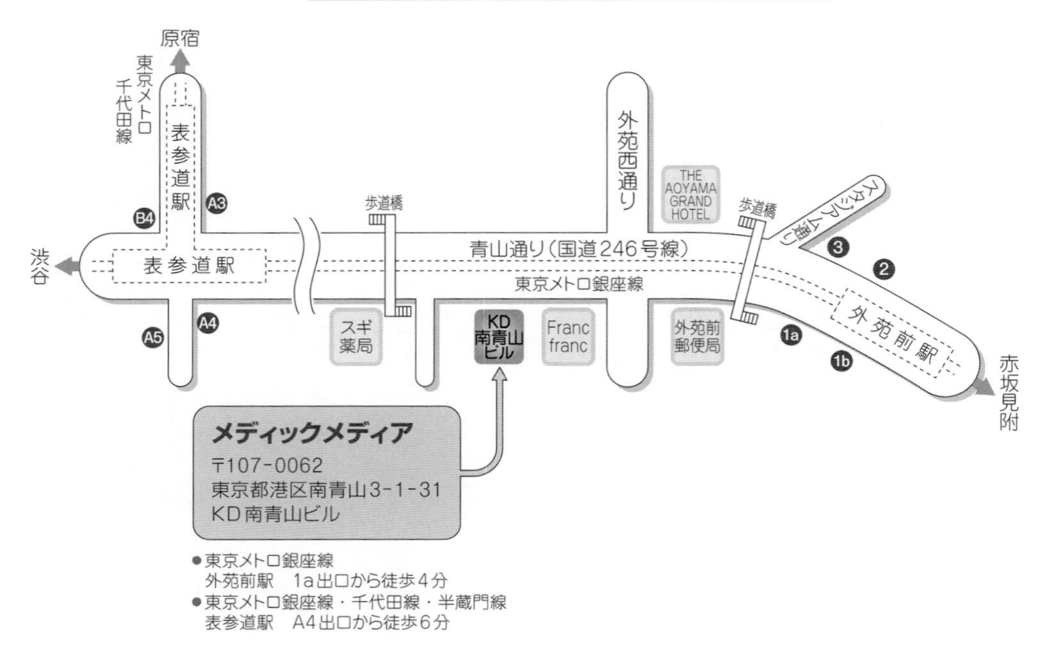

● 東京メトロ銀座線
外苑前駅　1a出口から徒歩4分
● 東京メトロ銀座線・千代田線・半蔵門線
表参道駅　A4出口から徒歩6分

クエスチョン・バンク Select 必修 2025
看護師国家試験問題集
第20版

2005年11月 9日　第1版　発行
2006年 7月25日　第2版　発行
2007年 7月11日　第3版　発行
2008年 7月11日　第4版　発行
2009年 7月10日　第5版　発行
2010年 7月 9日　第6版　発行
2011年 4月12日　第7版　発行
2012年 4月11日　第8版　発行
2013年 4月11日　第9版　発行
2014年 4月10日　第10版　発行
2015年 4月17日　第11版　発行
2016年 4月 9日　第12版　発行
2017年 4月15日　第13版　発行
2018年 4月13日　第14版　発行
2019年 4月12日　第15版　発行
2020年 4月11日　第16版　発行
2021年 4月17日　第17版　発行
2022年 4月15日　第18版　発行
2023年 4月14日　第19版　発行
2024年 4月12日　第20版　発行

編　集　　医療情報科学研究所
発行者　　岡庭　豊
発行所　　株式会社 メディックメディア
〒107-0062 東京都港区南青山3-1-31
KD南青山ビル
（営業） TEL 03-3746-0284
FAX 03-5772-8875
（編集） TEL 03-3746-0282
FAX 03-5772-8873
https://medicmedia.com/

印　刷　　日経印刷株式会社

ISBN978-4-89632-932-2

医	基礎医学
基	基礎看護学
成	成人看護学総論
A	消化管疾患
B	肝・胆・膵疾患
C	循環器疾患
D	内分泌・代謝疾患
E	腎・泌尿器疾患
F	免疫・アレルギー／膠原病
G	血液・造血器疾患
H	感染症
I	呼吸器疾患
J	脳・神経疾患
K	運動器疾患
L	眼疾患
M	耳鼻咽喉疾患
N	歯・口腔疾患
O	皮膚疾患
P	女性生殖器疾患
老	老年看護学
小	小児看護学
母	母性看護学
精	精神看護学
在	地域・在宅看護論
統	看護の統合と実践
社	健康支援と社会保障制度